U0236626

中华医学百科全书

药学

药理学

国家出版基金项目
NATIONAL PUBLICATION FOUNDATION

中国协和医科大学出版社

北 京

图书在版编目（CIP）数据

中华医学百科全书·药理学 / 杨宝峰，王晓良主编 . —北京：中国协和医科大学出版社，2021.5
ISBN 978-7-5679-1028-7

Ⅰ.①药… Ⅱ.①杨… Ⅲ.①药理学 Ⅳ.①R96

中国版本图书馆 CIP 数据核字（2021）第 037736 号

中华医学百科全书·药理学

主　　编：杨宝峰　王晓良

编　　审：司伊康

责任编辑：尹丽品

出版发行：中国协和医科大学出版社
　　　　　（北京市东城区东单三条 9 号　邮编 100730　电话 010-6526 0431）

网　　址：www.pumcp.com

经　　销：新华书店总店北京发行所

印　　刷：北京雅昌艺术印刷有限公司

开　　本：889×1230　1/16

印　　张：32.75

字　　数：965 千字

版　　次：2021 年 5 月第 1 版

印　　次：2021 年 5 月第 1 次印刷

定　　价：486.00 元

ISBN 978-7-5679-1028-7

《中华医学百科全书》编纂委员会

总顾问　吴阶平　韩启德　桑国卫

总指导　陈　竺

总主编　刘德培　王　辰

副总主编　曹雪涛　李立明　曾益新　吴沛新

编纂委员（以姓氏笔画为序）

丁　洁	丁　樱	丁安伟	于中麟	于布为	于学忠	万经海
马　军	马　进	马　骁	马　静	马　融	马安宁	马建辉
马烈光	马绪臣	王　伟	王　辰	王　政	王　恒	王　铁
王　硕	王　舒	王　键	王一飞	王一镗	王士贞	王卫平
王长振	王文全	王心如	王生田	王立祥	王兰兰	王汉明
王永安	王永炎	王成锋	王延光	王华兰	王旭东	王军志
王声湧	王坚成	王良录	王拥军	王茂斌	王松灵	王明荣
王明贵	王金锐	王宝玺	王诗忠	王建中	王建业	王建军
王建祥	王临虹	王贵强	王美青	王晓民	王晓良	王高华
王鸿利	王维林	王琳芳	王喜军	王晴宇	王道全	王德文
王德群	木塔力甫·艾力阿吉		尤启冬	戈　烽	牛　侨	毛秉智
毛常学	乌　兰	卞兆祥	文卫平	文历阳	文爱东	方　浩
方以群	尹　佳	孔北华	孔令义	孔维佳	邓文龙	邓家刚
书　亭	毋福海	艾措千	艾儒棣	石　岩	石远凯	石学敏
石建功	布仁达来	占　堆	卢志平	卢祖洵	叶　桦	叶冬青
叶常青	叶章群	申昆玲	申春悌	田家玮	田景振	田嘉禾
史录文	冉茂盛	代　涛	代华平	白春学	白慧良	丛　斌
丛亚丽	包怀恩	包金山	冯卫生	冯希平	冯泽永	冯学山
边旭明	边振甲	匡海学	邢小平	达万明	达庆东	成　军
成翼娟	师英强	吐尔洪·艾买尔		吕时铭	吕爱平	朱　珠
朱万孚	朱立国	朱华栋	朱宗涵	朱建平	朱晓东	朱祥成
乔延江	伍瑞昌	任　华	任钧国	华　伟	伊河山·伊明	
向　阳	多　杰	邬堂春	庄　辉	庄志雄	刘　平	刘　进
刘　玮	刘　强	刘　蓬	刘大为	刘小林	刘中民	刘玉清
刘尔翔	刘训红	刘永锋	刘吉开	刘芝华	刘伏友	刘华平

刘华生	刘志刚	刘克良	刘更生	刘迎龙	刘建勋	刘胡波
刘树民	刘昭纯	刘俊涛	刘洪涛	刘献祥	刘嘉瀛	刘德培
闫永平	米玛	米光明	安锐	祁建城	许媛	许腊英
那彦群	阮长耿	阮时宝	孙宁	孙光	孙皎	孙锟
孙少宣	孙长颢	孙立忠	孙则禹	孙秀梅	孙建中	孙建方
孙建宁	孙贵范	孙洪强	孙晓波	孙海晨	孙景工	孙颖浩
孙慕义	严世芸	苏川	苏旭	苏荣扎布	杜元灏	杜文东
杜治政	杜惠兰	李飞	李方	李龙	李东	李宁
李刚	李丽	李波	李勇	李桦	李鲁	李磊
李燕	李冀	李大魁	李云庆	李太生	李日庆	李玉珍
李世荣	李立明	李永哲	李志平	李连达	李灿东	李君文
李劲松	李其忠	李若瑜	李泽坚	李宝馨	李建初	李建勇
李映兰	李思进	李莹辉	李晓明	李凌江	李继承	李森恺
李曙光	杨凯	杨恬	杨勇	杨健	杨硕	杨化新
杨文英	杨世民	杨世林	杨伟文	杨克敌	杨甫德	杨国山
杨宝峰	杨炳友	杨晓明	杨跃进	杨腊虎	杨瑞馥	杨慧霞
励建安	连建伟	肖波	肖南	肖永庆	肖培根	肖鲁伟
吴东	吴江	吴明	吴信	吴令英	吴立玲	吴欣娟
吴勉华	吴爱勤	吴群红	吴德沛	邱建华	邱贵兴	邱海波
邱蔚六	何维	何勤	何方方	何绍衡	何春涤	何裕民
余争平	余新忠	狄文	冷希圣	汪海	汪静	汪受传
沈岩	沈岳	沈敏	沈铿	沈卫峰	沈心亮	沈华浩
沈俊良	宋国维	张泓	张学	张亮	张强	张霆
张澍	张大庆	张为远	张世民	张永学	张华敏	张宇鹏
张志愿	张丽霞	张伯礼	张宏誉	张劲松	张奉春	张宝仁
张建中	张建宁	张承芬	张琴明	张富强	张新庆	张潍平
张德芹	张燕生	陆华	陆林	陆小左	陆付耳	陆伟跃
陆静波	阿不都热依木·卡地尔		陈文	陈杰	陈实	陈洪
陈琪	陈楠	陈薇	陈士林	陈大为	陈文祥	陈代杰
陈尧忠	陈红风	陈志南	陈志强	陈规化	陈国良	陈佩仪
陈家旭	陈智轩	陈锦秀	陈誉华	邵蓉	邵荣光	武志昂
其仁旺其格	范明	范炳华	林三仁	林久祥	林子强	林江涛
林曙光	杭太俊	郁琦	欧阳靖宇	尚红	果德安	
明根巴雅尔	易定华	易著文	罗力	罗毅	罗小平	罗长坤
罗颂平	帕尔哈提·克力木		帕塔尔·买合木提·吐尔根			

图门巴雅尔	岳伟华	岳建民	金 玉	金 奇	金少鸿	金伯泉
金季玲	金征宇	金银龙	金惠铭	周 兵	周永学	周光炎
周灿全	周良辅	周纯武	周学东	周宗灿	周定标	周宜开
周建平	周建新	周春燕	周荣斌	周福成	郑一宁	郑志忠
郑金福	郑法雷	郑建全	郑洪新	郑家伟	郎景和	房 敏
孟 群	孟庆跃	孟静岩	赵 平	赵 群	赵子琴	赵中振
赵文海	赵玉沛	赵正言	赵永强	赵志河	赵彤言	赵明杰
赵明辉	赵耐青	赵临襄	赵继宗	赵铱民	赵靖平	郝 模
郝小江	郝传明	郝晓柯	胡 志	胡大一	胡文东	胡向军
胡国华	胡昌勤	胡晓峰	胡盛寿	胡德瑜	柯 杨	查 干
柏树令	柳长华	钟翠平	钟赣生	香多·李先加		段 涛
段金廒	段俊国	侯一平	侯金林	侯春林	俞光岩	俞梦孙
俞景茂	饶克勤	施慎逊	姜小鹰	姜玉新	姜廷良	姜国华
姜柏生	姜德友	洪 两	洪 震	洪秀华	洪建国	祝庆余
祝蘇晨	姚永杰	姚克纯	姚祝军	秦 川	袁文俊	袁永贵
都晓伟	晋红中	栗占国	贾 波	贾建平	贾继东	夏照帆
夏慧敏	柴光军	柴家科	钱传云	钱忠直	钱家鸣	钱焕文
倪 健	倪 鑫	徐 军	徐 晨	徐云根	徐永健	徐志云
徐志凯	徐克前	徐金华	徐建国	徐勇勇	徐桂华	凌文华
高 妍	高 晞	高志贤	高志强	高金明	高学敏	高树中
高健生	高思华	高润霖	郭 岩	郭小朝	郭长江	郭巧生
郭宝林	郭海英	唐 强	唐向东	唐朝枢	唐德才	诸欣平
谈 勇	谈献和	陶广正	陶永华	陶芳标	陶·苏和	陶建生
黄 钢	黄 峻	黄 烽	黄人健	黄叶莉	黄宇光	黄国宁
黄国英	黄跃生	黄璐琦	萧树东	梅 亮	梅长林	曹 佳
曹广文	曹务春	曹建平	曹洪欣	曹济民	曹雪涛	曹德英
龚千锋	龚守良	龚非力	袭著革	常耀明	崔 蒙	崔丽英
庚石山	康 健	康廷国	康宏向	章友康	章锦才	章静波
梁 萍	梁显泉	梁铭会	梁繁荣	谌贻璞	屠鹏飞	隆 云
绳 宇	巢永烈	彭 成	彭 勇	彭明婷	彭晓忠	彭瑞云
彭毅志	斯拉甫·艾白		葛 坚	葛立宏	董方田	蒋力生
蒋建东	蒋建利	蒋澄宇	韩晶岩	韩德民	惠延年	粟晓黎
程 伟	程天民	程仕萍	程训佳	童培建	曾 苏	曾小峰
曾正陪	曾学思	曾益新	谢 宁	谢立信	蒲传强	赖西南
赖新生	詹启敏	詹思延	鲍春德	窦科峰	窦德强	赫 捷

蔡　威　　　裴国献　　　裴晓方　　　裴晓华　　　廖品正　　　谭仁祥　　　谭先杰
翟所迪　　　熊大经　　　熊鸿燕　　　樊飞跃　　　樊巧玲　　　樊代明　　　樊立华
樊明文　　　樊瑜波　　　黎源倩　　　颜　虹　　　潘国宗　　　潘柏申　　　潘桂娟
薛社普　　　薛博瑜　　　魏光辉　　　魏丽惠　　　藤光生　　　B·吉格木德

《中华医学百科全书》学术委员会

主任委员　巴德年

副主任委员（以姓氏笔画为序）

汤钊猷　　　吴孟超　　　陈可冀　　　贺福初

学术委员（以姓氏笔画为序）

丁鸿才	于是凤	于润江	于德泉	马　遂	王　宪	王大章
王之虹	王文吉	王正敏	王邦康	王声湧	王近中	王政国
王晓仪	王海燕	王鸿利	王琳芳	王锋鹏	王满恩	王模堂
王德文	王澍寰	王翰章	毛秉智	乌正赉	尹昭云	巴德年
邓伟吾	石一复	石中瑗	石四箴	石学敏	平其能	卢世璧
卢光琇	史俊南	皮昕	吕　军	吕传真	朱　预	朱大年
朱元珏	朱晓东	朱家恺	仲剑平	刘　正	刘　耀	刘又宁
刘宝林（口腔）		刘宝林（公共卫生）		刘敏如	刘景昌	刘新光
刘嘉瀛	刘镇宇	刘德培	闫剑群	江世忠	汤　光	汤钊猷
阮金秀	孙　燕	孙汉董	孙曼霁	纪宝华	严隽陶	苏　志
苏荣扎布	杜乐勋	李亚洁	李传胪	李仲智	李连达	李若新
李钟铎	李济仁	李舜伟	李巍然	杨　莘	杨圣辉	杨宠莹
杨瑞馥	肖文彬	肖承悰	肖培根	吴　坚	吴　坤	吴　蓬
吴乐山	吴永佩	吴在德	吴军正	吴观陵	吴希如	吴孟超
吴咸中	邱蔚六	何大澄	余森海	谷华运	邹学贤	汪　华
汪仕良	沈竞康	张乃峥	张习坦	张月琴	张世臣	张丽霞
张伯礼	张金哲	张学文	张学军	张承绪	张洪君	张致平
张博学	张朝武	张蕴惠	陆士新	陆道培	陈子江	陈文亮
陈世谦	陈可冀	陈立典	陈宁庆	陈在嘉	陈尧忠	陈君石
陈育德	陈冶清	陈洪铎	陈家伟	陈家伦	陈寅卿	邵铭熙
范乐明	范茂槐	欧阳惠卿	罗才贵	罗成基	罗启芳	罗爱伦
罗慰慈	季成叶	金义成	金水高	金惠铭	周　俊	周仲瑛
周荣汉	赵云凤	胡永华	胡永洲	钟世镇	钟南山	段富津
侯云德	侯惠民	俞永新	俞梦孙	施侣元	姜世忠	姜庆五
恽榴红	姚天爵	姚新生	贺福初	秦伯益	贾继东	贾福星
夏惠明	顾美仪	顾觉奋	顾景范	徐文严	翁心植	栾文明
郭　定	郭子光	郭天文	郭宗儒	唐由之	唐福林	涂永强
黄洁夫	黄璐琦	曹仁发	曹采方	曹谊林	龚幼龙	龚锦涵

盛志勇　　　康广盛　　　章魁华　　　梁文权　　　梁德荣　　　彭名炜　　　董　怡

程天民　　　程元荣　　　程书钧　　　程伯基　　　傅民魁　　　曾长青　　　曾宪英

温　海　　　裘雪友　　　甄永苏　　　褚新奇　　　蔡年生　　　廖万清　　　樊明文

黎介寿　　　薛　淼　　　戴行锷　　　戴宝珍　　　戴尅戎

药学

总主编

　　甄永苏　　中国医学科学院北京协和医学院医药生物技术研究所

本卷编委会

主　编

　　杨宝峰　　哈尔滨医科大学药学院

　　王晓良　　中国医学科学院北京协和医学院药物研究所

副主编

　　李宝馨　　哈尔滨医科大学药学院

　　李　燕　　中国医学科学院北京协和医学院药物研究所

　　李学军　　北京大学基础医学院

编　委（以姓氏笔画为序）

　　王怀良　　中国医科大学药学院

　　王明伟　　国家新药筛选中心

　　王晓良　　中国医学科学院北京协和医学院药物研究所

　　左建平　　中国科学院上海药物研究所

　　石　卓　　吉林大学基础医学院

　　朱依谆　　澳门科技大学药学院

　　任雷鸣　　河北医科大学中西医结合研究所

　　关永源　　中山大学中山医学院

　　苏定冯　　中国人民解放军海军军医大学（第二军医大学）药学院

　　杜冠华　　中国医学科学院北京协和医学院药物研究所

　　李　锦　　中国人民解放军军事医学科学院毒物药物研究所

　　李　燕　　中国医学科学院北京协和医学院药物研究所

　　李学军　　北京大学基础医学院

　　李宝馨　　哈尔滨医科大学药学院

　　李晓辉　　陆军军医大学（第三军医大学）药物研究所

杨　俭　　南京医科大学基础医学院

杨世杰　　吉林大学基础医学院

杨宝峰　　哈尔滨医科大学药学院

杨素荣　　复旦大学基础医学院

吴　红　　天津医科大学基础医学院

吴　铁　　广东医学院药学院

汪　晖　　武汉大学基础医学院

沈　旭　　南京中医药大学医学院

张永祥　　中国人民解放军军事科学院军事医学研究院毒物药物研究所

张岫美　　山东大学基础医学院

张德昌　　中国医学科学院基础医学研究所北京协和医学院基础学院

陈乃宏　　中国医学科学院北京协和医学院药物研究所

陈红专　　上海中医药大学交叉科学院

陈建国　　华中科技大学同济医学院

陈晓光　　中国医学科学院北京协和医学院药物研究所

罗大力　　首都医科大学药学院

周宏灏　　中南大学湘雅医院临床药理研究所

周黎明　　四川大学华西医学中心

胡　刚　　南京中医药大学医学院·整合医学学院

胡长平　　中南大学湘雅药学院

娄建石　　天津医科大学基础医学院

姚明辉　　复旦大学基础医学院

龚冬梅　　哈尔滨医科大学药学院

臧伟进　　西安交通大学医学院

缪朝玉　　中国人民解放军海军军医大学（第二军医大学）药学院

戴体俊　　徐州医科大学

魏尔清　　浙江大学医学院

前　言

《中华医学百科全书》终于和读者朋友们见面了!

古往今来,凡政通人和、国泰民安之时代,国之重器皆为科技、文化领域的鸿篇巨制。唐代《艺文类聚》、宋代《太平御览》、明代《永乐大典》、清代《古今图书集成》等,无不彰显盛世之辉煌。新中国成立后,国家先后组织编纂了《中国大百科全书》第一版、第二版,成为我国科学文化事业繁荣发达的重要标志。医学的发展,从大医学、大卫生、大健康角度,集自然科学、人文社会科学和艺术之大成,是人类社会文明与进步的集中体现。随着经济社会快速发展,医药卫生领域科技日新月异,知识大幅更新。广大读者对医药卫生领域的知识文化需求日益增长,因此,编纂一部医药卫生领域的专业性百科全书,进一步规范医学基本概念,整理医学核心体系,传播精准医学知识,促进医学发展和人类健康的任务迫在眉睫。在党中央、国务院的亲切关怀以及国家各有关部门的大力支持下,《中华医学百科全书》应运而生。

作为当代中华民族"盛世修典"的重要工程之一,《中华医学百科全书》肩负着全面总结国内外医药卫生领域经典理论、先进知识,回顾展现我国卫生事业取得的辉煌成就,弘扬中华文明传统医药璀璨历史文化的使命。《中华医学百科全书》将成为我国科技文化发展水平的重要标志、医药卫生领域知识技术的最高"检阅"、服务千家万户的国家健康数据库和医药卫生各学科领域走向整合的平台。

肩此重任,《中华医学百科全书》的编纂力求做到两个符合。一是符合社会发展趋势:全面贯彻以人为本的科学发展观指导思想,通过普及医学知识,增强人民群众健康意识,提高人民群众健康水平,促进社会主义和谐社会构建。二是符合医学发展趋势:遵循先进的国际医学理念,以"战略前移、重心下移、模式转变、系统整合"的人口与健康科技发展战略为指导。同时,《中华医学百科全书》的编纂力求做到两个体现:一是体现科学思维模式的深刻变革,即学科交叉渗透/知识系统整合;二是体现继承发展与时俱进的精神,准确把握学科现有基础理论、基本知识、基本技能以及经典理论知识与科学思维精髓,深刻领悟学科当前面临的交叉渗透与整合转化,敏锐洞察学科未来的发展趋势与突破方向。

作为未来权威著作的"基准点"和"金标准",《中华医学百科全书》编纂过程中，制定了严格的主编、编者遴选原则，聘请了一批在学界有相当威望、具有较高学术造诣和较强组织协调能力的专家教授（包括多位两院院士）担任大类主编和学科卷主编，确保全书的科学性与权威性。另外，还借鉴了已有百科全书的编写经验。鉴于《中华医学百科全书》的编纂过程本身带有科学研究性质，还聘请了若干科研院所的科研管理专家作为特约编审，站在科研管理的高度为全书的顺利编纂保驾护航。除了编者、编审队伍外，还制订了详尽的质量保证计划。编纂委员会和工作委员会秉持质量源于设计的理念，共同制订了一系列配套的质量控制规范性文件，建立了一套切实可行、行之有效、效率最优的编纂质量管理方案和各种情况下的处理原则及预案。

《中华医学百科全书》的编纂实行主编负责制，在统一思想下进行系统规划，保证良好的全程质量策划、质量控制、质量保证。在编写过程中，统筹协调学科内各编委、卷内条目以及学科间编委、卷间条目，努力做到科学布局、合理分工、层次分明、逻辑严谨、详略有方。在内容编排上，务求做到"全准精新"。形式"全"：学科"全"，册内条目"全"，全面展现学科面貌；内涵"全"：知识结构"全"，多方位进行条目阐释；联系整合"全"：多角度编制知识网。数据"准"：基于权威文献，引用准确数据，表述权威观点；把握"准"：审慎洞察知识内涵，准确把握取舍详略。内容"精"："一语天然万古新，豪华落尽见真淳。"内容丰富而精练，文字简洁而规范；逻辑"精"："片言可以明百意，坐驰可以役万里。"严密说理，科学分析。知识"新"：以最新的知识积累体现时代气息；见解"新"：体现出学术水平，具有科学性、启发性和先进性。

《中华医学百科全书》之"中华"二字，意在中华之文明、中华之血脉、中华之视角，而不仅限于中华之地域。在文明交织的国际化浪潮下，中华医学汲取人类文明成果，正不断开拓视野，敞开胸怀，海纳百川般融入，润物无声状拓展。《中华医学百科全书》秉承了这样的胸襟怀抱，广泛吸收国内外华裔专家加入，力求以中华文明为纽带，牵系起所有华人专家的力量，展现出现今时代下中华医学文明之全貌。《中华医学百科全书》作为由中国政府主导，参与编纂学者多、分卷学科设置全、未来受益人口广的国家重点出版工程，得到了联合国教科文等组织的高度关注，对于中华医学的全球共享和人类的健康保健，都具有深远意义。

《中华医学百科全书》分基础医学、临床医学、中医药学、公共卫生学、军事与特种医学和药学六大类，共计 144 卷。由中国医学科学院/北京协和医学院牵头，联合军事医学科学院、中国中医科学院和中国疾病预防控制中心，带动全国知名院校、科研单位和医院，有多位院士和海内外数千位优秀专家参加。国内知名的医学和百科编审汇集中国协和医科大学出版社，并培养了一批热爱百科事业的中青年编辑。

回览编纂历程，犹然历历在目。几年来，《中华医学百科全书》编纂团队呕心沥血，孜孜矻矻。组织协调坚定有力，条目撰写字斟句酌，学术审查一丝不苟，手书长卷撼人心魂……在此，谨向全国医学各学科、各领域、各部门的专家、学者的积极参与以及国家各有关部门、医药卫生领域相关单位的大力支持致以崇高的敬意和衷心的感谢！

《中华医学百科全书》的编纂是一项泽被后世的创举，其牵涉医学科学众多学科及学科间交叉，有着一定的复杂性；需要体现在当前医学整合转型的新形式，有着相当的创新性；作为一项国家出版工程，有着毋庸置疑的严肃性。《中华医学百科全书》开创性和挑战性都非常强。由于编纂工作浩繁，难免存在差错与疏漏，敬请广大读者给予批评指正，以便在今后的编纂工作中不断改进和完善。

刘德培

凡 例

一、《中华医学百科全书》（以下简称《全书》）按基础医学类、临床医学类、中医药学类、公共卫生类、军事与特种医学类、药学类的不同学科分卷出版。一学科辑成一卷或数卷。

二、《全书》基本结构单元为条目，主要供读者查检，亦可系统阅读。条目标题有些是一个词，例如"负荷量"；有些是词组，例如"药物体内过程"。

三、由于学科内容有交叉，会在不同卷设有少量同名条目。例如《药理学》《天然药物化学》都设有"咖啡因"条目。其释文会根据不同学科的视角不同各有侧重。

四、条目标题上方加注汉语拼音，条目标题后附相应的外文。例如：

méi
酶（enzyme）

五、本卷条目按学科知识体系顺序排列。为便于读者了解学科概貌，卷首条目分类目录中条目标题按阶梯式排列，例如：

内分泌代谢药物药理 …………………………………………………
　肾上腺皮质激素类药 …………………………………………………
　　糖皮质激素类药 …………………………………………………
　　　地塞米松 …………………………………………………
　　　　氢化可的松 …………………………………………………
　　　　泼尼松龙 …………………………………………………
　　盐皮质激素类药 …………………………………………………
　甲状腺激素药 …………………………………………………
　　甲状腺素 …………………………………………………

六、各学科都有一篇介绍本学科的概观性条目，一般作为本学科卷的首条。介绍学科大类的概观性条目，列在本大类中基础性学科卷的学科概观性条目之前。

七、条目之中设立参见系统，体现相关条目内容的联系。一个条目的内容涉及其他条目，需要其他条目的释文作为补充的，设为"参见"。所参见的本卷条目的标题在本条目释文中出现的，用蓝色楷体字印刷；所参见的本卷条目的标题未在本条目释文中出现的，在括号内用蓝色楷体字印刷该标题，另加"见"字；参见其他卷条目的，注明参见条所属学科卷名，如"参见□□□卷"或"参见□□□卷□□□□"。

八、《全书》医学名词以全国科学技术名词审定委员会审定公布的为标准。同一概念或疾病在不同学科有不同命名的，以主科所定名词为准。字数较多，释文中拟用简称的名词，每个条目中第一次出现时使用全称，并括注简称，例如：甲型病毒性肝炎（简称甲肝）。个别众所周知的名词直接使用简称、缩写，例如：B超。药物名称参照《中华人民共和国药典》2020年版和《国家基本药物目录》2018年版。

九、《全书》量和单位的使用以国家标准GB 3100—1993《国际单位制及其应用》、GB/T 3101—1993《有关量、单位和符号的一般原则》及GB/T 3102系列国家标准为准。援引古籍或外文时维持原有单位不变。必要时括注与法定计量单位的换算。

十、《全书》数字用法以国家标准GB/T 15835—2011《出版物上数字用法》为准。

十一、正文之后设有内容索引和条目标题索引。内容索引供读者按照汉语拼音字母顺序查检条目和条目之中隐含的知识主题。条目标题索引分为条目标题汉字笔画索引和条目外文标题索引，条目标题汉字笔画索引供读者按照汉字笔画顺序查检条目，条目外文标题索引供读者按照外文字母顺序查检条目。

十二、部分学科卷根据需要设有附录，列载本学科有关的重要文献资料。

目　录

yàolǐxué

药理学（pharmacology）
研究药物与机体（含病原体）相互作用及作用规律的学科。该学科为临床合理用药、发挥药物最佳疗效、防治不良反应提供理论依据；通过对药物作用机制的研究，对新药的开发，发现药物新用途，并为其他生命科学研究提供重要的科学依据和研究方法。药理学是基础医学、临床医学以及医学与药学的桥梁。

简史　药理学是在药物学（materia medica）的基础上发展起来的。人类用药物（drug）治疗疾病的历史可以追溯到远古时代。人类为了自身生存通过生存经验和自然观察发现了很多天然物质可以治疗疾病与伤痛，部分方法流传至今，例如饮酒止痛、大黄导泻、楝实祛虫、柳皮退热等。早在公元1世纪前后中国就著有《神农本草经》，全书收载药物365种，其中不少药物沿用至今。唐代的《新修本草》是中国第一部政府颁发的药典，共收载药物850种，比西方著名的纽伦堡药典早800多年。明朝大药物学家李时珍历时27年，编写了闻名世界的一部药物学巨著《本草纲目》，全书52卷，约190万字，共收载药物1892种，方剂11 000余条，附插图1160幅，已被译成英、日、朝、德、法、俄、拉丁7种文本，传播到世界各地，是研究中医药学的重要文献。

药理学的建立和发展与现代科学技术的发展紧密相关。18世纪后期和19世纪初，化学和生理学的发展为药理学的研究提供了物质基础并推动了该学科的建立。这个时期已经能从植物药中提取出纯度较高的依米丁、奎宁、士的宁和可卡因等药物，还人工合成了一系列新药。意大利生理学家丰塔纳（F. Fontana）（1720~1805年）通过对动物进行千余种药物的毒性测试实验，提出了天然药物都有其活性成分并选择性地作用于机体的某个部位而起效的设想。之后，德国化学家泽尔蒂纳（F. W. Serturner）在1804年率先从罂粟中分离提纯出吗啡并证明其具有镇痛作用，不但证实了丰塔纳的设想，纯化合物的出现也使得重复的定量给药成为可能。19世纪后半叶，法国的克劳德·伯纳德（Claude Bernard）进行了一项著名的实验，证明了箭毒（curare）作用于神经肌肉接头。德国鲁道夫·布赫海姆（Rudolf. Buchheim）创建了世界上首个药理学实验室，还编著了首部药理学教科书，也是世界上第一位药理学教授。20世纪初，英国生理学家兰利（J. N. Langley）根据阿托品与毛果芸香碱对猫唾液分泌的拮抗作用研究，提出了"接受物质"的假说概念，为受体学说的建立奠定了基础。德国微生物学家欧利希（P. Ehrlich）从近千种有机砷化物中筛选出了对治疗梅毒有效的新肿凡纳明。1935年，他的同胞多马克（Domagk）发现磺胺类物质可以治疗细菌感染。1940年，英国微生物学家洛雷（H. W. F. lorey）在弗莱明（A. Flemiming）研究的基础上，从青霉菌培养液中分离出了青霉素，并将抗生素应用于了临床，开辟了抗寄生虫病和细菌感染的药物治疗，促进了化学治疗学的发展。20世纪30~50年代是世界上新药发展的重要时期。21世纪初临床常用的磺胺类药、抗生素、抗疟药、抗组胺药、镇痛药、抗高血压药、抗精神失常药、抗癌药和激素类及维生素等药物均在这一时期研制开发。

在中国，药理学学科创建于20世纪20年代。湖南湘雅医学院、北京协和医学院、上海医学院、同济大学医学院等校最先开设了药理学课程。1949年中华人民共和国成立以后，全国各医药院校及研究院所均设立了药理学科。1956年7月在第13届中国生理学会会员代表会议上，宣布中国生理学会更名为中国生理科学会，下设6个专业组，包括药理专业组。因此，中国药理学工作者有了专门的组织，并积极开展了学术交流。1961年10月中国生理科学会全国药理学术讨论会在北京召开。翌年，在上海中国生理科学会药理专业和生理专业联合举行学术会议，会后出版了《药理学进展》，这是中国首次出版的反映国内外药理学研究的著作，也为以后出版药理学进展丛书开了先例。1964年第14届中国生理科学会会员代表会议在大连召开，有50余名药理学家参加会议并进行了药理学术交流，出版了论文摘要。1978年10月在第15届中国生理科学会会员代表会议（青岛市）以及同年11月中国药学会学术会议（上海市）上均进行了药理学学术交流。此后，于1979年9月，1981年10月和1984年9月先后在成都、北京、九江举行过3次全国药理学术会议。成都会议上正式成立了中国生理科学会药理学会；北京会议后出版了《药理学进展》。在此期间，中国生理科学会药理专业委员会和中国药学会药理专业委员会的成员经过协商讨论，一致同意成立统一的中国药理学会，并于江西九江会议上选举出了中国药理学会理事会，1985年经中国科学技术协会批准，中国药理学会正式成立，至 2020 年初中国药理学会已设立了 26 个专业委员会：心血管药理、神经精神药理、中药与天然药物药理、生化及分子药理、临床药理、药物毒理、抗炎免疫药理、肿瘤药理、化疗药理、定量药理、药物代谢、制药工业、教学与科普药理、药学监护、药检药理、生殖药理、海洋药物药理、抗衰老和抗老年痴呆药理、治疗药物检测、麻醉药理、补益药药理、药源性疾病学、网络药理、安全药理、药物基因组学、药物临床试验等专业委员会。这些专业委员会积极开展了学术交流活动，推动了这些分支学科的发展。1984 年 8 月在伦敦举行的国际药理学联合会（International Union of Pharmacology，IUPHAR）会员国代表会议上一致通过接纳中国药理学会为国际药理学联合会的正式成员。中国药理学会成立后即积极开展国内外学术交流，中国药理学会先后主办了国际传统药与现代药药理学术会议（1986 年 10 月，北京）、第 5 届东南亚与太平洋地区药理学家大会（1988 年 7 月，北京）以及第十五届国际药理联合会大会（北京 2006 年 7 月）等。从 20 世纪 90 年开始，陆续主办中日、中法、中俄双边药理学术会议，并一直延续。这些活动推动了国内外的药理学学术交流，加强了中国药理学会与国际组织间的合作，促进了中国药理学走向世界。

研究对象　以药物与机体间相互作用规律为研究对象，旨在阐明药物对机体的作用机制，临床适应证、不良反应和禁忌证、药物体内过程和用法、用量。药理学研究主要包括以下 5 个方面。

药物效应动力学　简称药效学，主要研究药物对机体的作用及作用机制。研究内容包括药物与作用靶位之间的相互作用所引起的形态学、生理学和生物化学的变化，以及药物作用过程与分子机制。研究范围包括药效和药物不良反应两大部分。例如，麻黄碱可促进去甲肾上腺素能神经末梢释放去甲肾上腺素，利血平可以阻止神经递质的再摄取，从而引起机体功能的改变。药效学是药理学研究的理论基础，也是药理学研究的最主要内容。

药物代谢动力学简称药动学，主要研究药物在机体的影响下所发生的变化及其规律。是确定药物的给药剂量和间隔时间的依据。研究范围包括药物体内过程、药物代谢动力学参数、药物代谢酶、药物转运体几个部分。主要参数包括药物消除半衰期，药物清除率，表观分布容积以及药物生物利用度等。药动学研究在创新药物研发过程中与药效学、毒理学研究处于同等重要的地位，已成为药物临床前研究和临床研究不可或缺的重要组成部分。

药物毒理学　根据药物的理化特性，运用毒理学方法及原理，对其进行全面系统的安全性评价并阐明其毒性作用机制，以降低药物危害为目的的学科。研究范围包括描述性毒理学，机制毒理学与应用毒理学。药物毒理学以最小中毒剂量，半数致死量以及安全范围等为主要参数，研究贯穿于新药开发、药物临床前与临床安全性评价和上市后药品监测等全过程，是新药研发过程中不可或缺的重要环节，为新药安全性评价提供了全新的模式。

系统药理学（systems pharmacology）　从人体系统水平研究药物与机体相互作用及其规律和作用机制的一门新兴学科。包括神经系统药理学、心血管系统药理学、内分泌系统药理学、血液系统药理学、呼吸系统药理学、消化系统药理学、生殖系统药理学等。系统药理学是以基础医学中的生理学、生物化学、病理学、病理生理学、微生物学、免疫学、分子生物学等为基础，为防治疾病、合理用药提供基本理论、基础知识和科学思维方法，是基础医学、临床医学以及医学与药学的桥梁。

药物发现与筛选　药物发现的广义概念是指一个物质经过对其认识，达到了临床应用于治疗疾病的要求的全过程，其中包含了药物研发的全过程。而狭义的药物发现则是对于药物研发的全过程而言，分为三个主要阶段：一是起始阶段，找到具有一定药用信息的物质。在现代药物研究中，这一阶段通常是药物筛选的阶段，在药物研究领域也称为药物发现，实际上是发现一种物质的生物活性信息的过程。药物筛选又称新药筛选，是新药发现的初期过程。药物筛选是采用适当的筛选方法，对可能作为药物使用的物质进行活性及药理作用的检测，评价其药用价值的过程。药物筛选的过程是药物开发流程中获取具有特定活性化合物的一个步骤，随着药物开发技术的发展，对新化合物的生理活性实验从早期的验证性实验，逐渐转变为筛选性实验，即所谓的药物筛选。药物筛选的目的是发现可以用于防治疾病的药物，是人类主动寻找药物的主要方式。二是对该物质的治疗作用和安全性进行评价，并制备成可以应用的药物形式，这一阶段通常被称为药物的临床前研究。三是药物的临床研究，就是在人体上进行有效性、安全性的研究以确证药物的作用。在现代药物研发过程中，只有完成临床研究并通过权力机构审批的药物才能正式用于临床。也只有实现了药物的临床应用，才是真正完成了新药的发现过程。

研究方法　药理学的研究方法是实验性的，即在严格控制的条件下，观察药物对机体或其组成部分的作用规律并分析其客观作用原理。常用的药理学实验方法有整体与离体功能检测法、行为学实验方法、形态学方法、生物检定法、电生理学方法、生物化学和分子生物学方法、免疫学方法及化学分析方法等。药理学实验方法可主要归纳为：①实验药理学方法，以健康动物（包括清醒动物和麻醉动物）和正常器官、组织、细胞、亚细胞、受体分子和离子通道等为实验对象，进行药物效应动力学和药物代谢动力学的研究。实验药理学方法对于分析药物作用、作用机制及药物代谢动力学的过程具有重要意义。②实验治疗学方法，是以病理模型动物或组织器官为实验对象，观察药物治疗作用的一种方法，实验治疗学方法既可在整体动物上进行，也可用培养的细菌、寄生虫及肿瘤细胞等方法在体外进行。③临床药理学方法，以健康志愿者或患者为对象，研究药物的药物效应动力学、药物代谢动力学和药物的不良反应，并对药物的疗效和安全性进行评价，以便促进新药开发，推动药物治疗学发展，确保合理用药。其任务是将药理学基本理论转化为临床用药技术，即将药理效应转化为实际疗效，是基础药理学的后继部分。

随着医学科学和生命科学步入后基因组时代，以系统生物学、

多项药理学生物信息学相结合的网络药理学已被广泛应用于药物的现代化研究。网络药理学作为药理学新兴分支，强调网络靶标的研究模式，从整体上探索药物与疾病的相关性，这与药物研究的整体性和系统性不谋而合。由于生命和疾病是一个非常复杂的生理和病理过程，其中涉及多基因、多通路、多途径的分子功能网络相互作用的过程，通过单一靶点的作用实现理想的治疗效果往往比较困难。因此，针对多基因疾病相关的"分子群"寻找组合式药物靶标将成为药物研究和开发的重要发展方向。基于网络药理学形成药物分子设计新模式，是发展创新药物的重要途径。分子对接技术是网络药理学中主要的研究方法，分子对接技术从生物学网络的角度阐释药物与靶点之间的相互作用规律及机制，是具有系统预测、动态分析等特点的研究手段。通过预测筛选药物靶标及活性成分、探索药理及作用机制，可为科研人员应用网络药理学的技术方法研究新药提供思路及文献基础。

药理学的地位及与其他学科的关系　药理学可阐明药物防治疾病的基本规律，从而为临床合理用药提供基本理论。它是连接药学和医学、基础医学和临床医学、化学与生命科学的桥梁学科。药理学最早是在药学的基础上发展起来的，其发展大致分为药物学和现代药理学两个阶段，最早的药理学源于古人采用的试错法来进行药物防病治病的探索。现代药理学是以基础医学中的生理学、生物化学、病理学、病理生理学、微生物学、免疫学、分子生物学等为基础，随着自然科学技术及生理学、生物化学、细胞

生物学、分子生物学等学科，特别是单克隆、基因重组及基因敲除等技术的发展，已由过去只与生理学有联系的单一学科发展成为与生物物理学、生物化学以及分子生物学等多学科密切联系的一门综合学科。药理学也出现了许多新的分支，如生化药理学、分子药理学、免疫药理学、遗传药理学、临床药理学等。其中，生化药理学和分子药理学的发展把药物作用机制的研究从宏观引入到微观，从原来的系统、器官水平进入到分子水平。受体及其亚基的克隆、通道蛋白的克隆等加深了人们对生命本质的认识及药物分子与生物大分子之间相互作用规律的认识，推动了药理学及其他生命科学的发展。

应用　药理学广泛应用于医学与药学，基础与临床，生命科学与化学及材料科学等学科。药理学为阐明药物作用机制、改善药物质量、提高药物疗效、开发新药、发现药物新用途并为探索细胞生理生化及病理过程提供理论及实验依据。药理学的学科应用归纳起来主要有三点：一是用于新药研发，药理学贯穿于药物发现、临床前研究、临床研究以及药物上市整个过程。伴随着药理学的发展，以实验动物为研究对象的药理作用研究为药物发现开辟了新途径。在临床前研究中，药理学用于阐明药物作用机制，以保证用药的安全、有效、可控。二是指导临床合理用药，药理学是指导药物临床合理使用、新药临床安全性的有效性评价及推动新药临床研究的科学基础。药理学促进了新药临床研究的科学性、规范性，并为临床个体化用药、药物不良反应监测、药物临床治疗和不良反应及其机制研究等方

面提供了理论依据。三是为生命科学研究提供了重要科学依据和研究方法，在生命科学和医药科学的发展中发挥着重要作用。

综上所述，药理学不仅应用于新药研发，在药物临床应用中也发挥了重要作用。强化深入药理学的实际应用，稳步提升药理学的研究水平，对新药研发和合理用药具有十分重要的意义。

（杨宝峰 李宝馨）

yàowù zuòyòng jīzhì

药物作用机制（mechanism of action）

药物分子与机体生物分子相互作用的结果。又称药物作用原理（principle of action）。药物作用机制分为两类：特异性作用机制和非特异性作用机制。研究药物的作用机制，对提高药物疗效、防治不良反应及开发新药等都有重要意义。

特异性作用机制 某些药物具有较单一、独特的药理学作用，称为特异性作用机制，如药物与靶点特异性结合，产生特定的细胞内信号转导和生理生化效应。已知药物作用的靶点有受体、酶、离子通道、转运体、免疫蛋白、核酸、基因等。绝大多数药物的作用机制属于特异性作用机制，主要有 7 种。

作用于受体 受体是存在于细胞膜或细胞内的一类特殊蛋白质分子，能传递信息并产生特定生理效应。大多数药物通过作用于受体而发挥药理作用，例如胰岛素激活胰岛素受体、阿托品阻断 M 胆碱受体等。（见药物作用于受体）

作用于酶 酶是参与生物体内化学反应的特殊催化剂，体内酶的种类多、分布极广，参与所有细胞生命活动，而且极易受各种因素的影响。药物是通过抑制

酶活性或激活酶活性而发挥药理作用的。多数药物能抑制酶的活性，如抗高血压药物依那普利可抑制血管紧张素转换酶，解热镇痛抗炎药可抑制环氧酶，新斯的明可竞争性地抑制胆碱酯酶，奥美拉唑能抑制胃黏膜 H^+-K^+-ATP酶，抑制胃酸分泌。尿激酶可激活血浆纤溶酶原，苯巴比妥可通过诱导肝微粒体酶而起作用，解磷定能使遭受有机磷酸酯抑制的胆碱酯酶复活，而有些药物本身就是酶，如胃蛋白酶、胰蛋白酶等。（见药物作用于酶）

作用于离子通道 细胞膜上有许多离子通道，Na^+、K^+、Ca^{2+}、Cl^-等离子可以通过这些通道进出细胞膜。有些药物可以直接作用于这些通道进而影响细胞的功能，如局麻药可通过抑制Na^+通道，阻断神经冲动信号的传导；钙拮抗药可以通过阻滞 Ca^{2+}通道，降低血管平滑肌细胞内Ca^{2+}浓度，使血管舒张，产生降压作用；抗心律失常药可通过分别影响 Na^+、K^+ 或 Ca^{2+} 通道，纠正心律失常；再如阿米洛利可阻滞肾小管钠通道，硝苯地平可阻滞钙通道，吡那地尔可激活血管平滑肌钙通道。（见药物作用于离子通道）

作用于转运体 在细胞膜上存在着一类负责转运某些物质的蛋白分子，称为转运体（transporters），又称为转运蛋白或运输蛋白（transport protein）或交换体（exchanger），它们的功能是选择性转运出和/或转运入细胞内某些分子。较常见的有心肌细胞膜上的 Na-K-ATP 交换体，负责转出钠离子和转入钾离子。（见药物作用于转运体）

作用于免疫系统 许多疾病涉及免疫功能。除免疫血清及疫

苗外，免疫抑制药（如环孢霉素）及免疫增强药（如左旋咪唑）可通过影响免疫机制发挥疗效。某些免疫成分也可直接入药，如白介素。

作用于核酸 核酸是控制蛋白质合成及细胞分裂的生命物质。许多抗癌药是通过干扰癌细胞 DNA 和 RNA 的代谢过程而发挥作用的。许多抗生素，如喹诺酮类，就是作用于细菌核酸代谢而发挥抑菌或杀菌效应。（见药物作用于核酸）

作用于基因 利用基因工程技术将重组 DNA 分子转移到宿主细胞中并进行表达，其表达产物产生一定的药理作用。

非特异性作用机制 有些非选择性、非特定作用、往往带有某种普遍性，则称为非特异性机制，如药物通过改变细胞周围环境的理化条件而产生药效。主要有 3 种方式。

改变细胞周围环境的理化性质 有些药物常常是通过简单的化学反应或物理作用而产生药理效应。例如抗酸药通过中和胃酸以治疗溃疡病，甘露醇通过在肾小管内提升渗透压而利尿，二巯基丁二酸钠等络合剂药物可与汞、砷等重金属离子络合形成环状物，帮助重金属离子随尿排出以解毒。此外，渗透性泻药硫酸镁和血容量扩张剂右旋糖酐等可以通过局部形成高渗透压而产生相应的效应。

参与或干扰细胞代谢 有些药物的化学结构与人体内一些物质的正常代谢物非常相似，因此通过掺入体内物质代谢的过程却往往不能引起正常代谢的生理效果，实际上是导致抑制或阻断了代谢的后果，称为伪品掺入也称抗代谢药。如 5-氟尿嘧啶的化学

结构与体内物质尿嘧啶的化学结构极为相似，因此 5-氟尿嘧啶可以通过掺入癌细胞的 DNA 及 RNA 合成中，进而干扰正常蛋白质的合成而发挥抗癌作用。

补充和替代体内某些物质缺乏 还有些药物可以补充机体缺乏的物质，如维生素、多种微量元素等；有些药物是补充生命代谢物质，因此可以治疗相应的缺乏症，如铁剂可以补血，胰岛素可以治疗糖尿病等。

（吴 红 娄建石）

yàowù zuòyòngyú shòutǐ

药物作用于受体（drug acting on receptors）

受体（receptor）是一类存在于靶细胞膜上或细胞内的一类特殊蛋白质分子，它们能识别特异性的配体并与之结合，传递信息并产生特定生理和药理效应。药物作用于受体并与之结合，使其功能发生改变，从而发挥调节机体的效应。

受体这一名称是 1908 年由德国免疫学家保罗·埃尔利希（Paul Ehrlich）首先提出，他以"受体"这个名词来表示生物原生质分子上的某些化学基团，并提出药物只有与"受体"结合才能发生作用；同时还指出，受体具有识别特异性药物或配体的能力，药物-受体复合物可以引起生物效应等观点。与受体相比，具有生物活性的物质其分子量往往很小，故通称为配体，包括神经递质、激素、自身调节物质或药物等。

受体类型 根据受体在细胞位置的不同，可分为两种：①细胞膜、细胞器膜与细胞核膜受体（简称膜受体）。这类受体是细胞膜上的结构成分，一般是糖蛋白、脂蛋白或糖脂蛋白。多肽药物及蛋白质类激素、儿茶酚胺类激素、前列腺素以及细胞因子等药物就是通过这类受体进行跨膜信号传递。②细胞内受体。这类受体位于细胞液或细胞核内，通常为单纯蛋白质。此型受体主要包括类固醇激素受体、维生素 D_3 受体以及甲状腺激素受体等。

根据受体的分子结构不同，受体又可分为四类：①配体门控离子通道型受体。此型受体本身就是位于细胞膜上的离子通道。当受体激活后，离子通道开放，促进细胞内、外离子跨膜流动，引起细胞膜去极化或超极化，产生兴奋或抑制效应。此型受体包括烟碱样乙酰胆碱受体、A 型 γ-氨基丁酸受体、兴奋性谷氨酸受体等。②G 蛋白偶联型受体。这一家族的受体是通过 G 蛋白连接到细胞内效应系统的膜受体。大多数常见的神经递质受体和激素受体是属于 G 蛋白偶联型受体，如肾上腺素、多巴胺、5-羟色胺、M 胆碱、前列腺素及一些多肽类药物等的受体。它们通过与不同细胞膜上 G 蛋白偶联，使配体的信号通过第二信使环磷腺苷、磷酸肌醇、二酰基甘油及 Ca^{2+} 传至效应器，从而产生效应。③单跨膜 α 螺旋型受体。受体本身具有酪氨酸蛋白激酶活性，一般为酪氨酸激酶的膜受体。当受体激动剂与细胞膜外的此类受体识别部位结合后，细胞内的激酶被激活，在特定部位发生自身磷酸化，再经一系列反应激活胞内蛋白激酶，引起胞内信息传递。此型受体主要有表皮生长因子受体，胰岛素受体，血小板衍生生长因子受体等。此型受体的主要功能与细胞生长及有丝分裂的调控有关。④转录调控型受体。此型受体分布于细胞质或细胞核内，其配体通常具有亲脂性。结合配体的受体被活化后，进入细胞核作用于染色体，调控基因的开放或关闭。

总之，各种受体都有特定的分布部位和特殊功能，有些受体还具有亚型。有些细胞具有多种受体，如心肌细胞上有 M 胆碱受体、β_1 和 β_2 肾上腺素受体、H_2 组胺受体等。

受体与药物相互作用 多数药物与受体上的受点结合是通过分子间的吸引力（范德华力、离子键、氢键）形成药物-受体复合物。受体只有与药物结合才能被激活并产生效应。受体与药物结合引起生理效应必须具备两个条件：亲和力和内在活性。亲和力（affinity）指药物与受体结合的能力，常以 50% 受体被结合时的药物剂量或浓度的倒数，即 $1/K_D$ 来表示，K_D 表示解离常数。K_D 值越大，表示药物亲和力越小。内在活性（intrinsic activity）指药物与受体结合产生效应的能力，以 α 表示，是药物本身内在固有的药理活性。当两种药物亲和力相等时，比较两者效应强弱时，药物的最大效应取决于其内在活性的大小；当内在活性相等时，药物的效价强度取决于亲和力的大小。

药物与受体相互作用时，可直接激活受体功能而产生效应的，称为受体激动药（或称兴奋药），如天然递质乙酰胆碱、去甲肾上腺素等。若药物本身无内在药理活性，虽与受体具有亲和力而结合，但并不改变受体功能，所呈现的效应完全依赖于抑制或阻断了激动药分子与受体的结合，则此类药物被称为受体拮抗药（或称阻断药）；如药物阿托品阻断了 M 受体激动药乙酰胆碱的作用。部分激动药（partial agonist）具有激动药与拮抗药两重特性，在单独使用或与受体拮抗药合用时产生较弱的激动作用，与激动药合用时则会产生拮抗作用。如阿片受体部分激动药美沙酮，可激动阿片 μ 受体，但弱于吗啡的作用，在产生镇痛作用的同时，可减轻成瘾性，因而具有减毒和脱毒作用而用于阿片类依赖的减毒和脱毒替代维持治疗。

（吴 红 娄建石）

shòutǐ jīdòngyào

受体激动药（agonists）

能与受体结合并激动受体而产生效应，既有亲和力又有内在活性的药物。根据作用方式的不同，受体激动药可分为直接作用激动药和间接作用激动药。

直接作用激动药 依其内在活性的大小又可分为完全激动药、部分激动药和反向激动药。完全激动药是指药物对受体有很高的亲和力和内在活性，与受体结合后可产生最大效应，量效曲线高度（E_{max}）较高。部分激动药是指药物对受体具有较强的亲和力，但内在活性不强（$\alpha<1$），量效曲线高度（E_{max}）较低，即使增加剂量，也不能达到完全激动药那样的最大效应的药物。反向激动药又称负性激动药，即与受体结合后产生与激动药相反的效应。这是由于受体有两种状态，活化态和失活态。有些受体在基础状态下会有部分活化态受体自主激动，产生低水平效应。反向激动药可以稳定失活态，促进激活态向失活态转变，因此产生与激动药完全相反的效应（图1）。

间接作用激动药 通过多种间接的方式来增强内源性配体的作用而产生药效，通常这种药物可以增加内源性配体的浓度水平或延长内源性配体的作用时间。如三环类抗抑郁药丙咪嗪、氯米帕明、阿米替林、多塞平等通过抑制去甲肾上腺素在神经末梢的

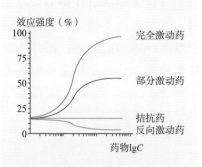

图1 激动药、部分激动药、反向激动药和拮抗药的量效曲线

再摄取，增加了突触间隙去甲肾上腺素的浓度而发挥作用。单胺氧化酶抑制药则通过抑制单胺氧化酶对单胺类递质（去甲肾上腺素，5-羟色胺）的氧化，从而达到增加脑内递质浓度，减轻或者消除由各种原因引起的单胺类递质减少或单胺氧化酶活性过高导致的疾病。配体是能与受体特异性结合的物质。受体是一个特异性很高的接收器，对相应配体有极高的识别能力。受体-配体是生命活动中的一种偶合，受体都有其内源性配体，如神经递质、激素、自身活性物质等。

（吴 红 娄建石）

shòutǐ jiékàngyào

受体拮抗药（antagonists）

能与受体结合且具有较强亲和力而无内在活性的药物。这类药物本身不产生作用，是通过占据激动药的受体而发挥拮抗激动药的效应。拮抗药虽有较强的亲和力，但缺乏内在活性（$\alpha=0$），故不能产生效应，但由于其占据了一定数量的受体，反而可拮抗激动药的作用。如纳洛酮为阿片受体拮抗药，普萘洛尔是 β 肾上腺素受体拮抗药等。有些药物以拮抗作用为主，但还有一定的激动受体的效应，则为部分拮抗药，如氧烯洛尔是 β 肾上腺素受体部分拮

抗药。个别药物（如苯二氮䓬类）对静息状态受体亲和力大于活动状态受体，结合后起到与激动药相反的效应，称为超拮抗药。

根据拮抗药与受体结合是否具有可逆性而将其分为竞争性拮抗药和非竞争性拮抗药。①药物与受体激动药竞争相同受体的同一结合位点且其结合是可逆的被称为竞争性拮抗药。竞争性拮抗药与激动药合用时，竞争性拮抗药能使激动药的量效曲线（E_{max}）平行右移，即效价强度减小，而最大效应（效能）不变；增加激动药的剂量，仍可达到单用激动药的最大效应。如 M 受体拮抗药。阿托品是 M 受体激动药乙酰胆碱的竞争性拮抗药。②药物与受体激动药竞争同一受体的相同位点，但为不可逆性结合或者解离很慢，或者与激动药结合同一受体的不同位点（别构拮抗作用）的被称为非竞争性拮抗药。非竞争性拮抗药与激动药合用时，可使激动药的量效曲线（E_{max}）向右下移，使激动药的效价强度和效能均降低；即使不断提高激动药的浓度，也不能达到单独使用激动药时的最大效应。如 α 受体拮抗药酚苄明，可与肾上腺素竞争结合 α 受体不同位点，且形成牢固的共价键。在离体实验时，即使应用大剂量去甲肾上腺素也难以完全对抗其作用，需待酚苄明从体内清除后，α 受体拮抗作用才能消失，因而其属于长效非竞争性 α 受体拮抗药。酚苄明扩血管作用具有起效慢、作用强而持久的特点。

（吴 红 娄建石）

yàowù zuòyòngyú méi

药物作用于酶（drug acting on enzymes）

酶是一类能使底物发生转化，即有生物催化功能的大

分子物质（大多是蛋白质，少数为非蛋白质）。药物作物于该酶并与之结合，使其功能发生改变，从而发挥调节机体的效应。

酶的特性　酶是生物体内新陈代谢和信号传导等生命活动的特殊催化剂，一般为蛋白或多肽类物质。与一般的催化剂相比较，具有高效性、专一性、敏感性和调节性。①高效性。是一般无机催化剂的 $10^7 \sim 10^{13}$ 倍，但其本身不会发生性质和数量改变。②专一性。每一种酶只能催化一种或一类物质的化学反应。③多样性。酶的种类很多，已发现约 5000 多种，而在生物体中的酶远不止这个数量。除数量多以外，其类型也多，有前体酶原、同工酶、别构酶、修饰酶、复合酶（多酶体系）、多功能酶、辅酶（辅助因子）等。④调节性。包括抑制剂和激活剂调节、反馈抑制调节、共价修饰调节和变构调节等。⑤温和性。无催化剂的化学反应可能需要高温、高压等特殊条件，在酶的催化下不需要特殊条件，常温常压下即可快速完成反应。⑥易变性。大多数酶是蛋白质，因而会被高温、高压、强酸、强碱等破坏。

药物对酶的作用机制　在已知的 500 多种药物作用靶标中，酶是重要的一类，约占 45%。酶为靶标的药物（底物）可通过对酶的不同作用进而产生药效。主要有两类：酶活化药和酶抑制药。酶是蛋白质，其活性主要由活性部位的结合基团和催化基团发挥作用。内源性递质或外源性药物与结合基团结合后产生作用，使催化基团与底物结合，或增强催化或减弱催化。还有的药物假扮底物与催化基团结合，被催化生成为无效的代谢物。酶活性部位

有如下几个特点：①酶是一个三维结构实体，活性部位仅占酶整体的很小一部分，约 1% ~ 2%。②活性部位多位于酶蛋白分子表面的凹陷或裂沟处，在疏水的微环境下有利于极性氨基酸残基发生结合与催化。③大多数结合物（药物和底物）都已相当弱的结合力与酶活性部位结合，既能保持酶的结构稳定，又能保持结合与解离的平衡。④结合物与酶的活性部位结合有着严格的立体结构特异性，就像钥匙和锁的契合一样。结合部位的氨基酸频率较高的有色氨酸、组氨酸、丝氨酸、酪氨酸、天冬氨酸、半胱氨酸、谷氨酸、赖氨酸等。结合的基团有正离子基团和负离子基团，前者主要包括氨基、甲基，后者主要包括羧基、羟基等。与酶结合的药物如胆碱酯酶，有机磷与胆碱酯酶结合后，是乙酰胆碱不能水解，造成堆积，出现有机磷中毒症状，给予解磷定后，药物与有机磷结合成无毒化合物，恢复了胆碱酯酶的功能，解除了中毒状况。再如砒霜（亚砷酸）抗早幼粒白血病细胞的机制是砷元素能直接与癌蛋白 PML 端的"锌指"结构中的半胱氨酸以砷硫配位共价键结合，诱导蛋白质发生构象变化和多聚化，继而发生一系列生化反应，而后被蛋白酶体降解。

随着基因组学、药物蛋白质组学和生物信息学研究的不断深入，预计将有 3000 多种以酶为靶标的药物问世。

（娄建石　吴红）

méi huóhuàyào

酶活化药（enzyme activator）

能提高或者激活酶活性的药物。酶活化药较少，主要包括酶原激活药、助消化药、脑代谢改善药

和促智药、肝药酶诱导药等。对酶产生诱导，激活，抑制或复活作用。

酶原激活药　药物先与酶原结合，将其激活而发挥作用。如链激酶（streptokinase，SK）是世界上最早发现的纤维蛋白酶原激活剂，也是最早用作治疗血栓性疾病的溶栓酶。它是由溶血性链球菌分泌的胞外非酶蛋白质，能和纤溶酶原结合，将其激活为纤溶酶，具有溶解血栓的作用。

助消化药　通常分为两类：一类是消化液内的正常成分，包括各种消化酶和盐酸，如胃蛋白酶为一种消化酶，但它必须在酸性条件下才能发挥作用，故常与盐酸合用。当消化功能分泌不足时，起到补充、替代治疗的作用；另一类是能够促进消化液分泌或制止肠道内过度发酵的药物，用于消化不良的辅助治疗，如左卡尼汀是一种氨基酸衍生物，具有促进唾液、胃液、胰液、胆液和肠液分泌，以及调节胃肠功能，增进食欲作用。

脑代谢改善药和促智药　脑代谢改善药可以促进脑细胞的新陈代谢，改善功能，如甲氯芬酯能促进脑细胞的氧化还原，调节神经细胞的代谢，增加对糖类的利用，对受抑制的中枢神经有兴奋作用。促智药能增强大脑认知功能和记忆力，如吡拉西坦可激活腺苷酸激酶，促进脑内 ATP 合成，提高大脑 ATP/ADP 比值，促进乙酰胆碱合成，增强神经兴奋的传导。值得注意的是，大多数促智药是给认知障碍患者服用的，它不能给正常人带来增强脑力的效果。

肝药酶诱导药　肝药酶中主要以细胞色素 P450（CYP450）为主参与药物代谢，某些药物作

为 CYP450 的诱导剂可使药酶活性增强，使其本身或其他药物代谢加快，血药浓度降低，药理活性减弱。如利福平、苯巴比妥、卡马西平、酒精等，连续服用一周以上即可诱导酶活性增强。

（娄建石 吴 红）

méi yìzhìyào

酶抑制药 (enzyme inhibitor)

能减低或者灭活酶活性的药物。酶抑制药在作用于酶的药物中占比较高，主要包括血管紧张素转化酶抑制药、α-葡萄糖苷酶抑制药、磷酸二酯酶抑制药、β-内酰胺酶抑制药、酪氨酸激酶抑制药和肝药酶抑制药等百余种。

血管紧张素转换酶抑制药

肾脏缺血时刺激肾小球旁细胞分泌肾素，肾素将肝脏合成的血管紧张素原转变为血管紧张素Ⅰ，在血管紧张素转换酶的作用下，生成血管紧张素Ⅱ，血管紧张素Ⅱ有强烈的收缩血管作用。血管紧张素转换酶抑制药通过抑制该酶使外周血管扩张，阻力降低，血压下降。临床上主要治疗高血压，对高肾素及正常肾素高血压的降压效果显著，还可以治疗充血性心力衰竭、心肌梗死、糖尿病性肾病和其他肾病等。代表药包括卡托普利、依那普利、贝那普利等。

α-葡萄糖苷酶抑制药

葡萄糖苷酶是糖苷水解酶中的一大类酶，可以将多糖（如淀粉、糖原等）内糖苷键水解断开为单糖。由于葡萄糖苷键的成键方式分为α型与β型两种，因此，葡萄糖苷酶分为α-葡萄糖苷酶与β-葡萄糖苷酶两类。α-葡萄糖苷酶抑制药通过抑制肠黏膜上的α-葡萄糖苷酶，使淀粉等碳水化合物分解为葡萄糖的速度减低，延缓和减少葡萄糖的吸收。因此，血糖不会集中在小肠的上段吸收而使血糖急剧增加，能改善餐后血糖的高峰。故适宜那些单纯以餐后血糖升高为主的糖尿病患者。代表药有阿卡波糖、伏格列波糖、米格列醇等。

磷酸二酯酶抑制药

磷酸二酯酶（PDEs）具有水解细胞内第二信使环磷酸腺苷（cAMP）和环磷酸鸟苷（cGMP）的功能，通过降解细胞内 cAMP 和 cGMP，从而终结所传导的信息。PDEs 在人体内分布广泛，生理作用涉及多个系统。PDEs 是一个多基因的大家族，它包括 11 型共 30 余种，各型 PDEs 催化区的氨基酸序列 75% 以上相同，既显示出家族成员间的同源性，又决定着对不同底物或抑制剂的专一性。如 PDE 4、7、8 专一作用于 cAMP，而 PDE 5、6、9 则选择性地作用于 cGMP，而 PDE 1、2 既能水解 cAMP，又能水解 cGMP。各型又分为亚型，其分布区域和功能不尽相同。如 PDE1C 可同等地水解 cAMP 和 cGMP，而 PDE1A 和 PDE1B 主要水解 cGMP。PDE3A 在血小板、心脏和血管平滑肌中富含，而 PDE3B 主要分布在脂肪细胞和 T 淋巴细胞。磷酸二酯酶抑制药（PDEI）分为非选择性和选择性两类，前者包括茶碱和氨茶碱，药理作用广泛，副作用也多；后者包括的药物众多，主要有 3 类。①抑制 PDE1 的长春西汀，松弛脑血管平滑肌，使脑血流量增加，用于大脑血液循环障碍而引起的精神性或神经性症状。②抑制 PDE3 的氨力农和米力农，通过抑制 PDE3，使高浓度的 cAMP 激活心肌细胞膜上的钙通道开放，Ca^{2+} 内流增加，心肌收缩力增强，用于治疗充血性心衰。③抑制 PDE5 的西地那非，通过增高细胞内 cGMP 浓度，导致平滑肌松弛，使阴茎海绵体内动脉血流增加，产生勃起，用于治疗男性功能障碍。

β-内酰胺酶抑制药

β-内酰胺类抗生素是一类重要的抗生素药物，主要作用于细菌体内的青霉素结合蛋白，该蛋白参与细菌细胞壁的合成。各种 β-内酰胺类抗生素均能抑制该蛋白，使细菌细胞壁缺损，菌体膨胀裂解而死亡，但 β-内酰胺类抗生素长期使用可使细菌产生抗药性。β-内酰胺酶是耐此类药的细菌产生的水解酶，可使这类抗生素失去抗菌活性。有证据表明 β-内酰胺酶在 β-内酰胺类抗生素问世以前就已存在，只是 β-内酰胺类抗生素的广泛使用刺激了细菌产生 β-内酰胺酶的能力，已报道的 β-内酰胺酶达 7 类近 200 种。β-内酰胺酶抑制药主要是针对耐药细菌产生的 β-内酰胺酶而发挥作用。其本身不具有抗菌活性，而是作为自杀性底物与 β-内酰胺酶不可逆性地结合，从而保护了 β-内酰胺类抗生素活性。该抑制药常与 β-内酰胺类抗生素合用或组成复方制剂使用。代表药有克拉维酸、舒巴坦、他唑巴坦等。

酪氨酸激酶抑制药

酪氨酸激酶（TK）是一类催化 ATP 上 γ-磷酸转移到多种蛋白酪氨酸残基上的特异性蛋白激酶，在细胞生长、增殖、分化中具有重要作用。TK 表达异常通常可导致细胞过度增殖，生长紊乱，肿瘤侵袭和转移、肿瘤新生血管的形成、耐药性的产生等。已发现的酪氨酸激酶超过 90 个，按其结构、功能和在细胞内存在的位置大致可分为两类：受体 TK 和非受体 TK。已有 20 多种 TK 作为靶标参与抗肿瘤药物的筛选。酪氨酸激酶抑制药（TKI）主要通过抑制细胞信号转导而抑制肿瘤细胞的生长和增殖，促进细胞凋亡。包括第一代药物伊马替尼，第二代药物达沙替尼和尼罗替尼，主要治疗慢性髓性白血病（CML）及费城染色体阳性（Ph+）急性淋巴细胞白血病（ALL）。

肝药酶抑制药　肝药酶中主要以细胞色素 P450（CYP450）为主参与药物代谢，某些药物作为 CYP450 的抑制药可使药酶活性减弱，使其本身或其他药物代谢减慢，血药浓度升高，药理活性增强。如非那西丁、香豆素、异烟肼、S-美芬妥英、奎尼丁、西咪替丁、酮康唑等。

（娄建石　吴　红）

yàowù zuòyòngyú lízǐ tōngdào

药物作用于离子通道

（drug acting on ion channels）离子通道是指生物膜上的各种无机离子（Na^+、K^+、Ca^{2+}、Cl^- 等）跨膜被动转运的、由特殊蛋白质构成的孔道。药物作用于通道并与之结合，使其功能发生改变，从而发挥调节机体的效应。其活性与多种生命活动过程密切相关，如神经兴奋与传导，心脏搏动，平滑肌和骨骼肌的收缩舒张，激素分泌，光合作用和氧化磷酸化过程等。药物通过影响离子通道而调节上述生命活动过程。

1786 年意大利医生与生理学家伽伐尼（Luigii Galvani）在一次动物实验中偶然发现了生物电，后在产生机制的研究中发现了生物膜对离子通透性的变化。1939 年英国生理学家和生物物理学家霍奇金（A. L. Hodgkin）与英国生理学家赫胥黎（A. F. Huxley）用微电极插入枪乌贼巨神经纤维中，直接测量到膜内外电位差，提出了细胞膜电位概念。1949 年霍奇金和英国生理学家卡茨（B. Katz）在一系列工作基础上提出膜电位离子假说。尤其重要的是，1952 年霍奇金与赫胥黎用电压钳技术在枪乌贼巨神经轴突上对细胞膜的离子电流和电导进行了定量研究，并首次提出了离子通道的概念（1963 年获诺贝尔奖）。1976 年德国的两位细胞生理学家耐尔（E. Neher）和萨克曼（B. Sakman）创立了离子单通道电流记录技术，并用这种技术发现了离子通道功能（1991 年获诺贝尔奖）。1998 年美国的生物化学家麦金农（R. MacKinnon）利用 X 射线晶体成像技术获得了世界第一张离子通道的高清晰度照片，发现了细胞膜离子通道的结构并第一次从原子层面揭示了其工作原理（2003 年获诺贝尔奖）。

根据不同离子进出的通道不同，可分为钠离子、钾离子、钙离子和氯离子 4 种通道，前 3 种为阳离子通道，后者为阴离子通道。各种离子通道根据结构分布部位不同、功能不同、调控方式不同和工作原理不同又细分为许多亚型。已知仅电压依赖和受体门控的离子通道（含钠、钾、钙和氯离子通道）至少有 200 多个亚型。

细胞膜上的离子通道就像是"城墙上的门洞"，控制着各种离子的出入，这种机制称为"门控机制"。绝大多数离子通道为门控机制，只有少数离子通道是非门控机制。门控机制可分为 3 类：①电压门控。这一类离子通道的开和关取决于膜电位的高低变化和变化时程的长短，既具有电压依赖性又具有时间依赖性。这类离子通道在决定细胞的兴奋性、不应期和传导性方面发挥着重要作用。②配体门控。这一类离子通道的开和关受控于相应的配体（神经递质、激素、化学物质），如 γ-氨基丁酸和谷氨酸门控氯离子通道，ATP 敏感性钾离子通道等。③机械门控。这一类离子通道的开和关受控于机械牵拉，多见于听觉、触觉和肌肉活动。例如骨骼肌和平滑肌的细胞存在有受牵拉激活或失活的钙离子通道。这类离子通道还包括受细胞容积变化、细胞膜牵张引起的通道开放。

离子通道的基本结构　离子通道的主要分子结构在进化过程中具有高度保守性，所有离子通道都是从一个共同的古老通道进化而来。因此，都有大致相同的基本蛋白分子结构。三种阳离子通道的结构较为相似，而氯离子通道结构与之相距甚远。以前者为例，通道的蛋白分子结构多由 α、β、γ 和 δ 四种亚基组成，α 亚基是形成通道口的亚基，由 4 个相连的或独立的跨膜区构成。中间形成通道。每种亚基又都有许多亚型，由于种属不同，离子不同，功能和分布不同，其组成各有差异。α 亚基是一条跨细胞膜多肽，由约 2000 多个氨基酸组成的 4 个跨膜区，每个区包括 6 个跨膜肽段，呈 α 螺旋结构。其他亚基只起调节和辅助功能作用。α 亚基的跨膜功能区含有感应器和闸门，接收细胞膜电位变化或配体结合的信号后，调控闸门的开关。

离子通道的功能　离子通道的生理功能较多，主要有 5 种。

产生生物电　离子通道介导的化学离子在细胞膜内外分布的不同，形成了膜两侧电化学电位的变化，为可兴奋性细胞的活动提供了功能保障。就像我们的生活一样不能没有电。

神经信号传递 中枢神经系统对机体各个系统的调控需要各种信息指令的迅速传递，神经细胞膜上离子通道在保障这种传递中的作用非常重要。如脑卒中可以减弱或丧失这种传递，导致患者肢体瘫痪和语言障碍。

肌肉收缩舒张活动 肌细胞膜上的离子通道产生的电信号迅速扩布使得肌肉能协调一致产生收缩或舒张而发挥生理功能。如骨骼肌调节躯体运动，平滑肌调节血管，控制血压，保障器官组织的血液灌注，括约肌收缩舒张调控尿液粪便排放，心肌收缩舒张力度可以调控射血量等。

腺体分泌活动 机体的内分泌腺细胞离子通道可以调控激素分泌，对各器官组织起到延缓和持续调节作用，外分泌腺细胞离子通道调控分泌消化液、润滑液和黏膜保护液等。

维持细胞正常容积和体液容量 肾脏尿量排泄的调节和机体渴饮的调节都依赖于某些细胞膜上的容积门控离子通道的调控。

影响离子通道的药物 许多药物的作用是通过作用于离子通道产生的，主要包括作用于神经系统离子通道的局部麻醉药、抗癫痫药，作用于心血管系统离子通道的抗心律失常药、抗高血压药和抗心肌缺血药，作用于腺体分泌系统离子通道的抗糖尿病药、利尿药、抗胃酸药等。它们有的阻滞通道，有的激活通道，有的是直接作用于通道闸门或感应器，有的是间接作用于配体。因此，药物的分类有按用途分类的，如上述分类；有按照对通道作用分类的，如钠离子通道阻滞药和激活药、钾离子通道阻滞药和开放药、钙离子通道阻滞药和激活药等。（见离子通道激活药和离子通道阻滞药）

离子通道病 离子通道结构有缺陷也可以引起疾病，称为离子通道缺陷性疾病。具体表现在编码离子通道亚单位的基因发生突变或表达异常，或体内出现针对通道的病理性内源性物质时，导致细胞激活、失活功能异常、机体生理功能紊乱，形成某些先天性或后天获得性疾病，主要累及神经、肌肉、心脏、肾脏等系统和器官。如神经系统的癫痫、三叉神经痛；运动系统的高血钾性周期麻痹、先天性肌强直病等；心血管系统的长 Q-T 间期综合征、尖端扭转型室速等。发病原因分为先天性和后天性两类。先天性的多是家族性基因编码缺陷所致；后天性的包括疾病引起和药物引起，尤其是药物，截至 2018 年底已累计发现约百种药物能导致离子通道功能异常，如引发心律失常或猝死，有的老药被停用，新药被撤市。

（娄建石 吴 红）

lízǐ tōngdào jīhuóyào

离子通道激活药（ion channel activators）

能提高或者激活离子通道活性的药物。主要包括钠离子通道激活药、钾离子通道激活药、钙离子通道激活药和氯离子通道激活药等。

钠离子通道激活药 主要有箭毒蛙毒素、木藜芦毒素、藜芦碱和乌头碱等。它们均作用于钠离子通道，使通道长久地处于激活状态，而不能失活。可使肌肉细胞膜处于持续地去极化态，导致肌肉组织呈持续收缩状态。还有一类钠离子通道失活态阻滞药，使通道不能失活或失活减慢，表现为通道开放频率增加，开放时间延长。如 α-蝎毒素、海葵毒素、维司力农等。仅有维司力农作为

新型强心药用于临床治疗充血性心力衰竭，尚未发现其他钠离子通道开放药的临床应用价值，只作为科学研究的工具药。

钾离子通道激活药 虽然钾离子通道的亚型很多，但钾离子通道激活药较少，可用于临床的药物有 ATP 敏感钾离子通道开放药，主要包括药物是克洛卡林、来马卡林、吡那地尔、尼可地尔、米诺地尔和二氮嗪等。该离子通道参与心肌缺血、胰岛素释放、调节气道平滑肌和 ATP 代谢等功能的调节。当心肌缺血缺氧时激活 ATP 敏感钾离子通道，可使心肌细胞处于超极化状态，心率减慢，耗氧量下降，有利于保护心肌；血糖过低时该离子通道被激活，胰岛素分泌减少；哮喘时可以舒张支气管平滑肌，减低气道阻力等。这类药在临床主要用于治疗高血压、缺血性心脏病、充血性心衰、支气管哮喘等疾病。

钙离子通道激活药 钙离子通道激活药较少，尚未用于临床，仅作为科学研究的工具药。该类药主要是延长钙离子通道的开放时间，增加钙离子内流，细胞内钙离子浓度升高，可引起心肌和血管平滑肌收缩，促进神经递质释放和激素分泌。除了工具药以外，体内的去甲肾上腺素通过增加细胞内环磷酸腺苷（cAMP），增加细胞去极化时钙离子通道开放数量，也能起到相应的作用。有些受体激动药，如 β 肾上腺素受体、组胺受体、血管紧张素受体、降钙素基因相关肽（CGRP）受体和加压素受体等，均可通过 G 蛋白介导使钙离子通道开放。

氯离子通道激活药 氯离子通道激活药较少。仅有一个上市药物鲁比前列酮，是作用于肠道上皮尖端管腔细胞膜上的氯离子

通道亚型中的 2 型。肠道黏膜上皮细胞上的氯离子通道被认为是肠道内液体运输、分泌最主要的通道，在维持肠道上皮细胞体积、调节肠道 pH 值方面发挥重要作用。鲁比前列酮可高效激活该离子通道，促进肠液分泌，增加大便体积，加快小肠及结肠的物质传输。是首个用来治疗慢性便秘的氯离子通道激活药。

（娄建石 吴 红）

lízǐ tōngdào zǔzhìyào

离子通道阻滞药 （ion channel blockers）

能降低或者阻滞离子通道活性的药物。主要包括钠离子通道阻滞药、钾离子通道阻滞药、钙离子通道阻滞药和氯离子通道阻滞药等。

钠离子通道阻滞药 主要有作用于神经系统和心血管系统的药物。局部麻醉药中以普鲁卡因和利多卡因为代表，属于通道活化抑制药，对各种类型的神经纤维信号传导都有阻断作用，此时神经细胞仍保持正常的静息电位，但对任何刺激都不发生去极化反应。抗癫痫药中以苯妥英钠为代表，可选择性地阻断癫痫发作时的慢而持续的钠内流，但不阻断动作电位的产生，这与局部麻醉药的作用机制不同。心血管系统的钠离子通道类型与神经系统不一样，抗心律失常药中以奎尼丁为代表，在阻滞钠通道活性的同时可提高心肌细胞动作电位发生的阈值，延长心肌细胞有效不应期，减少异位兴奋点的刺激，从而治疗心律失常。

钾离子通道阻滞药 钾离子通道的亚型是最多的，其药物分类也相对较多。临床应用的药物有：①瞬时外向钾离子通道阻滞药。代表药为替地沙米，主要抑制心房肌细胞瞬时外向钾离子通道，延长动作电位时程，增加有效不应期，可有效地将心房扑动反转为正常窦性节律。②延迟外向钾离子通道阻滞药。代表药是多非利特，为该亚型通道特异性阻滞药，对心脏收缩力无抑制作用，不影响传导性，可治疗室上性和室性心律失常。索他洛尔为非选择性阻滞药，因多非利特易引发尖端扭转型室速，常替代多非利特使用。③ATP 敏感钾离子通道阻滞药。代表药为磺酰脲类降糖药，如甲苯磺丁脲、格列苯脲和格列齐特等。这类药物作用于胰岛 B 细胞膜上的磺酰脲受体，继而阻滞该型离子通道，使钾离子外流减少，细胞易去极化，激活电压依赖的钙离子通道，内钙增加，进一步激活细胞内的激酶，使胰岛素分泌增加。临床常用于治疗 2 型糖尿病。

钙离子通道阻滞药 钙离子通道阻滞药根据其作用的受体亚型不同分为：①L 型钙离子通道阻滞药。这类药物较多，代表性药物有硝苯地平、地尔硫䓬、维拉帕米等。主要作用于心肌细胞、血管平滑肌细胞膜上的该亚型离子通道 α 亚基的不同部位，使钙离子内流减少。这类药主要用于治疗心肌缺血性心脏病、心律失常、高血压和脑血管疾病等。②N 型钙离子通道阻滞药。这类药物目前很少，代表药是齐考诺肽。N 型钙离子通道主要分布于中枢和外周神经组织，齐考诺肽作用于脊髓神经中的该型通道，使疼痛信号传递受阻，能抑制人体的强烈疼痛，从而发挥镇痛作用，且无成瘾性。③T 型钙离子通道阻滞药。代表药为氟桂利嗪，可通过抑制 T 型钙离子通道扩张脑血管，改善脑的微循环和神经元代谢，并抑制脑血管痉挛，临床上主要用于治疗脑缺血缺氧，改善脑损伤后的供血，以及血管神经性偏头痛、脑动脉硬化和老年痴呆等。

氯离子通道阻滞药 尚未有临床可应用的治疗药物。

（吴 红 娄建石）

yàowù zuòyòngyú zhuǎnyùntǐ

药物作用于转运体 （drug acting on transporters）

转运体 （transporters），又称转运器、转运蛋白 （transport proteins），是生物膜上各种化学物质跨膜主动转运的一大类特殊蛋白质。与分布在体液中负责运输的载体蛋白，如载脂蛋白等不同。转运体不但可以跨膜转运细胞代谢所需要的营养物质和代谢产物，还可转运许多药物，同时也是药物作用的靶点之一。

1957 年丹麦生理学家斯库 （J. C. Skou） 从螃蟹的神经细胞上发现了钠钾 ATP 酶，并成功地分离得到了这种酶 （1997 年获诺贝尔奖）。由于钠离子的外运与钾离子的内运偶联，后来更多地称为钠钾泵。1976 年加拿大学者尤利亚诺 （R. L. Juliano） 和林重庆 （Victor Ling） 在中国仓鼠卵巢细胞膜上发现一种耐秋水仙碱的分子量为 170 000 的糖蛋白高度表达，称之为 P 糖蛋白 （P-glyco-protein，P-gp）。这种糖蛋白跨膜结构具有能量依赖性"药泵"的功能，它能将抗癌药物和其他疏水性化合物主动转运出细胞外，具有多药耐药特性。1977 年从红细胞里分离出了转运葡萄糖的蛋白质 GLUT1，并在 1985 年鉴定出 GLUT1 的基因序列。2014 年 6 月清华大学医学院颜宁教授研究组在世界上首次解析了人源葡萄糖转运蛋白 GLUT1 的晶体结构，初步揭示了其工作机制及相关疾病的致病机制。该研究成果被国际学术界誉为"具有里程碑意义"的重大科学成就。

转运体的分类 转运体的种类很多，根据不同的分类依据，可分成不同的类别。

根据转运的物质不同分类 可分为：①葡萄糖转运体。是一类调控细胞外葡萄糖进入细胞内的跨膜蛋白家族，参与糖代谢。可转运含糖或苷的药物，如槲皮素等。②氨基酸转运体。负责转运各种氨基酸，分为 L 型、兴奋型和系统 A 类氨基酸转运体（即 LATs、EAATs 和 SATs），有 9 大家族。转运的药物如 L-甲基多巴等。③脂肪酸转运蛋白。参与脂肪酸跨膜转运，有 6 个家族成员。④核苷酸-糖转运体。其功能是帮助糖核苷酸从胞质转运到高尔基体内，有 7 个亚家族。⑤离子转运体。分为离子泵、同向转运体和交换体。离子泵有质子泵、钙泵、碘泵、钠钾泵等，同向转运体有钠钾氯同向转运体，交换体有钠氢交换体、钠钙交换体等。⑥有机阴离子转运体。有 6 个亚家族，11 个家族成员。主要在肾脏，其功能是作为一个排泄系统，促进许多含阴离子的内源性代谢物、外界物质从机体排泄出去。另外，有机阴离子转运肽，主要分布在小肠，为物质吸收系统，促进含阴离子化合物转运至肠黏膜上皮细胞内，如甲氨蝶呤等。⑦有机阳离子转运体。有 25 个家族成员。有的成员可转运许多阳离子内源性物质、外源性物质等，如维生素、肉毒碱等。还有成员可以转运两性离子物质，如氧化胺、头孢菌素Ⅱ等。⑧一元羧酸转运体。可转运体内生化代谢物，如乳酸、丙酮酸等，有 18 个家族成员。还可转运含羧酸的药物，如替米沙坦等。⑨肽转运体。能转运肽类蛋白质和药物，分为转运二肽、三肽、寡肽 3 个家族。如 β-内酰胺抗生素等。⑩ATP 结合盒转运体超家族。在人类有 7 个家族，共 48 个家族成员，主要参与细胞内药物外排，是多药耐药形成机制之一。代表性的有多药耐药相关蛋白、MDRs（AB-CBs）和乳腺癌相关蛋白等。

根据转运的方向不同分类 可分为：①摄取性转运体。将营养物质由细胞外转运至细胞内，如溶质转运体等。②外排性转运体（efflux transporters）。将机体代谢物、外来药物或毒物由细胞内转运到细胞外，如多药及毒物外排蛋白、P-gp、多药耐药相关蛋白、乳腺癌相关蛋白等。③双向转运体。某些转运体在正常状态下可以双向转运底物，如有机阴离子转运体、有机阴离子转运肽、有机阳离子转运体等，主要取决于两侧的浓度差，哪侧高就向对侧转运。另一些转运体可以根据细胞内外环境变化可以调整转运方向。如钠钙交换体，正常状态下可激活前向型，钠离子转入细胞内，钙离子转出细胞外。在一些病理状态下，如缺血再灌注，可激活反向型，将钙离子转入细胞内，钠离子转出细胞外，造成细胞内钙超载。

转运体的转运机制 转运体转运底物的机制主要有：①易化转运（facilitative transport）。指转运体将底物由高浓度一侧转运到低浓度一侧，且不消耗能量。主要包括大部分溶质转运体，如葡萄糖转运体、氨基酸转运体和脂肪酸转运蛋白、有机阴离子转运体和有机阳离子转运体、一元羧酸转运体、肽转运体等。②主动转运（active transport）。分为原发性主动转运（primary active transport）和继发性主动转运（secondary active transport）。前者是将底物由低浓度一侧向高浓度一侧转运，需要消耗 ATP 能量，可以转运不同底物，但一次只能转运一种底物，如离子泵（钠钾泵例外）、ATP 结合盒转运体等；后者是将底物由高浓度一侧偶联转运到低浓度一侧，即一次转运两种底物，但转运方向不同，消耗的是电化学能量。因此又称为协同转运体（cotransporters）。协同转运体包括两种类型，一种是同向转运体，如钠钾氯转运体、钠葡萄糖转运体等。另一种是反向转运体，又称为交换体，如钠氢交换体、钠钙交换体等。

药物对转运体的影响 许多药物作用于转运体从而发挥药效和产生不良反应。较古老的强心药洋地黄类通过抑制心肌细胞膜钠钾 ATP 酶，使细胞内钠离子增多，继而经钠钙交换体换到细胞外，导致细胞内钙离子增多，心肌收缩力增强，因此可治疗慢性充血性心衰。但药量过高时会加重细胞内钙超载，导致心脏不良反应。强效利尿药呋塞米作用于肾脏肾小管髓袢升支粗段，干扰钠钾氯同向转运体，减少它们的重吸收，大量离子带走大量水分，因此利尿作用强。大剂量应用易致体内钠钾氯离子失衡。抗耐药肿瘤药物通过抑制外排药物的"药泵"增加癌细胞内药物浓度，从而提高药物抗肿瘤效果。如第三代 P-gp 抑制剂塔里奎达（tari-quidar）等。另一种抗肿瘤的策略是"饿死"癌细胞，因癌细胞过度生长而大量吸收营养物质，GLUTs 表达过高，使用 GLUTs 抑制剂可以减慢癌细胞生长速度。如一种新的抗癌药 WZB117 正在研制中，它可以抑制肺癌细胞和乳腺癌细胞的增殖。新型口服降糖药 SGLTs 抑制药可通过抑制肾小管对糖的再吸收而降低血糖，如卡格列净、托格列净等。

（娄建石 吴红）

yàowù zuòyòngyú hésuān

药物作用于核酸（drug acting on nucleic acids）

核酸是指由许多核苷酸聚合而成的生物大分子化合物，存在于所有生物体内，常与蛋白质结合形成核蛋白，为生命最基本物质之一。药物作用于核酸并与之结合，使其功能发生改变，从而发挥调节机体的效应。

核酸在生物的遗传、变异、蛋白质合成与生长发育等方面起重要作用，在疾病的发生发展过程中，核酸的改变是发病的重要因素，如恶性肿瘤、放射病、病毒致病和遗传性疾病等都与核酸有关。随着生命科学技术的进步和生物工程的发展，核酸及其衍生物以其独特的药理作用形成了一个新兴产业，正日益显示出重要的作用。

核酸的发现　1869 年，瑞士内科学和生物学家米舍尔（J. F. Miescher）从脓细胞中提取到一种富含磷元素的酸性化合物，因存在于细胞核中而将它命名为"nuclein"，即核素、核蛋白。1889 年德国病理和组织学家阿尔特曼（R. Altmann）发现其含有酸性蛋白质，故改称核酸（nucleic acid）。1938 年英国内科学和分子生物学家阿斯特伯里（W. T. Astbury）和他的学生贝尔（F. O. Bell）利用 X 射线衍射发现核酸的结构为 α-螺旋（即主链螺旋方向为右手螺旋）。1944 年，美国分子生物学家埃弗里（O. T. Avery）等为了寻找导致细菌转化的原因，他们发现从 S 型肺炎链球菌中提取的 DNA 与 R 型肺炎链球菌混合后，能使某些 R 型菌转化为 S 型菌，若将 DNA 预先用 DNA 酶降解，转化就不发生。因此，确立了 DNA 就是遗传物质的重要地位。1953 年美国分子生物学家、遗传学家与动物学家沃森（J. D. Watson）和英国分子生物学家、生物物理学家与神经学家克里克（F. H. C. Crick）共同发现了脱氧核糖核酸（DNA）的分子结构为双螺旋结构且对生物信息遗传具有重要意义，并于 1962 年获得诺贝尔奖。1982 年中国学者洪国藩提出了非随机有序 DNA 测序新策略，对 DNA 测序技术的发展做出了重要贡献。现已探明人类自身基因组全部核苷酸顺序（单倍基因组含 3×10^9 碱基对）。在后基因组时代，人类将破解 DNA 所承载的全部基因信息，这将对全人类的健康产生无止境的影响。

核酸的分类　核酸基本结构单位是核苷酸（由 1 分子五碳糖，1 分子含 N 碱基，1 分磷酸构成），根据五碳糖不同，核苷酸可分为核糖核苷酸（ribonucleic acid，RNA）和脱氧核苷酸（deoxyribonucleic acid，DNA）两类。根据碱基不同，DNA 分为腺嘌呤脱氧核苷酸（adenine DNA；A），鸟嘌呤脱氧核苷酸（G），胞嘧啶脱氧核苷酸（C）和胸腺嘧啶脱氧核苷酸（T）；核糖核苷酸分为腺嘌呤核糖核苷酸（adenine RNA；A），鸟嘌呤核糖核苷酸（G），胞嘧啶核糖核苷酸（C）和尿嘧啶核糖核苷酸（U）。A，G，C 同时存在于 DNA 和 RNA 中，但 T 只存在于 DNA 中，U 只存在于 RNA 中。另外，与 DNA 不同的是，RNA 为单链结构，按功能分为 3 类：信使 RNA（mRNA）、传递 RNA（tRNA）和核糖体 RNA（rRNA）。

核酸的功能　DNA 主要存在于细胞核，少量存在于细胞质，是生物体的主要遗传信息储存材料或介质。在长长的 DNA 链上划分有不同的区段或片段，每个区段含有不同的信息构成了基因，反过来说，基因是一段载有某项功能的 DNA 序列。在基因中，每 3 个核苷酸组成一个密码子，代表一种氨基酸，一系列氨基酸密码子代表着某种蛋白。此外，还带有辅助信息，如蛋白的几何构型等。mRNA 是从 DNA 母版上拷贝下来的某基因信息复制品，是合成蛋白质的模板，而后从细胞核进入核糖体，在 tRNA 的帮助下将氨基酸按 mRNA 所携带的遗传信息排列顺序连接成为蛋白质。rRNA 是合成蛋白质的"装配机"或加工厂。

药物对核酸的影响　以核酸为靶点发挥药理作用的药物可分为三类：一类是与合成核酸的底物在化学结构上很相似，以"伪"物质身份参与生化反应，生成无生物活性的产物，或减少或阻断某一代谢合成路径，使其不能合成所需产物，此类药物称为抗核酸代谢药，如甲氨蝶呤、6-巯嘌呤等。第二类是化疗药，包括抗菌药、抗病毒药、抗癌药。如喹诺酮类抗菌药，可阻断细菌 DNA 的复制与合成；抗肿瘤药氮芥、环磷酰胺、塞替派、羟基脲、丝裂霉素、博来霉素、白消安、顺铂、喜树碱等，可破坏癌细胞 DNA 的结构和功能。抗肿瘤药放线菌素 D、柔红霉素、多柔比星、普卡霉素等，可抑制 RNA 的合成。氨基苷类、大环内酯类和四环素类抗生素等，都是作用于细菌 rRNA 上，以不同方式抑制菌体蛋白合成，产生杀菌和抑菌的作用。第三类是核酸类药，指具有核酸结构，同时又具有一定药理活性的药物。是其作用靶点包括复制、转录、翻译、表达等环节的底物或酶。代表性药物有：抗病毒药，如三氟胸苷（TFT）、阿糖腺苷（Ara-A）、利巴韦林（RBV）和阿昔洛韦（ACV）等，临床上用于抗肝炎病毒、疱疹病毒及其他病毒感染；抗肿瘤药，如阿糖胞苷（Ara-C），主要用于治疗急性白血病；干扰素诱导剂，如聚肌胞（PIC），临床上用于多种病毒感染的治疗。

（娄建石 吴 红 吴艳娜）

yàowù xiàoyìng dònglìxué

药物效应动力学（pharmaco-dynamics）

研究药物作用于生物体产生效应的相互关系和机制，以及彼此相互消长的动态变化规律的学科。简称药效学，是药理学一分支学科。其内容包括药物基本作用与效应关系，药物时间与效应关系，药物作用机制（见药理作用机制）、药物与受体关系和药物相互作用、配伍禁忌以及药物不良反应等。药物效应动力学的研究为临床合理用药、避免药物不良反应和新药研究提供了依据，也为促进生命科学发展发挥着重要作用。

药物基本作用与效应关系 包括以下几方面：药物作用性质与效应关系，药物作用范围与效应关系，药物作用方式与效应关系，药物作用精度与效应关系，药物作用程度与效应关系。另外，还包括药物剂量与效应关系以及药物结构与效应关系。

药物剂量与效应关系 在一定范围内，随着药物剂量增加，药物效应也相应增加，这种关系称为量效关系（dose-effect relationship）。（见药物剂量效应关系）

药物结构与效应关系 药物结构与药物活性（效应和毒性）之间的关系，称为构效关系（structure-activity relationship），改变药物化学结构（如基本骨架、侧链长短、立体异构等）可改变药物的理化特性、体内过程、效应性质和强度等。包括化学结构和立体异构，后者又包括几何异构体、光学异构体和构象异构体。（见药物构效关系）

药物时间与效应关系 给药后药物在体内产生的效应随时间变化而发生由弱到强再到弱，直至消失，这个过程即是时间效应关系（time-effect relationship），简称时效关系。时效关系可以用时效曲线表示，该曲线不能代替血药浓度曲线。其分为潜伏期（从给药开始至起效）；持续期（从起效至最大效应，又从最大效应到效应消失）；残留期（从效应消失至药物在体内完全消除）。药物在潜伏期又分为即刻效应和延迟效应两类。前者给药后药物较快生效，大多数药物属于此类；后者给药需延迟一段时间才能产生效应，如缓释制剂、透皮制剂、口服抗凝血药等。此外，多次连续给药可产生累积效应，该效应多指毒性效应，如氨基糖苷类抗生素的耳、肾毒性等。

药物相互作用关系 药物相互作用是指两种或两种以上药物联合应用所出现的原有药物效应增强或减弱的现象。药物相互作用有体内和体外之分。在体内，药物相互作用使原有的效应增强称为协同作用（synergism），反之，使原有的效应减弱，称为拮抗作用（antagonism）。在协同作用中又分为相加、增强和增敏。相加作用指两药合用时的作用等于或接近单用时的作用之和。增强作用指两药合用时的作用大于两药物单用时的作用之和。增敏作用指某药可使组织或受体对另一药的敏感性增强。如钙增敏药匹莫苯可使钙离子与肌丝上钙结合作用部位亲和力增加，起到正性作用，可用于治疗心力衰竭。拮抗作用中又分为相减和抵消。相减作用指两药合用时的作用小于两药单用时的作用。抵消作用指两药合用时可使两药的作用完全消失。

药物配伍禁忌 药物体外相互作用通常称为配伍禁忌（incompatibility），指将药物混合在一起发生的物理或化学反应，这种反应尤其容易发生在几种药物混合在一起静脉滴注时。如氨基糖苷类抗生素与β-内酰胺类抗生素合用时二者不能放在同一针管或同一溶液中混合，因为β-内酰胺环可使氨基糖苷类失去抗菌活性。再如红霉素只能先用注射用水溶解，再稀释于葡萄糖溶液中行静脉滴注，若配制在生理盐水溶液中易析出结晶和沉淀。

（娄建石 吴 红）

yàowù jīběn zuòyòng yǔ xiàoyìng

药物基本作用与效应（essential actions and effects of drugs）

药物的基本作用指的是兴奋与抑制作用。药物作用是指药物对机体的初始作用，是动因。药理效应是药物作用的结果，是机体反应的表现。药物作用于某部位（靶点）产生的效应表现多样且复杂，归纳起来就是兴奋（excitation）与抑制（inhibition）。兴奋指能提高机体器官组织功能的效应，如心率增加、血压上升、酶活性增强等；抑制指能降低机体器官组织功能的效应，如心率减慢、血压下降、酶活性减弱等，过度兴奋可以转化为抑制。

药物作用范围与效应关系

药物作用范围可分为局部作用（local action）与全身作用（systemic action）。局部作用指药物作用于用药部位或机体表面产生的效应；全身作用指药物自用药部位吸收入血后分布到全身而产生的效应，也称吸收作用（absorptive action）。

药物作用方式与效应关系

药物作用方式可分为直接作用（direct action）与间接作用（indirect action）两种。直接作用指药物直接作用于某部位（靶点）产生的效应，又称原发作用（primary action）；间接作用指药物作用于调控部位而后反射性地使某部位（靶点）产生的效应，又称继发作用（secondary action）。如尼可刹米能选择性直接兴奋延髓呼吸中枢，而洛贝林能选择性的刺激颈动脉体化学感受器，反射性地兴奋呼吸中枢。

药物作用精度与效应关系

药物作用精度可分为选择性（selectivity）与广泛性（generality）两种。选择性指药物仅作用于某一个或几个器官组织的靶点产生效应，而对其他器官组织的靶点不发生作用；广泛性指药物作用于多个器官组织的靶点后产生的效应。如抗菌药有窄谱抗菌药和广谱抗菌药之分。

药物作用程度与效应关系

可分为有利作用（beneficial action）与有害作用（harmful action）两种。有利作用指在治疗剂量下能调整患者异常的生理、生化功能或病理过程，使身体状况恢复正常状态，称为治疗作用（therapeutic action）。治疗作用又分为对因治疗（etiological treatment）和对症治疗（symptomatic treatment）。对因治疗指用药目的是消除原发致病因素，也称治本。如青霉素可杀灭脑膜炎奈瑟菌，用于治疗脑膜炎。对症治疗指用药目的是消除或减轻疾病症状，也称治标。如吗啡治疗严重剧痛，对乙酰氨基酚治疗疼痛和发热，这种治疗不能消除病因，仅能减轻、缓解或消除患者的痛苦，在急症情况下也是必不可少的。有害作用指相对大剂量用药给患者带来不适或痛苦甚至受损、致病、致残、致死的反应，统称为药物不良反应。

（娄建石　吴红）

yàowù jìliàng xiàoyìng guānxì

药物剂量效应关系（dose-effect relationship）

在一定剂量范围内，药理效应的强弱与剂量大小或浓度高低呈正比的关系。又称剂量反应关系（dose-response relationship），简称量效关系，可用量效曲线表示。量效曲线（dose-effect curve）又称浓度效应曲线（concentration-effect curve），通常以药理效应为纵坐标，药物剂量或浓度为横坐标。在离体器官或细胞实验，可以直接用药物浓度表示药量。在整体动物或人体试验，以给药剂量表示。通过量效关系的研究，可定量地分析药物剂量与效应之间的规律，有助于了解药物作用的特点，可为临床用药提供参考。量效关系有两种类型：量反应和质反应，分别有量反应曲线和质反应曲线。

量反应曲线　量反应（graded response）指凡能用数量分级或最大反应百分率表示的药物效应。量反应的强弱随药物剂量或浓度的逐渐增加或减少呈连续性的变化，如心率、血压、血糖、尿量、平滑肌收缩或松弛变化等。量反应的量效曲线是以剂量为横坐标，以效应为纵坐标作图，用多次实验测得的数据，计算其平均值和标准差，拟合作图得到的曲线，也称为量反应曲线，该曲线比较直观，为一不对称曲线（图1a），显示药效与剂量之间不是简单的直线关系，因此不利于计算。若把剂量转换成对数，则量效曲线成为一条左右对称的"S"形曲线（图1b），这就是专业中通常所说的量反应曲线，在曲线中段，斜率最大，显示剂量稍有增减，效应会明显增强或减弱。

从量反应曲线上可以得到几个重要参数：①最小有效量（minimal effective dose）或最小有效浓度（minimal effective concentration），指刚刚能引起药理效应的量或浓度，又称阈剂量或阈浓度。②最大效应（maximal effect，E_{max}），当剂量或浓度增加到一定程度后，效应不再继续增加，此

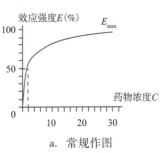

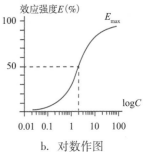

a.　常规作图　　　　　b.　对数作图

图1　量反应曲线

极限效应称为最大效应，又称效能（efficacy）。③半数效应浓度（50% concentration of maximal effect，EC_{50}），指能引起50%最大效应的药物浓度，又称半效能浓度。④效价强度（potencyintensity），指能引起同等效应（如50%效应）的剂量或浓度，值越小说明效价越强，反之，值越大效价越弱。需要注意，效能和效价强度不是平行的，效能高的不一定效价强，反之同理。见图1b中虚线对应的效应和剂量。

质反应曲线 质反应（qualitative response）指药物效应以阳性或阴性、有效或无效、清醒或睡眠、存活或死亡的"全或无"式表示的反应。随药物剂量或浓度的增加质反应以频率百分数的形式呈现变化。质反应的量效曲线以药物浓度的区段为横坐标，以阳性反应频数为纵坐标，作图得到质反应的常态分布曲线（图2）。若按照药物对数剂量或浓度增加累计阳性反应频数作图，该曲线为一条左右对称的"S"形曲线，这就是通常所说的质反应曲线（图3）。

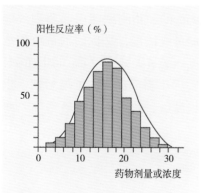

图2 质反应的常态分布曲线

从质反应曲线上可以得到几个重要参数：①药物半数有效量（median effective dose，ED_{50}），指引起群体中50%阳性反应的浓度或剂量。②药物半数致死量（median lethal dose，LD_{50}），指引起群体中50%死亡的浓度或剂量。③治疗指数（therapeutic index，TI），一般情况下以药物的半数致死量与药物半数有效量的比值（LD_{50}/ED_{50}）表示药物的安全性，称为治疗指数。药物的安全性与其半数致死量的大小成正比，与半数有效量成反比。此数值越大表示药物越安全。

（吴 红 姜建石）

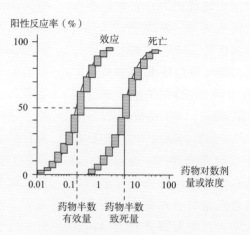

图3 质反应累加分布曲线

yàowù gòuxiào guānxì

药物构效关系（structure-activity relationship，SAR） 药物结构与药物活性（效应和毒性）之间的关系。改变药物结构（如基本骨架、侧链长短、立体异构等）可改变药物的理化特性、体内过程、效应性质和强度等。药物结构包括化学结构和立体异构。药物构效关系的研究不仅是研究药物基本作用与效应的基础，也是研制新药必须研究的内容。

化学结构与药效 药物通过化学键（共价键、离子键、离子-偶极键、偶极-偶极键、氢键、疏水键、电荷转移、螯合作用、范德华力等）的改变，可以产生各种结构不同的化合物。改变药物分子的化学结构母核或侧链的基团可以得到一系列药效强度不同的同类药物，如β-内酰胺类抗生素等。也可得到药效相反的药物，如同一受体的激动药和拮抗药，如胃肠解痉药溴丙胺太林（普鲁本辛）的化学结构与乙酰胆碱很相似，但药理效应完全相反。

立体异构与药效 立体异构是指化合物的化学式和原子排列次序都相同，但因原子在空间的排列有不同而产生的结构异构。立体异构体主要有几何异构体、光学异构体和构象异构体3种。①几何异构体（geometric isomer）指含有双键结构的药物分子中双键两侧的两个相同或相似的原子或基团因分布不同而产生的异构体，在同侧的称顺式（cis）或称Z型，在不同侧的称反式（trans）或称E型。几何异构体不但理化特性不同，药理作用也不同。如反式己烯雌酚有药理活性，顺式无活性。②光学异构体（optical isomer）指药物分子中有一个或多个不对称碳原子（即不对称中心或手性中心），不对称中心或手性中心的构型有两种，有的为R构型，有的为S构型，像左右手一样成对称分布，这样的分子被称为手性分子或手性药物（chiral drug）。手性分子可以使偏振光发生左、右偏转，左旋表示为"-""L"，右旋为"+""D"。若一个手性分子有两个手性中心则存在4种光学异构体，有两个对映异构体和两个非对映异构体。手性药物的理化特性相同，但药效学和药动学不同，如钾通道开放药克罗卡林其（－）-3S,4R-构型有降压作用，（＋）-3R,4S-构型有抗惊厥作用。（L）-S-普萘洛尔的 β 受体阻断作用较（D）-R-普萘洛尔强100 倍。少数药名中带"左"字的药物有左旋咪唑、左旋多巴、左氧氟沙星等，带"右"字的药物有右旋糖酐、右美沙芬、右芬氟拉明等，而大部分上市的手性药物都是以左、右旋体等摩尔混合的消旋体。③构象异构体（conformational isomer）指分子中围绕单键旋转的原子在空间有不同的排列状态，形成分子形状的变化。柔性分子可以有无数个构象，它们之间可互相转换并保持动态平衡，其中有一种或多种优势构象。如乙酰胆碱为柔性分子，有参差式、歪扭式和重叠式三种构象。实验证明参差式作用于 M 胆碱受体，易被胆碱酯酶水解；歪扭式可作用于 M 胆碱受体和 N 胆碱受体，但活性很小；重叠式由于势能差值大而最不稳定，含量最少，几无活性。

（娄建石 吴 红）

yàowù bùliáng fǎnyìng

药物不良反应（adverse drug reaction，ADR）

上市的合格药品在常规用法、用量情况下出现的与用药目的无关，并给患者带来痛苦或危害的反应。治疗作用与不良反应是药物本身所固有的两重性作用。临床用药时，应根据需要权衡利弊，决定取舍，充分保证药物治疗的安全和有效。药物不良反应包括以下几种。药物不良反应是研究药物效应动力学中的一项重要内容。

副作用（side effect） 由于药物作用选择性低、作用范围广，在治疗量时出现的与治疗目的无关的作用。如用麻黄碱防治支气管哮喘，可同时出现中枢兴奋作用，引起失眠。每个药物的副作用和治疗作用不是固定不变的，常随着治疗目的的改变而发生转换，如阿托品在治疗胃肠绞痛时以解除胃肠平滑肌痉挛为治疗作用，而抑制腺体分泌等为副作用；在全身麻醉前给予阿托品，抑制唾液腺和支气管腺体分泌即为治疗作用。副作用一般症状较轻，对机体危害不大，患者尚可耐受，停药后可恢复，且采取一定措施是可以避免的。

毒性反应（toxic effect） 药物用量过大或用药时间过长引起的严重不良反应。有时候用药剂量不大，但机体对药物过于敏感也能出现毒性反应。多指对机体器官、组织产生功能性或器质性的损害，一般比较严重，有的可危及生命。如强心苷可引起心脏毒性反应，氯霉素能抑制骨髓造血功能，卡那霉素损害肾脏，某些药物甚至引起畸胎等特殊毒性。

变态反应 也称过敏反应（anaphylactic reaction）。是药物引起的免疫反应。反应性质与药物原有效应无关，其临床表现包括免疫反应的各种类型。致敏原可以是药物本身或药物代谢产物，亦可能是制剂中的杂质或辅剂。与毒性反应不同，其发生和用药剂量无关，即使很小剂量也可以造成严重过敏反应，不可预知。临床表现可因药、因人而有所不同，反应的严重程度差异很大，轻者为皮疹、药热，重者表现为哮喘、造血系统和肝肾功能损害及休克等。

后遗效应（residual effect） 停药后血药浓度降到阈值以下时所残存的药理效应。其持续时间可长可短，因药而异。如夜间服用巴比妥类催眠药，次日清晨起床后可引起短暂的头昏、乏力和嗜睡。

停药反应（withdrawal reaction） 长期应用某些药物后，突然停药发生病情恶化的症状。包括反跳现象和停药症状。

反跳现象（rebound phenomenon） 突然停药后使原有病情加重。如长期服用可乐定治疗高血压，突然停药时去甲肾上腺素释放过多，出现短时交感神经亢进，血压突然增高。

停药症状（withdrawal symptom） 巴比妥类、苯二氮䓬类和糖皮质激素等，除了反跳现象以外，还可出现原有疾病所没有的症状，称为停药症状。

特异质反应（idiosyncratic reaction） 与变态反应不同，系指少数患者由于遗传因素对某些药物的反应性发生了改变。特异质反应表现为对药物的反应特别敏感，或出现与正常人不同性质的反应。例如，先天性葡萄糖-6-磷酸脱氢酶缺乏的患者服用伯氨喹后，容易发生急性溶血性贫血和高铁血红蛋白血症。

继发反应（secondary reaction） 药物治疗作用之后产生的不良后果，又称为治疗矛盾。如长期应用广谱抗生素后，由于肠道内对药物敏感的细菌被抑制，耐药菌株大量繁殖，再度引起感染，即二重感染（super infection），是一种继发反应。

耐受性（tolerance） 连续用药后出现的机体对药物反应性下降。病原体和肿瘤细胞在长期用药后产生的耐受性称为抗药性。

依赖性（dependence） 药物与机体相互作用所造成的一种状态，表现出强迫要求连续或定期使用该药的行为或其他反应，其目的是感受药物的精神效应，或避免由于停药造成身体不适应。

（吴　红　姜建石）

yàowù dàixiè dònglìxué

药物代谢动力学 （pharmaco-kinetics，PK）

以数学方法定量研究药物体内吸收、分布、代谢和排泄的量变过程和规律的药理学分支学科。简称药动学、药代动力学。可为临床给药剂量设置和给药方案优化（个体化）提供量的依据。涉及药物体内过程、药物代谢动力学参数、药物代谢酶和药物转运体的研究，并形成了房室模型、消除动力学以及药物代谢酶和转运体等经典理论。

房室模型 （compartment model） 药物的体内过程包括药物吸收、药物分布、药物代谢、药物排泄等过程，是并行发生、持续进行的，故药物在体内的量随时间而不断变化。房室模型旨在简化复杂的生物系统，以便定量分析药物的体内动态过程。该模型将机体视为一个系统，系统内部按动力学特点分为若干房室。房室为假设空间，其划分与解剖学部位或生理学功能无关，只要体内某些部位的药物转运速率相同，即可视为在同一房室。在多数情况下，药物可进、出房室，故称为开放性房室系统。房室模型包括一室模型（open one-compartment model）、二室模型（open two-compartment model）和多室模型（open multi-compartment model）。给药后如体内药物浓度瞬时在各部位达到平衡，即在全身各组织器官部位的浓度和血液中的浓度迅速达到平衡，则可看成药物的体内过程符合一室模型。但多数情况下，药物在体内某些部位的浓度可以和血液中的浓度

迅速达到平衡，而在另一些部位中的分布有一延后的、但彼此近似的速率过程，其中，迅速和血液浓度达到平衡的部位归并为中央室，随后达到平衡的部位归并为周边室，按照此动力学特点变化的药物代谢过程被称为二室模型。若在上述二室模型的基础上还有一部分组织、器官或细胞内药物的分布更慢，则可以从周边室中划分出第三房室，由此形成三室模型（open three-compartment model）。按此方法，可以将在体内分布速率有多种水平的药物按多室模型进行处理。按照二室模型代谢的药物在一次快速静脉注射后，若将其血浆药物浓度的对数值对相应时间作图，即可见各实验点所连成的曲线是由两段不同直线构成，即其药物浓度–时间曲线呈双指数衰减（图1）。前一段直线主要反映分布过程，称分布相或 α 相；后一段直线主要反映消除过程，称消除相或 β 相。可见分布相血浆药物浓度迅速下降，消除相血浆药物浓度则缓慢下降。反映其动力学过程的数学公式为：

$$C_t = Ae^{-\alpha t} + Be^{-\beta t}$$

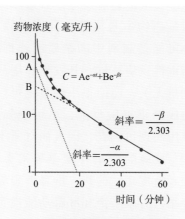

药物浓度（毫克/升）

$C = Ae^{-\alpha t} + Be^{-\beta t}$

斜率 = $\dfrac{-\beta}{2.303}$

斜率 = $\dfrac{-\alpha}{2.303}$

时间（分钟）

图1　单次剂量静脉注射的二室模型血浆浓度–时间曲线和药物代谢动力学参数的计算

式中 C_t 为 t 时的血浆药物浓度；α 为分布相的速率常数，反应体内药物分布的速度；β 为消除相的速率常数，反应体内药物消除的速度；B 为药–时曲线中 β 相段外延至纵坐标（药物浓度）的截距；将实验中的实际测得的血浆药物浓度值减去 β 相段上各相应时间点的数值，再将其差值在同一药–时曲线图上作图得一直线，将此直线外延至纵坐标的截距即为 A。

必须指出，房室不是实际存在的解剖学空间，诸多因素如采血时间、分析方法等都会影响房室的判定，故实际上多已采用非房室模型法来进行药动学及其参数的计算和分析。

消除动力学 进入体内的药物通过代谢和排泄两种方式消除，根据药物的消除速度与药量（浓度）关系，药物的消除动力学存在两种形式（图2）。

一级消除动力学 （first-order elimination kinetics） 单位时间内消除的体内药物量与血浆药物浓度成正比，也就是在单位时间内消除的药物百分率不变。血浆药物浓度高，单位时间内消除的药物多，反之亦然。一级动力学消除的药–时曲线在坐标图上作图时呈反抛物线，但在半对数坐标图上则为直线，呈指数衰减，所以一级动力学又称为线性动力学（linear kinetics）。

零级消除动力学 （zero-order elimination kinetics） 药物在体内以恒定的速率消除，即不论血浆药物浓度高低，单位时间内消除的药物量不变，因此单位时间内消除的药物百分率是随药物量而改变的。因在半对数坐标图上的药–时曲线的下降部分呈抛物线，故又称非线性动力学（nonlinear kinetics）。通常是因为体内消除药

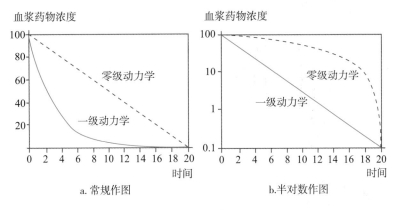

a. 常规作图　　　　　　b. 半对数作图

图2　零级和一级的药物消除曲线

物的能力达到饱和所致。

体内药物的时量关系　体内药量随时间而变化的过程是药动学研究的中心问题，涉及多个药物代谢动力学参数。其中以血药浓度为纵坐标，以时间为横坐标绘制的曲线称为药物浓度-时间曲线，简称药-时曲线，反映血药浓度随时间变化的动态过程。一次给药与多次给药的药-时曲线有显著不同。

一次给药时量关系　单个剂量一次静脉注射形成的曲线由急速下降的以分布为主的分布相和缓慢下降的以消除（包括代谢和排泄）为主的消除相两部分组成，而口服给药形成的曲线则是由迅速上升的以吸收为主的吸收相和缓慢下降的以消除为主的消除相两部分组成。口服的药-时曲线的最高点称峰浓度（peak concentration；C_{max}），达到峰浓度的时间称达峰时间（time to peak；T_{max}）。药-时曲线下所覆盖的面积称为血药浓度-时间曲线下面积（area under the concentration-time curve，AUC），其大小反映药物进入血液循环的总量，$AUC_{0 \to t}$ 表示药物从零时间至 t 时这一段时间的药-时曲线下面积。$AUC_{0 \to \infty}$ 则是药物从零时间至所有原形药物全部消除为止时的药-时曲线下总面积。

多次给药时量关系　在临床实践中，大多数药物治疗采用多次给药，其中常见为口服多次给药。按照一级动力学规律消除的药物，其体内药物总量随重复给药而逐渐增多，直至从体内消除的药物量和进入体内的药物量相等时，体内药物总量不再增加而达到稳定状态，此时的血浆药物浓度称为稳态血药浓度。

药物代谢酶和转运体　药物在体内发挥药理作用所需的重要分子，参与药物在体内的代谢转化与排泄，协助药物进出细胞、生成代谢产物和经排泄物到达体外，对外源性物质在体内的吸收、分布、代谢及排泄等过程有重要的影响，并且药物代谢酶和转运体的遗传变异可引起药动学过程的差异，进而影响药物的作用和不良反应。

（周宏灏）

yàowù tǐnèi guòchéng

药物体内过程（process of drug in the body）　药物应用后在体内的吸收（absorption）、分布（distribution）、代谢（metabolism）和排泄（excretion）过程的统称。简称药物 ADME 过程。通常把药物的吸收、分布、排泄过程概括为药物转运；药物的代谢和排泄合称为药物消除。

药物吸收：药物从给药部位进入血液循环的过程。一般的给药途径包括口服、注射、吸入、经皮、皮下、肌内、舌下和直肠给药，不同给药途径有不同的药物吸收过程和特点。药物分布：药物吸收后经血液循环到达机体各个器官、组织、体液和细胞内的过程。药物在体内的分布受很多因素的影响，不同的药物的分布特点各异，可引起不同的药物疗效和不良反应，也可在组织内产生蓄积作用。药物代谢：又称药物生物转化，药物分子作为外源性物质进入体内被吸收后，在机体作用下发生的化学结构转化，包括氧化、还原、水解和结合反应，是药物被机体消除的重要途径。药物代谢部位主要在肝，也可在胃肠道、肺、皮肤、肾和胎盘等器官。药物排泄：体内药物及其代谢产物最终要从体内排泄出体外，经肾从尿液排泄和随肠道从粪便排泄是药物的主要排泄途径。此外，挥发性药物经肺随呼出的气体排出以及经汗液和乳汁排出体外也是药物的排泄途径。药物首过效应：某些药物经胃肠道给药，在尚未吸收入血之前，先在肠黏膜和肝被代谢，造成入血的原形药量减少，药效降低。因给药途径不同而使首过消除效应有明显差别，其造成的药物首过效应也产生明显的差别，该现象在治疗学上有重要意义。药物肝肠循环：经胆汁或部分经胆汁排入肠道的药物，在肠道中可以重新被吸收经门静脉返回肝的现象。

（周宏灏）

yàowù xīshōu

药物吸收（drug absorption）药物通过给药部位进入全身血液

循环的过程。属于药物体内过程的内容。吸收速度主要影响药物起效的快慢，吸收程度（量）主要影响药物作用的强弱。影响药物吸收速度和程度的因素包括药物的理化性质、剂型、剂量、给药途径等。静脉注射和静脉滴注时药物直接进入血液，因此没有吸收过程。

药物吸收方式 大多数药物能以简单扩散的方式通过细胞膜进入血循环。简单扩散时药物分子的通过速度取决于膜的结构和面积、膜两侧的浓度梯度、药物的分子量、药物的脂溶性和极性，此外还有吸收部位的体液酸碱度，即 pH 值和药物解离度（以解离常数 pKa 表示）。除了简单扩散外，一些药物的吸收是靠细胞膜上的载体即药物转运体主动转运通过细胞膜的，需要消耗能量；还有部分药物通过易化扩散（facilitated diffusion），即靠载体顺浓度梯度跨膜转运而被吸收，不需要消耗能量；也有的药物通过胞饮或吞噬的方式被细胞吸收。

不同给药方式的吸收特点
药物吸收进入血液循环的速度和量因不同的给药方式而异。各种给药方式的吸收特点如下。

口服给药 最常用的给药途径，给药方便，且吸收充分。口服给药经胃肠道吸收以脂溶性扩散方式吸收，受药物的脂溶性、解离度、分子量等理化特征，药物剂型，胃排空状态、胃蠕动速度等的影响。药物首过效应是影响药物通过胃肠壁后进入全身血液循环的制约因素。胃肠道吸收面广、内容物充分拌和、小肠内适中的酸碱性（pH 5~8）对药物解离影响小等因素都能使药物吸收更充分。口服给药不适用于易被胃肠破坏的、对胃刺激大的和

经首过效应消除多的药物，也不适用于昏迷及婴儿等不能口服的患者。

吸入给药 气态或挥发性药物可经呼吸道直接给药，药物进入肺泡，由肺泡表面吸收，产生全身作用，如吸入麻醉药等。肺泡表面积大约 $100m^2$，且与血液仅以肺泡上皮和毛细血管内皮相隔，加之毛细血管内血流量大，吸收极其迅速。有的药物难溶于一般溶剂，水溶液又不稳定，可制成直径约 5 μm 的极微细粉末以特制的吸入剂气雾吸入。

经皮给药（transdermal administration） 将药物应用于皮肤上，穿过角质层，进入真皮和皮下脂肪以达到局部治疗作用，或由毛细血管和淋巴系统吸收进入全身血液循环，产生全身治疗作用的给药方式。药物制剂包括软膏剂、硬膏剂、贴剂、涂剂和气雾剂等。此外，也可在眼、鼻、咽喉和阴道等部位局部用药，形成较高的药物浓度，局部发挥作用，治疗局部疾病。

直肠给药 可产生局部作用，如局部抗炎，也可经痔上静脉通路进入门静脉到达肝而进入全身血液循环产生吸收作用。经直肠给药仍避免不了首过效应，但可避免药物对上消化道的刺激。

舌下给药 可避免口服后的首过效应，比口服小得多的剂量即可有效，但吸收率不高，持续时间很短。硝酸甘油口服给药可被胃肠道吸收后通过肝时代谢失活率达 90%，仅少量药物能到达全身血液循环，若舌下给药，由血流丰富的颊黏膜吸收，可直接进入全身血液循环。

注射给药 静脉注射时药物可以避开吸收屏障直接入血，因药物直接进入血液而无吸收过程，

故药物作用发挥快，但同时因药物以很高的浓度、极快的速度到达靶器官，所以注射给药的危险性较高。当药物水溶液以肌内注射给药时，既能以简单扩散方式通过毛细血管内皮细胞膜的脂质层，又能以滤过方式经内皮细胞间的孔隙入血，故吸收快。当药物以油溶液注射给药时，可减慢药物吸收而起存储作用，有的一次注射后数星期内仍能维持较高的血药浓度。皮下注射吸收较慢，刺激性药物可引起剧痛。肌内注射和皮下注射的吸收速度取决于局部循环，局部热敷或按摩可加速吸收，透明质酸酶可促进药物通过组织进行扩散，如果注射液不含透明质酸酶，皮下注射量不可过大。动脉注射和鞘内注射均为特殊给药途径，用以在特定靶器官产生较高的药物浓度。

（周宏灏）

yàowù fēnbù

药物分布（drug distribution）

药物吸收后经血液循环到达全身各部位和组织的过程。属于药物体内过程的内容。药物吸收后可不均匀分布到多个组织器官，各组织器官的药物量是动态变化的。药物作用的快慢和强弱主要取决于药物分布进入靶器官的速度和浓度；而药物消除的快慢则主要取决于药物分布进入代谢和排泄器官（肝、肾等）的速度。药物的分布速率主要取决于药物的理化性质、器官血流量及膜的通透性。大多数药物的分布过程属于被动转运，少数为主动转运。药物首先分布到血流量大的组织器官，然后再向肌肉、皮肤或脂肪等血流量少的组织器官转移的现象称为药物再分布。药物在体内的分布受机体和药物两方面因素影响。

影响药物分布的机体因素

有毛细血管通透性、器官或组织的血流量、局部的酸碱度（pH值）、药物转运载体的数量和功能状态、特殊组织膜的屏障作用（包括血脑屏障、胎盘屏障和血眼屏障等），如人体各组织器官血流量的不均一性影响着不同组织器官内的药物分布量，血流丰富的肝、肾、脑和肺等器官内的药物分布较快。

影响药物分布的药物因素

有脂溶性、与血浆蛋白和组织蛋白结合的能力、药物的解离常数（pKa）等，如药物的靶向制剂可将药物浓集于靶器官、靶组织、靶细胞或细胞器，提高了药物在病灶部位的浓度，减少在非病灶部位的分布，所以能够增加药物的治疗指数并降低毒副反应。不同的分布特点可以引起不同的药物疗效和毒副反应，也可能在组织内产生蓄积作用。

与蛋白结合　大多数药物都具有与蛋白结合的能力，即在血浆中均可与血浆蛋白形成结合型药物，结合型药物与未结合蛋白的游离型药物以一定比例同时存在且达到平衡。结合型药物不能跨膜转运，因此药物得以在血液中暂时贮存，但因结合是可逆性的，当血浆中游离型药物的浓度随着分布、消除降低时，结合的药物可被游离进而通过细胞膜分布于各组织器官。

组织选择性　药物与某些组织细胞成分具有特殊的亲和力，这种亲和力使药物的分布具有一定的组织选择性，如碘主要集中在甲状腺，钙沉积于骨骼。药物和组织的结合是药物在体内的一种贮存方式，如硫喷妥钠因其脂溶性很高，与脂肪组织具有很高的亲和力，在药物被吸收进入血液循环后，能迅速分布于脂肪组织，随着血液内药物浓度的降低，硫喷妥钠从脂肪组织释放，再分布进入血液和脑内，维持药物作用时间。因此，脂肪组织是脂溶性药物的巨大储存库。有的药物可与组织发生不可逆结合而引起毒性反应，如四环素与钙形成络合物储于骨骼及牙齿中，导致小儿生长抑制与牙齿变黄或畸形。

细胞膜屏障　药物在体内分布时会遇到各种屏障，主要有血脑屏障和胎盘屏障两种。血脑屏障会阻隔许多大分子、水溶性或解离型药物通过，只有脂溶性高的药物才能通过屏障进入脑内。血脑屏障在炎症时通透性会发生改变，如青霉素对健康人即使大剂量注射也难以进入脑脊液，但对脑膜炎患者，青霉素透过血脑屏障通透性增高，可在脑脊液中达到有效治疗浓度。胎盘虽然是母亲和胎儿之间的一种屏障，但对药物从母体进入胎儿无屏障作用，几乎所有的药物都能穿透胎盘进入胎儿体内。药物进入胎盘后，即在胎儿体内循环，并很快在胎盘和胎儿之间达到平衡，此时，胎儿血液和组织内的药物浓度通常和母亲的血浆药物浓度相似。因此，孕妇应禁用可引起畸胎或对胎儿有毒性的药物，其他药物的使用也应十分审慎。

药物在眼房水、晶状体和玻璃体等组织中的浓度远低于血液，故作用于眼的药物多以局部应用为好。

（周宏灏）

yàowù dàixiè

药物代谢（drug metabolism）

被吸收进入体内的药物分子在机体药物代谢酶的作用下，经过氧化、还原、水解、结合等方式，发生化学结构转化的过程。又称药物生物转化（drug biotransformation）。属于药物体内过程的内容。药物作为一种外源性物质进入体内后，机体将动员各种机制使之从体内清除，代谢是药物在体内清除的重要途径。影响药物代谢的因素很多，如给药途径与给药剂量、药物代谢酶的功能及其抑制和诱导。生理因素如性别、年龄、疾病、饮食等均能影响药物在体内的代谢。

药物代谢过程　包括两个阶段：第一阶段为氧化、还原、水解，称Ⅰ相代谢（phaseⅠmetabolism）或Ⅰ相反应（phaseⅠreaction）。Ⅰ相代谢通过氧化、还原、水解、水合、脱硫代乙酰化、异构化引入或者脱去—OH，—NH$_2$，—SH等功能基团，使原形药生成极性增高的代谢产物。第二阶段为结合反应，称Ⅱ相代谢（phaseⅡmetabolism）或Ⅱ相反应（phaseⅡreaction）。若Ⅰ相代谢产物具有足够的极性，则易被肾排泄。但许多Ⅰ相代谢产物并不被迅速排泄，而是进入Ⅱ相代谢。在Ⅱ相代谢过程中，通过糖苷结合、硫酸化、甲基化、乙酰化、氨基酸结合、谷胱甘肽结合、脂肪酸结合、缩合反应等，使内源性葡萄糖醛酸、硫酸、谷胱甘肽、甘氨酸等与Ⅰ相代谢产物形成的新功能基团结合，生成具有高极性结合物后被排泄。大部分药物的代谢经Ⅰ、Ⅱ两相代谢先后连续进行，部分为同时进行。

大部分的药物经Ⅱ相代谢所生成的结合物为极性分子，易经肾排泄，代谢产物的作用一般均较原形药物弱或完全消失，小部分代谢后作用或毒性（包括致突变、致癌、致畸在内）增强，甚至高于原形药物，异烟肼经氮位乙酰化反应后生成肝毒性代谢产物便是一例。这些需生成代谢产物才能发挥药理作用的药物称为前药（prodrug）。例如，对乙酰氨基酚在治疗剂量 1.2 克/天时，其代谢途径有 2 个：95% 的药物将经葡萄糖醛酸化和硫酸化生成相应结合物，然后由尿排泄；另 5% 则在细胞色素 P450（cytochrome P450；CYP450；CYP）酶催化下和谷胱甘肽发生反应，生成巯基尿酸盐被排泄，因此乙酰氨基酚在治疗量 1.2 克/天时是安全的。但如长期或大剂量使用，葡萄糖醛酸化和硫酸化途径将被饱和，较多药物经 CYP 氧化，产生的毒性代谢产物 N-乙酰对位苯醌亚胺逐渐蓄积，与肝细胞内大分子（蛋白质）上的嗜核基团发生反应，可引起肝细胞坏死。

药物代谢酶的作用　体内各种组织，包括肝、胃肠道、肺、皮肤、肾等均有药物代谢酶，能不同程度地对药物进行代谢。

　　肝的首过效应　肝中有丰富的药物代谢酶，是药物代谢的主要器官，肝通过代谢和胆汁排泄两种方式清除进入体内的药物和其他外源性物质。从胃肠道吸收入门静脉系统的药物在被吸收到达全身血液循环前必先通过肝，如果肝脏对其代谢能力很强，或由胆汁排泄的量大，则使进入全身血液循环内的有效药物量明显减少，这种现象称肝的首过效应，可影响药物生物利用度。

　　肠道的首过效应　肠壁中也有多种药物代谢酶，如 CYP2D6、CYP2C9、CYP2C19、CYP3A4、CYP3A5 等，主要分布于成熟的上皮细胞内。许多药物可在小肠吸收后通过肠壁时被代谢，这是肠道的首过效应，是许多药物口服时生物利用度偏低的重要原因。

　　绝大多数药物代谢是通过特异性细胞酶催化的，在亚细胞水平，这些酶可能位于内质网、线粒体、胞质液、溶酶体、核膜和质膜上。体内药物代谢也可不经酶促而自动发生，如质子泵抑制药中的雷贝拉唑。

　　意义　绝大多数药物经过代谢后，药理活性会减弱或消失，称为灭活；但也有极少数药物经过代谢后才出现药理活性，称为活化，如阿司匹林（乙酰水杨酸钠）只有在体内脱去乙酰基，转化为水杨酸才具有药理活性。原形药经生物转化生成的代谢物通常水溶性加大，易从肾或胆汁排出，而且生成的代谢物常失去药理活性。因此，代谢是许多药物消除的重要途径。注意生物转化也可能是活化过程，有的活性药物转化成仍具有活性的代谢物，甚至有时可能生成有毒物质，因而代谢过程并不等于解毒过程。

（周宏灏）

yàowù páixiè

药物排泄（drug excretion）

药物及其代谢产物通过排泄器官被排出体外的过程。属于药物体内过程的内容。药物主要经尿液，其次经粪便排出体外，以及经汗液、唾液、泪液和乳汁排出体外。挥发性药物主要经肺随呼出气体排泄。排泄是药物最后彻底消除的过程。

　　肾排泄　肾是最重要的药物排泄器官，很多药物大部分、甚至全部经肾排泄从体内消除。肾对药物的排泄方式为肾小球滤过和肾小管分泌，肾小管重吸收是对已经进入尿内药物的回收再利用过程。

　　肾小球滤过　肾小球毛细血管膜孔较大，除与血浆蛋白结合的药物外，其余未结合的药物及代谢产物均可经肾小球滤过。滤过速度取决于药物分子量、血浆内药物浓度及肾小球滤过率。肾小球滤过率低或血浆蛋白结合程度高均可使药物滤过量减少。

　　肾小管分泌　近曲小管细胞能以主动方式将药物从血浆中分泌到肾小管内。除特异性转运机制分泌葡萄糖、氨基酸外，肾小管细胞还可通过一些药物转运体将药物排出到管腔中，如有机阴离子转运体可排泄有机酸类药物，如磺酸类、噻嗪类、青霉素类、磺胺类、酰氨基酸类等；通过有机阳离子转运体可排泄有机碱类药物，如组胺、普鲁卡因、妥拉唑林等。

　　肾小管重吸收　肾主要在远曲小管以被动扩散的方式对肾小管内药物进行重吸收。药物在肾小球滤过液内的浓度与血浆浓度相同，抵达远曲小管时被浓缩，从而在肾小管腔尿和血浆间形成较大的浓度差。同时，近曲小管向尿内的主动分泌也使尿内药物增加而形成较大尿-血间的浓度差，这种浓度差在药物抵达远曲小管时更加明显。当小管液碱性增加时，弱酸性药物的重吸收减少，因此可通过碱化尿液促进弱酸性药物的排泄和解毒，反之亦然。肾功能受损时，以肾排泄为主要消除途径的药物消除速度将减慢，因此，给药量应相应减少，以避免蓄积作用。

　　消化道排泄　药物可通过胃肠道壁脂质膜自血浆内以被动扩散方式排入胃肠腔内；位于小肠黏膜上皮细胞的 P 糖蛋白也可以主动转运方式将药物及其代谢产物从小肠细胞排入肠道。被分泌到胆汁内的药物及其代谢产物经由胆道及胆总管进入肠腔，然后随粪便排泄出去。经胆汁排入肠腔的药物部分可再由小肠上皮细胞吸收经肝脏进入血液循环，这种肝、胆汁、小肠间的循环称为药物肝肠循环。较大药量反复进行肝肠循环可延长药物的半衰期和作用维持时间。

其他途径排泄 药物可经汗液、唾液和泪液等途径排泄，但量相对较少。由于婴儿的肝和肾脏功能发育不全，对药物毒性非常敏感，妇女在哺乳期服用药物时，药物可能经乳汁进入婴儿体内，应特别予以注意。药物也可经头发和皮肤排泄，但量很少，以高度敏感的方法测定这些组织内的有毒金属具有法医学意义。

（周宏灏）

yàowù shǒuguò xiàoyìng

药物首过效应（drug first pass effect）

药物从胃肠道吸收进入门静脉系统前，须先经过肝并被代谢或胆汁排泄后再到达全身血液循环的过程。又称药物首过代谢（drug first pass metabolism）、药物首过消除（drug first pass elimination）。是药物体内过程的一部分。药物在达血液循环之前，被吸收进入肠壁细胞或肺内而被代谢一部分的过程也属首过效应。

首过效应强的药物生物利用度低，机体可利用的有效药物量少。要达到治疗浓度，必须加大用药剂量。但随着剂量加大，代谢产物也会明显增多，可能出现代谢产物的毒性反应。因此，在使用因强首过效应而决定采用大剂量口服的药物时，应先了解其代谢产物的毒性反应和消除过程。

舌下给药可在很大程度上避免首过效应，直肠给药也可在一定程度上避免首过效应。直肠中、下段的毛细血管血液流入下痔静脉和中痔静脉，然后进入下腔静脉，其间不经过肝脏。若以栓剂塞入上段直肠，则吸收后经上痔静脉进入门静脉系统，上痔静脉和中痔静脉间有广泛的侧支循环，故直肠给药的剂量仅约50%可以绕过肝脏。

大多数药物口服后会发生肠道或肝的首过效应，如胰岛素口服经消化道的蛋白水解酶作用几乎完全失活，肠壁中单胺氧化酶也可使酪胺失效，口服异丙肾上腺素在肠道大部分被肠壁的硫酸结合，在肝中被甲基化的很少。由于首过效应，药物需选择合适的给药途径以增加疗效，如硝酸甘油口服虽然能完全吸收，但通过肝时，90%会被谷胱甘肽和有机硝酸酯还原酶系统灭活。为了避免首过效应，硝酸甘油都是经由舌下含服，直接由口腔黏膜吸收后进入上腔静脉，再到体循环，不经肝脏而产生药理作用和治疗效应，且作用也快，舌下含服1~2分钟即可出现治疗作用。

肺可吸收、代谢和延迟释放多种药物，这种肺的非呼吸功能，延缓了药物到达作用部位的时间，推迟了药物达到最大临床效应的时间，并相应地降低了药物作用强度，因此，肺也具有药物首过效应。

（周宏灏）

yàowù gāncháng xúnhuán

药物肝肠循环（enterohepatic circulation）

部分吸收进入肝的药物经胆汁排入肠道后可再由小肠上皮细胞吸收并经肝代谢重新进入血液循环的现象。这与那些吸收进入肝的药物经代谢后，与未经代谢的原形药一起分泌进入胆汁，由胆总管排入十二指肠并随粪便排泄出体外的体内过程有所不同。是药物体内过程的一部分。药物在肝、胆汁、小肠间的循环反复可维持血内有效药物浓度和体内药物量，延长其在体内的消除半衰期和作用维持时间。肝肠循环在药物代谢动力学上表现为药物浓度-时间曲线出现多峰现象，而在药物效应动力学上则表现为维持药效时间明显延长。例如，氯霉素和酚酞等在肝内与葡萄糖醛酸结合后，水溶性增高，分泌入胆汁，排入肠道，在肠道细菌酶作用下水解释放出原形药物，又被肠道吸收进入肝。

肝肠循环延缓药物的排泄可导致体内药物蓄积而引起药物不良反应，此时，可能需要使用肝肠循环抑制药物，以阻抑这类不良肝肠循环。在临床用药时，可以利用某些其他药物的抑制作用来阻断肝肠循环达到治疗目的。例如，胆固醇经过肝代谢后产生的代谢物胆酸可随胆汁进入肠内，然后再被重新吸收，发生肝肠循环。为了中断此种循环，可使用高分子阴离子树脂考来烯胺（别名消胆胺），考来烯胺在肠内不被吸收而以其氯离子与胆酸交换，形成牢固的结合物，随粪便排出，因而可阻断胆酸的肝肠循环。强心苷中毒后，口服考来烯胺可在肠内与强心苷形成络合物，中断强心苷肝肠循环，加快其从粪便中排泄，为强心苷中毒的急救措施之一。

（周宏灏）

yàowù dàixiè dònglìxué cānshù

药物代谢动力学参数（pharmacokinetics parameters）

描述药物在体内动态变化过程的特点和规律的常数。包括血浆药物浓度、峰浓度、达峰时间、血药浓度-时间曲线下面积、平均驻留时间、消除半衰期、清除率、表观分布容积和生物利用度等。

血浆药物浓度（plasma drug concentration） 药物吸收后在血浆内的总浓度。简称血药浓度。

包括与血浆蛋白结合的结合型药物和未与血浆蛋白结合的游离型药物，随时间变化而动态变化。药物作用的强度与血药浓度呈正相关。恒比消除的药物在连续恒速给药或分次恒量给药的过程中，血药浓度会逐渐增高，当给药速度大于消除速度时称为药物蓄积，当给药速度等于消除速度时，血药浓度维持在一个基本稳定的水平称为稳态血药浓度，但恒量消除的药物在吸收速度大于消除速度时，体内药物蓄积，血药浓度会无限制的增高。首次剂量加大，然后在给予维持剂量，使稳态血药浓度提前产生即为负荷量给药法。

峰浓度（peak concentration；C_{max}） 给药后血浆药物浓度最高值。反映药物在体内吸收速率和吸收程度。

达峰时间（time to peak，T_{max}） 给药后达到血浆药物峰浓度所需时间。反映药物进入体内的速度，达峰时间短表明药物吸收速度快。

血药浓度-时间曲线下面积（area under the concentration-time curve，AUC） 给药后不同时间内的血浆药物浓度的动态变化曲线，称为药物浓度-时间曲线，简称药-时曲线。血药浓度数据（纵坐标）对时间（横坐标）作图，所得曲线下的面积，称为血药浓度-时间曲线下面积。AUC反映进入人体循环的药物相对量。$AUC_{0\rightarrow t}$表示的是药物从零时间至t时间的药-时曲线下面积；$AUC_{0\rightarrow\infty}$表示的是药物从零时间至体内药物完全消除时间的药-时曲线下面积。对于不同剂型的同一种药物，可以比较吸收入人体的总药量，AUC越大表示进入人体内的药物越多。

平均驻留时间（mean residence time，MRT） 药物分子在体内停留时间的平均值。是表示药物消除的一个测量值。

消除半衰期 血浆药物浓度下降一半所需要的时间，用$t_{1/2}$表示。反映体内药物消除速度。根据$t_{1/2}$可确定给药间隔时间，通常以1个半衰期定位给药间隔时间。半衰期短但毒性小的药物，可加大剂量使给药间隔时间延长。一般，$t_{1/2}$与给药剂量无关；但在一些特殊情况下，如药物代谢、消除或血浆蛋白结合机制达到饱和时，$t_{1/2}$可能发生改变。

清除率（clearance，CL） 机体消除器官在单位时间内清除药物的血浆容积。它是体内肝、肾等清除药物的总和，故实际为总体清除率（total body clearance），又因是根据血药浓度计算所得，又称血浆清除率（plasma clearance）。某器官在单位时间内的清除率为该器官清除率，如肝清除率、肾清除率。

表观分布容积 当血浆和组织内药物分布达到平衡后，体内药物按此时的血浆药物浓度在体内分布时所需的体液容积。根据分布容积大小可估计药物在体内的分布特点，如70kg体重男性给予地高辛0.5mg后，其分布容积可达641L，远大于其实际血液总量42L（占体重60%），原因是地高辛储存在肌肉和脂肪组织内而留下少量药物于血液中。

生物利用度 经任何给药途径给予一定剂量的药物后，到达全身血液循环的药物量所占百分率，即生物利用度=进入体循环的药量/给药量×100%。静脉注射因无吸收过程，药物全部进全身血液循环，故生物利用度为100%。生物利用度低的药物通常

要用较大的药物剂量才能达到有效血药浓度，但同时可能会因为剂量过大而引起药物毒性反应。

生物等效性 由于药物浓度与治疗效果相关，同一受试者，相同的血浆药物浓度-时间曲线即表示在相同的作用部位能达到一致的药物浓度，产生相同的疗效。生物等效性是以药物代谢动力学参数为替代终点指标建立起的等效性。药物代谢动力学参数是评价生物等效性的重要指标。

（周宏灏）

shēngwù lìyòngdù

生物利用度（bioavailability） 经任何给药途径给予一定剂量的药物后，到达全身血液循环内的药物百分率。是药物代谢动力学参数之一。计算公式是：

$$F=\frac{A}{D}\times100\%$$

式中F为生物利用度；A为体内药物总量；D为用药剂量。

除了以进入全身血液循环药物量的多少来表示生物利用度外，生物利用度还有另外一个含义，即药物进入全身血液循环的速度。一般来说，应用不同剂型的药物后，在血内达到最高浓度的时间先后反映了生物利用度的速度差异。相同剂量的3种不同剂型药物的生物利用度见图1。图中曲线A为药物吸收迅速且完全利用，导致毒性血浆药物浓度；B为仅50%的利用度，但吸收速度与A相同，导致无效血浆药物浓度；C为药物利用度完全，但吸收速度仅为A的50%，产生理想的血浆治疗浓度。

静脉注射后全部药物进入全身血液循环，生物利用度等于100%。口服药物的生物利用度可能小于100%，主要原因是吸收不

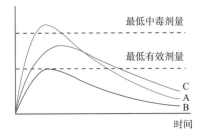

血浆药物浓度

最低中毒剂量

最低有效剂量

C
A
B

时间

图1 相同剂量的3种不同剂型药物的生物利用度

完全或到达全身血液循环前即有一部分在肠道、肠壁细胞、门静脉或肝内被代谢,即发生了药物首过效应。

生物利用度可分为绝对生物利用度（absolute bioavailability）和相对生物利用度（relative bioavailability）。生物利用度是通过比较药物在体内的量来计算的。药物在体内的量以血药浓度-时间曲线下面积（AUC）表示。静脉注射后的 F 应为100%,因此,如以血管外给药（如口服）的 AUC 和静脉注射的 AUC 进行比较,则可得到该药的绝对 F：

$$绝对 F = \frac{AUC_{po} \times Dose_{iv}}{AUC_{iv} \times Dose_{po}} \times 100\%$$

如对同一血管外给药途径的某一种药物制剂（如不同剂型、不同药厂生产的相同剂型、同一药厂生产的同一品种的不同批号等）的 AUC 与相同的标准制剂进行比较,则可得相对 F：

$$相对 F = \frac{AUC_{dsoe\,A}}{AUC_{dsoe\,B}} \times 100\%$$

对于血管外给药的药物来说,影响其生物利用度的因素包括药物本身理化性质、制剂因素、生（病）理因素、饮食和合用药物等多个方面。理化性质如药物的脂溶性、水溶性、pKa 值和晶型等。

制剂因素包括药物的剂型特性（如崩解时限、溶出速率）及处方工艺的差别。生（病）理因素包括胃肠道内液体的作用、药物在胃肠道内的转运情况、吸收部位的表面积与局部血流、药物代谢的影响、肠道菌株及某些影响药物吸收的疾病等。对于一些治疗指数低或量效曲线陡峭的药物,当制剂不同,生产批号、生产厂家改变时,应特别注意剂量的调整;同时也要注意在不同生理或病理条件下所发生的生物利用度改变。对于一些脂溶性较高的药物,饮食对其可能产生重要影响,高脂类饮食常能提高这类药物的生物利用度。

（周宏灏）

shēngwù děngxiàoxìng

生物等效性（bioequivalence）

药物生物效应的一致性。是药物代谢动力学参数之一。主要包括临床应用的安全性与有效性。如果药品含有同一种有效成分,而且剂量、剂型和给药途径相同,则它们在药学方面应是等同的。两个药学等同的药品,若它们所含有效成分的生物利用度无显著差别,则称为生物等效。因为生物利用度表示药物进入人体血液循环内的速度和数量,所以它是含量相同的不同制剂能否产生相同的治疗效应,亦即是否具有生物等效性的依据。有时不同药厂生产的同一种剂型的药物,甚至同一个药厂生产的同一种药品的不同批产品,生物利用度可能差别很大,其原因有晶型不同、颗粒大小不同或因药物的其他物理特性、处方和生产质量控制等因素的不同所造成,这些因素影响制剂的崩解和溶解,从而改变了药物的吸收速度和程度。不同药物制剂的生物不等效性是临床上

应注意的一个问题,特别是治疗范围窄或量效曲线陡的药物,如地高辛等。

仿制药的研究开发与临床药品应用的替换,其基本要求都是不同制剂间要具有生物等效性。因此,生物等效性试验在药品研发中具有非常重要的地位和作用。药物制剂间的生物等效性评价,虽然可以通过临床对照试验,用临床指标判断2种或2种以上制剂是否具有生物等效性,但临床效应测定结果的影响因素多、结果变异大、样本量要求大,因此并不是首选的评价方法。国际上最常用的是用药物代谢动力学参数指标进行生物等效性评价。通过考察药学等效制剂或可替换药品在相同试验条件下,服用相同剂量,其活性成分吸收的程度和速度是否满足预先设定的等效标准来进行。在药物代谢动力学参数中,显示药物吸收程度和速度的参数主要是药物浓度-时间曲线下面积、半衰期、达峰时间和峰浓度等,通常是采用最小中毒浓度和最小有效浓度之间的药物浓度-时间曲线下面积来比较生物等效性。因此,用药物代谢动力学方法评价制剂间是否具有生物等效性,就是以统计学方法评价试验制剂与参比制剂分别测得的药物浓度-时间曲线下面积、半衰期、达峰时间和峰浓度等指标是否能满足预先设定的等效标准。预先设定的等效标准如何,也就成为影响生物等效性评价的关键因素之一。

（周宏灏）

xiāochú bànshuāiqī

消除半衰期（half-life）

体内药物消除一半所需要的时间。是药物代谢动力学参数之一。用 $t_{1/2}$ 表示药物进入体内经药物代谢和

药物排泄从体内不断消除，消除半衰期反映药物在体内的消除速度。因血浆浓度可测，通常用血浆内药物浓度下降一半所需要的时间来表示。

药物按一级消除动力学方式消除时，计算公式：

$$\lg C_t = \lg C_0 - \frac{k_e}{2.303}t$$

可变换成：

$$t = \lg \frac{C_0}{C_t} \times \frac{2.303}{k_e}$$

因 $t_{1/2}$ 时的 $C_t = \frac{C_0}{2}$，所以：

$$t_{1/2} = \lg 2 \times \frac{2.303}{k_e} = 0.301 \times \frac{2.303}{k_e} = \frac{0.693}{k_e}$$

式中 K_e 是一级动力学的消除速率常数。从 $t_{1/2}$ 的计算公式可见按一级动力学消除的药物，$t_{1/2}$ 为一个常数，不受药物初始浓度和给药剂量的影响，仅取决于 K_e 值大小（图1）。按一级动力学消除的药物经过 1 个 $t_{1/2}$ 后，体内尚存 50%，经过 2 个 $t_{1/2}$ 后，尚存 25%，经过 5 个 $t_{1/2}$，体内药物消除约 97%，也就是说，约经 5 个 $t_{1/2}$，

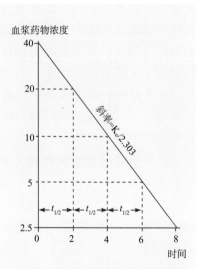

图 1 药物消除半衰期和时间-浓度曲线

药物可从体内基本消除。同样，如前所述，若按固定剂量、固定间隔时间给药，或恒速静脉滴注，经 4~5 个 $t_{1/2}$ 基本达到稳态血药浓度。故根据 $t_{1/2}$ 可以预计连续给药后达到稳态血浆药物浓度的时间和停药后药物从体内消除所需要的时间。

药物按零级动力学消除时，计算公式是：

因 $C_t = -k_0 t + C_0$，

当 $\frac{C_t}{C_0} = \frac{1}{2}$ 时，此时的 t 为药物消除 $t_{1/2}$，上式便为：

$$t_{1/2} = 0.5 \frac{C_0}{k_0}$$

式中的 C_0 是 t 时的血浆药物浓度，K_0 是零级动力学的消除速率常数。其计算公式表明，按零级动力学消除的药物的 $t_{1/2}$ 和血浆药物初始浓度成正比，即给药剂量越大，$t_{1/2}$ 越长。

根据药物的 $t_{1/2}$ 可预测药物在体内达到所需稳态血液浓度一半或从稳态血浆浓度消除一半所需要的时间。临床应用时，可参考药物的 $t_{1/2}$ 确定给药间隔时间。通常给药间隔时间约为一个 $t_{1/2}$。$t_{1/2}$ 过短的药物，若毒性小时，可加大剂量并使给药间隔时间长于 $t_{1/2}$，既可避免给药过频，又可维持给药间隔内较高的药物浓度。若药物毒性大，治疗指数小，则可以静脉滴注持续保持安全有效的体内药物量。

疾病状态可改变与机体生理学功能相关的药物代谢动力学参数，包括表观分布容积和清除率，但不一定会影响药物的消除半衰期。例如，慢性肾衰竭患者服用地高辛的肾清除率降低，表观分布容积也会因与骨骼肌和组织的结合减少而降低，但地高辛的消

除半衰期并不因这些降低而发生所预期的显著改变。

（周宏灏）

biǎoguān fēnbù róngjī

表观分布容积（apparent volume of distribution） 假设药物在血浆和其他组织内药物分布达到平衡后，所用药物总量按此时的血浆药物浓度在血液外的其他组织中均匀分布所需要的体液容积。用 V_d 表示，其计算公式是：

$$V_d = \frac{A}{C_0}$$

式中 A 为用药总量，C_0 为血浆药物浓度。这种计算方法中药物在体内的分布是按照血浆内药物浓度均匀分布，同时也假设药物在体内是按照一室模型即在所有组织内均一分布，因此表观分布容积并不是一个真正的容积空间，而只是一个理论值。

根据定义和计算方法，有时计算所得的表观分布容积会很大，甚至显著大于机体的实际有效容积。例如，给予 0.5 mg 地高辛可在 70 kg 体重正常人体内达到 0.78 ng/ml 的血浆浓度，其表观分布容积为 641 L，而体重 70 kg 的男子，总体液量约为 42 L（占体重 60%），远小于 641 L 的分布容积。其原因是地高辛疏水性强，主要分布于肌肉和脂肪组织，血浆内仅有少量药物。年龄、性别、疾病等可改变表观分布容积。

药物由于不同 pKa 值、血浆蛋白结合率、脂肪组织内的不同分布以及与体内其他组织的结合率不同，其表观分布容积变化范围可在 8~13 000 L/kg 之间波动。血浆蛋白结合率高，但与组织蛋白亲和力低的药物，表观分布容积通常很低，甚至可低至 7 L，因为药物大多停留在血液内，如呋

塞米和华法林。有些药物如丙米嗪、吗啡、普萘洛尔等尽管血浆蛋白结合率可达90%以上，但因与组织蛋白的结合量比血浆蛋白的结合量更多，其表观分布容积仍然很大。

根据药物的表观分布容积，以 $A = C_0 \times V_d$ 公式可以计算出达到期望理想药物浓度（C）所需要的给药剂量。同时根据表观分布容积的大小估计药物在体内的分布范围。表观分布容积大的药物与组织蛋白结合多，主要分布于细胞内液及组织间液；表观分布容积小的药物与血浆蛋白结合多，较集中于血液循环系统内。

（周宏灏）

yàowù nóngdù-shíjiān qūxiàn
药物浓度–时间曲线 （drug concentration-time curve）

给药后不同时间内的血浆药物浓度的动态变化曲线。简称药–时曲线、C-T曲线。是药物代谢动力学参数之一。药物进入体内后，由于吸收、分布、代谢和排泄的影响，药量随着时间不断变化，这种变化可由血浆内的药物浓度反映。药物浓度–时间曲线可反映血浆药物浓度随时间的推移而发生的变化规律。

一次口服给药形成的曲线则是由迅速上升的以吸收为主的吸收相和缓慢下降的以消除为主的消除相两部分组成。口服的药–时曲线的最高点称为峰浓度（peak concentration；C_{max}），达到峰浓度的时间称为达峰时间（time to peak，T_{max}）。药–时曲线下所覆盖的面积称为血药浓度–时间曲线下面积（area under the concentration-time curve，AUC），其大小反映药物进入血液循环的总量。

口服多次给药时，体内药物总量会随重复给药而逐渐增多，直至达到从体内消除的药物量与进入体内的药物量相等，体内药物总量不再增加而达到稳定的状态，此时的血浆药物浓度称为稳态血药浓度。一般多次口服给药达到稳态浓度的时间是4~5个消除半衰期（$t_{1/2}$）。加大剂量或缩短给药间隔时间均不能使稳态浓度提前实现。同样，达到稳态浓度后停药，也需4~5个 $t_{1/2}$ 才能使药物从体内基本消除。

有的药物自峰浓度下降后再次出现浓度上升而形成第二高峰，呈现双峰现象，甚至多峰现象。其原因首先是由于具有药物肝肠循环现象，如安泼那韦，口服出现双峰现象的药物在静脉注射时双峰消失，如氯米帕明和去甲氯米帕明。此外，胃排空延迟和体内再循环也都可以引起双峰现象。口服缓释制剂能在较长时间内持续释放药物，且药物按适当的速度缓慢释放，使血药浓度峰浓度和谷浓度之间的波动度较小，避免毒副作用且维持有效药物浓度。

包括静脉注射和动脉注射的血管内给药的药–时曲线均无吸收过程和吸收曲线。单个剂量一次注射后形成的曲线由急速下降的以分布为主的分布相（曲线较陡峭）和缓慢下降的以消除（曲线较平缓，包括代谢和排泄）为主的消除相两部分组成。

（周宏灏）

wěntài xuèyào nóngdù
稳态血药浓度 （steady-state concentration）

药物在连续恒速给药（如静脉输注）或分次恒量给药的过程中，血药浓度逐渐升高，经4~5个消除半衰期（$t_{1/2}$）达到的稳定而有效的血药浓度。又称坪浓度、坪值（plateau）。用 C_{ss} 表示，是药物代谢动力学参数之一。此时，药物吸收速度与消除速度达到平衡，血药浓度相对稳定在一定水平。稳态血药浓度是一个"篱笆"形的药物浓度–时间曲线，它有一个峰浓度（稳态时最大血药浓度，$C_{ss,max}$），还有一个谷浓度（稳态时最小血药浓度，$C_{ss,min}$）（图1）。

口服间歇给药时，根据给药剂量（D）、生物利用度（F）和给药间隔时间（τ），可计算平均稳态浓度（C_{ss}）：

$$C_{ss} = \frac{F \cdot D}{CL \cdot \tau}$$

因为药物在体内是呈指数衰减的，C_{ss} 不是稳态时峰浓度（peak concentration，$C_{ss,max}$）和谷浓度（trough concentration，$C_{ss,min}$）

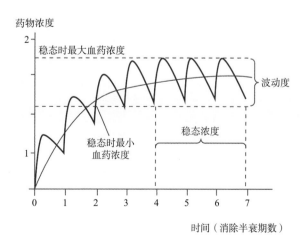

图1 与消除半衰期相等的时间间隔多次给药后的血内药物蓄积曲线

的算术平均值，而是两次给药间隔内的 AUC 除以给药间隔时间所得。

$$C_{ss} = \frac{AUC_{ss}}{\tau} = \frac{AUC_{t_1}^{t_2}}{\tau}$$

AUC_{ss} 等于相同剂量一次给药的 AUC，所以上式也可用单次给药的 AUC 来计算：

$$C_{ss} = \frac{AUC(single\ dose)}{\tau}$$

最高稳态浓度，即稳态时的峰浓度，可由下述公式获得：

$$C_{ss \cdot max} = \frac{F \cdot D}{V_{ss}} \times \left(\frac{1}{1 - e^{-k_e \tau}} \right)$$

式中 D 为剂量；V_{ss} 为稳态时的分布容积；τ 为给药间隙时间；K_e 为消除速率常数，等于 $0.693/t_{1/2}$，故根据所用药物的 $t_{1/2}$ 可以求得 K_e 值。

稳态时的谷浓度，则可由下述公式获得：

$$C_{ss \cdot min} = C_{ss \cdot max} \times e^{-k_e \tau}$$

对那些治疗范围很窄的药物，则要仔细地估计剂量范围和给药频率可能产生的最大和最小的稳态药物浓度。

在达到稳态时，峰浓度与谷浓度之间的距离称为波动度（fluctuation）：

$$波动度（\%）= \frac{(C_{ss \cdot max} - C_{ss \cdot min}) \times 2}{C_{ss \cdot max} + C_{ss \cdot min}}$$

波动度的大小取决于给药间隔时间和剂量，它与给药间隔时间和 $t_{1/2}$ 的比值成正比。一般应选择使波动度减小的给药剂量和间隔时间。

多次给药后药物达到稳态浓度的时间仅取决于药物的消除半衰期（$t_{1/2}$）。一般来说，药物剂量和给药间隔时间不变时，经 4～5 个 $t_{1/2}$ 可达到稳态浓度的 94%～97%。增加给药剂量或提高给药频率并不能使稳态浓度提前达到，而只能改变体内药物总量（即提高平均稳态浓度水平）或最大平均稳态浓度和最小平均稳态浓度之差。在剂量不变时，缩短给药间隔时间使体内的药物总量增加，最大平均稳态浓度和最小平均稳态浓度之差缩小；延长给药间隔时间使体内药物总量减少，最大平均稳态浓度和最小平均稳态浓度之差加大。一般来说，如果给药间隔时间长于 2 个 $t_{1/2}$，长期慢性给药较为安全，多不会出现有重要临床意义的毒性反应。口服间歇给药时，根据给药剂量（D）、生物利用度（F）和给药间隔时间（τ），可计算平均稳态浓度（C_{ss}）。对治疗范围很窄的药物，则要仔细地估计剂量范围和给药频率可能产生的谷浓度、峰浓度。

稳态血药浓度可作为调整给药剂量、确定负荷量和制定理想给药方案的依据。当治疗效果不满意时或发生不良反应时，可通过测定稳态血药浓度对给药剂量加以调整；在病情危重时可根据目标稳态血药浓度确定首次负荷量；制定给药方案时，可根据理想的维持剂量以使稳态浓度维持在最小中毒浓度与最小有效浓度之间。

（周宏灏）

fùhèliàng

负荷量（loading dose） 首次给药时血药浓度达到稳态水平的给药剂量。是药物代谢动力学参数之一。在临床用药时，一些危急患者急需以足够的安全有效的体内稳态血药浓度控制病情，而维持量给药需 4～5 个消除半衰期方能达到稳态治疗浓度，增加剂量或者缩短给药间隔时间均不能提前达到稳态，此时可用负荷量给药法，即首次剂量加大，然后再给予维持剂量，提前达到稳态治疗浓度的给药方式见图 1。

负荷量给药法是事先设定的靶浓度，即药物作用部位的浓度。

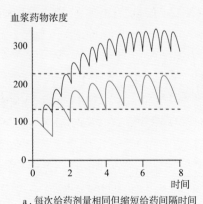

a．每次给药剂量相同但缩短给药间隔时间

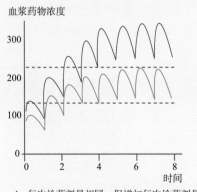

b．每次给药剂量相同，但增加每次给药剂量

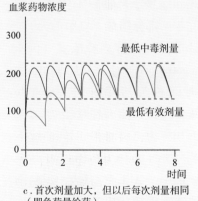

c．首次剂量加大，但以后每次剂量相同（即负荷量给药）

图 1　不同给药方式的药物体内蓄积过程

例如，心律失常患者发生心肌梗死时，需利多卡因快速控制，但因其 $t_{1/2}$ 为 1.8 小时，如果以静脉滴注，患者须等待 7~9 小时（4~5 个 $t_{1/2}$）才能达到治疗浓度（3mg/L），因此必须使用负荷量。负荷量的计算公式为：

$$负荷量 = 目标浓度（C_p）\times V_{ss}/F$$

式中 V_{ss} 为稳态血浆浓度；F 为生物利用度。

负荷量给药特别适用于在体内消除较慢的药物，也就是需要一个较长的半衰期达到稳态血药浓度。大部分药物通常仅需较低的维持剂量以保持药物在体内达到合适的治疗水平，而这类药物往往需要一个较长的时间持续给药才能达到理想的治疗浓度。

使用负荷量给药也有明显的缺点，例如若是特别敏感的患者，可能会突然形成毒性浓度而发生毒性反应；如果所用药物有很长的 $t_{1/2}$，则需较长时间使之降到安全浓度；此外，负荷量给药通常是大剂量给药，而且常为血管内快速给药，容易在和血浆药物浓度迅速达到平衡的部位产生毒性作用。

（周宏灏）

yàowù dàixièméi
药物代谢酶（drug metabolism enzyme）

体内催化药物代谢过程的酶。简称药酶。药物作为一种外源性物质进入体内后，机体要动员各种机制使之从体内消除，除了以原形药经尿液等排泄外，多数药物需在体内经结构修饰生成代谢产物再被排泄。这种体内结构修饰过程称为药物代谢，又称生物转化。体内药物代谢酶分布于各种组织，因分布程度不均，各组织和器官有不同程度的代谢能力。肝是最主要的含有药物代谢酶的器官，其次是胃肠道、肺、皮肤、肾等。

药物代谢有 I 相代谢（包括氧化、还原、水解过程）和 II 相代谢（结合反应）两个阶段。I 相代谢反应主要包括氧化、还原和水解，一般情况下药物经过 I 相代谢后极性增大，水溶性增高。参与 I 相代谢的药物代谢酶被称为药物代谢 I 相酶，典型的 I 相代谢酶包括*细胞色素 P450* 和醛脱氢酶等。II 相代谢的结合反应需高能量中间物质和特异性转移酶参加，转移酶位于微粒体或胞质内，它们催化活化的内源性物质，如葡萄糖醛酸的尿核苷-5-焦磷酸衍生物，与药物发生结合。参与 II 相代谢的特异性酶被称为*药物代谢 II 相酶*，包括尿苷二磷酸葡萄糖醛酸转移酶、谷胱甘肽-*S*-转移酶、硫酸转移酶等。

遗传因素或环境因素都可造成不同个体药物代谢酶基因变异，从而引起酶活性个体差异，使不同个体内由它催化的许多代谢和效应存在着明显的差异。*药物代谢酶基因多态性*是造成不同个体药物代谢差异的基础，成为临床个体化用药的依据。药物代谢酶的基因变异可引起表达的酶蛋白功能发生改变，从而导致*药物代谢酶表型多态性*，在代谢其作用底物药物时，引起药物体内清除率改变而产生不同的药物浓度。

（周宏灏）

yàowù dàixiè I xiàng méi
药物代谢 I 相酶（phase I metabolism enzyme）

在药物代谢 I 相反应中，通过催化引入或脱去功能基团使原形药生成极性增高的代谢产物的酶。氧化、还原、水解反应均为 I 相反应。催化引入或者脱去的功能基团包括—OH、—NH_2、—SH 等。药物代谢 I 相酶包括细胞色素 P450、醇脱氢酶、醛脱氢酶和醛氧化酶、微粒体黄素单氧化酶、前列腺素 E 合成酶、芳香酶，以及酯酶和过氧化物水解酶酶等。主要的药物代谢 I 相酶主要有以下几种分类。

细胞色素 P450 酶 催化 I 相反应的重要代谢酶，为含亚铁血红素和硫羟基蛋白的超家族，它参与内源性和外源性物质代谢。细胞色素 P450 酶是一组结构和功能相关的超家族基因编码同工酶，家族成员之间的一级结构差异较大，但空间结构有较大的相似性，含有由含铁血红素和半胱氨酸组成的活性中心。细胞色素 P450 酶主要分布于肝，在小肠、肺、肾、脑中也有少量分布，90% 以上的药物经细胞色素 P450 酶催化代谢。

乙醛脱氢酶（acet aldehyde dehydrogenase，ALDH） 催化包括乙醇在内的一级或二级醇、醛和酮的脱氢反应。乙醛脱氢酶家族包括细胞质的 ALDH1、线粒体的 ALDH2 和可诱导性细胞质的乙醛脱氢酶以及可诱导性线粒体的乙醛脱氢酶（ALDH3）。线粒体的乙醛脱氢酶 ALDH2 能将体内有害的醇类化合物转化，在细胞解毒中有重要作用。酒精中毒是因酒精的代谢产物乙醛引起，乙醛脱氢酶能使之转化成乙酸，进而生成二氧化碳和水，解除乙醛的中毒症状。

二氢嘧啶脱氢酶（dihydropyrimidine dehydrogenase，DPD） 广泛分布于人体的各器官组织和细胞，以肝和外周血单核细胞（淋巴细胞、中性粒细胞）居多，此外，二氢嘧啶脱氢酶还分布于肿瘤组织和炎性组织中。5-氟尿嘧啶（5-FU）是它的优先代谢底物，二氢嘧啶脱氢酶的活性与 5-FU 的清除率、疗效和毒性有密切联系。

酯酶（esterase） 一类能水解酯键的酶，包括磷酸酶、羧酸酯水解酶、硫酸酯水解酶等，酯酶对底物的酸或醇部分有基团催化特异性。羧酸酯酶是重要的酯酶，广泛存在于多种组织和器官的内质网中，代谢含酯键、酰胺键和硫酯键的药物，对外源性有毒物质的解毒和众多药物的代谢均发挥重要作用，如血管紧张素转换酶抑制药（替莫普利、西拉普利、喹拉普利）、抗肿瘤药（依立替康、卡培他滨）和麻醉药（可卡因、海洛因、哌替啶）等。

单胺氧化酶（monoamine oxidase，MAO） 催化单胺氧化脱氨反应的酶，又称含黄素胺氧化酶。单胺氧化酶主要作用于 — CH — NH₂ 基团，在氧参与下，催化一种单胺氧化，生成相应的醛、氨和过氧化氢。单胺氧化酶可分为 MAO-A 和 MAO-B 两类，MAO-A 主要表达于肝、肺血管内皮、胃肠道和胎盘，MAO-B 主要表达于血小板。单胺氧化酶代谢的药物包括去甲肾上腺素、肾上腺素、芬氟拉明、多巴胺、甲基福林等。

(周宏灏)

xìbāosèsù P450

细胞色素 P450（cytochrome P450，CYP450；CYP） 以还原态与一氧化碳结合后在波长 450nm 处有最大吸收峰的含血红素和硫羟基的单链蛋白质。是一类亚铁血红素-硫醇盐蛋白（heme-thiolate proteins）的超家族酶系。参与内源性物质、外源性物质（如药物、环境化合物等）的代谢。属于药物代谢 I 相酶。CYP 参与药物代谢的总反应式可用下式表达：

$$DH+NADPH+H^++O_2 \rightarrow DOH+H_2O+NADP^+$$

式中 DH 为未经代谢的原形药物，DOH 为代谢产物。CYP 参与药物代谢的反应时，含铁离子（Fe^{3+}）的 CYP 与药物分子结合，接受从 NADPH-CYP 还原酶传递来的一个电子，使铁转变为二价铁离子（Fe^{2+}）；随之与一分子氧、一个质子、第二个电子（来自 NADPH-P450 还原酶或者细胞色素 b_5）结合，形成 $Fe^{2+}OOH \cdot$ DH 复合物，它与另一个质子结合，产生水和铁氧复合物 $(FeO)^{3+} \cdot DH$。$(FeO)^{3+}$ 与氢原子（来自 DH）分离，形成一对短暂的自由基，氧化型药物从复合物中释放，CYP 再生（图 1）。

CYP 是广泛存在于生物体内，分子量为 50 000。大部分的 CYP 作为膜结合蛋白，主要分布在内质网和线粒体内膜上。CYP 是末端加氧酶，其末端氧化功能使之在碳同化、激素合成、外源性物质降解、前致癌物的活化等方面起着重要作用，是药物 I 相代谢的重要酶系。在人体，CYP 主要分布于肝，在小肠、肺、肾、脑中也有分布，参与机体内 90% 以上的药物代谢，已发现的 1000 多种 CYP 广泛分布于各种生物机体内，人体中有功能意义的约 50 种。根据氨基酸序列的同源性分为 18 个基因家族的 43 个亚家族。其中涉及体内大多数药物代谢的主要有 CYP1、CYP2 和 CYP3 3 个家族，其他家族在类固醇激素、脂肪酸、维生素和其他内源性物质的合成和降解中起重要作用。

氨基酸序列有 40% 以上同源的 CYP 酶划为同一家族，以阿拉伯数字表示；同一家族内相似性达 55% 以上者为一亚家族，在代表家族的阿拉伯数字之后标以英文字母表示；而同一亚家族的单个同工酶则再以阿拉伯数字表示。例如，CYP2D6 中的 2 是家族，D 是亚家族，6 是单个酶。在写法上，CYP 表示酶蛋白或 mRNA，CYP 则表示编码酶蛋白的基因，如 CYP1A2 表示其 mRNA 或蛋白，而 CYP1A2 是编码 CYP1A2 蛋白

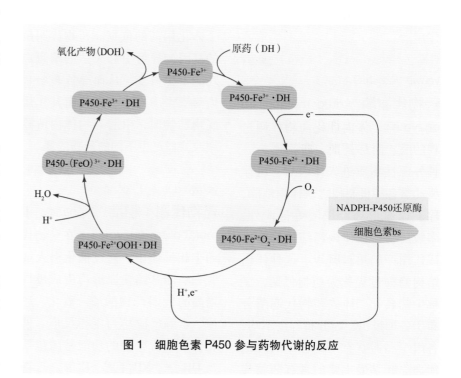

图 1 细胞色素 P450 参与药物代谢的反应

的基因。

CYP1、CYP2 和 CYP3 家族中各有 8~10 个同工酶，几乎介导人体内绝大多数药物的代谢。例如，CYP1A2 代谢咖啡因和对乙酰氨基酚等，CYP2A6 代谢香豆素和烟碱等，CYP2C9 代谢甲苯磺丁脲、格列吡嗪和 *S*-华法林等，CYP2C19 代谢 *S*-美芬妥因、地西泮和奥美拉唑等，CYP2D6 代谢右美沙芬、可待因、地昔帕明和去甲替林等。CYP3A 则代谢 50% 以上的药物，包括睾酮、黄体酮、红霉素、克拉霉素等。

（周宏灏）

yàowù dàixiè Ⅱ xiàngméi

药物代谢Ⅱ相酶（phase Ⅱ metabolism enzyme） 在药物Ⅱ相代谢中，催化药物或其代谢物与内源性小分子发生葡萄糖醛酸苷结合、谷胱甘肽结合、硫酸结合、氨基酸结合、脂肪酸结合、甲基化、乙酰化和缩合等反应的酶。参与药物Ⅱ相代谢的酶较多，主要包括尿苷二磷酸葡萄糖醛酸转移酶（uridine-5′-diphosphate glucuronosyl transferases，UGT）、谷胱甘肽-*S*-转移酶（glutathione-*S*-transferases，GST）、硫酸转移酶（sulfotransferases，SULT）、甲基转移酶（methyltransferases，MT）和 *N*-乙酰基转移酶（*N*-acetyl-transferase）等。许多Ⅰ相代谢物并不能被迅速排泄，而是进入Ⅱ相反应，生成极性更大的化合物从尿和胆汁中排出。许多药物的代谢是经Ⅰ和Ⅱ两相反应先后连续进行的。但也有例外，如异烟肼代谢时，是先由其结构中的酰肼部分经Ⅱ相反应（乙酰化）生成氮位乙酰基结合物（*N*-乙酰异烟肼）后再进行Ⅰ相反应（水解），生成肝毒性代谢产物乙酰肼和乙酸。

尿苷二磷酸葡萄糖醛酸转移酶 UGT 是存在于细胞质内质网中的糖蛋白，能够催化各种亲脂性苷元底物与葡萄糖醛酸结合。根据所编码 UGT 酶基因 cDNA 序列的相似性，UGT 基因家族可分为 UGT1、UGT2 和 UGT8 3 个超家族，每个家族又可分为多个亚家族系统。UGT1 和 UGT2 可催化外源性物质葡萄糖醛酸结合反应，两者具有结构特异性。肝含有几乎所有的 UGT 同工酶，是葡萄糖醛酸结合反应的主要器官，其他器官如肾、小肠、皮肤和脑中也有 UGT 的分布。不同的 UGT 有不同的底物，而一个底物可能被多种同工酶催化，一个同工酶也可能有多种底物。葡萄糖醛酸结合反应是许多药物的重要代谢途径，也是许多毒性物质的解毒过程，因此 UGT 的活性改变可影响底物的代谢，其功能缺失或降低有可能导致药物中毒。

谷胱甘肽-*S*-转移酶 具有多种生理功能的酶系，主要存在于各种组织的细胞液中，主要催化的功能基团为环氧化物和有机卤化物（R—氯，R—溴，R—氟），包括 2 个基因超家族，即存在于胞液的可溶性 GST 和存在于胞膜的微粒体 GST，人体主要有 16 个胞液 GST 和 6 个膜 GST。GST 催化还原型谷胱甘肽（gluta-thione，GSH）的巯基（—SH）结合到疏水的化合物上，使亲电子化合物转化为亲水的物质，易于从胆汁和尿液中排泄，并以这种方式将体内各种有毒性的物质和亲脂性化合物排出。因此 GST 在机体内有毒物质的代谢中发挥重要作用。

硫酸转移酶 包括 SULT1、SULT2、SULT4 和 SULT6 四个家族，共有 13 种不同的亚家族，其存在于肝、肾、肠道、肺、血小板和脑中，催化的硫酸盐结合反应是含酚醛树脂、脂族羟基或氨基等基团化学物质在体内生物转化的一个重要途径，代谢产物为高度水溶性硫酸酯。可溶性硫酸转移酶（细胞质酶）以 3′-磷酸腺苷-5′-磷酸硫酸（PAPS）作为辅助因子，在人肝微粒体中有多种硫酸转移酶被发现，主要分为 5 类，包括芳基磺基转移酶，主要硫酸化众多酚醛外源物；醇磺基转移酶，主要硫酸化伯醇和硫酸化仲醇；雌激素磺基转移酶，主要硫酸化芳族雌激素和它们的代谢物；酪氨酸酯磺基转移酶；胆汁盐磺基转移酶，主要硫酸化胆汁酸。SULTs 各成员的代谢底物既有交叉性，也有特异性。其底物非常广泛，主要是酚类化合物，如单环酚类、萘酚、苯乙醇类、芳香胺类、羟基胺类化合物以及多巴胺、甲状腺素类等。

甲基转移酶 生物有机体内普遍存在的一种重要酶类，在基因表达及动物生长、发育中起着重要的调控作用；能催化遗传物质 DNA 的甲基化，同时又能催化多种生理过程中间产物的甲基化，从而合成或降解生理活性物质。主要化学过程是以钴胺酰胺作为辅酶把化合物上的氨基、羟基、硫氢基甲基化，结合在四氢叶酸上的活性炭还原生成甲基，通过 5-甲基四氢叶酸转甲基酶与同型半胱氨酸被甲基化而生成蛋氨酸。根据底物的作用位点分为 DNA-甲基转移酶、氧-甲基转移酶（O-MT）、碳-甲基转移酶（C-MT）、氮-甲基转移酶（N-MT）和硫-甲基转移酶（S-MT）等。

***N*-乙酰基转移酶** 参与Ⅱ相乙酰化反应的代谢酶。人体内 NAT 有 NAT1 和 NAT2 两种亚型。

NAT2 在体内参与了 20 多种肼类化合物和具有致癌性的芳香胺或杂环胺类化合物的生物活化或灭活代谢。

（周宏灏）

yàoméi yìzhìjì

药酶抑制剂（drug metabolism enzyme inhibitor）

能抑制或减弱药物代谢酶催化活性的化合物。对药物代谢酶的抑制可分为可逆性抑制（reversible inhibition）和不可逆性抑制（irreversible inhibition）。

可逆性抑制最为常见，根据药物特征分为 3 类：竞争性抑制、非竞争性抑制和反竞争性抑制。竞争性抑制是指抑制剂和底物竞争游离酶的同一结合部位，使酶分子只能与底物或抑制剂两者之一结合，而不能同时与两者结合。竞争性抑制剂往往是酶的底物类似物或反应产物，抑制剂与酶的结合部位和底物与酶的结合部位相同，其浓度高低决定抑制作用大小，增加底物浓度可降低抑制程度。动力学参数表现为米-曼常数（K_m），即酶促反应速度达最大值一半时的底物浓度增大，但最大反应速度（V_{max}）不变。非竞争性抑制是抑制剂和底物与酶的结合互不相关，其特点为抑制剂与底物可同时与酶的不同部位结合，底物可与游离酶或抑制剂-游离酶复合物结合，同样，抑制剂可与游离酶或酶-底物符合物结合。动力学参数表现为 K_m 不变，但 V_{max} 降低。反竞争性抑制是指药酶抑制剂只与酶-底物复合物结合，而不与游离酶结合。这种抑制作用使得 V_{max} 和 K_m 都变小，但 V_{max}/K_m 比值不变。反竞争性抑制较少见，氰化物对芳香硫酸酯酶的抑制作用属于反竞争性抑制（见药物代谢动力学参数）。

不可逆性抑制又称机制依赖性抑制，由细胞色素 P450（简称 CYP）介导而生成的具有活性的代谢物引起。有两种类型：一种为形成了 CYP-MI（metabolite-intermediate complex），中间代谢产物复合物，如克林霉素对 CYP3A 的抑制作用。另一种为活性中间代谢物生成不可逆性共价修饰作用引起，如 17α-炔雌醇通过对血红素和脱辅基蛋白的共价修饰而抑制 CYP3A4。

重要的体内药物代谢酶抑制剂有茶碱和咖啡因（抑制 CYP1A2），依法韦伦（抑制 CYP2B6），瑞格列奈和罗格列酮（抑制 CYP2C8），甲苯磺丁脲和华法林（抑制 CYP2C9），奥美拉唑、兰索拉唑、泮托拉唑和埃索拉唑（抑制 CYP2C19），地昔帕明、阿托西汀和右美沙芬（抑制 CYP2D6），酮康唑、咪达唑仑、丁螺环酮、非洛地平、辛伐他汀、洛伐他汀等（抑制 CYP3A4/3A5）。

（周宏灏）

yàoméi yòudǎojì

药酶诱导剂（drug metabolism enzyme inducer）

具有加速药物代谢酶的合成或减慢其降解的诱导作用的化合物。药物代谢酶的表达量和活性可因某些药物和化合物的反复作用而升高，药酶诱导剂产生的作用称为药酶诱导作用。具有对细胞色素 P450（CYP）超家族中各酶的重要体内诱导作用的有吸烟诱导 CYP1A2；利福平诱导 CYP2B6、CYP2C8、CYP2C9、CYP2C19；酒精诱导 CYP2E1；利福平和卡马西平诱导 CYP3A4/3A5。药物代谢酶的诱导作用是通过加速代谢酶的合成或减慢其降解而产生的。酶诱导可引起底物代谢速率加快，导致药

物药理作用和毒性反应发生改变。例如，大剂量对乙酰氨基酚引起的肝毒性反应主要来自经 CYP 超家族氧化的毒性代谢产物 N-乙酰对位苯醌亚胺，CYP 酶被其诱导会导致毒性反应增强。

有些药物本身就是它们所诱导的药物代谢酶的底物，因此在反复给药后，药物代谢酶的活性增高，其自身代谢也加快，这一作用称为自身诱导。可发生自身诱导的药物有苯巴比妥、格鲁米特、甲丙氨酯、苯妥英、保泰松等。自身诱导作用使其用量越来越大而成为这些药物产生耐受性的一个原因。

在长期进化中，CYP 超家族获得了诱导性表达调控的能力，能够根据机体需要来调节酶活性，有效地应对毒物与异己物质的刺激。苯巴比妥、异烟肼、异黄樟油精、氯贝丁酯及苯妥因等许多物质对 CYP 氧化酶系均具有诱导作用。各诱导剂或不同种类的诱导物对 CYP 酶蛋白总含量以及各 CYP 异构酶具有不同的影响，有些诱导物诱导某些异构酶表达的同时抑制其他异构酶表达，如奥美拉唑既为 CYP1A2 的诱导剂，又为 CYP2C19 的抑制剂。所以经这种诱导剂诱导后，CYP 酶的总量也许并不增加。

（周宏灏）

yàowù dàixièméi biǎoxíng duōtàixìng

药物代谢酶表型多态性（phenotypic polymorphism of drug metabolism enzyme）

不同个体的同一药物代谢酶的活性高低呈现出多样性的现象。药物代谢酶的表型即酶的代谢活性，药物代谢酶催化代谢的活性强弱在人群中的分布呈两种或两种以上的态型，可通过测定其底物的代谢速率或代谢表型确定。通常人为地

把特定表型发生频率高于1%称为多见性状，如果发生率低于1%则称为罕见性状。根据具有表型多态性特征的药物代谢酶活性的高低，可将人群分成超快代谢者（ultra-rapid metabolizers，UM）、快代谢者（extensive metabolizers，EM）、中间代谢者（immediate metabolizers，IM）和慢代谢者（poor metabolizers，PM）。药物代谢酶的多态性导致不同个体对使用相同药物且用药方案相同时呈现出不同的疗效和不良反应。许多药物代谢酶具有遗传多态性产生不同活性表型，如 *N*-乙酰基转移酶和细胞色素 P450 超家族中的 CYP2C9、CYP2C19、CYP2D6 等都具有多种酶活性性状。

N-乙酰基转移酶的表型多态性将人群分为慢乙酰化代谢者、中乙酰化代谢者和快乙酰化代谢者。亚洲人中慢型乙酰化代谢者的发生率为 10%～30%，而白种人达 40%～70%。

CYP2D6 酶可介导多种药物的氧化代谢，包括常用的抗心律失常药、抗糖尿病药和抗精神病药等。CYP2D6 表型多态性将人群分为超快代谢者、快代谢者、中间代谢者和慢代谢者 4 种。白种人中的慢代谢者发生率为 5%～10%，而其他种族多在 1%～2%。

CYP2C19 酶的代谢底物包括 *S*-美芬妥英、奥美拉唑、地西泮、去甲西泮、氯胍、环己巴比妥、甲苯比妥、阿米替林、丙咪嗪、氯丙咪嗪、西酞普兰和吗氯贝胺。CYP2C19 有快代谢和慢代谢 2 种表型。白种人中慢代谢的发生率为 3%～5%，而亚洲人中慢代谢的发生率高达 13%～23%，黑人介于白种人与亚洲人之间。

（周宏灏）

yàowù dàixièméi jīyīn duōtàixìng

药物代谢酶基因多态性

（gene polymorphism of drug metabolism enzyme） 在不同群体或个体之间，编码药物代谢酶的基因组某些位点上碱基的差异性。基因多态性导致药物代谢酶基因表达的酶蛋白的功能即表型也呈现多态性（见药物代谢酶表型多态性），从而影响药物在体内的代谢动力学过程，而产生的药物效应和安全性个体差异基因多态性包括多种类型。

限制性片段长度多态性（restriction fragment length polymorphism，RFLP）：是使用某种限制性内切酶处理不同个体的 DNA 分子后，个体之间的酶切片段长度具有差异性。

小卫星 DNA（minisatellite DNA）：由 15～65 bp 的基本单位串联而成，重复次数在群体中高度变异，呈现多态性。又称可变数目串联重复序列（variable number tandem repeat，VNTR）。

微卫星 DNA（microsatelite DNA）：一类广泛存在于基因组的 DNA 串联重复序列，重复次数多为 15～60 次，总长度在 400 bp 以下。又称短串联重复序列（short tandem repeat，STR）。每个特定位点的微卫星 DNA 均由中间的核心区和外围的侧翼区两部分构成。人群中微卫星位点的等位基因差异，主要来自核心区重复单位的数目变化，由此构成了 STR 的遗传多态性。

单核苷酸多态性（single nucleotide polymorphism，SNP）：基因组内特定核苷酸位置上存在两种不同的碱基，且最少一种在群体的频率不小于 1%。药物代谢酶基因多态性主要是 SNP，如药物代谢 I 相酶细胞色素 P450（简称 CYP）超家族中的 CYP1A2、CYP2C9、CYP2D6、CYP3A，以及药物代谢 II 相酶 *N*-乙酰转移酶、巯基嘌呤甲基转移酶、尿苷二磷酸葡萄糖醛酸转移酶等的基因多态性可导致药物代谢酶出现超快代谢者、快代谢者、中代谢者和慢代谢者等多种不同表型。

（周宏灏）

yàowù zhuǎnyùntǐ

药物转运体（drug transporter）

位于细胞膜上的参与药物吸收、分布、排泄等过程的功能性膜转运蛋白。参与外源性物质如药物通过生物膜而进出细胞的转运，也参与内源性离子、小分子、大分子（如糖、氨基酸、神经递质和金属离子）的跨膜转运。药物转运体的蛋白链交织于整个细胞膜的脂双层，形成整合跨膜蛋白，是细胞膜结构和功能不可或缺的组成部分。药物在体内的吸收、分布和排泄等均需通过各种单层或多层生物膜，这一过程称为药物跨膜转运（drug transmembrane transport）。因为很多药物是通过药物转运体进入或排出细胞的，所以药物转运体在药物吸收、分布和消除过程中发挥着重要作用，是药物代谢动力学、药物安全性和药物效应的重要决定性因素。特别是当药物代谢酶对药物体内过程影响较小时，转运体的作用就更为重要。

种类 药物转运体的种类众多，对体内药物转运作用显著并且有临床意义的转运体当属负责氨基酸、核苷酸、糖、无机离子和药物的吸收和运输的溶质载体转运体以及通过水解三磷酸腺苷转运底物的三磷酸腺苷结合盒转运体（ATP-binding cassette transporters，ABC）超家族。

溶质载体转运体 膜结合转

运体，属于摄取型转运体，与药物吸收，特别是靶器官处细胞对药物的吸收相关，直接影响药物疗效。SLC 转运体包括 55 个家族，有 362 个蛋白编码基因，基因产物包括被动转运体、协同转运体和反向转运体，位于除核膜之外的所有细胞和细胞器膜。溶质载体（solute carrier，SLC）家族成员的命名形式为 SLC_nX_m，n 为整数，代表转运体所在的家族，单字母 X 表示亚家族，最后的数字 m 代表家族成员。根据蛋白功能的不同，SLC 超家族又可分为无机阳离子和阴离子转运体，包括 SLC4、8、9、12、34、20 和 24 共 7 个基因家族；氨基酸和寡肽转运体，包括 SLC1、3、7、15、17、32、36、38 和 43 等基因家族；葡萄糖和其他糖类转运体，包括 2、5、37 和 45 等基因家族；胆盐和有机阴离子转运体如 SLC10、13、16 和 47 等基因家族；金属离子转运体，有 SLC11、30、31、39、40 和 41 等基因家族；尿素、神经递质、生物胺、胺和胆碱转运体，包括 SLC6、14、18、22、42 和 44 等基因家族；维生素和辅因子转运体，包括 SLC19、23、33 和 46 等基因家族；脂肪酸、前列腺素和类固醇硫酸盐转运体，有 SLCO27 和 SLCO2 两个家族；还有溶质载体有机阴离子转运体（solute carrier organic anion transporter，SLCO），包括 SLCO1～6 等 6 个基因家族，其中 SLCO1、3、5、6 编码了有机阴离子转运多肽；跨线粒体膜转运体，有 SLC25、UGP1、UGP2、UGP3 4 个家族，SLC25 是 SLC 超家族中最大的家族，有 43 个成员。SLC 转运的药物包括左旋多巴、加巴喷丁、β-内酰胺类抗生素、伐昔洛韦、福辛普利、他汀类药物、甲氨蝶呤、缬沙坦、环孢素、利福平、二甲双胍、奥沙利铂、雷尼替丁、阿米洛利等。

三磷酸腺苷结合盒转运体 该转运体在人类已被发现有 6 个亚家族，其所包含的 48 个转运蛋白中，有 ABCB1（MDR1，P 糖蛋白）、ABCC1（MRP1）、ABCC2（MRP2）、ABCC3（MRP3）、ABCC4（MRP4）、ABCC5（MRP5）、ABCC6（MRP6）和乳腺癌耐药蛋白（breast cancer resistance protein，BCRP）（ABCG2）8 种参与了药物的转运。

一些三磷酸腺苷结合转运体能够将药物排出细胞外，从而降低细胞内药物浓度，使肿瘤细胞产生耐药性，其中以 ABCB1 即 P 糖蛋白（P-glycoprotein，P-gp）最具代表性。P-gp 主要在小肠和血脑屏障的管腔膜上表达，也在排泄细胞的顶膜如肝细胞、近曲小管上皮细胞表达。P-gp 是影响药物进入中枢神经系统的重要转运体，同时，也在药物经小肠吸收以及经胆道和尿液排泄中发挥重要作用。乳腺癌耐药蛋白由 655 个氨基酸组成，包含 6 个跨膜域，在胃肠道、肝、肾、脑血管内皮细胞、乳腺组织、睾丸和胎盘中广泛表达，具有限制药物口服吸收和跨血-脑屏障、血-睾屏障和母体-胎儿屏障转运的作用。除了这些耐药蛋白外，肺耐药蛋白、多药耐药相关蛋白以及肝脏胆盐外排泵等也是已经证实的重要耐药蛋白。

遗传变异的效应 许多药物是转运体的底物或抑制剂，同时，多种抗肿瘤药、抗生素、强心苷、钙通道阻滞药、HIV 蛋白酶抑药、免疫抑制药等药物的体内转运均与特异性或非特异性转运体有关。影响转运体功能的因素，均可能导致药物代谢动力学改变，进而影响药物的疗效。

药物转运体的遗传变异是影响器官功能、引起疾病易感和药物反应性个体差异的重要因素，与药物代谢酶和受体一样，很多药物转运体都具有基因多态性（见药物代谢酶基因多态性），并影响到不同个体药物的体内浓度和药物疗效。例如，携带 ABCA1 基因的 R219K 变异的糖尿病患者服用罗格列酮的降糖效应低于野生型纯合子（没有携带突变）；ABCB1 3435C＞T 多态性可引起 P-gp 活性降低，可导致地高辛血浆药物浓度增高；3435CC 及 2677GG 基因型携带者的地高辛血药浓度低于 3435CT 及 2677GT 基因型携带者和 3435TT 及 2677TT 基因型个体。

（周宏灏）

yǒujī yīnlízǐ zhuǎnyùntǐ

有机阴离子转运体（organic anion transporter，OAT）

一类在药物吸收、组织分布及其在肝、肾的清除中起重要作用的吸收转运蛋白。为细胞膜的摄入型转运体。属于溶质载体家族 22（SLC22），主要表达于肾内近曲小管上皮细胞质膜，在肾脏分泌和重吸收水溶性、带阴性电荷的有机化合物中起重要作用；有机阴离子转运体同时也分布于胃肠道、肝、血脑屏障和胎盘等处。

有机阴离子转运体具有广泛的底物特异性，能识别并转运化学结构差别很大的兼性离子、阴离子、不带电荷的分子乃至有机阳离子，其底物分子量一般小于 500，不同亚型的底物多有重叠。有机阴离子转运体参与多种外源性物质和药物的转运，对药物的吸收、分布、消除具有重要影响。当两种或多种药物同时存在，且都为有机阴离子转运体的底物或抑制剂时，可发生竞争性作用，从而引起药物相互作用。有机阴离子转运体也能主动摄取底物使细胞内药物聚集，引起药物作用和毒性的改变。有机阴离子转运体对药物代谢动力学的影响与它们在肝、肾的表达密切相关。肝内有机阴离子转运体的表达主要在基底外侧质膜，介导大量两性内外源性物质在肝的摄取和清除，包括胆汁酸、谷胱甘肽、甲状腺素 T3 和 T4，以及药物地高辛、普伐他汀、利福平等；有机阴离子转运体也是肾近曲小管分泌的主要转运体，介导许多有机阴离子包括内源性物质和外源性药物的分泌或重吸收。人类有机阴离子转运体及编码基因与所转运底物见表 1。

（周宏灏）

yǒujī yánglízǐ zhuǎnyùntǐ

有机阳离子转运体（organic cation transporter，OCT）

介导内外源性有机阳离子的跨膜转运的蛋白。主要包括产电阳离子转运蛋白 1 ~ 3（SLC22A1 ~ 3），有机阳离子/肉毒碱转运蛋白（cation and carnitine transporter，OCTN）1（SLC22A4）、OCTN2（SLC22A5）和 OCT6（SLC22A16），以及多药及毒性化合物外排的质子/阳离子转运蛋白（multidrug and toxin extrusion，MATE）1、MATE2-K 和 MATE2-B。被克隆的成员主要包括有机阳离子转运体 OCT1 ~ 3（SLC22A1 ~ 3），阳离子/肉毒碱转运体 1（SLC22A4）和 OCTN2。

OCT 组织分布广泛，对不同的化合物亲和力各异，产生特殊的生理学作用，主要介导内外源性物质摄入细胞内，同时也能转运兼性离子和阴离子，属于溶质载体 22 家族。OCT1、OCT2 和 OCT3 参与转运大量结构不同的有机阳离子，与肝细胞对有机阳离子底物的摄取、阳离子底物从血中摄取进入肾小管上皮细胞以及神经递质的转运有关，其底物谱非常广，且有很大程度的重叠，转运的临床药物包括抗震颤麻痹药（金刚烷胺）、口服降糖药（二甲双胍）、抗肿瘤药（奥沙利铂）和组胺 2 型受体激动药（西咪替丁）等。OCT 对于药物的吸收、分布和排泄起重要作用，如果其功能受影响，将可能导致诸多临床药物的疗效降低、药物相互作用甚至毒副作用的发生。OCT6、OCTN1 和 OCTN2 均为阳离子和肉毒碱转运体。OCTN1 转运体的活性受钠离子和质子的梯度影响，这种影响依底物不同而异。OCTN2 也介导底物的钠离子依赖性和非依赖性摄取。此外，肉毒碱和四乙胺也是 OCTN1 和 OCTN2 的转运底物，常用作研究这两种药物转运体的工具药，而 OCT6 的底物特异性较低，介导多胺和多胺类似物的转运，在人体中表达量较低。MATE 属于 SLC47 家族，能够将底物泵出细胞，降低底物在肝脏和肾脏细胞内的浓度，参与介导有机阳离子的最终排泄过程，存在于胎盘的 MATE 还可将特定外源性物质泵出进而起到保护胎儿的作用。

有机阳离子转运体可发生基因变异和基因多态性，在不同种族人群中的突变发生率有差异，对药物的转运、体内代谢和最终的药物效应会产生影响。有研究证明，在导致功能缺失的 OCT1 突变纯合子儿童中吗啡的清除率显著低于野生型纯合子（OCT1*1/*1）和杂合子（OCT1*1/*2-*5）个体。人体中 OCT 的种类、分布以及底物见表 1。

（周宏灏）

yǐngxiǎng yàowù zuòyòng de yīnsù

影响药物作用的因素（factors that influence drug action）

可引起药物吸收、分布和消除过程以及机体对药物反应改变的各种因素。主要包括药物本身的因素、机体的生理因素、精神因素、疾病因素和遗传因素。

药物因素 影响药物作用的药物因素主要是制剂、给药途径和药物相互作用。不同剂型的药物经口服、注射等不同途径给药

表 1 人体中有机阴离子转运体的种类、基因命名及底物

转运蛋白	基因	主要底物
OAT1	SLC22A6	各种小分子外源性物质、环核苷酸、吲哚酚、前列腺素 E_2、汞制剂
OAT2	SLC22A7	抗病毒药、前列腺素 E_2、水杨酸盐
OAT3	SLC22A8	各种小分子外源性物质、共轭性甾体、肉毒碱、前列腺素 E_2、维生素、植物代谢产物
OAT4	SLC22A11	雌酮、脱氢表雄甾酮、前列腺素 E_2、尿酸、赭曲霉毒素 A
OAT5	SLC22A10	硫酸雌酮、去氢表雄酮、赭曲霉毒素
OAT6	SLC22A20	硫酸雌酮、芳香剂
OAT7	SLC22A9	雌酮、去氢表雄酮
OAT10	SLC22A13	烟碱、尿酸盐
URAT1	SLC22A12	尿酸盐

表 1　人体中有机阳离子转运体的种类、分布以及底物

转运蛋白	基因	主要底物
OCT1	SLC22A1	1-甲基-4-苯基吡啶、四乙胺、四丙基胺、四丁基胺、N-(4.4偶氮－正戊基)-21脱氧阿义马林、胆碱、乙酰胆碱、胍丁胺、奎尼丁、奎宁、阿昔洛韦、更昔洛韦和二甲双胍
OCT2	SLC22A2	1-甲基-4-苯基吡啶、四乙胺、奎宁、二甲双胍、乙酰胆碱、胆碱、多巴胺、去甲肾上腺素、肾上腺素、血清素、组胺、胍丁胺、金刚烷胺、西咪替丁、法莫替丁、雷尼替丁、顺铂和异喹胍
OCT3	SLC22A3	组胺、1-甲基-4-苯基吡啶
OCT6（CT2）	SLC22A16	四乙胺和阿霉素
OCTN1	SLC22A4	两性麦角硫因的抗氧化剂、两性离子左旋肉碱、水苏碱、四乙胺、奎尼丁、吡拉明和维拉帕米
OCTN2	SLC22A5	L-肉毒碱、乙酰基-L-肉碱、两性离子 β-内酰胺抗生素、四乙胺、胆碱、维拉帕米、比拉明、西咪替丁、可乐定、普鲁卡因胺、放线菌素 D、奎宁、依米丁、头孢磺啶、烟碱、1-甲基-4-苯基吡啶和头孢噻啶
MATE1	SLC47A1	1-甲基-4-苯基吡啶、四乙胺、血清素、西咪替丁、奎尼丁、维拉帕米、皮质酮、黄体酮和睾酮、二甲双胍、顺铂
MATE2	SLC47A2	四乙胺、西咪替丁、1-甲基-4-苯基吡啶、普鲁卡因胺、二甲双胍和 N_1-甲基烟酰胺、肌酸酐、异喹胍、奎尼丁、硫胺素、维拉帕米、二甲双胍、顺铂

均会影响药物的吸收和分布速率，改变药物作用速度和起效时间、靶向作用、疗效和毒副作用。注射药物吸收快、到达作用部位的时间短，因而起效快，作用显著；水溶性注射剂比油溶剂和混悬剂吸收快、起效快。控释制剂是一种可以控制药物缓慢而恒速或非恒速释放的制剂，其作用更为持久和温和。两种药物同时或序贯使用，可能发生药物相互作用，改变药物体内过程和机体对药物的反应性。血浆蛋白结合率均高的药物合用时可发生与血浆蛋白结合的置换而导致药物分布加快、作用部位药物浓度升高，不良反应或临床效应增强，如甲苯磺丁脲与双香豆素合用时，可因后者游离型增多而造成出血，危及生命，又如七氟烷使 β 受体敏感性增强，故手术时用氟烷静脉麻醉易致心律失常。在使用药-时曲线陡直的药物，即药物浓度变化快，或治疗指数低，容易发生毒性反应的药物，如抗凝血药、抗心律失常药、抗癫痫药、锂剂和抗肿瘤药、免疫抑制药时，应特别注意药物相互作用对药物代谢动力学参数所产生的影响。

生理因素　药物的作用还受到机体的生理因素如年龄、性别、体重和营养状况等因素的影响（见影响药物作用的生理因素）。

精神因素　主要体现在安慰剂效应上，安慰剂效应指非药物和非有效治疗措施本身引起的治疗作用。药物临床疗效的产生除了药物外，还受医生的暗示、对患者的关心、患者对药物使用的经验和期待、对医生的信任等心理因素影响，这种影响可以使药物治疗效果更佳，也会因为负面的心理状态而使药物的治疗效果减弱。精神因素对镇痛药、神经安定药、中枢性神经系统药物，甚至心血管系统疾病药物和哮喘等呼吸系统疾病药物的疗效往往有显著的影响（见影响药物作用的精神因素）。

疾病因素　疾病状态能导致药物作用的改变，如小肠或胰腺疾病引起吸收障碍而降低药物的吸收。肝脏疾病因肝实质损伤、肝组织结构紊乱、肝药酶活性降低可改变药物的代谢和作用。肾脏疾病因肾血流量降低、组织损伤，肾排泄减少，易引起药物蓄积而可能发生毒性反应。疾病状态下的长期反复用药也可影响药物作用（见影响药物作用的疾病因素）。

遗传因素（genetic factors）影响药物代谢和效应的重要因素，药物代谢酶、药物转运蛋白和受体等与药物作用相关蛋白与其基因编码有关，基因编码是这些蛋白的活性及功能表达的结构基础，基因突变可引起所编码蛋白的结构和表达以及功能的异常，进而引起药物反应具有个体差异。个体的特定遗传变异也是一种影响药物作用的遗传因素。种族对药物代谢和反应也有影响（见影响药物作用的遗传因素）。

（周宏灏）

yǐngxiǎng yàowù zuòyòng de
shēnglǐ yīnsù

影响药物作用的生理因素（physiological factors that influence drug effect）　可引起药物吸收、分布和消除过程以及机体对药物反应改变的个体生理因素。主要包括机体的年龄、性别和营养状况等。

不同年龄的个体体内水和脂肪所占比例不同、肝代谢药物和肾排泄药物的能力也不一样，主要表现在：①发育阶段易受药物影响的新生儿和老年人因体内药物代谢和肾排泄功能不全，对药物的敏感性高，大部分药物会有更强、更持久的作用。②药物靶点的敏感性发生改变。老年人药物作用靶点的敏感性可升高或降低而引起反应性发生相应改变。③老年人的特殊生理因素（如心血管反射减弱，引起老年人在应用抗高血压药后易发生直立性低血压）和病理因素（如体温过低），如肝肾和心脏功能降低，易引起药物体内蓄积，同时老年人对药物敏感性高，故在老年患者中药物剂量应相应减少。④机体组成发生变化，老年人体内脂肪所占比例增大，可引起药物体内分布发生相应的改变。⑤老年人常需服用更多的药物，发生药物相互作用的可能性相应增加。

女性体重一般轻于男性，在使用治疗指数低的药物时，为维持相同效应，女性可能需要较小剂量。女性较男性有较高比例的脂肪和较低比例的水也可影响药物的分布和作用，雌激素和孕激素对药物代谢有抑制作用，导致药物清除能力降低，消除半衰期（$t_{1/2}$）延长。药物代谢酶也存在性别差异，人类肝和肠道的CYP3A4 在 CYP450 氧化酶总量中约占 25%，临床使用的药物约有50%为其底物，此酶在女性中的蛋白表达量和 mRNA 水平显著高于男性，导致其底物如环孢霉素、红霉素和硝苯地平等在女性中的清除率显著高于男性。女性胃内酒精脱氢酶活性低于男性，因此女性酒精中毒阈值低于男性而易于发生酒精性肝损伤。妊娠期的

生理性改变均可影响药物血浆浓度和药物代谢动力学，如血浆容量和细胞外液以及总体液量增加、血浆白蛋白降低导致结合型蛋白减少、胃排空时间延长 30% ~ 50%、肾血流量增加而加快肾小球滤过率等因素均能改变药物体内过程和药物代谢动力学。

营养不良时，机体体重减轻，脂肪组织减少，血浆蛋白含量降低，均影响药物在体内的分布和血浆蛋白结合量，导致血中药物总浓度和血液内未与血浆蛋白结合的游离型药物增多，药物的作用因此增强。严重营养不良者药物代谢酶含量减少，体内药物代谢能力下降，药物作用增强。营养不良还会导致机体应激能力、免疫功能、代谢调节功能等降低，影响药物的有效性和毒副反应的发生。

（周宏灏）

yǐngxiǎng yàowù zuòyòng de jīngshén yīnsù

影响药物作用的精神因素

（mental factors that influence drug effect） 可引起药物吸收、分布和消除过程以及机体对药物反应改变的个体精神因素。主要是安慰剂产生的效应即安慰剂效应（placebo effect）。安慰剂（placebo）一般是由本身没有特殊药理活性的中性物质如乳糖、淀粉等制成的外形似药的制剂。安慰剂在新药临床研究时双盲对照中使用，可用以排除假阳性疗效或假阳性不良反应。安慰剂对任何患者都可能取得阳性效果，因此不能单用安慰剂效果做出真病或假病（心理病）的鉴别诊断。但从广义上讲，安慰剂还包括那些本身没有特殊作用的医疗措施如假手术等。

药物治疗的效应并非完全由药物本身单一因素引起，患者服

药后的效应是由多种因素引起的，包括药理学效应、非特异性药物效应、非特异性医疗效应和疾病的自然恢复等因素。非特异性药物效应和非特异性医疗效应是安慰剂的绝对效应，加上疾病的自然恢复，则是安慰剂效应。因此安慰剂效应是导致药物治疗发生效果的重要影响因素之一。头痛、心绞痛、术后痛、感冒咳嗽、神经官能症等疾患时，安慰剂效应能获得 30% ~ 50% 的疗效。安慰剂对心理因素控制的自主神经系统功能影响较大，如血压、心率、胃分泌、呕吐、性功能等。

安慰剂效应主要由患者的心理因素引起，它来自患者对药物和医生的信赖，患者在经医生给予药物后，会发生一系列的精神和生理上的变化，这些变化不仅包括患者的主观感觉，而且包括许多客观指标。当医生对疾病的解释及预后的推测给患者带来乐观的消息时，患者的紧张情绪可大大缓解，安慰剂作用会比较明显。

由于安慰剂效应的广泛存在，在评价药物的临床疗效时，应考虑这一因素的影响。实际上在临床有不少药物或其他手段的治疗效果往往不是药物本身的作用，只是安慰剂效应。

（周宏灏）

yǐngxiǎng yàowù zuòyòng de jíbìng yīnsù

影响药物作用的疾病因素

（disease factors that influence drug effect） 可引起药物吸收、分布和消除过程以及机体对药物反应改变的疾病因素。不同疾病状况下药物作用可以有量甚至质的不同，而且很多药物只能在相关疾病状态下才能发挥药物作用和治疗作用，例如降压药只能对高血压患者的血压发挥降压作用，解

热药也只能在高热患者中有降温作用，对健康人的体温没有作用。

疾病状态能改变药物的作用。疾病状态可以影响中枢神经系统、内分泌系统及其他效应器官的反应性，因而能改变药物的作用，同时，疾病本身能导致机体药物代谢动力学和药物效应动力学的改变。机体存在肾脏疾病时，肾功能损伤易引起药物体内蓄积，产生过强或过久的药物作用，甚至发生毒性反应。肾病综合征所致的蛋白尿、水肿和血浆白蛋白降低，不仅会因肠道黏膜水肿而影响药物吸收，也会因为药物与血浆白蛋白结合率降低而影响药物分布，而且还会使作用于肾小管上皮细胞离子转运机制的利尿药如呋塞米与肾小管液中的白蛋白结合而致利尿效应降低。机体存在肝脏疾病时，肝实质细胞的损伤导致肝内的药物代谢酶表达和功能降低，不能有效代谢进入肝内的药物，使主要经肝代谢而消除的药物在体内蓄积而作用增强或发生毒性反应，而那些需要在肝内活化代谢生成有效代谢产物的药物则会引起药物作用降低甚至无效。机体存在小肠或胰腺疾病时，疾病本身或其他疾病如心力衰竭或肾病综合征导致小肠黏膜水肿时，药物会因吸收障碍而吸收不完全。有些药物经胆道排泄，机体肝功能不良、心力衰竭、休克时，肝血液流量减少，或者肺部疾患所致的肝缺氧等都会减少药物的胆汁排泄而导致体内药物蓄积。

疾病状态还可通过影响机体的反应性来改变药物的作用。甲状腺功能低下会导致机体对某些药物的敏感性增高。体温过低（特别是老年人更易发生）可显著降低许多药物的消除。某些受体的数量和亲和力因为疾病而发生的改变也会影响药物的作用，哮喘患者支气管平滑肌上的 β 受体数量减少，与腺苷酸环化酶的偶联缺陷，同时 α 受体的功能增强，导致支气管收缩，此时 β 受体激动药疗效会降低，α 受体拮抗药则会有良好效应。

长期反复用药可引起人体和侵入病原体对药物反应发生改变，如机体产生耐受性、依赖性，以及肿瘤细胞或侵入病原体产生耐药性。耐受性（tolerance）是连续多次用药后机体反应性降低，需增加剂量以恢复反应，停药后耐受性可消失的现象。巴比妥类、硝酸酯类、麻黄碱、肼屈嗪等易引起耐受性。耐药性（drug resistance）是指肿瘤细胞或侵入病原体对反复应用的化学治疗药的敏感性降低，又称抗药性。滥用抗菌药是病原体产生耐药性的重要原因。依赖性（dependence）是在长期应用某种药物后，机体对药物产生了生理性或精神性依赖。药物滥用，尤其是兴奋药或麻醉药的滥用是引起依赖性并容易产生社会问题的根源。停药症状（withdrawal symptom）或停药综合征（withdrawal syndrome）在长期反复用药后容易产生的，是指在长期反复用药后突然停药可发生停药症状，如高血压患者长期应用 β 肾上腺素受体阻断药后，如突然停药，血压及心率可反跳性升高，这类患者停药时必须逐渐减量。

（周宏灏）

yǐngxiǎng yàowù zuòyòng de yíchuán yīnsù

影响药物作用的遗传因素

（genetic factors that influence drug action）　可引起药物吸收、分布和消除过程以及机体对药物反应改变的遗传因素。遗传是药物代谢和效应的决定性因素。遗传在药物代谢中的决定性作用是因发现同卵双生子和异卵双生子对药物代谢的显著差异而被证实的，异卵双生子中安替比林和香豆素消除半衰期（$t_{1/2}$）的变异程度比同卵双生子高 6~22 倍。

遗传基因编码药物代谢酶、药物转运蛋白和受体等药物作用相关蛋白，是这些蛋白的活性及功能表达的结构基础，是药物代谢与反应的决定因素，其突变可引起所编码蛋白的氨基酸序列改变和功能异常，成为产生药物效应个体差异和种族差异的主要原因。

遗传多态性（genetic polymorphism）：是一种孟德尔单基因性状，是正常人群中某一基因位点具有多种等位基因引起的，并可由此形成多种基因型（见药物代谢酶基因多态性）和表型（见药物代谢酶表型多态性）。基因型是生物机体形成表型性状的遗传结构。表型是在环境影响下基因型所产生的机体的物理表现和可见性状。药物代谢酶的表型表现为催化代谢的活性高低，可通过测定其底物的代谢速率确定。药物转运体的表型表现为转运药物通过生物膜的能力，而药物靶点如受体的表型则表现为与药物结合的亲和力和活性。表型是个体间药物代谢和反应差异的外在表现，而基因型则是反应差异的结构基础。药物代谢酶、药物转运体和药物受体的遗传多态性影响药物的疗效和不良反应。

药物反应种族差异（ethnic differences of drug）：不同种族人群对药物的代谢能力和反应能力存在差异，因而会引起一些药物在不同种族中的应用剂量和安全性差异。种族因素包含遗传和环境两个方面。不同种族具有特殊的遗传背景（如不同的基因型及相同基因型的不同分布频率），这是药物反应种族差异的主要遗传基础；同时，长期生活在不同的地理环境中，具有不同的文化背景、食物来源和习惯，这些对药物代谢酶的活性和作用靶点的敏感性都有影响，导致一些药物的代谢和反应存在种族差异。

特异质反应（idiocyncrasy reaction）：是一种性质异常的药物反应，通常是有害的，甚至是致命的。特异质反应通常与遗传变异有关，例如伯氨喹、氨苯砜、阿霉素和一些磺胺类药物，甚至新鲜蚕豆，在极少数患者中引起溶血并且导致严重贫血，就是因为这些个体有一种连锁性隐性遗传引起的葡萄糖-6-磷酸脱氢酶（G-6-PD）缺乏。

（周宏灏）

yàowù xiānghù zuòyòng

药物相互作用 （drug-drug interaction）

患者按相同或不同的给药途径，同时或先后给予两种或两种以上的药物时出现的药物间的相互作用。这种药物间的相互作用可使药物原有的作用增强或减弱，导致药物应用时不良反应的发生风险增加或不能达到预期的治疗效果。药物相互作用可以发生在药物配制过程中，也可发生于药物在体内的代谢动力学过程或产生药理效应的过程中。

体外药物相互作用 药物在进入患者体内前，药物与药物之间，或药物与赋型剂、辅料、溶媒间发生化学或物理性的相互作用使药物的理化性质发生改变，临床上一般将其称为配伍禁忌（incompatibility）。体外药物相互作用多发生在液体制剂药物之间，

或将固体药物组成复方粉末。例如，将多种药物同时加入静脉输液中可能会造成药物间或药物与溶剂间发生相互作用，致使一种或多种药物沉淀。这些沉淀进入血管后可能会造成栓塞，引起严重的后果。同时，药物发生体外药物相互作用时也可能出现一种药物使另一种药物失效的现象发生。例如，一些在酸性环境中稳定性差的药物加入到氨基酸营养液中时可导致药物降解，不能发挥应有的药效。

药物代谢动力学相互作用
药物代谢动力学是研究药物体内吸收、分布、代谢和排泄的量变过程和规律的药理学分支学科。简称药代学。药代学相互作用是两种或两种以上的药物合用时，通过在药物吸收、分布、代谢和排泄等环节发生相互作用，进而影响血药浓度和药物的效应。除经血管直接给药外，药物通过不同给药途径后都将被吸收进入血液循环。药物通过自身间的物理、化学作用或对机体生理功能的改变都可影响另一种药物的吸收。药物吸收入血后在血浆中的蛋白（主要是白蛋白）结合生成结合型药物。结合型药物无药理活性，不能透过体内生理屏障，不被肝药酶代谢，也不被肾小球滤过排出体外。多种血浆蛋白结合率高的药物合用时，药物可能在血浆蛋白结合位点发生竞争，导致被竞争置换的药物游离型药物浓度增加，药效增强。大部分药物在肝或其他组织中经药物代谢酶进行代谢和生物转化。其中，一部分药物在发挥自身药理活性的同时还能增加或抑制肝药物代谢酶的活性，被称为肝药酶诱导剂或抑制剂。当肝药酶诱导剂或抑制剂与其他药物合用时会增强或减

弱药物的代谢，使得血浆中药物的浓度升高或下降，出现药物相互作用效应。除极少部分气体麻醉药外，大多数药物以原形或代谢产物的形式由肾排出体外。药物从肾排泄的主要有 3 个途径：肾小球滤过、肾小管分泌和肾小管重吸收。其中，肾小管分泌与重吸收是最可能发生药物相互作用的环节。肾小管分泌依赖于酸性药物转运体与碱性转运体，当两种酸性药物或碱性药物合用时会在转运体发生竞争性抑制，抑制药物排泄。例如，青霉素与丙磺舒合用时，丙磺舒会与青霉素竞争肾小管酸性转运体，从而抑制青霉素排泄，提高血浆中青霉素的浓度，延长起抗菌作用时间。

药物效应动力学相互作用
一种药物的药理学效应在其他药物的影响下增强或减弱，但其血药浓度无明显改变。药物效应动力学（简称药效学）方面的药物相互作用主要通过作用于相同的靶点、影响同一生理或生化过程，但也可通过其他方式发挥作用。一般而言，作用性质相同的药物联合应用可导致药物效应增强（相加或协同），而作用性质相反的药物联合应用可使药效减弱（拮抗）。例如，抗心绞痛药硝酸甘油与抗高血压药硝苯地平合用会增强硝苯地平的降血压作用，可能导致患者出现直立性低血压症状。相加作用是指两种性质相同的药物合用产生的药理学效应等于或接近两药分别应用时产生的效应之和。协同作用是指两种药物合用时产生的药理学效应明显超过两者分别应用产生的效应之和。拮抗作用表现为两种药物合用产生的效应小于单用效果之和。例如，抗凝血药华法林与维生素 K 合用会降低华法林的抗凝

血作用，导致患者发生血栓的风险增加。

（周宏灏）

yàowù dúlǐ

药物毒理 （drug toxicology）

药物在一定条件下对机体造成的损害作用及其机制。是毒理学的一个年轻的分支，已广泛体现在新药临床前安全性评价、临床试验及临床合理用药等方面。其主要研究人类在应用药物防治疾病的过程中，由药物导致的机体局部或全身病理学改变，甚至引起不可逆的损伤或致死作用；同时也研究药物对机体有害作用及其机制、危险因素，因此也包括新药上市前的安全性评价和危险性评估。其研究的主要目的在于指导临床合理用药，降低药物不良反应。

有毒 （toxic） 指具有产生一种未预料到的或有害于健康作用特征的现象。毒性 （toxicity） 指理化性质上或在一种生命有机体中可能产生的任何有毒 （有害） 的作用。药物毒理作用的靶部位 （或靶点） 是指药物吸收进入机体后，造成机体损害的部位。被损害的组织器官称为靶组织 （target tissue） 或靶器官 （target organ）。同一药物可能有一个或多个毒性靶部位，而不同的药物也可能具有相同的靶部位。药物直接毒性作用必须是药物到达损伤部位发挥毒性作用，而药物间接毒性作用是药物毒性作用改变了机体调节功能而影响到其他部位。因此药物产生毒性作用的靶部位并不一定是其分布浓度最高的部位。

研究领域 药物毒理学的主要研究范畴可分为 3 个领域：①描述性毒理学。考虑药物毒性的结果，为药物安全性评价和其他常规需要提供信息。其内容包括药物急性毒性、药物慢性毒性、药物遗传毒性、药物生殖毒性和药物致癌性；机体对毒物的代谢和清除，毒物的吸收、分布与蓄积；产生毒性作用的量效试验。②机制毒理学。通过试验阐明药物产生毒性的细胞或组织生理生化改变，确定并阐明药物产生毒性的机制。这些研究通常在细胞组织学、生物化学和分子生物学水平上进行。通过研究能明确药物产生毒性的生物学过程，因此在确定药物所致的有害事件 （如癌症、出生缺陷等） 是否可能在人类出现的危险性评估中很有价值。③应用毒理学。基于描述毒理学和机制毒理学提供的资料，确定一种药物或化学品在应用中是否能呈现足够低的风险，主要有法医毒理学、临床毒理学、环境毒理学和职业毒理学 4 个分支。

研究内容 主要包括药物对机体各脏器系统的毒性反应及药物毒性的一些常用评价方法。药物剂量过大、用药时间过长或在某些过敏体质的情况下，可以引起药物毒性反应，造成严重的器质损害和功能紊乱。

药物毒性反应 对人体危害较大，可以累及几乎全身各大脏器及系统，主要包括药物肝脏毒性、药物肾脏毒性、药物免疫系统毒性、药物内分泌系统毒性、药物血液系统毒性、药物神经系统毒性、药物心血管系统毒性、药物呼吸系统毒性、药物生殖毒性、药物发育毒性和药物遗传毒性等。

药物毒性评价 通过动物实验和对人群的观察，阐明药物的毒性作用及潜在的危害。对药物进行毒性评价是药物筛选过程中十分重要的环节。进行药物毒性评价的目的是了解药物毒性反应的剂量、时间、强度、症状、靶器官及可逆性等，为临床用药方案提供参考、预测出现的毒性反应，制定临床防护措施，保证临床用药安全。药物的毒性评价试验分为两类：其一为特殊毒性试验，包含药物致癌性、药物致突变性、药物致畸性，又称"三致试验"。通常一类新药的开发必须做此类毒性评价试验，无论一种药物的治疗效果如何好，只要具有"三致试验"的特殊毒性，该药物将不允许上市。其二为一般毒性试验，包含药物变态反应、药物特异质反应、药物急性毒性和药物慢性毒性，主要是测定半数致死量；药物的半数致死量与有效使用剂量的差距越大，认为该药临床使用越安全。毒理学家多采用小鼠或兔作为模型，通过动物实验来确定药物的潜在毒性。这些方法需要使用大量药物、动物、人力、财力，耗时且花费巨大。

毒性药物的分类 具有毒性反应的药物可根据不同目的和需要来分类。常采用的分类方式有：①根据作用的靶器官分类，如肝、肾、造血系统等。②根据来源分类，如动物和植物毒素。③根据其毒性作用分类，如致畸、致突变等。④根据作用的生化机制分类，如巯基抑制剂、高铁血红蛋白形成剂等。药物毒理所涉及的具有毒性作用的物质，既可以是人工合成的药物，又可以是天然存在的对机体产生一定毒性的有效成分。与通常所指的毒物不同，药物在上市之前大多经过严格的临床前安全性评价和临床试验，安全范围小的药物通常由于缺乏实用价值而被淘汰。因此药物在常用剂量下，一般很少出现毒性作用，只有在剂量过高、用药时间过长，或者用药者本身为过敏体质、遗传异常者才会出现毒性效应。

药物毒性反应的特征 若药物及其代谢产物在体内未达到一定浓度或滞留一定时间，它们一般不会对机体产生毒性作用。药物的毒性作用是否产生，取决于该药物的自身理化性质、给药情况及机体代谢能力。药物在临床常用剂量下，一般很少出现毒性作用，只有在剂量过高、用药时间过长时，才会出现毒性效应，这种出现毒性效应的阈值，即最小中毒量（minimum toxic dose）。药物的毒性效应与剂量在一定范围内成比例，也称为量效关系。

量反应（graded response） 药物中毒性效应强弱呈连续增减的量变。用毒性效应为纵坐标，用药物浓度对数值为横坐标作图，其量效关系呈典型的对称 S 形曲线，曲线中段斜率较陡提示毒性效应较剧烈，斜率较平则提示毒性效应相对较缓和。

质反应（qualitative response） 有些毒性效应只能用全或无、阴性或阳性表示。以阳性率表示毒性效应，用累加阳性率与对数剂量作图，也呈典型的对称 S 型质反应曲线。在该曲线上可看出半数效应浓度或半数效应剂量，即能引起 50% 动物或实验标本产生反应的浓度或剂量。如效应为死亡，则称为半数致死量（median lethal dose，LD_{50}）。

治疗指数（therapeutic index，TI） 通常指药物实验动物的 LD_{50} 和半数有效量（median effective dose，ED_{50}）的比值 $TI = LD_{50}/ED_{50}$。用于表示药物的安全性。治疗指数大的药物相对较治疗指数小的药物安全。但如有效量曲线和致死量曲线的斜率不一样时，以 TI 评价药物的安全性并

不可靠，因为斜率较小的有效量曲线在接近最大有效量处，有可能已经落在最小致死量范围内。因此，较好的药物安全性指标是 ED_{95} 与 LD_5 之间的距离，称为安全范围，该值越大越安全。

研究进展 药物毒理作为毒理学的一个年轻分支，取得了良好的发展态势。研究进展主要体现在两方面：①从传统的毒理学向发现毒理学转化。传统毒理学是以整体动物实验为主来研究药物毒性，在人力、物力、时间和财力等方面都花费巨大，无法满足海量候选化合物毒性筛选的需要，成为限制整个药物研发的瓶颈。发现毒理学是在新药研发阶段对新分子实体进行毒性筛选，及时发现和淘汰因毒性问题而不适于继续研究开发的化合物或化学结构，或者是有针对性地设计一些实验研究，解决某些重要化合物的特异性毒性问题，指导合成更安全的同类化学物。②药物毒理学研究出现以全程式新药安全性研究为评价的新模式。药物毒理学研究贯穿于新药发现、临床前安全性评价、临床安全性评价和上市后监测等全过程，因此药物毒理学研究在药物研究的各个环节都非常重要。随着研究思路的改变和各种新技术的成功应用，药物毒理学会得到进一步发展，从而缩短创新药物的研发周期、节省开支并提高成功率。

（汪 晖 郭 喻）

yàowù dúxìng fǎnyìng
药物毒性反应（drug toxic reaction） 药物引起的严重器质损害和功能紊乱等不良反应。是药物毒理研究的一项内容。药物对机体既可以有治疗作用，也可产生不良反应，而药物毒性反应则是严重的不良反应，也是药源性疾

病产生的主要原因。正常情况下，药物剂量过大、用药时间过长是引起药物毒性反应的重要因素。例如，过量或长期使用链霉素、卡那霉素、庆大霉素等对第八对脑神经有明显毒性，可致耳鸣、眩晕、耳聋等。药物毒性反应对人体危害较大，可以累及机体各大脏器和系统，包括肝毒性、肾毒性、免疫系统毒性、内分泌系统毒性、血液系统毒性、神经系统毒性、心血管系统毒性、呼吸系统毒性、生殖毒性、发育毒性和遗传毒性。

分类 根据作用靶部位分类，常见表现有：①药物肝毒性。因药物本身和/或其代谢产物，或由于患者的特殊体质对药物的超敏感性或耐受性降低所导致的肝损伤。常见的毒性类型包括肝细胞凋亡或死亡、脂肪变性、胆汁淤积、肝纤维化、肝硬化，临床表现为转氨酶检验值升高等肝功能化验异常以及黄疸、肝大、肝区疼痛等症状，严重者可引起肝炎、肝坏死甚至致死。②药物肾毒性。药物所引起的肾脏结构或功能损伤，药物浓度过大，肾接触毒性物质时间过长，则可损伤肾。常见的毒性类型包括免疫介导的肾小球疾病、直接肾小球损伤、急性肾小管损伤、急性间质性肾炎、肾衰竭，临床表现有蛋白尿、血尿、肾功能减退，严重者可致肾炎、肾衰竭而致死。③药物免疫系统毒性。药物引起免疫系统结构或功能损伤等不良反应。药物引起机体组织损伤的免疫系统反应可分为免疫抑制、免疫增强和自身免疫反应。免疫系统损伤后可产生各种症状，包括急性和慢性呼吸窘迫、皮肤反应和自身免疫性疾病等。④药物内分泌系统毒性。药物对内分泌系统的损伤

主要是影响内分泌系统激素分泌水平及直接破坏内分泌系统组织细胞。毒性可根据各个内分泌腺体的不同而分类，包括甲状腺、肾上腺、性腺和胰腺毒性。⑤药物血液系统毒性。药物对血液的形成和功能产生不良影响。常见的毒性有造血功能障碍、血细胞疾病、血红蛋白损伤等。临床表现为各种贫血、白细胞减少，严重时可引起再生障碍性贫血或白细胞过少，免疫功能减退而引起难以控制的继发性感染。⑥药物神经系统毒性。药物引起神经系统结构或功能损伤等不良反应。毒性类型按毒性作用发生在神经组织的不同部位，可分为神经元损害、轴索损害、髓鞘损害，以及影响神经递质；按毒性对神经组织造成的功能障碍，可分为脑损害和精神异常、脑神经损害和脊髓损害。其常见表现有失眠、多梦、头痛、眩晕、兴奋不安、幻觉、步态不稳、眼球震颤、视力减退、听力减退等症，严重者可有惊厥、癫痫发作、永久性耳聋、精神错乱等症状。⑦药物心血管系统毒性。药物引起心血管系统结构或功能损伤等不良反应。常见的毒性类型有心律失常、心肌损害、血压异常及心功能抑制等。⑧药物呼吸系统毒性。药物对呼吸道、肺结构和功能损伤。毒性反应可分为呼吸抑制、哮喘、药物性间质性肺炎、肺纤维化、肺水肿等。⑨药物生殖毒性。药物对生殖过程的一个或几个阶段产生影响，造成生殖过程损害。毒性类型包括生殖器官损害和生殖功能损害，男性可表现为睾丸萎缩或坏死、性功能减退、精子数目减少、不育，女性可表现为卵巢萎缩、排卵规律改变、月经失调或闭经、胚胎死亡、不孕等。

⑩药物发育毒性。药物对胚胎发育、器官发生、胎儿发育及出生后幼儿发育的影响。毒性类型包括生长迟缓、致畸作用、功能不全或抑制、胚胎或胎儿致死作用，表现为胚胎器官形成期接触药物后出现的形态畸形，其他发育阶段出现的形态异常或出生后生理反射及行为异常等。⑪药物遗传毒性。药物通过改变机体遗传物质或遗传过程而导致的有害效应。毒性类型可分为药物对体细胞的遗传毒性、药物对生殖细胞的遗传毒性，可导致肿瘤、先天畸形等病理改变。

与药物副作用的异同　药物毒性反应与药物副作用均属于药物不良反应，表现形式均多样化，且两者之间常存在着相似症状，但在性质上是不同的。副作用对人体的危害较轻，多为一般人所能耐受的，即使出现也大多无须停药，而毒性反应则对人体危害较大，一旦出现多须停药。一般来说，停止用药并进行治疗，毒性反应可逐渐消退。但有的药物毒性可迁延很久，甚至停药后毒性反应继续发展，造成严重后果。

(汪　晖　郭　喻)

yàowù gānzàng dúxìng

药物肝脏毒性（drug liver toxicity）　药物在使用过程中，因药物本身和/或其代谢产物毒性，或由于患者的特殊体质对药物的超敏感性或耐受性降低所导致的肝损伤。引起肝毒性药物有千余种，其表现与人类各种肝病表现相同，可以表现为肝细胞凋亡或坏死、细胞脂肪变性、胆汁淤积、肝纤维化或硬化等。药物肝毒性是药物毒性反应中的一种，属于药物不良反应。

特点　肝脏是机体最易受药物损伤的器官之一。肝脏具有肝

动脉和门静脉双重血液供应。来自胃肠道和腹腔的血液首先经过肝脏的过滤作用，然后进入体循环。肝脏是遭遇所摄入营养素、维生素、药物、环境毒物等的第一个器官，也是药物代谢的主要场所，因而容易直接受到药物的损害。药物对肝脏的损害可能是药物本身的直接作用，也可能是药物在肝药酶作用下产生的代谢产物引起的毒性反应。药物对肝脏损害的类型各不相同，主要取决于所用的药物性质、剂量和持续时间。

分类　常见的药物肝毒性分为以下几种。

肝细胞凋亡或坏死　肝细胞死亡的模式有凋亡和坏死两种。凋亡（或称程序性死亡）是机体用于清除不再需要或不再有正常功能细胞的正常生理过程，此时细胞通过内切酶活性、DNA损毁而"自杀"，而坏死的形态学标志是细胞大块肿胀、核染色质标志性聚集、线粒体极端肿胀、质膜碎裂及细胞碎片形成、坏死局部出现炎症。凋亡细胞在形态上与坏死细胞差别很大，通常保持质膜的完整性和收缩性，产生细胞质浓缩和染色质密集，出现凋亡小体，但局部不形成炎症。许多肝脏毒物包括药物（如地西泮、对乙酰氨基酚、利福平、阿司匹林等）可直接损伤肝细胞，导致细胞凋亡或坏死。

脂肪变性　脂肪变性是短期用药后常见的反应，其发生部位与药物引起坏死是相似的。脂质以空泡形式积聚在胞液中，这些空泡通常可呈大而清楚的一个或多个小空泡。肝脏脂质含量超过总重量的5%时，称为脂肪肝。许多药物或毒物可引起肝脂肪变性或脂肪肝，如布洛芬、甲氨蝶呤、

嘌呤霉素、四氯化碳等。

胆汁淤积 正常的胆汁流动依赖于肝细胞正常的空间结构和功能，而胆汁淤积常常由于多种严重肝细胞损伤所致。许多药物可以引起原发性肝坏死并伴随有限的胆汁淤积，有的药物（如氯丙嗪和红霉素）产生原发性胆汁淤积的同时伴有肝坏死，有的药物（如避孕药和同化激素）可引起胆汁淤积但无肝细胞损伤。

肝纤维化或硬化 在药物（如氯丙嗪、睾酮等）或炎症反应的反复刺激下，肝脏纤维组织增多，难以替代损害细胞并维持正常结构，纤维组织形成独立的细胞墙。肝脏微循环损害引起细胞缺氧并重建，形成更多的纤维瘢痕组织，最终造成肝细胞纤维化甚至硬化。

机制 药物可通过多种机制引起肝细胞毒性。有的药物肝毒性机制已很清楚，如半乳糖胺通过耗竭膜蛋白合成必需的三磷酸尿苷，造成肝细胞死亡。但对大多数肝脏毒物，其引起肝细胞坏死的生化机制仍不清楚。常见的药物肝毒性机制有以下几种。

自由基形成 对四氯化碳（CCl_4）肝毒性的机制研究已很深入，四氯化碳被CYP2E1氧化成CCl_3自由基，后者再与细胞膜脂质共价结合引起脂质过氧化，或可能同时与分子氧反应形成活性更强的CCl_3OO自由基。

与大分子不可逆结合 如对乙酰氨基酚、可卡因。对乙酰氨基酚在高剂量时可引起小叶中央肝细胞坏死，CYP2E1将对乙酰氨基酚代谢活化为N-乙酰-对苯醌亚胺，在体内还原型谷胱甘肽等保护因子含量充足的情况下，N-乙酰-对苯醌亚胺与还原型谷胱甘肽结合而减毒。但在还原型谷胱

甘肽被耗竭时，N-乙酰-对苯醌亚胺会与细胞内其他重要的生物大分子结合而导致肝损害。

破坏细胞骨架 鬼笔环肽及微囊藻素是肝血窦转运体的底物，可被血窦转运体大量转运于肝细胞中，通常影响在细胞骨架动力学中有重要作用的某些蛋白质，引起细胞骨架破坏。鬼笔环肽是由毒蕈产生的双环杆肽类抗肿瘤药，与微丝有强亲和作用，可使细胞骨架网络明显改变，肌动蛋白网变硬，胆小管收缩性下降。

线粒体损伤 用于治疗乙肝和获得性免疫缺陷综合征感染的核苷类似物（齐多夫定、扎西他滨）和酒精滥用均可导致肝线粒体结构和功能改变，其基本作用是损伤线粒体DNA而不是核DNA。当肝脏因线粒体功能严重缺陷不能维持全身乳酸盐平衡时，易发生乳酸中毒，在不进行无氧酵解的情况下，甚至不能满足自身能量的需求。

胆汁淤积 许多药物可导致胆汁淤积，如阿米替林、氨苄西林、巴比妥类、卡马西平、氯丙嗪等。在胆汁形成过程中有多种导致胆汁淤积的机制，包括摄取抑制、分泌障碍、胆小管收缩性及闭合能力下降等。

免疫毒性 这种肝毒性机制并不多见，但很重要。这种情况很难预测，无量-效关系，通常为特异质反应。最典型的例子是全身麻醉药氟烷。氟烷在体内的代谢产物会被机体免疫系统识别为异物，并呈现细胞介导的免疫反应，导致细胞破坏。

（汪晖 何波）

yàowù shènzàng dúxìng

药物肾脏毒性（drug renal toxi-city） 药物引起的肾脏结构或功能损伤。肾脏是人体的重要

器官，肾脏功能的完整性与机体内环境的平衡密切相关，并在代谢、排泄、细胞外液调节、酸碱平衡等方面具有重要作用。药物可以影响肾脏上述功能，从而对机体产生重要影响。一般来说，肾脏通常在接触大量药物时才会出现毒性反应。药物肾脏毒性是药物毒性反应中的一种，属于药物不良反应。

特点 肾脏的解剖和生理特性决定了它对毒物的易感性。肾脏重量约为全身重量的0.5%，但接受了20%~25%的心脏静息每搏输出量，因此血液循环中大量药物可随血流到达肾脏。与其他器官相比，药物肾毒性具有以下特点：①药物重吸收后在肾小管中被浓缩，使某些在血浆里无毒的药物在肾小管内达到中毒浓度，从而影响肾脏的正常功能，并出现相应的临床表现。②经肾小球滤过的药物可在肾小管内不断地浓缩，使一些相对不可溶的化合物在肾小管的管腔内沉积而引起阻塞，进而产生相应的临床表现。

分类 根据肾损伤的临床表现、病理变化或病因学，可将药物肾毒性分为肾衰竭、免疫介导的肾小球疾病、急进性肾小球肾炎、急性间质性肾炎等。肾毒物药物可能具有多个肾脏靶部位，损伤表现可有多种临床表型，最终导致肾衰竭。

肾衰竭 药物肾毒性中最常见的反应。常见的引起肾衰竭的药物如下：①非甾体抗炎药，如对乙酰氨基酚、阿司匹林、布洛芬、萘普生、吲哚美辛等。使用大剂量非甾体抗炎药后，数小时内可引起急性肾衰竭，表现为肾血流量减少和肾小球滤过率降低，停药后通常可以逆转。②氨基糖苷类抗生素。由于主要经肾排泄

并在肾皮质内蓄积过多所致。氨基糖苷类抗生素的肾毒性特征为肾小球滤过率降低、血清肌酐和尿素氮增加的非无尿性肾衰竭，导致肾血流量减少和肾局部缺血。而在中毒初期，一般表现为尿浓缩困难而多尿，可能与髓祥升支粗段氯离子转运抑制有关。随后出现蛋白尿、管型尿，严重者可发生氮质血症及无尿等，其发生率依次为新霉素>卡那霉素>庆大霉素>链霉素。临床表现为血尿、蛋白尿、高血压。

免疫介导的肾小球疾病 该类疾病是由于循环中的抗体与肾小球结构抗原或非肾小球抗原相互作用所产生的沉积物所致，如肾小球基底膜阴离子所固定的阳离子蛋白。而药物成分也会以半抗原形式与肾组织蛋白成分结合，引起抗体反应而产生肾损害。临床表现为大量蛋白尿、水肿、低蛋白血症等。多种环境毒物、药物与这种类型的肾小球肾炎有关，如 D-青霉胺、非甾体抗炎药和二醋吗啡。

急进性肾小球肾炎 以少尿、血尿、蛋白尿、水肿、高血压等急性肾炎综合征、肾功能急性恶化、多在早期出现少尿性急性肾衰竭为临床特征，以新月体性肾小球肾炎为病理改变的一组疾病。常见的发病因素有毒素、药物、细菌和病毒感染、免疫遗传因素等。根据免疫病理，可把急进性肾小球肾炎分为 3 型：抗肾小球基底膜型（Ⅰ型）、免疫复合物型（Ⅱ型）、微量或无免疫球蛋白沉积型（Ⅲ型）。某些药物可引起急进性肾小球肾炎Ⅲ型，如肼苯达嗪等。

急性间质性肾炎 以肾间质炎细胞浸润及肾小管变性为主要病理表现的一组急性肾脏疾病。

能引起该疾病的药物很多，如磺胺及非甾体抗炎药等。在国外，除抗生素外，非甾体抗炎药引起的药物性急性间质性肾炎占有很大比例。在中国，也常见报道中草药可引起急性间质性肾炎，特别是大剂量、短期服用含马兜铃酸中药可引起急性肾小管间质病变。老年人、原有肾脏疾病及高敏体质患者容易发生药物过敏性的急性间质性肾炎。

除上述分类以外，某些药物可在尿中形成结晶，在肾小管、膀胱或尿道中沉淀，产生尿道刺激症状和阻塞现象，出现血尿、尿痛及尿闭等症状。常见的可引起尿路梗阻的药物有磺胺类抗菌药。过量的巴比妥类也可产生肌红蛋白尿，形成管型而阻塞肾小管，导致急性肾衰竭。

机制 常见的药物肾毒性机制有：①细胞毒作用。肾毒性药物可通过不同的方式造成肾损害，如产生自由基损伤线粒体功能，影响溶酶体膜，或直接损伤肾小管细胞膜。这种损害通常与药物剂量有关。②免疫损害。具有半抗原性的药物与肾组织蛋白结合后作为全抗原，致敏肾组织而引起变态反应，从而导致肾小球或肾小管损害。这种损害与药物剂量无关。③降低肾血流量。非甾体抗炎药能抑制前列腺素合成，减少肾血流量，影响肾功能，严重致不可逆性的肾毒性。④机械性损害。难溶解的药物结晶沉着在肾小管，引起肾损害。

(汪晖 何波)

yàowù miǎnyì xìtǒng dúxìng
药物免疫系统毒性（drug immune system toxicity） 药物引起的免疫系统结构或功能损伤。根据免疫系统毒性造成损伤的性质不同，药物免疫系统毒性分为

不同类型，包括免疫抑制、免疫增强和自身免疫反应。药物免疫系统毒性是药物毒性反应中的一种，属于药物不良反应。

免疫系统构成 免疫系统是机体执行免疫应答及免疫功能的一个重要系统，它主要包括免疫器官、免疫细胞和免疫分子等。

免疫器官 实现免疫功能的器官或组织。根据免疫反应的发生顺序和功能差异，分为中枢免疫器官和外周免疫器官。①中枢免疫器官：包括胸腺、骨髓等，其主要功能是孕育中枢免疫活性细胞，并对外周淋巴器官的发育和全身免疫功能起着调节作用。②外周免疫器官：包括淋巴结、脾及与黏膜相关的淋巴组织。

免疫细胞 可分为 3 大类：①在免疫应答过程中起核心作用的免疫活性细胞，即淋巴细胞。②在免疫应答过程中起辅佐作用的单核-巨噬细胞，是通过一系列作用帮助淋巴细胞活化的细胞。③单纯参与免疫效应的其他细胞。其中淋巴细胞是免疫系统的主要细胞，按其性质功能可分为 3 类，包括 T 细胞，又称胸腺依赖性淋巴细胞，源于骨髓干细胞并在胸腺内发育成熟；B 细胞，又称骨髓依赖性淋巴细胞，其产生、发育和成熟均在骨髓中完成；NK 细胞，又称自然杀伤细胞，源于骨髓前体细胞，其发育、分化过程尚不明确。不同类型的淋巴细胞很难从形态上进行分辨，只能通过其不同的表面标志和不同的反应性质进行区分。

免疫分子 主要包括 3 类：①免疫球蛋白（Ig）。浆细胞分泌的能与抗原特异性结合的蛋白质。②补体。存在于正常人和动物血清与组织液中的一组经活化后具有酶活性的蛋白质。③细胞因子。

一大类能在细胞间传递信息、具有免疫调节和效应功能的蛋白质或小分子多肽的总称。

特点 药物免疫系统毒性作用是药物毒理学中非常重要的组成部分。机体与多种化学性和生物源性药物接触，可产生免疫系统的各种症状，包括急性和慢性呼吸窘迫、皮肤反应和自身免疫性疾病。这是由于免疫系统是药物引起机体毒性最敏感的靶器官。许多药物的不良反应均涉及免疫系统异常或免疫毒性，而免疫系统本身非常复杂，许多环节尚未阐明。因此，研究药物对免疫功能的影响，较全面地了解免疫反应生物学及其药物作用的可能环节，不仅可对药物免疫系统毒性做出全面的评价，还可以通过对免疫功能的检查，寻求其对机体损害的早期指标。此外，由于免疫应答是宿主的一个重要防护与调节机制，机体免疫系统受损可以增加传染病或肿瘤的发病率。

分类和机制 一般情况下，药物引起机体组织损伤的免疫系统反应可分为免疫抑制、免疫增强和自身免疫反应。

免疫抑制 药物对免疫系统的一个或多个组分损害所致的免疫功能低下。包括抑制免疫细胞增殖（如抗肿瘤药物的毒性作用）、抑制免疫细胞分化（如糖皮质激素的毒性作用）和抑制T细胞活性（如环孢素A的毒性作用）。临床上常首先表现为感染性疾病的发病率增加。某些情况下，免疫抑制是由用药防止移植排斥而引起的。在这种情况下，毒理作用可涉及多种机制，包括细胞因子产生抑制（如环孢素A的毒性作用）和淋巴细胞增生（如硫唑嘌呤的毒性作用）。由于免疫系统在预防或限制肿瘤生长方面起

着免疫监视作用，许多药物可引起免疫功能的降低，尤以细胞免疫功能受抑为甚，由此可形成致癌因素。常见的免疫抑制剂有烷化剂环磷酰胺、甾体类皮质激素、硫唑嘌呤、环孢素A。

免疫增强 又称变态反应或超敏反应，包括4种类型：Ⅰ、Ⅱ、Ⅲ及Ⅳ型超敏反应。它们都有一个共同的特点，即需要有预先的接触，以激发初次反应。在第Ⅰ、Ⅱ、Ⅲ型反应中，预先与原抗原接触，产生特殊的抗体IgE、IgM和IgG；在Ⅳ型反应中，则产生记忆的T细胞。Ⅰ型超敏反应又称速发性超敏反应。该型反应限于IgE介导的过敏反应。当抗原初次通过呼吸道、胃肠道时通常不出现免疫症状，再次接触则可激发强烈的超敏反应。此时，抗原和紧粘在宿主肥大细胞上的IgE相互作用并结合。肥大细胞释放组胺和血清素。这些介质与许多速发性超敏反应症状有关，如引起血管舒张、毛细血管扩张、支气管痉挛等。严重超敏反应时，可出现呼吸困难、休克等。某些药物，如β-内酰胺类抗生素（尤其是青霉素）、蛋白制剂，可引起该类反应。Ⅱ型超敏反应又称抗体依赖型细胞毒性超敏反应。该型反应是由于药物与细胞表面结合后产生特定药物引起的或由于药物改变细胞膜引起的抗体介导的细胞毒性。与该型反应有关的免疫球蛋白包括IgM和IgG类，细胞毒性（如巨噬细胞、中性粒细胞、嗜酸性粒细胞直接作用）可引起组织损伤，如非那西丁引起的溶血。Ⅲ型超敏反应又称免疫复合物介导的超敏反应。该型反应也与免疫球蛋白IgM和IgG有关。但其反应由药物或化学半抗原、特异性抗体加上

补体成分构成可溶性免疫复合物所产生，常与免疫复合物疾病有关。最常累及的靶位是肺、关节和肾。各种抗血清和青霉素、链霉素等抗生素可诱发该型反应。Ⅳ型超敏反应又称迟发型超敏反应。与其他3型超敏反应在数分钟或数小时内发生相比，该型反应要在6~8小时才出现炎症反应，24~48小时得到缓解。常见于局部用药引起的接触性皮炎。

自身免疫反应 药物对自身组织（包括核酸大分子在内）抗体的诱导和表达。典型的例子是肼屈嗪等药物引起的系统性红斑狼疮、氟烷引起的免疫性肝炎等。

（汪晖 何波）

yàowù nèifēnmì xìtǒng dúxìng

药物内分泌系统毒性（drug endocrine system toxicity）

药物引起的内分泌系统结构或功能损伤。是药物毒性反应中的一种，属于药物不良反应。内分泌系统具有一种整合性的调节机制，通过分泌特殊的化学物质来实现对机体的有效控制与调节。机体在药物的毒性作用下，常会与内分泌系统相互作用而产生一系列反应，以调整异常的生理功能。内分泌系统的这种反应是机体应激反应的重要组成部分，也是许多药物能引起的一种非特异性反应，对各种药物引起的急性或慢性中毒过程的发生、发展具有普遍意义。因此，观察在药物毒性作用下机体内分泌功能特异性或非特异性变化，可为阐明中毒机制、制定治疗方案和确定阈浓度提供一定的依据。

特点 内分泌系统是人体的一种特殊分泌方式，它通过无导管的内分泌腺，合成并分泌高度特异的激素，通过血液分布全身并作用于特异的靶细胞。药物内

分泌系统毒性的特点主要有：①内分泌系统对药物较敏感而易受损，且靶器官与激素的相互影响常导致机体内、外多层次激素平衡的破坏。②许多药物对内分泌系统的毒性作用是可逆的，一旦停药其作用消退，但功能的全面恢复往往需要数月或更长时间。③药物对正在发育中个体的内分泌系统毒性作用常产生不可逆的损伤。

分类和机制 药物内分泌系统毒性是根据各内分泌腺体的不同而分类，包括甲状腺毒性、肾上腺毒性、性腺毒性和胰腺毒性等，而各个腺体产生毒性的作用机制有所不同。

甲状腺毒性 甲状腺激素可以影响细胞内的能量代谢水平，包括糖、脂肪、蛋白质、维生素及无机盐代谢等。常见具有甲状腺毒性的药物有甲巯咪唑和丙硫氧嘧啶。此类药物主要通过抑制无机碘氧化为活性碘，影响酪氨酸碘化和碘化酪氨酸的偶联，从而抑制甲状腺激素的作用，故应用此类药物治疗需1~2周后，当体内甲状腺激素储备耗竭时才能显效。该类药物还有免疫抑制作用，可减少甲状腺内淋巴细胞浸润，而恢复失常的淋巴细胞功能，抑制自身抗体的形成。一般药物引起甲状腺功能紊乱和组织学变化不一定都有明显的临床表现，或其临床表现难以区别是神经系统引起的还是内分泌腺所致的。药物损伤甲状腺的机制还不十分明确，可分为两方面：①直接作用。抑制甲状腺激素的合成和运输过程。②间接作用。通过兴奋下丘脑，刺激垂体前叶分泌促甲状腺激素而作用于甲状腺，使甲状腺组织肥大、功能亢进，而甲状腺激素分泌旺盛时，又可反作

用于神经系统及机体的其他部位，引起高级神经系统活动紊乱，形成恶性循环。

肾上腺毒性 在内分泌腺中，肾上腺皮质是一个对药物最为敏感的腺体。慢性肾上腺皮质功能减退症起因于肾上腺皮质自身免疫性破坏，见于结核、出血、肿瘤及肾上腺脑白质营养不良。临床表现为虚弱无力、厌食、精神萎靡、淡漠、记忆力减退、体重进行性下降、性功能低下。药物对肾上腺皮质功能的损害，如砷化氢中毒，可引起肾上腺皮质变薄，皮质各区带细胞内类固醇性脂质耗尽所致的细胞体积变小。五氯酚钠中毒时，可见肾上腺皮质网状带空泡变性。有些药物或毒物对肾上腺有直接损害作用，如二苯氯甲烷衍生物可直接引起肾上腺出血、坏死，而另一些药物或毒物（如三甲基醋酸去氧皮质酮）可间接作用于肾上腺，即先损害下丘脑-垂体系统，使神经调节、内分泌激素的分泌受到破坏，随后损害靶腺的功能。

性腺毒性 已知烷化剂、甾体类避孕药、棉酚等能使睾丸和卵巢发生病理变化和功能障碍。对于药物治疗，如雄激素可替代并恢复睾丸的正常生理功能，对青春前期患者可刺激和维持男性第二性征、躯体的发育及正常性功能；对成年患者则可恢复和维持性欲、性功能和第二性征。其毒性作用主要是用药不合理所致，特别是滥用该类药物可以抑制精子的生成，导致睾丸萎缩，在临床上应特别引起注意。毒性作用表现主要有肝损害、前列腺肥大、高血压、红细胞增多、男性乳腺发育、阴茎异常勃起、痤疮、甲状腺及肾上腺功能异常等。一般来说，性腺的生殖功能受到垂体

促性腺激素的调节，如甾体类避孕药就是通过对下丘脑和垂体的干扰而抑制排卵。因此，当下丘脑-垂体系统受抑制后，卵泡刺激素和黄体生成素水平降低，卵泡发育受阻，黄体不能形成，致使卵巢缩小，同时子宫的精子获得被控制，受精卵着床被干扰。

胰腺毒性 胰岛素相对或绝对分泌不足是发生糖尿病的重要原因。截至2016年底，主要的降血糖口服治疗药物是磺酰脲类药物。这类药物的毒性作用表现为以下几方面：①低血糖反应。严重可诱发冠心病患者心绞痛或心肌梗死，也可诱发脑血管意外；反复或持续低血糖可导致神经系统不可逆损伤、甚至昏迷死亡。②皮肤过敏反应。如皮疹、皮肤瘙痒等。③消化系统反应。少数患者出现上腹部不适、恶心、食欲不振、消化不良等，偶见肝功能损害、胆汁淤积性黄疸。由于某些原因，磺酰脲类药物的应用存在失效的问题，此时若使用该类药物，则可产生严重的毒性作用。如在肝功能不全的糖尿病患者中使用此类药物，由于影响肝脏药物代谢及排泄功能，此类药物（如格列苯脲、格列本脲）在体内大量蓄积，可导致严重的低血糖反应。

(汪晖 何波)

yàowù xuèyè xìtǒng dúxìng
药物血液系统毒性（drug blood system toxicity） 药物对血液的形成和功能产生不良的影响。血液系统是由骨髓、脾、淋巴结等器官，以及血细胞组成。常见的药物血液系统毒性有造血功能障碍、血细胞疾病、血红蛋白损伤等。药物血液系统毒性是药物毒性反应中的一种，属于药物不良反应。

特点 与其他系统的药物毒性相比，药物血液系统毒性具有以下特点：①人体绝大部分脏器依赖血液系统供血，故血液系统毒性较其他系统毒性的影响要广。同时，因为血液中各类细胞及物质代谢较快，多数药物的血液毒性在剂量较低、用药时间短时表现出可逆现象，停药一段时间后即可恢复正常，但大剂量长期用药仍会产生不可逆的毒性作用。②血液毒性的临床症状常不明显，通常不宜察觉。一旦察觉，此时毒性已较为严重，故需及时关注外周血多项指标，防止产生严重后果。

分类和机制 根据药物对血细胞的影响，可将药物血液系统毒性分为红细胞毒性、白细胞毒性、血小板毒性及造血功能障碍。

红细胞毒性 多种药物对红细胞有直接毒性作用，可导致巨幼红细胞性贫血和溶血性贫血。巨幼红细胞性贫血是由维生素 B_{12} 或叶酸缺乏所引起的贫血。新霉素、秋水仙碱、氨基水杨酸钠等可影响小肠内维生素 B_{12} 的吸收，导致维生素 B_{12} 缺乏；抗癫痫药苯妥英钠或扑米酮可增加叶酸的破坏，并抑制肠道对叶酸的吸收，长期服用可引起叶酸缺乏症。叶酸类似物如甲氨蝶呤、乙胺嘧啶、甲氧苄啶等能与二氢叶酸还原酶结合，使之失活，从而使二氢叶酸不能还原成四氢叶酸，导致叶酸缺乏。溶血性贫血是红细胞破坏加速而骨髓造血功能代偿不足时发生的一类贫血，主要分为免疫性溶血性贫血和非免疫性溶血性贫血。免疫性溶血性贫血是指由于免疫功能紊乱产生某种抗体，能与自己正常红细胞表面的抗原结合或激活补体，引起红细胞过早破坏而导致的获得性溶血性贫

血。能引起免疫性溶血性贫血的药物有青霉素、头孢霉素、四环素、奎尼丁、利福平、左旋多巴等。非免疫性溶血性贫血则主要是由遗传缺陷所引起，如葡萄糖-6-磷酸脱氢酶缺陷及谷胱甘肽代谢中所需酶缺陷均可引起溶血性贫血。伯氨喹、磺胺类药、氯霉素、阿司匹林、亚甲蓝等均可诱发葡萄糖-6-磷酸脱氢酶缺陷患者的溶血性贫血。

血红蛋白是高等生物体内具有运载氧（O_2）和二氧化碳（CO_2）的蛋白质。正常人血红蛋白分子含二价铁离子，与氧结合为氧合血红蛋白。当血红蛋白中铁离子失去一个电子而被氧化为三价铁离子时，即成为高铁血红蛋白，其结合氧的能力较低。正常人高铁血红蛋白仅占血红蛋白总量的 1% 左右，且较恒定。当血中高铁血红蛋白比例超过 1% 时，称为高铁血红蛋白血症。苯佐卡因、利多卡因、磺胺、硝普钠、硝酸银、亚甲蓝等药物大剂量使用时，会引起高铁血红蛋白血症。

白细胞毒性 药物毒性可引起造血组织恶性疾病，如白血病，其特点是骨髓及其他造血组织中有大量白细胞及其幼稚细胞无限制的增生并进入外周血液，而正常的血细胞产生被明显抑制。该病因仍不完全清楚，病毒可能是主要的致病因子，但化学毒物（苯等）或药物、遗传因素等可能是致病的辅因子。氯霉素可致急性髓细胞性白血病。

药源性白细胞减少症可分为急性和慢性。急性者多出现高热、哮喘等症状，慢性者多为乏力、精神萎靡不振等。能引起白细胞减少症的药物很多，如解热镇痛药阿司匹林、对乙酰氨基酚等；抗炎药吲哚美辛、保泰松等；抗

癫痫药苯妥英钠、三甲双酮等；镇静药氯丙嗪、地西泮等；抗结核药利福平、异烟肼、对氨基水杨酸钠等。很多药物如解热镇痛药（如保泰松等）、抗高血压药（如甲基多巴等）、降血糖药（如氯磺丙脲等）均可引起粒细胞缺乏症，这些药物主要通过人体变态反应或对粒细胞的直接毒性作用造成粒细胞死亡。

血小板毒性 常见的血小板疾病有血小板减少症或血小板功能不全（功能衰退）导致血栓形成不良及出血。有些药物可引起骨髓再生不良，直接破坏血小板或引起免疫性血小板减少，如硫酸奎尼丁、吲哚美辛、地高辛、甲基多巴、先锋霉素、红霉素等；有些药物可降低血小板功能，影响止血功能，如吲哚美辛、阿司匹林、双香豆素等。

造血功能障碍 再生障碍性贫血简称"再障"，系多种病因引起的造血障碍，导致骨髓造血功能衰竭，出现以全血细胞减少为主要表现的疾病。药物对骨髓造血功能损伤最严重的表现是"再障"，此时有造血功能的红骨髓显著减少，以脂肪细胞代之。药物引起的"再障"有两种情况：一种是达到毒性剂量，一般是可逆的，如各种抗肿瘤药、细胞周期特异性药物阿糖胞苷和甲氨蝶呤等主要作用于较成熟的多能干细胞，骨髓仍保留一定量的多能干细胞，停药后可恢复；另一种与药物剂量关系不大，常导致不可逆性的再障。常见的能引起造血功能障碍的药物有抗肿瘤药物（如美法仑、环磷酰胺等）、抗疟药、非甾体抗炎药（如保泰松）、有机砷及抗癫痫药。其他如磺胺类抗菌药、抗甲状腺药（如他巴唑）、抗过敏药（如盐酸吡甲胺

片）等偶尔也可引起药物血液系统毒性作用。

（汪 晖 何 波）

yàowù shénjīng xìtǒng dúxìng

药物神经系统毒性（drug nervous system toxicity）

药物引起的神经系统结构或功能损伤。神经系统由中枢神经系统和周围神经系统组成。神经系统为人体内起主导作用的功能调节系统。根据毒性发生的组织部位或造成的功能损伤，药物神经系统毒性有不同类型及机制。药物神经系统毒性是药物毒性反应中的一种，属于药物不良反应。

特点 相比于药物对其他系统的损害，药物神经系统毒性有其自身特点：①高敏感性。神经系统是体内功能最复杂、与其他器官系统的联系较广泛且反应迅速的系统，故在接触药物后，神经系统受损表现会较早出现，尤其是发育中的神经系统对某些类型的损害非常敏感。②滞后性。某些对发育中神经系统的损害，其后果可能在神经系统发育成熟以后或成年后才显现出来。③不可逆性。神经系统一旦受损，死亡的神经细胞不能替代，神经功能的恢复在很大程度上依赖于受损神经分支的再生长以及存活细胞适当地再连接。④进行性。即轻微的功能损伤可能导致严重的后果。⑤多样性。许多外源化合物特别是药物，在不同剂量下对神经系统可产生不同的影响。

分类和机制 药物对神经系统毒性有结构损伤及功能损害两种方式。

按结构损伤分类 根据毒性作用发生在神经组织的不同部位，可分为神经元损害、轴索损害、髓鞘损害及影响神经递质功能。

神经元损害 一些药物可引起神经元损害，又称神经元病，严重时可导致神经元死亡。神经元的死亡是不可逆的，并会使神经元树突、轴索和髓鞘全部变性。抗恶性肿瘤药多柔比星能嵌入靶细胞双链 DNA 中形成稳定的复合物，阻止 DNA 复制及 RNA 转录，从而导致靶细胞死亡。多柔比星也可损伤周围神经系统，尤其是脊神经节和自主神经节的神经元。

轴索损害 轴索为毒性原发部位所产生的神经障碍，称轴索病。周围神经系统轴索变性可再生而中枢神经系统则不能。周围神经系统中神经胶质细胞和巨噬细胞可营造轴索再生的支持环境。中枢神经系统不能再生是由于不利的神经胶质因子环境及成熟神经元性质所决定的。一些药物可化学性切断轴索引起轴索变性，导致远端轴索病理性丧失而细胞体依然存活。轴索变性必然导致轴索运输障碍，结果是出现周围神经病的临床症状。抗癌药物长春新碱、秋水仙碱和帕尼特西等可引起微管相关性神经毒性。微管是构成细胞骨架及纺锤体的重要部分，也是轴索运输所必须。长春新碱、秋水仙碱可与微管蛋白结合，抑制蛋白质亚单位缔合成微管，导致轴索运输障碍，从而引起周围神经病。帕尼特西与长春新碱不同，其与微管蛋白结合后，会造成微管蛋白过度聚合，出现感觉神经及运动神经轴索病。

髓鞘损害 髓鞘是神经元突起的电绝缘物质，如果髓鞘缺乏，会造成神经突起之间的传导异常。髓鞘的损害主要有髓鞘水肿和脱髓鞘两种类型。髓鞘水肿可以由碱性蛋白 mRNA 转录水平的改变引起，早期可逆，后可演变为脱髓鞘作用，使轴索丧失髓鞘。脱髓鞘所引起的症状取决于脱髓鞘的范围，如局限于中枢神经系统，则产生中枢神经系统功能障碍；如局限于周围神经系统，可产生周围神经病；如弥漫性髓鞘病可产生中枢和周围神经系统功能障碍性疾病。广谱抗心律失常药胺碘酮可引起周围神经轴索变性及脱髓鞘，导致周围神经病；钙拮抗剂哌克昔林可导致周围神经脱髓鞘神经病，出现周围神经功能障碍。

影响神经递质功能 一些药物通过影响神经递质而产生神经功能上的障碍。若用药时间短暂，毒性通常可逆转；若长时间用药，可产生不可逆的毒性。氨基糖苷类抗生素、新霉素、多黏菌素 B 和多黏菌素 E 等抗菌药物可与突触前膜上的钙结合位点结合。当神经冲动到达神经末梢时，钙离子内流受阻，抑制乙酰胆碱释放，造成神经-肌肉综合征。苯妥英钠、丙咪嗪、三甲双酮等许多药物，可使脑内兴奋递质增多或抑制性递质减少，导致兴奋与抑制失衡，造成癫痫。抗精神失常药氯丙嗪可阻断中枢多巴胺受体产生抗精神失常作用，而阻断黑质-纹状体通路多巴胺受体则会产生锥体外系不良反应。

按功能损害分类 根据毒性对神经组织造成的功能障碍，可分为脑损害、脑神经损害、脊髓损害。

脑损害 此类损害可由药物的毒性作用和变态反应引起。药物引起的脑损害，临床上可见脑病、癫痫、脑血管损害等。其病变包括炎性反应、弥散性出血和脱髓鞘性病变。脑炎多由疫苗和抗毒血清引起，疫苗与抗毒血清为大分子蛋白成分，是完全抗原，可导致变态反应。表现为头痛、意识障碍、失明、癫痫样发作及各种局灶性神经系统体征，病死率高。

脑神经损害 药物引起的脑神经损害主要有视神经损害、耳毒性。乙胺丁醇、异烟肼、氯霉素、青霉胺、地高辛、保泰松、奎宁及有机砷等均可损害视神经。氨基糖苷类抗生素可引起前庭毒性及耳蜗毒性，依他尼酸、呋塞米、水杨酸盐等也具有耳毒性。

脊髓损害 药物损害脊髓的表现有脊髓炎、上行性麻痹、脑脊髓神经根炎、下肢弛缓性瘫痪、蛛网膜下腔阻塞、蛛网膜炎、永久性脊髓炎等。狂犬疫苗可导致急性上行性麻痹，破伤风疫苗可致胸腰段脊髓炎。

（汪 晖 何 波）

yàowù xīnxuèguǎn xìtǒng dúxìng
药物心血管系统毒性（drug cardiovascular system toxicity）

药物所致的心血管系统结构或功能损伤。心血管系统由心脏、动脉、静脉及毛细血管组成。心脏是血液循环的动力器官，动脉将心脏输出的血液运送到全身各器官的血管，静脉将血液从全身各器官回流至心脏，毛细血管是位于动脉和静脉之间的微小血管。心血管系统的主要功能是通过血液循环不断地将氧气、营养物质和各类激素等运送到全身各组织器官，并将各组织器官所产生的二氧化碳及其他代谢产物输送至排泄器官并排出体外，以保持机体物质代谢及生物功能的正常运行。药物损伤心血管系统时，可出现动脉粥样硬化、心瓣膜损害，甚至心脏骤停等病理改变。药物心血管系统毒性是药物毒性反应中的一种，属于药物不良反应。

特点 相对于药物对其他系统的损害，药物心血管系统损害有其自身特点：①药物对心血管系统的损害所表现的临床症状和体征明显，能直接或间接通过辅助检查明确诊断。②药物对心血管系统的损害程度不一，轻者仅出现一过性高血压或低血压，重者可产生致死性损伤，如心脏骤停。③药物对心血管系统的毒性损害还可间接导致全身其他系统出现毒性反应。

分类和机制 药物心血管系统损害可分为器质性和功能性损害。①器质性损害。表现为心包膜、心肌、瓣膜及血管壁等器质性病变，可引起心包炎、心肌炎、动脉粥样硬化等疾病。②功能性损害。药物损害心血管系统功能可出现心律失常、心脏骤停、血压升高或降低等临床表现。

心包炎 药物引起红斑狼疮样综合征时，心包炎往往为其局部表现之一。心包炎常和心肌炎并存，任何能引起心肌炎的药物也能引起心包炎，然而心包炎也可作为独立的药物反应存在。如青霉素类抗生素过敏也能并发心包炎，保泰松可致急性心包炎。此外，抗心律失常药普鲁卡因胺、降压药米诺地尔、抗结核药异烟肼等用量不当或长期使用时，均可导致心血管系统毒性。

心肌炎 由各种原因引起的心肌局限性和弥漫性的炎症。包括病毒、细菌、寄生虫引起的感染性心肌炎，以及药物、毒物、结缔组织病引起的非感染性心肌炎。抗菌药如磺胺、四环素、链霉素，以及抗抑郁药、抗癫痫药等可引起变态反应性心肌炎，病变主要累及左心室、室间隔，常为间质性心肌炎，使心肌坏死溶解，淋巴细胞、浆细胞、嗜酸性粒细胞浸润。

动脉粥样硬化 动脉硬化性血管病中最常见、最重要的一种。其特点是受累动脉的病变从内膜开始、先后有多重病变存在，包括局部有脂质沉积、纤维组织增生及斑块形成，继发性病变尚有斑块内出血、斑块破裂和局部血栓形成。病变主要累及主动脉、冠状动脉、肾动脉及脑动脉等。当冠状动脉发生粥样硬化时，可出现心肌缺血、缺氧或坏死等临床表现，包括心绞痛、心肌梗死等，是威胁人类健康的主要疾病之一。许多药物由于自身的药理作用或应用不当可能引起缺血性心脏病，例如多巴胺可直接兴奋冠状动脉的 α 受体，引起血管收缩、心率加快和心肌耗氧量增加，应用剂量过大时可诱发或加重心绞痛，二硫化碳可引起全身动脉粥样硬化，其特征为小动脉玻璃样变。

心律失常 正常的心脏搏动起源于窦房结，经心房、房室结、左右束支、浦肯野纤维网，最后传至心室，以维持心脏正常的基本节律。心脏搏动的频率、节律或传导异常均可引起不正常的心脏节律，即为心律失常。药源性心律失常症状差异较大，轻者仅有心悸、胸闷、恶心等不适，重者可出现血流动力学障碍，甚至可引起阿-斯综合征。很多种类不同结构各异的药物，包括心血管或非心血管药物（如抗心律失常药、抗胆碱药及抗精神病药等）因影响心脏钾离子通道（特别是 Ikr 通道）、钙离子通道及钠离子通道而导致心律失常，严重者诱发 Q-T 间期延长，是许多药源性猝死事故的重要原因。

心脏骤停 药物中毒后心肌直接受损或出现并发症。缺氧、水肿、电解质紊乱、休克等均可导致心脏骤停，主要表现为突然意识丧失或在抽搐后意识丧失，呼吸停止，瞳孔散大，皮肤黏膜苍白，心搏和脉搏消失。奎尼丁、洋地黄、巴比妥类、麻醉剂、氨茶碱等直接或间接作用于心肌的药物，中毒后都能引起不同程度的心肌损害，严重时心脏骤停。此外，钙、钾对心脏活动影响很大，不恰当的使用也可引起心脏骤停。

血压升高　高血压是指收缩压 ≥ 140mmHg（1mmHg = 133.32Pa）和/或舒张压 ≥ 90mmHg。肾上腺素和去甲肾上腺素等为血管收缩药物，静脉滴注常用于纠正低血压，若用量和滴速不当，则可引起高血压甚至死亡。偶尔局部用药也会造成血压过度升高，如 10% 去甲肾上腺素滴眼，会引起全身血压升高，特别是新生儿。

血压降低　低血压是指收缩压 < 90mmHg 和/或舒张压 < 60mmHg。氯丙嗪静脉滴注可引起血压下降，甚至发生休克，特别是老年人。治疗心血管疾病的药物如维拉帕米对心肌收缩力有抑制作用，静脉给药血压可有轻度下降，若有原发性心肌病变，则血压显著下降。

（汪晖　何波）

yàowù hūxī xìtǒng dúxìng

药物呼吸系统毒性（drug respiratory system toxicity）　药物对呼吸道、肺结构和功能的不良影响。药物对肺产生损伤，除了影响呼吸功能之外，也会对整个机体的功能产生不良影响。药物呼吸系统毒性是药物毒性反应中的一种，属于药物不良反应。

呼吸系统构成　呼吸系统由鼻咽部、气管与支气管部以及肺三部分组成。

鼻咽部　包括鼻甲、会厌、声门、咽部和喉部，是吸入空气的入口和外源性化学物质进入机体的屏障。鼻腔可成为包括药物在内的一些外源性化学物质，尤其是水溶性好的气态化学物的靶器官。局部用药可损伤黏膜上皮。

气管与支气管　主要功能是把吸入的气体运送到肺部，并具有加热和湿润功能。人类气管和大支气管壁含有软骨环，在更小的支气管则转变为软骨盘。覆盖在气管和支气管上的黏膜杯状和纤毛柱状细胞，通过不停地向口腔方向蠕动，把沉积在气管、支气管上的颗粒推向咽部，再通过吞咽或咳嗽将其从呼吸道清除。药物对气管和支气管的毒性主要表现在引起支气管平滑肌收缩，气道阻力增加，可导致哮喘。

肺　由呼吸性细支气管、肺泡管和肺泡组成。肺泡是氧和二氧化碳在空气和血液之间进行交换的场所。肺的巨噬细胞和上皮细胞还具有吞噬、清除异物及保护肺的作用。易受药物损害的肺细胞主要有 I 型肺泡上皮细胞、II 型肺泡上皮细胞及肺泡巨噬细胞。I 型肺泡上皮细胞细胞器简单，胞液少，代谢较不活跃。肺泡表面约 90% 面积由此型细胞覆盖，此型细胞极易受损，且受损后不能恢复。II 型肺泡上皮细胞含有发达的内质网、线粒体、高尔基复合体及游离核蛋白体。II 型肺泡上皮细胞散在于 I 型肺泡上皮细胞之间，当 I 型肺泡上皮细胞受到毒物作用发生破坏脱落时，II 型细胞可转变为 I 型，但可造成气血屏障增厚，气体弥漫功能发生障碍。

特点　相对于药物对其他系统的损害，药物呼吸系统损害有其自身特点：①呼吸道是气体进入机体的途径，故通过吸入给药的药物，首先进入呼吸道和肺部，此时若出现毒性作用，则呼吸系统最先受到影响。②由于呼吸系统对人体的重要性，一旦药物对其产生毒性作用，其影响容易扩散到其他脏器中，产生更为广泛的毒性作用。③呼吸毒性对呼吸功能的影响较为明显，故通过检测呼吸功能如呼吸频率、肺通气阻力和肺顺应性等指标，可明确是否存在呼吸毒性。

分类和机制　药物呼吸系统毒性反应可分为呼吸抑制、哮喘、肺炎、肺水肿等。

呼吸抑制　吗啡和一些巴比妥类药物（如苯巴妥、异戊巴比妥等）会抑制脑桥的呼吸中枢，使呼吸频率减慢、每分通气量减少。这类药物使用剂量过大会产生严重中毒，表现为深度昏迷、呼吸抑制、血压下降、体温降低及肾衰竭。深度的呼吸抑制是药物急性中毒死亡的直接原因。筒箭毒碱类药物通过阻断膈神经支配的呼吸肌神经肌肉接头的 N_2 受体，引起呼吸肌麻痹。

哮喘　临床表现为气管、支气管对各种刺激因子的高敏感性反应，引起气道阻塞、呼吸困难和哮鸣音等气道梗阻表现。一些药物在临床应用中可引起药物性哮喘，如少数患者服用阿司匹林、吲哚美辛等药后，可诱发哮喘，这类哮喘称为"阿司匹林性哮喘"，其发生原因是药物抑制了花生四烯酸代谢过程中的环氧酶途径，使前列腺素合成受阻，造成花生四烯酸代谢过程中脂氧酶途径的代谢产物白三烯合成增多，导致支气管痉挛引发哮喘。以普萘洛尔为代表的 β 受体阻断药，因其阻断支气管平滑肌上的 $β_2$ 受体，导致支气管收缩，也引发哮喘。乙酰胆碱、毛果芸香碱等可兴奋支气管平滑肌上的 M 受体，导致支气管收缩，引发哮喘。青霉素、头孢菌素、磺胺类、四环素、新霉素等抗菌药物，胰蛋白酶等酶类药物，疫苗、抗毒素和血清等生物制品均可能引起哮喘，其主要机制是通过特异性抗体 IgE 介导的 I 型超敏反应。

间质性肺炎和肺纤维化 肺间质主要由肺泡、肺毛细血管和间质腔 3 部分组成。两个相邻肺泡之间的空腔称为间质腔。肺纤维化在临床也称特发性肺纤维化，后期所见的是间质纤维化，其病理特点是肺泡间质中胶原蛋白数量增加。药物引起间质性肺炎和肺纤维化的发病情况可分为急性型和慢性型。急性型患者感到气促，X 线胸片呈肺间质性炎性病变，停药后大多可恢复，但慢性型如发展到纤维化，则恢复困难。引起间质性肺炎及肺纤维化的药物包括甲氨蝶呤、博来霉素、胺碘酮、麦角新碱、肼屈嗪等。胺碘酮可引起肺泡巨噬细胞和肺泡 II 型细胞磷脂代谢的障碍，其基本病变是肺泡腔内泡沫聚集、II 型细胞增生，最后引起肺间质纤维化。

肺水肿 药物进入肺后，在某些情况下还可因细胞毒性作用、超敏反应、代谢异常等导致肺水肿。主要表现为突然气急、咳嗽、发绀、低血压、心动过速等症状，肺部 X 线检查可见云絮状或大片状浸润阴影。引起肺水肿的药物有镇痛药（如美沙酮、可待因等）、镇静催眠药（如地西泮等）、抗高血压药、利尿药（如卡托普利、普萘洛尔等）、钙拮抗剂（如硝苯地平、维拉帕米等）和抗肿瘤药（如甲氨蝶呤、环磷酰胺等）。

肺脂质沉积 一些具有阳离子双亲和性的药物可引起肺部的脂质沉积。抗心律失常药物胺碘酮和减肥药对氯苯丁胺，因具有阳离子双亲和性的化学结构，使得它们能与肺磷脂结合成难降解的复合物，抑制磷脂酶 A 和磷脂酶 B，从而干扰肺磷脂的正常代谢，使脂质沉积在肺部。

（汪 晖 何 波）

yàowù shēngzhí dúxìng
药物生殖毒性（drug reproductive toxicity） 药物对生殖过程的一个或几个阶段产生影响，从而造成生殖结构与功能损害。生殖过程包括生殖细胞（精子或卵子）的形成、交配、卵细胞受精、受精卵着床、胚胎形成、妊娠、分娩和哺乳等阶段。根据药物对不同性别的生殖毒性，可分为男性药物生殖毒性和女性药物生殖毒性，各自有不同的毒性机制。药物生殖系统毒性是药物毒性反应中的一种，属于药物不良反应。

特点 相对于对其他系统的损害，药物对生殖过程的损害有其自身特点：①生殖过程对药物的毒性作用较为敏感。一定剂量下，其他系统尚未出现损害之前，生殖过程中的某个环节或功能已经出现障碍。②药物毒性作用对生殖过程损害更为深远。不仅表现在接触药物的机体本身，还可影响至后代。③药物可通过影响神经-内分泌系统间接作用于生殖过程，如下丘脑-垂体-性腺轴。

分类和机制 根据药物对不同性别的影响，药物生殖毒性作用及机制可分为男性生殖毒性和女性生殖毒性。药物对男性生殖的毒性作用可以表现为男性生殖器官和生殖功能的损害，如睾丸萎缩或坏死、各种形式的性功能减退、性淡漠、精子数目减少、不育等；药物对女性生殖的毒性作用可以表现为女性生殖器官和生殖功能的损害，如卵巢萎缩、排卵规律改变、月经失调或闭经、胚胎死亡、不孕等。

男性药物生殖毒性的机制 男性生殖系统的功能就是产生并输送精子，并与卵子结合，进一步发育成合子。因此，药物毒性作用既可体现在生殖细胞的产生上，又可体现在精子的输送过程中。在这些过程中，生殖器官是主要靶器官，同时生殖功能也受到神经系统和内分泌系统的调节。男性药物生殖毒性机制主要研究药物对精子产生、输送环节的影响及相关机制，包括精子发生易感性、下丘脑-垂体-性腺轴激素的调节、自主神经系统调节等。

精子发生易感性 精子产生是一个连续的过程，在其形成与成熟的某一特殊时期，敏感程度是有差异的。与精子快速生成过程有关的细胞分裂和代谢活性，对某些类型的损伤特别敏感，尤其是遗传物质复制和细胞分裂中，DNA 特别容易受损，此过程也需要特殊的细胞蛋白。某些药物特别容易损害 DNA 或影响快速生长组织需要的细胞蛋白功能或细胞呼吸过程，如抗肿瘤药物丝裂霉素、依托泊苷可引起生殖细胞 DNA 损伤，甲氨蝶呤、多柔比星、环磷酰胺、长春碱和长春新碱等可以引起生殖细胞蛋白质损伤。此外，体细胞和生殖细胞对药物敏感性的差异较大。睾丸内两种与精子产生相关的体细胞，即睾丸支持细胞和睾丸间质细胞，它们都是药物作用的靶细胞。其次，睾丸微血管的内皮细胞也是药物作用的靶细胞，睾丸循环功能的受损可影响精子生成。

下丘脑-垂体-性腺轴激素调节 男性生殖功能受损也可继发于内分泌系统毒性反应。睾丸中雄激素的生成主要受垂体释放的黄体生成素调节，而黄体生成素又受下丘脑分泌的促性腺激素释放激素调节，这种调节方式称为下丘脑-垂体-性腺轴调节。酒精可影响睾酮水平，减弱性腺功能。抗高血压药普萘洛尔、阿片制剂等均可以影响黄体生成素释放，最终通过影响内分泌调节而干扰男性生殖功能。性欲和性行为（如勃起与射精）也由中枢神经系统控制。性欲主要受雄激素调节，任何损害内分泌轴调节并影响雄激素产生的药物均可影响性欲，如抗高血压药利血平具有抑郁等不良反应，久服可导致勃起功能障碍。

自主神经系统调节　自主神经系统对精子输送的影响也起着重要作用，例如抗高血压药（甲基多巴、可乐定、胍乙啶）、阿片制剂、抗精神病药（氯丙嗪）、镇静催眠药（地西泮）有类似不良反应。

女性药物生殖毒性的机制　药物对卵子的生成、输送以及与精子结合生成受精卵过程的影响，包括卵细胞毒性、生殖道毒性、生殖功能激素毒性。

卵细胞毒性　卵巢皮质中含有大量的原始卵泡，从青春期开始，卵巢在垂体周期性分泌的促性腺激素影响下，每隔28天左右有一个卵泡发育成熟并排卵。卵泡的发育是一个连续的过程，一般可以分为原始卵泡、初级卵泡、次级卵泡、成熟卵泡4个阶段。一些药物可阻滞原始卵母细胞，影响其进一步的成熟和排卵，如抗肿瘤药物白消安；而某些药物仅影响卵泡内卵子的发育，如苯丁酸氮芥、长春碱等。

生殖道毒性　女性生殖道输送卵子，卵子从卵巢排出经输卵管伞部进入输卵管内，卵子与精子在输卵管处受精，受精后30小时，受精卵借助输卵管蠕动和输卵管上皮纤毛推动，向宫腔方向移动。使用低剂量孕激素避孕药可使输卵管蠕动异常，如排卵未被抑制，可发生输卵管妊娠。

生殖功能激素毒性　卵泡的生长、发育、成熟和排卵受到卵泡刺激素和黄体生成素的调节。下丘脑-垂体-性腺轴释放促性腺激素释放激素、黄体生成素及卵泡刺激素主要与卵巢周期有关，另外，还与雌激素和孕激素等的反馈机制密切相关。左炔诺孕酮可引起血清卵泡刺激素和黄体生成素升高，同时降低血清雌二醇和孕酮。紧急避孕药米非司酮可造成卵巢功能下降，且停药后仍有持续性影响。

（汪晖　何波）

yàowù fāyù dúxìng

药物发育毒性（drug development toxicity）

药物对胚胎发育、器官发育、胎儿发育以及出生后幼儿发育的影响。根据毒性发生的不同阶段，药物发育毒性有不同的具体表现类型。常见发育毒性的表现主要包括生长迟缓、致畸性、功能缺陷或异常、胚胎或胎儿死亡。药物发育毒性是药物毒性反应中的一种，属于药物不良反应。

特点　相比于药物对其他系统的损害，药物发育毒性有其自身特点：①剂量与效应关系复杂性。一般情况下，引起胚胎或胎儿死亡的剂量较致畸作用为高，而造成发育迟缓的剂量往往低于胚胎毒性作用剂量但高于致畸作用的剂量。随着剂量的增加，异常发育表型的频率和程度也随之增加。②临床表现差异性。生长迟缓、致畸性、功能缺陷或异常、胚胎或胎儿死亡等发育毒性的具体表现并不一定在一种药物作用下同时出现，有时只出现其中的一种或一部分。③特异性敏感期。着床前的胚胎对胚胎致死作用较为易感。在致畸作用中，对致畸物最为敏感的阶段是器官发生期，在这期间给予具有致畸作用的药物，可能造成器官形态结构异常。在胚胎发育后期和新生儿期，药物发育毒性最常见表现为生长迟缓和神经系统、内分泌系统及免疫系统功能的改变。胎仔或胎儿对致死作用的易感性虽较胚胎为低，但仍有一定数目的死产胎发生。④物种差异及个体差异。任何化合物的损害作用都存在物种及个体差异，但在致畸作用中更为突出。同一致畸物在不同动物并不一定都具有致畸作用，引起畸形的类型也不一致。⑤药物自身性质的影响。药物能否影响胚胎（胎儿）发育，一方面与其能否经胎盘转运有关，另一方面与母体对毒物的暴露模式有关。药物的发育毒性不仅取决于胚体的总暴露量，更取决于暴露速率。

分类　根据毒性发生阶段的不同，药物发育毒性可分为生长迟缓、致畸性、功能不全或异常、胚胎或胎儿致死作用。

生长迟缓　某些发育毒性药物可引起胎儿的生长发育较正常的胎儿缓慢，表现在体重、身长及骨骼钙化等方面。其诊断标准为：孕周大于37周的胎儿出生体重小于2500g，或胎儿体重低于其孕龄平均体重的2个标准差。例如，咖啡因、地塞米松可致胎儿生长迟缓。

致畸性　某些药物可引起胎儿出生时某种器官结构的异常。这种异常结构在出生后即可发现，对存活后后代机体影响较为严重，往往是不可逆的一种过程。致畸物或致畸剂是指在一定剂量下，能通过母体对胚胎或胎儿正常发育过程造成损害，并使子代出生后具有畸形的药物。例如，沙利度胺可致胎儿出现海豹样畸形。

功能不全或异常　胎儿的生理、生化、代谢、免疫、神经活动及行为的缺陷或异常。出生前形态或功能的异常称为先天性缺陷，某些先天缺陷或异常往往在出生后一定时间才被发现，如耳聋、学习障碍等。例如，抗癫痫药苯妥英钠、丙戊酸钠等可致胎儿乙内酰脲综合征。

胚胎或胎儿致死　某些药物可在胚胎或胎儿发育期间对其产生损害作用，并导致其死亡。具体表现为自然流产或死产、死胎率增加。早期流产是药物对早期胚胎发育毒性最明显的指标。

机制　利用生化、细胞和分子生物学等技术，从器官、细胞和分子水平，探讨药物对发育个体的毒性机制，主要包括干扰有丝分裂、改变能量供应、抑制代谢酶、脂质过氧化、干扰核酸代谢、细胞凋亡、基因突变与染色体畸变。

干扰有丝分裂　胚体发育过程中细胞有序进行增殖。因此，干扰有丝分裂即改变细胞增殖速率是化合物诱导发育异常的一种常见方式。同一组织器官中的各类细胞分裂速率不同，导致某些细胞对化合物暴露尤为敏感。影响细胞有丝分裂的途径包括DNA合成降低、干扰细胞质形成或分离、影响纺锤体形成和维持。例如，抗肿瘤药5-氟尿嘧啶抑制S期DNA合成，诱发结构畸形。

改变能量供应　胚体发育过程中，生物合成、增殖活动旺盛，有氧代谢和氧化磷酸化也在妊娠过程中不断增加，因此改变胚体的能量供应可引起发育异常。例如，镇静催眠药苯巴比妥通过抑制线粒体呼吸，可引起骨畸形、枕骨及胸骨骨化延迟。

抑制代谢酶　某些酶参与体内的合成或氧化代谢，尤其是RNA和DNA的合成，从而影响细胞的增殖，抑制这些酶活性则对胚体发育过程有较大的影响。例如，抗肿瘤药甲氨蝶呤为二氢叶酸还原酶的竞争性抑制剂，可引起颅面部畸形、胎体生长迟缓。

脂质过氧化　某些药物可引起胚体组织蛋白质氧化和降解，从而引起畸形。例如，苯妥英钠经生物转化后可引起组织脂质过氧化。

干扰核酸代谢　DNA与RNA的合成及正常功能的发挥对胚体细胞的增殖非常重要，干扰核酸代谢可引起发育毒性。例如，抗肿瘤药羟基脲可抑制核糖核苷酸还原酶，从而抑制DNA复制，诱发畸形和胚体死亡。

细胞凋亡　早期胚体细胞保留较大的分化多能性，因此发生细胞凋亡后所存留的细胞可恢复因细胞死亡带来的细胞丢失，并对后期发育影响甚少。然而，当细胞凋亡数量超出胚体的恢复能力时，则导致胚体死亡或畸形。例如，维A酸通过增加某些组织区域细胞凋亡，导致脊柱裂、指（趾）缺陷和颅面畸形。

基因突变与染色体畸变　胚体发育过程中基因起着控制作用，而化合物可使基因正常的控制过程发生转向，严重时胚胎发育可完全停止而死亡。

（汪晖　何波）

yàowù yíchuán dúxìng

药物遗传毒性（drug genetic toxicity）

药物通过改变机体遗传物质或遗传过程而导致的有害效应。遗传物质是生物用来储存遗传信息的载体，大部分生物以脱氧核糖核酸（deoxyribonucleic acid，DNA）作为遗传物质，少部分如病毒则以核糖核酸（ribonucleic acid，RNA）作为遗传物质。遗传过程是指遗传物质从亲代传递给子代的现象。遗传的功能表现为亲子之间以及子代个体之间性状存在相似性。药物遗传毒性包括体细胞遗传毒性和生殖细胞遗传毒性，可导致肿瘤、先天畸形等病理改变。药物遗传毒性是遗传毒理学的一个分支，其对人类健康造成的伤害不但很普遍而且产生的后果也很严重。这些有害效应可以通过观察药物与遗传物质的相互作用来直接评估，或者通过间接检测基因突变、修复以及染色体改变来评估。药物遗传毒性是药物毒性反应中的一种，属于药物不良反应。

特点　相对于其他系统的损害，药物遗传毒性有其自身特点：①药物遗传毒性可引起遗传物质发生突变，毒性反应不仅表现在接触药物的机体本身，还可一代一代传递下去。②药物遗传毒性反应常常需要经过较长的潜伏期或在特殊的条件下才会暴露出来。③发生率较低，但造成的后果往往较严重而且难以弥补。④药物作用于不同细胞可产生不同的毒性反应，如药物引起体细胞突变可导致癌症等严重后果，但若药物引起生殖细胞（精子和卵子）突变则可造成更为严重的后果。

分类　药物遗传毒性可分为两类：①药物的体细胞遗传毒性。可导致肿瘤、畸形等不同后果，其中最令人关注的是致癌问题。体细胞突变是细胞癌变的重要基础。在许多肿瘤细胞中，都可同时观察到原癌基因的激活与抑癌基因的失活，并存在染色体畸变。许多化学药物的诱变作用与其致癌作用有较高相关性，如环孢素A、阿霉素。②药物的生殖细胞遗传毒性。可产生致死性突变和非致死性突变。其中，致死性突变为不可遗传的变化，可能是显性致死也可能是隐性致死。显性致死即突变的配子与正常配子结合后，其合子在胚胎发生早期死亡；隐性致死则需要突变的纯合子才能出现致死效应。非致死性突变为可遗传的变化，可导致子代出现先天畸形等疾病。例如，抗肿瘤药物甲氨蝶呤、多柔比星、环磷酰胺和长春新碱等均可引起生殖细胞发生遗传改变。体细胞和生殖细胞的遗传毒性所带来的不良影响见图1。

机制 按遗传物质变化和发生机制，药物遗传毒性分为染色体变异和基因突变两大类。

染色体变异 染色体是细胞核中载有遗传信息（基因）的物质，在显微镜下呈圆柱状或杆状，主要由DNA和蛋白质组成，在细胞发生有丝分裂时期容易被碱性染料（如甲紫和醋酸洋红）着色，因此而得名。在真核生物体内，染色体是遗传物质DNA的载体。当染色体的数目或结构发生改变时，遗传信息就随之改变，带来的影响就是生物体后代性状的改变，即染色体变异。例如，秋水仙碱可产生这一类变异。它是可遗传变异的一种，在显微镜下可观察到。根据变异产生的原因，又可以进一步分为染色体结构变异和染色体数量变异。

基因突变 基因是指携带有遗传信息的DNA序列，是控制性状的基本遗传单位，亦即一段具有功能性的DNA序列。基因通过指导蛋白质的合成来表达自己所携带的遗传信息，从而控制生物个体的性状表现。基因突变发生在分子生物水平，不能直接观察到的遗传物质损伤，或称微小损害，是DNA分子发生突然的、可遗传的变异现象。从分子水平上看，基因突变是指基因在结构上发生的碱基对组成或排列顺序的改变。基因虽然十分稳定，能在细胞分裂时精确地复制，但这种稳定性是相对的，在具有遗传毒性药物如抗肿瘤药阿霉素、博来霉素、抗结核病药物吡嗪酰胺等的作用下，可以从原来的存在形式突然改变成另一种新的存在形式，就是在一个位点上突然出现了一个新的基因，代替了原有的基因，这个基因称为突变基因，于是后代的表现中也就出现了新的性状或病理改变。基因突变可以发生在发育的任何时期，通常发生在DNA复制时期，即细胞分裂间期，包括有丝分裂间期和减数分裂间期，是生物进化的重要因素之一。根据碱基变化的情况，基因突变一般可以分为碱基置换突变和移码突变两类。其中碱基置换突变是指DNA分子中一个碱基对被另一个不同的碱基对取代所引起的突变，又称点突变。移码突变是指DNA片段中某一位点插入或丢失1个或几个（非3或3的倍数）碱基对时，造成插入或丢失位点以后的一系列编码顺序发生错位的一种突变，可引起该位点以后的遗传信息出现异常。

（汪晖 何波）

yàowù dúxìng píngjià

药物毒性评价（evaluation of drug toxicity） 通过动物实验和对服药人群的观察，阐明药物的毒性及潜在危害的过程。目的是决定该药物能否进入市场或阐明其安全使用条件，最大限度地减小其危害作用，保护人类健康。药物研发是一个耗资大、周期长、风险极高的系统性工程，药物的毒性评价是对药物毒理的研究，是这一系统性工程的重要内容，是决定一个药物能否进入临床试验和获准上市的关键过程之一。

药物毒性评价主要通过两个研究环节完成：一是通过早期毒性筛选尽量排除可能有问题的化合物，使其不再进行深入的研究，以节省新药研究的经费与人力；二是通过实施符合药品非临床研究质量管理规范标准的安全性评价、药物代谢动力学和毒物代谢动力学研究，对药物致癌性、药物致突变性、药物致畸性、药物变态反应、药物特异质反应、药

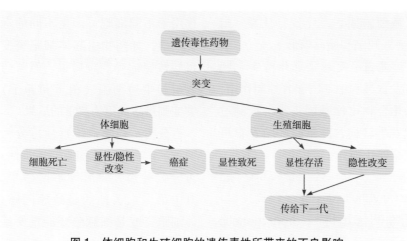

图1 体细胞和生殖细胞的遗传毒性所带来的不良影响

物急性毒性和药物慢性毒性予以全面评估，以支持通过评估的药物进一步进行人体临床试验，指导各期临床试验的设计，包括受试人群、给药剂量、给药方案、监测药物安全性和功效的指标选择；同时最大化开发药物利益与风险比值，并发现潜在的未知毒性及靶器官。其评价程序主要包括：急性毒性试验、慢性毒性试验、特殊毒性试验（致突变性、致癌性等）、其他毒性试验（如变态反应）。通过动物或细胞实验，以确立药物出现毒性反应的症状、程度；药物产生毒性反应所需的剂量、用药时间；药物的主要作用器官及毒性损伤是否具有可逆性，并在此基础上，推测临床用药可能面临的人体毒性，推算临床研究的安全参考剂量，并制定防治措施。药物毒性评价试验的结果主要在实验动物层面体现反应症状与药物的关系。对于试验结果的评价应围绕试验目的（毒性靶器官、安全范围、提示临床）来进行。

随着科学技术的不断发展，药物毒性评价的检测和分析技术也在朝着更高效、灵敏、快速的方向发展，实现了从早期宏观的整体动物水平到组织器官再到微观的细胞分子水平的跨越。技术包括蛋白质组学、代谢组学在内的组学技术，以及包括基因芯片、蛋白芯片在内的生物芯片技术，因其具有高通量、特异性强、检测快速的特点，能够更为全面准确的检测并分析药物引起的生物体内基因、蛋白质和代谢物发生的变化，现已广泛应用于药物毒性评价及其毒性机制的相关研究。

然而，将药物毒性评价的结果应用到推测在服药人体可能发生的药物不良反应上，仍有其较

大的局限性和不确定性。①局限性：人体不良反应与动物毒性反应的不一致性约为29%。这是因为实验动物与人存在种属差异，难以预测全部不良反应，特别是主观反应，如头痛、口干等。②不确定性：药物在高剂量的毒性反应和低剂量的毒性反应规律上可能不一致。且药物安全性评价中所用的实验动物数量有限，受试对象健康指数不同，对药物反应的易感性也不同，这些均可导致评价结果存在不确定性。因此，仍需要进一步进行临床毒性监测。

（汪晖 郭喻）

yàowù zhì'áixìng

药物致癌性（drug carcinogenicity）

药物进入人体后，引起正常细胞发生恶性转化并发展成肿瘤的特性。根据其致癌机制可分为遗传毒性和非遗传毒性两大类。前者进入细胞，作用于遗传物质，引起基因改变而产生致癌作用；后者不直接与DNA反应，而通过增加遗传致癌物质的作用诱发肿瘤。药物致癌性为药物毒性评价的内容之一，常与药物致突变性一起进行评价。常用的试验有细胞恶性转化试验、动物短期致癌试验和动物长期致癌试验。

细胞恶性转化试验　将体外培养的细胞用药物处理后，观察细胞是否发生恶性转化来推测药物的致癌性。可以在体外对致癌物质进行筛查，试验周期短、易重复、条件易控制，是评价药物致癌性的一种重要方法。正常细胞在体外培养时排列有序，只能形成单层细胞克隆，而癌细胞因失去接触抑制能力，细胞排列紊乱，重叠生长形成细胞团。一个母细胞增殖而来的细胞团称为集落，通过计数形成的转化集落，

可以对细胞恶性转化情况进行评价。由于人体细胞的遗传物质稳定，很难被诱导而发生恶性转化，因而该试验常用哺乳动物培养细胞株，以叙利亚地鼠胚胎细胞最为常用。

方法和指标　叙利亚地鼠胚胎细胞与受试药物共培养一定时间后，将细胞固定，染色。显微镜下检查各培养皿中集落形成情况，即有无转化集落形成，分别计算集落的形成率和转化率：

$$集落形成率(\%)=$$
$$(集落数÷接种细胞数)×100\%$$

$$集落转化率(\%)=$$
$$(转化集落数÷集落数)×100\%$$

结果分析　①有明确的剂量效应。②无剂量效应，但在2个或2个以上的浓度中发生了细胞转化。③在单一剂量下出现3个或3个以上的转化集落。符合以上任意一条者，则可判定为阳性，否则为阴性。该试验为药物致癌性的初步筛选，由于恶性转化大多属于形态转化或恶性前期转化，这种转化可以发展为真正的恶性病变，但也可能终止，不发展成肿瘤。因此，该试验结果阴性只能提示受试药物具有致癌可能性。

动物短期致癌试验　在有限时间内完成与观察特定靶器官肿瘤发生的试验。又称有限体内致癌试验。该试验原理是某些特定组织对药物的致癌作用较为敏感。通过观察特定靶器官的肿瘤发生情况，包括良性肿瘤和癌前病变，以评价药物的致癌性。该试验的时限较短，从数周到数月不等。

方法和指标　①小鼠皮肤肿瘤诱发试验：将药物连续涂抹于小鼠局部皮肤，来观察皮肤乳头瘤和癌的发生情况，一般20周可结束。②小鼠肺肿瘤诱发试验：

药物的给予方式一般为腹腔注射，也可灌胃或吸入，约30周结束试验。如药物具有诱发肿瘤的作用，可在肺组织发现肿瘤。③大鼠肝转化灶诱发试验：对大鼠进行肝大部切除术后，给予药物，8~14周可结束试验，肝转化灶的生成为观察指标。④雌性大鼠乳腺癌诱发试验：采用雌性大鼠，给予药物后，观察乳腺癌的发生，试验周期为6个月。

结果分析　给药组发生肿瘤的均数较之阴性对照组显著增加，存在剂量效应，且阴性对照组肿瘤的平均数与文献报道的同龄未给药小鼠肿瘤发生率大体相符，则可判定试验结果阳性。其阳性结果的意义与啮齿动物长期致癌试验相似，但阴性结果并不能排除药物的致癌性。

动物长期致癌试验　鉴定化学致癌物的标准体内试验，亦是公认的确证动物致癌物的经典方法。药物致癌作用有种属差异性，至少需采用两种以上不同种属动物进行试验。一般是选用与人类代谢特征尽可能相似的啮齿动物品系进行研究，通常用幼年小鼠或大鼠。

方法和指标　试验一般设3个组，以所给药物剂量的高低予以区分，分别为高、中、低剂量组。同时应设阴性对照组，必要时还可以设置阳性对照组。每组动物雌、雄各半，并且每种性别的动物数量不低于50只，并希望在出现第一例肿瘤时，每组还有不少于25只动物。动物的给药途径应尽可能与临床给药途径一致，主要有经口、经皮和吸入。通常，小鼠和地鼠的试验结束时间为18个月，大鼠为24个月。在试验过程中，要观察并记录动物出现的症状或死亡情况，以及肿瘤发生的各项指标。

结果分析　世界卫生组织在1969年提出机体可以对致癌物有以下一种或多种反应：①肿瘤只发生在给药组动物中。②在给药组和对照组动物中均发生的肿瘤，给药组中发生率更高。③在给药组和对照组动物中肿瘤的发生率无明显差异，但在给药组中发生时间更早。④与对照组相比，给药组每个动物的平均肿瘤数增加。两个物种、两种性别动物中，有一种结果为阳性，即认为有致癌性。两个物种、两种性别动物试验结果均为阴性时，方能认为未观察到致癌作用。

注意事项　动物长期致癌试验时间长，需要动物数量多，通常在致突变试验和体外细胞恶性转化试验得到阳性结果后进行。

(汪　晖　郭　喻)

yàowù zhìtūbiànxìng

药物致突变性（drug mutagenicity）

药物改变生物体细胞染色体碱基序列的特性。一般情况下，细胞能够通过分裂将其所有的特性不变地遗传给子代细胞，当子代细胞上出现亲代细胞所不具备的特性，称为突变（mutation）。突变的发生是由于遗传物质基础DNA发生了结构变化。药物致突变性是药物毒性评价的一个重要指标，与药物致癌性、药物致畸性紧密相关。截至2016年底，已发现的具有较强致癌性的毒物中，70%都有较强的致突变性。对于可以扩散到生殖细胞中的药物，其致突变性如果不直接导致生育能力丧失，则很有可能表现为致畸性。因为药物致突变性的测试比药物致癌性和药物致畸性更简便易行，可用致突变试验的结果来预估药物的致癌性和致畸性。常用的药物致突变性试验有细菌回复突变试验、微核试验和染色体畸变试验。

细菌回复突变试验　以营养缺陷型的突变体菌株为试验对象，观察药物引起其回复突变的作用，从而推测药物的致突变性。已经突变的个体发生二次突变，部分或完全地恢复原来的基因型和表型，称为回复突变。细菌回复突变试验中，最常用的是鼠伤寒沙门菌的回复突变试验，又称埃姆斯试验（Ames test）。

方法和指标　试验采用鼠伤寒沙门菌的组氨酸营养缺陷型菌株，这种菌株的组氨酸操纵子发生了基因点突变，失去合成组氨酸的能力，在不含组氨酸的培养平皿上不能生长。如果药物具有致突变活性，则受试菌株基因回复突变的频率增加，回复突变为野生型菌株。野生型菌株具有合成组氨酸的能力，在不含组氨酸的选择培养基上，将会出现明显增加的菌落数。反之，如被检测药物没有致突变性，回变菌落数不会有大的变动，据此可对被检测药物有无致突变活性做出判断。药物应采用3~5个不同剂量进行试验。

结果分析　选择培养基上回变的菌落数随药物剂量增高而增加，并具有统计学意义，或至少在某一浓度出现具有统计学意义的回变菌落数增高并具可重复性，即可判定为阳性结果。

微核试验　应用最多的是啮齿动物骨髓多染红细胞微核试验。骨髓细胞微核分析是检测药物对嗜多染红细胞所产生的致染色体畸变作用，在药物诱导染色体畸变的同时，细胞质内产生了额外核小体。这种额外核小体比普通的细胞核要小，直径相当于细胞直径的$1/20 \sim 1/5$，故称为微核

（micronucleus）。研究显示，体内骨髓微核试验和骨髓染色体畸变分析具有同等的检测能力，而且无论是在体内或体外，微核形成和染色体断裂都有很好的相关性。据此，微核试验可以替代染色体畸变分析，来对药物致突变性进行筛选。

方法和指标 在小鼠的骨髓微核试验中，需设立 3 个受试药物剂量组。此外，还有空白和/或溶剂对照、阳性对照。根据药物小鼠急性毒性结果，一般将 3 个受试物剂量由高到低设为药物半数致死量的 1/2、1/4、1/8。给药途径尽可能与临床拟用途径相同。以受试药物处理啮齿动物后，在适当时间点处死，取骨髓、制片、固定、染色，于显微镜下计数骨髓嗜多染红细胞中的微核。

结果分析 在评价试验结果时，一般仅计算嗜多染红细胞的微核率和嗜多染红细胞与正染红细胞的比例。如果与对照组比较，处理组骨髓嗜多染红细胞中微核率有统计学意义的增加，并有剂量反应关系，则可认为该药物是哺乳动物体细胞的致突变物。若统计学上差异有显著性，但无剂量反应关系时，则须进行重复试验。结果能重复者可确定为阳性。

染色体畸变试验 又称细胞遗传学试验。每种生物的细胞都有一组特定形态、数目的染色体，在一般情况下是较为稳定的，但是在有畸变活性的诱变因子作用下，染色体会发生断裂、错位修复，从而导致畸变率升高。因而可以通过观察药物处理后细胞的染色体畸变情况，来推测受试药物的致突变性。

方法和指标 首选中国仓鼠肺细胞或卵巢细胞，在加入或者不加入代谢活化系统的条件下，使培养的细胞暴露于受试药物中。暴露后用中期分裂相阻断剂（如秋水仙素或秋水仙胺）处理，使细胞停止在中期分裂相，随后收获细胞、制片、染色，镜下观察记录细胞染色体畸变情况，然后根据畸变细胞数算得畸变率。制备中期分裂象染色体标本，可在光镜下直接观察染色体的数目和形态。光镜下染色体畸变观察的内容包括：①染色体数目畸变，如内复制、非整倍体、多倍体。②染色体结构异常，如缺失、断裂、微小体、辐射体、裂隙、片段、着丝点环、无着丝点环。

$$染色体畸变率(\%)=$$
$$(染色体畸变数÷分析的染色体数)×$$
$$100\%$$

$$细胞的畸变率(\%)=$$
$$(细胞畸变数÷分析细胞总数)×$$
$$100\%$$

结果分析 检测结果的判定见表 1。如果出现下列情况之一，应视为阳性结果：药物所诱发染色体畸变数的增加与剂量相关；某一测试点呈现重复的并有统计学意义的增加。

表 1 中国仓鼠肺细胞染色体畸变试验结果判定

细胞畸变率	结果判定
< 5%	阴性（－）
> 5%	可疑（±）
>10%	阳性（＋）
>20%	阳性（＋＋）
>50%	阳性（＋＋＋）

（汪晖 郭喻）

yàowù zhìjīxìng
药物致畸性（drug teratogenicity） 药物作用于妊娠母体，干扰胚胎的正常发育导致的先天性畸形。药物致畸性是药物毒性评价的一个重要指标，与药物致突变性紧密相关，常在药物致突变性试验得到阳性结果后实施。药物对胎儿的畸形作用一般在器官形成期，即人类受精后第 3～8 周，啮齿动物受精后 1～3 周内。此期细胞增殖分裂速度很快，组织器官生长旺盛，胚胎对致畸物特别敏感，细胞受损可导致结构畸形、生长迟缓或胚胎死亡。

药物致畸性主要包括动物致畸试验及体外的预筛试验。基于动物伦理的考虑，国际上提出了"4R"原则，即减少（reduction）、替代（replacement）、优化（refinement）和责任（responsibility）。欧洲替代方法验证中心推荐了多种致畸性体外预筛方法，包括大鼠体外全胚胎培养、胚胎细胞微团培养和小鼠胚胎干细胞试验。体外筛选试验方法较简便，可减少动物使用量，试验结果与整体动物致畸试验有较好的相关性，可预测药物对整体动物的致畸性，发现致畸作用的靶器官或阐明致畸药物的作用方式及作用机制等。

动物致畸试验 通过观察妊娠动物暴露于一定剂量受试药物后的胚胎形态改变来进行评价。

方法和指标 动物通常用两种，一种是啮齿类，首选大鼠，另一种是非啮齿类，最好是兔。实验分组应根据预试结果确定正式实验剂量，最少设 3 个剂量组，一般最高剂量不超过药物半数致死剂量的 1/5～1/3，低剂量可为 1/100～1/30。凡急性毒性较强的受试物，所采用剂量应稍低，反之可较高。动物交配处理：将性成熟雌雄动物按雌雄 1∶1 或 2∶1 比例同笼交配，每日将已确定受孕雌鼠随机分入各剂量组和对照组。自然分娩前1~2日将受孕动物处死，剖腹取出子宫及活产胎仔，并另行记录死胎及吸收胎。胎仔取出后，先检查性别，逐只称重，并按窝计算平均体重，然后进行畸形检查。

结果分析　如果以下几种畸形检查为阳性，即可判定药物具有致畸可能性：①外观畸形肉眼检查，如露脑。②肉眼检查内脏及软组织畸形，如腭裂。③骨骼畸形检查，如颅顶骨缺损、分叉肋等。畸形检查只限活产胎仔。将试验给药组雌性孕鼠数量保留1/4左右，待其自然分娩，并将出生幼仔饲养观察至断奶，以便检查可能存在的先天缺陷和生理功能异常。

大鼠体外全胚胎培养　将处于器官形成期的胚胎完整地从母体内移至体外进行培养，在培养过程中仍保持胎盘和胚胎各系统、器官、组织间的相互正常关系，能直观地在体外观察药物对胚胎器官形成早期的影响。

方法和指标　取9.5日龄大鼠胚胎，剥去Reichert膜，在培养液中接触受试物，在37℃孵箱中通气旋转培养48小时。观察胚胎发育情况，记录胚胎存活，检测胚芽、卵黄囊直径、体节和体长。以胚胎的心跳和血液循环是否存在作为胚胎存活的指标；以卵黄囊直径、颅臀长和头长、体节数和胚胎重作为胚胎生长发育的指标；根据Brown形态学计分法对器官形态分化做出评价，该计分方法用17项形态学指标观察和定量评估大鼠胚胎发育程度，包括卵黄囊循环、尿囊、翻转、心、尾部神经管、后脑、中脑、前脑、听系统、视系统、嗅系统、鳃弓、上颌突、下颌突、前肢芽、后肢芽和体节，规定每个指标有6

个发育阶段，指定为0~5分，每个胚胎计分总数作为判断胚胎发育的定量标准。

结果分析　通过胚胎存活、生长发育指标和胚胎组织器官形态，评价药物的胚胎毒性作用。同时计算各组织器官Brown评分，累计得分越低，提示药物的致畸性越高。

胚胎细胞微团培养　从孕11日龄大鼠胚胎取得代表中枢神经系统的原代中脑细胞微团、肢芽区或其他区的细胞微团，在培养瓶中分别加入不同浓度的受试药物，培养5天。观察细胞是否存活和分化数量。用中性红判断细胞存活，用苏木精判断中枢神经细胞分化数量，用阿利新兰判断肢芽软骨细胞的分化数量。计算50%增殖抑制浓度（IC_{50}-P）和50%分化抑制浓度（IC_{50}-D）。

计算出（IC_{50}-D）后，代入以下公式评价药物致畸性情况：

$$6.658 \times \log(IC_{50}-D) - 9.49 \quad (1)$$

$$6.16 \times \log(IC_{50}-D) - 8.29 \quad (2)$$

$$-1.31 \times \log(IC_{50}-D) - 1.42 \quad (3)$$

当代入公式（1）的计算值大于公式（2）和公式（3）的计算值时，该化学物质判定为非致畸物；当代入公式（2）的计算值大于公式（1）和公式（3）的计算值时，化学物质判定为弱致畸物；当代入公式（3）的计算值大于公式（1）和公式（2）的计算值时，化学物质判定为强致畸物。还可根据（IC_{50}-P）/（IC_{50}-D）的比值是否大于2判断药物的致畸性是特异的，即是否在非细胞毒性的剂量以下发生致畸。

小鼠胚胎干细胞试验　小鼠胚胎干细胞能同时检测药物对细胞增殖和分化的影响，同时再现

体内胚胎发育的全过程和基因模式。其检测敏感性和特异性与微团试验相似，但干细胞可进行转代，动物的消耗量更小。

方法和指标　以手术切除受精后2.5天小鼠卵巢并结合激素注射干扰子宫环境，从而使胚胎延迟着床，再回收胚胎，将其体外培养于STO（SIM小鼠成纤维细胞）细胞饲养层上，得到小鼠胚胎干细胞。通常以细胞存活率和克隆形成率为指标，评价药物对胚胎干细胞的毒性作用。

结果分析　在特定条件下，小鼠胚胎干可被诱导分化成多种细胞，但不同类型细胞畸形研究的观察指标和评价结果各不相同。一般通过检测胚胎干细胞在分化为心肌细胞过程中药物对细胞分化影响的结果，结合胚胎干细胞与成纤维细胞的细胞毒性试验结果，判断药物的胚胎发育毒性。

注意事项　主要包括：①大鼠对一般外源化学物代谢速度往往高于小鼠和家兔，以致对化学致畸物耐受性强、易感性低，有时出现假阴性。②由于致畸作用的剂量效应（反应）关系曲线较为陡峭，斜率较大，最大无作用剂量与引起胚胎大量死亡以及母体中毒死亡的剂量极为接近。在确定剂量时，一方面要求找出最大无作用剂量以及致畸阈剂量；同时还要保持母体生育能力，不致大批流产和过多胚胎死亡；较多母体死亡也应避免。一般应先进行预试，预试的目的是找出引起母体中毒的剂量。③准确确定受孕日对精确掌握动物接触受试物时间、最后处死动物及确定进行检查的日期非常重要。④细胞培养时，严格无菌操作，使用的小鼠要健康，以免感染、体温增

高等影响细胞形态和功能，造成假阳性结果。

（汪 晖 郭 喻）

yàowù biàntài fǎnyìng

药物变态反应（drug allergic reaction）

药物作为外来的抗原或半抗原物质与患者体内的抗体发生的非正常的免疫反应。药物变态反应是对药物毒性评价的一个指标，检验药物是否可引起机体的变态反应或超敏反应。

药物本身、药物中的杂质或药物代谢产物首次进入体内后，可激发致敏淋巴细胞和/或抗体形成，当其再次进入体内后，可被淋巴细胞或抗体识别，从而引发变态反应。根据变态反应的发生速度和产生机制，将其分为Ⅰ型（速发型）、Ⅱ型（细胞毒或溶细胞型）、Ⅲ型（抗原抗体复合物或免疫复合物型）和Ⅳ型（延缓型或迟发型）。其中，Ⅰ～Ⅲ型由抗体介导，Ⅳ型由T细胞介导且发生较慢，又称为迟发型超敏反应。不同类型药物变态反应类型的比较见表1。

药物变态反应常用的评价方法包括血清免疫球蛋白E检测法、库姆斯试验、皮肤试验。

血清免疫球蛋白E检测　药物抗原或结合抗原，在体内可引发抗体形成。具有抗体功能的血清蛋白质称为免疫球蛋白（immunoglobulin，Ig）。IgE是药物变态反应中常被涉及的一种抗体，也是正常人血清中含量最少的免疫球蛋白，可引起Ⅰ型变态反应。IgE的相关检测主要包括血清总IgE测定和特异性IgE检测。

方法和指标　①血清总免疫球蛋白E检测：一般采用酶联免疫吸附法，即利用酶标记抗体或抗原，借助酶的催化作用，使相应底物显色作为指标，测定血清中总IgE。②特异性免疫球蛋白E检测：一般采用放射变应原吸附试验，即将纯化的变应原吸附到固相抗体上，加入待测血清及参考标准品，再用放射性核素标记的抗IgE抗体反应，最后测定固相的放射活性。利用参考标准做出标准曲线，求待测血清中变应特异IgE的含量。

结果分析　血清总IgE水平一般用国际单位（IU）或纳克（ng）表示，1IU = 2.4ng，相当于世界卫生组织标准冻干血清制剂0.00928 mg内所含的IgE量。正常人群的IgE水平受环境、种族、遗传、年龄、检测方法及取样标准等因素的影响，以致各家报道的正常值相差甚远。婴儿脐带血IgE水平小于0.5 IU/ml，出生后随年龄增长而逐渐升高，12岁时达成人水平。成人血清IgE水平约在20～200 IU/ml之间，一般认为大于333 IU/ml（800ng/ml）时为异常升高。

库姆斯试验（Coombs test）　分为直接试验（直接反应）和间接试验（间接反应）。直接试验的目的是检查红细胞表面的不完全抗体；间接试验的目的是检查血清中存在的游离不完全抗体。

方法和指标　①库姆斯直接试验：将洗涤过的红细胞2%混悬液加入库姆斯试剂，混合后离心一分钟促进凝集。②库姆斯间接试验：先将受试的血清加入等量5%适当的正常红细胞（Rh阳性的O型红细胞），在37℃温育30～60分钟，以促使血清中的半抗体结合于红细胞上（致敏），将红细胞充分洗涤，之后与直接实验一致。

结果分析　①库姆斯直接试验：如果肉眼或显微镜下能见到红细胞凝集，即为阳性，说明红细胞表面有不完全抗体或补体。阳性结果可见于自体免疫溶血性贫血、输血反应、某些药物或疾病引起的免疫溶血性贫血。②库姆斯间接试验：如果红细胞发生凝集而正常对照（未经与受检血清温育的正常红细胞）不凝集，即为阳性，表明受试的血清中存在不完全抗体。

皮肤试验　多用于检测Ⅳ型变态反应，采用皮肤划痕试验、皮内注射、皮肤斑贴等方法，使变应原进入已致敏的机体，体内致敏的T细胞再次接触到变应原后，释放多种细胞因子，从而造成局部以单核细胞和淋巴细胞浸润为主的炎症反应。可在24～48小时出现局部红肿、硬结、水疱等现象。

方法和指标　①皮肤划痕试验：成人一般于前臂屈侧进行，婴儿可在背部两肩胛间进行。受试部位皮肤先用肥皂及清水清洗、擦干（不需消毒）。用钝针在受试皮肤上横划两条长约3mm的划痕，不使出血。两条划痕相距

表1　4种药物变态反应类型的比较

变态反应类型	参与成分	常见相关疾病	常见的致敏药物
Ⅰ型	IgE	过敏性休克、支气管哮喘、性鼻炎、胃肠道及皮肤过敏反应	青霉素和链霉素类
Ⅱ型	IgG、IgM	溶血性贫血、粒细胞减少、血小板减少性紫癜	磺胺类、氨基比林、氯喹和氯霉素等
Ⅲ型	IgG	血清病反应、肾小球基底膜肾炎	青霉素类药物
Ⅳ型	Th1、Th2	接触性皮炎、湿疹、荨麻疹、斑丘疹	多种药物可诱发

2~3cm，将试验药液滴于前臂近端划痕处，不含药物的稀释液滴于远端划痕处作对照。15～30分钟后观察划痕的形态变化。②皮内注射试验：一般也于前臂屈侧进行。受试部先用酒精消毒，皮内注射试验药液 0.01～0.02ml，使局部产生一个小皮丘。15～30分钟后观察结果小丘的形态变化。③斑贴试验：取数层 1cm² 大小或直径 1cm 的圆形纱布浸渍变应原溶液。贴在受试者前臂内侧皮肤上，用玻璃纸遮盖，再用纱布等固定。待 24～72 小时观察结果。如有明显不适，随时打开查看，并进一步处理。

结果分析 ①皮肤划痕试验：如划痕部位稍有隆起，并有轻度红晕则为"+"；如隆起超出划痕范围，且红晕较大则为"++"；如隆起处有伪足状水肿，并有明显发红则为"+++"。对照试验一般应无隆起及红晕发生，如有与试验部位相似的反应发生，则不能判为阳性。②皮内注射试验：如注射处出现 0.5cm 直径以内的小风团，没有或只有轻度红晕者为"+"；风团直径达 0.5cm，周围有轻度红晕，无伪足，则为"++"；风团直径接近 1cm，有红斑，1～2 个伪足，则为"+++"；风团直径为 1cm 或更大，有大片红斑，几个伪足，则为"++++"。③斑贴试验：如敷贴出现轻度红肿瘙痒，则为"+"；明显红肿，时有红斑，则为"++"；红肿伴有痘疹、水疱，则为"+++"；出现溃疡，则为"++++"。

（汪 晖 郭 喻）

yàowù tèyìzhì fǎnyìng

药物特异质反应（drug idiosyncratic reaction） 个体因对某些药物特有的异常敏感性而出现与常人不同的药物反应。是药物毒性评价的指标之一。该反应与用药者本身的先天性遗传异常有关，大多是由于机体某些酶类缺乏，使药物在体内无法正常代谢所致。药物特异质反应仅发生在少数用药者身上，与药物的药理效应无关，且与临床剂量无明显关系。特异质反应主要由遗传因素引起，要与机体免疫系统引起的药物变态反应相区别。

常见的药物特异质反应实例包括：①葡萄糖-6-磷酸脱氢酶（G-6-PD）缺乏者，服用抗疟药伯氨喹、磺胺类抗菌药和呋喃妥因等药物后可发生高铁血红蛋白血症，易出现发绀、溶血性贫血。②乙酰化酶缺乏者，服用抗结核病药物异烟肼后易出现多发性神经炎，服用抗高血压药肼屈嗪后易出现全身性红斑狼疮样综合征。③假性胆碱脂酶缺乏者，用 N 胆碱受体阻断型肌松药琥珀胆碱后，由于延长了肌肉松弛作用而出现呼吸暂停反应。④乙醛脱氢酶是乙醇代谢物乙醛的代谢酶。乙醛在肝脏由乙醛脱氢酶氧化而生成乙酸。乙醛脱氢酶具有遗传多态性，由于缺乏乙醛脱氢酶不能代谢乙醛，可致使血液中乙醛浓度升高，儿茶酚胺释放增多，药物中如含有乙醇可引起服药者面部潮红等类似饮酒后的不良反应。⑤遗传异常可引起抗凝血药香豆素耐受性，香豆素耐受性患者需要较常规剂量更大（5～20 倍）的药物才能发挥抗凝作用。⑥胰岛素受体基因突变可引起机体胰岛素抵抗。胰岛素抵抗分为两种：一种是胰岛素受体缺陷病，又称胰岛素 A 型受体病；另一种是胰岛素自身抗体引起的胰岛素抵抗，称为 B 型胰岛素抵抗。对胰岛素抵抗患者，每天常需要数千单位的胰岛素。

评价方法和指标 动物的体内研究对于探索药物特异质反应的发生机制有着不可替代的作用。然而，用于研究药物特异质反应的大多数动物模型都存在一定缺陷，且没有一种动物模型能够独立预测药物产生的特异质反应，或预测特定患者对某一药物产生特殊反应的可能性。学者们正致力于创建药物代谢酶类基因多态性及其功能差异的研究平台，建立药物代谢酶基因多态性分布、酶活性等数据库以及基因多态性检测技术，为筛查药物特异质反应患者和临床安全用药提供技术支持。

治疗与预防 药物特异质反应涉及人体的多个器官，由于肝脏在药物代谢过程中处于中心地位，其成为最易受到伤害的器官。药源性特异质肝损伤主要有急性药物性肝炎、慢性药物性肝炎、肝硬化，甚至发生肝功能衰竭，病死率高。因为药物特异质反应一般比较严重，所以对其治疗尤为迫切。其治疗原则包括：立即停用有关或可疑药物，促进致肝损伤药物的清除并应用解毒剂，应用肝细胞保护剂并治疗肝功能衰竭。对于特异质机体的个体，应尽可能避免再次使用引起特异质反应的药物，也尽可能避免使用与致病药物在生化结构或药物作用上同属一类的药物。

（汪 晖 郭 喻）

yàowù jíxìng dúxìng

药物急性毒性（drug acute toxicity） 24 小时内单次或多次大剂量给予机体某种药物所出现的有害作用。该有害作用一般是快速而剧烈的中毒反应，包括一般行为、外观改变及死亡效应。药物急性毒性是药物毒性评价的第一步，为全面的毒理学评价打

下基础。其主要目的和意义：①测定药物半数致死量及相关参数，评估药物毒性大小。②通过观察药物的急性中毒症状，并进行相关检查，判断药物毒性的性质，并推测其毒性靶器官，为阐明药物作用机制和进行临床不良反应检测，提供依据。③为长期毒性试验和特殊毒性试验提供观察指标的选择和剂量设计的参考。

常见药物急性毒性的观察包括定性和定量两个方面。定性观察就是观察给药后受试动物有哪些中毒表现、毒性反应出现和消失的时间、可能涉及的靶器官等；而定量观察是指观察药物毒性反应和剂量之间的关系。

评价方法、指标和结果分析

常用的评价方法包括半数致死量法、最大给药量法、近似致死剂量法，另外还包括固定剂量法、序贯法和累积剂量设计法等。

半数致死量法 一种经典的急性毒性试验方法。半数致死量为药物的重要毒性参数之一，可反映药物对机体毒性作用的程度。一般来说其数值越大，毒性越小。半数致死量法最常用的实验动物是小鼠和大鼠。首先用少量动物摸索出最小致死剂量和无动物死亡的最大安全剂量，再在摸索得到的两个剂量之间设置 5~8 个剂量组，每个剂量的实验动物雌雄各半，小鼠不少于 10 只，大鼠 6~8 只或以上。不同剂量组的动物一般采用不同浓度、等体积给药的方式。计算 14 天内死亡的动物数，根据不同剂量组的死亡动物和存活动物数计算半数致死量。死亡动物应及时进行大体解剖及病理检查。试验结束时，处死存活动物并进行大体解剖，发现病变的组织器官应做病理检查。试验结果分析包括对药物的毒性作用特点和急性毒性作用阈值做出初步评价，根据半数致死量对药物的急性毒性级别做出初步评价。

最大给药量法 为限度试验，该方法适用于某些低毒受试物。通常使用小鼠或大鼠 10~20 只。在合理的最大给药浓度及给药容量的前提下，以允许的最大剂量单次给药或 24 小时内多次给药（一般认为，口服 5 g/kg 或静脉注射 2 g/kg 受试物时未见急性毒性或死亡，可不必再提高剂量进行试验），观察动物出现的毒性反应。给药后应连续观察至少 14 天。如果毒性反应出现较慢，适当延长观察时间。观察的时间间隔和频率要适当。一般详细观察给药后 4 小时内动物的反应情况，然后每天上、下午各观察 1 次。观察指标包括动物体重变化、饮食、外观、行为、分泌物及排泄物等。记录所有动物的死亡情况、中毒症状及中毒反应的起始时间、严重程度、持续时间以及是否恢复等。对濒死及死亡动物及时进行大体解剖，其他动物在观察期结束后进行大体解剖，当发现器官出现体积、颜色、质地等改变时，均要记录并进行组织病理学检查。结果分析从急性毒性试验的研究目的出发，其分析和评价主要涉及：①根据所观察到的各种反应出现的时间、严重程度、持续时间等，分析各种反应在不同剂量时的发生率、严重程度，判断每种反应的量-效关系和时-效关系。②根据大体解剖中肉眼可见的病变和组织病理学检查的结果，初步判断可能的毒性靶器官。③根据不同剂量组各种反应的发生率、动物死亡情况等，确定受试物的急性毒性参数，初步判断药物的安全范围。

近似致死剂量法 主要用于非啮齿动物的试验。一般采用健康 4~6 月龄的 Beagle 犬或 2~3 岁的猴，动物数需 6 只。根据小动物毒性试验结果和受试物有关资料，估计可能引起毒性和死亡的剂量范围。急性毒性试验以观察近似致死剂量下的量-效关系为主，非啮齿动物给予出现明显毒性反应的剂量即可，不必达到致死剂量。观察指标同最大给药量法。结果分析同最大给药量法。

其他方法 ①固定剂量法：不以死亡作为观察终点，而是以明显的毒性体征作为终点进行评价。②序贯法：又称上下法、阶梯法，先以一个剂量试验，如动物死亡（或存活），则以后一个剂量试探，直至求出半数致死量。③累积剂量设计法：在非啮齿动物可采用此方法。

注意事项 应采用至少两种哺乳动物进行，一般选用一种啮齿动物加一种非啮齿动物。通常采用健康成年动物进行试验，雌雄各半，特殊情况可考虑采用单性别（如计划生育用药）或幼年（如儿童用药）动物。实验动物的体重应尽可能一致，同一批实验的动物初始体重不应超过或低于平均体重的 20%。

给药途径不同，受试物的吸收率、吸收速度和暴露量会有所不同，可采用多种给药途径进行急性毒性研究。一般采用两种给药途径，其中一种应与拟临床给药途径一致，如不采用拟临床途径给药，必须充分说明理由。经口给药前的动物一般需进行一段时间（通常 12 小时）的禁食，以免影响毒性暴露。不同动物和不同给药途径下的最大给药容量可参考相关文献及根据实际情况决定。

（汪晖 郭喻）

yàowù mànxìng dúxìng

药物慢性毒性 (drug chronic toxicity)

实验动物或人长期反复接触药物所产生的毒性效应。通过评价药物慢性毒性，可确定长期接触造成损害作用的最低剂量（或阈剂量）和无可见有害作用水平值，为制定人类长期接触时的安全限量标准提供依据。安全限量包括最高容许浓度和每日容许摄入量等。药物慢性毒性研究可为毒理机制研究和将毒理结果外推到人提供依据，是药物毒性评价的指标之一。

在药物开发过程中，药物慢性毒性可预测药物长期使用对人体产生的不良反应，降低临床试验受试者和药品上市后使用人群的用药风险。具体包括 5 个方面：①预测受试物可能引起的临床不良反应，包括不良反应的性质、程度、量-效关系和时-效关系、可逆性等。②判断受试物反复给药的毒性靶器官或靶组织。③推测临床试验的起始剂量和重复用药的安全剂量范围。④提示临床试验中需重点监测的指标。⑤为临床试验中的解毒或解救措施提供参考。

评价方法、指标和结果分析

药物慢性毒性用于评价需要较长期投用药物的安全性，通常采用动物实验。

每日给予实验动物一定剂量的药物，给药时间通常在 6 个月以上，给药期间每天观察记录动物的一般情况和各种可能出现的毒性症状，并进行必要的实验室检查。试验结束后处死动物，进行大体解剖和组织病理学检查。动物的选择和药物急性毒性基本相同。通常使用两种哺乳动物。啮齿动物常用大鼠，对照组和每个剂量组的动物数量单个性别应

达到 20 只。非啮齿动物常用犬和灵长类，每组每种性别至少应达到 4 只。如分批定期处死动物，需相应的增加每组的动物数。应使用健康年幼的动物，啮齿类应选用处于生长较快阶段的动物。

在实验中要得到剂量-反应关系和无作用水平值。因此，除对照组外，至少设置 3 个剂量组。高剂量为可产生毒性作用但不会造成太高死亡率的剂量，低剂量为不产生毒性效应的剂量。给药一般持续 6~12 个月。给药途径与拟临床给药途径一致，一般采用经口、经皮和吸入 3 种给药途径。经口给药一般把药物混入饲料或饮水中，也可采用灌胃给药。经皮给药需给动物脱毛后使药物与动物皮肤接触。吸入给药可分为间歇式和连续式：间歇式将动物置于含稳定药物浓度的密闭装置中一定时间，结束后放回正常饲养环境中，每日有固定的给药时间和恢复时间；连续式则模拟环境接触，动物整天持续暴露于药物中。

用药期间，仔细观察实验动物的体重、进食量、进水量的变化以及有无不良反应或死亡。仔细观察动物的一般状态如兴奋、抑制、麻痹、呼吸等，对试验中药物出现作用的时间、速度以及毒副作用的特点等均应严密观察，并详细记录，以便进行综合分析。在慢性毒性试验中，根据药物的性质和试验要求的不同，在给药前、给药后及试验时，对实验动物易发生毒性反应的主要器官进行检查。检查项目如下：①血象，包括血红蛋白，红细胞、白细胞及其分类计数等。②肝功能。肝是机体重要的代谢器官，不仅对糖、蛋白质及脂类代谢起重要作用，也是许多药物在体内的解毒

场所，故应进行肝功能的检查。③肾功能。大部分药物从肾排泄，故应测定药物对肾功能有无损害作用及其损害的程度，其中包括血中非蛋白氮含量、小便常规检查。④组织切片。可进一步了解药物对各脏器有无损害及其损害的程度。可将动物在不同的期内分批处死，取其心、肝、脾、肺、肾、胃、肠等进行切片检查，并与对照比较，观察药物对各组织有无可逆或不可逆损害。

分析长期毒性试验结果的目的是判断动物是否发生毒性反应，描述毒性反应的性质和程度（包括毒性起始时间、程度、持续时间以及可逆性等）和靶器官，确定安全范围，并探讨可能的毒性作用机制。

注意事项 对长期毒性试验结果进行分析时，应正确理解均值数据和单个数据的意义。啮齿动物长期毒性试验中，组均值的意义通常大于单个动物数据的意义，实验室历史背景数据和文献数据可以为结果的分析提供参考。非啮齿动物数量少、个体差异大，因此单个动物的试验数据往往具有重要的毒理学意义。此外，非啮齿动物实验结果必须与给药前数据、对照组数据和实验室历史背景数据进行多重比较，而文献数据参考价值有限。给药组和对照组之间检测参数的差异可能来自于与受试物有关的毒性反应、动物对药物的适应性改变或正常的生理波动。因此在分析试验结果时，应关注参数变化的剂量-反应关系、组内动物的参数变化幅度和性别差异，同时综合考虑多项毒理学指标的检测结果，分析其中的关联和作用机制，以正确判断药物的毒性反应。对药物慢性毒性结果进行分析时，应对异

常数据进行合理的解释。单个参数的变化往往并不足以判断化合物是否引起毒性反应，可能需要进一步进行相关的研究。此外，毒物代谢动力学研究可以为毒性反应和毒性靶器官或靶组织的判断提供重要的参考依据。

（汪 晖 郭 喻）

yàowù fāxiàn

药物发现（drug discovery）

为预防和治疗疾病、解除病痛，认识并获得药物的行为过程。人类面对任何疾病，都希望有治疗的方法，其中寻找新的药物进行治疗，就是最经典的方法之一。因此，药物发现就是寻找和认识各种物质药用价值的过程。

过程 药物是用来防治疾病的重要工具，其重要特点是必须具备有效、安全的基本条件，而且能够保证其产品的质量。广义的药物发现包括药物研发的全过程。一个物质经过对其研究和认识，达到了临床应用于治疗疾病的要求，才完成药物发现的全过程。而狭义的药物发现则是专指药物研发全过程中早期阶段发现物质可能的药用信息，包括生物活性等，实际上是药物筛选的过程。对于临床应用的药物，其研究和开发过程大致可分为3个主要阶段：一是起始阶段，找到具有一定药用信息的物质。在现代药物研究中，这一阶段通常是药物筛选的阶段，在药物研究领域也称为药物发现，实际上是发现一种物质的生物活性信息。包括发现活性化合物，到从中确定先导化合物，以及通过药物分子结构优化研究，包括分子设计优化和化合物成药性优化，最后获得候选药物。其中也包括发现新分子实体。这一过程也被称为药物早期评价阶段或前期药物发现阶段。二是对该物质的治疗作用和安全性进行评价，并制备成可以应用的药物形式。这一阶段通常被称为药物的临床前研究。三是药物的临床研究，是在人体上进行有效性、安全性的研究，以确证药物的作用。只有完成临床研究并通过审批的药物才能正式用于临床。也只有实现了药物的临床应用，才是真正完成了新药的发现过程。

在药物研究领域，药物发现通常是指狭义的药物发现，也就是认识药物的药理作用的过程。药物的作用是物质内在固有的特性，药物发现的过程就是通过各种有效的方法，认识这些能够发挥防治疾病作用物质的性质，为药物研究和开发提供物质基础。

科学内涵 药物发现是对一种物质药理作用的认识，也就是对未知世界的探索。对物质而言，其药理作用是该物质的固有属性，发现药物，不仅需要获得这些物质，更重要的是发现其内在药用属性。故药物发现这一步骤不同于药物的临床前研究和临床研究，是需要进行探索的认识过程。

世界上存在的物质种类繁多，发现其药理活性需要进行大量的工作，而真正发现这些物质的药理作用，必然存在着极大的随机性和偶然性。这一特点就决定了在药物发现过程中，必须进行大量的筛选。一般来讲，筛选的样品越多，发现理想药物的可能性就越大。

策略 药物发现的最终目标是找到用于临床治疗疾病的药物，但发现的过程一般并不能通过人体试验来实现，这就决定了药物发现是一个复杂的过程。特别是由于疾病的复杂性和筛选技术的局限性，发现新的药物需要建立合理的发现策略，才能够达到发现有效药物的目的。

根据药物发现的特点，大规模筛选和一药多筛是发现新药的理想状态，现代技术进步实现了高通量药物筛选，这种筛选模式更符合药物发现的规律，但在解决药物作用的复杂性方面却远远不够，因而需要在研究疾病的发病机制和药物作用基础上，制定具体的新药发现策略，才能有效发现药物。

方式 药物发现的历史就是人类发展史，在人类长期的生活实践中，发现了大量治疗各种疾病的药物。总结这些药物发现的方式，可以分为两类，即偶然发现和主动寻找。

药物的偶然发现 人们在生活生产过程中，发现了多种物质具有治疗疾病的作用并应用于临床。偶然发现的方式包括从食物中发现药物，如一些天然产物的药用价值的发现；在医疗实践中发现药物，如阿司匹林抗凝血作用；在研发过程中发现药物，如青霉素等。偶然发现药物通常是一个不可控的过程，但需要有一定知识积累和敏锐观察的专业人员捕捉这种机遇。

药物的主动寻找 虽然偶然发现的药物在药物研究中具有一定的作用，但过程是不可控的，因而不可能成为发现药物的主要途径。发现新药，需要发挥人类的能动性，通过主动寻找的方式，发现新的药物，这一主动寻找的过程称为药物筛选。主动寻找的方式很多，涉及的内容和技术方法也非常复杂，而且随着科学技术的不断进步，新药发现的技术方法和效率都会不断进步，人类战胜疾病的愿望将随着治疗药物的出现而逐渐实现。

主要技术 人类主动寻找新药是治疗疾病的需求，也是人类追求健康的永恒课题，人们将采用各种先进的技术方法，推动药物发现。

物质制备技术 药物发现的物质基础是具有可以作为药物应用的物质，为获得这些物质，采用的技术包括从天然产物中获取，化学合成，微生物发酵，生物合成等多种方法，逐步解决了药物资源的问题。这些相关技术方法发展迅速。在物质制备过程中，为了提高药物发现效率，还融合了分子设计技术、结构修饰技术、基因操作技术、模型设计技术等。

发现药理作用的模型 药理作用是针对药物在体内所产生的治疗疾病的作用。为了发现物质所具有的药理作用，需要建立与药物发现目标相关的技术方法，通常称为药物筛选模型，包括：①动物模型，如正常动物，以及自发疾病模型动物、人工疾病模型动物、转基因模型动物、模式生物模型等。②组织器官模型，就是采用动物或可以获得的生物组织器官，用以评价药物对这些组织器官功能的影响，这类模型可以直接评价药物对具体器官和组织的作用。③细胞模型，主要采用细胞生物学方法评价物质可能的药理作用，包括原代培养的各种细胞、各种类型的细胞系、人工制备的细胞病理模型等，由于细胞培养技术简单，操作简便，可以大规模进行评价，是高通量和高内涵药物筛选的主要模型。④分子模型，主要采用生物体内获得的具有生理功能的分子，一般为药物靶点或候选靶点，如受体、酶等，在体外与药物相互作用，观察药物对其活性和功能的影响，这些模型是高通量筛选的

基础，也是现代药物发现的主要途径。⑤计算机虚拟模型，就是以计算机为工具，通过蛋白质等数据库的数据构建的虚拟的分子靶点立体结构，建立可以与需要筛选的物质分子进行对接的分子模型，评价二者可能的相互作用，并结合相关的生物信息，发现对具体靶点产生相互作用的化合物。

药物发现技术 在上述条件具备的情况下，将可以作为药物应用的物质与反映药物药理作用的模型相结合，评价药物产生作用的技术，即通常说的药物筛选技术。药物筛选技术种类繁多，除传统的实验动物技术和组织器官功能评价技术等常规技术外，近年来又发展起来了高通量筛选技术、高内涵筛选技术、生物芯片技术、计算机虚拟技术等。新技术的应用有效地提高了筛选的速度。此外，为了全面评价物质的成药性，还要进行必要的药物代谢过程的评价和安全性评价，方能够初步确定药物的开发前景。

另外，用数学和统计的方法对药物发现过程中不同阶段产生的数据进行模拟与建模，进而评价药物的有效性和安全性，是另外一种药物发现的方式，被称为基于模型的药物发现。

(杜冠华)

yàowù shāixuǎn

药物筛选 (drug screening)

采用适宜的筛选方法，对可能作为药物使用的物质进行药理作用检测、评价药用价值的过程。又称新药筛选。是药物发现的初期过程。药物筛选的主要目的是发现可以用于防治疾病的药物，是人类主动寻找药物的主要方式。药物筛选的另一个作用是促进药物分子结构优化，以及发现新分子实体，即从来没有被作为药物

应用的化合物。

发展过程 根据药物筛选所采用的方法和技术，可将药物筛选的发展历程大至分为3个历史阶段。

原始时期的药物筛选 早在原始社会，人们为了防病治病，在生活、生产实践过程中，就开始了对药物的寻找，发现有些物质可以减轻病痛，形成了治疗疾病的药物。随着人们对药物作用认识的深入和对药物需求的不断增加，促进了主动寻找药物的实践，如"神农尝百草"就是进行药物筛选的记载。原始社会人类寻找药物的技术手段主要通过亲身尝试和体会，获得的药物也主要是自然界中各种物质，如植物、动物、矿物等。这种筛选方法简单有效，但发现药物的效率低，而且从事筛选的人员也面临着极大的潜在风险。尽管如此，人类对健康的追求推动了寻找药物的实践，通过长期努力和实践经验积累，形成了传统医药学。中医药学是传统医药学的典型代表，为中华民族的健康和繁衍做出了重要贡献。

现代药物筛选 现代药物筛选技术是在现代医药学发展基础上建立起来的药物发现模式，主要特点是应用实验动物作为筛选药物的对象，采用多种技术手段，检测药物的作用。实验动物在一定程度上可以反映药物的作用，其中包括正常动物和疾病模型动物的应用，也包括取之于动物的组织器官的评价。现代药物筛选的对象也与传统物质不同，物质对象主要是通过合成手段获得的化合物，从天然产物中提取的组分和成分，这些天然产物包括植物、动物、微生物等。在筛选技术方面，评价物质在动物或组织

器官模型上的作用，还需要特定的检测方法和手段，如机械设备、电子仪器、光学仪器、行为学方法、数学模型等，这些方法成为药物筛选中重要的技术。

当代药物筛选　随着人们对健康水平和疾病治疗效果的要求不断提高，对药物的需求也在不断增加，传统的药物筛选方法已经不能适应社会的需要，快速大规模的药物筛选技术成为人们研究的重要内容，由此产生了以高通量药物筛选技术为特征的药物筛选新模式，实现了药物筛选的微量、快速和大规模目标。高通量药物筛选是以分子和细胞水平的筛选模型为基础，同时对数以千万计的样品进行筛选，发现能够与生物分子或细胞相互作用的化合物，为药物研发提供活性化合物。随着生命科学的发展和进步，发现了一批可能成为药物靶点的生物分子，为药物筛选奠定了基础，特别是对病理机制的深入认识，促进了细胞水平筛选模型的发展。近年来，药物筛选技术得到长足进步，特别是检测技术和自动化微量操作系统的发展，如生物芯片技术、计算机虚拟筛选技术、超高通量筛选技术、高内涵筛选技术等，在当代药物筛选中发挥了重要作用。

条件　开展药物筛选需要的基本条件包括 3 个方面：一是被筛选的物质；二是用于评价药物作用的模型或方法；三是能够检测药物作用的技术方法。

筛选的物质基础　药物筛选的对象也称筛选的样品。使用的物质主要是合成的化合物，天然产物中提取分离获得的化合物和组分，这些天然产物包括植物、动物、微生物等，也包括一些矿物。还有些样品来自于人工改造

的天然产物，如生物合成的物质、经过转基因重组获得的物质等。

筛选模型　筛选模型是筛选的重要条件，从使用的材料可分为动物模型、组织器官模型、细胞模型、分子模型、数学模型及虚拟模型等。从筛选模式可以分为普通模型、高通量筛选模型、高内涵筛选模型等。只有建立了药物筛选模型，才能够进行药物筛选。

检测技术和筛选技术　筛选过程的实施需要一定的技术手段，特别是当代的高通量药物筛选模式，更依赖于操作设备的自动化控制，以实现操作的一致性。而筛选结果的获得，需要有一定的监测手段，以便获得评价物质药理作用的数据，这些检测技术通常与模型的建立相结合，在应用模型时即可获得筛选结果。包括数据处理技术、数据管理技术及生物信息学的相关技术。

模式　尽管药物筛选的技术方法取得显著进步，但筛选的基本模式依然是在筛选中需要考虑的内容。常用的筛选模型如下：①定向筛选。采用特定的方法，专门筛选防治某种疾病的药物。②特定样品筛选。利用已有信息，在特定样品范围内进行筛选。例如抗生素类药物的筛选等。③比较筛选。采用确定的模型和确定的阳性药物为对照，进行比较筛选，以发现同类更好的新药物。④随机筛选。对可能作为药用的物质进行药理活性的广泛筛选。这种筛选方法是新药发现的最基本方式，能够发现全新的药物，但成功率是不可预测的。⑤药物虚拟筛选。根据药理学、药物化学、计算机科学等多学科的知识和理论，应用计算机和相关软件作为工具进行的化合物活性的预

测，又称计算机辅助药物筛选。⑥其他，如高通量药物筛选、高内涵药物筛选等。所有这些筛选方法，都可有效地发现新药，但也存在不足，实现药物发现的目标，需要多种技术的整合和合理的应用。

（杜冠华）

gāotōngliàng yàowù shāixuǎn

高通量药物筛选（high-through-put screening）　应用分子、细胞筛选模型和自动化操作技术对大量样品进行生物学活性或药理活性分析评价的过程。高通量药物筛选技术是 20 世纪 80 年代后期出现的发现新药的技术体系。这种技术以药物发现的基本规律为基础，应用多学科的理论知识，集计算机控制、自动化操作、高灵敏度检测、数据结果的自动采集和处理于一体，实现了药物筛选的快速、微量、灵敏和大规模化，日筛选量可达到数千甚至数十万样品次。

高通量药物筛选技术体系涉及多个领域，如药物学、药理学、生物化学、分子生物学及细胞生物学等，同时结合化学（包括药物化学、有机化学、组合化学等）、计算机科学、自动化控制科学以及数学等多个学科。技术上包括药理学实验技术、分子生物学技术、细胞生物学技术、计算机技术、管理技术及自动化控制技术等。

高通量药物筛选涉及以下多个方面的研究，包括药物靶点的研究、分子和细胞水平的药物筛选模型的建立、样品库的建立和样品制备技术、自动化操作技术、实验结果的检测、筛选数据的获得、数据处理和结果分析，以及先导化合物或候选药物的确定。

高通量药物筛选的基本原理

是判断药物与靶点的结合能力和对靶点功能的影响。高通量药物筛选所采用的筛选方法一般是以药物作用靶点为主要对象的细胞和分子水平的筛选模型，根据样品与靶点结合的表现，判断化合物的生物活性。

高通量药物筛选技术的应用，改变了传统的药物发现模式。传统的药物分析过程是从疾病或组织器官的变化开始的，凡是能够改善疾病症状、改变组织器官功能的物质，就有可能发展成为药物。建立基于高通量药物筛选技术上的药物发现新模式，需要解决的主要问题是：①活性的评价方法。②与疾病相关的筛选模型的建立。③控制影响筛选模型的可能因素。④药物作用系统评价的方法等。对每一个建立的高通量药物筛选模型，都需要进行系统的研究，才可能以最有效的方法发现新的药物。

应用高通量药物筛选方法发现创新药物，也存在许多尚未解决的问题，如体外模型的筛选结果与整体动物体内药理作用的关系，对高通量药物筛选模型的评价标准，筛选模型的新颖性和实用性的统一，以及新的药物靶点确证等。但是高通量药物筛选技术在新药发现中的优势已经被实践所证明，应用该项高新技术将会极大地促进新药的发现和开发。

（杜冠华　方莲花）

yàowù bǎdiǎn

药物靶点（drug target）

能够与药物特异性结合并产生治疗作用或调节生理功能的生物大分子或生物大分子部分结构。药物靶点应具备的条件：①药物靶点是生物大分子，具有与其他物质结合的部位。②与其他物质结合后可发生结构改变，而且与小分子结合后结构改变通常是可逆的。③通过结构改变，生物大分子可以发挥生理和病理的调节作用，表现出药物作用。④其结构改变的生理效应在机体复杂调控体系中占主导作用，可发挥药理调节作用。⑤病理条件下，该生物大分子的表达、活性、结构或特性可以发生变化。此外，在体内可能存在内源性或外源性的能与该分子或该分子部分结构结合的物质，这种结合的物质也可以作为药物用于防治疾病。在药理学或生物学研究过程中，发现了一些具有上述特点的物质，但还没有与其作用的药物，这些物质可能成为药物靶点，即候选药物靶点，在研究中也通常称为靶标，是药物靶点研究中重要内容。

按照生物学特点，药物靶点可以分为受体、酶、离子通道、核酸、转运体等生物大分子。①受体。存在于细胞膜或细胞内，能与细胞外专一信号分子结合进而激活细胞内一系列生物化学反应，使细胞对外界刺激产生相应效应的一类特殊蛋白质。与受体结合的生物活性物质统称为配体。受体已成为最主要和最重要的作用靶点，如 G 蛋白偶联受体、核受体。现有药物中超过 50%以受体为作用靶点。②酶。由机体细胞产生的具有催化活性和高度专一性的特殊蛋白质，参与一些疾病发病过程，已成为一类重要的药物靶点，现有药物中超过 20%以酶为作用靶点。③离子通道。由肽链经多次往返跨细胞膜形成的亚基组成，通道的开放或关闭可影响细胞内外无机离子的转运，能迅速改变细胞功能，有些离子通道是药物的直接作用靶点，药物通过改变离子通道的构象使通道开放或关闭，现有药物中约6%以离子通道为作用靶点。④核酸。在核酸分子上发挥作用药物的靶点，现有药物中约3%以核酸为作用靶点，这些靶点多数存在与细胞核中。⑤转运体。存在于细胞膜上的蛋白质成分，可以通过与药物结合协助药物实现跨细胞膜的转运，是机体对药物处置的重要环节，在药物吸收、分布、代谢、排泄等体内过程中起非常重要的作用，已成为药物靶点研究中不可忽视的一个组成部分。

药物靶点是药物筛选的基础，是研究创新药物的前提，新药研究与开发的关键，首先是寻找、确定和制备新颖的药物筛选靶点，基于药物作用靶点合理设计药物分子是发现选择性作用于特异靶点新药的重要条件。

（杜冠华　王月华）

hòuxuǎn yàowù bǎdiǎn

候选药物靶点（candidate drug target）

具备药物靶点的基本特征，有可能成为药物靶点，但还没有药物研发成功，还需要不断研究和评价的生物大分子或生物分子部分结构。人类基因组草图绘制的完成以及由此产生的大量潜在药物靶点，大大提升了人们对药物靶点发展前景的预期。但是，研究发现进入临床试验的上市新药数量并未增加，因此发现和验证大量潜在药物靶点，使其成为候选药物靶点具有重要意义。正确预测药物靶点的发展前景是探讨药物靶点领域需要解决的关键问题。

新型药物的设计和筛选都是通过已知靶点来完成，因而靶点筛选的成功与否直接影响到后期药物的相关研究。现代生命科学和生物技术的发展推动了药物靶点的开发和不断完善，人们可以从系统水平和分子水平来对药物靶点进行开发。药物靶点的开发是一个多因素参与的复杂过程，采用的平台主要包括：基因组学和蛋白质组学开发平台、转基因和基因敲除开发平台、RNAi 开发平台、综合性开发。

药物靶点筛选包括 3 个阶段：①基于靶点的筛选和表型筛选。很多药物都是通过基于靶点的筛选方法筛选得到，通过这种筛选可以有效地筛选得到具有生物活性的小分子物质，这种筛选方式定位于特定的靶蛋白，但可能影响多种蛋白及信号转导通路而不仅仅是一个靶点或通路。要明确了解某个已选定的小分子物质的活性，需要一个综合性的筛选方法，如表型筛选法。表型筛选法是一种综合性的筛选方法，可以在细胞或生物体水平上评估某个小分子物质的生物活性。但是经过此方法筛选后，对于药物作用的靶点及通路是不明确，需要后期进一步的识别和验证。这种筛选非常适合对机体不明的疾病的靶点筛选。②靶点验证。多种靶点识别方法得到的药物作用靶点需要对候选靶点进行验证。首先，确认此靶点在细胞实验中是否调节化合物的生物活性。可以通过 RNA 干扰技术沉默与某一疾病相关的基因，形成缺乏特定靶标的小鼠，看它是否具有普通小鼠药物作用的症状，或者将药物注射到基因敲除的小鼠中，若药物没有引起效应，说明药物是通过这一特定靶点作用的，因为候选靶点的同系物也要被纳入考虑范围，即使在最初的筛选中没有被识别。除了 RNA 干扰技术，也可以用 cDNA 过表达来建立药物-靶点作用关系，靶点的过表达可能会抑制药物的活性，这种方法对于验证膜靶点极为重要。③药物靶点通过功能实验验证后，还需要对小分子物质及靶点的亲和力进行量化。这一过程可以通过表面等离子共振或等温量热法技术完成，最后还需要通过核磁共振或共结晶实验进行更为严格的验证，进而得到药物-靶点复合物的三维结构，这种结构对后期的药物优化具有很大的帮助。

药物靶点的发现和验证是新药研发的关键环节，对新药创制具有源头创新意义。随着生命科学和信息学的发展，药物靶点的识别及确证方法不断涌现，越来越多的药物靶点得以识别和验证。

（杜冠华　王月华）

qiánzài yàowù bǎdiǎn

潜在药物靶点（potential drug target）

仅发现了部分药物靶点的特征，但尚不具备药物靶点的多数条件的生物大分子或生物大分子部分结构。新药研发是一个高风险、难度大、周期长、耗资巨大的系统工程。其中，潜在药物靶点的发现与确证是药物发现阶段的关键问题，制约新药研发的速度。同时，对现有药物作用机制认识的局限性是造成药物毒副作用的主要原因。因此，潜在药物靶点的研究不仅具有重大的社会效益和经济效益，而且对保证人民的身体健康和用药安全，促进医药产业的国际竞争力，以及推动药学领域等相关学科的发展具有重要意义。

在药物靶点的研究中，虽然研究者们已经做出了巨大努力，但被临床验证的药物靶点数量还很少。因此，深入挖掘潜在药物靶点，对于新药的开发具有重要意义。随着人类基因组计划的完成，以及基因功能的发现、高通量筛选技术的发展，药物靶点已成为现代创新药物研发的一个重要环节。

人类基因组草图的绘制可能产生大量的潜在药物靶点。挖掘潜在药物靶点的研究方法很多，其中生物信息学已经成为研究潜在药物靶点的重要手段之一。生物信息学是应用信息科学研究生物体系和生物过程中信息的储存、内涵和传递，研究和分析生物体细胞、组织、器官的生理、病理和药理过程中的各种生物信息，已成功应用于药物靶点发现的各个环节，对于存储疾病相关的医学数据、发现大量的潜在药物靶标、揭示药物作用机制起着重要作用。利用生物信息学的方法可以方便快捷地处理生命科学研究中产生的海量数据，并利用各种数据库来分析这些数据的生物学意义。利用生物信息学数据分析方法挖掘潜在药物靶点比实验方法更快捷。

生物系统中潜在药物靶点主要涉及 4 类大分子，即蛋白质、多糖、脂质和核酸。但是，拮抗多糖、脂质和核酸活性时可能带来明显的不良反应，这意味着绝大多数成功开发的药物仅通过与蛋白质结合和/或修饰蛋白质的活性而发挥作用，这极大限制了药物作用靶标的数量。蛋白质的成药性是指与已知的靶蛋白具有序列同源性或结构相似性，而且还具有与药物结合的活性位点。另外，蛋白质与具有亲和力的小分子的结合能力可以使其具有成药性，但并不一定促使其成为潜在药物靶点，原因在于潜在药物靶点仅适用于那些与疾病相关的蛋白质（特异性），只有满足成药性和特异性，这样的蛋白质才能成为潜在药物靶点。

（杜冠华　王月华）

G dànbái ǒulián shòutǐ

G 蛋白偶联受体 （G protein-coupled receptor，GPCR）

具有 7 次跨膜结构并在细胞内通过 G 蛋白传递信号的膜受体。可激活并启动一系列信号途径，包括 G 蛋白、β-抑制蛋白、寡聚化和内化，从而将胞外信号跨膜传递到胞内，参与多种疾病的发生发展过程。G 蛋白偶联受体是一类重要的药物靶点，临床应用的药物有 30%～50% 是通过这一靶点发挥作用的。至少有 9 个诺贝尔奖与 G 蛋白信号通路研究的成果相关。

配体能够与 G 蛋白偶联受体结合的物质称为受体的配体，又称配基。G 蛋白偶联受体的配体包括气味分子、信息素、激素、神经递质及趋化因子等体内活性分子以及外源性化合物。这些配体可以是小分子化合物，也可以是糖类、脂质、多肽以及蛋白质等生物大分子。一些特殊的 G 蛋白偶联受体也可以被非化学性的刺激源激活，例如在感光细胞中的视紫红质可以被光所激活。通过调节有关 G 蛋白偶联受体介导的信号转导可防治肿瘤、炎症、心脑血管疾病、精神系统疾病等。

分类 截至 2016 年底，所揭示出的生物体内的 G 蛋白偶联受体有 600～1000 个成员，人类体内约有 800 种。其中半数具有感知功能，可以介导嗅觉功能（约 400 种），光觉感知功能（10 种）和信息素信号（5 种）。非感觉类 G 蛋白偶联受体则以小分子、多肽或蛋白来介导信号的转导。以 G 蛋白偶联受体为靶点的药物构成了临床使用的大部分药物，但只有小部分开发出了相应的药物。

根据分子序列的同源性，G 蛋白偶联受体被划分为 6 种类型：A 类（或第一类），视紫红质样受体，占 G 蛋白偶联受体基因接近 85%，其中大于 50% 与嗅觉相关；B 类（或第二类），分泌素受体家族；C 类（或第三类），代谢型谷氨酸受体/信息素；D 类（或第四类），真菌交配信息素受体；E 类（或第五类），环腺苷酸受体；F 类（或第六类），卷曲化/平滑化蛋白家族。其中 D 类和 E 类未发现存在于脊椎动物中。

生理功能 G 蛋白偶联受体介导多种生理功能，与心脑血管疾病、神经精神疾病、癌症、免疫性疾病、糖尿病等重大疾病的发生发展密切相关。G 蛋白偶联受体重要的生理功能包括：①感光。视紫红质在光照时迅速分解为视蛋白和视黄醛。视蛋白采用光异构化反应将电信号转化为细胞内的化学信号，引发下游的信号传递过程。②嗅觉。鼻腔内的嗅上皮上分布有很多嗅觉受体和犁鼻器受体，可以分别感知气味分子和信息素。③行为和情绪的调节。哺乳动物的脑内有控制行为和情绪的受体，其结合的神经递质包括血清素、多巴胺、γ-氨基丁酸和谷氨酸等。④免疫系统活性和炎症反应的调节。例如组氨酸受体或白介素受体与炎症介质结合引起炎症反应。G 蛋白偶联受体也可通过抑制 Toll 样受体诱导的 T 细胞免疫反应来调节免疫功能。⑤自主神经系统信息传导。交感神经和副交感神经的活动都受到 G 蛋白偶联受体信号通路的调节，控制着机体很多自主生理功能，包括血压、心搏、消化过程等。⑥细胞密度的感知。在盘基网柄菌中发现了一种含有脂质激酶活性的 G 蛋白偶联受体，可以调控该种黏菌对细胞密度的感应。⑦维持机体稳态。例如机体内水平衡的调节。参与一些类型肿瘤的生长和转移等。

（杜冠华　杨秀颖）

héshòutǐ

核受体 （nuclear receptor）

存在于细胞内的一类特殊蛋白，属转录因子家族。类固醇激素、甲状腺激素及其他生化分子（如，维生素 D、蜕化素、9-顺式和全反式视黄酸、脂肪酸、甾醇、前列腺素、白三烯 B_4、法尼醇代谢物等））等配体可选择性识别核受体，调节特定基因表达，进而调控细胞新陈代谢、生长与分化，控制胚胎发育、维持器官正常生理功能和机体内环境稳态。

分布与分类： 根据受体的配体类型，核受体超家族可以分为 3 类。①类固醇激素受体，如糖皮质激素受体、盐皮质激素受体、雌激素受体、孕激素受体和雄激素受体等。②非类固醇激素受体，如甲状腺激素受体、视黄醇 X 受体和维生素 D_3 受体等。③孤儿核受体，也就是还没有发现配体的一类核受体成员，如 DAX1（NR0B1）、SHP（short heterodimer partner，NR0B2）等。

核受体结构： 大多数核受体分子质量 50 000～100 000。典型的核受体由 A/B、C、D、E 和 F（从 N 末端到 C 末端）等 5 个区域组成：N 末端结构域（A/B 结构域）为转录激活域（或激活功能域）为整个蛋白可变性最高的部分，当配体结合于 E 区域时，该区域转录活性迅速激活；C 结构域为 DNA 结合域，是最保守的区域，核受体通过 C 结构域结合到反应元件和 DNA 序列上的启动子上；D 结构域是铰链区，起连接 DNA 结合域和配体结合域两个结构域的作用；核定位信号 NLS 位于 C 和 D 之间；E 结构域，即配体结合域，是最大的结构域，其保守性仅次于 DNA 结合域，配体结合域能够与配体结合，二聚体化并被激活，发挥转录因子的作用调控下游靶基因转录。F 结构域，即 C 端结构域，为序列高度变异的区域。在 A/B 和 E 结构域分别存在着不依赖于配体的转录激活域 AF-1、配体依赖型的转录激活域 AF-2。

核受体拮抗剂与激动剂：配体与受体结合后产生拮抗或激动作用取决于配体化学结构、受体类型及受体的组织分布。与受体结合，诱导受体发生构象改变，产生活化效应，促进下游基因转录的配体称为激动剂，激动剂具有高亲和性，高内在活性特点；与受体结合，但不具备内在活性的一类配体称为拮抗剂；与受体结合后可引起受体的构型向非激活状态方向转变，因而引起与原来激动剂相反的生理效应，这类配体被称作反向激动剂。

在已知的 667 种人类靶点蛋白中，核受体占 10%。已获批的小分子药物中，16% 的药物靶向为核受体。核受体与 G 蛋白偶联受体、离子通道、激酶共同组成小分子药物主要的作用靶点。

（杜冠华　孙　岚）

méi

酶（enzyme）　由生物细胞产生的在细胞内或分泌至细胞外，具有催化活性和高度专一性的特殊蛋白质。曾称"酵素"。1837 年，化学符号创制人瑞典化学家贝采留斯（Jacob Berzelius，1779～1848）和"有机化学之父"德国化学家李比希（Justus von Liebig，1803～1873）把发酵理解为催化分解反应，将酶（当时称"酵素"）和催化作用相联系。1926 年，美国科学家萨姆纳（James

Batcheller Sumner，1887～1955）证明脲酶本质上是蛋白质后，认识了酶的本质。在真核生物中，一些酶集中在细胞器的一定区域。截至 2016 年底，已发现的酶有 2500 种以上。

酶的命名法有习惯命名法和国际命名法两种：习惯命名法一般根据作用底物而命名，如只作用于淀粉的淀粉酶，引起乳凝的凝乳酶等；国际命名法是根据其催化性质将酶分为 6 大类，即氧化还原酶、转移酶、水解酶、裂解酶、异构酶、连接酶。

酶的催化能力称为酶的活性。生物机体新陈代谢包括的化学反应几乎都是酶催化的；酶催化的反应称为酶促反应，被催化的反应物称为底物。酶在催化反应中具有高度专一性，能在接近体温的温度、常压、近中性环境中起催化作用。酶的催化效率高，其催化反应速度比一般无机催化剂高 $10^7 \sim 10^{13}$ 倍。酶对底物的催化作用有严格选择性，一种酶只能催化某一类或某一种物质的反应。酶分子上具有催化中心和结合中心，称为酶的活性中心。酶的催化反应受到它所催化的反应产物的反馈调节。酶的缺点是不稳定，对其周围环境很敏感，在强酸、强碱环境中，在重金属盐、紫外线等因素影响下，均可发生不同程度的变性，降低甚至失去催化活性。

酶抑制剂指一类作用于或影响酶的活性中心，或作用于必需基团导致酶活性下降或丧失而降低酶促反应速率的物质。可分为可逆抑制剂和不可逆抑制剂。不可逆性抑制如有机磷农药与胆碱酶的作用。可逆性抑制包括竞争性和非竞争性抑制剂，竞争性抑制是抑制剂与底物争夺与酶结合

的位置，增加底物的浓度可使抑制减弱，如丙二酸抑制琥珀酸脱氢酶；非竞争性抑制可以降低酶的活性，如氰化物能与细胞色素氧化酶的三价铁离子（Fe^{3+}）结合，使之丧失传递电子的能力。抑制剂对酶有一定的选择性，只能对某一类或几类酶起抑制作用。

酶参与一些疾病发病过程，在酶催化下可以产生一些病理反应介质或调控因子，因此酶成为一类重要的药物靶点。已上市的药物中超过 20% 以酶为作用靶点。例如奥美拉唑通过抑制胃黏膜的 H^+-K^+-ATP 酶，抑制胃酸分泌；喹诺酮类抑制 DNA 回旋酶，影响 DNA 合成而发挥杀菌作用。以酶为靶点开发新药存在巨大潜力，今后很长一段时间仍然是发现新药的重要着手点。酶也可以作为药物，如胃蛋白酶、胰蛋白酶。也有一些药物是酶的底物，需经酶的作用转化后发挥药效作用，如左旋多巴在纹状体中被多巴脱羧酶所代谢生成多巴胺发挥补充中枢递质的作用。

（杜冠华　孙　岚）

lízǐ tōngdào

离子通道（ion channel）　细胞膜上一种选择性控制离子进出的跨膜蛋白。是各种无机离子跨膜运输的通路。离子通道参与多种生命活动，在生命过程中具有十分重要的功能，如心脏搏动，神经兴奋与传导等。离子通道是一类重要的药物靶点。

离子通道的概念起源于 20 世纪初，1902 年德国生物学家尤利乌斯·伯恩斯坦（Julius Bernstein）在膜学说中提出了神经细胞膜对钾离子有选择通透性。1939 年 A.L. 霍奇金（A.L. Hodgkin）与 A.F. 赫胥黎（A.F. Huxley）用微电极插入枪乌贼巨

神经纤维中，直接测量到了膜内外电位差。1949年A.L.霍奇金（A. L. Hodgkin）和B.卡茨（B. Katz）在一系列工作基础上提出了膜电位离子假说，认为细胞膜动作电位的发生是膜对钠离子通透性快速而特异性地增加，称为"钠学说"。尤其重要的是，1952年A.L.霍奇金和A.F.赫胥黎用电压钳技术在枪乌贼巨神经轴突上对细胞膜的离子电流和电导进行了细致地定量研究，结果表明Na^+和K^+的电流和电导是膜电位和时间的函数，并提出了离子通道的概念。1963他们因此获得了诺贝尔生理学或医学奖。

离子通道主要通过门控方式和可通过的离子进行分类。根据门控开启和关闭的方式分为电压门控离子通道和配体门控离子通道等；根据选择通过的离子分为钠、钙、钾、氯等离子通道。

离子通道主要特性表现在：①选择性，即离子通道只允许特定的一种或少数几种离子通过。②饱和性，即离子通道开放后，在一定范围内，随着离子浓度提高、细胞外离子浓度梯度的加大，运输速度不断加快，但是超过一定浓度后，运输速率不再增加。③可控制性，即离子通道的开放和关闭受到严格的控制。

离子通道的结构或功能失常会导致一些严重的疾病，如1990年美国科学家方丹（Fontaine. B）等报道高钾性周期性麻痹就是因钠通道α亚基基因突变所致。寻找和设计调控离子通道的有效药物是治疗这些疾病的重要手段。随着离子通道结构与功能的研究取得一系列成果，对于筛选和设计新的、更为有效的药物具有重要意义。离子通道已成为药物设计的重要靶标，如以钠通道为靶点的局部麻醉药普鲁卡因，以钙通道为靶点的抗心律失常及抗心绞痛的药物维拉帕米，以钾通道为靶点的抗心律失常药奎尼丁，以氯通道为靶点的噻唑啉酮等。

（杜冠华　杜立达　王金华）

xìnhào zhuǎndǎo tōnglù

信号转导通路（signal transduction pathway）

细胞在生理过程中细胞外信号通过与膜受体或核受体结合，引起细胞应答并产生针对细胞生物反应的途径。膜受体或核受体是一类重要的药物靶点。细胞信号转导通路一般由起始信息开始，由特定的细胞释放信号分子，如激素、神经递质、生长因子和细胞因子等与细胞通信有关的生物分子，信号分子到达靶细胞并与靶细胞的受体特异性结合，引起受体构象的变化，并导致细胞内产生第二信使及其后续的各种信号分子级联活化，最后激活基因转录因子，最终调节特定基因表达，并通过引起细胞应答，启动细胞内信使系统，最后靶细胞产生相应的生物学效应，通过这一系列的过程，生物体对外界刺激做出反应。

细胞信号转导通路主要有：①G蛋白介导的信号转导途径。②受体酪氨酸蛋白激酶信号转导途径。受体酪氨酸蛋白激酶超家族的共同特征是受体本身具有酪氨酸蛋白激酶的活性，配体主要为生长因子。③非受体酪氨酸蛋白激酶途径。它们的共同特征是受体本身不具有酪氨酸蛋白激酶活性，配体主要是激素和细胞因子。④受体鸟苷酸环化酶信号转导途径。一氧化氮和一氧化碳可激活鸟苷酸环化酶，增加环鸟苷酸生成，环鸟苷酸激活蛋白激酶G，磷酸化靶蛋白发挥生物学作用。⑤核受体信号转导途径。细胞内受体分布于胞质或核内，本质上都是配体调控的转录因子，均在核内启动信号转导并影响基因转录，统称核受体。

细胞信号转导过程发生障碍或异常，必然会导致细胞生长、增殖、分化、代谢和凋亡等一系列生物学异常现象，从而引起各种疾病甚至肿瘤发生。随着对细胞信号转导通路研究取得一系列成果，对于筛选和设计新的以信号转导通路为有效靶向的药物具有重要意义。细胞信号转导通路已成为药物设计的重要靶标。尤其是G蛋白偶联受体介导的信号转导通路，如以血管紧张素Ⅱ受体为靶点的降压药氯沙坦就是此类药物。

（杜冠华　王金华　杜立达）

yàowù bǎdiǎn quèzhèng

药物靶点确证（drug target validation）

对预测得到的分子靶点进一步验证的过程。即对如蛋白或核酸等药物靶点的可成药性进行的确证性研究。主要包括两个方面：首先是确证靶点的有效性，即靶点与疾病确实相关，可以通过调节靶点的生理活性有效地改善疾病；其次是确证靶点的安全性，即对该靶点的生理活性的调节过程中不能产生严重的副作用。

药物靶点确证的一般流程：①确定潜在药物靶点的生物学功能。研究该靶点的结构与活性关系，该靶点敲除或过表达对生物学功能的影响，对该靶点的下游信号进行系统研究。②验证靶点的生物学功能与疾病的相关性，利用生物学、信息学等技术，获取相关性的证据。③针对候选靶点，设计小分子化合物，在分子、细胞和整体动物水平上进行药理学研究，验证靶点的有效性。

④通过药理毒理学分析，研究对靶点调控可能出现的副作用。

药物靶点确证是药物发现的一个关键环节，直接关系着很多候选药物的成败。候选药物在临床应用失败的主要原因是无效或风险。而这二者又通常源于早期对靶点的确证不足。通常从药物靶点的选择到开发出相应的药物，需要耗费较长的时间，开发成本很高。早期药物靶点的确证至关重要。

大部分药物为特定蛋白靶点的调控剂，但要确定该蛋白在人类的某种特定疾病中发挥的关键作用，最终需要在人体内进行试验观察。但这种临床试验是不能用于药物的初始研究阶段，那就意味着该潜在的药物靶点需要一个临床前的验证过程。充分利用临床标本进行靶点评价也越来越引起研究者的重视，并需要多研究中心进行相关协作研究。

（杜冠华　杨秀颖）

yàngpǐnkù

样品库（compound library）

与高通量药物筛选相关联的样品及其信息存储和管理的系统。药物筛选样品库包括样品实物库（sample library）和样品信息数据库（sample database），基本功能是提供筛选使用的样品和相关的样品信息。

样品实物库是指保存和管理样品的场所。通常要求能够有序地保存和管理大量样品，保证样品在一定时间内保持原有的性质不发生变化。因此，要求样品库具有低温、干燥、避光、样品密闭的条件，同时还应保证样品的安全。样品库中的样品要达到唯一标识，具有选取方便、使用方便、便于扩充等特点。固体样品一般保存在4~10℃避光环境，特殊样品根据需要选择保存条件，配置的液体样品应冰冻保存。药物筛选样品库中所有样品均可用于筛选，储存量一般在毫克级，其主要功能是为筛选提供样品，通过筛选获得其相应结构所具有的药理活性信息。药物筛选样品库不具备大量样品的供应和保管功能。

样品信息数据库是药物筛选样品库的重要组成部分，是借助计算机的信息管理功能，将每个样品所包含的各种信息储存到计算机中，并能够根据需要，随时进行调用和分析。样品信息数据库在高通量药物筛选中具有重要作用，包括样品的管理和使用、样品量的变化、筛选结果的分析、样品活性综合评价等。用于建立数据库的专业软件包括Oracle、Access、Excel、ISIS等，数据管理软件可分为：专项管理软件，如化合物信息管理软件、数据处理软件、数据分析管理软件等；综合功能软件，可将筛选过程中的各种数据统一管理。在实际应用中尚存在一些亟待解决的问题：如使用和操作的复杂程度、不同数据类型的适用性及大量信息的整合分析功能等。样品信息数据库的信息要及时更新，即在数据库中增加、删除一个记录或对库中的信息进行修改和补充。样品信息数据库的应用范围主要表现在：①化合物结构及提取物信息查重，若与库中某一样品的结构重复或者拉丁名及提取方法重复，则需要修正原有记录，对来源和接收时间做好区分。②化合物结构和活性提取物信息查询，为化合物的构效关系分析和深入研究提供依据，为提取物的进一步提纯和深入研究提供信息资料。③化合物调用的样品编排和管理。

常用的药物筛选的样品库有天然产物化合物库、专项样品库和虚拟样品库。

（杜冠华　何国荣）

tiānrán chǎnwù huàhéwùkù

天然产物化合物库（natural product and compound library）

收集天然来源化合物的样品库。是药物筛选样品库的一种专业化样品库，与一般药物筛选样品库一样，可分为样品实物库和样品信息数据库两部分。

天然产物化合物实物库是化合物库的一种，与人工合成化合物库不同，该库通常包括天然产物化合物库和天然产物提取物库。天然产物化合物库主要指从天然物质（包括植物、动物、矿物、微生物及其他一些物质）中分离的化合物样品。天然产物提取物库主要指从天然物质中提取的各种组分样品。天然产物化合物实物库的管理与普通药物筛选样品基本一致，主要目标是保证样品安全稳定，使用方便。根据天然产物化合物的结构类型与相关的性质特点，如生物碱、苷、黄酮、蒽醌、萘醌、菲醌、苯并呋喃、木脂素、甾体类、萜类化合物、氨基糖苷、多糖、核苷、皂苷、有机酸等，进行合理的管理，可以提高使用效率。

天然产物化合物信息数据库中每个样品的信息与普通数据库一样，所有样品都有唯一的序列编号标识，每个样品具有唯一结构，能反映库中实际存量和应用状态。天然产物化合物信息数据库可以用于合理的药物设计以及基于二维和三维结构的虚拟药物筛选。天然产物化合物信息数据库中每个化合物样品的信息较普通数据库信息更多，主要包括3类，即样品标示信息、样品来源信息和样品理化性质信息。除与普通样品数据库相同的信息内容外，还具有来源信息，其中包括获取资源（植物、动物、微生物等）信息，也包括这些资源所具有的信息内容，例如临床应用情况等。对于来源于中药的化合物，其来源信息中还包括传统应用的信息，例如原药材的功能主治、性味归经等，这些信息对于分析化合物活性结果具有重要的参考价值。

（杜冠华　何国荣）

zhuānxiàng yàngpǐnkù

专项样品库（special library）　根据特殊需求，保存和管理样品以及提供有关信息的样品库。可分为专项样品实物库和专项样品信息数据库两类。

专项样品实物库是指根据专项的特殊需求，保存和管理样品的场所。与普通样品库不同，专项样品库对于样品的保存环境有特殊的需求，在保证样品稳定、安全的条件下，尽量使样品的保存达到专项要求的理想状态。例如氨基酸及其衍生物类样品，多肽和蛋白质类样品，酶和辅酶类样品，核酸及其降解物和衍生物类样品，糖类样品，脂类样品，细胞生长因子类样品，以及其他生物制品类样品。样品的特殊保存方法有冷冻法、有机溶剂脱水法等。

专项样品信息数据库在专项药物筛选和新药发现中具有重要作用，该库包括专项样品的管理和使用、样品量的变化、筛选结果的分析、样品活性综合评价等信息。根据专项的要求和样品的特殊性，样品所包含的信息也不同，并能够根据需要，随时进行调用和分析。因此建立功能全面、容量适当、应用方便的专项样品

信息数据库，是专项顺利开展和新药发现的重要支撑条件。

专项样品库是专项顺利实施的物质保障，因此，专项样品实物库和专项样品信息数据库的建立要在专项实施早期完成。但是实物样品和样品信息数据的更新要随时开展，对于已登记的样品，首先进行信息查重，若信息不重复，应在数据库中增加一个记录，按照样品登记表的填写内容，将信息准确录入数据库。

专项样品实物库和专项样品信息数据库要独立于已有的样品库和样品信息数据库，以便于特殊样品和样品信息的管理及查询。但是又要与已有的样品库和样品信息数据库能够顺利对接，避免专项样品库重复建设，同时保证已有样品及其结构、活性信息可以及时应用于专项研究，得到有益的启示，使已有样品库和样品信息数据库能够得到充分合理的利用，同时加速专项的实施进度。

（杜冠华　何国荣）

xūnǐ yàngpǐnkù

虚拟样品库（virtual sample library）　只包含样品自身的结构及理化性质信息，没有对应的样品实物，以及样品来源及样品量变化等信息的样品库。主要用于虚拟药物筛选，即对库中的样品进行药物活性和药物特点的虚拟预测，对不可能成药的化合物进行排除，以减少实体药物筛选时需要构建大规模的化合物库、需要提取或培养大量的靶酶或靶细胞，以及需要投入的巨额资金。

虚拟药物筛选是将药物筛选的过程在计算机上模拟进行，对化合物可能的活性做出预测，进而对比较有可能成为药物的化合物进行有针对性的合成和实体筛选，从而可以极大地减少药物开

发成本。因此，虚拟样品库主要的构成是虚拟化合物库。常用的虚拟化合物数据库有 MDL 数据库、SPECS 数据库和 CNPD 数据库，可进行小分子数据库的预处理，包括：3D 结构转化、电荷分配、原子及化学键的检查及结构优化。虚拟化合物库是虚拟药物筛选的重要支撑。

在虚拟筛选速度稳步提高的情况下，虚拟化合物数据库的访问成了制约筛选速度的一个重要因素。所以一个支持大规模虚拟筛选的数据库管理工具可以有效地提高化合物数据的处理速度和效率，包括分子属性计算、格式转换、分子二维结构编辑和分子的二维、三维显示速度和效率。

虚拟化合物数据库所具有的数据量往往是巨大的，其分子数从几十万到上千万不等。此外，化合物数据库存储结构的复杂性也是造成数据量庞大的一个主要原因。而传统的集中式数据处理方式因其可靠性不高，系统的可扩充性较差，势必会成为整个系统的瓶颈。此时分布式数据库技术和分布式数据库代理框架成为提高虚拟筛选效率的手段；同时，采用 Java 软件技术，实现了基于 TCP 的 Socket 的跨平台数据通信方法，从而为化学信息管理系统 MDL ISIS/BASE 与 LINUX 集群上的虚拟筛选系统 DOCK/Pocket 搭建了一条可靠、有效的跨平台数据通信通道，并在 Windows 平台下构建了易于被用户操作的可视化平台——ChemManager 系统，从而使分布在 Unix、Linux 和 Windows 等不同操作系统平台下的化学信息学软件能协同工作，将虚拟筛选的操作过程 Dock、Pocket 整合到 Windows 下，实现了 MDL 数据、DOCK 和 Pocket 虚

拟筛选过程的可视化管理，提高了计算机药物辅助过程的可靠性和工作效率。

（杜冠华　何国荣）

gāonèihán yàowù shāixuǎn

高内涵药物筛选 （high content screening，HCS）

相对于高通量药物筛选的结果单一，建立的针对以细胞模型为主的一次筛选能够获得多种筛选结果等信息的筛选技术。高内涵药物筛选是在细胞水平，通过同时观察样品对细胞的形态、生长、分化、迁移、凋亡、代谢及信号转导等多方面的影响，实现检测指标的多元化和功能化的药物筛选技术。通过从多个角度对一种细胞的影响分析样品的作用，以确定样品的生物活性和潜在的毒性，具有通量大、速度快的特点。

高内涵药物筛选的概念早在1997年就有学者提出，认为高内涵药物筛选将是提高药物发现速度的一条新途径。截至2016年底，高内涵药物筛选的应用已经从药物筛选、毒性早期评价发展到功能鉴定，并逐渐拓展到靶点发现、靶点验证、活性初筛、代谢及毒理等研究领域。高内涵药物筛选可用于研究细胞毒性、细胞周期、细胞活力、细胞迁移、细胞凋亡、分裂指数、蛋白转位、受体内化、核质或者质膜转位、信号转导等，显著提高了发现先导化合物的速率。

高内涵筛选检测仪　基于高内涵筛选的原理，利用整合的高分辨率荧光显微镜和图像处理技术及可视化工具，从细胞中提取生物信息，多维实时快速分析样品对细胞功能或结构作用的仪器。主要组成部分包括荧光显微系统、自动化荧光图像获取系统、检测仪器、图像处理分析软件、结果分析和数据管理系统和其他。

高内涵筛选检测仪通常由白色连续光源、多通道滤光片（适于常用的荧光染料）、显微镜模块和高速高分辨率的CCD照相机进行图像的获取；同时配备图像采集、图像分析和数据储存软件，也可配备活细胞培养系统、自动加样模块。图像分析软件分为两种：一种是针对某类特定生物学检测而设计的专用分析模块，另一种为研究人员可以根据实验和检测要求自己来设计软件，即客户自定义软件。市售高内涵筛选检测仪有多种品牌，聚焦速度，成像扫描速度，操作模块，数据储存容量、物镜选择、分析软件包等不尽相同，但都基本达到了高内涵筛选的目的。

高内涵药物筛选模型　这是一类能够反映样品作用的细胞模型。是用已经具备的检测方法，通过各种不同的技术，将细胞内的物质或功能变化进行检测，如荧光等检测方法，达到检测细胞功能变化的目的。研究人员通过采用不同荧光试剂可以测定细胞内与疾病密切相关的信号分子变化，从而获得发病机制和药物作用机制等信息，也可以用于检测化合物的细胞毒和细胞增殖作用等信息。如反映细胞数目、线粒体聚集、核形态学变化等信息的细胞毒性检测的高内涵筛选模型。该模型采用Hoechst3334（EX350/EM461）三重荧光标记，使细胞核呈蓝色，线粒体呈红色，微管免疫印迹荧光呈绿色，通过高内涵筛选检测仪对每孔细胞3个荧光标记物进行定量检测，从而可以分析化合物对细胞生长的毒性作用。类似的筛选模型已经有很多报道，已成为常用的筛选方法。

（杜冠华　张　莉）

jìsuànjī fǔzhù yàowù shāixuǎn

计算机辅助药物筛选 （computer aided drug screening）

借助计算机技术和专业软件，对待筛化合物进行活性与毒性预测、类药性分析、药物代谢动力学参数预测等的过程。又称虚拟药物筛选（virtual screening，VS）。目的是为待筛化合物样品的选择和实验筛选提供信息依据。计算机辅助药物筛选已广泛应用于药物筛选，并且成为药物筛选的重要手段。

过程　计算机辅助药物筛选是通过应用计算软件，即借助计算机技术，基于专业理论算法，通过编程，实现的可自动计算的专业软件，通过对化合物库中的小分子进行打分、排序、和/或过滤，从中选择出与靶点生物大分子活性位点契合，以及分子结构符合药效团特征、符合定量构效关系模型、具有类药性等特征的化合物。然后再采用适当的筛选模型进行生物活性测试，可以大大降低筛选成本，减少盲目性，提高发现活性化合物的概率。药效团是根据若干活性化合物的结构，总结出的对活性至关重要的原子、基团或结构特征及其空间关系。药效团的变化能够使化合物的生物活性发生决定性的变化。

虚拟筛选方法是药物设计方法的延伸与发展，是在原有用于药物设计的化学计算理论方法的基础上，经过改进与完善，成为计算速度快、计算化合物数量多，适于辅助药物筛选与药物发现的新技术。

方法　根据计算过程中虚拟筛选所借助的基本信息，可以将虚拟筛选方法分为两大类：基于靶点结构的虚拟筛选和基于配体结构的虚拟筛选。当靶点结构已知，可应用基于靶点的虚拟筛选方法，对小分子数据库进行虚拟筛选；当靶点结构未知且同源蛋白结构也未知时，可采用基于已知配体结构的虚拟筛选方法进行虚拟筛选。在药物靶点结构基础上进行筛选是基于分子对接模型的计算，根据分子对接计算结果的要求和目的不同，分子对接模型的计算方法有精细对接和粗略对接，以及刚性对接、半柔性对接和柔性对接多种计算方法。

理论基础 计算机辅助药物筛选的理论依据是药理学药物作用的受体结合理论。根据药理学的受体-配基理论，药物在体内发挥药理作用，首先要与体内的药物靶点相结合，或者与药物靶点的特定结合部位相结合。通过二者结合，导致药物靶点的结构、药效团位置、功能发生变化，进而产生系列生理或药理的反应，达到调节机体功能的效果，以此改变机体的病理状态，从而达到发挥药理作用改变病理状态的药物疗效。

计算机辅助药物筛选依然具有一定的局限性，需要有坚实的药理学实验研究的支撑，随着药理学和生命科学的发展，将为计算机辅助药物筛选提供更多的理论依据，结合计算机技术的进步，可以进一步提高计算机辅助药物筛选的效率。

（杜冠华 刘艾林）

jīyú bǎdiǎn jiégòu de xūnǐ shāixuǎn

基于靶点结构的虚拟筛选
（target-based virtual screening）

基于药物靶点生物大分子的三维结构，借助分子对接软件，通过计算化合物库中的小分子与其活性结合腔之间的几何与能量匹配并应用打分函数，评价小分子配体与靶点结合的可能性，从中选择亲和力和空间契合度高的小分子的过程。是计算机辅助药物筛选的重要组成部分。

方法 基于靶点结构的虚拟筛选方法有很多，包括分子对接、药效团构建、药物设计等，应用较多是分子对接计算方法，其依据是药理学配体与受体作用的"锁-钥原理"，模拟小分子配体与受体生物大分子相互作用。配体与受体相互作用是分子识别的过程，主要通过两者之间的静电作用、氢键作用、疏水作用、范德华作用等完成的。分子对接计算原理可以分为两种：一种是立体空间契合型，另一种是相互作用型。两种方法各有特点。配体与受体的结合过程是一个很复杂的过程，涉及配体和受体的去溶剂化、配体和受体的构象变化以及配体与受体之间的相互作用。配体与受体是否结合取决于自由能变化 ΔG，其近似于配体与受体之间的相互作用能，包括范德华相互作用自由能、静电相互作用能、疏水相互作用能、氢键相互作用能等。

基于靶点结构虚拟筛选软件有很多，如免费分子对接软件 AutoDock、DOCK 等，商业分子对接软件 FRED、Surflex、FlexX、Glide、GOLD、ICM 等。计算机技术的发展、生物大分子结构的解析和分子对接软件的开发，均为开展虚拟筛选提供了重要技术、基础和手段，有力地促进了先导化合物的发现。如趋化因子受体5激动剂、酪蛋白激酶2抑制剂、神经氨酸酶抑制剂等研制成功中均使用了基于靶点结构虚拟筛选方法。

靶点结构的确定 基于靶点结构虚拟筛选的基本条件是能够在计算机上形成靶点的立体结构，然后才能够进行配基对接实验。靶点结构信息可以通过两个途径获得：一是通过实验获得靶点的真实三维结构，并在计算机上将其构建出来。这依赖于生物学研究的结果，特别是药物靶点晶体结构的数据信息，这些信息可以通过实验获得，也可以通过共享的蛋白结构库获得。经过实验获得的靶点结构是比较准确的，但是，由于测定靶点结构是生物大分子靶点形成晶体以后测定的结果，是否能够真实反映其在体内的非晶体情况也还需要深入研究。二是根据已有的信息，特别是相关靶点的基因信息，通过计算机技术构建靶点结构。计算机构建的靶点结构可能与实际结构有较大差异，所获得的筛选结果也会有一定的偏差。因此，开展靶点结构和功能的研究，对于计算机辅助药物筛选将具有更重要的意义。

（杜冠华 刘艾林）

jīyú pèitǐ jiégòu de xūnǐ shāixuǎn

基于配体结构的虚拟筛选
（ligand-based virtual screening）

基于具有确定活性或药理作用的小分子化合物结构、分子参数或分子指纹，构建定量构效关系（quantitative structure-activity relationship，QSAR）模型、药效团模型、分子相似性分析或分类模型等，利用这些模型对化合物库中的化合物进行活性预测，以发现新的活性化合物的过程。是计算机辅助药物筛选的重要内容，其应用不受靶点结构的限制。因此当靶点结构未知时，该方法是虚拟筛选的一个途径。

方法 基于配体结构的虚拟筛选模式涉及的方法较多，如化合物类药性分析，化合物库的3D-QSAR数据库搜索及药效团搜索，化合物分类模型的数据库搜索，以及分子相似性的数据库搜索等。化合物类药性分析以 Lipinski 的五倍律应用较为广泛，主要从分子量 MW<500、氢键供体数<5、氢键受体数<10、LogP<5 四个"五"规则分析化合物的类药性，当违反上述任意两个或多个规则时，化合物出现口服生物利用度差或代谢分布差的可能性就很大（大于90%）。3D-QSAR 引入了分子的三维结构信息，可以通过一系列已知配体的结构构建起与之相应的定量构效关系的虚拟筛选模型，在一定程度上可间接反映了受体结构的特点。药效团则是根据一类活性药物结构，总结出的对活性至关重要的原子和基团及其空间关系。药效团的变化能够使化合物的生物活性发生决定性的变化。利用构建的模型，可以对配体是否具有药效团特征、药效团的位置及其空间关系等进行分析和活性预测。化合物分类模型主要借助机器学习算法，如人工神经网络、支持向量机等，以建立智能的化合物活性分类模型。

与基于靶点结构的虚拟筛选相比较，基于配体结构的虚拟筛选计算速度较快，对于计算机技术的要求相对较少，因此应用较为广泛，在高通量筛选的化合物的收集、活性预测和先导化合物发现过程中发挥了重要作用，如细胞周期素依赖蛋白激酶5抑制剂，丁酰胆碱酯酶抑制剂，组胺3受体拮抗剂等活性化合物的发现与研发过程中均使用了这一方法。

局限性 基于配体结构的虚拟筛选是建立在对药理作用确证的药物或活性确证的活性化合物基础上的，利用建立的模型再对化合物库中的化合物进行活性预测，这种方法不受是否已知靶点结构的影响，是其显著的优势。但是，对于没有活性化合物的某些药物靶点或研究内容，这种方法就不能应用了，这是该方法的局限性。

（杜冠华 刘艾林）

lǐxìng yàowù shāixuǎn

理性药物筛选（rational drug screening）

计算机辅助药物筛选结合高通量药物筛选或一般实验筛选。可以减少药物筛选的盲目性，降低筛选成本，提高新药发现的概率，因此称为理性药物筛选。

理性药物筛选是重要的药物筛选技术手段和策略的结合，通过计算机构建虚拟筛选模型并对待筛化合物样品进行初步筛选，可以从大量待筛化合物样品中选出有活性结构特点的化合物，为高通量药物筛选或一般实验筛选提供信息依据。

除了化合物生物活性的理性筛选外，该方法也用于对化合物的药物代谢和毒性性质进行预测，提供更多的化合物成药性相关的信息。用于理性药物筛选的技术方法也有多种，不同的软件系统存在一定差异，但这些软件的筛选原理基本上是一致的，理性筛选的准确率依赖于生物结构的准确性和药理学理论的进步，实际的药理学实验是证实药物作用的最终办法。

随着高通量药物筛选数据的积累，基于配体和受体结构的虚拟筛选方法也将得以扩展，通过整合和挖掘已有的大量数据，多方位诠释化合物的药效和毒性，可为药物发现提供更丰富、更全面的信息。

（杜冠华 刘艾林）

fēnzǐ duìjiē móxíng

分子对接模型（molecular docking model）

在具体的药物靶点结构基础上进行小分子对接的计算机评价小分子活性的方法。根据分子对接结果的要求和目的不同，分子对接模型可分精细对接和粗略对接两种。根据分子对接时计算量的简化程度，可将分子对接的计算分为刚性对接、半柔性对接和柔性对接3种。

精细对接 用于配体分子设计或改造的研究，对精度要求较高，需考虑分子柔性、溶剂效应，对亲和性做出估计。精细对接对计算速度的要求不高，通常一次对接计算在几个小时内完成，主要用于药物设计或改造研究。

粗略对接 用于对化合物数据库的虚拟筛选，为找出可能与受体结合的化合物，通常需要对含有数万个小分子的数据库进行对接过滤筛选。为了在合理时限内完成这样规模的计算，必须以很快的速度完成对单个小分子的对接计算，因此需要以牺牲一些精度为代价。

刚性对接 在分子对接计算过程中，假设受体和配体的构象不发生变化。刚性对接适合考虑比较大的体系，比如蛋白质-蛋白质之间以及蛋白质-核酸之间的对接，它的计算较为粗略，原理也相对简单。

半柔性对接 在对接过程中，研究体系尤其是配体的构象允许在一定的范围内变化，其中比较有代表性的对接计算方法有 Kuntz 等发展的 DOCK 软件以及 Olson 等开发的 AutoDock 软件。半柔性对接计算方法适合于处理小分子和大分子之间的对接，在对接过程中，小分子的构象一般是可以变化的，但大分子如靶酶则被认为是刚性的，由于小分子相对较小，即便考虑其柔性，还可以保持较高的计算效率。在基于分子对接计算的数据库搜索中，一般采用半柔性的分子对接计算方法。

柔性对接 在对接过程中，研究体系的构象基本是可以自由变化的，其中比较有代表性的方法有 Accelrys 公司开发的基于分子力学和分子动力学的分子对接方法及分子对接程序 Flexidock。柔性对接方法一般用于精确考察分子之间的识别情况，由于在计算过程中体系的构象是可以变化的，因此计算耗时较长。

截至 2016 年底，较为流行使用的分子对接方法多采用半柔性或柔性对接方法。影响分子对接的计算速度和精度的因素，除需考虑结构柔性和柔性范围外，其打分函数的设定和搜索算法也是重要的影响因素，具有代表性的分子对接方法及其使用的搜索算法和打分函数见表 1。

(杜冠华 刘艾林)

yàowù shāixuǎn móxíng

药物筛选模型 (drug screening model) 在药物筛选实验中所应用的药理实验模型。是用于甄别或证明某种物质是否具有适当的药理性质（包括生物利用度、生物活性、安全性等）、能否成为药物的实验方法，这些实验方法是寻找和发现药物的重要工具。

在长期寻找药物的实践过程中，人们建立了大量的各类模型用于新药筛选，在新药发现和开发中发挥了积极作用。随着细胞生物学、分子生物学等生命科学以及计算机技术、机械自动化、生物信息处理、基因工程、各种组学研究等技术的高速发展，更多新的药物筛选模型不断涌现，这些新的筛选模型不仅促进了药物发现，而且对药物筛选的基础理论、技术方法都产生了巨大影响。根据所选用的实验材料和研究对象，可以将应用于药物筛选的模型大致分为 5 类：整体动物水平模型、组织器官水平模型、细胞水平模型、分子水平模型和虚拟模型。

整体动物水平模型 药物筛选动物模型分为正常动物筛选模型和病理动物筛选模型。用整体动物模型进行药物筛选是长期以来备受重视的方法，其最大优点是可以从整体水平直观地反映出药物的治疗作用、不良反应及毒性作用。动物筛选模型在早期药物研究实践中广泛得以应用，发挥了巨大作用，直到 20 世纪 70 年代中期，动物实验都还是药物筛选的基本手段。整体动物水平模型的优势突出，局限性也非常明显。整体动物的特殊性，决定了此种筛选模型主要依赖于手工操作，而且只能对有限的样品进行筛选；在病理模型的制备方面，人类在实验动物身上复制出的病理模型还十分有限，影响了药物的发现；从筛选效率看，动物实验周期长、受试样品需要量大，筛选效率低和成本高。动物模型筛选已不能满足现代药物研究进行大规模筛选的需要。

组织器官水平模型 随着现代医学和现代药理学的发展，采用动物的组织、器官制备的药物筛选模型越来越多，如离体血管实验、心脏灌流实验、组织培养实验等方法。应用离体组织器官模型筛选药物，从一定程度上克服了整体动物水平模型的不足，在药物筛选和药理学研究中发挥了十分重要的作用，特别是在药理学研究中，具有独特的优势，被广泛应用。但是，应用组织器官水平的筛选模型进行药物筛选也存在明显的缺点，主要是规模小、效率低、反映药物作用有限、对样品的需求量仍然较大，不易实现一药多筛，此外，人工操作技术要求高等也是影响其在药物筛选中应用的主要原因之一。

细胞、分子水平模型 细胞生物学、分子药理学、分子生物学、生物化学、病理学等学科的发展，为药物筛选提供了基础理论支撑以及大量新的药物靶点，这使药物筛选从传统的整体动物和组织器官水平进步到细胞和分

表 1 代表性的分子对接方法、算法及打分函数

方法（模型）	搜索算法	打分函数
DOCK	片段生长	分子力场、表面匹配、化学环境匹配
eHITS	系统搜索	半经验自由能打分函数
EUDOC	系统搜索	分子力场
FlexX	片段生长	半经验自由能打分函数
ICM	随机全局搜索	半经验自由能打分函数
LigandFit	蒙特卡洛算法	半经验自由能打分函数
FrexiDock	遗传算法	分子力场
Fred	系统搜索	几何匹配得分、半经验自由能打分函数
Slide	系统搜索	半经验自由能打分函数
Affinity	蒙特卡洛算法	分子力场
AutoDock	遗传算法	半经验自由能打分函数
QXP	蒙特卡洛算法	分子力场

子水平。与整体动物和组织器官水平的筛选模型相比较，药物筛选分子模型和药物筛选细胞模型具有材料用量少、药物作用机制比较明确、可实现大规模的筛选等特点，已成为药物筛选的主要方法。采用细胞水平和分子水平筛选模型进行药物筛选，在两个方面表现出极大的优势：一是可以用于大样本量的筛选。药物筛选是对未知药物先导化合物的探索和发现过程，只有扩大筛选对象和筛选范围，才有可能发现真正高水平的药物。二是可以实现一药多筛。由于这类筛选模型消耗样品很少（微克级），使珍贵的样品得以在多个模型上进行筛选，扩大发现新药的范围。这种筛选方法符合药物筛选和药物发现的基本规律。为了适应现代药物筛选发展的新需求，在细胞、分子水平药物筛选模型的基础上引入应用自动化操作，使药物筛选由传统的手工操作形式转变为由计算机控制的自动化大规模体系，形成了高通量药物筛选和高内涵药物筛选。用于筛选的细胞模型包括各种正常细胞、病理细胞，如肿瘤细胞和经过不同手段模拟的病理细胞。细胞水平的筛选模型是观察被筛样品对细胞的作用，表现形式可以有多种，但均不能准确反映药物对整体动物的综合作用。另一方面，由于检测方法和检测手段的限制，可供药物筛选的检测指标还很有限，在细胞模型的建立方面，扩大检测范围，是应用细胞模型的重要研究内容。

虚拟模型　虚拟药物筛选是药物筛选技术发展的另一个方向，与实体药物筛选相对应。由于实体药物筛选需要构建大规模的化合物库，提取或培养大量实验必需的靶酶或靶细胞，并且需要复杂的设备支持，因而进行实体药物筛选要投入巨大的财力、物力和时间，计算机辅助药物筛选是在计算机上模拟药物筛选的过程，预测化合物可能的活性，进而选择成为药物的可能性较高的化合物进行有针对性的实体筛选，从而可以极大地减少药物开发成本。虽然计算机辅助药物筛选的准确性有待提高，但是其快速廉价的特点已使之成为发展最为迅速的药物筛选技术之一。

用数学和统计的方法对药物发现过程中不同阶段产生的数据进行模拟与建模，进而评价药物的有效性和安全性，属于基于模型的药物发现过程，是另一种药物发现方式。

（杜冠华　王守宝）

yàowù shāixuǎn fēnzǐ móxíng

药物筛选分子模型 （molecular model for drug screening）

在分子水平建立的以分子与分子相互作用为基础的药物筛选模型。又称分子水平药物筛选模型。一般是药物靶点分子与被筛选的物质分子的相互作用，根据作用的表现，如亲和力、激动作用或拮抗作用等，发现作用于特定靶点的物质。

药物筛选分子模型一般针对受体、酶、离子通道及基因等药物靶点，建立药物靶点分子与物质分子可以产生相互作用的反应体系，形成能够反映分子相互作用的观察指标，以此进行药物筛选。由于分子生物学技术和细胞生物学技术的快速发展，分子药理学研究也不断深入，新的药物作用靶点包括功能蛋白质、功能基因等生物活性分子不断被揭示，为药物筛选提供了大量新的靶点。反过来，这些新的靶点又为药物筛选提供了更为广阔的平台。

随着药物筛选分子模型的出现，筛选方法和技术都产生了根本性的变化，使之在较短时间内即可完成对庞大数量化合物的筛选，大大加速了寻找新药的速率和效率。与药物筛选动物模型和组织器官水平的筛选模型相比较，药物筛选分子模型具有材料用量少、作用机制比较明确、方法特异性高、可实现大规模筛选等特点，已经成为药物筛选的主要方法。另外，由于这类筛选模型消耗样品很少（可达微克级），可以满足珍稀样品在多个模型上进行筛选的要求，实现一药多筛，扩大发现新药的范围。这种筛选方法符合药物筛选和药物发现的基本规律。

为了适应现代药物筛选发展的新需求，在分子水平药物筛选模型的基础上引入应用自动化操作，使药物筛选由传统的手工操作形式转变为由计算机控制的自动化大规模体系，形成了高通量药物筛选。但是药物筛选分子模型也有其自身局限性，比如该模型无法反映受试物在体内的作用，影响筛选结果分析的不确定因素多，假阳性率较高，因此在实践中必须结合其他水平的模型，以期更为全面的考察与评价受试物的开发前景。

（杜冠华　王守宝）

yàowù shāixuǎn xìbāo móxíng

药物筛选细胞模型（cell-based model for drug screening）　以细胞作为药物作用的对象，利用培养细胞建立的以细胞形态、功能变化为检测指标的药物筛选模型。又称细胞水平药物筛选模型。细胞生物学的进展使得细胞广泛用于筛选模型的建立，除正常细胞外，转基因细胞、病理细胞等更多地被用于药物筛选实验中。多

数生物物质都可通过转基因的方法由细胞表达，为新药筛选创造了便利条件。细胞模型的材料来源比较容易，在药物筛选方面具有广阔的应用前景。

药物筛选细胞模型根据观察对象的不同，可以分为基于细胞中具体靶点的筛选与基于细胞反应或功能变化的筛选。其中前者作用位点明确、机制清楚，譬如离子通道、受体、酶类等，但前提是必须明确靶标的具体生理功能并建立相应的专属性检测方法；后者则能直接反映整体细胞对药物作用的反应，譬如细胞毒性检测，以及细胞增殖特性、生长周期等改变的检测等，其缺点是不能反映药物的作用靶标、途径等具体信息。

药物对细胞的作用可以有多种表现，但是由于检测方法和检测手段的限制，可供药物筛选的检测指标还很有限，在细胞模型的建立方面，扩大检测范围，是应用细胞模型的重要研究内容。为了适应现代药物筛选发展的新需求，在药物筛选细胞模型的基础上引入应用自动化操作，可以使药物筛选由传统的手工操作形式转变为由计算机控制的自动化大规模体系，形成了高通量药物筛选。

虽然高通量药物筛选的结果较为准确，易于评价，但其检测模型均建立在单个药物作用靶分子的基础上，无法全面反映被筛样品的生物活性特征，如化合物对细胞产生的多种特异效应包括毒性作用。正是在这种背景下，药物筛选技术发生了由高通量药物筛选向高内涵药物筛选方向的革命性转变。所谓高内涵筛选是指在保持细胞结构和功能完整性的前提下，同时检测被筛样品对细胞形态、生长、分化、迁移、凋亡、代谢途径及信号转导各个环节的影响，在单一实验中获取大量相关信息，确定其生物活性和潜在毒性的一种药物筛选方法。高内涵药物筛选结果多样化，信息量大，增加了药物筛选的效率和概率，已成为药物筛选发展的新方向。

细胞是最小的生命单位，可以反映机体的多种功能和变化，以细胞模型筛选药物，具有明显的优势，在药物发现中具有广阔的应用前景。准确选择细胞类型，建立合理的筛选模型，关注并克服细胞模型的不足，将会提高药物发现的效率。

(杜冠华 王守宝)

yàowù shāixuǎn dòngwù móxíng

药物筛选动物模型（animal model for drug screening） 以实验动物为评价样品药理作用的实验对象时，建立的以实验动物的病理变化为检测指标的药物筛选模型。通过给予实验动物被筛选的样品，检测动物的反应，可以获得相关样品的药理作用筛选结果。采用实验动物模型进行药物筛选，对预测被筛选样品的临床价值和应用前景具有十分重要的意义。

整体动物水平模型具有其他模型不能替代的功能，无论采用何种方法获得的活性化合物或候选药物，都需要经过整体动物水平模型证明其作用后，才具有进行药物开发的价值。在现有条件下，整体动物水平模型对于药物研究，甚至药物的确证筛选来说，都是不可替代的研究内容。从新药筛选的角度看，整体动物筛选模型的优点是从整体水平上直观地反映出药物的治疗作用、不良反应及毒性作用。但其不足的是动物与人类生理病理过程仍存在差异，动物的疾病模型与人类疾病也存在差异。

整体动物水平模型包括正常动物模型和病理动物模型两种。正常动物模型是利用可进行药物作用评价的健康动物，包括利用动物的特定生物学特征，研究人类疾病相似表现的模型，又称医学动物模型。如正常的小鼠、大鼠、猪、豚鼠，以及犬、猴等，给予该动物实验药物后可以观察到动物对药物产生的反应，可用于评价药物的作用。由于动物与人类具有种属差异，正常动物不仅与人类的生理功能存在差异，与人类疾病也存在一定差异，在筛选药物时应充分注意。由于正常动物并不能充分反映药物在病理条件下的治疗作用，在药物筛选中应用更多的是病理动物模型。

病理动物模型在药物筛选中可以发现被筛药物对疾病的预防和治疗作用具有更重的参考价值。药物筛选疾病动物模型，即药物筛选病理动物模型，可以分为自发性病理动物模型和人工制备病理动物模型两种，20世纪，70～80年代就出现了转基因动物模型，即人工制备的动物模型。尽管已有多种病理动物模型可以用于药物筛选，但仍然不能满足药物筛选的需求。因此，研究和制备更多的整体病理动物模型，已成为药物研究领域长期的重要课题。理想的整体动物模型应具备的基本条件是病理机制与人类疾病具有相似性、病理表现上具有稳定性和药物作用的可观察性。进入21世纪以来，已经研究出了一些新的模拟人类疾病的动物模型，如遗传性病理动物、基因敲除和转基因动物模型。

整体动物的特殊性，决定了

药物筛选的过程主要依赖于手工操作，而且只能对有限的样品进行筛选，特别是人类在实验动物身上复制出的病理模型还十分有限的情况下，使用整体动物水平模型筛选新药具有显著的局限性、低效率和高成本等不足。

（杜冠华 闫 蓉）

药物筛选疾病动物模型

yàowù shāixuǎn jíbìng dòngwù móxíng

药物筛选疾病动物模型（disease animal model for drug screening） 具有人类疾病模拟表现的药物筛选动物模型。借助于动物模型观察药物对病理表现的作用，可以有意识地改变那些在自然条件下不可能或不易排除的因素，以便更准确地观察药物作用的实验结果，能够更准确地预测药物对人类疾病的防治作用。

自发性疾病动物模型 实验动物未经任何有意识的人工处置，在自然情况下所发生的疾病的模型。包括突变系的遗传疾病模型和近交系的疾病模型。突变系的遗传疾病很多，可分为代谢性疾病、分子疾病和特种蛋白质合成异常性疾病等。突变系的遗传疾病模型常用的有自发性高血压大鼠、无胸腺裸鼠、肌肉萎缩症小鼠、肥胖症小鼠、癫痫大鼠、无脾小鼠和青光眼兔等。这些模型为生物医学研究提供了有价值的材料和工具。

很多自发性疾病动物模型在研究人类疾病时具有重要的价值，如自发性高血压大鼠、中国地鼠的自发性真性糖尿病、小鼠的各种自发性肿瘤、山羊的家族性甲状腺肿等。利用这类动物疾病模型来研究人类疾病的优点是这些动物疾病的发生、发展与人类相应的疾病过程很相似，均是在自然条件下发生的疾病，其应用价值较高。但是，这类模型来源较

困难，只有少数疾病可以在实验动物中发现，因此限制了模型的应用。

开发自发性动物疾病模型一直受到研究人员重视，有的学者甚至对犬、猫的疾病进行大规模的普查，以发现自发性疾病的病例，然后通过遗传育种，将这种自发性疾病模型保持下来，并培育成具有特定遗传性状的突变系，以供研究。

诱发性或实验性疾病动物模型 研究者通过使用物理的、化学的和生物的致病因素作用于动物，造成动物组织、器官或全身一定的损害，模拟出某些类似人类疾病的症状和表现的模型。如使用化学致癌剂、放射线、致癌病毒等因素诱发动物的肿瘤等；采用化学物质诱导动物疾病，如乙酰胆碱受体拮抗剂制备的痴呆动物模型，野百合诱发的大鼠肺动脉高压等。这样的模型在药物筛选和研究中应用非常普遍。

诱发性疾病动物模型具有能在短时间内大量复制，并能严格控制各种条件使复制出的疾病模型适合研究目的的需要，因而为现代医学研究所常用，特别是药物筛选研究工作所首选。但诱发模型和自然产生的疾病模型在疾病的成因等方面毕竟存在一定差异。因此在设计诱发性动物模型时要尽量克服其不足，发挥其特点。

（杜冠华 闫 蓉）

转基因动物模型

zhuǎnjīyīn dòngwù móxíng

转基因动物模型（transgenic animal model of drug screening） 将外源重组基因转染并整合到动物基因组中，或通过基因操作技术敲除动物的某种特定基因，从而形成在体内表达外源基因或基因缺陷的药物筛选动物模型。转基因动物模型在研究人类遗传

性疾病及治疗药物筛选中具有重要的研究价值。现代医学研究表明，人类的多数疾病都和遗传有关。转基因动物模型对研究基因突变而引起的遗传疾病的发病机制方面和治疗药物的筛选方面都十分有效。在新药开发中，用转基因动物模型研究药物的治疗作用、不良反应，以及毒性作用具有准确、实验次数少和实验时间短等优点，成为"快速筛选"的动物模型。

转基因动物模型的出现，为研究基因与疾病的关系提供了可能，而且可以对药物与机体的关系进行分析。但是，转基因疾病动物模型的研究大部分还局限于单个基因的转移。而生物学功能的表现及疾病的发生通常是基因与基因之间相互作用的结果，故研究导致疾病和中医证型的功能基因组，利用转基因技术制作功能基因组动物模型，对复杂疾病防治药物的筛选更具有意义。

1981年人类第一次成功地将外源基因导入动物胚胎，建立了转基因动物技术。随着转基因技术的发展和克隆基因的增多，更多的转基因动物不断出现，将对全面地研究药物与机体的相互作用及非临床前药物评价产生深远的影响。

（杜冠华 闫 蓉）

基于模型的药物发现

jīyú móxíng de yàowù fāxiàn

基于模型的药物发现（model-based drug development，MBDD） 用数学和统计的方法对药物发现过程中不同阶段产生的数据进行模拟与建模，进而评价药物的有效性和安全性的一种发现药物方式。

特点 在传统药物发现理念的指导下，药物的研发周期长、投入高、成功率低。研发人员可

能由于对药物的学习和认识不足，盲目进行试验研究，因而导致临床研究的高投入和低效率。1997年，美国加州大学旧金山分校著名药理学家刘易斯·谢纳（Lewis Sheiner）提出了"学习-验证"动态循环理念，强调在药物发现过程中学习与验证的同等重要性。基于上述理念，美国食品药品管理局于2004年提出了"基于模型的药物发现模式"，力求提高新药研发的效率（图1）。传统的基于经验的药物研发理念未能充分体现出数学模型的应用价值，而基于模型的药物发现是对传统理念的一种转变，其充分利用已有数据和研发过程中不断产生的数据，将各研发阶段、各学科数据进行

关联、整合和分析，转化为有价值的知识，并构建知识库，从而为关键问题决策提供客观的数据支撑。该模式不仅有利于研发人员获得数据和进行问题决策，还推动了定量药理学的发展，从而能够充分支持药物临床试验的安全性和有效性，增加临床试验的经济性和效率（图2）。

模型分类　基于模型的思维方式有利于科研工作者认识疾病、药物及其相互关系，推动新药的研发，模型的分类主要包括疾病模型、药物模型和试验模型3种。

疾病模型　主要用于量化相关生物或病理系统过程，包括用于描述生物标志物与临床结果关系的模型、疾病的时间进程的模

型和安慰剂效应模型。另外，按照疾病模型与生物系统的相似程度可以分为系统生物模型、半机制模型和经验模型。

药物模型　用于描述药物代谢动力学或药物效应动力学与个体患者之间的关系，反映药物在不同患者体内的暴露量与药物疗效之间的关系。其中，药物暴露-反应模型较为常见，用于药物的疗效研究，也用于药物的安全性评价。

试验模型　主要用于描述和阐明患者的纳入或排除标准、中断和依从试验方案，可以包括依从模型和脱落模型。纳入或排除标准、早期中断、缺乏依从性等因素都能影响试验结果。将这些因素纳入考虑范畴，可以更好地设计试验方案及预测试验结果。

应用的研究领域　基于模型的药物发现应用于药物研发的整个过程。①临床前研究主要获得药物剂量、暴露量和疗效等数据及其相互之间的关系，从而为Ⅰ期临床试验设计提供数据基础。②Ⅰ期临床研究试验数据的收集、定量药理学模型的建立，可以得出剂量与暴露量之间的关系，从而指导Ⅱ期临床试验。③Ⅱ期临床试验又包括Ⅱa期和Ⅱb期，其中Ⅱa期临床试验进行药物疗效研究，同时对Ⅰ期试验获得的安全性和有效性的结果进行验证和修订，也可对剂量、生物标志物、替代物和结果之间的相互关系进行研究，建立药物的群体剂量-药物代谢动力学/药物效应动力学-反应模型，并依据Ⅰ期和Ⅱa期的数据信息，模拟Ⅱb的试验结果，指导实验设计。Ⅱb试验验证上述模拟结果，建立药物代谢动力学/药物效应动力学模型，优化给药剂量和给药方案。通过

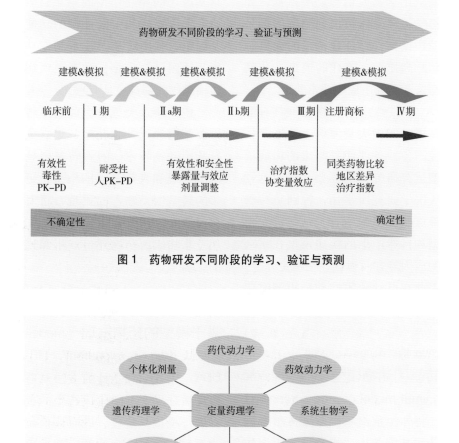

图1　药物研发不同阶段的学习、验证与预测

图2　基于模型的药物发现对定量药理学发展的推动作用

剂量的确定、患者群体的选择、试验周期、病例数量、采样点以及采样量的设计指导Ⅲ期试验方案的实施。④Ⅳ期临床试验对之前数据进行定量药理学的建模与模拟，确定药物的安全性、适应证及使用规范等。另外，上述基于模型的药物发现往往需要借助专业软件来实现，较为成熟软件有 WinNonLin/WinNonMix、NONMEN、SAS 以及国产大型药理学统计软件 DAS 等。

（杜冠华 宋俊科）

shēngwù biāozhìwù

生物标志物（biomarker） 可被客观地测量和评价的，用以表征生理状态、病理过程或药物干预后机体反应的一类指标或特征。在临床疾病诊断治疗过程中，所有能被医学检测明确的指标，包括临床实验室测定的分子生物标志物、影像指标、生理指标、生物化学指标、行为表现生理指标等，都属于生物标志物范畴。作为一种辅助手段，生物标志物可用于帮助疾病的诊断和分类、病因的分析与检查，也可以帮助了解治疗的效果及预后，以及分析药物的疗效与安全性等。

生物标志物早期被应用于环境卫生科学领域，将人类在环境中的暴露与疾病联系起来，例如将血铅作为生物标志物，反映儿童因铅中毒影响的智力发育状态。从功能上生物标志物一般分为：暴露生物标志物（外暴露和内剂量的标志物）；生物效应剂量生物标志物；效应生物标志物（预警健康损害或疾病、早期疾病前兆或能预测健康损害的外部事件的标志物）；以及易感性生物标志物（提示先天遗传或其他已经存在的疾病导致内剂量、生物效应剂量和靶组织反应的增加）。在环境卫

生领域，生物标志物包括一系列暴露的相关指标，如发现因受环境污染物影响而诱发的细胞、DNA、蛋白质等大分子的变化，以及个体对环境反应的先天基因变异，如单核苷酸多态性，它可以在生物体受到严重损害之前提供早期警报。

在临床研究中，生物标志物是与疾病发生、发展密切相关的各种细胞学、生物学、生物化学中可以定量测定的指标。生物标志物可用于预测疾病发生的风险，帮助疾病的诊断和预后判断，区分疾病的类型，也可以用作评价药物干预效果的终点。

生物标志物是在采用各种方法观察和研究疾病等相关因素的过程中发现的，进入21世纪，科研人员对生物标志物的作用认识不断深入，对生物标志物的研究也受到广泛的重视，开始对各种疾病尤其是严重危害人类健康的重大疾病如肿瘤的研究寻找新的生物标志物。在当前条件下，为了发现生物标志物，首先需要筛选不同条件下的候选分子，如采用基因组学方法、蛋白质组学方法等筛选在病理条件下的差异分子，随后对这些候选分子进行验证（即对生物标志物分析方法及其测量性能进行评价）和确认（即对生物标志物与生物过程和临床终点之间的关系进行证明）。作为生物标志物，其具备的特性有特异性、准确性、重复性和敏感性。

在新药研究中，生物标志物的研究也备受重视，如美国新药审评机构明确提出，抗肿瘤新药需要有相应的生物标志物，以达到精准应用药物，达到最佳治疗效果的目的。生物标志物的研究将是医药科学领域长期的研究内

容和重要的研究任务。对生物标志物的认识，也逐渐从单一向组合发展，采用多个相关的检测指标，包括 microRNA、mRNA、蛋白质和基因表达谱，构建综合模型作为生物标志物，来评价疾病的发生、发展和预后，这也是生物标志物发展的方向。

（杜冠华 李莉）

yàowù fēnzǐ jiégòu yōuhuà

药物分子结构优化（optimization of drug molecular structure） 通过药物化学的方法将有活性的化合物通过改变结构使之具有更好的成药性过程。又称药物分子结构修饰。成药性包括具有更好的理化性质、更优的药理作用及更可靠的安全性。

现代新药的研发过程首先是从现有的化合物库或虚拟化合物库中经筛选发现苗头或先导化合物，然后对这些化合物通过分子设计优化使其更符合药物结构的要求，进而开发出具有更加优良性质的药物候选化合物，这个过程被称为化合物成药性优化。因此，药物分子结构优化在药物发现和研发过程中具有重要意义。对于经过结构优化的化合物需要进行综合评价，然后才有可能使之成为候选药物，进入新药临床前和临床研究的程序。

药物分子结构优化的理论依据是药物的构效关系研究。构效关系研究是通过对结构相似的同类药物在药理活性方面的相关性研究，揭示结构变化与药理活性之间的关系。因此在新药研发过程中，根据化合物的药理作用需要不断地对化合物分子进行结构设计、改造，达到药物分子结构优化的目的。

结构优化除了需要通过化学合成的过程实现结构的改变外，

更重要的是根据已知构效关系信息，进行分子设计，有目的地进行结构改造。例如，为了改善化合物在水溶液中的溶解度，可以在其化学结构中引入具有极性的基团，如氨基、羧基、羟基等；而对于水中易于溶解的化合物，引入一些脂溶性基团，有可能改善其体内吸收和分布的特性，更好的发挥治疗作用。在药物分子设计中，计算机辅助设计方法和活性预测方法具有极大的优势，可以提高设计的效率。

随着生物技术、信息科学，以及分子生物学、结构生物学、蛋白质组学研究的深入，创新药物的研究与开发出现了新的策略和思路。药物分子结构优化可以从药物活性、药物生物利用度、药物的生物膜透过性和药物代谢酶的诱导和抑制作用以及药物安全性等诸多方面进行优化。在优化的过程中，需要将体外设计与生物学实验密切结合，及时评价结构改变的活性结果，尽早摒弃无成药前景的化合物，并将试验结果及时反馈到新一轮的药物设计优化与合成中，直至获得各方面性质都达到最佳状态的活性化合物。

（杜冠华　宋俊科）

fēnzǐ shèjì yōuhuà

分子设计优化 (optimization of molecular design)

从小分子化合物的结构出发，根据已有的活性信息和构效关系知识，通过结构改造和结构修饰等方法得到更优活性和更低毒性的新化合物的过程。又称药物分子设计优化、间接药物设计 (indirect drug design)。

分子设计优化是随着药物化学学科的诞生而出现的。20世纪20年代以前，科研工作者就开始对天然产物有效成分进行结构改造。1932年，科学家将有机化学的电子等排原理和环状结构等价概念应用于药物分子设计，进行具有理论性的药物分子结构修饰工作。随后，受体理论、药物作用的生化机制、药物的体内转运机制等药物设计理论不断出现。20世纪60年代初，定量构效关系概念的提出使药物设计进入定量研究阶段，围绕药物研发进行的分子设计逐渐成为一门独立的分支学科。20世纪70年代以后，药物分子设计优化开始综合运用药物化学、分子生物学、量子化学、统计学、生物信息学和计算机辅助药物设计等技术，这些技术的应用开辟了药物设计新局面。

随着分子生物学的发展，药物研发人员对酶和受体理论的理解更加深入，药物与酶复合物的精细结构得到阐明。计算机辅助药物设计和优化也取得了突破性的进展。计算机辅助药物设计与计算机辅助药物筛选已成为辅助药物研发的重要手段。计算机辅助药物设计优化中的间接药物设计主要包括定量构效关系研究和三维药效团模型方法，而直接药物设计主要包括分子对接和全新药物设计两种方法。

药物分子设计优化可以提高化合物的代谢稳定性，改善溶解性、化学稳定性，提高化合物对靶点的选择性或特异性，降低不良反应，全面提高成药性，使药物产生理想的治疗效果。

（杜冠华　宋俊科）

huàhéwù chéngyàoxìng yōuhuà

化合物成药性优化 (optimization of compound druggability)

将有活性的化合物经过分子设计优化实现结构优化提高成药性的过程。成药性是指活性化合物具备肯定的针对特定疾病的治疗有效性和药物代谢动力学性质，在人体内使用的安全性和符合制药要求的物理化学性质等稳定性方面的性质。通过组合化学和高通量筛选，虽可发现大量的高活性的化合物，但往往因为药物代谢动力学或物理化学性质的缺陷而导致最终研发新药的失败，因此，需要进行药物成药性优化。

疾病治疗有效性：化合物对疾病的治疗有效性是药物最基本的性质，是指药物在体内可以通过作用受体、酶、离子通道或其他药物靶点，使机体产生相应的反应，纠正和消除疾病对机体的影响。

药物代谢动力学性质：成药性优化的目标之一是使化合物在体内的吸收、分布、代谢和排泄等性质有利于药效的发挥。因此，药物代谢动力学性质是化合物成药性的表现之一。在整体动物水平，对候选化合物进行药物代谢动力学实验，评价药物在大鼠、犬和猴体内的口服生物利用度、消除半衰期和清除率等，并通过成药性优化，改善化合物的药物代谢动力学性质，达到药物开发的预期目标。药物代谢过程还包括生物膜的透过性、在血液、肠和肝细胞中发生的Ⅰ相和Ⅱ相代谢转化、与血浆蛋白的结合、与特定的转运蛋白的结合以及与P-gp170结合发生的细胞外排作用等。生物化学性质的优化可以直接影响药物的药物代谢动力学性质，进而影响药物的疗效。

药物安全性：成药性优化在改善候选药物的安全性或毒副作用方面具有举足轻重的作用，根据生物学实验的毒性表现，经过分析不良反应产生的机制，对化合物分子结构进行改造，从而达到使用安全的标准。

物理化学性质：化合物的物理化学性质包括物理形态、溶解性、脂水分配系数和化学稳定性等。成药性优化可以在化合物的非药效团部位引入溶解性基团，增加药物的溶解性，也可以有针对性的消除化合物中的化学不稳定基团，从而改善药物的化学稳定性。另外，还可以根据药物在体内作用的靶器官调节化合物的脂水分配系数，从而提高药物的疗效。

（杜冠华　宋俊科）

huóxìng huàhéwù

活性化合物 （active compound）

在生物体内或生物活动过程中可以产生一定影响的化合物。在现代药物发现技术发展环境下，活性化合物可以特指通过高通量药物筛选获得的具有明显生物活性的化合物。

以高通量药物筛选为技术特征的现代化学药物发现技术已经被广泛应用，但在此过程中，从药物发现到完成研发上市，还需要复杂和漫长的研究阶段，根据不同阶段药物的成熟度，可以将不同阶段的研究对象（化合物）称为活性化合物、先导化合物、候选药物。活性化合物一般指由高通量药物筛选获得的具有生物活性的化合物，这是由于高通量药物筛选主要采用的是体外分子模型，获得的活性如酶活性抑制作用，受体结合作用等，这些活性仅仅反映化合物对具体靶点的作用，尚不能确定是否具有可以作为药物必须具有的药理作用，因此称为活性化合物。

采用高通量药物筛选的方法确定活性化合物，通常有3种方法：①阳性率法。将筛选获得的样品活性进行排序，由高到低选取一定数量的高活性化合物作为活性化合物，进入下一步筛选程序。这种选择方法主要根据活性分布情况和实际工作需求，确定选取活性化合物的比例。②活性指标法。将所有筛选结果进行排序，并参考样品的结构信息，成药性相关信息，选择活性最好的化合物作为活性化合物，如在活性相当而且化学结构相似的化合物中，可以结合结构信息选取其中的部分作为活性化合物。该方法与阳性率法基本相似，也是人为地根据活性划定活性样品的界限。③阳性比较法。主要根据选用的临床使用的阳性药的活性结果作为对照，选择活性高于对照品的化合物作为活性化合物进入下一轮筛选评价。

根据阳性药物活性确定活性化合物也具有局限性。首先，在实际筛选中，有时会出现大量的样品活性超过阳性药，但这些化合物因可能具有其他性质上的缺陷未必就能发展成为有效药物；其次，在筛选的样品中有些虽然活性低于阳性药，但由于具有其他良好的品质或结构，经过改造以后可以成为药物；最后，很多情况下，筛选中没有合适的阳性药可供选用，选择受到限制。因此活性化合物的确定除了采用以上方法判断其药理活性的强弱外，还要结合多种信息，进行全面分析评价。筛选结果综合分析方法需要考虑的因素涉及样品纯度、筛选目的、化学结构等，也要结合计算机辅助计算分析和活性信息资料进行综合分析。科学选择活性化合物可为下一步分子设计优化以及化合物成药性优化奠定基础，并决定后续工作的成功率，因此在药物发现过程中是重要的环节。

（杜冠华　杜立达　李　莉）

xiāndǎo huàhéwù

先导化合物 （lead compound）

具有特定生物活性并能够通过结构修饰、改造和优化最终获得候选药物的化合物。是新药研发早期选定的目标化合物。

先导化合物是在总结药物研发规律中总结和归纳出的一类具有特殊性质及结构的化合物。例如抗菌药物青霉素，在发现青霉素以后的几十年中，科学家通过对青霉素化学结构的改造和修饰，获得了一批效果更好的青霉素类药物，如广谱青霉素、耐酸青霉素等；再如头孢菌素的研究，天然产物头孢菌素的抗菌作用并不强，因而没有作为药物使用，而经过将其结构进行改造，研发了一批疗效显著的抗菌药物。这些作为起点的化合物被称为先导化合物。

根据现代药物发现和研发的程序，先导化合物是经过筛选获得活性化合物后，通过多方面研究证明了其药理作用特点和不足，选择作为进一步研究改造的活性化合物。虽然没有关于先导化合物的统一标准，但从成药性分析，先导化合物应在药物效应动力学（简称药效学）、药物代谢动力学（简称药动学）、物理化学性质和化学结构上有类药特征。先导化合物一般具备以下特点：明确作用于特定的靶点并具有较强的活性和选择性，在整体动物实验中表现出较好的药理作用强度，动物实验证明有一定安全范围，物理化学性质基本具备成药性要求，在化学结构上，有可以修饰的基团或结构。

先导化合物可以来自于：①天然产物，即植物来源、微生物来源、内源性活性物质和动物、海洋生物等体内活性成分等。

②以生物化学或药理学为基础，根据药物与受体、酶、离子通道、核酸及信号转导通路等药物靶点的相互作用机制，从设计合成的化合物中获得。③通过组合化学方法制备化合物库，从辅以高通量药物筛选或计算机辅助药物筛选得到化合物中获得。④以现有药物为基础，通过对其结构改造中、从具有临床副作用的分子中、药物合成的中间体和代谢产物的研究中发现。总之，在现代药物研究过程中，先导化合物的发现是基于药物的发现过程，通过药物筛选获得先导化合物。

多数先导化合物因在安全性、药效学、药动学、稳定性和药学性质等方面存在缺陷而不能直接作为候选药物开发，在保留药效基团主体结构的基础上进行合理的结构改造或修饰，这种过程称为先导化合物的结构优化。化学结构优化是实现先导化合物研发价值的重要过程，只有经过化学结构的优化和修饰，才能够体现出先导化合物的特点和优势，开发出理想的药物。

（杜冠华 李 莉）

hòuxuǎn yàowù

候选药物 （drug candidate）

已经进入系统的临床前及各期临床研究的化合物。由于这些化合物尚在研究中，还不能作为药物使用，但研究的目标是成为新药，因此，该类化合物被称为候选药物。在现代药物研发的过程中，活性化合物、先导化合物和候选药物是药物发现的 3 个主要阶段，或称为新药研发过程的 3 个重要里程碑。确定候选药物标志着对活性化合物的发现和结构优化过程已经完成，获得了比较理想的化合物，可以作为药物进入临床前为起点的、根据国家规定的研

究程序进行的新药研发阶段。候选药物的确定将新药创制过程分成前期药物发现和规范新药开发两个阶段，前者以研究和探索为主要内容，而后者则通过规范程序的研究评价药物的成药性。

现代候选药物的一个重要特性是动物实验的疗效来自目标靶点。虽然有很多成功药物的靶点未知，但是现代新药的发现过程和药监部门对药品性能要求的严格程度及对作用机制认识的重要性比以前要高。所以候选药物不仅要有剂量依赖性的动物实验的活性，而且在与靶标组织的作用药物浓度上要足以抑制靶标蛋白，并且要有相关证据或标志。

虽然对于候选药物的选择上还没有统一的标准，但为了降低研发失败的风险率，缩短开发时间，候选药物的选择一般考虑以下几个方面：①药物效应动力学。需要确证药物在动物模型上表现出显著的药理作用，并具有一定强度和选择性，有同类药物时要优于现有药物。②药物代谢动力学。根据预期给药途径开展的药物代谢动力学研究，具有良好的口服生物利用度、合理的分布、适宜的半衰期、可控的体内相互作用等。尽管药物代谢动力学特征可以通过制剂过程加以改变，但明确的药物代谢动力学性质是非常重要的。③理化性质。主要包括化合物的水溶性、脂溶性、稳定性和多晶性等，这些因素会影响化合物的药理作用和在体内的表现，影响制剂的质量。④安全性。化合物在临床前试验中重点观察的不良反应，包括致突变、致畸试验，围产期毒性试验，对心肌 hERG 钾通道的抑制试验，过敏性实验等。

候选药物的开发有很强的时

效性，为防止首选开发的候选药物夭折而贻误时间，往往同时有后续跟进研究的候选药物。后续候选药物一般与首选药物具有化学结构和药理作用相似性，但又有自身的特点，后续候选药物的研发程度常取决于首选候选药物的命运。

（杜冠华 闫 蓉 杜立达）

yàowù zǎoqī píngjià

药物早期评价 （early drug evaluation）

在现代药物研发的程序中确定候选药物的工作过程。药物早期评价实际上就是在发现活性化合物以后进行的非临床药物成药性的初步探讨和研究。

药物早期评价的内容包括物质的活性，药理作用，药效学表现，作用机制，体内吸收、分布、代谢、排泄、对实验动物的各种毒性作用，如神经毒性、心脏毒性、生殖毒性以及其他方面的毒性表现等。药物早期评价的目的是尽早确定样品或化合物是否可以成为候选药物，以便确定是否开展后续的研发工作。对于新药研发，药物的早期评价是否准确至关重要。

药物早期评价的技术方法很多，包括评价药物相关作用和作用机制的通常体外试验检测技术，用于预测活性的计算机模拟技术方法，更重要的是评价药物有效性的各种实验动物方法和评价体内吸收、分布、代谢、排泄的药物代谢动力学方法，也包括药物制备相关的技术方法。技术方法对药物早期评价具有重要意义，通过先进的评价技术，在实验室内就可直接描绘出"类药分子"在人体内可能的处置过程、作用特点和可能的药理作用，进而提出相应的结构改造及优化策略，并将其优化为具有高活性、低毒

性的最佳候选药物分子。

计算机模拟意在最大限度地获得药物相关信息，在实际投入临床之前对关键因素的假设进行计算机模拟，从而可以减低药物研发费用、缩短研发时间、提高效率。随着经典的定量构效关系理论的发展，20 世纪 60 年代开始将计算机技术用于化合物体内过程（吸收、分布、代谢、排泄）的虚拟筛选，它的优势就在于能够在药物合成之前，应用相关的软件仅根据化合物结构就可预测其体内的药物代谢动力学性质。

体外方法是药物早期评价的关键技术，其中包括靶点的选择性、有效性，药物作用的强度，药物代谢动力学性质及毒性的早期评价等内容。采用的技术主要是分子生物学技术、细胞生物学技术，以及生物化学及以组织器官为研究对象的体外试验方法，这些方法进展迅速，评价的可信度在逐步提高，但对成药性的整体评价依然处于早期阶段。

药物研发投入不断增加，而研发成功的药物却非常有限，有效的药物早期评价将成为药物研究的重要策略。通过药物早期评价关键技术，突出药物的创新性、优效性、安全性，最大限度避免药物治疗引发的医源性伤害，可以有效推进新药研发的进程。

（杜冠华 闫蓉 杜立达）

xīnfēnzǐ shítǐ

新分子实体 （new molecular entity，NME）

一种从来没有被人应用为药物的化合物。又称新化学实体（new chemical entity，NCE）。是药物研发领域中判断药物的物质特点的概念。

新分子实体是基于西方医药学基本理论对该类物质做出的一种描述方式，新分子实体药物由于缺乏在人体内的应用经验和知识，在研发上则需要更为严谨和认真的观察，在应用中也应该更加关注其可能存在的不良反应，既要证明对疾病防治的有效性，更需要观察其应用的安全性。

新分子实体作为新药可以根据化合物在人体内应用情况进行区分，这与药物的好坏优劣或有效与否都无直接关系。一般情况下，由新分子实体制备的药物一定是新药，而新药并不一定是新分子实体。对于新药而言，可以是新分子实体药物，也可以是新组方、新剂型、新适应证、新给药方案等多种类型。

新分子实体作为某一类别新药的特定描述方式，并不包含其他附加的含义，也与化学研究中的新化合物没有直接关系。新化合物通常指第一次发现的化合物，与新药没有直接关系。新药可以是新分子实体，也可以是新化合物，还可以是认识已久的化合物。一般来讲，由于药物研发需要相当长的时间，当一个药物上市时，其化合物都不能称为新化合物了。

新分子实体实际上与化合物是否新颖无关，无论是已知化合物还是新化合物，只要未被美国食品药品管理局批准上市，都可以称为新分子实体。新分子实体并不是新药研发的必要条件。

药物质量包括药物的物质属性的可控性和对疾病治疗的有效性，药物质量优劣既受药物自身属性影响，也与药物制备技术水平有关，但与是否为新分子实体并无直接关系。新分子实体作为首次上市的新药，其安全性问题需要给予高度重视，在质量的要求方面要求也就更加严格。

（杜冠华 闫蓉）

chuánchū shénjīng xìtǒng yàowù

传出神经系统药物 （efferent nervous system drugs）

一类通过与自主神经系统和运动神经系统的相关受体结合而产生与神经末梢释放的递质相似或相反效应的药物。

药理研究 传出神经系统主要由自主神经系统（autonomic nervous system）和运动神经系统（somatic motor nervous system）组成。自主神经系统亦称植物神经系统，分为交感神经和副交感神经，主要支配心肌、平滑肌和腺体等效应器，其活动一般不受人意识支配，称为非随意活动。运动神经系统支配骨骼肌的运动，如呼吸和肌肉运动，通常为随意活动。上述两个系统均有赖于化学物质的信息传递。在神经系统中，化学传递可发生在神经细胞与细胞间、神经细胞与其支配的效应器细胞间。神经末梢可通过释放少量神经递质进入突触间隙，并通过转运方式跨越间隙，与突触后膜的特异性受体分子相结合，从而调节突触后细胞的功能，完成细胞间的信息传递。该类药物的功能涉及心肌、平滑肌、外分泌腺、血管内皮和突触前的神经末梢等多种效应组织。

传出神经根据末梢释放递质的不同，而分为以乙酰胆碱为神经递质的胆碱能神经以及主要以去甲肾上腺素为神经递质的去甲肾上腺素能神经。①能与乙酰胆碱结合的受体，称作乙酰胆碱受体（acetylcholine receptor）或胆碱受体。胆碱受体中对毒蕈碱较敏感的称作毒蕈碱型胆碱受体（muscarinic receptor），即 M 胆碱受体；对烟碱较敏感的称作烟碱型胆碱受体（nicotinic receptor），即 N 胆碱受体。M 胆碱受体分为五种亚型，即为 $M_1 \sim M_5$ 受体。N 胆碱受体按照其分布部位可分为骨骼肌 N 受体，即 N_M 受体（muscle nicotinic receptor）；而中枢 N 受体及神经节 N 受体被称为 N_N 受体（neuronal nicotinic receptor）。②能选择性地与肾上腺素或去甲肾上腺素相结合的受体称作肾上腺素受体（adrenoceptor）。肾上腺素受体又可分为 α 肾上腺素受体（α 受体）及 β 肾上腺素受体（β 受体）。α 受体分为 α_1 及 α_2 两种亚型。α_1 受体位于血管、腺体、胃肠和膀胱括约肌等的突触后膜；α_2 受体则位于突触前膜。β 受体主要有 β_1、β_2 及 β_3 3 种亚型。

传出神经系统受体作用效应是该类药物的药理作用基础，受体的效应分别包括：①胆碱受体的效应。激动 M 胆碱受体可出现心脏抑制、内脏（胃肠道、支气管、子宫、膀胱等）的平滑肌收缩、血管扩张、瞳孔缩小，腺体分泌。激动 N_N 胆碱受体时主要表现为自主神经节兴奋，激动 N_M 胆碱受体时引起骨骼肌收缩。②肾上腺素受体的效应。激动 α_1 肾上腺素受体时可出现瞳孔扩大、皮肤黏膜血管及脑、肾、肠、肝等内脏血管收缩等。激动 β_1 肾上腺素受体时可表现为心脏兴奋、脂肪分解及肾素分泌。激动 β_2 肾上腺素受体时主要表现为支气管平滑肌松弛、骨骼肌血管舒张及糖原分解等。③多巴胺受体的效应。激动多巴胺受体时可表现为冠状动脉、肠系膜动脉、肾动脉和其他血管床舒张。④突触前膜受体。激动突触前膜的 M_1 受体、M_2 受体、α_2 受体、N_N 受体后，可负反馈地减少突触前膜递质释放；激动突触前膜的 β_2 受体后可正反馈地增加突触前膜递质释放。

药物分类 作用于传出神经系统的药物根据其作用性质可分为激动药和拮抗药两大类。

激动药 按照药物与结合受体类型及对受体的选择性不同，可分为：①胆碱受体激动药。M、N 胆碱受体激动药，如卡巴胆碱；M 胆碱受体激动药，如毛果芸香碱；N 胆碱受体激动药，如烟碱。②抗胆碱酯酶药。如新斯的明。③肾上腺素受体激动药。分为 α 肾上腺素受体激动药、α、β 肾上腺素受体激动药（如肾上腺素）及 β 肾上腺素受体激动药。α 受体激动药包括 α_1、α_2 受体激动药（如去甲肾上腺素），α_1 受体激动药（如去氧肾上腺素），α_2 受体激动药（如可乐定）。β 受体激动药包括 β_1、β_2 受体激动药（如异丙肾上腺素），β1 受体激动药（如多巴酚丁胺），β2 受体激动药（如沙丁胺醇）。

拮抗药 按照药物与结合受体类型及对受体的选择性不同，可分为：①胆碱受体阻断药。分为 M 胆碱受体拮抗药及 N 胆碱受体拮抗药。M 胆碱受体拮抗药包括非选择性 M 胆碱受体拮抗药（如阿托品）、M1 胆碱受体拮抗药（如哌仑西平）、M_2 胆碱受体拮抗药（如戈拉碘铵）、M_3 胆碱受体拮抗药等。N 胆碱受体拮抗药包括 N_N 胆碱受体拮抗药（如樟磺咪芬）和 N_M 胆碱受体拮抗药（如筒箭毒碱）。N_N 胆碱受体拮抗药能与神经节的 N_N 胆碱受体结合，竞争性阻断乙酰胆碱对神经节细胞的除极化作用，从而阻断神经冲动在神经节中传递，又称神经节阻滞药。N_M 胆碱受体拮抗药能作用于运动终板上的 N_M 胆碱受体，产生肌肉松弛作用，故又称为神经肌肉阻滞药。②胆碱酯酶复活药，如氯解磷定。③肾上腺素受体阻断药。分为 α 肾上腺素受体阻断药，β 肾上腺素受体阻断药，α、β 受体阻断药（如拉贝洛尔）。α 受体拮抗药包括 α_1、α_2 受体拮抗药（如短效药物酚妥拉明、长效药物酚苄明），α_1 受体拮抗药（如哌唑嗪），α_2 受体拮抗药（如育亨宾）。β 受体拮抗药包括 β_1、β_2 受体拮抗药（如普萘洛尔），β_1 受体拮抗药（如阿替洛尔），β_2 受体拮抗药（如布他沙明）。

发展现状 作用于受体的传出神经系统药物，具有重要的临床应用价值。由于经典的传出神经受体例如胆碱受体和肾上腺素受体在体内分布广泛，其亚型又各具不同的功能，因此它们的激动药和拮抗药具有多种应用。受体激动药和拮抗药广泛应用于神经肌肉疾病、心血管疾病、支气管疾病、眼科疾病和胃肠道疾病等多方面。在神经系统受体药物近百年的发展历程中，该类药物为传统药理学丰富了理论知识，也为药物治疗学和现代药理学增添了新的篇章。随着越来越多种类的胆碱受体和肾上腺素受体亚型的发现和克隆，这将成为药物作用的新兴靶点。

（臧伟进 周筠）

dǎnjiǎn shòutǐ jīdòngyào

胆碱受体激动药（cholinoceptor agonists） 能直接激动胆碱受体，产生与胆碱能神经递质乙酰胆碱相似的作用的药物。又称拟胆碱药（direct-acting cholinomimetic drugs）。胆碱受体分为毒蕈碱型受体（M 胆碱受体）和烟碱型受体（N 胆碱受体）两大类。M 胆碱受体主要存在于副交感神经节后纤维所支配的效应器细胞，如中枢和外周器官细胞的浆膜；也分布于某些没有这些神经支配的组织，如内皮细胞；亦分布于由胆碱能节后交感神经所支配的组织，如汗腺和骨骼肌血管。N 胆碱受体主要分布于神经肌肉接头（N_M 受体）和自主神经节（N_N 受体），如交感神经和副交感神经节后细胞浆膜、中枢神经系统和躯体运动神经纤维所支配的肌膜。根据对胆碱受体的选择性，胆碱受体激动药物又可分为 M、N 受体激动药、M 受体激动药和 N 受体激动药（如烟碱）。其中乙酰胆碱和烟碱因其自身的特点，不具有临床应用价值，乙酰胆碱一般只用于实验研究，而烟碱仅具有毒理学意义。

作用机制 ①M 胆碱受体，有 5 种亚型（$M_1 \sim M_5$）。M_1 受体主要分布于中枢神经系统、外周神经元及胃壁细胞，介导兴奋作用。M_2 受体分布于心脏和神经末梢，起到调节心率的作用。M_3 受体主要分布于平滑肌、腺体及血管内皮，引起平滑肌收缩、腺体分泌及血管舒张。M_4 受体和 M_5 受体主要分布于中枢神经系统，具体作用尚不清楚。M 胆碱受体属于 G 蛋白偶联受体，其中 M_1、M_3 和 M_5 受体能与 G_q 结合激活磷脂酶 C，促进第二信使 1,4,5-三磷酸肌醇和二酯酰甘油的生成，导致细胞内 Ca^{2+} 增加，产生一系列效应。M_2 和 M_4 受体通过与 G_i 蛋白偶联，抑制腺苷酸环化酶，减少细胞内环磷酸腺苷，从而抑制电压门控性 L 型钙通道的活性，发挥不同的生物学效应。M 胆碱受体类药物中天然形成的拟胆碱生物碱含有叔胺基团，脂溶性增强，可经多种给药途径吸收。②N 胆碱受体，属于配体门控离子通道型受体，主要分两种亚型：N_M 和 N_N 型。N_M 受体分布于神经肌肉接头；N_N 受体分布于神经节、肾上腺髓质及中枢。

分类 根据药物对不同胆碱受体亚型的选择性，将胆碱受体激动药分为 M、N 胆碱受体激动药，M 胆碱受体激动药和 N 胆碱受体激动药。

M、N 胆碱受体激动药 多为胆碱酯类，既可作用于 M 受体，也可作用于 N 受体，包括乙酰胆碱及一些合成药如卡巴胆碱等。其结构上的共同特点是具有一个带正电荷的季胺基团，亲水性强，而脂溶性相对较差，所以口服较难吸收，也难以透过血脑屏障。该类药物主要由乙酰胆碱酯酶水解，但各药物被水解的难易程度有较大不同，药物作用维持时间也有差异。

卡巴胆碱（carbachol）：化学性质稳定，不容易被胆碱酯酶水解，作用时间较长。其受体选择性与乙酰胆碱相似，对 M、N 胆碱受体均有激动作用。对膀胱和肠道平滑肌作用明显，可用于治疗术后的尿潴留和腹气胀。该药不良反应多，且阿托品对其解毒效果差，故较少全身给药，主要应用于局部滴眼，治疗青光眼。禁用于甲状腺功能亢进、支气管哮喘、冠脉缺血和溃疡病患者。

M 胆碱受体激动药 选择性作用于 M 受体，作用与胆碱能神经节后纤维兴奋时效应相似，称为 M 样作用。本类药包括醋甲胆碱和氯贝胆碱等，也包括天然形成的拟胆碱生物碱类，如毛果芸香碱、槟榔碱、毒蕈碱等。

醋甲胆碱（methacholine） 对 M 胆碱受体的选择性较高，无烟碱样作用。也可被胆碱酯酶水解，但由于其结构中的甲基基团加强其对胆碱酯酶水解作用的抵抗力，水解速度较乙酰胆碱慢，故作用时间较长。临床用于口腔

黏膜干燥症，偶用于支气管高敏性的诊断。禁用于冠脉缺血、支气管哮喘和溃疡病患者。禁用于房室结性和室性心动过速。不可静脉注射。

氯贝胆碱（bethanechol chloride） 选择性激动 M 胆碱受体，尤其是对胃肠道和膀胱平滑肌的作用显著，对心血管系统几乎无作用。该药性质稳定，口服有效。在体内不易被胆碱酯酶水解失活，故作用时间较长。可用于治疗手术后腹气胀和尿潴留。也可用于其他原因导致的胃肠道或膀胱功能异常。禁用于甲状腺功能亢进症、支气管哮喘、冠脉缺血和溃疡病患者。

槟榔碱（arecoline） 作用于 M 胆碱受体，引起瞳孔缩小，眼内压降低。滴眼给药可治疗青光眼，2 分钟出现缩瞳，持续作用 20 分钟。适用于解除急性青光眼症状。该药也可激动 N 胆碱受体，具有烟碱样作用。

毒蕈碱（muscarine） 经典的 M 胆碱受体激动药，因具有与节后胆碱能神经兴奋相似的效应，故其虽不作为治疗性药物，但具有重要的药理活性。中国民间因食用野生蕈造成中毒的情况时有发生。如食用杯伞菌属和丝盖伞菌属后，$30 \sim 60$ 分钟内可出现毒蕈碱中毒症状，表现为头痛、恶心、呕吐、流涎、流泪、视觉障碍、支气管痉挛、腹泻、腹部痉挛、血压下降、心动过缓和休克等。可用阿托品进行治疗。

N 胆碱受体激动药 此类药物有烟碱、洛贝林（山梗菜碱）、合成化合物四甲铵（TMA）和二甲基苯哌嗪（DMPP）等。

烟碱（nicotine） 又名尼古丁，是由烟草中提取的一种液态生物碱，脂溶性极高，可经皮肤

吸收。其作用广泛而复杂，对神经节 N_N 胆碱受体的兴奋作用呈双相性，即开始给药时可短暂兴奋 N_N 受体，随后持续抑制 N_N 受体。烟碱对神经肌肉接头 N_M 受体的作用与此类似，其阻断作用能迅速掩盖其激动作用而产生肌肉麻痹。由于烟碱作用广泛而复杂，故没有临床应用价值，仅具有毒理学意义。

（臧伟进　周筠）

yǐxiāndǎnjiǎn
乙酰胆碱（acetylcholine, ACh）

胆碱能神经递质。乙酰胆碱是由胆碱和乙酸形成的酯，属季铵类化合物，性质不稳定，在体内极易被乙酰胆碱酯酶水解而失活。乙酰胆碱作用广泛，选择性差，无临床应用价值。但由于乙酰胆碱为内源性神经递质，分布广泛，具有非常重要的生理功能，因而在科学研究中作为工具药使用。

药理作用及机制　①心血管：乙酰胆碱通过激动 M 胆碱受体可减慢心率，抑制传导，降低心肌收缩力，对心房肌的作用较心室肌明显。乙酰胆碱亦可直接激动血管内皮细胞 M 胆碱受体，促进内皮细胞释放一氧化氮，从而舒张全身血管包括肺和冠状血管。如果血管内皮受损，乙酰胆碱的扩血管作用将不再存在，反而可引起血管收缩。另外，乙酰胆碱还可通过激动去甲肾上腺素能神经末梢突触前膜 M 胆碱受体，抑制神经末梢释放去甲肾上腺素，此作用也与乙酰胆碱舒张血管作用有关。静注小剂量可由于全身血管扩张而造成血压短暂下降，并伴有反射性心率加快。②胃肠道：乙酰胆碱可通过作用于胃肠道平滑肌 M 胆碱受体，兴奋胃肠道平滑肌，引起其收缩幅度和张力的增加，胃、肠平滑肌

蠕动增加，并能刺激胃肠道腺体的分泌，出现恶心、呕吐、小肠痉挛及排便等症状。③泌尿道：乙酰胆碱作用于 M 胆碱受体，引起泌尿道平滑肌收缩、蠕动增强。膀胱逼尿肌兴奋，增加排空压力，减少膀胱容积；作用于膀胱外括约肌 M 受体，舒张膀胱三角区和外括约肌，使膀胱排空。④腺体：乙酰胆碱作用于汗腺、泪腺、气管和支气管腺体、消化道腺体和唾液腺的 M 胆碱受体，使腺体分泌增加。⑤眼：乙酰胆碱作用于瞳孔括约肌上的 M 胆碱受体，使括约肌收缩，瞳孔缩小，眼内压降低；作用于睫状肌上的 M 胆碱受体，引起睫状肌收缩，调节痉挛。⑥其他作用：大剂量的乙酰胆碱除激动 M 胆碱受体外，同时也激动植物神经节上的 N_N 胆碱受体、运动神经终板上的 N_M 胆碱受体及肾上腺髓质的 N_N 受体，引起交感、副交感神经节兴奋及骨骼肌收缩。此外，乙酰胆碱可使支气管平滑肌收缩，还可刺激颈动脉体和主动脉体化学受体。由于乙酰胆碱不易通过血脑屏障，故尽管中枢神经系统有胆碱受体存在，外周给药很少产生中枢作用。新近研究表明乙酰胆碱还具有减轻炎症反应、抗氧化应激、改善线粒体功能及抗细胞凋亡等作用。

体内过程　乙酰胆碱脂溶性差，口服不易吸收，也难以透过血脑屏障。乙酰胆碱易在组织中胆碱酯酶的作用下迅速被水解失效，故只有当大剂量静脉注射时才能出现上述的药理作用，而肌内或皮下注射仅能发挥局部作用。

药物相互作用　抗胆碱酯酶药可增强乙酰胆碱的作用。阿托品可选择性阻断乙酰胆碱的毒蕈碱样作用。六甲双铵等神经节阻滞药可拮抗乙酰胆碱兴奋神经节

的烟碱样作用。筒箭毒碱等肌松药可对抗乙酰胆碱对神经肌肉接头的烟碱样作用。

（臧伟进　周筠）

máoguǒyúnxiāngjiǎn
毛果芸香碱（pilocarpine）

又名匹鲁卡品，属于毒蕈碱型胆碱受体（M 胆碱受体）激动药，是提取自南美洲小灌木毛果芸香属（pilocarpus）植物中的生物碱。1874 年巴西医生库蒂尼奥（Coutinhou）发现咀嚼毛果芸香属植物叶可引起唾液分泌增加，1875 年毛果芸香碱被提取分离。

药理作用及机制　毛果芸香碱可选择性地激动 M 胆碱受体，产生 M 样作用，对眼和腺体的作用较为明显。①眼：毛果芸香碱滴眼后可引起缩瞳、眼内压降低，并有调节痉挛的作用。因激动瞳孔括约肌上的 M 胆碱受体，而使瞳孔括约肌收缩，瞳孔缩小。由于缩瞳作用，虹膜向中心拉紧后虹膜根部变薄，前房角间隙扩大，房水易通过小梁网到达巩膜静脉窦而进入血液循环，从而使眼内压降低。此外，毛果芸香碱兴奋睫状肌上 M 胆碱受体，使其向瞳孔中心方向收缩，致使悬韧带松弛，晶状体因本身弹性而自行变凸，屈光度增加，使眼睛调节于近视状态，故看近物清楚，看远物模糊，此作用称为调节痉挛。②腺体：毛果芸香碱可激动腺体的 M 胆碱受体，使腺体分泌增加，对汗腺和唾液腺的作用最为显著，也可增加泪腺、胃腺、小肠腺体、胰腺和呼吸道黏膜的分泌。③平滑肌：毛果芸香碱可兴奋消化道平滑肌，增加其张力和蠕动，也可兴奋支气管、子宫、膀胱、胆囊及胆道平滑肌。

体内过程　毛果芸香碱（1%~2%）滴眼后，30~40 分钟

缩瞳作用达高峰；而降低眼内压作用持续时间达 4~8 小时。

临床应用 ①青光眼：低浓度（2%以下）的毛果芸香碱对闭角型青光眼治疗效果好，通过缩瞳作用使前房角间隙扩大，房水回流通畅，降低眼内压。但高浓度药物可使患者症状加重。该药对开角型青光眼的早期也具有一定的疗效，可能是由于其通过扩张巩膜静脉窦周围的小血管及收缩睫状肌，使小梁网结构变化，增加房水流出，降低眼内压。②虹膜炎：该药与扩瞳药交替应用，可用来防止虹膜与晶状体黏连。③其他：毛果芸香碱可用于唾液腺功能减退，口服可应用于头颈部放射治疗后的口腔干燥，使唾液分泌增加的同时，汗腺的分泌也明显增加。亦可用于治疗抗胆碱药物阿托品的中毒。

不良反应 毛果芸香碱滴眼后可引起缩瞳及调节痉挛的效应，使视力降低，产生暂时性近视，并出现眉弓部疼痛、眼痛等症状。长期给药可出现强直性瞳孔缩小、虹膜后粘连、近视程度加深及白内障等不良反应。过量给药可导致全身中毒反应，表现为出汗、流涎、恶心、呕吐、支气管痉挛及肺水肿等。解毒时给予足量阿托品，并合用对症疗法，如人工呼吸和维持血压等。滴眼时应压迫内眦，以避免药液流入鼻腔后吸收而引起不良反应。

（臧伟进　周　药）

luòbèilín

洛贝林（lobeline）

又名山梗菜碱、祛痰菜碱，从产自北美洲的山梗菜科植物山梗菜中提取获得的一种亲脂性的生物碱，为哌啶衍生物，已可人工合成。常用其盐酸盐，即混旋盐酸洛贝林，为白色结晶或颗粒状粉末，味苦，无臭，呈弱酸性反应。易溶于乙醇或三氯甲烷，微溶于水。洛贝林水溶液遇光、热易分解变色，故应避光、避热保存。

药理作用及机制 洛贝林具有烟碱样作用，对自主神经节先兴奋后抑制，作用强度较烟碱弱。其主要用于兴奋呼吸。治疗量的洛贝林对呼吸中枢并无直接作用，而是通过刺激颈动脉体及主动脉体化学感受器（均为 N 胆碱受体），进而反射性地兴奋呼吸中枢。在兴奋呼吸的同时对血管运动中枢和迷走神经中枢也具有反射性的兴奋作用，引起心率减慢。本药作用迅速，维持时间短。

体内过程 洛贝林的作用持续时间短暂，仅有数分钟，常需持续静脉给药以获取疗效。其安全范围大，不容易引起惊厥。

临床应用 洛贝林主要用于各种原因引起的呼吸抑制或呼吸停止。临床上常用于治疗新生儿窒息、吸入麻醉药及其他中枢抑制药物（如阿片、巴比妥类）的中毒、一氧化碳引起的窒息及小儿感染性疾病、肺炎、白喉等疾病引起的呼吸衰竭。

不良反应 洛贝林的安全范围较大，但也应严格控制剂量大小，因其剂量增大的同时，对大脑皮质、迷走神经中枢等的作用亦增大，不良反应随之增加。洛贝林可产生心悸、头痛、恶心、呕吐、呛咳等不良反应。大剂量注射时可兴奋迷走神经中枢，引起心动过缓、房室传导阻滞。剂量继续增加可兴奋交感神经和肾上腺髓质，可导致心动过速、房室传导阻滞、呼吸抑制，甚至严重者可见血压下降、体温下降，并可出现惊厥和呼吸麻痹。

药物相互作用 洛贝林与碱性药物合用，可产生山梗素沉淀。洛贝林与尼古丁合用，可出现出汗、恶心、心悸等症状。

（臧伟进　周　药）

kàngdǎnjiǎnzhǐméiyào

抗胆碱酯酶药（anticholinesterase agents）

一类能与胆碱酯酶较牢固地结合，从而抑制胆碱酯酶的活性，导致胆碱能神经末梢释放的乙酰胆碱大量堆积而产生拟胆碱作用的药物。又称胆碱酯酶抑制药或间接作用的拟胆碱药（indirect-acting cholinomimetic drugs）。抗胆碱酯酶药按其与酶结合后形成复合物的水解难易程度分为两类：一类是易逆性抗胆碱酯酶药，与胆碱酯酶结合后，活性易恢复，如新斯的明和毒扁豆碱等；另一类为难逆性抗胆碱酯酶药，与胆碱酯酶结合后，活性难恢复，如有机磷酸酯类。易逆性抗胆碱酯酶药主要用于胆碱神经功能低下疾病的治疗；难逆性抗胆碱酯酶药主要作为杀虫药，但可使人中毒，胆碱酯酶复活药可用于其解救。

作用机制 ①易逆性抗胆碱酯酶药：多数易逆性抗胆碱酯酶药物中含有季铵阳离子结构，其与胆碱酯酶的阴离子部位相结合，同时其药物分子结构中的羰基碳和胆碱酯酶酯解部位以共价键结合，生成胆碱酯酶和氨甲酰类的复合物。然后进一步生成氨甲酰化的胆碱酯酶，最终形成复活的胆碱酯酶。②难逆性抗胆碱酯酶药：有机磷酸酯类具有亲电子性的磷原子，以共价键与胆碱酯酶酯解部位的丝氨酸羟基上的具亲核性的氧原子相结合，形成的磷酰化胆碱酯酶难以水解，使胆碱酯酶失去活性，导致乙酰胆碱在体内大量积聚而引起中毒。若抢救不及时，胆碱酯酶可出现"老化"，胆碱酯酶的活性难以恢复。

③胆碱酯酶复活药：是一类可使被有机磷酸酯类所抑制的胆碱酯酶恢复活性的药物。其结构中的肟基与磷酰化胆碱酯酶的磷酰基团进行共价键结合，将磷从磷酰化胆碱酯酶转移至肟基，使胆碱酯酶游离而复活。胆碱酯酶复活药可恢复胆碱酯酶活性，亦能与有机磷酸酯类直接结合，可迅速改善 N 样中毒症状；而 M 受体拮抗药可缓解 M 样中毒症状，因此两药合用的疗效较好。胆碱酯酶复活药对中毒时间过久已老化的磷酰化胆碱酯酶的解毒效果差，故应尽早给药；同时还应足量用药（指征为 N 样中毒症状全都消失，红细胞或全血的胆碱酯酶活性也得到部分恢复）。在中、重度中毒或毒物未能彻底清除的情况下，应重复给药以巩固疗效。

分类 分为易逆性抗胆碱酯酶药、难逆性抗胆碱酯酶药、胆碱酯酶复活药。

易逆性抗胆碱酯酶药 本类药物有新斯的明、吡斯的明、毒扁豆碱、依酚氯铵、安贝氯铵等。临床上用于治疗重症肌无力、腹气胀、尿潴留、青光眼、竞争性神经肌肉阻滞药过量中毒和阿尔茨海默病等。

吡斯的明（pyridostigmine） 作用与新斯的明类似，但较弱，其 N 样作用较为明显。该药起效缓慢，作用维持时间较长。吡斯的明属季铵类化合物，胃肠道不易吸收。可被血浆胆碱酯酶水解，也可在肝内代谢。吡斯的明主要以原药和代谢产物的形式经尿排出。吡斯的明可透过胎盘，微量药物可经乳汁排泄。临床上主要用于重症肌无力的治疗，疗程通常少于 8 周。亦可用于治疗术后尿潴留和麻痹性肠梗阻。此外，该药口服后可增加胃肠道蠕动，

用于治疗帕金森患者肠蠕动减弱所导致的严重便秘。大剂量口服可出现腹痛、腹泻、肠痉挛、恶心呕吐等症状。该药禁用于尿路梗阻、机械性肠梗阻和心绞痛。

依酚氯铵（edrophonium chloride） 抗胆碱酯酶的作用较弱，但对骨骼肌具有较强作用。该药起效较快，用药后可立即改善症状，增强肌肉收缩力，但维持时间短暂，5~15 分钟后作用消失，故不宜作为治疗用药，而常用作重症肌无力的诊断药。在诊断时应准备阿托品，防止出现严重毒性反应。

安贝氯铵（ambenonium chloride） 又名酶抑宁。该药作用与新斯的明类似，但较持久，主要用于治疗重症肌无力，尤其是不耐受吡斯的明或新斯的明的患者。

难逆性抗胆碱酯酶药 有机磷酸酯类主要用作农业和环境卫生杀虫药，如敌敌畏、乐果、美曲膦酯、马拉硫磷、对硫磷和内吸磷等。有些则用作战争毒气，如塔崩、梭曼和沙林等。仅少数用作缩瞳药以治疗青光眼，如异氟磷和碘依可酯。本类药物对人畜均有毒性，临床治疗价值不高，但有毒理学意义。

胆碱酯酶复活药 常用药物有碘解磷定、氯解磷定和双复磷。

碘解磷定（pralidoxime iodide） 又名派姆，为最早应用的胆碱酯酶复活药。药理作用及临床应用类似于氯解磷定。由于水溶性较低，水溶液不稳定，故久置可释放出碘。该药对骨骼肌痉挛的对抗作用尤为明显，可迅速控制肌束震颤，对中枢神经系统中毒症状也有一定的改善作用，对自主神经系统功能紊乱的恢复作用较差。该药的治疗效果与有机磷酸酯类的化学结构和胆碱酯

酶被抑制的时间长短有关，对内吸磷、对硫磷和马拉硫磷中毒的疗效较好，对敌敌畏、美曲膦酯中毒的疗效稍差，而对乐果中毒则无效。由于碘解磷定不能直接对抗在体内积聚的乙酰胆碱的作用，故应与阿托品合用。因该药含碘可导致口苦、咽痛、腮腺肿大和对注射部位的刺激性，须缓慢静脉注射给药。一般治疗剂量给药时，不良反应少见。当静注过速或剂量过大时可产生恶心、呕吐、乏力、视物模糊、眩晕和心动过速等不良反应。

双复磷（obidoxime chloride） 作用与氯解磷定类似，因其具有两个肟基，故其作用较强且持久。可通过血脑屏障，对有机磷酸酯类中毒产生的 M 样、N 样及中枢神经系统症状均有一定的疗效。对大多数有机磷酸酯类的中毒患者均具有较好的疗效。主要不良反应为恶心、口周和四肢麻木、颜面潮红和全身发热等，剂量过大可导致神经肌肉传导阻滞。

（臧伟进 贺 熙）

xīnsīdìmíng

新斯的明（neostigmine）

属于易逆性抗胆碱酯酶药，可与胆碱酯酶可逆性结合从而发挥作用，是毒扁豆碱的人工合成代用品。新斯的明进入机体后，通过可逆性抑制胆碱酯酶活性，提高突触间隙乙酰胆碱的浓度，而产生间接的拟胆碱作用。常用溴化新斯的明和甲硫酸新斯的明，两种盐为白色结晶性粉末，无臭，味苦。极易溶解于水，易溶于乙醇。

药理作用及机制 新斯的明可抑制胆碱酯酶的活性，通过乙酰胆碱兴奋 M、N 胆碱受体，发挥完全拟胆碱作用。此外，尚能直接兴奋骨骼肌运动终板的 N_M 胆碱受体，加强骨骼肌收缩。新斯

的明对骨骼肌作用最强，对胃肠道和膀胱平滑肌作用次之，对心血管、腺体、眼和支气管平滑肌作用较弱。

体内过程 该药为季铵类化合物，口服吸收少且不规则。口服给药后 0.5 小时起效，作用维持 2~3 小时；注射给药后 5~15 分钟起效，作用维持 0.5~1 小时。新斯的明既可被血浆中的胆碱酯酶水解失活，亦可在肝脏代谢，原形药物及其代谢产物均可经尿排泄。该药不易透过血脑屏障，故无中枢作用。

临床应用 ①重症肌无力：多采用口服给药，紧急情况下亦可皮下或肌内注射。静脉注射给药时有一定危险性，如有需要，应缓慢注射，并备用阿托品。使用过程中注意防止剂量过大引起的神经肌肉传递功能障碍加重，导致"胆碱能危象"，反而使肌无力症状加剧。此外，新斯的明可与依酚氯铵交替使用，用于重症肌无力的诊断。②手术后腹气胀和尿潴留：新斯的明能兴奋胃肠道平滑肌及膀胱逼尿肌，增加肠蠕动及膀胱逼尿肌张力，促进排气和排尿，常用于减轻由于手术或其他原因导致的腹部胀气和尿潴留。③阵发性室上性心动过速：新斯的明通过抑制胆碱酯酶，使乙酰胆碱大量堆积，从而激动 M 胆碱受体，减慢心率和传导，从而抑制阵发性室上性心动过速。④骨骼肌松弛药的解毒：用于非去极化型肌松药如筒箭毒碱的中毒解救。

不良反应 治疗剂量时副作用较少，过量时可引起"胆碱能危象"，表现为恶心、呕吐、大量出汗、大小便失禁、心动过缓等，也可见肌肉震颤或肌无力，可用 M 胆碱受体拮抗药阿托品等对抗。

大剂量也可出现中枢症状，表现为焦虑不安、语言不清、惊厥、昏迷等。该药也可导致血压升高、心率加快。禁用于支气管哮喘、机械性肠梗阻和尿路梗阻等患者。

药物相互作用 新斯的明不宜与去极化型肌松药合并使用，在氟烷或环丙烷麻醉过程中也不宜合用。具有非去极化型阻断作用的氨基糖苷类抗生素可对抗新斯的明的作用。此外，某些干扰神经肌肉传递的药物如奎尼丁，可减弱新斯的明的作用，故不宜合用。新斯的明与 β 肾上腺素受体阻断药合并使用可造成患者心率减慢及血压下降。

（臧伟进 贺 熙）

dúbiǎndòujiǎn

毒扁豆碱（physostigmine）

又名依色林，为一种生物碱，提取自西非的一种豆科植物毒扁豆（*Physostigma venenosum* Balf.）的种子中，属于可逆性胆碱酯酶抑制药，已可人工合成。毒扁豆碱的作用与新斯的明相似而较强，其结构为叔胺类化合物，可进入中枢。其外周作用表现为 M、N 胆碱受体兴奋作用。毒扁豆碱并非直接作用于效应器受体，而是间接通过抑制胆碱酯酶，使乙酰胆碱破坏减少所致。因为毒扁豆碱的选择性较低，临床上主要用于治疗青光眼。

药理作用及机制 ①眼：局部滴眼应用时，作用较毛果芸香碱强而持久，因其兴奋瞳孔括约肌的 M 胆碱受体，表现为瞳孔缩小，眼内压降低，此作用可维持 1~2 天，对青光眼患者，其作用更为明显。②平滑肌：毒扁豆碱的外周作用类似于新斯的明，即 M 和 N 样作用，表现为较强的平滑肌的兴奋作用。进入中枢后亦可抑制中枢胆碱酯酶的活性，而

产生乙酰胆碱的中枢症状，表现为先兴奋后抑制。用药过量可致腺体分泌增加、腹痛和腹泻等症状。亦可激动骨骼肌的 N 胆碱受体，引起肌束颤动。

体内过程 毒扁豆碱可迅速被胃肠道、皮下及黏膜吸收，并可透过血-脑屏障。在体内可被胆碱酯酶水解失活，极少由尿排出。滴眼后约 5 分钟可出现缩瞳作用，可维持眼压下降 1~2 天。由于药物可经角膜吸收而出现全身症状，故滴眼时应压迫内眦以防药液经鼻黏膜吸收入血。

临床应用 该药可单独或与其他缩瞳药（如毛果芸香碱）合用治疗急性青光眼，降低患者的眼内压。毒扁豆碱较毛果芸香碱起效快，作用强而持久，刺激性亦较强，当长期给药时，患者不易耐受。可先用毒扁豆碱滴眼数次，后改用毛果芸香碱以维持疗效。也可用于阿托品等抗胆碱药中毒的解救。由于毒扁豆碱可以透过血脑屏障，因此理论上可用于某些中枢抗胆碱药物中毒的解救，如三环类抗抑郁药、抗组胺药、吩噻嗪类抗精神病药和镇吐药等。还可用于严重高血压、伴呼吸抑制的昏迷、难以控制的惊厥等中毒症状的治疗。由于该药与大多数抗胆碱药及三环类药物相比作用时间较短，故使用时需反复给药或连续应用。一般认为毒扁豆碱解毒作用的特异性不高，且有一定危险性。

不良反应 该药滴眼使用时，由于收缩睫状肌引起调节痉挛，可致头痛、眼痛及视物模糊等不良反应。频繁滴眼用药可因过量吸收而引起全身毒性反应，与新斯的明相比较更为严重，表现为流涎、出汗、恶心、呕吐、肺水肿和支气管痉挛等。由于毒扁豆

碱可通过血脑屏障，故可产生中枢神经系统症状。大剂量中毒可导致呼吸麻痹。该药长时间眼内应用时，可引起结膜小囊高敏反应，通常患者难以接受。由于该药毒性大、选择性低，因此除应用于阿托品类药物中毒的解救外，一般不作全身给药。

(臧伟进 贺 熙)

lǜjiělíndìng

氯解磷定 （pralidoxime chloride，PAM-Cl）

具有肟结构的可恢复被有机磷酸酯类抑制的胆碱酯酶活性药物。又名氯磷定。是一种抗胆碱酯酶药，即胆碱酯酶复活药，主要用于有机磷农药中毒的解救。氯解磷定系白色结晶粉末，极易溶于水，水溶液较稳定，可制成注射药物供肌内注射或静脉注射。该药物作用快，使用方便，不良反应较小，故常应用于临床，是首选的胆碱酯酶复活药。

药理作用及机制 ①恢复胆碱酯酶的活性：氯解磷定为具有肟（＝N—OH）结构的化合物，其肟基结构与磷酰化胆碱酯酶的磷原子亲和力较强，与磷酰基团进行共价键结合后可形成复合物，磷从磷酰化胆碱酯酶复合物中游离出来形成磷酰化氯解磷定，同时使胆碱酯酶游离而复活。该药仅对中毒时间短、形成不久的磷酰化酶具有重活化作用，对中毒时间过久已老化的磷酰化胆碱酯酶，其化学结构已发生变化，氯解磷定对其不再具备重活化作用，难以恢复胆碱酯酶的活性，因而解毒效果差。故在治疗有机磷酸酯类中毒时，应用氯解磷定等胆碱酯酶复活药需及早、足量并且反复使用。②直接解毒作用：氯解磷定亦可直接与体内游离的有机磷酸酯类结合，生成无毒的磷

酰化氯解磷定由尿排出，进而阻止游离的毒物继续抑制胆碱酯酶的活性。

体内过程 氯解磷定脂溶性高，经呼吸道、胃肠道和皮肤吸收，吸收后肝脏中含量最高。水解使毒性降低，主要由肾脏排泄。口服吸收差并且不规则，故一般都通过静脉给药。大剂量氯解磷定可通过血脑屏障进入脑组织，恢复脑组织胆碱酯酶的活性，且迅速由肾排出，无蓄积中毒现象。

临床应用 氯解磷定可明显减轻烟碱样症状，抑制骨骼肌痉挛的作用最为明显，可迅速缓解肌束颤动；对中枢神经系统中毒症状也具有一定的改善作用；但其对毒蕈碱样症状的影响较小。对于轻度有机磷中毒，可单独使用氯解磷定或阿托品以控制症状；中、重度有机磷中毒时，因对体内已蓄积的乙酰胆碱几乎无作用，故必须联合应用阿托品。根据患者病情掌握给药剂量和间隔时间，应在给药过程中密切监测胆碱酯酶活性变化，以作为用药指标。停药应以烟碱症状（肌肉震颤、肌无力）消失为主要指征。老年人用药应适当减少剂量和减慢静脉滴注速度。

不良反应 治疗剂量的氯解磷定毒性较小，肌内注射可引起局部轻微疼痛。静脉注射过快可出现恶心、眩晕、头痛、乏力、视物模糊及心动过速等不良反应。剂量过大时其本身可抑制胆碱酯酶，阻断神经肌肉传导，严重者出现抽搐、癫痫样发作及呼吸抑制等。

药物相互作用 治疗有机磷类中毒，氯解磷定应与抗胆碱药物阿托品合用，单用治疗效果差。氯解磷定在碱性溶液中易分解，禁与碱性药物配伍。

(臧伟进 贺 熙)

dǎnjiǎn shòutǐ zǔduànyào

胆碱受体阻断药 （cholinoceptor blocking drugs）

能与胆碱受体结合而不产生或产生微弱拟胆碱作用，却能妨碍乙酰胆碱或胆碱受体激动药与胆碱受体结合，从而产生与递质乙酰胆碱或胆碱受体激动药相反效应的药物。属于传出神经系统药物。

根据对胆碱受体的选择性，胆碱受体阻断药可分为：①M胆碱受体阻断药，即能阻断节后胆碱能神经支配的效应器上的M胆碱受体，从而拮抗了乙酰胆碱或M胆碱受体激动药对M胆碱受体的激动效应。代表药为阿托品、东莨菪碱及山莨菪碱等生物碱。阿托品能竞争性阻断M胆碱受体，对M胆碱受体有较高选择性，但对各种M胆碱受体亚型的选择性较低。阿托品眼科治疗时，作用持久，视力恢复慢；用于解痉时，选择性低，不良反应较多。为克服这些缺点，对阿托品的化学结构进行了改造，合成了不良反应较少的代用品，包括合成扩瞳药（如后马托品、托吡卡胺）、合成解痉药（如溴丙胺太林、贝那替秦、双环维林、黄酮哌酯和奥昔布宁）及选择性M胆碱受体阻断药，如M_1胆碱受体阻断药（哌仑西平，主要用于消化性溃疡的治疗，可抑制胃酸及胃蛋白酶的分泌），M_2胆碱受体阻断药（tripitamine，用于治疗心动过缓）及M_3胆碱受体阻断药（达非那新，用于治疗尿频、尿急和尿失禁等膀胱过度活动症）等。②N胆碱受体阻断药，其中N_N受体阻断药，即神经节阻滞药（如美卡拉明、樟磺咪芬），能阻断神经节的N_N受体，从而阻断神经冲动在神经节中的传递，已少用。N_M受体阻断药，即神经肌肉阻滞药，

能阻断运动终板的 N_M 受体，阻断神经冲动向骨骼肌的传递，具有肌肉松弛作用（如琥珀胆碱、筒箭毒碱、阿曲库铵、维库溴铵、泮库溴铵）。

（杨素荣 姚明辉）

ātuōpǐn

阿托品（atropine）　从茄科植物颠茄、曼陀罗、洋金花、莨菪等植物中提取而得的消旋莨菪碱。阿托品属于 M 胆碱受体阻断药。阿托品能阻断节后胆碱能神经支配的效应器上的 M 胆碱受体，拮抗乙酰胆碱或 M 胆碱受体激动药对 M 胆碱受体激动效应。常用其硫酸盐，为无色结晶或白色结晶性粉末，无臭。极易溶于水，易溶于乙醇。

药理作用及机制　阿托品能竞争性阻断 M 胆碱受体，对 M 胆碱受体有较高选择性（大剂量时才能阻断 N_N 受体），但对各种 M 胆碱受体亚型的选择性较低。阿托品作用广泛，随着剂量增加，可依次出现腺体分泌减少、瞳孔扩大和调节麻痹，并具有抑制胃肠道及膀胱平滑肌，加快心率等效应，大剂量还可出现中枢症状。①小剂量阿托品通过阻断 M 胆碱受体而抑制腺体分泌，其对不同腺体的抑制作用强度不同。对唾液腺和汗腺的作用最敏感，同时泪腺及呼吸道腺体分泌也明显减少。较大剂量时也减少胃液分泌，但对胃酸浓度影响较小，这是由于阿托品不能阻断胃肠道激素和非胆碱能神经递质对胃酸的分泌作用，加之阿托品可同时抑制胃中 HCO_3^- 的分泌。②阿托品对眼的作用在局部给药和全身用药时均可出现。通过阻断瞳孔括约肌的 M 胆碱受体，使去甲肾上腺素能神经支配的瞳孔开大肌功能占优势，从而使瞳孔扩大；由于瞳

孔扩大，虹膜退向边缘，前房角间隙变窄，房水回流入巩膜静脉窦受阻，造成眼内压升高；阿托品由于阻断睫状肌的 M 胆碱受体，引起睫状肌松弛而退向周边，悬韧带被拉紧，晶状体变为扁平，视物成像于视网膜之后，看远物清楚，看近物模糊不清，此为"调节麻痹"。③阿托品可松弛多种内脏平滑肌，尤其对过度活动或痉挛状态的平滑肌松弛作用更为显著。阿托品降低胃肠道平滑肌蠕动的幅度和频率，抑制痉挛，缓解胃肠绞痛。也可降低尿道和膀胱逼尿肌的张力及收缩幅度。对膀胱收缩的抑制作用可能涉及许多 M 受体亚型，其中 M_2 受体可能较为重要，M_3 受体可能与膀胱逼尿肌收缩有关。对胆管、输尿管和支气管平滑肌的解痉作用较弱，对子宫平滑肌影响较小。④治疗量阿托品在部分患者可见心率短暂性轻度减慢（一般每分钟减少 4~8 次），不伴随血压与心输出量的变化，这是由于治疗量阿托品阻断副交感神经节后纤维突触前膜的 M_1 受体，减弱了突触中乙酰胆碱对递质释放的负反馈抑制作用，使乙酰胆碱释放增加。较大剂量的阿托品可引起心率加快，其加快程度取决于迷走神经张力的高低。其原因是阻断了窦房结 M_2 受体，从而解除了迷走神经对心脏的抑制作用。⑤治疗量阿托品单独应用时对血管和血压无显著影响（主要原因为许多血管床缺乏胆碱能神经支配）。大剂量阿托品可引起血管扩张。扩血管作用与其阻断 M 受体作用无关，其机制可能是机体对阿托品引起体温升高的代偿性散热反应，也可能是直接扩血管作用。⑥治疗量（0.5~1mg）阿托品可兴奋延髓与大脑，产生轻度迷走

神经兴奋作用；大剂量（5mg）时中枢兴奋明显加强；中毒剂量（10mg 以上）可出现烦躁、定向障碍、幻觉和谵妄等中枢兴奋症状；持续大剂量应用可使中枢兴奋转为抑制，由于中枢麻痹和昏迷可致循环和呼吸衰竭。

体内过程　①吸收：阿托品易从胃肠道及其他黏膜吸收，也可从眼或少量从皮肤吸收。口服吸收迅速，1 小时后血药浓度达峰值，生物利用度为 50%。②分布：吸收后可广泛分布于全身组织，可透过血脑屏障，也能通过胎盘，包括乳汁在内的各分泌物中都有微量出现。③消除：阿托品在体内消除迅速，消除半衰期为 2~4 小时。主要以原形经尿排泄，也可被水解，并与葡萄糖醛酸结合后经尿排出。

临床应用　①解除平滑肌痉挛：适用于各种内脏绞痛，对胃肠绞痛、膀胱刺激症状如尿频、尿急等疗效较好。阿托品能松弛膀胱逼尿肌、增加膀胱容量、减少小便次数，故也用于儿童遗尿症的治疗。但对胆绞痛或肾绞痛疗效较差，常与阿片类镇痛药哌替啶合用。②抑制腺体分泌：用于全身麻醉前给药，以减少呼吸道腺体及唾液腺分泌，防止分泌物阻塞呼吸道及吸入性肺炎的发生。也可用于严重的盗汗、重金属中毒与帕金森病的流涎症及食管机械性阻塞（如肿瘤或狭窄）所造成的吞咽困难。用药剂量以不产生口干为宜。③眼科应用：用于虹膜睫状体炎，阿托品可松弛虹膜括约肌和睫状肌，使之充分休息，有助于炎症消退；与缩瞳药交替应用，可预防虹膜与晶状体粘连。用于验光配镜，由于阿托品调节麻痹作用持续时间较长（维持 2~3 天），已少用。但

儿童验光时仍使用阿托品，因儿童的睫状肌调节功能较强，须用阿托品发挥其充分的调节麻痹作用。④缓慢型心律失常：用于治疗迷走神经过度兴奋所致窦房阻滞、房室阻滞等缓慢型心律失常。在急性心肌梗死的早期，常伴有窦性或房室结性心动过缓，严重时可由于低血压及迷走神经张力过高，导致房室传导阻滞。阿托品可改善患者的临床症状。⑤抗休克：大剂量阿托品能解除血管痉挛，改善微循环，故可治疗中毒性菌痢、中毒性肺炎、暴发型流行性脑脊髓膜炎等所致的感染性休克。但对休克伴有高热或心率过快者，不用阿托品。⑥解救有机磷酸酯类中毒。

不良反应与禁忌证 阿托品具有多种药理作用，临床应用其中一种作用治疗疾病时，其他的作用则成为副作用。常见不良反应有口干、皮肤潮红、瞳孔扩大、视物模糊及心率加快等。随着剂量增大，其不良反应逐渐加重，甚至出现明显中枢中毒症状。阿托品中毒主要用对症治疗方法解救。青光眼及前列腺肥大者禁用阿托品，可加重后者排尿困难。

（杨素荣 姚明辉）

dōnglàngdàngjiǎn

东莨菪碱（scopolamine） 从茄科植物颠茄、曼陀罗、洋金花、莨菪等植物中提取而得的左旋莨菪碱。属于 M 胆碱受体阻断药。常用东莨菪碱的氢溴酸盐，为无色结晶或白色结晶性粉末，无臭，微有风化性。在水中易溶，在乙醇中略溶。

东莨菪碱易透过血脑屏障，对中枢神经系统作用比阿托品强，持续时间久。治疗剂量时即可抑制中枢神经系统，引起明显的镇静催眠作用，表现为疲乏、困倦、遗忘、快动眼睡眠（REM）时间缩短等。但在高剂量时可产生兴奋不安、幻觉与谵妄等中枢兴奋作用。有时产生欣快作用，长期过量应用易产生耐受性（即机体在连续多次用药后对药物的反应性降低）和药物依赖性（即长期应用某种药物后，机体对该种药物产生生理性或精神性的依赖和需求）。外周作用与阿托品类似，其中抑制腺体分泌作用比阿托品强。对心血管系统的作用较弱。东莨菪碱滴眼后扩瞳及调节麻痹作用与阿托品相似或稍弱。

东莨菪碱预防晕动病效果较好，但对已出现晕动病症状如恶心、呕吐的患者疗效较差。也可用于妊娠呕吐及放射病呕吐。防晕作用可能与其抑制前庭神经内耳功能或大脑皮质功能或抑制胃肠道蠕动有关，与组胺 H_1 受体阻断药苯海拉明合用可增加疗效。另外，东莨菪碱不仅能抑制腺体分泌，而且具有中枢抑制作用，故用于麻醉前给药时优于阿托品。东莨菪碱与左旋多巴交替或联合应用，能改善帕金森病患者流涎、震颤和肌强直等症状，可能与其中枢抗胆碱作用有关。另外，东莨菪碱还可代替洋金花进行中药麻醉，治疗肺部咯血、重度新生儿窒息、小儿重症肺炎、肺性脑病和流行性乙型脑炎等。临床实践表明，东莨菪碱能明显减轻纳洛酮激发的戒断症状。青光眼及前列腺肥大患者禁用。

（杨素荣 姚明辉）

shānlàngdàngjiǎn

山莨菪碱（anisodamine） 从茄科植物山莨菪中提取的生物碱。属于 M 胆碱受体阻断药。左旋品简称654；人工合成的消旋体称为654-2。常用其氢溴酸盐，为无色结晶或白色结晶性粉末，无臭，在水中极易溶解，在乙醇中易溶。

山莨菪碱药理作用与阿托品类似，其抑制腺体（如唾液腺）分泌的作用和扩瞳作用比阿托品弱。可明显松弛平滑肌，并能解除血管痉挛，改善微循环。山莨菪碱口服吸收较差，半衰期短，注射后迅速从尿中排出，无蓄积作用，对肝肾功能影响小。不易通过血脑屏障，极少引起中枢兴奋症状。

山莨菪碱主要用于胃肠道、胆管、输尿管痉挛引起的内脏平滑肌绞痛。与抗菌药物合用，用于脑膜炎、中毒性痢疾等引起的感染性休克的治疗。也用于治疗血管痉挛和栓塞引起的循环障碍，如脑血栓形成、脑血管痉挛及闭塞性血栓性脉管炎等。可用于有机磷农药中毒的抢救，但效果不如阿托品。配制成滴眼液可用于因睫状肌痉挛所造成的假性近视。也用于迷走神经兴奋性增高所致的缓慢性心律失常。

山莨菪碱的不良反应及禁忌证同阿托品，但其毒性较低。有口干、面红、轻度扩瞳、视近物模糊、心率加快及排尿困难等。用量过大时可能出现阿托品样中毒症状，用新斯的明可以减轻中毒症状。

（杨素荣 姚明辉）

héchéng jiějìngyào

合成解痉药（synthetic spasmolysis drugs） 主要用于平滑肌解痉的阿托品合成代用品。属于 M 胆碱受体阻断药。通过改变阿托品的化学结构，提高药物的选择性，减少药物不良反应。从结构上可分为季铵及叔胺两类。

季铵类解痉药（quaternary ammonium spasmolysis drugs） 代表药为溴丙胺太林、格隆溴铵、异丙托溴铵。①溴丙胺太林：又称普鲁本辛（propantheline bromide），是一种临床常用的合成解痉药。脂溶性低，口服吸收不完全，食物可妨碍其吸收，宜在饭前 0.5~1 小时服用，作用维持时间约为 6 小时。该药阻断胃肠道 M 胆碱受体的选择性较高，治疗量即可明显抑制胃肠平滑肌收缩，解痉作用强而持久，并能减少胃液分泌。主要用于胃痉挛、肠道痉挛和尿道括约肌痉挛，以及胃及十二指肠溃疡的治疗。也可用于遗尿症、多汗症及妊娠呕吐。不良反应类似于阿托品，中毒量可因阻断神经肌肉接头传递而引起呼吸麻痹。②格隆溴铵（glycopyrronium bromide）：具有抑制胃液分泌及调节胃肠蠕动作用，抑制唾液分泌的作用较阿托品强。适用于胃及十二指肠溃疡、慢性胃炎及缓解内脏痉挛的辅助药物。也用于麻醉前给药。不良反应与阿托品相同。③异丙托溴铵（ipratropium bromide）：阿托品的异丙基季铵化合物。气雾吸入有相对选择性，主要在口腔与呼吸道起作用。对吸入二氧化硫、臭氧等引起的支气管收缩有保护作用。主要用于缓解慢性阻塞性肺疾病引起的支气管痉挛及喘息症状。由于起效慢，用于预防支气管哮喘，尤适用于因用 β 肾上腺素受体激动药产生肌肉震颤、心动过速而不能耐受此类药物的患者。也可与 β 肾上腺素受体激动药合用控制哮喘发作。常见副作用为口干，此外还有发生口腔溃疡的报告。禁忌证和注意事项同阿托品。

叔铵类解痉药（tertiary amine spasmolysis drugs）代表药为贝那替秦（benactyzine），又称胃复康。口服较易吸收，作用迅速，服药后 5~15 分钟起效，药效可维持 1~1.5 小时。具有解除胃肠道平滑肌痉挛、抑制胃液分泌及安定作用。适用于兼有焦虑症的溃疡患者，亦可用于肠蠕动亢进及膀胱刺激症患者。不良反应有口干、头晕及嗜睡等。

（杨素荣　姚明辉）

hÉchÉng kuòtÓngyào

合成扩瞳药（synthetic mydriatic drugs）

合成的在扩瞳应用方面的阿托品代用品。属于 M 胆碱受体阻断药。通过改变阿托品的化学结构克服其在治疗眼科疾病时，扩瞳作用、调节麻痹作用持续时间较长，视力恢复较慢的不良反应。临床用于检查眼底及验光。也用于虹膜睫状体炎，利用该类药物作用时间短的特点，以防虹膜与晶状体黏连。滴眼时压迫内眦，以免药物从鼻泪管流入鼻咽部吸收产生中毒。青光眼患者禁用。常用药物包括后马托品（homatropine）、环喷托酯（cyclopentolate）、托吡卡胺（tropicamide）。

后马托品：可松弛瞳孔括约肌和睫状肌，引起扩瞳和调节麻痹，作用维持时间较短，为 1~2 天，无抑制腺体分泌的副作用。适用于检查眼底及验光。也用于虹膜睫状体炎，但不能使儿童睫状肌充分松弛，故一般适用于 12 岁以上人群。

环喷托酯：作用迅速而短暂，滴眼后 25~75 分钟产生最强的扩瞳及调节麻痹作用，作用维持约 6~24 小时。极少数用药者特别是儿童可能出现中枢神经系统紊乱，表现为坐立不安、幻觉、共济失调等。通常采用 0.5% 溶液，特别是儿童。

托吡卡胺：极性低，眼内通透性好，组织穿透力强。作用迅速而短暂，滴眼后 20~40 分钟扩瞳及调节麻痹作用达高峰，作用维持约 6 小时。临床用于检查眼底和验光配镜。

（杨素荣　姚明辉）

shÉnjīngjiÉ zǔzhìyào

神经节阻滞药（ganglionic blocking drugs）

能与神经节的 N_N 胆碱受体结合，竞争性地阻断乙酰胆碱与 N_N 胆碱受体结合，从而阻断乙酰胆碱对神经节细胞的去极化作用，阻断了神经冲动在神经节中传递的 N 胆碱受体阻断药。又称 N_N 胆碱受体阻断药（N_N-cholinergic receptor antagonist）。

神经节阻滞药能同时阻断交感神经节和副交感神经节，有些药物还能阻滞神经节的离子通道。因此，该类药物对自主神经系统神经节的整个传出信息均有阻断作用，其综合效应取决于交感神经和副交感神经对该器官支配以何者占优势。交感神经对血管支配占优势，主要表现为血管收缩，故用药后对血管阻断作用最明显，表现为血管扩张效应，小动脉扩张后使血管床血流量增加，加之静脉也扩张，使回心血量减少及心输出量降低，结果使血压显著下降，尤其以坐位或立位时血压下降明显。在心脏、虹膜、睫状肌、胃肠道、膀胱等平滑肌和唾液腺则以副交感神经支配占优势，因此，该类药物应用后引起心脏兴奋、瞳孔括约肌松弛、内脏平滑肌松弛、唾液腺分泌减少，常出现心动过速、扩瞳、调节麻痹、便秘、尿潴留及口干等反应。

神经节阻滞药临床应用较少，常用作药理学研究的工具药。神经节阻滞药曾用于治疗高血压，但已被其他降压药代替；用于麻醉时控制血压，以减少手术区出血；也用于主动脉瘤手术，不仅能降压，还能有效地对抗手术剥离牵拉组织所造成交感神经反射性兴奋，使患者血压不致明显升高。神经节阻滞药可能出现嗜睡、口干、排尿困难、便秘、视物模糊、心动过速等不良反应。

除美卡拉明外，神经节阻滞药尚包括：①樟磺咪芬（trimetaphan），又称阿方那特，可诱发组胺释放，使血压降低作用更明显，在使用中应调节滴速，密切观察血压变化。②烟碱（nicotine）又称尼古丁，对神经节 N_N 胆碱受体的作用呈双相性，即小剂量短暂兴奋神经节 N_N 受体，较大剂量时阻断 N_N 受体，引起血压降低、胃肠道及膀胱平滑肌松弛。烟碱无临床应用价值，仅具有毒理学意义。

（杨素荣　姚明辉）

měikǎlāmíng

美卡拉明（mecamylamine）
能竞争性阻断神经节 N_N 烟碱受体，从而阻断了神经冲动在交感和副交感神经节中传递的药物。又称美加明（mecamylamine）。属于神经节阻滞药。是 20 世纪 50 年代默克公司研制用于治疗高血压的药物。避光、密闭，在阴凉处保存。

美卡拉明阻断交感神经神经节，可舒张小动脉，使外周血管阻力降低，对正常血压与高血压患者均有降压作用。其降压作用为逐步产生而持久，不易产生耐受性。另外，美卡拉明容易透过血脑屏障而进入中枢神经系统，对中枢所有烟碱型乙酰胆碱受体亚型均有阻断作用。有研究显示，在低于治疗高血压的剂量时，美卡拉明即对中枢神经系统产生作用，从而减少了外周的不良反应。临床前及临床研究提示，美卡拉明在多种中枢神经系统疾病有潜在的应用价值，包括对抗尼古丁和酒精成瘾、抽动秽语综合征、

精神分裂症、抑郁、认知障碍、注意缺陷多动障碍及阿尔茨海默病等。

美卡拉明口服吸收规则而完全，口服后 37 分钟起效，降压作用持久，药效可维持 22 小时。用于治疗中度、重度高血压和恶性高血压，已逐渐被其他降压药取代。常用作科学研究的工具药。另外，也用于对抗吸烟成瘾时的戒断治疗，可能与阻断脑内烟碱受体有关。

美卡拉明的不良反应较同类药物轻，为神经节阻滞药的首选药。不良反应主要包括口干、皮肤干燥、便秘、视力障碍、尿潴留、直立性低血压、心动过速、恶心及眩晕等。大剂量可引起肌震颤、精神症状、惊厥等。青光眼、冠状动脉硬化及肾功能减退等患者禁用。

（杨素荣　姚明辉）

shénjīng jīròu zǔzhìyào

神经肌肉阻滞药（neuromuscular blocking agents）
能选择性拮抗乙酰胆碱对神经肌肉接头处 N_M 胆碱受体的激动作用，从而干扰神经冲动向骨骼肌传递，使骨骼肌张力下降而松弛的药物。又称骨骼肌松弛药（skeletal muscular relaxant）。属于胆碱受体阻断药。神经肌肉阻滞药可以用作全身麻醉的辅助药以减少麻醉药用量。按其作用机制不同，可以分为两类。

去极化型肌松药（depolarizing muscular relaxant）分子结构与乙酰胆碱相似，与神经肌肉接头突触后膜的 N_M 胆碱受体结合，首先引起与 N_M 受体偶联的钠离子（Na^+）通道开放，导致肌肉去极化，从而引起短暂的肌束震颤（Ⅰ相反应）。又称非竞争型肌松药（noncompetitive muscular rela-

xant）。此类药物不易被胆碱酯酶水解，所以使肌肉纤维持续去极化。随着时间的推移，Na^+ 通道关闭或被阻断，持续地去极化转变为复极，导致其后到达的化学信号不再引起去极化反应，使神经肌肉传递受阻，表现为骨骼肌松弛（Ⅱ相反应）。起效快，持续时间短，主要用于小手术麻醉（特别是插管）的辅助药。代表药为琥珀胆碱。

非去极化型肌松药（nondepolarizing muscular relaxant）能与乙酰胆碱竞争神经肌肉接头的 N_M 胆碱受体，阻断乙酰胆碱的除极化作用，使骨骼肌松弛。又称竞争型肌松药（competitive muscular relaxant）。抗胆碱酯酶药，如新斯的明和依酚氯胺，由于增加了神经肌肉接头处乙酰胆碱量可对抗这种肌肉松弛作用。大剂量时还能阻滞运动终板离子通道，进一步阻断神经肌接头的传递，加强肌肉松弛作用。此类药物起效慢，肌肉松弛作用持续时间长，可用于大手术麻醉的辅助药。此类药物中最早应用的是筒箭毒碱，后来逐渐被不良反应较少的其他药物取代，如阿曲库铵、泮库溴铵、多库铵（doxacurium）、米库铵（mivacurium）、哌库铵（pipecuronium）、维库铵（vecuronium）等。阿曲库铵（atracurium）是高度选择性、中时效竞争型肌松药，可被新斯的明等抗胆碱酯酶药逆转。常用剂量不影响肝、肾功能，亦无明显的神经节阻断作用，组胺释放的作用较小。适用于气管内插管和胸腹部手术时所需的肌肉松弛，尤其适用于肝肾功能不全患者。作用迅速，静脉注射后 2~4 分钟起效，肌肉松弛作用持续时间为 30~40 分钟。与血浆蛋白结合率约为 80%。半衰期约 20

分钟。通过自发水解或被血浆中丁酰胆碱酯酶水解，消除途径不依赖于肝肾功能。不良反应有皮肤潮红、低血压、皮疹、荨麻疹、注射部位局部反应等。大剂量或快速注射给药，可诱发组胺释放而引起低血压、心动过速、支气管痉挛等。泮库溴铵（pancuronium）为长时效竞争型肌松药，4~6 分钟起效，肌肉松弛作用持续时间为 120~180 分钟。

（杨素荣 姚明辉）

hǔpòdǎnjiǎn
琥珀胆碱 （succinylcholine；suxamethonium）
由琥珀酸和两分子胆碱组成的神经肌肉阻滞药。又称司可林（scoline）。属于去极化型肌松药。常用其氯化物，为白色或几乎白色的结晶性粉末，无臭，味咸。在水中极易溶解，水溶液呈酸性，在乙醇或三氯甲烷中微溶，在乙醚中不溶。

药理作用 静脉注射后，即可引起短暂的肌束颤动，尤以胸腹部肌肉明显。1 分钟后即转为松弛，2 分钟时肌肉松弛作用达到高峰，静脉滴注可维持较长时间的肌肉松弛作用，作用强度可通过滴速调节。肌肉松弛作用从颈部肌肉开始，逐渐波及肩部、腹部和四肢，其中颈部和四肢肌松作用最明显，面部、舌、咽喉和咀嚼肌作用次之，而呼吸肌麻痹作用不明显。

体内过程 药物进入体内后被丁酰胆碱酯酶迅速水解，中间代谢产物琥珀酰单胆碱的肌肉松弛作用明显减弱，再水解为琥珀酸和胆碱，肌肉松弛作用消失。主要以代谢产物的形式从尿液中排出。

临床应用 在临床应用中，琥珀胆碱肌松作用出现快，维持时间短，易于控制。静脉注射给药用于气管插管、气管镜、食管镜检查等短时操作。静脉滴注可维持较长时间的肌松作用，便于在浅麻醉下进行外科手术，以减少麻醉用量。

不良反应及禁忌证 ①窒息：过量或多次重复使用可引起呼吸肌麻痹，遗传性胆碱酯酶活性低下者可能出现严重窒息，用时需备有人工呼吸机。②肌束颤动：产生肌肉松弛作用前有短暂的肌束颤动，可导致肌肉痛。一般 3~5 天可自愈。③血钾升高：由于肌细胞持久去极化而使大量钾离子（K^+）从细胞内释放入血使血钾升高。如患者伴有烧伤、大面积组织损伤、肾损害、恶性肿瘤及脑血管意外等疾患时，血钾可升高 20%~30%，威胁生命安全，应禁用该品。④恶性发热：为常染色体异常的遗传性疾病，当琥珀胆碱与氟烷合用时可诱发，死亡概率极高。患者出现高热，伴有肌强直。一旦发生，须迅速降低体温、吸氧、控制酸中毒，可用丹曲林抑制肌质网钙离子（Ca^{2+}）的释放而减弱肌肉收缩，并用抗组胺药对抗组胺释放，血压下降时可用肾上腺素受体激动药处理。⑤眼内压升高：使脉络膜血管扩张，引起眼内压升高，因此青光眼、视网膜剥离及白内障晶体摘除术患者禁用。

药物相互作用 琥珀胆碱水溶液呈酸性，在碱性溶液中可分解，故不宜与呈碱性的硫喷妥钠混合使用。在氟烷或环丙烷麻醉过程中也不宜合用琥珀胆碱，可能出现危险的高热。抗胆碱酯酶药如新斯的明不能与琥珀胆碱合并使用，因新斯的明可加重琥珀胆碱的肌肉松弛作用，出现肌麻痹。某些氨基糖苷类抗生素（如卡那霉素、链霉素等）及多肽类抗生素（如多黏菌素 B），也有肌肉松弛作用，与琥珀胆碱合用时，易致呼吸麻痹。

（杨素荣 姚明辉）

tǒngjiàndújiǎn
筒箭毒碱 （d-tubocurarine）
从南美产数种马钱子科及防己科植物制成的植物浸膏箭毒中提取的生物碱。属于神经肌肉阻滞药。筒箭毒碱是 1942 年首次应用于临床的阻断神经肌接头的药物，为非去极化型肌松药。

筒箭毒碱的药理作用及机制：①肌肉松弛作用。低剂量静脉注射后竞争性与骨骼肌运动终板上 N_M 受体结合，阻断乙酰胆碱对骨骼肌细胞的去极化作用，抑制骨骼肌收缩。面部及眼部肌肉首先松弛，然后可见手指、四肢、颈部和躯干肌肉松弛，继而肋间肌松弛。抗胆碱酯酶药新斯的明可提高神经肌肉接头处乙酰胆碱量而对抗肌肉松弛作用，并且骨骼肌能对直接电刺激做出有效收缩反应。如剂量加大，可致膈肌麻痹，呼吸停止。大剂量琥珀胆碱还能阻滞运动终板离子通道，进一步加重神经肌肉传递障碍，此时胆碱酯酶抑制药及直接电刺激也不能使骨骼肌收缩。肌肉松弛作用恢复的顺序正好相反，即膈肌麻痹首先恢复。②组胺释放作用。可引起皮疹、低血压、支气管痉挛和唾液分泌。③神经节阻滞作用。常用量可部分阻滞自主神经节，造成血压下降。

筒箭毒碱口服难吸收，静脉注射 2~3 分钟产生肌肉松弛作用，5 分钟达高峰，肌肉松弛作用维持 20~40 分钟。约 2/3 药量以原形从肾排出，5%~20% 随胆汁排出，少量在肝代谢。

筒箭毒碱为全身麻醉辅助药，用于胸腹部手术及气管插管等；

也用于控制破伤风引起的肌痉挛。但因不良反应多，已少用。

筒箭毒碱常用量有血压下降、心率加快及支气管痉挛等不良反应，过量可致呼吸肌麻痹。筒箭毒碱禁用于重症肌无力、呼吸肌功能不良或肺部疾病患者，有过敏史患者慎用。

(杨素荣 姚明辉)

shènshàngxiànsù shòutǐ jīdòngyào

肾上腺素受体激动药 （adrenoceptor agonists）

基本化学结构是 β-苯乙胺的一类药理作用和化学结构与肾上腺素或去甲肾上腺素相似的药物。又称拟肾上腺素药 （adrenomimetics）。属于传出神经系统药物。通过直接或间接激动肾上腺素受体，产生与交感神经兴奋相似的效应。此类药物在结构上多属于胺类而作用与交感神经兴奋的效应相似，故又称拟交感胺 （sympathomimetic amine）。肾上腺素受体激动药的基本化学结构是 β-苯乙胺，当苯环 α 位或 β 位碳原子的氢及末端氨基被不同基团取代时，可合成多种肾上腺素受体激动药。这些基团可影响药物对 α 及 β 肾上腺素受体的亲和力、激动受体的能力及药物的体内过程。

肾上腺素受体指能与去甲肾上腺素或肾上腺素结合的受体，分为两种亚型：①α 肾上腺素受体（简称 α 受体）。主要包括 α_1 受体和 α_2 受体。α_1 受体激动时，主要引起皮肤黏膜血管、肾及肠等内脏血管收缩，瞳孔扩大等；突触前膜的 α_2 受体激动时，通过负反馈减少突触前膜递质的释放。②β 肾上腺素受体（简称 β 受体）。主要包括 β_1 受体、β_2 受体和 β_3 受体。β_1 受体激动时可产生心脏兴奋、肾素分泌等；β_2 受体激动时主要引起骨骼肌血管舒张、支气管平滑肌松弛、糖原分解等；β_3 受体激动时可促进脂肪分解、减轻体重、降低血糖等。

根据其对肾上腺素受体亚型的选择性不同，肾上腺素受体激动药可分为 α、β 肾上腺素受体激动药 （如肾上腺素、麻黄碱、多巴胺），α 肾上腺素受体激动药 （如去甲肾上腺素、间羟胺）和 β 肾上腺素受体激动药 （如异丙肾上腺素、沙丁胺醇）。

根据化学结构的不同，肾上腺素受体激动药可分为儿茶酚胺和非儿茶酚胺两类。肾上腺素、去甲肾上腺素、异丙肾上腺素、多巴胺和多巴酚丁胺在苯环 3、4 位碳原子上都有羟基，形成儿茶酚的结构，故称儿茶酚胺。儿茶酚胺是极性分子，不易通过血脑屏障，故其中枢作用弱，主要在外周产生明显作用。如果口服，容易被碱性消化液或胃肠道黏膜和肝脏中酶破坏而灭活，故口服无效。

(杨素荣 姚明辉)

α shènshàngxiànsù shòutǐ jīdòngyào

α 肾上腺素受体激动药 （α-adrenoceptor agonists）

能选择性地与 α 肾上腺素受体（简称 α 受体）结合，激动 α 受体产生肾上腺素样作用的药物。属于肾上腺素受体激动药。根据药物对不同肾上腺素受体亚型的选择性，α 肾上腺素受体激动药分为：α_1、α_2 受体激动药，α_1 受体激动药，以及 α_2 受体激动药。

α_1、α_2 受体激动药：代表药物为去甲肾上腺素。其他常用药物有间羟胺 （metaraminol），又称阿拉明 （aramine），直接激动 α_1、α_2 受体，对 β_1 受体几乎无作用。还被去甲肾上腺素能神经末梢摄取进入囊泡，通过置换作用促进囊泡内去甲肾上腺素释放而发挥间接作用。短时间内反复应用，因囊泡内去甲肾上腺素减少，药效逐渐减弱，产生快速耐受性。间羟胺使血管收缩，血压升高，作用较去甲肾上腺素弱，起效缓慢而持久。对休克患者可增加心输出量。对心率影响不明显，有时因血压升高反射性使心率减慢，较少引起心悸和心律失常。间羟胺静脉滴注或肌内注射，可作为去甲肾上腺素的代用品，用于治疗早期休克和其他低血压状态，升压作用可靠，维持时间较长，不易引起肾衰竭和心律失常。间羟胺可反射性减慢心率，用于伴有低血压的阵发性房性心动过速患者。

α_1 受体激动药：代表药物为去氧肾上腺素 （phenylephrine），又称苯肾上腺素、新福林。可选择性兴奋 α_1 受体，药理作用包括收缩血管平滑肌，使血压升高，反射性使心率减慢；激动瞳孔扩大肌的 α_1 受体，使瞳孔扩大。临床应用于治疗鼻黏膜充血、低血压状态、阵发性室上性心动过速和眼底检查。

α_2 受体激动药：代表药物为羟甲唑啉 （oxymetazoline），又称氧甲唑啉。可选择性兴奋外周 α_2 受体，收缩局部血管，滴鼻用于治疗鼻黏膜充血和鼻炎，几分钟即可起效，持续数小时。但小儿用后可引起中枢神经系统症状，故 2 岁以下儿童禁用。

(杨素荣 姚明辉)

qùjiǎshènshàngxiànsù

去甲肾上腺素 （noradrenaline, NA; norepinephrine, NE）

哺乳类动物去甲肾上腺素能神经末梢释放的主要递质。属于 α 肾上腺素受体激动药。少量由肾上腺髓质分泌。药用去甲肾上腺素是人工合成品，常用其重酒石酸盐，为白色或几乎白色结晶性粉末，无臭，味苦，遇光和空气易变质；在水中易溶，在乙醇中微溶，在三氯甲烷或乙醚中不溶。

药理作用及机制 直接激动 α 受体，对 α_1 和 α_2 受体无选择性。对 β_1 受体激动作用较弱，对 β_2 受体几无作用。①激动血管 α_1 受体，使小动脉和小静脉收缩。使皮肤黏膜血管收缩最明显，其次是肾脏血管；对肠系膜、肝、脑、骨骼肌血管也有收缩作用。扩张冠状动脉，增加冠脉血流，可能与心肌代谢产物（如腺苷）增加和血压升高所致血管被动舒张有关。还能通过激动血管壁去甲肾上腺素能神经末梢突触前膜 α_2 受体，通过负反馈调节而抑制递质释放，从而调节外源性去甲肾上腺素过于剧烈的血管收缩作用。②激动心脏 β_1 受体，产生心脏兴奋作用。但在整体情况下，由于血压升高反射性兴奋迷走神经，可致心率减慢。其强烈的血管收缩作用，使外周阻力增高，增加了心脏射血阻力，故心输出量不变，甚至下降。剂量过大或静脉注射过快时，可致心律失常，但较肾上腺素少见。③小剂量静脉滴注使心脏兴奋，收缩压升高；使外周血管收缩，但不剧烈，舒张压升高不明显，脉压加大。较大剂量去甲肾上腺素引起血管强烈收缩，使外周阻力明显升高，故收缩压升高的同时舒张压也明显升高，脉压变小，导致肾、肝等组织的血液灌流量减少。④对血管以外的平滑肌和代谢的影响均较弱，仅在大剂量时才升高血糖。可增加孕妇子宫收缩的频率。对中枢神经系统的作用也较弱。

体内过程 口服易被碱性肠液破坏。皮下或肌内注射因剧烈的局部血管收缩作用，吸收很少，且易发生局部组织缺血坏死，故主要采用静脉滴注给药。不易透过血脑屏障，很少到达脑组织。主要经单胺氧化酶和儿茶酚氧位甲基转移酶作用形成间甲去甲肾上腺素和 3-甲氧-4-羟扁桃酸等代谢产物，经肾排泄。

临床应用 去甲肾上腺素为脓毒性休克的重要升压药，也用于早期神经源性休克以及嗜铬细胞瘤切除后或药物中毒引起的低血压。将去甲肾上腺素稀释后口服，可收缩食管和胃黏膜血管而产生局部止血作用，用于治疗上消化道出血。

不良反应及禁忌证 ①局部组织缺血坏死：去甲肾上腺素静脉滴注时间过长、浓度过高或药液漏出血管外，可致局部组织缺血坏死。如发现注射部位皮肤苍白，应停止注射、局部热敷、并局部浸润注射酚妥拉明以扩张血管。②急性肾衰竭：剂量过大或静脉滴注时间过长，可使肾脏血管强烈收缩，引起少尿、无尿和肾实质损伤，故用药期间尿量应维持每小时 25ml 以上。禁用于高血压、器质性心脏病、动脉硬化症患者以及孕妇。

（杨素荣 姚明辉）

β 肾上腺素受体激动药（β-adrenoceptor agonists） 能选择性地与 β 肾上腺素受体（简称 β 受体）结合，激动 β 受体产生肾上腺素样作用的药物。属于肾上腺素受体激动药。根据药物对不同肾上腺素受体亚型的选择性，β 肾上腺素受体激动药分为：β_1、β_2 受体激动药，β_1 受体激动药，β_2 受体激动药，β_3 受体激动药。

β_1、β_2 受体激动药：代表药物为异丙肾上腺素。主要激动 β 受体，对 β_1、β_2 受体的选择性很低。对 α 受体几乎无作用。常见不良反应是心悸和头晕，过量时可增加心肌耗氧量，诱发心律失常。

β_1 受体激动药：代表药物为多巴酚丁胺。其他药物包括普瑞特罗（prenalterol）及扎莫特罗（xamoterol）。主要通过激动 β_1 受体，增加心肌收缩力，增加心输出量。常用于治疗慢性充血性心力衰竭。

β_2 受体激动药：常用药物有沙丁胺醇（salbutamol）、特布他林（terbutaline）、克仑特罗（clenbuterol）、丙卡特罗（procaterol）、非诺特罗（fenoterol）、沙美特罗（salmeterol）、奥西那林（orciprenaline）。对 β_2 受体有强大的兴奋性，可产生较强的松弛支气管平滑肌作用，解除支气管平滑肌痉挛，临床主要用于治疗支气管哮喘。由于对 β_1 受体的亲和力低，常规剂量口服或吸入给药时无明显的心脏兴奋作用，较少产生心血管反应。但在大剂量或注射给药时，仍可引起心脏兴奋，特别是原有心律失常的患者。还可激动骨骼肌慢收缩纤维的 β_2 受体，致肌肉震颤，好发部位在四肢与面颈部。可增加肌糖原分解，使乳酸、丙酮酸升高，并产生酮体。过量应用时，通过兴奋骨骼肌细胞膜上钠钾 ATP 酶（Na^+-K^+-ATP 酶），使钾离子（K^+）进入细胞内，可能引起低钾血症。

β_3 受体激动药：化合物 CL316243 及 SR58611A 选择性激动 β_3 受体，药理作用包括促进脂肪分解、减轻体重、降低血糖。用于抗肥胖、抗糖尿病。米拉贝隆（mirabegron）通过选择性激动 β_3 受体，使膀胱逼尿肌松弛，增加膀胱容量。该药于 2011 年 9 月在日本上市，2012 年 6 月经美国食品药品管理局批准用于治疗成年人膀胱过度活动引起的尿急、尿频及尿失禁。不良反应包括血压升高、感冒症状、尿道感染、头晕等。

（杨素荣　姚明辉）

yìbǐngshènshàngxiànsù

异丙肾上腺素 （isoprenaline；isoproterenol）

人工合成的儿茶酚胺类 β 肾上腺素受体激动药。对 β_1、β_2 受体均有强大的激动作用，对 α 受体几无作用。

异丙肾上腺素的药理作用及机制：①对心脏 β_1 受体具有强大的兴奋作用，表现为正性肌力及正性频率作用，可缩短收缩期和舒张期，加快心率、增加心输出量及加速传导。对窦房结有显著的兴奋作用，也能引起心律失常，但较少引起心室颤动。②激动 β_2 受体而舒张血管，其中舒张骨骼肌血管的作用最强，对冠状动脉也有舒张作用，对肾血管和肠系膜血管的舒张作用较弱。由于心脏兴奋和血管舒张，收缩压升高而舒张压略下降，脉压增大，冠状动脉血流量增加。大剂量异丙肾上腺素静脉注射时，由于静脉明显扩张，回心血量减少，使舒张压明显降低，冠状动脉灌注压降低，冠状动脉有效血流量不增加。③激动 β_2 受体，迅速舒张支气管平滑肌，作用较肾上腺素强。也能抑制组胺等过敏性物质释放，但不能收缩支气管黏膜血管，消除黏膜水肿作用不如肾上腺素。④激动 β 受体，促进糖原和脂肪分解，升高血糖及血液中游离脂肪酸，组织耗氧量增加。

异丙肾上腺素口服后在肠黏膜与硫酸基结合而失效。气雾剂吸入给药，2 ~5 分钟起效。舌下给药从舌下静脉丛吸收，15 ~30 分钟起效。主要被肝、肺等组织的儿茶酚-*O*-甲基转移酶代谢，部分被单胺氧化酶代谢，部分被去甲肾上腺素能神经摄取，故作用持续时间较去甲肾上腺素和肾上腺素略长。

异丙肾上腺素的临床应用：①舌下或气雾吸入给药，用于控制支气管哮喘急性发作，作用快而强。②用于治疗 Ⅱ、Ⅲ 度房室传导阻滞，常采用静脉滴注给药。根据心率调整剂量及滴注速度，使心率维持在 60 ~70 次/分钟。③适用于高度房室传导阻滞、窦房结功能衰竭或心室自身节律缓慢而并发的心搏骤停，常与去甲肾上腺素或间羟胺合用，以减弱外周血管扩张，提高冠状动脉灌注压。④在补足血容量的基础上，对外周阻力高、中心静脉压高、心输出量低的休克患者具有一定疗效，但对内脏血管的舒张作用较弱，不能明显改善组织微循环障碍，并显著增加心肌耗氧量，加快心率，对改善休克症状不利，故临床已少用。

异丙肾上腺素常见的不良反应为心悸和头晕。用药过程注意控制心率。在支气管哮喘患者，已具有缺氧状态，又由于气雾剂剂量不易掌握，如吸入过量，可增加心肌耗氧量，诱发心律失常，甚至引发危险的心动过速及心室纤颤而猝死。禁用于心肌炎、冠心病和甲状腺功能亢进患者。

（杨素荣　姚明辉）

duōbāfēndīng'àn

多巴酚丁胺 （dobutamine）

人工合成的 β 肾上腺素受体激动药。能选择性激动心脏 β_1 受体，对 α 和 β_2 受体的激动作用较弱，对多巴胺受体无作用的儿茶酚胺类药物。口服无效，常静脉滴注给药。

多巴酚丁胺通过直接激动心脏 β_1 受体，对心肌产生正性肌力作用。正性肌力作用比正性频率作用显著。增强心肌收缩力使心输出量增加，降低心室充盈压，促进房室结传导。不显著增加心肌耗氧量，也较少引起心动过速，这是其他肾上腺素受体激动药不具备的优点。滴注速度过快或浓度过大时则引起血压上升和心率加快。

多巴酚丁胺主要用于治疗心肌梗死并发心力衰竭，如急性心肌梗死、陈旧性心肌梗死、扩张型心肌病及风湿性瓣膜病引起的心力衰竭及难治性心力衰竭，应用多巴酚丁胺增加心输出量、降低肺毛细血管楔压，并使左室充盈压明显降低，使心功能改善。另外，多巴酚丁胺有促进排钠、排水，增加尿量的作用，利于消除水肿。

多巴酚丁胺可引起心悸、血压升高等不良反应，有时引发室性心律失常。房颤患者用药后可能出现心室率增快，故慎用，或用前先用地高辛。过量使用时可引起明显的血压升高和心动过速，此时应减慢滴速或停药直至患者状况好转。其他不良反应与肾上腺素相似。如持续应用，可能产生耐受性（见东莨菪碱）。

（杨素荣　姚明辉）

α、β shènshàngxiànsù shòutǐ jīdòngyào

α、β 肾上腺素受体激动药 （α，β-adrenoceptor agonists）

通过激动 α 和 β 受体，从而对心脏、血管及内脏平滑肌等产生广泛作用的肾上腺素受体激动药。该类药物激动 α 受体，使小动脉和毛细血管前括约肌收缩；激动心脏 β_1 受体，加强心肌收缩力、加快心率和加速传导；激动支气

管平滑肌的 β_2 受体，发挥强大的舒张支气管平滑肌作用，并能抑制肥大细胞释放组胺等过敏性物质。此外，能明显增强机体代谢，增加耗氧量。升高血糖，促进脂肪分解，使血中游离脂肪酸增加。注意，该类药物剂量过大时，α 受体过度兴奋使血压骤升，有发生脑出血的危险。β 受体兴奋过强，可使心肌耗氧量增加，能引起心肌缺血和心律失常，甚至心室纤颤，故要严格掌握剂量。常用药物包括肾上腺素、多巴胺和麻黄碱。麻黄碱（ephedrine）是从中药麻黄中提取的生物碱，已人工合成。麻黄碱可直接激动 α、β 受体，还可促进去甲肾上腺素能神经末梢释放去甲肾上腺素而间接发挥作用。麻黄碱的特点：①性质稳定，口服易吸收。②兴奋 α 受体，使皮肤黏膜内脏血管收缩；兴奋心脏 β_1 受体，增加心输出量，升高血压；兴奋支气管平滑肌 β_2 受体，产生扩张支气管作用。麻黄碱起效缓慢，作用弱而持久。③主要用于消除鼻黏膜充血和肿胀，减轻鼻塞症状；防治某些低血压状态，如硬膜外麻醉和蛛网膜下腔麻醉引起的低血压；预防支气管哮喘急性发作和轻症的治疗；缓解荨麻疹和血管神经性水肿的皮肤黏膜症状。④易通过血脑屏障，故有明显的中枢兴奋作用，有时引起焦虑和失眠，必要时加服镇静催眠药。⑤短期反复给药，作用逐渐减弱，产生快速耐受性，其机制可能与受体逐渐饱和及递质逐渐消耗有关。

（杨素荣　姚明辉）

shènshàngxiànsù

肾上腺素（adrenaline；epi-nephrine）

肾上腺髓质的主要激素，主要在肾上腺髓质嗜铬细胞中进行生物合成，首先生成去甲肾上腺素，后经苯乙胺-*N*-甲基转移酶作用，使去甲肾上腺素甲基化形成肾上腺素。药用肾上腺素从家畜肾上腺提取或人工合成，属于 α、β 肾上腺素受体激动药。见光易失效。在中性，特别是碱性溶液中易氧化变色而失去活性。

1893 年英国医生乔治·奥利弗（George Olive）发现羊肾上腺提取物可使动脉收缩，之后他与伦敦大学生理学实验室爱德华·谢弗（Edward Schafer）合作研究，发现肾上腺提取物对多种动物血管和心脏有显著作用。1897 年，美国霍普金斯大学约翰·埃布尔（John Abel）分离提取获得肾上腺素粗制品。1900 年，日裔美籍化学家高峰让吉（Takamine Jokichi）提取分离出肾上腺素纯品结晶。1901 年后，肾上腺素作为升压药上市，并且用于治疗哮喘等。

药理作用及机制　主要激动 α 和 β 肾上腺素受体，作用广泛而复杂。

对血管的作用　收缩小动脉和毛细血管前括约肌作用明显，对静脉及大动脉收缩作用较弱。对不同部位血管，肾上腺素的作用取决于 α 和 β 受体的分布以及整体的调节因素。通过激动 α 受体，使 α 受体分布占优势的皮肤、黏膜血管和肾等内脏血管明显收缩，对脑和肺血管影响微弱；激动 β_2 受体，使 β_2 受体分布占优势的骨骼肌血管和冠状血管舒张，冠状血管的扩张还与直接扩张血管的心肌代谢产物腺苷产生增加有关。

对心脏的作用　通过激动心肌、窦房结和传导系统的 β_1 受体及部分 β_2 受体，产生强大的心脏兴奋作用，表现为增强心肌收缩力、加快心率，增加心输出量，加快传导。肾上腺素兴奋心脏作用起效迅速、作用强大。但剂量过大或静脉注射过快，可引起心律失常，出现期前收缩、心动过速甚至引起心室纤颤。

对血压的作用　对总外周阻力及血压的影响与剂量密切相关。皮下注射治疗量的肾上腺素或低浓度静脉滴注时，由于心脏兴奋，心输出量增加，收缩压升高；同时由于骨骼肌血管舒张对血压的影响抵消或超过皮肤黏膜血管收缩作用的影响，舒张压不变或下降，此时脉压加大，身体各部分血液重新分布，有利于紧急状态下机体供能的需要。较大剂量时，血管平滑肌的 α 受体兴奋占优势，使皮肤、黏膜及内脏的血管强烈收缩，收缩压和舒张压均升高。故肾上腺素的典型血压改变多为双相反应，即给药后迅速出现明显的升压作用，待血压恢复至正常后出现微弱的降压反应，后者持续作用时间较长。如事先给予 α 肾上腺素受体阻断药，肾上腺素的升压作用可被翻转，呈现明显的降压反应，称为"肾上腺素升压作用的翻转"。

对内脏平滑肌的作用　其作用取决于平滑肌上肾上腺素受体类型和分布密度。激动支气管平滑肌的 β_2 受体，发挥强大的舒张支气管平滑肌作用，特别是支气管哮喘发作时，其舒张作用更加明显，可缓解哮喘急性发作；激动支气管黏膜血管 α 受体，收缩血管，可消除黏膜水肿和渗出；激动支气管黏膜层和黏膜下层肥大细胞 β_2 受体，可抑制抗原引起的肥大细胞释放组胺等过敏性物质。肾上腺素使 β_1 受体占优势的胃肠道平滑肌松弛，自发性收缩频率减慢和幅度降低。肾上腺素对肠平滑肌的抑制作用还可能与激动肠神经丛胆碱能神经末梢的α_2受体、抑制乙酰胆碱的释放有关。肾上腺素激动β受体，使膀胱逼尿肌舒张，可减缓排尿感；激动α受体使三角肌和括约肌收缩，从而引起排尿困难和尿潴留。

对眼的作用 滴眼用肾上腺素时不产生明显的扩瞳作用，但可降低正常人和开角型青光眼患者的眼内压，可能与其减少房水的产生和促进回流有关。

对代谢的作用 能明显增强机体的新陈代谢，治疗剂量可使耗氧量增加20%～30%。肾上腺素激动肝脏的α和β_2受体，促进肝糖原分解，升高血糖；激动α_2受体抑制胰岛素分泌；激动β受体促进胰高血糖素分泌，从而降低外周组织对葡萄糖的摄取和利用。肾上腺素激动脂肪细胞的β受体，激活甘油三酯酶，促进脂肪分解，使血中游离脂肪酸增加。

对中枢神经系统的作用 肾上腺素不易透过血脑屏障，治疗量时一般无明显中枢兴奋症状，大剂量时出现激动、呕吐、肌强直、惊厥等中枢兴奋症状。

体内过程 肾上腺素口服可被碱性肠液破坏，部分在肠黏膜和肝脏中迅速灭活，不能达到有效的血药浓度，故口服无效。肌内注射因舒张骨骼肌血管而吸收较快导致作用维持时间短。一般采取皮下注射，因能收缩皮肤血管而延缓吸收，作用可维持约1小时。肾上腺素可被去甲肾上腺素能神经末梢摄取或被存在于肝、肾、肠和血管壁等组织内单胺氧化酶和儿茶酚-O-甲基转移酶代谢灭活。其主要代谢产物包括3-甲氧-4-羟扁桃酸及间甲肾上腺素。

临床应用 ①心搏骤停：在采取心脏按压、人工呼吸和纠正酸中毒等措施的同时，肾上腺素心室内注射常用于抢救因溺水、药物中毒、麻醉和手术意外、急性传染病和心脏传导阻滞引起的心搏骤停。还应配合使用除颤器及利多卡因等抗心律失常药物预防心室纤颤。②过敏性休克：肾上腺素通过激动α受体，明显收缩小动脉和毛细血管前括约肌，降低毛细血管通透性；激动β受体，改善心功能，解除支气管平滑肌痉挛，减少过敏性物质的释放，从而迅速有效地缓解如青霉素等引起的过敏性休克的临床症状，挽救患者生命，为治疗过敏性休克的首选药物。一般采用皮下或肌内注射给药，严重病例可用生理盐水稀释10倍后缓慢静脉注射，但必须避免因剂量过大或注射过快造成的血压剧升和心律失常等不良反应。③支气管哮喘急性发作及其他变态反应：肾上腺素能解除哮喘时支气管平滑肌痉挛，还可抑制肥大细胞释放过敏性物质，以及收缩支气管黏膜血管，从而迅速控制支气管哮喘急性发作。另外，肾上腺素亦能迅速缓解血管神经性水肿和血清病等变态反应的症状。④与局部麻醉药配伍应用或局部止血：按1/250 000～1/200 000的比例将肾上腺素加入普鲁卡因或利多卡因等局麻药中，可使注射部位血管收缩，延缓局麻药的吸收，延长局麻药作用时间，并减少局麻药吸收中毒的发生。亦可将浸有肾上腺素的纱布或棉球用于鼻黏膜和牙龈表面，使局部微血管收缩而止血。⑤治疗青光眼：用1%～2%的滴眼液可降低眼内压，用于治疗开角型青光眼。

不良反应及禁忌证 肾上腺素的一般不良反应有心悸、焦虑、出汗、面色苍白、头痛、震颤等，停药后症状可自动消失。如剂量过大或注射速度过快，过度激动α受体，可使血压骤升，甚至发生脑出血；过度兴奋β受体，可使心肌耗氧量增加，引起心肌缺血和心律失常，甚至出现心室纤颤。使用时严格掌握剂量，静脉注射须稀释后缓慢注入。肾上腺素禁用于器质性心脏病、高血压、冠状动脉病变、糖尿病、甲状腺功能亢进、缺血性心脏病患者。

（杨素荣 姚明辉）

duōbā'àn

多巴胺（dopamine，DA） 机体合成去甲肾上腺素的前体物，也是多巴胺能神经的递质，广泛存在于外周和中枢神经系统，为黑质-纹状体通路的递质。药用的多巴胺是人工合成品。属于α、β肾上腺素受体激动药。通过激动α、β受体和外周多巴胺（D_1）受体，并促进去甲肾上腺素能神经末梢释放去甲肾上腺素而发挥作用。

多巴胺在19世纪50年代被认为是一个独立的神经递质，在维持自主活动、目标导向行为、认知、情绪、奖赏及动机等脑功能中起着重要的作用。因此，多巴胺系统的失调与精神分裂症、成瘾、注意力缺乏及帕金森病等多种神经精神疾病密切相关。中枢神经系统多巴胺主要由黑质致密部及中脑腹侧被盖区的多巴胺能神经元合成。其中源于黑质致密部的多巴胺能神经元主要投向背侧纹状体，构成黑质-纹状体通路，该通路多巴胺含量占全脑的70%以上，调控锥体外系运动功能。腹侧被盖区的多巴胺能神经元主要投向伏隔核、嗅结节及杏仁体构成中脑边缘通路，调控情绪反应；主要投向前额叶皮质、扣带回皮质及内嗅皮层构成中脑皮质通路，参与认知、感觉、理解和推理能力的调控。

重组 DNA 克隆技术表明脑内存在 5 种多巴胺亚型受体（D_1、D_2、D_3、D_4 和 D_5）。D_1 样受体包括 D_1 和 D_5 亚型，D_2 样受体包括 D_2、D_3 和 D_4 亚型。在脑内 D_1 和 D_2 受体大量表达，而 D_3、D_4 和 D_5 的量很少而且表达比较局限。

主要在突触前膜多巴胺转运体的作用下由神经末梢再摄取方式对释放到突触间隙的多巴胺进行灭活。

药理作用及机制 通过激动 α、β 和外周多巴胺受体，并促进神经末梢释放去甲肾上腺素而发挥作用。其作用与药物剂量或浓度有关，并取决于靶器官中受体的分布和选择性。

对心血管系统的作用 ①心脏：激动心脏 β_1 受体，并能促进去甲肾上腺素能神经末梢释放去甲肾上腺素，使心肌收缩力加强，心输出量增加。但作用较肾上腺素弱，不易诱发心律失常。②血管和血压：治疗剂量多巴胺使收缩压升高；主要激动皮肤、黏膜血管的 α 受体，使血管收缩；激动肾、肠系膜血管和冠状血管的多巴胺受体，激活腺苷酸环化酶，提高细胞内 cAMP 浓度，使血管舒张；但对 β_2 受体作用微弱。多巴胺缩血管与舒血管作用的相互抵消，最终对总外周阻力影响不大，故舒张压变化不明显，脉压增大。大剂量时可明显兴奋血管 α_1 受体和心脏 β_1 受体，并有促进去甲肾上腺素释放的作用，使皮肤、黏膜、内脏血管收缩，外周阻力加大，收缩压和舒张压都明显上升。

对肾的作用 治疗量的多巴胺激动肾 D_1 受体，肾血管扩张，使肾血流量和肾小球滤过率增加，尿量增多。还能直接抑制肾小管重吸收 Na^+，排钠利尿，从而改善肾功能。但大剂量多巴胺由于兴奋肾血管的 α 受体而致肾血管收缩，使肾血流量减少，尿量减少，加重肾衰竭。

体内过程 多巴胺口服后易在肝和肠道被破坏而失效，消除半衰期（$t_{1/2}$）约为 2 分钟，一般采用静脉滴注给药。外源性多巴胺进入体内后，约 75% 经单胺氧化酶和儿茶酚-O-甲基转移酶代谢，其余则作为前体合成去甲肾上腺素，再以后者的代谢产物或其原形经肾排出，作用时间短暂。多巴胺不易透过血脑屏障，故外周应用多巴胺无明显中枢作用。

临床应用 ①休克：用于心源性休克、中毒性休克和出血性休克等，对于伴有低心排出量及尿量减少者较为适宜。给药时必须正确评估血容量，通过输血、输液补充血容量，并纠正酸中毒。用药时应监测心功能改变。②急性肾衰竭：与利尿药合用，可增加尿量，改善肾功能。

不良反应 多巴胺的不良反应一般较轻，偶见恶心、呕吐。如剂量过大或滴注过快，可出现心动过速、心律失常、呼吸困难、肾血管收缩引起肾功能下降等，一旦出现，应减慢滴速或停药，根据需要用酚妥拉明来拮抗。

禁忌证 禁用于嗜铬细胞瘤、心动过速或心室颤动患者。动脉栓塞、动脉粥样硬化、血管闭塞性脉管炎、糖尿病性动脉内膜炎、心肌梗死和高血压患者慎用。对肢端循环不良的患者，须严密监测，注意坏死或坏疽的可能。

药物相互作用 与全身麻醉药如环丙烷、氟烷和其他氯代碳氢化合物合用时，由于后者可使心肌对多巴胺异常敏感，可引起室性心律失常。多巴胺迅速经单胺氧化酶代谢，故合并使用单胺氧化酶抑制药或三环类抗抑郁药的患者用多巴胺时应酌情减量。多巴胺与 β 受体阻断剂合用时，可拮抗多巴胺对心脏的 β_1 受体作用。由于与苯妥英钠同时静注可产生低血压与心动过缓，故在用多巴胺时，如须用苯妥英钠治疗惊厥时，须考虑两药交替使用。不能与碳酸氢钠等碱性药物配伍，因可促进本品分解。

（杨素荣 姚明辉）

shènshàngxiànsù shòutǐ zǔduànyào

肾上腺素受体阻断药（adrenoceptor antagonists；adrenoceptor blockers） 与肾上腺素受体结合后，其本身并不激动或很少激动肾上腺素受体，却能阻断去甲肾上腺素能神经递质或肾上腺素受体激动药与受体结合，从而产生拮抗作用的药物。属于传出神经系统药物。对于整体动物，药物的作用强度取决于机体的去甲肾上腺素能神经张力。按对 α 和 β 肾上腺素受体选择性不同，肾上腺素受体阻断药分为：α 肾上腺素受体阻断药，β 肾上腺素受体阻断药，α、β 肾上腺素受体阻断药。

α 肾上腺素受体阻断药如酚妥拉明、酚苄明（phenoxybenzamine）。能选择性与 α 受体结合，阻碍去甲肾上腺素能神经递质或肾上腺素受体激动药与 α 受体结合，抑制内源性儿茶酚胺的收缩血管作用。临床上用于治疗外周血管痉挛性疾病、嗜铬细胞瘤、高血压、良性前列腺增生等。

β 肾上腺素受体阻断药如普萘洛尔、卡替洛尔（carteolol）。与去甲肾上腺素能神经递质或肾上腺素受体激动药竞争性阻断多种脏器的 β 受体，拮抗或减弱 β

拟肾上腺素作用。第一个 β 受体阻断药是于 1958 年合成的二氯异丙肾上腺素，但有较强的内在拟交感活性而停用。苏格兰药理学家詹姆斯·怀特·布莱克（James Whyte Black）和同事们后来合成了内在拟交感活性较低的丙萘洛尔，后因不良反应严重而停用。1964 年普萘洛尔的问世，使 β 受体阻断药开始广泛用于治疗高血压、心律失常、心绞痛、甲状腺功能亢进等疾病。詹姆斯·怀特·布莱克由于发明 β 受体阻断药及用于治疗消化性溃疡疾病的组胺 H_2 受体阻断药西咪替丁，于 1988 年获得诺贝尔生理学或医学奖，被誉为当代药理学的奠基人。

α、β 肾上腺素受体阻断药如拉贝洛尔、卡维地洛、阿罗洛尔（arotinolol）等。兼有阻断 α 和 β 受体的作用，舒张血管，主要用于治疗中度和重度高血压和心力衰竭。

（杨素荣　姚明辉）

α shènshàngxiànsù shòutǐ zǔduànyào

α 肾上腺素受体阻断药 （α-adrenoceptor antagonists；α-adrenoceptor blockers）

能选择性地与 α 肾上腺素受体结合，其本身不激动或较弱激动肾上腺素受体，却能阻断去甲肾上腺素或肾上腺素受体激动药与 α 受体结合，从而拮抗其对 α 肾上腺素受体激动效应的药物。属于肾上腺素受体阻断药。由于阻断 α 受体，该类药物也可拮抗外源性儿茶酚胺的收缩血管作用，可减弱去甲肾上腺素所致的升压反应，能将肾上腺素的升压反应翻转为降压作用，此现象称为"肾上腺素作用的翻转"，这是因为 α 肾上腺素受体阻断药选择性地阻断了与收缩血管有关的 α 受体，与舒张血管有关的 $β_2$ 受体未被阻断，结果使肾上腺素激动 $β_2$ 受体引起血管舒张的效应充分表现出来。根据对 α 受体亚型选择性的不同，α 肾上腺素受体阻断药分为非选择性 α 受体阻断药、选择性 $α_1$ 受体阻断药、选择性 $α_2$ 受体阻断药。

非选择性 α 受体阻断药：对 $α_1$ 及 $α_2$ 受体具有相似的亲和力。分为两类：①短效 α 受体阻断药，如酚妥拉明、妥拉唑啉（tolazoline）。与 α 受体以氢键、离子键结合，较疏松，易于解离，其 α 受体阻断作用可被大剂量 α 受体激动药拮抗，属竞争性 α 受体阻断药。②长效 α 受体阻断药，如酚苄明（pheneoxybenzamine；又称苯苄胺）。与 α 受体形成牢固的共价键，其 α 受体阻断作用难以被大剂量去甲肾上腺素完全拮抗，需待药物从体内清除后，α 受体阻断作用才能消失，属非竞争性 α 受体阻断药。起效慢、作用强、长效。

选择性 $α_1$ 受体阻断药：如哌唑嗪（prazosin）、特拉唑嗪（terazosin）。可选择性阻断小动脉及小静脉上 $α_1$ 受体，对突触前膜 $α_2$ 受体无明显作用，因此在扩张血管、降低外周阻力、减少回心血量、降低血压的同时，由于不增加神经末梢释放去甲肾上腺素，故无明显加快心率作用，主要用于治疗原发性高血压和顽固性心功能不全。坦洛新（tamsulosin）又称哈乐（harnal），阻断 $α_{1A}$ 受体作用强，可松弛前列腺平滑肌；对 $α_{1B}$、$α_{1D}$ 受体阻断作用弱。主要用于治疗良性前列腺肥大，改善排尿困难。对心率、血压无明显影响。

选择性 $α_2$ 受体阻断药：选择性、竞争性阻断 $α_2$ 受体。如育亨宾（yohimbine）能促进去甲肾上腺素释放，致血压升高、心率加快，常用作实验研究的工具药。咪唑克生（indazoxan）适用于抑郁症的治疗。

（杨素荣　姚明辉）

fēntuǒlāmíng

酚妥拉明 （phentolamine）

化学结构为咪唑啉衍生物。又称利其丁（regitine）。可竞争性阻断 α 肾上腺素受体，对 $α_1$、$α_2$ 受体具有相似的亲和力。酚妥拉明与 α 肾上腺素受体结合比较疏松，极易脱结合，故阻断 α 受体的作用弱而短暂，属于短效 α 肾上腺素受体阻断药。

药理作用及机制　①血管和血压：静脉注射酚妥拉明可扩张静脉和动脉，使外周血管阻力降低，血压下降，肺动脉压下降尤为明显。其机制主要是对血管平滑肌 $α_1$ 受体的阻断作用和直接舒张血管作用。②心脏：酚妥拉明兴奋心脏，使心肌收缩力增强，心率加快，心输出量增加，在较大剂量或患者心血管系统处于交感神经紧张状态时，则可出现明显的血压下降及心率加快，甚至心律失常。作用机制包括血管舒张、血压下降，反射性兴奋交感神经；阻断去甲肾上腺素能神经末梢突触前膜 $α_2$ 受体，促进去甲肾上腺素释放，激动心脏 $β_1$ 受体。③其他：具有拟胆碱作用使胃肠平滑肌兴奋，张力增加；组胺样作用促进胃酸、唾液腺和汗腺分泌。

体内过程　口服生物利用度低，效果仅为注射给药的 20%。一般采用肌内或静脉注射给药，2～5 分钟即起作用，作用维持 30～50 分钟，口服后在 30 分钟血药浓度达峰值，作用维持 3～6 小时。多数以无活性的代谢物从尿中排泄。

临床应用　①外周血管痉挛

性疾病：对于肢端动脉痉挛所致雷诺综合征、血栓闭塞性脉管炎及冻伤后遗症等疾病，除避免寒冷刺激、情绪激动等诱发因素外，可用酚妥拉明扩张外周小动脉，改善症状，避免局部组织坏死。②去甲肾上腺素滴注外漏：静脉滴注去甲肾上腺素外漏或长期过量静脉滴注时，注射部位皮肤可因缺血出现苍白和疼痛等症状，严重时可导致局部组织坏死，此时可用酚妥拉明皮下浸润注射，以拮抗去甲肾上腺素的缩血管作用，防止组织坏死。③休克：临床较少用酚妥拉明治疗休克，尤其是感染性休克。在补足血容量的基础上应用酚妥拉明能扩张血管，降低外周阻力，兴奋心脏，增加心输出量，改善休克时内脏组织血流灌注，解除微循环障碍，尤其能明显降低肺血管阻力，对肺水肿具有较好的疗效。截至2016年底，主张同时使用去甲肾上腺素，以对抗去甲肾上腺素的 α 型缩血管作用，使血管收缩作用不致过分强烈，并保留对心脏 β_1 受体的激动作用，使心肌收缩力增加，心输出量增加，脉压增大，从而改善微循环和组织的供血和供氧，减少不良反应。④其他药物无效的急性心肌梗死及充血性心力衰竭：心力衰竭时，因心输出量不足，交感张力增加，外周血管阻力增高，肺充血和肺动脉压力升高，易产生肺水肿。酚妥拉明可扩张外周血管使外周阻力降低，使心脏后负荷降低，左室舒张末压与肺动脉压下降，心输出量增加，使心功能不全、肺水肿和全身性水肿得以改善。⑤肾上腺嗜铬细胞瘤及药物所致高血压：用于嗜铬细胞瘤的鉴别诊断和防治手术过程中由于大量肾上腺素释放而骤发的高血压危

象。也用于拟肾上腺素药物过量或应用单胺氧化酶抑制药患者食用富含酪胺食物后出现的高血压危象。⑥咯血：酚妥拉明可降低肺血管阻力，降低肺动、静脉压，减轻肺淤血而减轻咯血，尤其对肺动脉高压、心功能不全者可试用。⑦其他：口服或直接阴茎海绵体内注射酚妥拉明可用于诊断或治疗阳痿。

不良反应及禁忌证　①胃肠道反应：由于胃肠平滑肌兴奋可致腹痛、腹泻、呕吐和诱发溃疡。②心血管反应：常见直立性低血压，注射给药可引起心动过速、心律失常、诱发或加剧心绞痛。胃炎、胃十二指肠溃疡病和冠心病患者慎用。

（杨素荣　姚明辉）

β shènshàngxiànsù shòutǐ zǔduànyào

β 肾上腺素受体阻断药

（β-adrenoceptor antagonist；β-adrenoceptor blockers）能选择性地与 β 肾上腺素受体结合，竞争性阻断去甲肾上腺素能神经递质或肾上腺素受体激动药与 β 肾上腺素受体结合，从而拮抗 β 肾上腺素受体兴奋效应的药物。属于肾上腺素受体阻断药。

药理作用及机制　大部分药物的药理作用与其阻断 β 肾上腺素受体有关，但有些药物还具有比较弱的激动 β 肾上腺素受体的内在拟交感活性及膜稳定作用。

β 受体阻断作用　该类药物通过竞争性阻断多种脏器组织的 β 肾上腺素受体，从而拮抗或减弱神经递质或肾上腺素受体激动药对 β 肾上腺素受体的兴奋作用。

抑制心脏　为 β 肾上腺素受体阻断药的主要作用，使处于安静状态的心率减慢、心肌收缩力降低和心输出量减少，血压略有下降。当交感神经张力增高（如

激动、运动及高血压、心绞痛等病理状态）时，该品对上述的心脏抑制作用明显，并减慢心房和房室结的传导速度，心肌耗氧量下降。β 肾上腺素受体阻断药对心脏的作用机制主要是阻断心脏的 β_1 受体。

降压作用　对心脏的抑制作用可以反射性地兴奋外周交感神经；另外，由于阻断血管 β_2 受体，使外周血管收缩，外周阻力增加，肝、肾、骨骼肌及冠状血管的血流量都有不同程度的下降。但长期应用 β 肾上腺素受体阻断药可使总外周阻力恢复到原来水平。具有内在拟交感活性的 β 肾上腺素受体阻断药由于激动 β_2 受体，能使外周动脉血流增加。对正常人血压影响不明显，但对高血压患者具有明显的降压作用。可用于高血压的治疗，疗效可靠，但其降压机制复杂，可能是药物对多种系统 β 受体阻断的结果。

收缩支气管平滑肌　通过阻断支气管平滑肌细胞膜上的 β_2 受体而收缩支气管平滑肌，使呼吸道阻力增加。这种作用对正常人较弱，但对支气管哮喘患者，可诱发或加重哮喘急性发作，甚至危及生命。因此，支气管哮喘患者禁用非选择性 β 受体阻断药。选择性 β_1 受体阻断药虽然收缩支气管平滑肌的作用较弱，但也应慎用。

影响代谢　①人类肝糖原的分解与 α 和 β_2 受体的激动有关。β 肾上腺素受体阻断药抑制肝糖原分解，其不影响正常人的血糖水平，也不影响胰岛素的降血糖作用，但能延缓应用胰岛素后血糖水平的恢复，可能是抑制了低血糖引起儿茶酚胺释放所致的糖原分解。β 肾上腺素受体阻断药的 β 受体阻断作用可掩盖低血糖

症状如心悸等，因此，应用胰岛素治疗的糖尿病患者在加用β肾上腺素受体阻断药时，须注意监测血糖水平，以免延误低血糖的及时诊断。②脂肪的分解与α₂和β受体激动有关。长期应用非选择性β受体阻断药可增加血浆中极低密度脂蛋白，中度升高血浆甘油三酯，降低高密度脂蛋白，减少脂肪组织释放游离脂肪酸。③甲状腺功能亢进患者体内β受体数目显著增加，并且对儿茶酚胺的敏感性也增高，β肾上腺素受体阻断药可降低机体对儿茶酚胺的敏感性，抑制甲状腺素转化为活性更强的三碘甲状腺原氨酸，能有效控制甲状腺功能亢进的临床症状。④减少交感神经兴奋所致的肾素释放，其作用机制可能是阻断肾小球球旁细胞的β₁受体。抑制肾素的释放，使血管紧张素生成减少，有助于降低血压。

内在拟交感活性　有些β肾上腺素受体阻断药与β受体结合时，能产生一定程度的激动β受体的作用，称为内在拟交感活性。由于这种作用较弱，在整体动物常被其β受体阻断作用所掩盖。采用利血平以耗竭实验动物体内儿茶酚胺，使药物的β受体阻断作用不能发挥，这时药物激动β受体的作用可表现出来，引起心率加快和心输出量增加等。具有内在拟交感活性的β肾上腺素受体阻断药对心脏的抑制作用和对支气管平滑肌收缩作用较弱。

膜稳定作用　某些β肾上腺素受体阻断药具有局部麻醉作用和奎尼丁样作用，这是由于其降低细胞膜对离子的通透性所致，稳定了心肌细胞膜电位，故称膜稳定作用。β肾上腺素受体阻断药发挥膜稳定作用的浓度较临床有效血药浓度高几十倍以上。另外，无膜稳定作用的β肾上腺素受体阻断药治疗心律失常仍然有效，因此认为β肾上腺素受体阻断药的膜稳定作用与其治疗作用无明显相关。

分类　根据对β₁受体的选择性，β肾上腺素受体阻断药可分为以下几类。①1类：β₁、β₂受体阻断药（非选择性β受体阻断药）。根据有无内在拟交感活性进一步分为：1A类，无内在拟交感活性的β受体阻断药，如普萘洛尔、噻吗洛尔。1B类，有内在拟交感活性的β受体阻断药，如吲哚洛尔、卡替洛尔。②2类：β₁受体阻断药（又称心脏选择性β受体阻断药），治疗量时选择性阻断心脏β₁受体作用强，而阻断β₂受体作用较弱，故引起支气管痉挛等不良反应较轻。根据有无内在拟交感活性，可以进一步分为：2A类，无内在拟交感活性的β₁受体阻断药，如阿替洛尔、美托洛尔。2B类，有内在拟交感活性的β₁受体阻断药，如普拉洛尔、醋丁洛尔。此类药兼具β₁受体选择性和内在拟交感活性，有开发前景。

体内过程　β肾上腺素受体阻断药的体内过程特点与药物的脂溶性有关，口服后生物利用度个体差异较大。美托洛尔等脂溶性高的药物口服易吸收，但首过消除比较明显，生物利用度低；阿替洛尔等水溶性高的药物口服吸收差，生物利用度较高。脂溶性高和血浆蛋白结合率低的β肾上腺素受体阻断药，分布容积较大。脂溶性高的β肾上腺素受体阻断药主要在肝内代谢。在肝脏疾病、肝血流量减少或肝药酶被抑制时，药物消除半衰期延长。脂溶性低的β肾上腺素受体阻断药主要以原形从肾排泄，当患者肾功能不全时，可产生蓄积作用。

临床应用　①治疗快速型心律失常：对多种原因引起的室上性和室性心律失常均有疗效，特别是对情绪紧张、激动或运动所致心律失常，或因强心苷中毒、心肌缺血引起的心律失常有较好疗效。②治疗高血压：该类药物是治疗高血压的基础药物，可单独使用，也可与利尿药、血管紧张素转换酶抑制药、钙拮抗药等联合应用，以提高疗效，减轻其他药物引起的心率加快、水钠潴留等不良反应（见抗高血压药）。③治疗冠心病：该类药物对冠心病、心绞痛有较好的疗效，使心绞痛发作减少，程度减轻，运动耐量改善，早期应用还可降低心肌梗死患者的复发率和猝死率。④治疗充血性心力衰竭：应用美托洛尔等β肾上腺素受体阻断药对扩张型心肌病引起的心力衰竭有明显的治疗作用。与以下几方面因素有关：改善心脏舒张功能；缓解和减轻由于过高的儿茶酚胺所致的心脏损害；抑制前列腺素或肾素所产生的缩血管作用；上调β受体数目，恢复心肌对内源性儿茶酚胺的敏感性。⑤治疗甲状腺功能亢进：甲状腺功能亢进时儿茶酚胺过度作用，引起心脏和代谢等症状与β受体兴奋有关，因此应用β肾上腺素受体阻断药治疗效果明显。⑥其他：噻吗洛尔局部应用于治疗原发性开角型青光眼。新开发的治疗青光眼的β肾上腺素受体阻断药有左布诺洛尔、美替洛尔等。另外，β肾上腺素受体阻断药还用于偏头痛、减轻肌肉震颤及酒精中毒等。

不良反应及禁忌证　β肾上腺素受体阻断药常见不良反应有恶心、呕吐、腹泻等消化系统症状，偶见过敏性皮疹和血小板减少等。如果应用不当，可引起严重的不良反应。①抑制心脏功能：由于阻断心脏 β_1 受体，可引起心脏抑制，血压下降，甚至诱发或加重心功能不全。而具有内在拟交感活性的 β 肾上腺素受体阻断药则较少引起心功能抑制。②外周血管收缩和痉挛：由于阻断血管平滑肌 β_2 受体，可引起外周血管收缩甚至痉挛，出现四肢发冷、皮肤苍白或发绀、双足剧痛、严重者甚至脚趾溃烂和坏死。③诱发或加重支气管哮喘：非选择性 β 肾上腺素受体阻断药阻断支气管平滑肌上的 β_2 受体而使支气管痉挛，呼吸道阻力增加，诱发或加重支气管哮喘，因此禁用于伴有支气管哮喘的患者。而选择性 β_1 受体阻断药及具有内在拟交感活性的 β 肾上腺素受体阻断药对支气管的收缩作用较弱，但对哮喘的患者仍应慎用。④反跳现象：长期应用 β 肾上腺素受体阻断药可使受体向上调节，如突然停药，可使原来的疾病症状加重，可如血压上升或心绞痛发作次数增加，甚至产生急性心肌梗死或猝死，此种现象称为反跳现象。因此，长期应用 β 肾上腺素受体阻断药患者在病情控制后应逐渐减量、停药。⑤其他反应：可引起疲乏、失眠和抑郁等症状。糖尿病患者应用胰岛素同时应用 β 肾上腺素受体阻断药可掩盖低血糖时出汗和心悸等症状，出现严重后果。禁用于严重左心室功能不全、重度房室传导阻滞、窦性心动过缓和支气管哮喘患者。肝功能不良及心肌梗死患者慎用。

（杨素荣　姚明辉）

pǔnàiluò'ěr

普萘洛尔（propranolol）　最早应用于临床的 β 肾上腺素受体阻断药，是该类药物的典型代表药物，对 β_1 和 β_2 受体均有阻断作用。又称心得安。

普萘洛尔对 β_1 和 β_2 受体的选择性很低，对 β 肾上腺素受体阻断作用较强，没有内在拟交感活性。用药后使心率减慢，心肌收缩力和心输出量降低，冠脉血流量下降，心肌耗氧量明显减少，对高血压患者可降低血压。使支气管阻力也有一定程度的增高。

普萘洛尔有较高的脂溶性，其药物代谢动力学具有下列特点：①口服易吸收。②血浆蛋白结合率高达 90%。③体内分布广，易于透过血脑屏障和胎盘屏障，也可分泌到乳汁中。④主要在肝代谢，首过消除明显，口服生物利用度仅为 30%，当长期或大剂量给药、肝代谢功能饱和时，其生物利用度可提高。⑤主要从肾排泄，半衰期较短。⑥个体差异大，口服相同剂量的普萘洛尔，血药浓度相差变化很大，其原因可能是肝消除功能不同。临床用药需从小剂量开始，逐渐增加到适当剂量。

普萘洛尔作用与用途广泛，但个体差异大，不良反应也较多。可用于治疗心律失常、高血压、心绞痛、偏头痛、青光眼和甲状腺功能亢进等。

普萘洛尔的不良反应：①支气管痉挛及呼吸困难。由于收缩支气管增加呼吸道阻力，对哮喘患者有致命性严重不良反应。②心律失常。长期服用时会上调 β 肾上腺素受体，如果突然停药可能造成严重的心绞痛或高血压，需进行监控治疗。不能突然停药，应在几周内逐渐减量，直至停药。③部分男性患者出现性功能障碍，其确切机制不明。④代谢紊乱。可使糖原分解减少，胰高血糖素分泌增加。⑤可引起疲乏、失眠、抑郁、短暂性记忆缺失、眩晕等中枢神经系统症状。

西咪替丁、氟西汀、帕罗西汀、利托那韦可干扰或抑制普萘洛尔的代谢，使其抗高血压作用增强；苯妥英钠、利福平则诱导普萘洛尔的代谢，从而降低其药理作用。支气管哮喘及慢性阻塞性肺疾病患者禁用。

（杨素荣　姚明辉）

měituōluò'ěr

美托洛尔（metoprolol）　属于选择性的 β 肾上腺素受体阻断药。又称美多心安。对 β_1 受体有较强的选择性阻断作用，需要 $50\sim100$ 倍以上的剂量时才能阻断 β_2 受体，故对 β_2 受体阻断作用弱。无内在拟交感活性，有较弱的膜稳定作用。

美托洛尔对 β_1 受体有较强的选择性阻断作用，故对心脏抑制作用明显，可减慢心率，减少心输出量，在立位及卧位时均可降低血压，提高心绞痛患者对的运动耐力。可减慢房室传导。而增加呼吸道阻力及使外周血管收缩作用较轻，较少影响 β_2 受体调节的代谢效应，但对哮喘患者使用仍需谨慎。

美托洛尔口服吸收迅速而完全。口服后 1.5 小时达到最大血药浓度，受肝代谢的影响，血药浓度存在较大的个体差异。血浆蛋白结合率约 12%。能通过血脑屏障，在脑脊液中的浓度可达血浆浓度的 70%。主要以代谢物自肾排泄，半衰期为 $3\sim4$ 小时。口服后约 1 小时起效，作用持续 $3\sim6$ 小时。作用维持时间较普萘洛尔持久。平片每天需要给予 $2\sim3$ 次。常用缓释美托洛尔（琥珀酸美托洛尔）。

美托洛尔常用于治疗伴有肺功能受损及应用胰岛素或口服降

糖药的糖尿病的高血压患者；也用于治疗心绞痛、心律失常、甲状腺功能亢进、慢性心力衰竭等疾病。

美托洛尔偶有胃部不适、头痛、眩晕、疲倦、失眠及噩梦等不良反应。哮喘患者不宜应用大剂量。因较少影响外周血管 β$_2$ 受体，故在非选择性 β 肾上腺素受体阻断药应用中常出现的四肢寒冷现象较少见。

(杨素荣　姚明辉)

α、β shènshàngxiànsù shòutǐ zǔduànyào

α、β 肾上腺素受体阻断药

(α, β-adrenoceptor antagonists; α, β-adrenoceptor blockers) 兼具 α 和 β 肾上腺素受体阻断作用，但对 β 肾上腺素受体的阻断作用强于对 α 受体的阻断作用的肾上腺素受体阻断药。该类药物阻断 α 肾上腺素受体可引起血管舒张，降低外周阻力；阻断 β 肾上腺素受体可抑制心脏，减少心输出量，并抑制肾素–血管紧张素–醛固酮系统。与 β 肾上腺素受体阻断药不同，该类药物较少引起外周血管收缩。不影响血清脂质和血糖水平。临床主要用于高血压和心力衰竭的治疗。

常用 α 和 β 受体阻断药有拉贝洛尔、卡维地洛和阿罗洛尔。阿罗洛尔 (arottnolol)：可阻断 α 及 β 肾上腺素受体，但阻断 α 肾上腺素受体的作用较弱，故较少引起直立性低血压。其阻断 β 肾上腺素受体的作用比普萘洛尔强。无膜稳定作用，亦无内在拟交感活性。该药可降低血压，使亢进的心功能降低，减少心肌耗氧量。适用于轻度至中度高血压、心绞痛及快速型心律失常患者的治疗，对高血压合并冠心病者有较好疗效，可提高生存率。另外，该品

还通过阻断骨骼肌 β$_2$ 受体而具有抗震颤作用，可治疗原发性震颤。口服后 2 小时达到最大血药浓度，消除半衰期为 10 小时，连续给药无蓄积性。

(杨素荣　姚明辉)

lābèiluò'ěr

拉贝洛尔 (labetalol)

属于 α、β 肾上腺素受体阻断药。又称柳胺苄心定。兼具 α 和 β 肾上腺素受体阻断作用。

拉贝洛尔竞争性阻断 α 肾上腺素受体，对 α 肾上腺素受体的阻断作用为酚妥拉明的 1/10～1/6；也是 β 肾上腺素受体的非选择性阻断药，即拉贝洛尔可同时阻断 β$_1$、β$_2$ 受体，对 β 肾上腺素受体的阻断作用为普萘洛尔的 1/2.5。拉贝洛尔对 β 肾上腺素受体的阻断作用比对 α 肾上腺素受体的阻断作用强 5～10 倍。由于阻断血管 α 肾上腺素受体，引起血管扩张；阻断心脏 β$_1$ 受体，使心输出量减少；另外，对 β$_2$ 受体有一定的内在拟交感活性。有增加肾血流量的作用。

拉贝洛尔口服后吸收迅速，血浆药物浓度达峰时间 1～2 小时。生物利用度约 70%。与血浆蛋白的结合率为 50%。约有 95% 在肝中被代谢。半衰期为 1.5～3.5 小时，作用可维持 8 小时。

拉贝洛尔口服或静脉注射对高血压患者有降压作用。主要用于治疗中度至重度高血压、特别是对老年高血压和妊娠高血压患者有效。静脉注射可用于治疗高血压危象。比单纯 β 肾上腺素受体阻断药降压效果好，能降低卧位血压和周围血管阻力，一般不降低心输出量。也用于治疗心绞痛。

拉贝洛尔常见有乏力、眩晕、恶心等不良反应。虽然该药收缩

支气管平滑肌的作用较弱，但对哮喘者仍可引起支气管痉挛，导致呼吸困难。哮喘及心功能不全者禁用。注射液不能加入葡萄糖盐水中作静脉注射或滴注。

(杨素荣　姚明辉)

kǎwéidìluò

卡维地洛 (carvedilol)

属于 α、β 肾上腺素受体阻断药。又称金络。具有 α、β 肾上腺素受体阻断作用及抗氧化作用。

卡维地洛同时具有 α$_1$、β$_1$ 和 β$_2$ 受体阻断作用的药物，无内在拟交感活性。通过阻断 β 肾上腺素受体，可拮抗交感神经对心脏的作用，抑制肾素–血管紧张素–醛固酮系统，逆转心室重构。还有较强的 α 肾上腺素受体阻断作用，所以具有明显的舒张血管作用，可使外周阻力降低，产生降压作用，减轻心脏后负荷，增加心输出量。还具有抗氧化作用，能清除体内过量的自由基，抑制自由基诱导的脂质过氧化，保护细胞免受损伤。此外，还具有钙拮抗作用及抑制心肌细胞凋亡等作用。

卡维地洛口服吸收迅速、完全，血浆药物浓度的达峰时间为 1 小时。食物可减慢吸收，使达峰时间延迟。有明显的首过效应，生物利用度为 25%～35%。血浆蛋白结合率为 98%。药物在肝广泛代谢，其代谢产物先经胆汁再通过粪便排出，极少部分以原形随尿液排出。消除半衰期为 7～10 小时。肝肾功能不全的患者，药物的血浆浓度增加。老年人血浆卡维地洛的水平明显提高。

卡维地洛主要用于治疗原发性高血压及充血性心力衰竭，是第一个被正式批准用于治疗充血性心力衰竭的 β 肾上腺素受体阻断药，可明显改善心衰患者临床症状，提供射血分数，防止和逆

转心力衰竭进展中出现的心肌重构，提高患者生活质量，降低住院率和病死率。

卡维地洛有头晕、疲劳、乏力和高血压、心功能不全等不良反应，首次用药偶见直立性低血压。应从小剂量开始，根据病情需要每 2 周增加 1 次剂量。

（杨素荣　姚明辉）

shénjīng xìtǒng lízǐ tōngdào yàowù

神经系统离子通道药物 （ion channel drugs in nervous system）

作用于神经系统离子通道蛋白，通过改变离子通道功能进而影响神经电信号传导以及神经递质释放等过程，用于治疗神经系统相关疾病的药物。属于神经系统药物。神经系统（nervous system）是由中枢神经系统及周围神经系统组成，主要包括脑、脊髓、脑神经、脊神经和植物性神经，以及各种神经节，能协调体内各器官、各系统的活动，使之成为完整的一体，并与外界环境发生相互作用。脑和脊髓属于神经系统中枢部分，分别位于颅腔和椎管内，两者在结构和功能上紧密联系。外周神经分布于全身，把脑和脊髓与全身其他器官联系起来，使中枢神经系统既能感受内外环境的变化（通过传入神经传输感觉信息），又能调节体内各种功能（通过传出神经传达调节指令），以保证人体的完整统一及其对环境的适应。中枢神经系统和周围神经系统的神经活动是由基本功能单位神经元完成的。神经元具有接受刺激和传导兴奋的功能，主要通过神经末梢突触间的神经递质传递信息，以及细胞内信号转导通路的整合加工进而引起繁杂的运动和感觉等功能。而离子通道在此过程中尤其是生物电活动的产生和传导中具有至关重要的作用。

离子通道分类　离子通道是细胞膜上一类独特的蛋白质结构，在细胞兴奋过程中允许特异的离子穿越细胞膜，产生生物电活动。中枢神经系统和周围神经系统的离子通道种类繁多，功能复杂，按照离子通道调控特性分类，包括电压门控离子通道（voltage-gated ion channel）和配体门控离子通道（ligand-gated ion channel）。

电压门控离子通道　受膜电位变化而激活的一类跨膜离子通道蛋白。通常由同一亚基的 4 个跨膜区段围成孔道，孔道中的一些带电基团（电位敏感器）控制闸门，当跨膜电位发生变化时，电敏感器在电场力的作用下产生位移，响应膜电位的变化，造成闸门的开启或关闭。按照离子通道的选择性又可分为钠离子通道、钾离子通道、钙离子通道和氯离子通道等。此类离子通道主要负责参与神经元兴奋性动作电位的产生，以及兴奋性的传递。

钠离子通道　选择性通透钠离子（Na^+）、是主要负责控制神经元兴奋性的启动及传递过程的离子通道。中枢亚型主要包括 Nav1.1、Nav1.2 和 Nav1.6 等。Nav1.1 和 Nav1.2 基因突变，分别导致婴儿严重肌阵挛癫痫和良性新生儿家族性癫痫等。外周神经系统亚型包括 Nav1.6、Nav1.7，Nav1.8 和 Nav1.9 等亚型，其中钠通道亚型 Nav1.7 遗传性基因突变会导致先天性无痛症及遗传性红斑性肢痛症等，是神经性疼痛的重要治疗靶点。

钾离子通道　选择性通透钾离子（K^+）的一类离子通道，是最大的离子通道家族，主要参与神经元复极过程及静息膜电位的维持。钾通道成员众多，其中 Kv1.1、Kv3.1、Kv3.2 主要表达于神经的轴突和树突，而 Kv2 和 Kv4 主要表达于神经元的胞体和树突。KCNQ2 和 KCNQ3 表达于中枢的海马神经元和外周的背根神经节神经元。其中 KCNQ2 钾通道功能减少性突变，会导致良性家族性新生儿惊厥的发生。Kv1.1 功能改变导致发作性共济失调 Ⅰ 型以及 Kv1.3 功能改变与多发性硬化息息相关。

钙离子通道　选择性通透钙离子（Ca^{2+}）的一类离子通道，在神经系统的神经元兴奋性调节、神经递质合成与释放、神经元营养和发育等多方面起着重要作用。传统的分类方法将钙通道分为 L、T、N、P/Q 和 R 亚型，但多被描述为 $Ca_v1.1 \sim Ca_v1.4$、$Ca_v2.1 \sim Ca_v2.3$ 以及 $Ca_v3.1 \sim Ca_v3.3$ 等 10 个亚型钙通道。钙通道是治疗心脑血管病、癫痫、疼痛及帕金森综合征的重要靶点。

氯离子通道　选择性通透氯离子（Cl^-）的一类离子通道，代表性氯离子通道为 ClC_2，广泛分布于中枢神经系统，参与调节神经元的兴奋性和神经胶质细胞的水电解质平衡。

配体门控离子通道　受到化学信使如神经递质等配体的作用而选择性允许 Na^+、K^+、Ca^{2+} 及 Cl^- 等离子通透细胞膜的一组跨膜离子通道蛋白。也称神经递质及药物结合部位调控的通道。主要分布于中枢神经系统。按照配体的不同，包括兴奋性氨基酸 N-甲基-D-天冬氨酸受体，抑制性神经递质受体 γ-氨基丁酸受体，α-氨基羧甲基噁唑丙酸高敏感性的受体，以及对海人藻酸敏感的受体。这些通道对细胞膜电位不敏感或轻度敏感，主要受配体的刺激作用而开放或拮抗剂作用而关闭。

这些配体门控离子通道参与中枢神经系统中的信息分类处理及信息传递，最终调控神经元的兴奋性和认知功能等。其中，研究发现 N-甲基-D-天冬氨酸受体在中风、帕金森综合征、精神分裂症等疾病的发生中活性异常。

药物分类 由于离子通道的遗传学改变与人类疾病息息相关，离子通道已被公认为仅次于 G 蛋白偶联受体的重要药物靶点。根据离子通道种类，神经系统离子通道药物分为：钙离子通道药物、钾离子通道药物、钠离子通道药物、氯离子通道药物、兴奋性氨基酸受体通道药物、作用于中枢神经系统疾病的离子通道药物等。根据治疗的疾病，神经系统离子通道药物主要涉及神经（脑）保护离子通道药物、镇痛离子通道药物、抗阿尔茨海默病离子通道药物、抗抑郁离子通道药物及抗癫痫离子通道药物等。

临床应用 ①作用于钠通道的药物：主要是用于治疗癫痫和缓解疼痛的局部麻醉药。抗癫痫药物包括苯妥英、卡马西平、拉莫三嗪、拉科酰胺、托吡酯等。局部麻醉药主要包括利多卡因和布比卡因等。同时钠离子通道药物也是一类重要的抗心律失常药，如奎尼丁，利多卡因等。②作用于钾通道的药物：主要是用于治疗疼痛和癫痫等疾病。药物主要有氟吡汀和瑞替加滨，作用靶点为 KCNQ2 钾通道。同时也是一类重要的抗心律失常药物（Ⅲ类）。③作用于钙通道的药物：主要用于治疗高血压、心肌缺血、癫痫、脑缺血、帕金森综合征和疼痛等。临床用药包括尼莫地平、硝苯地平、氨氯地平、普瑞巴林、加巴喷丁、齐考诺肽等。④作用于配体门控离子通道的药物：包括作用于 N-甲基-D-天冬氨酸受体的抗阿尔茨海默病的美金刚，作用于 γ-氨基丁酸受体的苯二氮䓬类镇静催眠药地西泮、奥沙西泮、替马西泮，以及巴比妥类药物如苯巴比妥等。

（王晓良 于海波）

gàilízǐ tōngdào yàowù

钙离子通道药物（calcium ion channel drugs） 作用于钙离子通道并且能关闭或开放钙离子通道的药物。可能影响神经系统的功能。钙离子通道（calcium channel）是一类跨膜糖蛋白，在细胞膜上形成一种近似漏斗的亲水小孔，对离子起选择性瓣膜作用。简称钙通道。细胞外的钙离子进入细胞内以满足机体各项生理功能的需要，如维持细胞膜两侧的生物膜电位，维持正常的神经传导功能，维持正常的肌肉伸缩与舒张功能以及神经-肌肉传导功能，参与凝血，调节神经递质和激素的分泌及合成等。钙离子也是体内重要的第二信使，能活化多种蛋白激酶，诱导一系列的蛋白磷酸化，最终引起细胞效应。一些病理改变如缺血、缺氧、衰老等可引起钙平衡系统功能失调，钙分布紊乱，导致细胞内钙浓度异常性升高，即钙超载（calcium overload）。钙超载可引起线粒体内氧化磷酸化过程障碍，线粒体膜电位降低，组织 ATP 含量下降，以及胞液内磷脂酶、蛋白酶等激活，可导致并促进细胞的不可逆性损伤。细胞内钙离子浓度的升高，使其他电压依赖性离子通道开放，从而触发持续性的细胞膜去极化，最终引起细胞兴奋性毒性。钙通道阻滞药可以抑制钙离子的过度内流，一方面防止钙超载的发生，另一方面防止细胞膜的持续去极化，减轻细胞兴奋性毒性。

钙离子通道主要分电压依赖性和受体操纵性两类。电压依赖性钙通道（voltage-dependent calcium channel）由细胞膜电位决定通道的开放，又分为 L、T、N、R、P/Q 等亚型，对应的基因编码共有 $Ca_v1.1 \sim Ca_v1.4$、$Ca_v2.1 \sim Ca_v2.3$ 以及 $Ca_v3.1 \sim Ca_v3.3$ 等 10 个亚型。其中 L 型主要分布在骨骼肌、平滑肌和心肌细胞，也分布于中枢神经系统，而 T、N、R、P/Q 亚型在中枢神经系统的分布较为广泛。受体操纵性钙通道（receptor-operated calcium channel）由配体与细胞膜上的受体结合决定通道的开放，又分为三磷酸肌醇受体、RyR 受体、双孔通道、钙池操控的钙离子通道。电压依赖性钙通道的过度激活是细胞兴奋性毒性产生的重要原因。

钙离子通道药物主要作用于电压依赖性钙通道，尚无作用于受体操控性钙通道的药物上市。临床上的钙离子通道药物主要是钙通道阻滞药。作用于电压依赖性钙通道的药物中，L-型钙通道阻滞药在临床上主要用于治疗高血压、冠心病和心律失常，但也用于脑血管疾病的治疗，代表药有硝苯地平、尼莫地平。T-型钙通道拮抗剂在临床上主要用于治疗癫痫，代表药有唑尼沙胺。N-型钙通道阻滞药则被开发用于镇痛，代表药有齐考诺肽。还有一些非选择性的钙通道阻滞药用于精神神经类疾病的治疗，代表药有氟桂利嗪和拉莫三嗪。此外，一些钙通道阻滞药在临床前研究中用于治疗帕金森病。

（王晓良 王伟平）

nímòdìpíng

尼莫地平（nimodipine） 归类为二氢吡啶类钙通道阻滞药。属于钙离子通道药物。最早于1983年由德国拜耳（Bayer）医药研发用于治疗高血压，后来发现其在临床上对预防蛛网膜下腔出血的主要并发症效果显著，因此主要适应证已不是治疗高血压。

尼莫地平对脑组织受体有高度选择容易透过血脑屏障。通过选择性地抑制 L-型钙通道，有效地阻止钙离子进入细胞内、抑制平滑肌收缩，达到解除血管痉挛的目的，从而保护了脑神经元，稳定其功能及增进脑血液灌流，改善脑供血，提高对缺氧的耐受力。此外，尼莫地平能降低红细胞脆性及血液黏稠度，抑制血小板聚集，抗血栓形成。在适宜剂量下选择性扩张脑血管，几乎不影响外周血管。

尼莫地平口服吸收快，生物利用度仅为13%，约于1小时内达到峰值浓度，半衰期为1~2小时，彻底消除时间为8~9小时，95%以上的药物与血浆蛋白结合。大部分以代谢产物的形式排出体外。可透过胎盘屏障，并可分泌入乳汁。

尼莫地平在临床上主要用于预防和治疗急性脑血管病恢复期的血液循环改善，各种原因的蛛网膜下腔出血后的脑血管痉挛，以及其所致的缺血性神经障碍高血压、偏头痛等。尼莫地平也被用作缺血性神经元保护和血管性痴呆的治疗，并且对突发性聋也有一定疗效。尼莫地平还可以改善老年性脑损伤患者的记忆障碍，能有效改善卒中后认知功能。

由于尼莫地平以前偶尔会通过静脉注射给药，并引起了一些严重的不良反应，美国食品药品管理局于2009年批准尼莫地平采用口服给药。尼莫地平最常见的不良反应有血压下降、肝炎、皮肤刺痛、胃肠道出血、血小板减少。偶见一过性头晕、头痛、面潮红、呕吐、胃肠不适等。个别患者发生碱性磷酸酶、乳酸脱氢酶升高，血糖升高。

尼莫地平与其他降压药物合用，特别是在缺血性脑卒中急性期更应慎重，以防止血压骤降或过低而致脑供血不足，加重脑缺血程度。有报道，尼莫地平与普萘洛尔合用引起严重心肌梗死事件。

（王晓良 王伟平）

qíkǎonuòtài

齐考诺肽（ziconotide） 归类为选择性 N 型电压门控钙通道阻滞药的非典型镇痛药。属于钙离子通道药物。用于缓解重度和慢性疼痛。N-型钙通道主要分布于神经突触前末梢，参与调节神经递质的释放。齐考诺肽于20世纪80年代初由美国犹他大学生物系教授迈克尔·麦金托什发现，于2004年12月28日被美国食品药品管理局批准经鞘内注射输液泵给药用于镇痛上市销售。

齐考诺肽与位于脊髓背角浅层的初级伤害性传入神经上的N-型钙通道结合，抑制初级传入神经末梢兴奋性递质的释放，具有抗伤害感受作用。齐考诺肽不与阿片受体结合，其药理作用也不被阿片受体拮抗药阻断。齐考诺肽作为一种选择性 N 型电压门控钙通道阻滞药，可以抑制脑和脊髓促感受伤害的神经化学物质如谷氨酸、降钙素基因相关肽及 P 物质的释放，从而缓解疼痛。由于常见的给药途径如口服或静脉注射都会导致严重的副作用并丧失药效，齐考诺肽必须经鞘内注射（即直接进入脊髓液）。但是这种给药途径比较昂贵且具有伤害性，并涉及其自身的额外风险，所以齐考诺肽疗法通常只适用于适合鞘内注射并且对其他治疗（如全身镇痛药、辅助治疗或鞘内注射吗啡）不能耐受或无效的严重慢性疼痛患者。

齐考诺肽常见的副作用有头晕、恶心、意识不清、眼球震颤、头痛、虚弱、亢进、共济失调、视觉异常、厌食、嗜睡、异常步态、眩晕、尿潴留、瘙痒、出汗增多、腹泻、恶心、呕吐、乏力、发热、寒战、鼻窦炎、肌肉痉挛、肌肉痛、失眠焦虑健忘、记忆障碍和诱发精神疾病。精神病、精神分裂症、抑郁症和双相性精神障碍是其禁忌证。

齐考诺肽和阿片类镇痛药的区别在于阿片类药物作用具有多种模式，而齐考诺肽具有高选择性作用。齐考诺肽在阿片类药物无效的病例中有效，即使在有阿片类药物耐受性的患者中，与阿片类镇痛药联合使用时也有辅助的镇痛效果，不引起耐受性。因此齐考诺肽在疼痛治疗中具有独特的地位。

（王晓良 王伟平）

jiǎlízǐ tōngdào yàowù

钾离子通道药物（ potassium ion channel drugs） 可选择性作用于中枢神经系统或外周钾离子通道并且能关闭或开放钾离子通道的药物。临床上的钾离子通道药物既有钾通道阻滞药，也有钾通道开放药。钾离子通道（potassium channel）是一类跨膜蛋白，在细胞膜上形成具有钾离子选择性的孔洞。简称钾通道。钾通道是分布最广泛的离子通道类型，存在于几乎所有生物体中。在可兴奋细胞如神经元中，钾离子的主要功能是维持神经元的静息膜电位，参与动作电位的复极，以及神经元兴奋性的产生和传播，神经递质释放、细胞增殖及细胞退化等。而在心肌细胞，钾离子参与调节心肌动作电位的和维持心脏节律，钾离子通道的功能障碍可能会导致危及生命的心律失常。钾离子也可参与维持血管张力、调节激素的释放。

钾离子通道主要分为电压依赖性钾通道、内向整流钾通道（维持细胞膜的静息电位）、双孔钾通道（4 次跨膜形成两个孔区的背景钾通道）和钙激活的钾通道。其中电压依赖性钾通道是最大的一类，对应的基因编码共有 12 个亚家族，包括 $K_v1.1 \sim K_v1.8$、$K_v2.1 \sim K_v2.2$、$K_v3.1 \sim K_v3.4$、$K_v4.1 \sim K_v4.3$、$K_v5.1$、$K_v6.1 \sim K_v6.4$、$K_v7.1 \sim K_v7.5$、$K_v8.1 \sim K_v8.2$、$K_v9.1 \sim K_v9.3$、$K_v10.1 \sim K_v10.2$、$K_v11.1 \sim K_v11.3$ 及 $K_v12.1 \sim K_v12.3$ 等 40 个亚型。内向整流钾通道则包括 Kir1 ~ 7 共 7 个亚家族 15 个亚型。电压依赖性钾通道在中枢神经系统中广泛分布，参与神经元生理和病理功能的精细调控，由于钾离子参与调节可兴奋细胞的静息膜电位和动作电位的复极，影响神经系统的信号传递，因此激活和抑制钾通道可以产生不同的病理生理反应。抑制钾通道可以避免钾离子的过度外流，可以减轻中枢神经系统病理条件下细胞凋亡的发生；开放钾通道则能使细胞膜超极化，降低细胞的兴奋性毒性。

已发现多种钾通道亚型与一些中枢神经系统疾病如疼痛、癫痫、精神病及多发性硬化密切相关。临床上钾离子通道药物大多数作用于电压依赖性钾通道，少数的作用于内向整流钾通道。钾通道阻滞药多用于治疗心律失常，而钾通道开放药则用于舒张平滑肌、解痉等，在临床上多用于治疗高血压、心绞痛及抗惊厥等。钾离子通道药物也广泛应用于中枢神经系统，钾通道阻滞药可用于治疗多发性硬化，代表药有阿米吡啶。此外，内向整流钾通道开放药如氟吡汀可用于镇痛，电压依赖性钾通道亚型 KCNQ2/3 开放药瑞替加滨可用于治疗癫痫。截至 2016 年底还没有作用于双孔钾通道和钙激活的钾通道的药物上市。

（王晓良　王伟平）

ruìtìjiābīn

瑞替加滨（retigabine） 作用于 KCNQ 型钾离子通道的抗癫痫药物。属于钾离子通道药物。瑞替加滨由加拿大万安特公司和英国葛兰素史克公司联合开发，基本母核属于氨基吡啶类化合物，且结构与 20 世纪 80 年代在德国上市的镇痛离子通道药物氟吡汀相似，为 KCNQ 型钾离子通道开放药。

瑞替加滨的作用靶点是 KCNQ 型钾离子通道，主要通过增强 KCNQ2/3 亚型钾通道功能，调节神经兴奋性而治疗癫痫。KCNQ 型钾离子通道（KCNQ type potassium channel）是一类延迟整理钾通道，KCNQ 钾离子通道家族组成的钾离子通道具有缓慢激活和非失活的特点，与 M 型电流特点相同，所以认为 KCNQ 钾离子通道是 M 电流的主要分子基础。已知的 KCNQ 钾离子通道家族的基因共有 5 个，依照发现顺序分别命名为 KCNQ1 ~ 5（Kv7.1 ~ 7.5）。瑞替加滨对 KCNQ2 和 KCNQ3 两种亚型钾离子通道选择性高，可以浓度依赖性地增强 KCNQ2/3 电流，使通道激活电压及半数激活电位（$V_{1/2}$）向超极化方向平移，膜电位负值增大，加快通道激活速度，减慢失活速度，促进钾离子外流，降低膜电位，抑制异常兴奋而发挥调节作用。KCNQ2、KCNQ3 主要分布在中枢及外周神经组织，因此瑞替加滨主要表现为中枢的调节作用，而对心血管影响较小。

瑞替加滨临床上用于治疗 18 岁及以上的成人癫痫患者部分发作。欧洲药品管理局推荐瑞替加滨可用于其他抗癫痫药不能充分治疗或耐受的患者（大约 30% 的癫痫人群拮抗其他抗癫痫药物）。除了抗癫痫作用，瑞替加滨对神经性疼痛、偏头痛、情感障碍、痉挛、不宁腿综合征等疾病也有一定的疗效。

瑞替加滨的不良反应主要有尿潴留、神经精神症状（包括头晕、困倦、眼花、幻觉、精神错乱，甚至自杀倾向）、色素沉着（包括皮肤、指甲、唇部和眼组织，包括视网膜）、停药反应及心电图 Q-T 间期延长导致的心律失常等。

瑞替加滨合并其他多种抗癫痫药服用时，并未出现明显的相互作用，但与苯妥英、卡马西平两种抗癫痫药同时服用时，瑞替加滨的血药浓度降低，因此，此种情况下需要考虑增加瑞替加滨的给药剂量。另外，瑞替加滨能抑制地高辛的肾清除率，服用治疗剂量的瑞替加滨即能增加地高辛的血药浓度，因此必须监测地高辛的血药浓度。与酒精同服时会增加瑞替加滨的全身暴露量，导致视物模糊，必须考虑酒精对本药的影响。

（王晓良　王伟平）

nàlízǐ tōngdào yàowù

钠离子通道药物（sodium ion channel drugs） 可选择性作用于周围神经系统或中枢神经系统钠离子通道进而改变钠通道功能

的药物。可用于治疗心律失常、癫痫，以及用作局部麻醉。钠离子通道（sodium ion channel）是一类选择性通透 Na^+ 的重要跨膜蛋白，表达于兴奋性组织如神经元、心脏和骨骼肌等，是控制组织兴奋性的闸门，对兴奋性动作电位的起始以及传递过程等具有重要作用。简称钠通道。某些钠通道功能紊乱可导致神经系统和心血管疾病的发生。同时，各种天然生物毒素如蛇毒素、蜂毒素、蝎毒素及蜘蛛毒素等选择性作用于钠通道，亦引起机体相应的中毒反应。

截至 2015 年底已克隆出至少 9 种不同的钠通道编码基因（$Na_v1.1 \sim 1.9$），分别分布于中枢神经系统（包括 $Na_v1.1 \sim 1.3$，$Na_v1.6$），骨骼肌（包括 $Na_v1.4$），心脏（包括 $Na_v1.5$）和周围神经系统（包括 $Na_v1.7$，$Na_v1.8$ 和 $Na_v1.9$）。根据对河豚毒素的敏感性不同，钠通道又分为河豚毒素敏感钠通道（包括 $Na_v1.1 \sim 1.4$，$Na_v1.6$，$Na_v1.7$）和河豚毒素不敏感钠通道（包括 $Na_v1.5$，$Na_v1.8$，$Na_v1.9$）。误食河豚鱼中毒后，会出现以消化道、骨骼肌及神经系统为主的症状，主要是由于其对河豚毒素敏感钠通道的阻断作用所致。

临床研究发现，癫痫、肌肉疾病、心律失常及疼痛等遗传性疾病或多或少地与钠通道基因亚型的突变或表达异常有关。如由 $Na_v1.1$、$Na_v1.2$ 基因突变引起遗传性癫痫；$Na_v1.4$ 突变有关引起遗传性骨骼肌疾病，包括高钾性周期麻痹、低钾性周期麻痹、先天性肌强直、钾加重性肌强直和先天性肌无力综合征；$Na_v1.5$ 基因突变引起遗传性心律失常疾病如长 QT 综合征和心源性猝死的布鲁加达（Brugada）综合征等；以及由 $Na_v1.7$ 通道基因突变导致的先天性无痛症和遗传性红斑性肢痛症等。

根据作用部位的不同，钠离子通道药物主要分为神经系统钠离子通道药物和心血管系统钠离子通道药物。神经系统钠离子通道药物根据其在疾病治疗过程中的药理作用不同，可分为抗癫痫药（如拉莫三嗪）、局部麻醉药等。心血管系统钠离子通道药物主要包括是 Ⅰ 类抗心律失常药。这些药物通过抑制钠离子通道，抑制细胞的兴奋性的产生以及兴奋性向下游传递的过程。

（王晓良 于海波）

lāmòsānqín

拉莫三嗪（lamotrigine） 电压敏感性钠通道阻滞药，属于钠离子通道药物，为新型抗癫痫药。由葛兰素史克（GSK）研制，1994 年美国食品药品管理局批准上市。作用特点类似于卡马西平。

拉莫三嗪通过减少钠离子通道的钠内流而增加神经元的稳定性，从而抑制病灶神经元及周围病灶神经组织的过度放电。该药仅影响癫痫病灶快速放电和神经元去极化，从而阻止病灶异常放电，但不影响正常神经兴奋传导。

拉莫三嗪口服吸收快而完全，不受食物影响，生物利用度约为 98%。达峰时间为 $0.5 \sim 5.0$ 小时，平均 $2 \sim 3$ 小时，血浆蛋白结合率约为 55%，表观分布容积为 $0.9 \sim 1.3 L/kg$，消除半衰期为 $6.4 \sim 30.4$ 小时（平均 12.6 小时）。拉莫三嗪在肝脏代谢，其消除主要以葡萄糖醛酸结合的形式由肾排出，尿中排出的原形药少于 10%，2% 通过粪便排泄。

拉莫三嗪可用于 12 岁以上儿童及成人癫痫的单药治疗：包括简单部分性发作、复杂部分性发作、继发性全身强直-阵挛性发作以及原发性全身强直-阵挛性发作。也可作为成人局限性发作的辅助治疗药，约有 25% 患者的发作频率降低 50%。临床上多与其他抗癫痫药合用治疗一些难治性癫痫。

拉莫三嗪在化学结构上与现有的抗癫痫药显著不同，常见不良反应为中枢神经系统反应和胃肠道反应，包括头痛、头晕、嗜睡、视物模糊、复视、共济失调、皮疹、便秘、恶心、呕吐；较少见的不良反应有变态反应、面部皮肤水肿及弥散性血管内凝血。拉莫三嗪的初始剂量在中度和重度肝功能受损患者通常应分别减少约 50% 和 75%，递增和维持剂量应按临床疗效进行调整。同时肾功能受损的患者，在服用拉莫三嗪时应谨慎。药物过量会引起眼球震颤、共济失调、意识受损和昏迷等症状。一旦发生药物过量，患者应住院治疗，并给予适当的支持疗法；如需要，应进行洗胃。另外，拉莫三嗪在动物的生殖实验中，不损害生育力。在动物的致畸实验中，即使拉莫三嗪的剂量超过人类治疗剂量，也未出现致畸作用。对妊娠期的试验资料不足，还不足以评价其安全性。

（王晓良 于海波）

lǜlízǐ tōngdào yàowù

氯离子通道药物（chloride ion channel drugs） 作用于氯离子通道（chloride channel）并且能关闭或开放氯离子通道的药物。可作用于中枢或周围神经系统氯离子通道。截至 2016 年底临床上的氯离子通道药物主要是氯离子通道激动药。氯离子通道可以通透很多离子，因氯离子的浓度远高于其他阴离子而命名。简称氯通道。氯离子通道平衡电位与静息电位相似，其功能与钾离子通道相似，抑制细胞的兴奋性，同时促进去极化后的复极，进而维持细胞静息膜电位。在细胞膜及胞内细胞器上的氯离子通道的功能主要表现为电转运和物质转运，尤其在神经和肌肉细胞的细胞膜上，氯离子电流是参与兴奋性调节的重要离子流，在一定程度上影响细胞的容积，执行物质转运的任务，调节并维持着细胞的体积。氯离子通道的生物功能非常广泛，如参与上皮细胞内液体分泌、细胞容积调控等。氯离子通道突变可引起囊性纤维化（多囊肾）、黄斑部退化、肌强直等疾病。

氯离子通道可分为电压依赖性氯通道（ClC 家族）、囊性纤维转膜电导调节体型氯通道、配体门控氯通道（GABA$_A$ 受体）及钙激活的氯通道。GABA$_A$ 受体与配体结合后可促进氯离子通道开放，由于 GABA$_A$ 受体在神经系统的广泛分布并对其起重要作用，其成为一些药物如抗癫痫药、抗焦虑药、催眠药及肌肉松弛药的靶标，GABA$_A$ 受体是镇静催眠药如巴比妥类和苯二氮䓬类药物的靶标。电压依赖性氯离子通道参与调节重要的生理功能，如 pH 值的调节，细胞体积的动态平衡，细胞迁移，以及细胞增殖和分化等。

氯离子通道调节剂的应用也非常广泛，其中苯二氮䓬类药物是 GABA$_A$ 受体氯离子通道的激活剂，用于镇静催眠的治疗，如戊巴比妥和地西泮。而 2 型电压依赖性氯离子通道激动剂则被开发用于治疗便秘，代表药为鲁比前列酮。此外，已有以 GABA$_A$ 受体激动剂为靶点的抗阿尔茨海默病药物在进行临床研究。

（王晓良　王伟平）

lǔbǐqiánliètóng

鲁比前列酮 （lubiprostone）

局限性氯通道激动药，主要用于治疗成人慢性特发性便秘。属于氯离子通道药物。鲁比前列酮于 2006 年 1 月 31 日在美国上市，是美国食品药品管理局批准上市的首个治疗便秘的化学药。

鲁比前列酮是一种二环脂肪酸类前列腺素 E1 衍生物，可通过选择性激活位于肠上皮的 2 型氯通道（ClC-2），增加肠液中氯离子浓度且不影响血电解质平衡。鲁比前列酮通过活化位于胃肠道上皮尖端管腔细胞膜上的 2 型氯通道来促进肠液的分泌和肠道的蠕动，因此具有润滑肠道、软化粪便、增强胃肠道蠕动功能的作用。此药起效较快，一般服用 2 小时左右就可起效，而且疗效显著，不但可以有效地治疗便秘，还能快速地缓解由便秘引起的肠痉挛、腹痛、腹胀等症状。此药与其他缓泻剂最大的区别在于：鲁比前列酮是通过促进肠道自身分泌肠液来润滑肠道的，而渗透性泻药、润滑性泻药和外用泻药则是通过向肠道内注入润滑液来润滑肠道的，故鲁比前列酮不会对肠道产生不良的刺激。同时，鲁比前列酮还具有促进肠道蠕动的作用，但这种作用较轻，一般不会引起胃肠功能紊乱。

鲁比前列酮可用于治疗各种原发性便秘。使用其他缓泻剂出现不良反应的便秘患者，可将鲁比前列酮作为首选的治疗药物。

鲁比前列酮的主要不良反应是胃肠道症状，可出现恶心、腹泻和腹痛等，其他还有晕厥、震颤、感觉异常、味觉异常、僵直、无力、疼痛、水肿、哮喘、呼吸痛、咽喉发紧、精神紧张、面红、心悸、食欲减退等。但这些症状一般较轻，不影响患者继续用药。不过，患者在服用此药后若出现尿路感染、口干、昏厥、外周性水肿、呼吸困难或心悸等病症，则应立即停药并去医院就诊。此外，肝肾功能不全者及孕妇、哺乳期女性应慎用此药，患有肠梗阻或腹泻型肠易激综合征者应禁用此药。

（王晓良　王伟平）

xīngfènxìng ānjīsuān shòutǐ tōngdào yàowù

兴奋性氨基酸受体通道药物 （excitatoty amino acid receptor channel drugs）

作用于兴奋性氨基酸受体离子通道，并且能使兴奋性氨基酸受体离子通道开放或关闭的药物。属于神经系统离子通道药物。兴奋性氨基酸（excitatoty amino acid，EAA）是广泛存在于哺乳类动物中枢神经系统的正常兴奋性神经递质，参与突触兴奋传递、学习记忆形成，并与多种神经变性疾病有关。EAA 包括谷氨酸、天冬氨酸、N-甲基-D-天冬氨酸（NMDA）、亮氨酸等。其中谷氨酸是中枢神经系统内含量最高的一种氨基酸，谷氨酸在中枢神经系统的分布不均，以大脑皮质、小脑、纹状体的含量最高。正常情况下兴奋性氨基酸主要存在于神经末梢的突触囊泡内，神经末梢去极化时释放到突触间隙，作用于突触后膜特异性的兴奋性氨基酸受体，完成兴奋性突触传递及其他生理作用。然而过量的兴奋性氨基酸对神经系统具有神经毒性作用，即兴奋性毒性作用。

兴奋性氨基酸受体分为两大类。直接与神经元细胞膜中的开放性阳离子通道结合的受体称为"离子型"兴奋性氨基酸受体。这种类型受体至少分为 3 种亚型，NMDA 受体、AMPA 受体和 Kainate 受体。另一类是 G 蛋白偶联或第二信使连接的"代谢型"兴奋性氨基酸受体，其与多个第二信使系统结合，从而能增强磷酸肌醇的水解、激活磷脂酶 D、增加或降低环磷酸腺苷的形成以及改变离子通道的功能。

缺血、缺氧、创伤、中毒等因素触发中枢神经系统的兴奋性氨基酸过度兴奋，在能量代谢失衡的基础上，异常堆积，促进具有细胞毒性的反应性氮中间产物、反应性氧中间产物形成，促使细胞外的钙离子（Ca^{2+}）大量内流，引起神经细胞的坏死或凋亡。兴奋性氨基酸造成神经毒性作用主要有两个过程，一是作用于非 NMDA 受体，引起钠离子（Na^+）、氯离子（Cl^-）、H_2O 的内流，造成可逆性的神经元急性水肿为特征的急性损伤过程；二是通过兴奋 NMDA 受体，直接或间接启动电压依赖性通道，Ca^{2+} 大量内流，造成不可逆性的迟发性的神经元变性坏死的过程。

过度或不适当地刺激兴奋性氨基酸受体会以兴奋性毒性的机制方式导致神经元细胞损伤。兴奋性氨基酸受体的兴奋性毒性与多种神经性疾病的病理生理学有关，包括大脑功能性缺氧或缺血、中风、脑缺血、创伤或炎症引起的脊髓损伤、低血糖性神经损伤的病因学。此外，兴奋性毒性还与慢性神经变性疾病包括阿尔茨海默病、亨廷顿舞蹈病、遗传性共济失调、肌萎缩性侧索硬化、特发性和药物引发的帕金森病以及眼部损伤和视网膜病有关。与兴奋性毒性和/或谷氨酸功能异常

有关的其他神经性疾病包括肌痉挛（包括震颤）、药物耐受性和戒断、脑水肿、惊厥症（包括癫痫）、抑郁症、焦虑症和焦虑症有关的病症（如创伤后紧张综合征）、迟发性运动障碍、与抑郁症有关的精神病、精神分裂症、双相障碍、躁狂症以及药物中毒或成瘾。

临床上兴奋性氨基酸受体通道药物的最主要代表是 NMDA 受体拮抗药美金刚，用于治疗阿尔茨海默病。而 AMPA 受体拮抗药吡仑帕奈则于 2014 年被美国食品药品管理局批准用于治疗癫痫。兴奋性氨基酸受体拮抗药也用于治疗脑缺血和镇痛。

（王晓良 王伟平）

zuòyòngyú zhōngshū shénjīng xìtǒng jíbìng de lízǐ tōngdào yàowù

作用于中枢神经系统疾病的离子通道药物（drugs for central nervous system diseases and ion channel）

通过作用于中枢神经系统离子通道来治疗中枢神经系统疾病的药物。离子通道是中枢神经系统中传递信号的基本元件。在信号沿神经传导到肌肉收缩装置的整个过程中，离子通道均起了重要作用，例如沿轴突传导的信号，即动作电位，来源于电压门控钠通道、钙通道和钾通道的依次开放；动作电位到达神经末梢后，激活了电压门控的钙通道，使钙离子进入末梢，导致神经递质释放到突触间隙；释放的神经递质乙酰胆碱，与烟碱型乙酰胆碱受体结合，此为配体门控的离子通道，引起钠离子内流，并使突触部位的肌细胞膜去极化；这种局部的去极化激活了邻近的电压门控的钠通道，将动作电位沿着肌纤维的表面传播，并进入横管，从而激活了骨骼肌

的钙通道，使钙离子从肌质网释放到胞质，引起肌肉收缩；位于肌肉表面的氯通道再将肌细胞的膜电位回到静态水平。

中枢神经系统中分布着多种离子通道，主要有钙离子通道、钾离子通道、钠离子通道、氯离子通道以及配体门控性离子通道 NMDA 受体、AMPA 受体、GABA 受体和乙酰胆碱受体等，这些离子通道亚型影响神经元的兴奋性、神经递质的释放、神经信号的传导，对维持中枢神经系统的正常生理功能至关重要，在中枢神经系统疾病的病理生理过程中扮演着十分重要的角色。

常见的中枢神经系统疾病如焦虑、抑郁、疼痛、脑缺血、神经退行性疾病、癫痫和多发性硬化等都与中枢神经系统离子通道的功能异常有关。例如电压依赖性钠通道、钙通道和钾通道均能影响神经冲动的传递，因此都是镇痛药的作用靶点，并且都有相应靶点的上市药物，其他一些潜在离子通道靶点的镇痛药也在研发中。而配体门控性离子通道受体 NMDA、AMPA 和 GABA 参与调节突触的信号传递，影响神经元的兴奋性，与脑缺血和神经退行性疾病相关的神经保护关系密切，也都有相应的靶点药物在临床上用于治疗脑缺血和阿尔茨海默病。癫痫是由神经元的异常放电引起，与离子通道的功能异常最为密切。21 世纪初，离子通道药物在抗癫痫的治疗中进展迅速，多个离子通道靶标的抗癫痫药物成功上市，如 KCNQ2/3 钾通道激动药瑞替加滨，一些全新的离子通道靶标的抗癫痫药物也在研发中。情绪障碍如焦虑也是离子通道药物研发的重要方向，并且有成熟的药物上市，如 GABA 受体

激动药地西泮以及神经保护药利鲁唑。21世纪初发现钾离子通道参与抑郁的病理过程，是治疗抑郁潜在的药物作用靶标，并且有一些针对钾离子通道的药物在进行临床前的研究。

除此之外，一些非传统的离子通道亚型如P2X受体、瞬时受体电位通道以及酸敏感性的离子通道在中枢神经系统疾病中的靶点作用也逐渐被阐明，如P2X受体与神经性疼痛、脑缺血及神经退行性疾病有关，瞬时受体电位通道则与情绪障碍、脑缺血、疼痛和帕金森病有关，酸敏感性的离子通道与焦虑、抑郁、疼痛及癫痫有关，但临床上还没有针对这些离子通道的药物上市。随着越来越多的离子通道亚型在中枢神经系统疾病中的功能被揭示，以这些离子通道为靶点的药物研发也全面展开，离子通道药物在中枢神经系统疾病治疗中的作用也愈发重要。

中枢神经系统中的离子通道亚型众多，但截至2016年底，离子通道药物中只有很少一部分是特异性地作用于某个单一离子通道亚型，大部分的离子通道药物在作用于治疗靶点以外，还作用于其他亚型的离子通道，从而引起了一些不良反应，离子通道药物的选择性也成为离子通道药物研发的主要障碍。随着离子通道功能、结构生物学和高通量筛选技术的快速发展，选择性强、副作用少的离子通道药物也越来越多的上市应用于中枢神经系统疾病，如氟吡汀、齐考诺肽、瑞替加滨等。上市的作用于中枢神经系统疾病的药物主要有镇静催眠药、抗焦虑药、抗癫痫药、抗精神病药、抗抑郁药、抗脑缺血药、镇痛药、抗阿尔茨海默病药及神

经保护药，这些药物中大部分的药物作用靶点为离子通道。

（王晓良　王伟平）

shénjīng (nǎo) bǎohù lízǐ tōngdào yàowù

神经（脑）保护离子通道药物（ion channel drugs for neuroprotection）

以离子通道为治疗靶点的神经（脑）保护药物。属于神经系统离子通道药物。神经（脑）保护是指神经元的结构和功能保持相对的完整。在遭受神经损伤的时候保持神经元的完整性，可以在一段时期内避免神经元的丢失。神经（脑）保护的目的是预防或延缓疾病的进展或继发性的损伤，或者可以减少神经元的丢失。尽管中枢神经系统疾病的症状或损伤各有差别，但是随后神经退行性变的机制却是相同的，常见机制包括氧化应激、线粒体功能障碍、兴奋性毒性、炎性变化、铁积累、蛋白质聚集增加等。这些机制中，神经保护的治疗通常针对氧化应激和兴奋性毒性，这两者与中枢神经系统疾病密切相关。因此限制兴奋性毒性和氧化应激是神经保护的一个非常重要的策略。

兴奋性毒性和氧化应激均与离子通道密切相关。病理条件下，急性缺血缺氧导致细胞能量代谢异常，并导致一系列缺血瀑布反应。在脑组织缺血后的极早期，局部神经元蛋白合成停止，膜离子转运停止，神经元发生去极化，钙离子内流导致兴奋性氨基酸谷氨酸大量释放，而后者由于加剧钙离子内流和神经元去极化而进一步加重细胞损害，大量钙离子通过NMDA受体、AMPA受体、代谢性谷氨酸受体和电压依赖性钙通道大量进入细胞内，激活蛋白酶、脂酶、各种激酶、核酸酶

和一氧化氮（NO）合成酶，导致细胞自身稳定功能失调，细胞骨架、线粒体和细胞膜破坏；随后，自由基的形成和NO合成加剧了神经元的损害，此外再灌注伴随的炎症反应，白细胞黏附和浸入、细胞因子作用等将进一步加强缺血的破坏作用，加剧微循环障碍。氧化应激一方面引起细胞膜电压依赖性钾通道亚型$K_v2.1$的聚集化，触发凋亡相关的信号通路；另一方面引起细胞内的钙离子浓度大量升高，引起细胞膜上电压依赖性钾通道$K_v2.1$的大量开放，导致钾离子的大量外流最终引起细胞的凋亡。

激活细胞凋亡基因导致细胞程序性死亡，使缺血性半暗带区最终与坏死融合。神经保护药发挥作用的病理生理学基础是脑缺血后半暗带区存在自由基损伤、兴奋性氨基酸毒性作用、梗死周围去极化、炎症反应等损伤级联反应，而神经保护药物主要通过阻止钙内流、调节兴奋性氨基酸的兴奋毒性、抗氧化应激、调节微血管炎症反应等途径发挥作用。神经损害机制具有多样性，故应选择多种药物综合治疗。

临床上的神经保护药主要有神经营养及生长因子、钙通道阻滞药、自由基清除剂、兴奋性氨基酸拮抗药、炎性反应抑制药等。与神经保护密切相关的离子通道亚型主要有电压依赖性钙通道、NMDA受体、兴奋性氨基酸受体及GABA受体。临床上相应的神经保护药主要有L型钙通道阻滞药尼莫地平，非竞争性NMDA受体阻滞药MK-801，非选择性钙通道阻滞药氟桂利嗪，以及兴奋性谷氨酸受体拮抗药利鲁唑等。

还有一些其他的离子通道亚型与神经保护密切相关，如双孔

钾通道 TREK-1、P2X 受体、瞬时受体电位通道及酸敏感的离子通道，虽然临床上尚未有作用于这些离子通道的神经保护药物上市，但是这些离子通道亚型在神经（脑）保护中发挥的重要功能为新的神经（脑）保护药物的研发提供了新的思路。

（王晓良　王伟平）

fúguìlìqín

氟桂利嗪（flunarizine）　归类为钙通道阻滞药的精神神经系统药物，为桂利嗪的二氟化衍生物，属于神经（脑）保护离子通道药物。氟桂利嗪于 1968 年由美国杨森制药研发，是非选择性的钙通道阻滞药，同时具有其他一些作用如阻断组胺 H_1 受体活性。其在美国和日本是非处方药。

氟桂利嗪可阻断钙离子通道，阻止过量钙离子进入血管平滑肌细胞，引起血管扩张，对脑血管的选择性较好，而对心肌血管作用较差，因此对血压、心率的影响小。对血管收缩物质引起的血管收缩有持久的抑制作用，对基底动脉和颈内动脉作用更明显。可抑制脑组织缺血缺氧引起的钙超载，从而对脑组织产生神经保护作用。对血管内皮细胞因缺氧引起的钙超载有防治作用，可保护血管内皮细胞的完整性。可增加耳蜗内辐射小动脉血流量，改善前庭器官微循环，对眼球震颤和眩晕起到抑制作用。氟桂利嗪通过阻断钙超载而防止阵发性去极化改变和细胞癫痫放电。氟桂利嗪还可抑制处于缺氧状态的红细胞摄钙过多，降低细胞脆性，增加红细胞的变形能力，从而改善缺血缺氧区红细胞淤滞状态而改善微循环。氟桂利嗪还具有抗组胺和镇静作用。

氟桂利嗪的适应证主要是典型（有先兆）或非典型（无先兆）偏头痛的预防、闭塞性外周性血管疾病，由前庭功能紊乱引起的眩晕，并作为佐剂用于治疗癫痫。

氟桂利嗪的不良反应包括体重增加、锥体外系反应、嗜睡和抑郁症。低血压、心力衰竭和心律失常是其禁忌证。应避免有抑郁症、严重便秘或有锥体外系疾病的患者使用。

氟桂利嗪与中枢神经系统抑制药合用时，可能会加重后者的镇静作用。与具有抗毒蕈碱样作用的药物合用，可能会加重这类药物的抗胆碱样作用。与肝药酶诱导剂（卡马西平、巴比妥类、苯妥英类等）合用，血药浓度可能会降低，从而降低药效。

（王晓良　王伟平）

lìlǔzuò

利鲁唑（riluzole）　法国赛诺菲制药公司合成的一种神经保护药。属于神经（脑）保护离子通道药物。利鲁唑能自由透过血脑屏障，用于治疗运动神经元病如肌萎缩性侧索硬化，延长生命或机械换气时间。

利鲁唑能阻断兴奋性氨基酸受体，从而抑制兴奋性氨基酸受体受刺激后的反应，抑制神经末梢和神经元胞体上的电压依赖型钠通道从而稳定电压依赖型钠通道的非激活状态，也可以抑制突触前末梢谷氨酸的释放。利鲁唑对谷氨酸受体的作用还有争议，其确切的神经保护机制尚未完全明确。

利鲁唑在临床上用于治疗运动神经元病如肌萎缩性侧索硬化，延长生命或机械换气时间。也用于治疗情绪障碍和焦虑。自 1996 年以来，美国及欧洲已批准使用利鲁唑成为治疗肌萎缩性侧索硬

化的一个标准，利鲁唑治疗肌萎缩性侧索硬化疗效中等，尚不能终止疾病的发展。由于利鲁唑的拮抗谷氨酸作用，该药具有潜在的治疗其他中枢神经系统疾病（如癫痫、亨廷顿舞蹈病、帕金森病）的价值。

利鲁唑最常见的不良反应是乏力、恶心、头痛、腹痛、呕吐、肝功能指标升高、头晕、心动过速、嗜睡、口内感觉错乱。

（王晓良　王伟平）

zhèntòng lízǐ tōngdào yàowù

镇痛离子通道药物（analgesic ion channel drugs）　作用于中枢神经系统和周围神经系统离子通道的镇痛药物。属于神经系统离子通道药物。

疼痛是一种复杂的生理和心理活动，是临床上最常见的症状之一。外伤、各种物理和化学性刺激、某些疾病状态或药物不良反应等均可诱发短暂或长期慢性的疼痛。疼痛的发生与痛觉传导均与细胞膜离子通道密切相关。外周感受器受刺激后神经元的高度兴奋性经背根神经节神经元作为痛觉信号传入第一级神经元，神经元及神经纤维上高表达电压门控钠离子通道、钾离子通道、钙离子通道及瞬时感受器电位通道等，它们共同参与形成动作电位，上述信号经脊髓神经传入大脑，产生痛觉。因而离子通道是疼痛治疗的重要药物靶点。已知的与疼痛相关的离子通道有很多种，比如电压门控钠离子通道亚单位 $Na_v1.7$ 特异表达于背根神经节神经元，该基因不同位点突变后，表现为两种不同的疼痛表现，功能获得性突变表现为功能活性增加的遗传性红斑性肢痛症，手足慢性严重烧灼性疼痛；而去功能性突变表现为先天性痛觉缺失

症，对冷、热甚至针刺的伤害性刺激痛觉无反应等。同样，钾通道 KCNQ2 亚型在神经性损伤模型被证实表现为下调，该通道开放剂可有效的缓解神经损伤引起的疼痛反应。香草素受体 TRPV1（瞬时感受器电位通道的一个亚型）主要表达于背根神经节和三叉神经节的小直径神经元中，TRPV1 是瞬时感受器电位家族成员之一，与外周末端伤害性刺激关系密切，是第一个同时感受伤害性温度和化学刺激，并与疼痛和痛觉过敏关联的通道，因而成为镇痛药的重要治疗靶标。利用 RNA 干扰抑制 TRPV1 表达和基因敲除方法都证明 TRPV1 是冷、热痛觉敏感所必需的。

临床上多应用作用于钠离子通道的抗癫痫药进行疼痛症状的治疗。但由于钠通道阻滞药对于钠通道亚型的非选择性，在应用过程中常伴有中枢神经系统的副作用，所以期待开发出特异性阻断 $Na_v1.7$ 及 $Na_v1.8$ 等亚型的药物，以减少对中枢神经系统的副作用。抗癫痫药普瑞巴林是特异性钙通道阻滞药，对各种神经性疼痛也具有显著地治疗效果，主要用于治疗糖尿病性神经痛及疱疹后遗神经痛。针对钙通道尤其是 N-型和 T-型钙通道的新型阻滞药的开发仍在临床前或临床试验进行中。钾通道开放药氟吡汀是唯一被批准用于疼痛治疗的离子通道药物。

（王晓良　于海波）

fúbǐtīng

氟吡汀 （flupirtine）

新型中枢性非阿片类镇痛药，氨基吡啶类化合物，常用其马来酸盐。由德国 AWD 公司研制，于 1984 年在德国上市。氟吡汀镇痛作用不受中枢阿片作用机制的影响，不能被镇痛药纳洛酮所拮抗，对环氧酶系统的作用也较弱。

氟吡汀是第一个被批准用于治疗疼痛的选择性神经元 KCNQ2 钾通道开放剂，同时还具有 NMDA 受体拮抗特性和 $GABA_A$ 受体调节特性等。其作用特点是镇痛作用和肌肉松弛作用相结合，这种特性与其作用范围相一致。氟吡汀是非阿片类及非甾体类的中枢镇痛药。另外，氟吡汀还具有神经保护作用。可能是通过选择性开放神经元钾通道，促进钾离子外流，间接抑制 NMDA 受体，阻断 NMDA 介导的钙离子内流，发挥神经保护作用。因此，氟吡汀的神经保护特性也逐渐引起关注，截至 2016 年底正在研究将氟吡汀用于治疗阿尔茨海默病和多发性硬化等疾病。

氟吡汀主要用于治疗急慢性疼痛如肌紧张增高引起的疼痛，紧张性头痛，肿瘤痛，痛经，创伤后疼痛/骨科手术和受伤后及腹部痉挛等。此外，氟吡汀对偏头痛、血管运动性（张力性）头痛和其他头痛也有效。

氟吡汀最常见的不良反应为疲倦，常见头晕、头痛、恶心、呕吐、胃部不适、便秘、口干，偶见神经错乱、智力障碍、过敏反应。过敏反应仅见于体温升高的患者，表现为皮疹、荨麻疹和瘙痒，罕见肝功能损害，极个别病例肝脏酶活性升高或产生药物性肝炎，减少剂量或停药后肝功能恢复正常。其不良反应与多剂量相关，多数情况下停药后可自行消失。可增强神经元复极化、减少神经元兴奋性和降低信号的转导。

由于氟吡汀能与血浆蛋白高度结合，可同时置换其他血浆蛋白结合率高的药物而增强其药效，如华法林、地西泮。另外，与乙醇、镇静药或肌松药等药物联合使用后有协同作用，因此应避免将氟吡汀与含有对乙酰氨基酚或卡马西平的制剂联合使用。如果同时服用经肝脏代谢的药物，应尽早或定期检查转氨酶，以防止非常罕见的非特异性肝毒性的产生。

（王晓良　于海波）

kàng āěrcíhǎimòbìng lízǐ tōngdàoyào

抗阿尔茨海默病离子通道药 （ion channel drugs for Alzheimer's disease）

以离子通道为治疗靶点的抗阿尔茨海默病药。属于神经系统离子通道药物。阿尔茨海默病（Alzheimer's disease，AD）是老年痴呆症的一种形式，是中枢神经系统常见的慢性进行性神经退行性疾病，病理特征主要是细胞外淀粉样蛋白沉积，细胞内神经元纤维缠结以及神经元丢失等，其中神经元丢失是造成老年痴呆患者功能损伤的根本原因之一。

流行病学调查结果显示，65 岁以上人群，老年性痴呆发生率在 4%～8%，依据病因的不同，老年性痴呆包括阿尔茨海默病、血管性痴呆及混合型痴呆等几种类型。调查结果显示，随着中国人口老龄化问题的日益严峻，老年性痴呆的发病率逐年升高。有文献报道，65～69 岁人群中，老年性痴呆的发病率每年在 1.4% 左右，而 70～74 岁的老年人群中，发病率上升至 3.9%，75～79 岁老年人群的发病率更是高达 16.7%。因此，针对老年性痴呆的发病机制展开研究，并寻求有效的治疗手段意义重大。

阿尔茨海默病的发病机制还没有完全被阐明，比较公认的机制与 Aβ（β Amyloid）积聚、tau

蛋白过度磷酸化、γ 分泌酶催化结构域的突变有关。然而值得关注的是细胞内离子水平（钙离子、钠离子、钾离子和氯离子）的异常引起的离子稳态失衡也与阿尔茨海默病的发病相关联。Aβ 可以破坏神经元的钙稳态，并增加细胞内钙的浓度。此外，累积的 Aβ 可能会破坏传导钙离子的通道的活性，包括电压门控钙通道和配体门控钙通道、N-甲基-D-天冬氨酸受体，烟碱受体，RyRs 受体等。而细胞内的钙离子浓度的增加也可以调节 APP 并且影响下游的信号级联。钾离子通道也对神经功能和细胞凋亡有重要影响，钾通道抑制可增强神经元的兴奋性，而钾通道的持续、过度开放可引起细胞凋亡，由于存在多种钾通道亚型，尚没有找到钾通道亚型选择性药物，因而还没有直接作用于钾通道的药物用于老年性痴呆。N-甲基-D-天冬氨酸受体拮抗药可以抑制 N-甲基-D-天冬氨酸受体电流，降低细胞内的钙离子浓度，减轻钙超载引起的细胞损伤，降低兴奋性毒性对细胞的损伤。因此阻断 N-甲基-D-天冬氨酸受体电流是治疗阿尔茨海默病的策略之一。

临床确认有效的阿尔茨海默病治疗仅限于对症治疗，截至 2016 年底经美国食品药品管理局批准的治疗阿尔茨海默病的上市药物有 5 个，其中 4 个属于胆碱酯酶抑制药，分别是多奈哌齐、加兰他敏、他克林和利斯的明，另外一个是 N-甲基-D-天冬氨酸受体拮抗药美金刚，美金刚是美国食品药品管理局批准的第一个用于治疗中重度阿尔茨海默病的药物。其他辅助治疗的药物包括抗氧化剂和某些精神类药物。

一些以离子通道为靶点的药物也应用于阿尔茨海默病的辅助治疗，其中 L-型钙通道阻滞药尼莫地平很容易透过血脑屏障，对记忆具有一定的保护作用，并可促进智力恢复，因此在临床上也用于对中重度老年痴呆患者的治疗。一些 GABA 受体激动药也在临床前研究阶段用于治疗阿尔茨海默病，GABA 介导的氯离子通道电流可平衡 N-甲基-D-天冬氨酸系统的过度兴奋性刺激，可起到脑保护作用，受到越来越多的关注，可能成为治疗老年性痴呆的新思路。随着离子通道在阿尔茨海默病中扮演的角色逐渐受到重视，开发以离子通道为靶标药物成为治疗阿尔茨海默病的一个新的策略。

美金刚（memantine）化学名称为 1-氨基-3,5-二甲基金刚烷胺的抗阿尔茨海默病离子通道药物。是兴奋性氨基酸受体的拮抗药，是美国食品药品管理局批准的第一个用于治疗中、重度阿尔茨海默病的药物。美金刚在 1968 年由美国礼来公司首次合成开发为一种抗糖尿病药，但是降血糖效果不佳，后来德国梅尔兹（Merz）制药发现其具有中枢神经系统活性，随后被开发用于治疗痴呆并在临床试验中发现其 N-甲基-D-天冬氨酸受体抑制活性。2002 年 2 月欧洲专利药品委员会批准了美金刚用于治疗中、重度阿尔茨海默病患者。美国食品药品管理监督局已批准将美金刚与多奈哌齐复方用于阿尔茨海默病的治疗。

美金刚是一种电压依赖性、中等程度亲和力的非竞争性 N-甲基-D-天冬氨酸受体拮抗药，其通过结合神经元的 N-甲基-D-天冬氨酸受体阻断神经递质谷氨酸的活性，从而阻断谷氨酸浓度病理性升高导致的神经元损伤。在正常水平，谷氨酸有助于记忆和学习，但是如果谷氨酸含量过高，可以激活 N-甲基-D-天冬氨酸受体，引起电压调控性钙通道开放或激活磷酸肌醇环路，细胞内钙超载，从而引起神经细胞凋亡，即兴奋性毒性的产生。因此阻断谷氨酸引起的 N-甲基-D-天冬氨酸受体过度兴奋，就能阻止细胞凋亡，改善学习和记忆。美金刚还可以通过另外两条途径来发挥神经保护作用，及对 5-羟色胺 3 受体的非竞争电压依赖性抑制作用以及对烟碱型胆碱受体的抑制作用。

美金刚是一种安全有效的药物，单用或与多奈哌齐联用对中重度阿尔茨海默病患者的认知、行为能力和日常生活能力都有明显的改善作用。美金刚还在研究用于治疗广泛性焦虑症，多动症、神经性疼痛以及精神分裂症等。

美金刚在一般情况下耐受性良好。常见的不良反应包括混乱，头晕，嗜睡，头痛，失眠，和幻觉。较不常见的副作用包括呕吐，焦虑，张力增高，膀胱炎和性欲增加。

美金刚在合并使用 N-甲基-D-天冬氨酸拮抗药、左旋多巴、多巴胺受体激动剂和抗胆碱能药物的作用可能会增强，巴比妥类和神经阻滞药的作用有可能减弱。美金刚与抗痉挛药物（如丹曲林或巴氯芬）合用时可以改变这些药物的作用效果，因此需要进行剂量调整。美金刚与金刚烷胺在化学结构上都是 N-甲基-D-天冬氨酸拮抗药，因此应避免合用，以免发生药物中毒性精神病。美金刚与氢氯噻嗪或任何一个含氢氯噻嗪的复方制剂合并应用时有可能使氢氯噻嗪的血清水平降低。

（王晓良　王伟平）

kàngyìyù lízǐ tōngdào yàowù
抗抑郁离子通道药物 （antidepressant ion channel drugs）

以离子通道为治疗靶点的抗抑郁药物。属于神经系统离子通道药物。抑郁症是一种以情绪低落为主症，并伴有相应思维与行为改变的情感障碍，是常见的心理疾病。据世界卫生组织保守估计，抑郁症在人群中的时点患病率为3%，自杀率高达12%～14%，导致的伤残仅次于慢性阻塞性肺病而居第二位，占全部疾病负担的6.2%。在中国，抑郁症的终生患病率大约为7%。临床上针对抑郁的治疗主要包括选择性5-羟色胺再摄取抑制药（代表药物氟西汀）、5-羟色胺和去甲肾上腺素再摄取抑制剂（代表药物文拉法辛和度洛西汀）、去甲肾上腺素和特异性5-羟色胺能抗抑郁药（代表药物米氮平），主要是以增加5-羟色胺、去甲肾上腺素、多巴胺等神经递质在脑内的浓度为主。

研究表明，离子通道通过调节神经元的兴奋性与抑郁症等情绪障碍性疾病的发生发展有着密切的关系。其中电压依赖性钾通道多种亚型通过调节神经递质的分泌来参与抑郁的调节过程。此外双孔钾通道亚型TREK-1逐渐被发现是抑郁症的潜在药物靶点，抗抑郁药氟西汀已被证明可抑制或调节TREK-1钾通道。TREK-1在脑内主要分布在大脑前额皮质、纹状体、杏仁核、丘脑下部及海马区域，这些均是主导认知与情感记忆的区域，与抑郁中的兴趣感下降、动作迟缓相关。抑制TREK-1钾电流以后，能增强细胞的去极化作用，从而兴奋相关神经元，产生抗抑郁作用。一些神经保护剂如五氟利多和氟桂利嗪也能显著抑制TREK-1电流。

截至2016年底临床上暂无以离子通道为靶点的抗抑郁药上市，但已有部分TREK-1通道阻断药正作为抗抑郁候选药物进行临床前的药理研究。例如，拉莫三嗪的衍生物西帕曲近和sortilin的衍生蛋白spadin，两者均能在治疗浓度下明显抑制TREK-1电流，并在多个动物模型中显示出明显的抗抑郁作用。

(王晓良　王伟平)

kàngdiānxián lízǐ tōngdào yàowù
抗癫痫离子通道药物 （antiepileptics targeting ion channel drugs）

通过作用于中枢离子通道治疗癫痫的药物。癫痫（epilepsy）是一种反复发作、病程迁延、突发性大脑功能失调的慢性脑部疾病，临床表现为运动、感觉、意识和自主神经功能紊乱的症状。癫痫本质是神经组织的异常放电，具有产生癫痫发作的易感特性，并出现相应神经生物学、心理和社会学方面的后果。癫痫作为一种慢性疾病，虽然短期内对患者影响不大，但是长期频繁的发作可导致患者的身心、智力受到严重影响，威胁人类生命与健康。

21世纪以来，用于治疗癫痫或惊厥的新药种类和数目在迅速攀升，耐药性癫痫患者的数目下降，但是仍有近30%的患者处在难治性疾患的煎熬中。众多抗癫痫药中，数个药物通过相似途径发挥抗癫痫作用。但是，癫痫发生和抗癫痫药物耐药的病理生理机制高度多样化，并非局限于仅有的抗癫痫药物所针对的分子途径，凭单个抗癫痫药根除难治性癫痫几乎不可能，故开发作用于新颖靶点的抗癫痫新药对大多数患者的癫痫发作产生深远的影响。

中枢神经系统分布的钾、钠、钙离子通道活动的平衡决定着神经元的兴奋性，如果这种平衡失调，可能会导致神经兴奋性异常进而导致癫痫发作。现有的抗癫痫离子通道药物主要通过如下机制治疗癫痫疾病：阻滞钠通道；阻滞钙通道；开放钾通道；增强γ-氨基丁酸作用；拮抗兴奋性氨基酸等兴奋性递质的活性等。卡马西平、丙戊酸钠、奥卡西平（oxcarbazepine）、左乙拉西坦（levetiracetam）、拉莫三嗪、托吡酯（topiramate）及瑞替加滨等药物是这些药物靶点的代表。

(王晓良　于海波)

kǎmǎxīpíng
卡马西平 （carbamazepine）

结构类似三环抗抑郁药，属于抗癫痫离子通道药物。最初用于治疗三叉神经痛，20世纪70年代开始用于治疗癫痫。卡马西平为白色或几乎白色结晶性粉末，几乎无臭；在三氯甲烷中易溶，在乙醇中略溶，在水或乙醚中几乎不溶。

药理作用及机制　卡马西平具有膜稳定作用，能降低神经细胞膜对钠离子（Na^+）和钙离子（Ca^{2+}）的通透性，从而降低细胞的兴奋性，延长不应期；也可增强抑制性神经递质受体γ-氨基丁酸受体的突触传递功能。

体内过程　卡马西平口服吸收缓慢且不规律，吸收速率因人而异，口服2～8小时血药浓度达峰值，血浆蛋白结合率约为76%。经肝代谢，并能诱发自身代谢，其主要代谢产物为10,11-环氧化卡马西平，仍具有抗癫痫作用。卡马西平单剂量口服半衰期平均约为36小时（25～65小时），长期服药由于对肝药酶的自身诱导作用，使代谢加快，半衰期缩短。卡马西平主要经肾排出，还可随粪便排出。

临床应用　①治疗癫痫：卡马西平是广谱抗癫痫药，对多种癫痫均有治疗作用，是治疗单纯性局限性发作和大发作的首选药物之一，同时还有抗复合型局限性发作和小发作的作用。对癫痫并发的精神症状亦有效果。对典型或不典型失神发作、肌阵挛或失张力发作无效。②抗外周神经痛：对三叉神经痛、舌咽神经痛疗效优于苯妥英钠，对多发性硬化、糖尿病性周围神经痛及疱疹后神经痛也有效。③防治躁狂症、抑郁症：对躁狂症及抑郁症均有治疗作用，可用于锂盐无效的躁狂症患者，副作用比锂盐少；能减轻或消除精神分裂症患者的躁狂、妄想症状。④其他：抗心律失常作用，治疗神经源性尿崩症，以及酒精戒断综合征。

不良反应及禁忌证　卡马西平常见的不良反应有视物模糊或复视；有头晕嗜睡、乏力、恶心、皮疹、呕吐、偶见粒细胞减少，可逆性血小板减少，甚至引起再生障碍性贫血和中毒性肝炎等应定期检查血常规。偶见过敏反应。卡马西平最常见的剂量相关不良反应是复视和共济失调。复视通常最早发生，并且在发作中一般不超过 1 小时。其他的剂量相关性不良反应包括轻度的胃肠道不适，高剂量引起嗜睡。卡马西平的特异质反应为骨髓抑制，包括再生障碍性贫血和粒细胞缺乏症等。禁用于心、肝、肾功能不全，房室传导阻滞、血常规严重异常、有骨髓抑制史者，以及妊娠期和哺乳期妇女。

药物相互作用　卡马西平可诱导肝药酶，不仅可降低其自身的水平，还可增强其他药物的代谢速率，如去氧苯比妥、苯妥英钠、乙琥胺、丙戊酸钠和氯硝西泮。丙氧酚、醋竹桃霉素、丙戊酸钠等可降低卡马西平的清除率，使其稳态血药浓度升高；但是，其他的抗惊厥药，如苯妥英钠、苯巴比妥可通过诱导肝药酶系统降低卡马西平的稳态血药浓度。

（王晓良　于海波）

bǐngwùsuānnà

丙戊酸钠（sodium valproate）

新型广谱抗癫痫药，化学名为二丙基醋酸钠。属于抗癫痫离子通道药物。早在 1882 年合成，一直作为有机溶媒使用，直到 1963 年偶然发现其具有较强的抗惊厥作用，1964 年在法国首先用于治疗癫痫获得成功，1967 年开始在欧美及世界各国临床广泛应用，成为治疗癫痫的常用药物之一。

丙戊酸钠不抑制癫痫病灶放电，但能阻止病灶异常放电的扩散。丙戊酸钠的抗癫痫作用机制主要表现在：①增强 γ-氨基丁酸能神经元的突触传递功能。使脑内 γ-氨基丁酸含量增加。②抑制钠离子通道和 L 型 C 钙离子通道。

丙戊酸钠口服吸收迅速而完全，生物利用度在 80% 以上。片剂及胶囊剂 1~4 小时血药浓度达峰值，肠溶片需 3~4 小时，饭后服用可延迟吸收。血浆蛋白结合率约为 90%，半衰期为 8~15 小时。主要经肝代谢，然后与葡萄糖醛酸结合经肾排出，少量随粪便排出。

丙戊酸钠为原发性大发作和失神小发作的首选药，对部分性发作（简单部分性和复杂部分性及部分性发作继发大发作）疗效不佳。对婴儿良性肌阵挛癫痫、婴儿痉挛有一定疗效，对肌阵挛性失神发作需加用乙琥胺或其他抗癫痫药才有效。

丙戊酸钠的常见不良反应包括恶心、呕吐、食欲减退和腹痛等症状，故宜饭后服用。中枢神经系统方面的反应少，主要表现为嗜睡、平衡失调、乏力、精神不集中、不安和震颤等。严重的毒性为肝功能损害，约有 25% 的患者服药数日后出现肝功能异常，故在用药期间应定期检查肝功能。禁用于肝、肾功能不全者，以及卟啉病患者；孕妇慎用。

丙戊酸钠可抑制苯妥英钠、苯巴比妥、扑米酮、氯硝西泮的代谢，易使其中毒；与抗凝药、溶栓药合用，增加出血的危险性；使全身麻醉药、中枢神经系统抑制药作用增强；与卡马西平合用，由于卡马西平诱导肝药酶作用，二者的血药浓度均降低，半衰期缩短。

（王晓良　于海波）

zuòyòngyú lízǐtōngdào de júbù
mázuìyào

作用于离子通道的局部麻醉药（drugs for local anesthetics and ion channel）　能在用药局部可逆性地阻断感觉神经冲动的发生与传递的药物。主要作用于神经细胞钠离子通道，属于外周神经系统药物。

药理作用及机制　局部麻醉药可抑制钠离子通道钠内流，阻止动作电位的产生和神经冲动的传导，产生局麻作用。局部麻醉药阻滞钠内流的作用具有使用依赖性，即开放的通道数目越多，其受阻滞越大，效应也越强。因此，局部麻醉药的作用与神经状态有关，处于兴奋状态的神经较静息状态的神经对局部麻醉药敏感。因此，一定浓度的药物对激活状态的神经比对静息状态的神经会产生更明显的效应。

局部麻醉药应用于局部神经末梢或神经干周围，在意识清醒的条件下可使局部感觉（触觉、压觉、痛觉、温觉等）暂时消失。局部麻醉药的作用局限于给药部位并随药物从给药部位扩散而迅速消失。高浓度时，运动神经也被麻痹，运动功能也将丧失。低浓度局部麻醉药可阻断感觉神经冲动的发生和传导，较高浓度的局部麻醉药对神经系统的任何部分都有阻断作用，使神经纤维兴奋阈升高、传导速度减慢、动作电位幅度降低，最终完全丧失产生动作电位的能力。

分类 局部麻醉药的化学结构一般分为 3 部分：亲脂性的芳香环、中间链接部分和亲水性的胺基，根据其中间链为酯键或酰胺键，可分为酯类局部麻醉药和酰胺类局部麻醉药。但也有少数局部麻醉药例外。常见的酯类局部麻醉药有普鲁卡因、可卡因和丁卡因等；常见酰胺类局部麻醉药有布比卡因、利多卡因、罗哌卡因和辛可卡因等。根据局麻药作用时效进行分类，可分为短效局麻药有普鲁卡因、氯普鲁卡因；中效局麻药有利多卡因、甲哌卡因和丙胺卡因；长效有丁卡因、布比卡因、罗哌卡因和依替卡因。

普鲁卡因（procaine）又称奴佛卡因（novocaine），为短效酯类局麻药，水溶液不稳定，扩散与穿透能力差，因此不适用于表面麻醉。常用于浸润麻醉、蛛网膜下腔阻滞麻醉、神经传导阻滞麻醉和"封闭疗法"（普鲁卡因用于治疗某些损伤和炎症，可使炎症损伤部位的症状得到一定的缓解）。静脉注射小剂量普鲁卡因有镇静和镇痛的作用，可用于全身麻醉和急性疼痛。毒性低，偶见普鲁卡因过敏性休克，用前要做皮试。

可卡因（cocaine）是应用最早的局部麻醉药，1860 年从南美洲古柯树叶中提取，并首先进入临床，用作眼科麻醉药，但由于其强烈的依赖性，使用受到限制。

丁卡因（tetracaine）局麻作用比普鲁卡因强，毒性也较大，能透过黏膜，因此可用于黏膜麻醉。作用迅速，1~3 分钟即生效，维持 20~40 分钟。用于黏膜表面麻醉、神经阻滞麻醉、硬膜外麻醉和蛛网膜下腔麻醉。大剂量可致心脏传导系统和中枢神经系统抑制。

利多卡因（lidocaine）又称赛罗卡因，为中效酰胺类局麻药。应用广泛，价格便宜。具有起效快、作用强而持久、穿透力强及安全范围较大等特点。利多卡因在肝被肝微粒体酶水解失活，但代谢较慢，半衰期约为 90 分钟，持续作用时间为 1~2 小时。此药反复应用后可产生快速耐受性。该药安全范围较大，能穿透黏膜，可用于各种局麻方法，有全能局麻药之称，主要用于传导麻醉和硬膜外麻醉。利多卡因的毒性大小与所用药液的浓度有关，增加浓度可相应增加毒性反应。

罗哌卡因（ropivacaine）的化学机构类似于利多卡因，是长效酰胺类局部麻醉药。其阻断痛觉的作用较强而对运动的作用较弱，作用时间短，使患者能够尽早离床活动并缩短住院时间，对心肌的毒性比布比卡因小，有明显的收缩血管作用，使用时无须加入肾上腺素。适用于硬膜外、臂丛阻滞和局部浸润麻醉。它对子宫和胎盘血流几乎无影响，故适用于产科手术麻醉。

辛可卡因（cinchocaine）是长效局麻药。起效 15~20 分钟，麻醉时效 3~4 小时。麻醉作用和毒性均为普鲁卡因的 12~15 倍。在组织中远较普鲁卡因稳定，因此麻醉作用持续时间较久。主要在肝代谢，代谢产物大部分经肾排泄。主要用于适用于硬膜外麻醉及蛛网膜下腔阻滞麻醉（又称腰麻）等。

布比卡因（bupivacaine）为长效酰胺类局麻药，水溶液稳定，麻醉作用比利多卡因强 3~4 倍，持续时间长。用于硬膜外阻滞麻醉和脊髓麻醉，低浓度布比卡因可用于局部浸润麻醉和神经阻滞。毒性较大，心脏毒性尤应注意。

（王晓良 于海波）

zhōngshū shénjīng xìtǒng yàowù

中枢神经系统药物 （central-nervous system drugs）

主要通过影响中枢突触传递的不同环节，如神经递质、受体、受体后信号转导等，来改变人体生理功能的药物。研究内容包括药物的来源、药理作用、作用机制、体内过程、临床应用以及不良反应等。

药理研究 中枢神经系统药物药理包括的范围广，精神药理学是其中一个重要的分支。尽管现代精神药理学始于 20 世纪 50 年代，而民间应用鸦片、古柯叶、大麻等影响精神情绪的药物已有上千年历史。19 世纪以后随着自然科学的发展，药物的研发也有了很大进步。例如，1806 年德国药师弗里德希·泽尔蒂尔纳（Sertürner）首次从阿片中分离出吗啡，开创了阿片类药物在临床的应用；1949 年法国外科医生亨利·拉伯里特（Henri Laborit）发现吩噻嗪类药物可以减轻手术患者的焦虑情绪；1952 年第一个抗精神病药物氯丙嗪在法国上市，代替了以往胰岛素和电休克治疗，开创了治疗精神分裂症的新纪元；20 世纪 70 年代脑内苯二氮䓬类受体的发现，为寻找新的抗焦虑药提供了研究工具。由此，形成了一系列抗精神失常药，即抗精神病药、抗抑郁药、抗躁狂症药和抗焦虑药四大类别。阿片类镇痛药的迅速发展始于 20 世纪 60 年代，此时出现了比吗啡强千百倍的镇痛药，也出现了镇痛、欣快感和成瘾脱离的部分激动药镇痛新（喷他佐辛），进入 70 年代后，对吗啡受体的鉴定和内源性阿片肽样物质的分离和鉴定，使镇痛药的研究取得了突破性进展。

中枢神经系统远较外周神经系统复杂，存在多种形式的突触联系，需要多种神经递质传递信息，药物通过模拟或阻断内源性递质在神经和精神疾病中具有重要意义，因此，神经递质的发现使得中枢神经系统药物得以迅速发展。乙酰胆碱是第一个被发现的脑内神经递质，此后 1954 年英国著名学者沃格特（Vogt）用生物测定法发现去甲肾上腺素、肾上腺素和 5-羟色胺，l957 年脑内重要的神经递质多巴胺被发现，1962 年希拉普（Hillarp）等用组织荧光技求证实中枢神经系统神经元内确实含有去甲肾上腺素、5-羟色胺和多巴胺，并且标出各种神经元的通路和分布，药物通过此递质而起作用。除了经典的神经递质外，不断发现还有新的神经活性物质随突触前膜去极化从末梢释放，如 P 物质、阿片肽，甚至包括日益受到重视的一氧化氮、花生四烯酸等，因此提出神经调质和神经激素的概念。这些神经递质、神经调质和神经激素的发现有力推动了中枢神经系统药物药理的发展，以及药物作用部位和机制的深入研究。

行为学方法是研究中枢神经系统药物必不可少的方法，人的思维、认知、精神活动不能直接观察，故通过动物的行为表现，可以了解药物对神经精神活动的影响和在药物作用下机体对外界刺激的应答与适应性改变。常用的行为学方法有：研究学习记忆能力的莫里斯（Morris）水迷宫、T 迷宫、八臂迷宫、穿梭箱等；研究抑郁、焦虑等情绪相关疾病的高架十字迷宫、旷场实验、悬尾实验、强迫游泳实验、社会接触实验、糖水偏好实验等；研究药物成瘾的自发活动检测、条件位置偏好实验、自身给药、行为敏化实验等。此外，在中枢神经系统药理中，动物模型也是进行药物筛选、研究药物机制和定量构效关系以及探讨疾病本质所不可缺少的方法。常见的中枢神经系统疾病模型有：①脑缺血模型，可以通过结扎基底动脉、颈总动脉和大脑中动脉的方法制备全脑缺血或局灶性脑缺血。②阿尔茨海默病模型，APP 转基因鼠是常用的阿尔茨海默病动物模型，此外还可以用 Aβ 在体外制备损伤模型。③帕金森病模型，可以用 1-甲基-4-苯基-1,2,3,6-四氢吡啶（MPTP）、6-羟基多巴胺（6-OH-DA）、左旋多巴、槟榔碱等来制备不同类型的帕金森病模型。④抑郁模型，可以通过慢性不可预知应激、慢性社会挫败应激、慢性束缚应激、习得性无助实验等来制备抑郁模型。⑤疼痛模型，包括化学药物致痛法、热致痛法等。

神经递质及其受体的测定可以采用组织化学、免疫荧光、微透析技术结合高效液相色谱分析、电化学检测技术等方法来实现。微透析技术是用来检测活体组织细胞外间隙化学物质浓度的技术，最早应用于神经科学领域。进入 21 世纪，微透析技术结合灵敏度高、选择性好的电化学检测技术可以实时连续地检测活体体内的待测成分，特别是阿尔茨海默病、去甲肾上腺素、γ-氨基丁酸（GABA）等神经递质，为探讨神经精神疾病的发病机制，治疗中枢神经系统疾病的新药研发提供了有力支持。

电生理学技术也是研究中枢神经系统药理的一个重要方法，从细胞膜片钳到脑片膜片钳，从离体场电位到在体场电位，主要研究药物对各种离子通道，突触可塑性以及学习记忆功能的影响，结合行为学实验，有助于对药物作用做出更为确切的评价。光遗传学技术的迅猛发展为神经科学的研究开启了新的篇章。光遗传学是一种利用光学原理和遗传学技术对哺乳动物的特定神经元进行处理，以探究其功能的一种研究手段，具有精确度高和可活体处理两个特点。尽管光遗传学技术的应用还停留在基础研究阶段，但其作为一项具有跨时代意义的技术，使神经科学中一些曾经无法完成或难度过大的实验变成了可能，很大程度上促进了神经科学的飞速发展。

药物分类 尽管中枢神经系统功能复杂，但主要还是兴奋和抑制，中枢兴奋性的表现由弱到强依次为欣快、失眠、不安、幻觉、妄想、躁狂、惊厥等；中枢抑制的表现由弱到强依次为镇静、抑郁、睡眠、昏迷等。因此作用于中枢神经系统的药物可以分为中枢兴奋药和中枢抑制药，又根据治疗的疾病和作用机制的不同，中枢神经系统药物可分为：中枢兴奋药、镇静催眠药、抗惊厥药、抗癫痫药、抗精神失常药、抗阿尔茨海默病药、抗帕金森病药、全身麻醉药、局部麻醉药、镇痛药等。

中枢神经系统药物的作用具有特异性和非特异性两种，特异性表现为特定的分子机制，如选择性作用于某种受体或细胞，非特异性表现为通过多种分子机制影响多种靶细胞。根据这个特点，中枢神经系统药物又可以分为：①非特异性中枢抑制药，包括麻醉气体、酒精和镇静催眠药。这类药物具有抑制中枢各级可兴奋组织的作用，使神经递质释放减少，抑制突触后效应和离子转运。但在亚麻醉状态下，这类药物（如酒精）又对特定神经组织有相对特异性，这也解释了它们行为学效应的差异，尤其是药物依赖性作用。②非特异性中枢兴奋药，中枢兴奋作用一般依赖于两种机制，一种是阻断抑制作用，另一种是直接兴奋作用，包括神经递质释放增加、递质作用时间延长、突触后膜不稳定性增加和突触功能恢复时间缩短。这类药物主要包括作用较强的戊四氮及其衍生物，和作用较弱的甲基黄嘌呤。③选择性中枢神经系统功能调节药，这类药物可产生兴奋作用或抑制作用，包括抗惊厥药、抗帕金森病药、阿片及非阿片类镇痛药、食欲抑制药、止吐药、解热镇痛药、兴奋药、精神抑制药（抗抑郁药、抗躁狂症药、抗精神分裂症药）、镇静催眠药，另外也包括治疗阿尔茨海默病药（如胆碱酶抑制药、抗谷氨酸能神经保护药）和治疗亨廷顿病药（如丁苯那嗪）。

中枢神经系统药物也可按照其对递质和受体的作用进行分类，常见的递质包括乙酰胆碱、去甲肾上腺素、多巴胺、5-羟色胺、γ-氨基丁酸、甘氨酸、组胺、阿片等，这些药物通过促进或抑制上述递质的释放，以及激动或阻断上述递质作用的受体来发挥不同的药理效应。

发展现状 光遗传学技术是21世纪以来发展最为迅猛的一项技术，2010年被 *Nature Methods* 评为年度十大生物技术之一。在神经系统中，运用光遗传学技术，实现了对神经元和突触的高时间分辨率、高精确度的光学调控，为突触可塑性和神经回路的研究提供了广阔的前景。同时，在神经精神疾病的机制研究和治疗中光遗传学也取得了可喜的成果，如：研究癫痫和帕金森病的神经机制，治疗早期阿尔茨海默病，抑制神经疼痛，干预强迫症、焦虑症、抑郁症及成瘾等多种精神障碍性疾病等，推动了神经系统药理的发展。但是，这些成果都还是在动物模型上实现，不能直接简单地复制用于人体，如何制备灵长类模型，真正应用于人类还需要更多、更深入的研究。老药新用是中枢神经系统药理发展的又一趋势，最具代表性的是氯胺酮的应用。氯胺酮（ketamine）是一种非特异性 *N*-甲基-D-天门冬氨酸（*N*-methyl-D-aspartic acid，NMDA）受体阻断剂，是常用的全身麻醉药。而临床研究发现，氯胺酮具有快速、有效、持久的抗抑郁作用，对难治性抑郁症患者也有较好疗效，这为临床抑郁症治疗带来了新的突破。因此，以氯胺酮为工具药，寻找快速抗抑郁的关键靶点，为研发新型抗抑郁药提供了新方向。

（陈建国　胡壮丽）

zhōngshū xīngfènyào

中枢兴奋药（central nervous system stimulant）

能选择性地兴奋中枢神经系统，从而提高其功能活动的药物。又称中枢神经系统兴奋药。属于中枢神经系统药物。这类药物对中枢各部位均有不同程度的兴奋作用，其中大多数药物对呼吸中枢有直接或间接的兴奋作用，临床主要用于抢救中枢性呼吸衰竭。中枢兴奋药的效应与作用范围均随剂量增加而加大，因此过量易致中枢神经系统广泛兴奋，甚至引起惊厥，故必须严格控制剂量和用药间隔时间。根据中枢兴奋药的主要作用部位分为3类：兴奋大脑皮质的药物、兴奋延髓呼吸中枢的药物和兴奋脊髓的药物。

兴奋大脑皮质的药物 代表药有咖啡因、哌甲酯等。哌甲酯（methylphenidate）为人工合成药，其化学结构与具有中枢兴奋作用的苯丙胺相似，但拟交感作用很弱，中枢兴奋作用较温和，能改善精神活动，解除轻度抑制和疲乏感，消除睡意及抑郁症状，较大剂量兴奋呼吸中枢，大剂量可致惊厥。哌甲酯口服后2小时达血浆峰浓度，消除半衰期为2小时，脑内浓度超过血浆浓度，作用可维持4小时左右。临床主要用于对抗巴比妥类和其他中枢抑制药中毒引起的昏睡与呼吸抑制；用于发作性睡病和小儿遗尿症；对儿童多动症也有一定疗效，能使儿童注意力集中，自制力增强，学习能力提高，但应在医生指导下使用。

兴奋延髓呼吸中枢的药物 又称呼吸兴奋药，代表药有尼可刹米、山梗菜碱等。尼可刹米（nikethamide）为人工合成药，其代谢产物为可拉明（coramine）。该药能直接和间接刺激颈动脉窦化学感受器反射性兴奋呼吸中枢，增加呼吸中枢对 CO_2 敏感性，呼吸中枢受抑制时其兴奋作用更明显。尼可刹米作用温和、短暂（5~10分钟），安全范围较大，对大脑皮质和脊髓的兴奋作用较弱，不易引起惊厥，对血管运动中枢也有较弱的兴奋作用，但大剂量可引起中枢神经系统广泛兴奋而致惊厥。临床上用于传染病及中枢抑制药中毒引起的呼吸抑制，也可用于长时间吸氧治疗及人工呼吸后，促进自主呼吸功能的恢复，常需间歇多次给药。尼可刹米在治疗量下不良反应少而轻。过量可引起血压升高、心动过速、肌颤、僵直，甚至惊厥。

山梗菜碱（lobeline）又称洛贝林，是从山梗菜中提取的一种生物碱，已人工合成。治疗量的山梗菜碱对呼吸中枢无直接兴奋作用，主要通过刺激颈动脉和主动脉化学感受器，反射性地兴奋呼吸中枢（间接作用）。其作用短暂，仅有数分钟，安全范围大，不易引起惊厥。临床常用于治疗新生儿窒息、小儿感染性疾病引起的呼吸衰竭、一氧化碳中毒等。在使用过程中，要注意剂量不能过大，山梗菜碱用量过大可兴奋迷走神经中枢，导致心动过缓、房室传导阻滞。过量时因兴奋交感神经节和肾上腺髓质而致心动过速。

兴奋脊髓的药物 代表药士的宁（strychnine）等。士的宁又称番木鳖碱，是由马钱子中提取的一种生物碱，能选择性兴奋脊髓，增强骨骼肌的张力。可用于治疗瘫痪、弱视。但该药安全范围很小，易引起惊厥，临床很少使用。

（杨俭胡刚）

kāfēiyīn

咖啡因（caffeine） 存在于咖啡树、茶树、巴拉圭冬青及瓜拿纳的果实及树叶中的一种黄嘌呤类生物碱。属于中枢兴奋药。咖啡因为白色或带极微黄色、有丝光的针状结晶，无臭，味苦，有风化性。在热水或三氯甲烷中易溶，在水、乙醇或丙酮中略溶，在乙醚中极微溶解。

咖啡因的药理作用：①兴奋中枢神经系统。咖啡因的兴奋范围与剂量有关，小剂量（50～200mg）可致精神兴奋、思维活跃、疲乏减轻、瞌睡消除，并提高对外界的感受性；剂量加大（200～500mg）引起精神紧张、手足震颤、失眠和头痛等症状；大剂量直接兴奋延髓呼吸中枢和血管运动中枢，在呼吸中枢受抑制时尤为明显；中毒剂量可兴奋脊髓，动物发生阵挛性惊厥。②心血管作用。咖啡因可直接兴奋心脏、扩血管，降低外周阻力，可使肺小动脉舒张和肺血流量增加，有利于解除各种原因引起的轻度呼吸抑制。但对脑血管的作用相反，使大脑小动脉收缩，增加脑血管阻力，脑血流量减少，与解热镇痛抗炎药（又称非甾体抗炎药）合用治疗脑血管扩张所致的头痛。③其他作用。咖啡因对支气管和胆道平滑肌有舒张作用。

咖啡因的作用机制不十分清楚，可能与以下几方面有关。①可作为兰尼碱受体激动剂，增加细胞内钙离子浓度，同时增加肌纤维对钙离子的敏感性。②抑制磷酸二酯酶，使组织及肌肉环磷酸腺苷的浓度升高。③具有γ-氨基丁酸受体拮抗作用。④具有中枢腺苷受体拮抗作用。

咖啡因口服后主要在胃肠道快速而完全的吸收，在15～60分钟达峰值浓度，峰值可持续到120分钟。可通过血脑屏障、胎盘屏障、血-睾屏障进入全身组织。消除半衰期为2～4.5小时，个体差异较大，有个体甚至长达12小时。咖啡因主要被肝代谢清除，少数通过肾排泄。

咖啡因用于对抗中枢抑制状态，如严重传染病和中枢抑制药（吗啡、镇静催眠药及抗组胺药等）中毒所引起的昏睡、呼吸和循环抑制，其中对吗啡引起的呼吸抑制疗效较好。与麦角制剂配伍可治疗偏头痛，与溴化物合用治疗神经官能症。

咖啡因剂量较大可致激动、不安、失眠、心悸、头痛、恶心、呕吐，甚至惊厥。婴儿高热时不宜用含咖啡因的解热复方制剂，易致惊厥。禁用于胃溃疡患者。

（杨俭胡刚）

kàngdiānxiányào

抗癫痫药（antiepileptic drugs） 用于防治癫痫发作的药物。属于中枢神经系统药物。癫痫（epilepsy）是一组由中枢神经元异常放电所引起的短暂中枢神经系统功能失调为特征的慢性脑部疾病，具有突然发生、反复发作的特点。其病理基础是大脑皮质病灶神经元突发性的异常高频放电并向周围组织扩散。临床表现为运动、感觉、意识、行为和自主神经等不同程度的障碍，可伴有脑电图改变。癫痫的治疗应长期用药，以减少或防止发作，但难以根治。

癫痫发作分型 癫痫发作分型复杂，临床常见的癫痫可分为以下两类。

部分性发作型 开始仅限于一侧大脑的某一部分。又可分为：①单纯部分性发作，又称局灶性癫痫。多无意识障碍，表现为：运动症状，如口角、眼睑、手指和足趾等局部重复动作；特殊感觉症状，如麻木感、针刺感和幻觉等；自主神经症状；精神症状。②复杂性部分性发作，又称精神运动性发作，伴有意识障碍，即出现对环境改变感知异常，对别人言语无反应，做出无意识动作和搓手、抚面等，事后不能回忆。③局限性发作继发为全身强直阵挛性发作，上述两种局限性发作可发展为伴有意识丧失的强直阵挛性发作。

全身性发作型 两侧大脑半球自开始发病就表现为同时受累，意识障碍。又可分为：①失神性发作，以意识障碍为主，可分为典型和非典型发作。前者又称为小发作，意识丧失，突然发生和突然停止，一次发作持续 5~30 秒，清醒后对发作无记忆。后者意识障碍的发生和休止比典型者缓慢，肌张力改变则较明显。②强直阵挛性发作，又称大发作，以意识丧失和全身对称性抽搐为特征。自发作开始到意识恢复一般需要 5~10 分钟。一次癫痫发作持续 30 分钟以上或连续多次发作，发作间期意识或神经功能未恢复至通常水平，则为癫痫持续状态。③肌阵挛性发作，常表现为突然、短暂、快速的肌肉收缩，可能遍及全身，也可能限于面部、躯干或者肢体。其中，大发作最为常见，亦有部分患者可同时伴有两种类型的混合性发作。

作用机制 有两种方式：①抑制癫痫病灶神经元的过度放电。②作用于病灶周围正常神经元，抑制异常放电的扩散。最早溴化钾曾用于治疗癫痫，由于毒性大，后被镇静催眠药苯巴比妥取代，直到 1937 年发现苯妥英钠后，才出现了专门治疗癫痫的药物。在 20 世纪 60 年代，发现了第二代的新型抗癫痫药卡马西平和丙戊酸钠；到 20 世纪 90 年代，第三代抗癫痫的药物上市，包括加巴喷丁、拉莫三嗪、非尔氨酯、托吡酯和噻加宾。抗癫痫药的作用机制主要与以下靶点有关。

离子通道作用机制 癫痫的发病原因之一是脑内异常放电和扩散，一些药物通过阻滞细胞膜电压依赖性钠离子通道、钙离子通道，抑制钠离子、钙离子的内流而降低神经元兴奋性（如卡马西平、苯妥英钠、氟桂利嗪等）。

γ-氨基丁酸系统 癫痫发作的原因之一是 γ-氨基丁酸系统失调，γ-氨基丁酸含量过低，降低了突触抑制作用。一些药物通过激动 γ-氨基丁酸 A 受体（如苯二氮䓬类、巴比妥类），抑制 γ-氨基丁酸摄取、增加突触间隙内 γ-氨基丁酸浓度（如噻加宾），抑制 γ-氨基丁酸转氨酶活性、减少 γ-氨基丁酸灭活（如氨己烯酸），从而增强 γ-氨基丁酸介导的突触抑制作用。

药物分类 临床上常用的抗癫痫药按结构类型可以分为以下几类。

巴比妥类 该类抗癫痫药的代表药物为苯巴比妥，主要用于癫痫大发作和癫痫持续状态，既能抑制病灶异常放电，又能限制异常放电的扩散，作用机制与激动突触后膜 γ-氨基丁酸 A 受体、阻断突触前膜钙依赖性神经递质释放有关。

乙内酰脲类 如苯妥英钠，可用于治疗各型癫痫（除失神性小发作），是治疗癫痫大发作的首选药物。

恶唑烷酮类 如三甲双酮，对失神性小发作有效，但由于对造血系统毒性较大，已少用。

丁二酰亚胺类 如乙琥胺、苯琥胺等。乙琥胺是治疗癫痫小发作（失神性发作）的首选药物，作用机制独特，主要与阻滞丘脑神经元 T 型电压门控钙通道有关。

苯二氮䓬类 如地西泮、硝西泮、氯硝西泮等，主要机制是拮抗 γ-氨基丁酸受体。其中地西泮是癫痫持续状态的首选药物，硝西泮主要用于癫痫小发作，特别是肌阵挛性发作和婴儿痉挛，氯硝西泮可用于癫痫小发作和持续状态。

二苯并氮杂䓬类 如卡马西平、奥马西平等。卡马西平抗癫痫谱较广，特别是对精神运动性发作疗效好。

γ-氨基丁酸类似物 该类抗癫痫药包括氨己烯酸、加巴喷丁、卤加比等。γ-氨基丁酸类似物主要作为 γ-氨基丁酸转氨酶的抑制药，提高脑内 γ-氨基丁酸浓度而发挥抗癫痫作用。

脂肪羧酸类 代表药为丙戊酸钠，是广谱抗癫痫药，不抑制癫痫病灶的异常放电，但能阻断病灶异常放电的扩散，能通过多种机制增强 γ-氨基丁酸系统的抑制作用，也能阻滞电压门控钠离子通道和 L-型钙离子通道。

磺酰胺类 如唑尼沙胺、托吡酯等。托吡酯是一种新型抗癫痫药，作用机制主要包括阻滞钠通道、增加 γ-氨基丁酸对 γ-氨基丁酸 A 受体的激活频率、拮抗谷氨酸 AMPA 受体，适用于部分性发作、全身性发作、顽固性癫痫。

苯基三嗪类 拉莫三嗪属于该类化合物，是一种新型的抗癫痫药，对部分和全身发作都有效，其作用机制与阻滞钠通道、抑制谷氨酸等神经递质释放有关。

（李 锦 吴 宁 曹丹旎）

běntuǒyīngnà

苯妥英钠 （phenytoin sodium）

化学名 5,5-二苯基-2,4-咪唑烷二酮钠盐，属乙内酰脲类抗癫痫药。苯妥英钠于 1908 年由德国化学家海因里希·比尔茨（Heinrich Biltz）首次合成，1923 年美国帕克-戴维斯（Parke-Davis）实验室的两位研究催眠药物的美国有机化学家道克斯（Dox AW）和托马斯（Thomas A）再次成功合成。最初，因其无催眠功效而放弃了对它的关注。直到1937年美国神经学家梅里特（Houston Merritt）和帕特南（Tracy Putnam）用猫电休克致癫痫模型证实了苯妥英钠的抗癫痫作用，才再次引起人们对它的兴趣。1938年6月戴维斯公司公布的药品目录中新增了苯妥英钠；1939年美国医师协会把苯妥英钠纳入"新型非正式治疗"，适用于苯巴比妥或溴化物效果不佳或副作用不能耐受的癫痫患者。苯妥英钠是第一个经筛选得到的抗癫痫药，是抗癫痫药研发的里程碑，在抗癫痫领域广泛应用。

药理作用及机制　苯妥英钠抗癫痫作用机制较为复杂，不能抑制癫痫病灶异常放电，但可阻止异常放电向病灶周围的正常脑组织扩散，该作用可能与其抑制突触传递的强直后增强有关。苯妥英钠对可兴奋细胞的细胞膜有稳定作用（包括神经细胞膜和心肌细胞膜），能降低其兴奋性。该药可与钠通道结合阻滞钠离子内流，具有电压依赖性和使用依赖性；可阻滞L和N型钙通道，抑制钙离子内流，但对哺乳动物丘脑神经元的T型钙通道无阻滞作用，可能与其治疗失神性发作无效有关；可抑制钙调素激酶活性，减少钙依赖的兴奋性递质的释放和突触后膜的去极化反应；大剂量苯妥英钠还能抑制钾离子内流，延长动作电位时程和不应期。高浓度还能抑制神经末梢对γ-氨基丁酸的摄取，诱导γ-氨基丁酸A受体增加，因此间接增强γ-氨基丁酸的作用，使氯离子内流，出现超极化，抑制高频放电。

体内过程　苯妥英钠口服吸收慢而不规则，连续服用治疗量需经6~10天才能达到有效血药浓度。故常先用苯巴比妥等作用较快的药物控制发作，再改用苯妥英钠，一般将苯妥英钠与前用的药合用7~10天。治疗癫痫持续状态时宜静脉注射，其血浆蛋白结合率约为90%，大部分经肝药酶代谢为无活性物，由肾排泄。血药浓度的个体差异较大，因而临床用量应注意个体化。

临床应用　①抗癫痫：为常用抗癫痫药，对癫痫强直阵挛性发作疗效好，为首选药，对复杂局限性发作和单纯局限性发作有一定疗效，对失神性发作无效。②抗外周神经痛：用于治疗三叉神经、舌咽神经和坐骨神经等神经性疼痛。③抗心律失常：可治疗强心苷过量中毒所致室性及室上性心律失常和对利多卡因无效的心律失常、麻醉手术引起的室性心律失常。

不良反应及禁忌证　①局部刺激：对胃肠道有刺激性，口服可引起厌食、恶心、呕吐和腹痛等症状，宜饭后服，静脉注射可发生静脉炎。②牙龈增生：长期应用可引起牙龈增生，多见于儿童和青少年，一般停药后可自行消退。③神经系统反应：中毒量出现眩晕、共济失调等小脑前庭系统功能障碍，精神错乱或昏迷等。④血液系统反应：抑制叶酸的吸收并加速其代谢，抑制二氢叶酸还原酶活性，长期用药可由于叶酸缺乏致巨幼红细胞性贫血，少数患者可出现粒细胞和血小板减少，偶致再生障碍性贫血，必须定期检查血常规。⑤骨骼系统反应：诱导肝药酶而加速维生素D代谢，可致低钙血症、佝偻病样改变和骨软化症。⑥其他反应：

偶见男性乳房增大、女性多毛症等；偶致畸胎，故孕妇慎用；久服骤停可使癫痫发作加剧。对苯妥英钠及其他乙内酰脲类药物过敏者，阿-斯综合征患者，Ⅱ~Ⅲ度房室传导阻滞、窦房阻滞、窦性心动过缓等患者，低血压患者，以及白细胞减少、严重贫血患者禁用。

药物相互作用　苯妥英钠自用于治疗癫痫以来一直是癫痫治疗的一线用药，直到20世纪80年代才逐渐被卡马西平和丙戊酸钠取代。它的发展史中的一个重要事件是发现了其不同于其他药物的非线性的药物代谢动力学特征，以及它与其他药物的相互作用。血药浓度监测对于苯妥英钠的使用意义重大，事实上，血药浓度监测对于苯妥英钠的重要性超过了其对癫痫病症的重要性。苯妥英钠可被肝药酶代谢，故与异烟肼、氯霉素类抗生素等肝药酶抑制药合用时，可提高苯妥英钠的血药浓度，增强疗效；与苯巴比妥、卡马西平等肝药酶诱导药合用时，可降低血药浓度，疗效减弱。保泰松、磺胺类抗菌药、水杨酸类、苯二氮䓬类等可与苯妥英钠竞争血浆蛋白结合部位，使苯妥英钠游离，血药浓度升高。

（李　锦　吴　宁　曹丹旎）

kàngjīngjuéyào

抗惊厥药（anticonvulsant drugs）用于缓解和消除惊厥症状的药物。属于中枢神经系统药物。惊厥（seizure）是由各种原因引起的中枢神经过度兴奋的一种症状，表现为全身骨骼肌不自主的强烈收缩。常见于小儿高热、破伤风、强直阵挛性发作、癫痫持续状态、子痫和中枢兴奋药中毒等。常见的抗惊厥药有巴比妥类、苯二氮䓬类、水合氯醛和硫酸镁等。

巴比妥类镇静催眠药大剂量使用时有抗惊厥作用，常用于抗惊厥的药物有苯巴比妥、异戊巴比妥，也可用硫喷妥钠。抗焦虑药苯二氮䓬类如地西泮有中枢抑制作用及中枢性肌肉松弛作用，静脉注射时有抗惊厥作用，可用于癫痫持续状态。水合氯醛、副醛保留灌肠也有抗惊厥作用。镁离子有中枢抑制作用和阻断神经肌肉接头的作用，故可抗惊厥。常用硫酸镁肌内注射或静脉滴入。硫酸镁不如巴比妥类安全可靠，因此临床上多被巴比妥类药物所取代。但子痫时仍有应用。

（李　锦　吴　宁　曹丹旎）

liúsuānměi

硫酸镁（magnesium sulfate）

属于抗惊厥药。静脉或肌内注射可用于治疗子痫、破伤风、高血压危象和高血压脑病。口服高浓度硫酸镁可用于治疗胆囊炎、胆石症等。镁离子是细胞内重要的阳离子，是磷酸盐转移酶和需要ATP参加的酶的辅基或激活药。硫酸镁是治疗子痫的首选药。

药理作用与临床应用　注射给药产生如下作用：①镇静和抗惊厥作用，与增加细胞外液镁离子有关。②抗惊厥作用，产生箭毒样骨骼肌松弛作用，机制除抑制中枢神经的作用外，主要由于镁离子与钙离子性质相似，可特异性的竞争钙离子结合部位，抑制乙酰胆碱释放，降低乙酰胆碱致运动终板去极化作用和降低骨骼肌的兴奋性，从而阻断神经肌肉接头的传递过程。这一作用可被钙离子拮抗，主要用于缓解子痫和破伤风引起的惊厥。③心血管系统，血镁过高引起血管扩张、血压下降，主要用于高血压危象，也用于发作频繁而其他治疗效果不好的心绞痛患者，对伴有高血压的患者效果较好。④对子宫平滑肌收缩有抑制作用，可用于治疗早产。⑤过量引起呼吸抑制、腱反射消失、心脏抑制、血压骤降甚至死亡，静脉缓慢注射氯化钙可立即消除镁离子的作用。

口服给药产生导泻和利胆作用：硫酸镁口服不吸收，在肠壁内形成高渗而减少水分吸收，肠内容积增大，刺激肠壁，导致肠蠕动加快，引起泻下。用于便秘、肠内异常发酵，亦可与驱虫药并用；与活性炭合用，可治疗食物或药物中毒。此外，镁盐还能引起十二指肠分泌缩胆囊素，刺激肠液分泌和蠕动。口服高浓度硫酸镁或用导管直接注入十二指肠，因反射性引起胆总管括约肌松弛，胆囊收缩，产生利胆作用。亦用于阻塞性黄疸、慢性胆囊炎。

不良反应　①导泻时如浓度过高，可引起脱水；胃肠道有溃疡、破损之处，易造成镁离子大量的吸收而引起中毒。②静脉注射硫酸镁常引起潮红、出汗、口干等症状，快速静脉注射时可引起恶心、呕吐、心悸、头晕，个别出现眼球震颤，减慢注射速度症状可消失。③肾功能不全，用药剂量大，可发生血镁积聚，血镁浓度达 5mmol/L 时，可出现肌肉兴奋性受抑制，感觉反应迟钝，膝腱反射消失，呼吸开始受抑制，血镁浓度达 6mmol/L 时可发生呼吸停止和心律失常、心脏传导阻滞，浓度进一步升高，可使心跳停止。④连续使用硫酸镁可引起便秘，部分患者可出现麻痹性肠梗阻，停药后好转。⑤极少数血钙降低，再现低钙血症。⑥镁离子可自由透过胎盘，造成新生儿高血镁症，表现为肌张力低，吸吮力差，不活跃，哭声不响亮等，少数有呼吸抑制现象。⑦少数孕妇出现肺水肿。

禁忌证　①肾功能不全者慎用。②不宜用于有中枢抑制作用的药物中毒的抢救或有中枢抑制症状的患者。③口服泻下作用较剧烈，可反射引起盆腔充血和失水，月经期、妊娠妇女及老人慎用。④有心肌损害、心脏传导阻滞时应慎用或不用。⑤每次用药前和用药过程中，定时做膝腱反射检查，测定呼吸次数，观察排尿量，抽血查血镁浓度。若出现膝腱反射明显减弱或消失，或呼吸次数每分钟少于 16 次，每小时尿量少于 30ml 或 24 小时少于 600ml，应及时停药。⑥用药过程中突然出现胸闷、胸痛、呼吸急促，应及时听诊，必要时进行胸部 X 线检查，以便及早发现肺水肿。⑦如出现急性镁中毒现象，可用钙剂缓慢静脉注射解救。⑧保胎治疗时，不宜与肾上腺素受体激动药，如利托君同时使用，否则容易引起心血管的不良反应。

药物相互作用　与硫酸镁配伍禁忌的药物有硫酸多黏菌素 B、硫酸链霉素、葡萄糖酸钙、盐酸多巴酚丁胺、盐酸普鲁卡因、四环素、青霉素和萘夫西林（乙氧萘青霉素）。

（李　锦　吴　宁　曹丹旎）

běnbābǐtuǒ

苯巴比妥（phenobarbital）

化学名称为 5-乙基-5-苯基-2,4,6-(1H,3,5H)-嘧啶三酮。属于巴比妥类抗惊厥药。苯巴比妥于 1904年由德国化学家埃米尔·费歇尔（Emil Fischer）首次合成，1912年由德国拜耳公司作为镇静安眠药上市。同年，德国生理学家阿尔弗雷德·豪普特曼（Alfred Hauptmann）偶然发现了苯巴比妥的抗惊厥活性。然而，直到20世纪20年代初期苯巴比妥才作为典型的抗惊厥药大规模使用。

药理作用及机制 苯巴比妥具有广泛中枢抑制作用。随剂量由小到大，相继出现镇静、催眠、抗惊厥和麻醉作用。10 倍催眠剂量能引起呼吸抑制，甚至导致死亡。苯巴比妥在非麻醉剂量时主要抑制多突触反射，减弱易化，增强抑制。此作用主要见于 γ-氨基丁酸能神经突触。它增强 γ-氨基丁酸介导的氯离子内流，减弱谷氨酸介导的去极化。通过延长氯通道开放时间而增加氯离子内流，引起神经元超极化。较高浓度时，则抑制钙依赖性动作电位和递质释放，并且呈现拟 γ-氨基丁酸作用，即在无 γ-氨基丁酸时也能直接增加氯离子内流。增加氯电导，使膜超极化，降低兴奋性；还可减少兴奋性递质的释放。

体内过程 苯巴比妥口服或注射后易吸收，分布于体内各组织及体液中；易进入胎盘分布到胎儿体内。不易透过血脑屏障，由血液进入脑组织甚慢，静脉注射后 15 分钟左右才起效。作用时间长，部分由肝代谢，部分由肾代谢，经肾排泄时部分可被肾小管重吸收。

临床应用 ①抗惊厥：主要用于小儿高热、破伤风、子痫、脑膜炎、脑炎等引起的惊厥。一般采用肌内注射给药的方法治疗惊厥。②抗癫痫：主要用于缓解癫痫强直痉挛性发作和部分性癫痫发作。③镇静：主要用于由甲状腺功能亢进、高血压、功能性恶心、小儿幽门痉挛引起的焦虑不安、烦躁；亦可用于其他不明原因的焦虑不安、烦躁等症。④催眠：可用于顽固性失眠症，但醒后往往有疲倦、思睡等后遗效应。⑤麻醉前给药。⑥与解热镇痛药配伍应用，以增强解热镇

痛药作用。⑦治疗新生儿核黄疸。

不良反应及禁忌证 苯巴比妥催眠剂量可致眩晕和困倦，引起精细运动失调。偶可致剥脱性皮炎等严重过敏反应。中等量即可产生轻度中枢性呼吸抑制，严重肺功能不全和颅脑损伤致呼吸抑制者禁用。具有肝药酶诱导作用，可加速其他药物的代谢，降低药效。连续久服可引起耐受性，突然停药易发生"反跳"现象。此时，快动眼睡眠时间延长，梦魇增多，迫使患者继续用药，终至依赖。依赖后停药，戒断症状明显，表现为激动、失眠、焦虑，甚至惊厥。严重肺功能不全（如肺气肿）、支气管哮喘及颅脑损伤呼吸中枢受抑制者慎用或禁用；肝肾功能不良者慎用，肝硬化或肝功能严重障碍者禁用。

药物相互作用 ①与全身麻醉药、中枢性抑制药或单胺氧化酶抑制药、酒精等合用时，可互相增强效能。②与双香豆素、氢化可的松、地塞米松、灰黄霉素、睾酮、雌激素、孕激素、口服避孕药、氯丙嗪、氯霉素、土霉素、地高辛、丙吡胺、奎尼丁、三环类抗抑郁药合用时，由于其肝药酶诱导作用机体对这些药物代谢加快，疗效降低。因此，与上述药物合用时，应及时调整上述药物剂量。③一般常用量的苯巴比妥与苯妥英钠合用，由于肝微粒体酶的诱导，苯妥英钠的代谢加快，效应降低，但肝功能不全时，二者合用，则可与上述相反，苯妥英钠的代谢比正常慢，相应的血药浓度可高于正常，因此，二者合用，需定期测定血药浓度而调整用量。④与卡马西平和琥珀酰胺类药合用时，可使这二类药物的清除半衰期缩短而血药浓度降低。⑤与环磷酰胺合用，理论

上可增加环磷酰胺烷基化代谢产物，使药物作用增加，但临床上意义尚未明确。

中毒急救 苯巴比妥口服未超过 3 小时，可用大量温等渗盐水或 1：2000 的高锰酸钾溶液洗胃；碱化尿液，增加排泄；对症治疗。

（李 锦 吴 宁 曹丹疏）

kàngpàjīnsēnbìngyào

抗帕金森病药（anti-Parkinson's drugs） 用于防治帕金森病（Parkinson's disease）症状或缓解帕金森病病理改变的药物。是一类中枢神经系统药物。临床上帕金森病症状以静止性震颤、肌强直、运动迟缓和姿势步态异常为主要表现，部分患者可出现焦虑、抑郁、自主神经功能紊乱及痴呆等。病理特征为黑质致密区内多巴胺能神经元退行性改变及细胞质内出现球形嗜酸性颗粒路易小体，其主要成分有 α-突触核蛋白、神经纤维丝蛋白等。

帕金森病的发病机制涉及多巴胺缺失学说、自由基学说、线粒体功能障碍、泛素-蛋白酶体系统功能障碍、基因突变等。抗帕金森病药的作用机制多是基于多巴胺缺失学说。该学说认为多巴胺与乙酰胆碱之间的失衡是导致帕金森病的主要原因之一，在纹状体和黑质水平，乙酰胆碱和多巴胺神经系统之间的平衡对锥体外系调控运动功能至关重要。黑质多巴胺能神经元发出上行纤维到达纹状体，其末梢与尾-壳背核神经元形成突触，传递多巴胺，对脊髓前脚运动神经元发挥抑制作用。同时尾状核与尾核中的胆碱能神经元形成突触，以乙酰胆碱为神经递质，发挥兴奋作用。正常时两者处于动态平衡状态，共同调节机体的运动功能。帕金

森病患者由于黑质病变，多巴胺合成减少，使纹状体内多巴胺含量降低，造成黑质-纹状体通路多巴胺能神经功能减弱，而胆碱能神经功能相对强势，导致肌张力增高等帕金森相关躯体症状。自由基学说是基于患者脑组织存在明显的自由基损伤现象，表现为脂质过氧化以及 DNA 和蛋白受损等现象提出的学说。线粒体功能障碍是基于患者尸检脑组织发现黑质区线粒体复合物 1 活性不足的现象提出，认为线粒体复合物 1 长期被抑制可导致 α-突触核蛋白聚集，蛋白酶体功能失调，进而引起细胞死亡。泛素-蛋白酶体系统功能障碍学说认为：泛素-蛋白酶体系统功能障碍可直接抑制帕金森病相关蛋白降解，间接引起细胞毒性蛋白的聚集，引起线粒体功能障碍，导致细胞内钙稳态失常而引起细胞损伤现象。基因突变引起帕金森发病多见于年轻发病的患者，确定的与帕金森病发病相关的 α-突触核蛋白突变体为 A53T 和 A30P。

作用机制 抗帕金森药的基本作用机制为调节脑内多巴胺和乙酰胆碱功能的平衡，即增强多巴胺的功能或抑制乙酰胆碱的功能以达到动态平衡。

补充脑内多巴胺含量 多巴胺是由酪氨酸在酪氨酸羟化酶作用下生成左旋多巴，进而在芳香氨基酸脱羧酶的诱导下生成多巴胺。它的降解主要受单胺氧化酶和儿茶酚-O-甲基转移酶的调节。因此，药物可通过补充多巴胺前体或减少降解达到提高脑内多巴胺含量的目的。

激活多巴胺受体 多巴胺受体有 D_1～D_5 5 种亚型，都是 G 蛋白偶联受体，其中 D_2 受体与帕金森病发病密切相关。选择性的激活多巴胺受体可减少不良反应的出现，增加药物疗效，而且直接激活多巴胺受体可消除多巴胺代谢过程中产生的自由基，保护受损的神经元。

降低脑内胆碱能神经功能 帕金森病患者多巴胺缺乏引起乙酰胆碱相对亢进，降低胆碱功能可缓解帕金森病患者的症状，但抗胆碱药物仅适用于年龄<70 岁、认知情况良好、震颤为主的患者。

抑制腺苷 A_{2A} 受体功能 腺苷 A_{2A} 受体在大鼠和人主要分布在尾状核、壳核、伏隔核、嗅球以及苍白球的外侧，在苍白球中腺苷 A_{2A} 受体与 D_2 受体可形成异二聚体，功能表现为相互拮抗，即腺苷 A_{2A} 受体对苍白球神经元的兴奋作用部分是由于阻断了多巴胺 D_2 受体的激活，激活腺苷 A_{2A} 受体会降低多巴胺 D_2 受体的亲和性。因此，选择性地抑制腺苷 A_{2A} 受体活性可间接增强多巴胺 D_2 受体功能，从而缓解帕金森病的病理改变。

分类 根据药物作用机制不同，抗帕金森病药可分为多巴胺前体药、芳香氨基酸脱羧酶抑制药、儿茶酚-O-甲基转移酶抑制药、单胺氧化酶抑制药、多巴胺受体激动药、中枢抗胆碱药、腺苷 A_{2A} 受体拮抗药以及神经保护剂等。

多巴胺前体药 左旋多巴属多巴胺的前体药，本身无药理活性，在体内氨基酸脱羧酶的作用下转化为多巴胺，补充了纹状体中多巴胺的不足，提高中枢多巴胺神经功能，抑制胆碱能神经功能，产生抗震颤麻痹的作用。

芳香氨基酸脱羧酶抑制药 此类药物不可透过血脑屏障，可在外周抑制左旋多巴转变为多巴胺，一方面增加进入脑内的左旋多巴含量，另一方面减少外周多巴胺增多产生的副作用，在临床作为左旋多巴增效剂使用，代表药物为卡比多巴和苄丝肼。

儿茶酚-O-甲基转移酶抑制药 左旋多巴除可被氨基酸脱羧酶降解外，还可被儿茶酚-O-甲基转移酶降解为 3-氧-甲基多巴，减少其入脑量。儿茶酚-O-甲基转移酶抑制药可增加左旋多巴原型入脑量，延长多巴胺在体内的半衰期，与左旋多巴合用，可提供一个更加稳定、持久的左旋多巴血浆浓度，改善血浆左旋多巴浓度波动所致的运动并发症，代表药物有托卡朋和恩他卡朋。

单胺氧化酶抑制药 单胺氧化酶活性随年龄增长而增加，其中单胺氧化酶-B 与衰老关系密切。降低单胺氧化酶-B 活性，使多巴胺的代谢受到阻断，抑制多巴胺的降解，延长外源性及内源性多巴胺的作用，从而改善帕金森病的症状，代表药物有司来吉兰和雷沙吉兰等。

多巴胺受体激动药 多巴胺 D_2 受体激动可补充由于多巴胺缺失导致多巴胺能神经功能的降低。临床的多巴胺受体激动药主要由麦角类衍生物和非麦角类药物两类。其中麦角类衍生物代表性药物如溴隐亭和培高利特等。

中枢抗胆碱药 抗胆碱药对流涎、少动、震颤等症状均有改善作用，对震颤效果较好，通过抗胆碱能作用来纠正多巴胺和乙酰胆碱的失衡而起作用，多用于以震颤为主的早期。但可引起记忆力损伤、精神错乱等，代表药物如苯海索等。

腺苷 A_{2A} 受体拮抗药 腺苷 A_{2A} 受体功能已如前述，其药物研发正在进行当中，尚无代表性药物应用于临床。

金刚烷胺 一种 N-甲基-D-天门冬氨酸（NM 多巴胺）受体拮抗药，抗帕金森病的详细机制尚不清楚。

（陈乃宏 楚世峰）

zuǒxuánduōbā
左旋多巴（levodopa）
儿茶酚胺类神经递质酶促合成过程的中间代谢产物，也是多巴胺递质的前体物质。多巴胺不能透过血脑屏障，外周给药对帕金森病无效。而左旋多巴是多巴胺的代谢前体，能透过血脑屏障，在脱羧酶的作用下生成多巴胺而产生作用，是常用的抗帕金森病药。自 1967 年应用于临床以来，左旋多巴一直是治疗帕金森病最有效的药物。左旋多巴作为治疗帕金森病的"金标准"，体现在以下几点：左旋多巴应用于临床之前，患者的预期寿命远低于同年龄普通人群，而在左旋多巴应用后，帕金森病患者的预期寿命与普通人群接近，生活质量也显著提高。左旋多巴也成为是帕金森病治疗中的一个里程碑。

药理作用及机制 左旋多巴在脑内转变为多巴胺，补充纹状体中多巴胺的不足，因而具有抗帕金森病的疗效。作用特点：①对轻症及较年轻患者疗效较好，而重症及年老体弱患者疗效差。②对肌肉僵直及运动困难疗效较好，而对肌肉震颤症状疗效差。③作用较慢，常需用药 2~3 周才出现体征的改善，1~6 个月以上时获得最大疗效。服药 6 年后，约半数患者失效。

体内过程 口服左旋多巴后，0.5~2 小时血药浓度达峰值，血浆消除半衰期为 1~3 小时，但个体差异较大，其吸收速率受多种因素影响，如胃排空速度、胃液酸度或小肠中其他氨基酸对主动转运系统的竞争等。95% 以上的左旋多巴在外周被氨基酸脱羧酶脱羧，再加上首过消除效应，进入中枢神经系统的左旋多巴仅有用量的 1%~3%。左旋多巴在体内代谢后，大部分转化为多巴胺，其主要代谢为 3-甲氧基-4-羟苯乙酸（高香草酸）和二羟苯乙酸，小部分左旋多巴转变为黑色素，以上代谢物均由肾排泄。

临床应用 从左旋多巴的药物代谢动力学和临床验证来看，加用多巴脱羧酶抑制剂可使进入到中枢神经系统的左旋多巴明显增加。因此多应用左旋多巴-多巴脱羧酶抑制剂混合的复方制剂。多巴脱羧酶抑制剂不易通过血脑屏障，合并使用时，选择地抑制外周的多巴脱羧酶，使血中有更多的左旋多巴进入中枢神经系统转变成多巴胺，可使左旋多巴的用量减少 75%，同时也减少了胃肠道副作用。

不良反应及禁忌证 左旋多巴的不良反应主要因其在体内转变为多巴胺所致，常见的有：①胃肠道反应。治疗初期约 80% 患者出现恶心、呕吐、食欲减退等，用量过大或加量过快更易引起，继续用药可以消失。偶见溃疡出血或穿孔。②心血管反应。治疗初期，约 30% 患者出现轻度直立性低血压，部分患者感到头晕，偶见晕厥。③异常不自主运动。多见于面部肌群，如张口、咬牙、伸舌、皱眉、头颈部扭动等，也可累及肢体或躯体肌群，偶见喘息样呼吸或过度呼吸。另外，还可出现"开-关现象"，即患者突然多动不安（开），而后又出现肌强直运动不能（关），两种现象可交替出现，严重妨碍患者的日常活动。④精神障碍。部分患者可出现失眠、焦虑、噩梦、狂躁、幻觉、妄想、情感抑郁等。⑤其他。瞳孔散大，某些患者可发生急性青光眼。偶见血脂异常，使痛风症状恶化。精神病患者、闭角型青光眼患者，以及有黑素瘤病史和不明皮肤损伤的患者禁用，心血管患者最好联用卡比多巴，伴有消化性溃疡的患者慎用。

药物相互作用 ①非选择性单胺氧化酶抑制药如苯乙肼和异卡波肼，由于阻碍多巴胺的失活，可增加多巴胺的外周作用，引起高血压危象，禁止与左旋多巴合用。②抗精神病药和利血平可产生类似震颤麻痹的症状，前者阻断多巴胺受体，后者耗竭中枢多巴胺，能使左旋多巴失效，因此不宜合用。③维生素 B_6 是多巴脱羧酶的辅酶，可增强外周组织脱羧酶的活性，使多巴胺生成增多，增加外周不良反应。

（陈乃宏 楚世峰）

kǎbǐduōbā
卡比多巴（carbidopa）
α-甲基多巴肼的左旋体。又称 α-甲基多巴肼。属于抗帕金森病药。临床多与左旋多巴联合应用，用于降低左旋多巴的不良反应，提升其在中枢神经系统的活性。

左旋多巴可在芳香基脱羧酶的作用下转变为多巴胺，由于其广泛分布于体内，使左旋多巴难以有效地进入中枢神经系统，发挥抗帕金森病的功效。卡比多巴是 α-甲基多巴肼的左旋体，不能穿过血脑屏障，仅对外周组织的 L-芳香氨基酸脱羧酶具较强的抑制作用，可防止外周组织中的左旋多巴转变为多巴胺，使循环中左旋多巴含量增加，因而进入中枢的左旋多巴的量也增多，卡比多巴是左旋多巴治疗帕金森病的重要辅助药。卡比多巴与左旋多巴按 1:10 剂量合用制成复方卡比多巴，可使左旋多巴有效剂量减少 75%。单独应用卡比多巴无治疗作用。另外，联用卡比多巴可明显减轻或防止左旋多巴对心脏的毒性作用。

卡比多巴口服后吸收 40%~70%，与血浆蛋白结合率约为 30%。有 50%~60% 以原形或代谢产物由尿中排出。卡比多巴与左旋多巴合用治疗帕金森病，能够减少左旋多巴的用量，降低不良反应发生率，特别是明显改善胃肠道症状与中枢神经系统的副作用。卡比多巴单用时副作用极少，有恶心、呕吐、厌食、失眠、强直、肌痉挛及异常动作等。饭后与食物同服，可避免恶心、呕吐等胃肠道反应。妊娠期间、青光眼、精神病患者禁用。

卡比多巴不宜与金刚烷胺、苯海索、苯扎托品、丙环定合用。卡比多巴与左旋多巴合用，可抑制左旋多巴在外周脱羧，降低左旋多巴的外周毒性，二药合用时，必要时可加服维生素 B_6。卡比多巴与单胺氧化酶抑制药合用时，可能出现高血压危象、心律不齐等不良反应。

(陈乃宏　楚世峰)

xiùyǐntíng

溴隐亭（bromocriptine）　半合成的麦角生物碱，是多巴胺 D_2 受体的选择性激动药。又称嗅麦亭。属于抗帕金森病药。最早于 1978 年由美国食品药品管理局批准用于高泌乳症的临床治疗。溴隐亭不良反应较多，仅适于不能耐受左旋多巴治疗的帕金森病患者。

溴隐亭主要作用于多巴胺 D_2 受体，对 D_1 受体有较弱的阻断作用，对外周多巴胺受体也有较弱的激动作用。口服大剂量对黑质-纹状体通路的多巴胺受体有较强的激动作用，其疗效与左旋多

巴相似，能有效地治疗帕金森病。临床上，溴隐亭改善震颤、僵直、活动迟缓和帕金森病任何阶段的其他症状。

溴隐亭口服吸收迅速，但由于肝的首过效应，其吸收不完全，仅有 28% 由胃肠道吸收。血药浓度达峰时间约为 1.2 小时，90%~96% 的药物与血浆蛋白结合。血清半衰期约为 3 小时，疗效维持约 14 小时。口服个体差异大，经肝代谢，主要排泄途径为胆汁，平均清除半衰期为 15 小时。原形药及代谢物绝大部分经肝排泄，仅 6% 经肾排泄。

溴隐亭对震颤作用明显，对少动、强直远不及复方美多巴。早期帕金森病以小剂量溴隐亭与复方美多巴合并治疗能取得较好疗效。晚期帕金森病病患者黑质纹状体神经元减少，对外源性多巴脱羧的能力也有所下降，其代偿功能逐渐丧失，复方美多巴的疗效也逐步减退，加用麦角类多巴胺激动剂，由于其作用于受体能进一步提高疗效。

溴隐亭治疗的最初几天，有些患者可能出现恶心，极少数患者可能出现眩晕、疲乏、呕吐或腹泻，但一般不需要停药。溴隐亭可引起直立性低血压，个别患者会出现虚脱，因此，患者特别是在治疗最初几天应监测血压。如发生此类症状可对症治疗。下列不良反应亦有报道：鼻塞、便秘、嗜睡、头痛，少数患者偶有精神紊乱、精神运动性兴奋、幻觉、运动障碍、口干、下肢痉挛、肌肉疼痛、皮肤过敏反应及脱发。溴隐亭的不良反应大多与剂量有关，通常降低剂量即可控制。

溴隐亭经细胞色素 P450 酶系统代谢。与大环内酯类抗生素、唑类抗真菌药或细胞色素 P450 酶

抑制剂合用，可因提高溴隐亭的血药浓度，而增加不良反应发生的危险性。已有报道与奥曲肽合用可提高溴隐亭的血药浓度，从而增加不良反应发生的危险性，因此，应避免与奥曲肽合用。与甲基麦角新碱或其他麦角碱合用可能会增加不良反应发生的危险性，因此应避免合用。酒精可降低溴隐亭的耐受性。

(陈乃宏　楚世峰)

tuōkǎpéng

托卡朋（tolcapone）　属于抗帕金森病药中选择性儿茶酚-O-甲基转移酶抑制药，可抑制左旋多巴胺的降解，是治疗帕金森病的常用药。托卡朋片于 1997 年 11 月在英国和德国上市，但在服用托卡朋的患者中，有 3 例死于急性肝炎，欧洲医药评价署因此在 1998 年 11 月暂停了托卡朋片在欧洲的销售。2004 年 7 月，经过托卡朋临床试验评估，在益处与危险的平衡中，托卡朋给患者带来的益处更多，欧洲医药评价署宣布解除对托卡朋的停售。

儿茶酚-O-甲基转移酶是一种在左旋多巴转变为多巴胺之前降解左旋多巴的酶，托卡朋为选择性儿茶酚-O-甲基转移酶抑制药，它能延长和增加左旋多巴的生物利用度，能提供一个更稳定的多巴胺能刺激，增强左旋多巴的疗效，加快起效时间并减少所需左旋多巴的总量。动物实验证明，托卡朋和左旋多巴、苄丝肼合用较左旋多巴加苄丝肼能够得到更高且持久的左旋多巴血浆浓度（提高 3~4 倍），同时，脑内的左旋多巴的浓度也显著提同，而且在较高水平维持很久。

托卡朋口服迅速吸收，约 2 小时达血浆峰浓度，生物利用度约 60%，消除半衰期为 0.8~2.0

小时。口服 200～800mg 时，红细胞儿茶酚-O-甲基转移酶的活性 80% 被抑制。托卡朋主要在肝代谢，约 60% 经尿排出，其余由粪便排出。

托卡朋为左旋多巴的辅助用药，对左旋多巴治疗帕金森病时出现的"剂末药效减退"和"开-关现象"有效。

长期应用儿茶酚-O-甲基转移酶抑制药所致的非多巴胺样副作用包括腹泻、头痛、多汗、腹部不适等，其中腹泻最常见，也常是患者退出实验的原因。临床研究发现，托卡朋可使患者谷氨酸氨基转移酶、天门冬氨氨基酸转移酶升高，因此，用药后应检测肝功能。美国食品药品管理局要求开始服用托卡朋的 12 周内，每 2 周测 1 次肝酶，12 周后，每月 1 次。如果肝酶活性超出正常值，则应停药。

托卡朋的蛋白结合率很高，但体外研究已证明，治疗浓度的托卡朋并不从其他蛋白结合力较高的药物的结合位点上置换，包括华法林、苯妥英、甲苯磺丁脲和地高辛。儿茶酚-O-甲基转移酶底物卡比多巴的药物代谢动力学却未见受影响。托卡朋对此类型的其他药物的作用仍未评估，例如 α-甲基多巴酚丁胺、阿扑吗啡和异丙肾上腺素，因此在与托卡朋合用时，应考虑减低这些药物的剂量。

（陈乃宏　楚世峰）

běnhǎisuǒ

苯海索（benzhexol）　可选择性阻断纹状体的胆碱能神经通路，而对外周的作用较小，属于常用的抗帕金森病药。在基底节中，多巴胺能神经和胆碱能神经的功能保持相对平衡，帕金森病患者多巴胺缺乏引起乙酰胆碱功能的相对亢进，进而表现出震颤等运动症状。服用抗胆碱药物可改善帕金森病症状。苯海索对中枢纹状体 M 胆碱受体有拮抗作用，外周抗胆碱作用较弱，约为阿托品的 1/10～1/3，因此不良反应轻。对平滑肌有直接抗痉挛作用，小量时可有抑制中枢神经系统的作用，大量时则引起脑兴奋。苯海索还可抑制突触间隙中多巴胺的再摄取，维持突触间隙的多巴胺水平。

苯海索口服后吸收快而完全，可透过血脑屏障，口服 1 小时起效，作用持续 6～12 小时。服用量的 56% 随尿排出，肾功能不全时排泄减慢，有蓄积作用，并可从乳汁分泌。

苯海索主要用于年龄小于 70 岁/认知情况尚好/震颤为主的帕金森病患者。其主要功效为：①改善震颤麻痹，脑炎后或动脉硬化引起的震颤麻痹，对改善流涎有效，对缓解僵直、运动迟缓疗效较差，改善震颤明显，但总疗效不及左旋多巴、金刚烷胺。主要用于轻症及不能耐受左旋多巴的患者。常与左旋多巴合用。②缓解药物利血平和吩噻嗪类引起的锥体外系反应（迟发运动失调除外）。

苯海索常见的不良反应有心动过速、口干、便秘、尿潴留、瞳孔散大、视物模糊等抗胆碱反应。大剂量可有中枢神经系统症状，如幻觉、谵妄、精神病样表现等。

苯海索与其他抗胆碱类药物合用可能会引发更加严重的不良反应，与奎尼丁合用可增强苯海索的不良反应程度。与哌替啶合用可能有加重不良反应的风险，与甲氧氯普胺合用会降低其功效。

（陈乃宏　楚世峰）

sīláijílán

司来吉兰（selegiline）　属于高选择性单胺氧化酶 B 抑制药，常以其盐酸盐治疗帕金森病，又称丙炔苯丙胺。属于抗帕金森病药。司来吉兰由匈牙利科学家埃切里（Ecseri Z.）发现，于 1962 年获得专利授权，1965 年公开发表学术文章。1971 年，匈牙利药学家克诺尔（Knoll）发现司来吉兰为选择性单胺氧化酶 B 抑制剂，且不会引发奶酪效应。1987 年，美国的 Somerest 药厂向美国食品药品管理局递交了新药申请，并于 1989 年获得授权，用于帕金森病的治疗。司来吉兰属于光学活性化合物，上市的药物为其左旋体。

脑内多巴胺降解主要通过单胺氧化酶 A 和 B 的作用下氧化脱氨，生成的过氧化氢可形成自由基，损伤多巴胺能神经元功能。司来吉兰是选择性极高的单胺氧化酶-B 抑制药，抑制纹状体中的多巴胺降解，使基底神经节贮存多巴胺，从而增强左旋多巴的疗效。另一方面司来吉兰是抗氧化剂，阻滞多巴胺氧化应激过程中羟自由基的形成，从而增强黑质多巴胺神经元抗氧化能力，延缓帕金森病症状的发展。它的主要治疗作用是增加左旋多巴的作用，减少后者的剂量和毒性，使左旋多巴的"开-关"现象消失。

司来吉兰可迅速被胃肠道吸收，生物利用度低，仅平均 10% 的原形药物在循环系统内。口服 0.5 小时后血药浓度达高峰。个体差异大。司来吉兰具有亲脂性，略带碱性，可迅速渗入各组织，包括脑，并迅速分布于人身体各部分。静注 10mg 后，其分布体积约 500L。在治疗剂量下，有 75%～85% 与血浆蛋白结合。主要经肝代谢为去甲基司来吉兰、左旋甲基苯丙胺及左旋苯丙胺。人类1次及多次用药后，可在血浆及尿液探测到这3种代谢物。平均清除半衰期为1.6小时。总清除率约每小时240kg。代谢物主要经过尿液排泄，15%经粪便排泄。

在早期帕金森病治疗中，双盲临床验证显示，司来吉兰单独治疗组能维持高水平工作能力。司来吉兰与左旋多巴合用，能增加及延长左旋多巴的效果，因此可减少左旋多巴的剂量，并能减少帕金森病的波动。与传统的非选择性单胺氧化酶抑制剂不同，司来吉兰不增加酪胺类物质引起的高血压反应。

司来吉兰的不良反应包括口干、恶心、低血压、转氨酶暂时性增高等。偶有焦虑、幻觉、运动障碍等。与左旋多巴合用时易出现上述现象。

司来吉兰与其他药物联合应用有引发五羟色胺综合征的风险，但风险较低。然而，司来吉兰与氟西汀联合应用可引发严重的反应。司来吉兰与哌替啶联合应用有引发严重不良反应的风险。

(陈乃宏 楚世峰)

jīngāngwán'àn

金刚烷胺（amantadine） 一种 N-甲基-D-天门冬氨酸受体拮抗药，结构式见图1。又称金刚胺、三环癸胺。属于抗帕金森病药。金刚烷胺的发现早于多巴胺受体，最初作为抗病毒药用于预防 A_2 型流感，于1966年获得美国食品药品管理局批准。1972年意外地发现金刚烷胺能缓解帕金森病患者的症状，与左旋多巴合用有协同作用。

药理作用及机制 金刚烷胺的抗震颤麻痹的机制可能是促进黑质-纹状体多巴胺能神经末梢释放多巴胺以及减少神经元的重摄

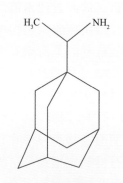

图1 金刚烷胺结构式

取，疗效弱于左旋多巴，但对左旋多巴有增强作用。金刚烷胺可使帕金森病患者的震颤、运动不能、强直症等得到不同程度的改善。离体研究表明，金刚烷胺具有神经元保护作用；回顾性临床研究提示，长期应用金刚烷胺可延长帕金森病患者寿命。

体内过程 金刚烷胺口服达峰时间约为4小时，半衰期为24小时，大部分以原形经肾排泄，也经乳汁分泌。易透过生物膜脑脊液浓度为血浆浓度的60%。口服药者在2~3日内可达稳态浓度，主要由肾排泄，90%以上以原形经肾随尿排出，部分可被动吸收，在酸性尿中排泄率增加，少量由乳汁排泄。总清除率16.5L/h。老年人肾清除率下降。

临床应用 金刚烷胺可使帕金森病患者的震颤、运动不能、强直症等得到不同程度的改善。该药对运动不能和强直症的疗效优于抗胆碱能药，但抗震颤作用不如抗胆碱能药。金刚烷胺常单独用于轻、中度运动不能和强直而震颤不是主要症状的帕金森病患者的短期治疗，进展期帕金森病患者较少使用。

不良反应 金刚烷胺最主要的不良反应是精神错乱、幻觉、失眠、多梦。但其不良反应一般较轻，且是暂时和可逆的。长期

应用金刚烷胺可出现双下肢网状青斑，可能是局部释放儿茶酚胺而引起的血管收缩所致。与抗胆碱药合用或有精神病史的患者可出现幻觉、精神错乱和噩梦。偶见失眠、眩晕和昏睡。它与其他抗帕金森病药物联用有可能增加对中枢神经系统的毒性作用，与抗胆碱药合用尤其常见，一般金刚烷胺单独应用较好。

药物相互作用 ①金刚烷胺不宜与酒精同用，后者会加强中枢神经系统的不良作用，如头昏、头重脚轻、晕厥、精神混乱及循环障碍。②其他抗震颤麻痹药、抗胆碱药、抗组胺药、吩噻嗪类或三环类抗抑郁药与金刚烷胺合用，可加强阿托品样副作用，特别在有精神混乱、幻觉及噩梦的患者，需调整这些药物或金刚烷胺的用量。③中枢神经兴奋药与金刚烷胺同用时，可加强中枢神经的兴奋，严重者可引起惊厥或心律失常等不良反应。④抗胆碱药的外周和中枢性不良作用均可为金刚烷胺所增强。这两类药物联合应用可引起与阿托品中毒所致者完全相同的急性精神反应。如果在联合用药期间出现中枢性毒性反应的体征，应减少抗胆碱药的剂量。

(陈乃宏 楚世峰)

kàng'ā'ěrcíhǎimòbìngyào

抗阿尔茨海默病药（anti-Alzheimer's disease drugs） 用于改善阿尔茨海默病症状和延缓病变进展程度的药物。属于中枢神经系统药物。阿尔茨海默病（Alzheimer's disease）是一种起病隐匿，进行性发展的中枢神经退行性疾病，临床以记忆障碍、失语、失用、失认和计算损害、人格和行为改变为特征。其病理学改变表现为：①脑内有大量 Aβ

沉淀存在，在细胞外形成老年斑。②神经元内微管相关蛋白 tau 过度磷酸化，形成神经纤维缠结。③神经元丢失、体积变小、突触减少等。阿尔茨海默病的病因涉及衰老、基因突变、内分泌失调、胆固醇代谢异常等。

衰老是一种复杂的生命现象，随着年龄的增长，大脑可在组织形态学和神经生化等方面发生一系列改变，表现为：①神经元减少，胶质细胞增生。②突触密度降低，突触素表达减少。③老年斑及神经纤维缠结的出现。④糖脂代谢异常。⑤神经递质稳态调节障碍。⑥激素水平紊乱。⑦微量元素代谢异常。这些改变均可导致神经网络功能障碍，引起学习记忆障碍等阿尔茨海默病样症状，因此衰老是阿尔茨海默病最大的危险因素。

截至 2016 年底，人类基因组学研究筛选出与阿尔茨海默病相关的致病基因有 3 个，分别为：淀粉样肽前体基因、早老素-1 基因和早老素-2 基因。载脂蛋白 Eε4 作为阿尔茨海默病的易感基因，可增加阿尔茨海默病的发病率。高胆固醇可增加脑内 Aβ 的生成，血液内胆固醇每增加 10%，脑内 Aβ 沉积增加 1 倍。雌激素缺失可增加阿尔茨海默病的发病率，脑内胰岛素可支持成熟神经元存活、控制凋亡级联反应，在海马、内嗅区，大脑皮质都存在高密度的胰岛素受体。在脑老化过程中，出现脑内胰岛素抵抗或胰岛素信号转导通路障碍，从而损伤记忆功能。

作用机制 抗阿尔茨海默病药的作用机制主要是通过增强胆碱能神经功能，抑制脑内 Aβ 的产生，减少神经纤维缠结，提高神经可塑性，保证神经信息的正确传输，从而改善阿尔茨海默病症状。

增强脑内胆碱能神经功能 乙酰辅酶 A 和磷脂酰胆碱在胆碱乙酰转移酶的作用下可合成乙酰胆碱，乙酰胆碱酯酶可将乙酰胆碱降解为乙酰辅酶 A 和胆碱。因此，可通过补充胆碱增加乙酰胆碱的合成或抑制乙酰胆碱酯酶活力减少乙酰胆碱的降解来增加乙酰胆碱的含量，亦或促进乙酰胆碱的释放或激活乙酰胆碱受体来达到增强胆碱能神经功能的效果。除此之外，可通过阻断 γ-氨基丁酸能神经纤维对胆碱能神经的抑制作用增强胆碱能神经功能。

干扰脑内 Aβ 异常代谢 淀粉样肽前体蛋白作为 Aβ 的前体蛋白，可经 α、β、γ 分泌酶剪切而生成 Aβ。其中 α 分泌酶剪切产生可溶性 Aβ，而 β 和 γ 分泌酶作用则可产生不溶性 Aβ。因此，可通过减少淀粉样肽前体蛋白的生成，上调 α 分泌酶活性，抑制 β 和 γ 分泌酶活性和抑制寡聚体及聚集体的形成来降低 Aβ 的神经毒性。

减少神经纤维缠结 tau 蛋白过度磷酸化形成神经纤维缠结是阿尔茨海默病的病理特征之一，也是阿尔茨海默病发病的启动环节之一。因此，可通过抑制 tau 蛋白磷酸化水平或促进 tau 蛋白脱磷酸化进程，抑制 tau 蛋白的聚集过程，加速它的解聚，从而达到减少神经纤维缠结，发挥降低神经毒性的作用。

分类 根据药物作用机制的不同，抗阿尔茨海默病药包括改善胆碱能系统药物、干扰 Aβ 代谢药物、天冬氨酸受体拮抗药、改善脑代谢或脑循环的药物、抗氧化剂、自由基清除剂和雌激素等。

改善胆碱能系统药物 截至 2016 年底临床上治疗阿尔茨海默病最常用的药物为胆碱酯酶抑制药和 M 胆碱受体激动药，胆碱酯酶抑制药通过减少乙酰胆碱的分解而延长乙酰胆碱的神经传递作用，改善记忆能力。该类药物主要用于轻、中度老年痴呆，代表性药物有他克林、多奈哌齐、石杉碱甲和加兰他敏等。

干扰 Aβ 代谢药物 Aβ 是阿尔茨海默病病理生理学的核心问题，也是阿尔茨海默病治疗药物的研发重点，处于临床研究的候选药物有 30 余种，主要包括 Aβ 剪切酶抑制药和 Aβ 基因工程两个方向。其中 Aβ 剪切酶抑制药包括 β 分泌酶抑制药和 γ 分泌酶抑制药，两种抑制药均可使动物模型中非可溶性 Aβ 生成减少，提高模型动物的学习记忆能力。Aβ 基因工程是指通过抗体封闭或反义技术抑制淀粉样肽前体基因的表达，减少 Aβ 的产生。除此之外，也可通过抑制 Aβ 由 α 螺旋向 β 折叠的转变，减少其聚集体的产生，以及给予金属螯合剂，溶解已聚合的 Aβ 斑块，减少其神经毒性的发生。

天冬氨酸受体拮抗药 天冬氨酸受体是谷氨酸受体中重要家族之一，依据空间位置可分为突触上天冬氨酸受体和突触外天冬氨酸受体。突触上天冬氨酸受体主要发挥神经保护作用，促进神经元存活及学习记忆能力的提高。突触外天冬氨酸受体激活可导致细胞内钙超载现象，引起细胞兴奋性毒性。因此，此处淀粉样肽前体蛋白受体拮抗药为主要为抑制突触外天冬氨酸受体功能，从而减轻神经元兴奋性毒性，代表性药物如美金刚，主要用于中重度阿尔茨海默病的治疗。

改善脑代谢或脑循环的药物

研究发现，阿尔茨海默病患者脑内多存在糖、蛋白、脂类等代谢障碍，同时脑血流量及耗氧量明显低于正常人，因此，改善脑代谢、增加脑部营养可缓解阿尔茨海默病症状或延缓疾病进程。此类药物主要分为吡咯烷类衍生物和脑血管扩张药两类。吡咯烷类衍生物可增强神经传递，正向调节 α-氨基-3-羟基-5-甲基-4-异噁唑丙酸敏感神经元受体等机制提高学习记忆能力，代表性药物如吡拉西坦等。脑血管扩张药可通过增加脑血流量及氧的利用率，改善阿尔茨海默病患者学习记忆，代表性药物如环扁桃酯、双氢麦角碱等。

自由基清除剂和抗氧化剂 自由基清除剂可减轻阿尔茨海默病患者脑内自由基损伤，保护神经元功能。例如银杏叶提取物 EGB-761 用于治疗阿尔茨海默病患者，发现有明显的认知功能改善作用。维生素 E 是重要的抗氧化剂，具有清除自由基的神经保护作用，还可能通过抑制和清除脑内 β 淀粉样蛋白沉积，产生延缓衰老的作用。

雌激素 雌激素可降低阿尔茨海默病发生的危险性，提高阿尔茨海默病患者智商。

（陈乃宏 楚世峰）

duōnàipàiqí

多奈哌齐（donepezil） 属于第二代乙酰胆碱酯酶抑制药，又称安理申，是临床使用最广的治疗早期和中期阿尔茨海默病的药物。1996 年由美国食品药品管理局批准用于治疗阿尔茨海默病，其使脑内乙酰胆碱含量增加，补充脑细胞功能。与他克林相比，多奈哌齐效果强，选择性高，且无肝毒性，因此多奈哌齐的出现使他克林基本退出了市场。

胆碱能神经系统功能缺陷是与阿尔茨海默病直接相关的病理学变化特征之一。脑内乙酰胆碱含量受合成与降解双向调控，其中乙酰胆碱酯酶负责降解乙酰胆碱。多奈哌齐为可逆性乙酰胆碱酯酶抑制药，可通过抑制乙酰胆碱酯酶活性减少乙酰胆碱的降解，进而提升胆碱能神经系统的功能，发挥抗阿尔茨海默病的功效。但是，多奈哌齐对心脏（心肌）或小肠（平滑肌）中的乙酰胆碱酯酶无作用，可能对胸部组织（横纹肌）有轻微抑制作用，这一特性保证了其在中枢神经系统的功效特异性。

多奈哌齐口服后 3~4 小时达血浆峰浓度，血浆浓度和药时曲线下面积与剂量成正比。消除半衰期约为 70 小时，治疗开始后 3 周内达稳态。约 95% 的盐酸多奈哌齐与人血浆蛋白结合。盐酸多奈哌齐以原形由尿排泄，或由细胞色素 P450 系统代谢为多种代谢产物。生物转化和尿排泄为消除的主要途径。

服用多奈哌齐的绝大多数患者红细胞乙酰胆碱酯酶的抑制率大于 60%。多奈哌齐耐受性好，适合于大多数轻、中度阿尔茨海默病患者的治疗。

多奈哌齐对乙酰胆碱酯酶的选择性亲和作用比对丁酰胆碱酯酶的亲和作用强 1250 倍，所以没有明显的外周胆碱能作用，常见的不良反应主要由拟胆碱作用引起，包括流感样胸痛、牙痛、恶心、腹泻、胃肠道出血、疲劳、眩晕、肌痉挛、易怒等，这些反应轻微、短暂，连续服药 2~3 周后自行消失。

多奈哌齐与血浆蛋白相结合率高，但它并不取代与血浆蛋白高度结合的其他药物如呋塞米、地高辛或华法林，而这些药物也不取代它与人体血浆蛋白的结合。研究显示，盐酸多奈哌齐不影响茶碱、西咪替丁、华法林或地高辛的清除；与拟胆碱药和其他抑制剂有协同作用，而与抗胆碱药有拮抗作用。

（陈乃宏 楚世峰）

jiālántāmǐn

加兰他敏 （galantamine） 1952 年从石蒜属植物分离的一种生物碱，其结构与欧洲水仙花鳞茎提取的生物碱相同，有效成分为氢溴酸二氢加兰他敏。加兰他敏可选择性作用于神经元及红细胞的乙酰胆碱酯酶，2001 年被美国食品药品管理局批准用于治疗轻、中度阿尔茨海默病。

药理作用及机制 加兰他敏为乙酰胆碱酯酶竞争性拮抗剂，对乙酰胆碱酯酶抑制效率高于丁酰胆碱酯酶 50 倍，可通过血脑屏障，在中枢神经系统发挥药理学作用，尤其是在胆碱功能相对不足的突触后区域效能最佳。除此之外，加兰他敏还具有拟胆碱样作用，可通过激活中枢神经系统 M 型胆碱受体发挥神经保护作用。通过以上作用机制，加兰他敏增强胆碱能系统的活性，改善阿尔茨海默患者的认知功能。

体内过程 加兰他敏是一个低清除率、中等分布容积的药物，以双指数方式下降，它的终末半衰期大约为 7~8 小时。该药物的血浆蛋白结合率低，为 （17.7±0.8）%。在全血中，加兰他敏主要分布在血细胞中和血浆的水分中（分别约为 52.7% 和 39.0%），而与血浆蛋白结合的部分只占 8.4%。全血加兰他敏浓度与血浆加兰他敏浓度的比值为 1.17。临床试验表明，加兰他敏在阿尔茨海默病患者中的血浆浓度比在年轻健康人中的血浆浓度高30%~40%。

临床应用 临床应用历史较长，20世纪60年代作为小儿麻痹后遗症，重症肌无力，肠麻痹等外周神经系统用药广泛使用。后将其作为治疗轻、中度阿尔茨海默病药物，首先在欧洲推广使用。2001年，美国食品药品管理局批准其作为阿尔茨海默病治疗药物在美国临床应用，研究结果显示，加兰他敏对阿尔茨海默病患者的认知功能和日常生活能力有一定的改善作用。

不良反应 加兰他敏对中枢神经系统乙酰胆碱酯酶抑制效能显著高于外周神经系统，服用者耐受性较好，不良反应较轻。但过量应用也可导致流涎、眩晕、心动过缓及腹痛等症状，症状严重时可通过皮下注射阿托品缓解。

药物相互作用 禁与其他拟胆碱药物或抗胆碱能药物同时服用，与 CYP2D6 或 CYP3A4 酶抑制剂同服时，可加重加兰他敏胆碱能副作用，主要是恶心及呕吐。避免与减缓心率药物同时使用，以减少其诱发心动过缓的风险。

（陈乃宏　楚世峰）

cíjīsù

雌激素（estrogen） 对促进女性生殖系统发育和第二性征的维持具有重要作用的女性体内主要性激素。按化学结构，雌激素属于甾体类化合物。雌激素缺乏是导致女性阿尔茨海默病的重要原因之一，流行病学研究显示，阿尔茨海默病在绝经过早的女性的发病率远高于绝经晚的女性。而给绝经后的妇女补充雌激素后，阿尔茨海默病的发病率可显著降低。因此，雌激素是一种抗阿尔茨海默病药。

雌激素具有抗氧化、减轻淀粉样蛋白沉淀对细胞的损伤、增强神经营养因子及其受体表达、促进胆碱能神经元修复，以及防止神经元丢失等功效。雌激素还具有神经营养作用，促进胆碱能神经元的生长和存活，增高胆碱乙酰转移酶活力，增加 N-胆碱受体的表达，神经调节神经营养因子及其受体的表达，从而保护胆碱能神经。另外，雌激素对淀粉样蛋白、过氧化氢、谷氨酸等引起的海马神经元氧化应激损伤具有显著的保护作用，其作用机制可能源于其结构的酚基对自由基的清除作用。

流行病学研究显示，65岁以上的妇女患阿尔茨海默病比年龄相匹配的男性高2~3倍，绝经后接受雌激素治疗的妇女比未接受治疗的女性患阿尔茨海默病的概率显著降低。因此，雌激素缺乏被认为是阿尔茨海默病发生的危险因素。一项妇女增强记忆研究表明，接受雌激素替代疗法的64岁以上妇女中，患各类痴呆的危险性增加了1倍。基于以上研究表明，雌激素可能对预防神经退行性疾病是有效的，但不能逆转阿尔茨海默病的病理变化。

服用雌激素可能有恶心、呕吐、腹胀；月经改变、突破出血、点滴出血、闭经；原有的子宫肌瘤增大；乳房增大、疼痛；皮肤黄褐斑、脱发、皮疹；体液潴留而使有关症状恶化如哮喘、癫痫、偏头痛、心肾疾病；眼角膜屈度变陡，无法配戴隐形眼镜；体重增加或减轻、水肿等不良反应。单独使用雌激素将使子宫内膜腺癌发生的危险性升高。一定程度增加乳癌发生危险性，尤其使用超过10年者。雌激素可能增加胆囊疾病的危险。已有证据表明，

雌激素可以改变某些凝血因子而促进血栓性疾病。

体内外研究都表明，雌激素部分通过细胞色素 P450 3A4（CYP3A4）来代谢。因此 CYP3A4 的诱导剂和抑制剂都能影响雌激素药物的代谢。CYP3A4 诱导剂如圣约翰草提取物（贯叶连翘）、苯巴比妥、卡马西平和利福平都可以降低雌激素血浆浓度，可导致治疗效果降低和/或子宫出血的情况。CYP3A4 的抑制剂如红霉素、克林霉素、酮康唑、伊曲霉素、利托那韦和葡萄柚汁可以升高雌激素血浆浓度，而引起不良反应。

（陈乃宏　楚世峰）

huánbiǎntáozhǐ

环扁桃酯（cyclandelate） 化学名称为3,3,5-三甲基环乙醇-α-苯基-α 羟基乙酸酯。属于抗阿尔茨海默病药。环扁桃酯是脑血管扩张药，血液供养对脑功能起重要保护作用，血液循环随年龄增加而衰弱，成年男子脑重占体重的2%左右，但它对血氧的消耗量却高达25%，脑血流量约占全身血流量的1/6。有研究表明，约90% 60岁以上的阿尔茨海默病患者存在脑血管损伤，因此，脑血管扩张药在改善阿尔茨海默病的治疗中占有重要的地位。

环扁桃酯为钙通道阻滞药，通过阻断平滑肌细胞的钙内流、抑制胆固醇乙酰基转移酶而显著地扩张心、脑、肾及外周血管，促进侧支循环，松弛血管平滑肌，作用与罂粟碱相似但弱而持久。环扁桃酯用于缺血性脑血管病、脑动脉硬化症、脑外伤后遗症、肢端动脉痉挛症等。环扁桃酯可引起恶心、呕吐、食欲不振、上腹部不适，有时面部潮红、眩晕、头痛、皮疹、瘙痒症、口干、心

悸、低血压、麻木感、震颤、心动过速、出汗等不良反应。

（陈乃宏 楚世峰）

吡拉西坦 bǐlāxītǎn

吡拉西坦（piracetam） 由 γ-氨基丁酸脱掉 1 分子水形成的环状化合物。又称脑复康（piracetam）。属于抗阿尔茨海默病药。该药于 1964 年在比利时合成成功，由于其有显著的促进健康人大脑功能的作用，被称为促智药，于 20 世纪 70 年代开始在欧洲用于改善认知功能。

吡拉西坦可增加腺苷激酶活性，促进乙酰胆碱合成并增强神经兴奋的传导，具有促进脑代谢的作用。吡拉西坦可提高 ATP/ADP 比值，促进脑内蛋白质和核酸的合成，改善各种类型脑缺氧及物理化学因素所造成的脑损伤，促进大脑对磷脂及氨基酸的利用，提高大脑对葡萄糖的利用和能量储存，有益于保护大脑的正常功能，提高学习和记忆能力。

吡拉西坦口服后很快从消化道吸收，进入血液，并透过血脑屏障到达脑和脑脊液，大脑皮质和嗅球的浓度较脑干中高，易通过胎盘屏障。口服后，30~45 分钟血药浓度达到峰值，血浆蛋白结合率 30%，半衰期为 5~6 小时，体内分布容量为 0.6L/kg。吡拉西坦口服后不能由肝分解，以原形从尿和粪便中排泄。

吡拉西坦用于脑血管后遗症和脑外伤，酒精中毒、药物以及 CO 引起的记忆障碍，儿童智力低下，老年性记忆减退，已在中国应用，但效评价不一，对不同类型的记忆障碍或有改善。

吡拉西坦常见消化道不良反应，有恶心、腹部不适、食欲缺乏、腹胀、腹痛等。中枢神经系统不良反应包括兴奋、易激动、头晕、头痛、失眠等，但症状轻微，且与服用剂量大小无关。偶见轻度肝功能损害，表现为轻度转氨酶升高，但与药物剂量无关，停药后以上症状消失。

吡拉西坦与华法林联合应用时，可延长凝血酶原时间，可诱导血小板聚集的抑制。在接受抗凝治疗的患者中，同时应用吡拉西坦时应特别注意凝血时间，防止出血危险，并调整抗凝治疗的药物剂量和用法。与胆碱、磷脂合用治疗老年痴呆。与抗癫痫药物合用可减少抗癫痫药物用量。

（陈乃宏 楚世峰）

美金刚 měijīngāng

美金刚（memantine） 化学名称为 1-氨基-3,5-二甲基金刚烷胺的用于疗治阿尔茨海默病的天冬氨酸受体拮抗药。常用其盐酸盐，又称易倍申（ebixa）。美金刚最早作为糖尿病治疗药物，由美国礼来公司于 1968 年合成，1989 年被德国批准用于痴呆的治疗。2000 年，德国 Merz 与日本三得利、丹麦灵北共同开发，将其名称定为易倍申，并于 2002 年 2 月和 2003 年 10 月分别在欧洲和美国获批，成为第一个用于治疗中重度阿尔茨海默病的药物。

药理作用及机制 美金刚主要作用于大脑中谷氨酸能神经系统，属于低亲和力非竞争性的天门冬氨酸受体拮抗药。它可通过降低镁离子浓度或影响天冬氨酸，逆转实验动物被阻断的长时程增强现象，也通过作用于天冬氨酸受体而改善神经信号的传递，延缓谷氨酸的释放，减弱其兴奋性神经毒性作用。研究表明，直接活化突触后致密区受体有利于提升谷氨酸能神经传递。天冬氨酸受体的部分激动剂具有这样的优点，即当内源性谷氨酸低于正常水平时起激动作用，而当谷氨酸释放过量时起拮抗作用。体外实验证实美金刚与 NMDA 受体的结合作用和神经保护作用，体内试验研究表明美金刚对实验动物学习记忆功能的改善，海马损伤的神经保护作用，拮抗谷氨酸引发的神经毒性，避免由炎症引起的神经元丢失，延长长时程增强时程以及在阿尔茨海默病和血管性痴呆方面有显著疗效。

体内过程 美金刚的绝对生物利用度为 100%，达峰时间为 3~8 小时，食物不影响吸收。在 10~40mg 范围内药物代谢动力学呈线性。血浆蛋白结合率为 45%。在人体内，约 80% 以原形存在，代谢产物不具有 NMDA 受体拮抗活性，体外实验发现美金刚经细胞色素 P450 酶系统代谢。

临床应用 美金刚是一种安全有效的药物，单用或与多奈哌齐联用对中、重度阿尔茨海默病患者的认知、行为能力和日常生活能力都有明显的改善作用。美金刚目前还在研究用于治疗广泛性焦虑症，多动症、神经性疼痛及精神分裂症等。

不良反应 美金刚在一般情况下耐受性良好，常见不良反应（发生率低于 2%）有幻觉、意识混沌、头晕、头痛和疲倦，少见的不良反应（发生率为 0.1%~1%）有焦虑、肌张力增高、呕吐、膀胱炎和性欲增加。

药物相互作用 合并应用天冬氨酸受体拮抗药、左旋多巴、多巴胺受体激动药和抗胆碱能药物的作用可能会增强，巴比妥类和神经阻滞药的作用有可能减弱。美金刚与抗痉挛药物（如丹曲林或巴氯芬）合用会改变这些药物的作用效果，需调整剂量。美金刚与金刚烷胺同属天冬氨酸受体拮抗药，应避免联合应用。美金刚也不应与氯胺酮、右美沙芬合用。美金刚与苯妥英联合应用风险增大。与其他药物如雷尼替丁、西咪替丁、普鲁卡因、奎尼丁、奎宁、尼古丁等合用，因共用肾脏阳离子转运系统，可能发生相互作用，使血浆药物水平升高，与氢氯噻嗪合用会使血浆药物水平降低。

（陈乃宏　楚世峰）

zhènjìng cuīmiányào

镇静催眠药（sedative-hypnotics）

对中枢神经系统具有抑制作用，能引起镇静和近似于生理睡眠的药物。小剂量的镇静催眠药引起安静或思睡状态，表现缓解焦虑情绪和镇静作用；较大剂量引起睡眠即催眠作用。

睡眠是生命活动的一个重要成分，人生命的大约1/3时间处于睡眠状态。对于健康来说，睡眠和饮食至少同样重要。正常生理睡眠分为非快动眼睡眠（non-rapid-eye movement sleep，NREM）和快动眼睡眠（rapid-eye movement sleep，REM），前者又可分为1、2、3、4期，其中3、4期有合称慢波睡眠（SWS）期。慢波睡眠有利于机体的发育和疲劳的消除，快动眼睡眠对大脑发育和智力发育具有重要作用，二者缺一不可。非快动眼睡眠与快动眼睡眠交错轮替构成睡眠周期。入睡时，睡眠从1~4期逐渐加深，然后进入快动眼睡眠。持续一段时间后，睡眠又回到浅睡眠，从2阶段起重新再逐步加深。如此反复，完成每个周期大约需要1.5小时。以快动眼睡眠出现作为一个周期的标志，人每夜睡眠经过4~5个周期。已有的镇静催眠药主要延长非快动眼睡眠而或多或少缩短快动眼睡眠，突然停药后易产生不同程度的多梦、噩梦等"反跳"现象。失眠是睡眠障碍的表现形式之一，临床表现为：入眠时间超过30分钟；夜间觉醒次数超过2次或凌晨早醒；多噩梦；总的睡眠时间少于6小时；有日间残留效应，如次日头晕、精神不振、嗜睡乏力等。失眠按病程可分为：一过性或急性失眠，病程小于4周；短期或亚急性失眠，病程大于4周，小于6周；长期或慢性失眠，病程大于6个月。在采用药物治疗前要仔细诊察失眠的原因。由疾病引起的失眠，应首先针对原发病进行治疗。对长期失眠者以非药物治疗为主，药物治疗仅作为辅助手段，尽可能使用镇静催眠药的最低有效量和最短疗程。镇静催眠药连服1~2周后机体对药物的反应性往往会降低，需要增加剂量才能产生催眠效果，即产生耐受性，为机体的药物代谢酶的数量或活性增加而加快药物的代谢，或者中枢神经系统对药物的反应性降低所致。久用镇静催眠药可产生精神上的依赖（即习惯性）和躯体上的依赖（即成瘾性），其严重程度取决于药物的种类及停药前用药量的大小，如巴比妥类的戒断症状严重，而苯二氮䓬类的耐受性和成瘾性较轻，发生较慢。

分类　镇静催眠药分为4类，包括苯二氮䓬类、巴比妥类、新型非苯二氮䓬类药物和其他类。

苯二氮䓬类药物　通过加强中枢抑制性神经递质γ-氨基丁酸（GABA）功能发挥抑制性效应。代表药有地西泮、氯氮䓬、氟西泮、硝西泮、奥沙西泮、艾司唑仑、三唑仑、奥沙唑仑等。

氯氮䓬（chlordiazepoxide）又称利眠宁，属于长效苯二氮䓬类镇静催眠药。可促进GABA与GABA$_A$受体结合，通过增加氯离子（Cl$^-$）通道开放的频率增强GABA$_A$受体的作用而呈现中枢抑制效应，具有显著的抗焦虑、镇静和催眠作用。口服后吸收缓慢但比较完全，肌内注射吸收缓慢而不规则，血浆蛋白结合率可达96%，药物缓慢地进入脑组织，可通过胎盘进入胎儿，消除半衰期为7~13小时。在体内代谢为去甲氯氮䓬、去甲氧西泮、去甲西泮等，这些代谢物均具有活性，并且在体内代谢缓慢，因此，长期应用可引起蓄积中毒。临床主要用于焦虑症和失眠症。

氟西泮（flurazepam）又称氟安定，属于长效苯二氮䓬类镇静催眠药物，口服易吸收，有明显的首过消除效应，主要活性代谢物N-去烷基氟西泮的消除半衰期长达50小时以上，老年患者则更长，易引起体内蓄积。作用与地西泮相似，但催眠作用较强，能缩短入睡时间，减少觉醒次数和时间。常见不良反应为眩晕、思睡、共济失调等，长期应用可产生依赖性，因此宜短期或间断使用，老年患者应减量。

硝西泮（nitrazepam）属于中效苯二氮䓬类镇静催眠药物，口服易吸收，2小时达血浆药物峰浓度，血浆蛋白结合率达87%，消除半衰期为26小时，可通过血脑屏障和胎盘屏障，也可经乳汁分泌。在肝代谢，其代谢产物活性较低，代谢物及少量原形药由尿排出。作用与地西泮相似，具有镇静、催眠、抗惊厥和抗癫痫作用。其催眠作用良好，引起近似生理性睡眠作用，醒后无明显后遗作用。临床用于催眠，高热惊厥、抗癫痫，以及麻醉前给药。对癫痫持续状态有显效，也可用于混合型癫痫，尤其适用于婴儿痉挛及阵发性肌痉挛。

奥沙西泮（oxazepam）又称去甲安定，属于短效苯二氮䓬类镇静催眠药物，为地西泮的活性代谢产物。口服吸收慢且不完全，3小时血药浓度达峰值，能通过胎盘屏障，也可分泌入乳汁，血浆蛋白结合率约为90%，消除半衰期为5~10小时。在肝脏与葡萄糖醛酸结合而灭活，代谢物和少量原形药由尿液排出。作用与地西泮相似，有较强的抗焦虑及抗惊厥作用，催眠作用较弱。临床用于焦虑症，以及失眠和癫痫的辅助治疗。不良反应与地西泮相似。

艾司唑仑（estazolam）又称舒乐安定或三唑氯安定，属于中效新型苯二氮䓬类镇静催眠药物，具有较强的镇静催眠、抗惊厥、抗焦虑作用，以及较弱的肌肉松弛作用。催眠作用比硝西泮强，服药后40分钟左右即可入睡，维持5~8小时，消除半衰期为10~30小时。临床用于各型失眠症、癫痫、惊厥、焦虑症，以及麻醉前给药。

三唑仑（triazolam）为短效苯二氮䓬类镇静催眠药物，诱导入睡迅速，次晨无宿醉现象。口服吸收迅速完全，口服15~30分钟生效，多次服药蓄积小。临床可用于各种类型失眠症。常见不良反应为嗜睡、头晕和头痛等，长期用药可产生依赖性。

奥沙唑仑（oxazolam）为短效苯二氮䓬类镇静催眠药物，药理作用与地西泮相似，且作用强且毒性低，口服吸收快，30~60分钟达峰值。临床用于神经官能症，焦虑症，以及麻醉前给药。

巴比妥类药物 巴比妥酸的衍生物，对中枢神经系统有普遍性抑制作用的药物，代表药物有苯巴比妥、异戊巴比妥等。

苯巴比妥属于长效巴比妥类药物，由于对中枢有普遍性抑制作用，随着剂量的增加，中枢抑制作用由弱变强，表现为镇静、催眠、抗惊厥、抗癫痫、麻醉等作用。苯巴比妥改变正常睡眠模式，缩短快动眼睡眠时相，引起非生理性睡眠，久用停药后，可"反跳性"地延长快动眼睡眠，伴多梦，引起睡眠障碍。该药治疗量对呼吸中枢有抑制作用，大量可引起呼吸中枢麻痹而致死。因此其镇静催眠应用日渐减少，临床仅用于惊厥患者、癫痫患者和麻醉前给药。

异戊巴比妥属于中效巴比妥类药物，药理作用和临床应用均与苯巴比妥相似。硫喷妥钠属于超短效巴比妥类药物，静脉注射后，30秒起效，单独使用维持时间仅2~5分钟，重复给药，镇痛效果较差，肌肉松弛不完全。能显著抑制呼吸中枢，亦抑制心肌和血管运动中枢，临床仅用于诱导麻醉或基础麻醉。

新型非苯二氮䓬类药物 代表药有唑吡坦、佐匹克隆、扎来普隆等。

其他类药物 代表药物有水合氯醛、甲丙氨酯等。

水合氯醛（chloral hydrate）是三氯乙醛的水合物，口服吸收迅速，在肝代谢为作用较强的三氯乙醛。不缩短快动眼睡眠时相，可用于顽固性失眠。大剂量具有抗惊厥作用，可用于小儿高热、子痫等惊厥。但安全范围小，大剂量可抑制心脏，过量对肝肾等实质性脏器有损害。

甲丙氨酯（meprobamate）又称眠尔通，具有一定的抗焦虑、镇静、催眠和较弱的中枢性肌松作用。口服易吸收，催眠效果较好。催眠剂量缩短快动眼睡眠时相，停药后可见反跳性快动眼睡眠时间延长。临床主要用于治疗焦虑症和失眠症，尤其适用于老年失眠者。常见副作用为嗜睡和运动失调，长期服用产生耐受性和成瘾性，停药引起戒断症状，应避免滥用和长期使用。由于该药可加剧癫痫大发作，有癫痫病史患者禁用。

（杨俭 胡刚）

dìxīpàn

地西泮（diazepam）
苯二氮䓬类镇静催眠药的典型代表药物。又称安定。是罗氏（Roche）公司1963年上市的第二个苯二氮䓬类药物。

作用机制 地西泮主要通过加强中枢抑制性递质γ-氨基丁酸A受体（$GABA_A$受体）功能发挥其抑制效应，γ-氨基丁酸A受体结构见图1，通过作用于不同部位的γ-氨基丁酸A受体发挥不同的药理作用。脑内γ-氨基丁酸A受体，由5种不同的亚基组成（α、β、γ、δ和ρ），5个亚基围绕组

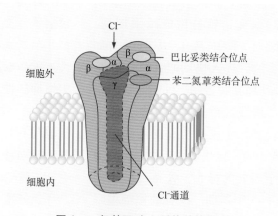

图1 γ-氨基丁酸A受体结构示意

成中空的氯离子通道。在 β 亚基上有 γ-氨基丁酸的结合点，在其他亚基还存在一些调节 γ-氨基丁酸受体氯离子（Cl⁻）通道的位点，包括苯二氮䓬类、巴比妥类、印防己毒素等离子通道阻滞药、类固醇和兴奋剂的结合点。地西泮与 γ-氨基丁酸 A 受体的苯二氮䓬结合位点结合，可诱导受体构象发生改变，促进 γ-氨基丁酸与 γ-氨基丁酸 A 受体结合，增加 Cl⁻ 通道开发的频率而增加 Cl⁻ 内流，产生中枢抑制效应。

药理作用 ①抗焦虑作用：焦虑是很多精神失常的常见症状，表现恐惧、紧张、忧虑、失眠并伴有心悸、出汗、震颤等症状。地西泮抗焦虑作用机制通过对边缘系统的 γ-氨基丁酸 A 受体的苯二氮䓬结合位的作用而实现的，选择性高，小剂量即可明显改善焦虑症状。②镇静催眠作用：地西泮在治疗量即可出现镇静催眠作用，剂量加大不会出现麻醉现象。地西泮对快动眼睡眠影响较小，停药出现反跳性快动眼睡眠延长较轻，可缩短非快动眼睡眠而减少发生于此期的夜惊和多梦。③抗惊厥、抗癫痫作用。④中枢性肌肉松弛作用。⑤其他：较大剂量的地西泮可导致暂时记忆缺失、轻度抑制肺泡换气功能、降低血压、减慢心率等。

体内过程 地西泮口服吸收慢而不规则，临床急需发挥疗效时应静脉给药，吸收后与血浆蛋白结合率达95%以上，在肝内代谢，主要代谢产物为去甲西泮、奥沙西泮，这些代谢产物仍有活性，最后与葡萄糖醛酸结合经肾排泄。

临床应用 ①治疗焦虑症：地西泮对各种原因引起的焦虑均有显著疗效。②治疗失眠症：地西泮能明显延长睡眠时间，减少

觉醒次数。③用于辅助治疗破伤风、子痫、小儿高热惊厥及药物中毒性惊厥。地西泮静脉注射是目前治疗癫痫持续状态的首选药物。④可用于缓解大脑损伤所致的肌肉僵直。⑤临床可用于麻醉前给药。

不良反应 地西泮安全范围大，毒性较小，很少因用量过大而引起死亡。常见不良反应有嗜睡、头晕、乏力、记忆力下降；大剂量偶见共济失调，静脉注射过快可引起呼吸和循环功能抑制，严重可致呼吸和心搏停止；过量中毒，可用苯二氮䓬受体阻断药氟马西尼进行解救。

药物相互作用 地西泮与其他中枢抑制药、酒精合用时，中枢抑制作用增强，可加重嗜睡、呼吸抑制，严重可致昏迷、死亡。

（杨 俭 胡 刚）

fúmǎxīní

氟马西尼（flumazenil）

咪唑并苯二氮䓬化合物。是苯二氮䓬受体的拮抗药。氟马西尼与 γ-氨基丁酸受体的苯二氮䓬结合点具有较高的亲和力，但没有内在活性，因此，可作为苯二氮䓬类药物的竞争性拮抗药。

氟马西尼为苯二氮䓬受体的特异性拮抗药，能拮抗苯二氮䓬类、唑吡坦、扎来普隆、佐匹克隆药物的作用，但不能拮抗其他镇静催眠药、酒精、阿片类药物以及普通麻醉药物的中枢作用。

氟马西尼单次口服后 20～90 分钟血药浓度达峰值，生物利用度平均为 16%。静脉注射后 5～8 分钟脑脊液浓度达峰值，与血浆蛋白结合率为 40%～50%，几乎全部在肝内代谢为无活性产物，消除半衰期平均为 1 小时，肝硬化患者口服生物利用度提高，消除半衰期延长。

氟马西尼可用于苯二氮䓬类诱导和维持全身麻醉后的终止作用；作为苯二氮䓬类过量中毒的治疗和诊断药物，氟马西尼能有效地催醒患者和改善中毒所致的呼吸、循环抑制，如对累积剂量达 5mg 而不起反应者，则提示患者的抑制状态并非由苯二氮䓬类药物所引起；用于改善酒精性肝硬化患者的记忆缺失等症状。

患者对氟马西尼耐受良好，常见的不良反应有恶心、呕吐、烦躁、焦虑不安、不适感等；长期应用苯二氮䓬类药物者应用氟马西尼可能诱发戒断症状；对同时服用苯二氮䓬类和三环类抗抑郁药的患者可能引发癫痫发作和心律失常；氟马西尼作用时间短，远远短于所有苯二氮䓬类药物的作用时间，因此，对于治疗苯二氮䓬类药物过量中毒，应考虑氟马西尼的重复给药，以免中毒再次发生。

（杨 俭 胡 刚）

zuǒpǐkèlóng

佐匹克隆（zopiclone）

由法国罗纳普朗克公司研制的新型非苯二氮䓬类镇静催眠药。1987 年在法国上市，以后在英国、比利时、丹麦、意大利、日本、中国等国上市。佐匹克隆的活性对映异构体——艾司佐匹克隆已获得美国食品药品管理局批准。

佐匹克隆属于新型非苯二氮䓬类镇静催眠药，激动 γ-氨基丁酸（GABA）受体 α_1 亚单位上的苯二氮䓬受体，产生镇静、催眠、遗忘和抗惊厥效应；激动 α_2 亚单位上的苯二氮䓬受体，产生抗焦虑作用；激动 α_4 亚单位上的苯二氮䓬受体不明显，所以几乎没有撤药症状；激动 α_6 亚单位上的苯二氮䓬受体不明显，因此，不伴有眼球震颤。作用特点为起效快

（小于 1 小时）、撤药反应（反跳现象）小。

佐匹克隆口服吸收迅速，1.5～2.0 小时后可达血药浓度峰值，生物利用度 70%，血浆蛋白结合率平均为 45%，消除半衰期约为 5 小时。主要经肝 CYP3A4 酶代谢为 *N*-去甲-佐匹克隆和 *N*-氧化-佐匹克隆，次要经 CYP2C8 酶代谢为 *N*-去甲-佐匹克隆，故轻、中度肝损害者服佐匹克隆应减量，肝硬化者剂量宜小，严重肝功能不全者禁服佐匹克隆。肝脏疾患及老年人代谢减慢，消除半衰期延长。佐匹克隆临床上短期用于失眠症。

佐匹克隆的不良反应与剂量及患者的敏感性有关。偶见思睡、口干、肌无力、遗忘、醉态；易受刺激或精神混乱、易激惹，头痛、乏力；长期服药后突然停药会出现戒断症状。呼吸功能不全者和肝、肾功能不全者适当调整剂量；使用本品时应绝对禁止摄入酒精饮料；用药时间不宜过长（<4 周），突然停药应小心监护；佐匹克隆过量中毒，可用氟马西尼解救。

佐匹克隆与其他中枢神经抑制药如抗抑郁药、抗焦虑药、酒精有协同抑制中枢神经系统，应避免合用。

（杨　俭　胡　刚）

zhāláipǔlóng

扎来普隆（zaleplon）　新型非苯二氮䓬类镇静催眠药。由美国惠氏医药公司研发，其特点是起效快，作用时间短，无明显宿醉和反跳现象。扎来普隆与唑吡坦相似，主要激动苯二氮䓬受体 1（BZ1），增加氯离子内流，突触后膜超极化，产生中枢抑制作用。该药只作用于 γ-氨基丁酸 A 受体（GABA$_A$）受体 BZ1 亚型，而对

其他亚型亲和力低，扎来普隆具有较明显的镇静催眠作用，也有抗焦虑和肌肉松弛作用。对正常睡眠结构影响较小，很少发生"宿醉"现象和反跳现象。

扎来普隆口服吸收迅速，0.9～1.5 小时血药浓度达峰值，消除半衰期为 0.9～1.1 小时，血浆蛋白结合率为 45%～75%，主要通过 CYP3A4 代谢，肝功能损害时，其代谢明显降低，代谢物没有药理活性。

扎来普隆主要用于失眠症，尤其是入睡困难患者；对老年失眠患者同样有效，一般睡前服用。

扎来普隆的不良反应与剂量和个体敏感性有关，老年人、体质虚弱者易出现较轻的头痛、嗜睡、眩晕、口干、出汗及厌食、腹痛、恶心呕吐、乏力、记忆困难、多梦、情绪低落、震颤、站立不稳、复视、其他视力问题、精神错乱等不良反应；对呼吸系统没有抑制作用，但呼吸功能不全患者应慎用；梗阻性睡眠呼吸暂停综合征、重症肌无力、严重肝功能不全、呼吸功能不全、15 岁以下儿童、妊娠、哺乳妇女禁用；服药时间不宜超过 4 周。

扎来普隆与其他中枢神经抑制药如抗抑郁药（如丙米嗪）、酒精合用，可增加各自的不良反应；与药物代谢酶诱导剂（如利福平）合用，可增加该药的代谢，合用时应调整剂量。

（杨　俭　胡　刚）

zuòbǐtǎn

唑吡坦（zolpidem）　新一代咪唑吡啶类催眠药。由法国圣德拉堡公司研制，1988 年上市，先后在美国、英国、瑞士、西班牙等广泛使用，1999 年进入中国。在中枢神经系统 γ-氨基丁酸 A 受体（GABA$_A$ 受体）的 α 亚型上存在

两种苯二氮䓬（BZ）受体，即 BZ1 和 BZ2，BZ1 主要位于与镇静相关的脑区，BZ2 主要位于与认知、记忆、精神运动相关的区域，唑吡坦主要激动 BZ1 受体，增加氯离子的内流，突触后膜超极化，产生中枢抑制作用。由于该药只作用于 GABA$_A$ 受体 BZ1 亚型，而对其他亚型亲和力低，因此，唑吡坦有较明显的镇静催眠作用，无肌肉松弛和抗癫痫作用。唑吡坦可保持正常睡眠结构，增加睡眠周期中 2 期非快动眼睡眠，对 3、4 期或快波睡眠影响不大，产生类似于生理睡眠。

唑吡坦口服吸收迅速，0.5～3 小时血药浓度达峰值，血浆蛋白结合率为 92%，口服生物利用度约 70%，消除半衰期为 2.4 小时，老年人略延长，肝首过消除 35%，其代谢产物无药理活性，无蓄积作用。主要经胆汁由粪便排出。

唑吡坦可用于失眠症，以及脑卒中、精神分裂症、抑郁症伴有失眠症状患者。唑吡坦的不良反应与剂量和个体敏感性有关，老年人、体质虚弱者常可出现嗜睡、眩晕、乏力头痛等不良反应，且多数患者症状较轻；有一定的反跳现象；对呼吸系统无抑制作用，但呼吸功能不全患者应慎用；梗阻性睡眠呼吸暂停综合征、重症肌无力、严重肝功能不全、呼吸功能不全、15 岁以下儿童、妊娠、哺乳妇女禁用；服药时间不宜超过 4 周。唑吡坦不能与其他中枢神经抑制药如抗抑郁药、抗焦虑药、酒精合用，否则会增加其不良反应。

（杨　俭　胡　刚）

kàngjīngshén shīchángyào

抗精神失常药（antipsychotropic drugs）　用于治疗精神失常的药物。精神失常（psychiatric disorder）是由多种原因引起的精神活动障碍的一类疾病，包括抑郁症、精神分裂症、躁狂症和焦虑症。精神失常是人类一个常见病症，涉及人的心理、行为及心理发育上的种种问题。其病因极为复杂，较为明确的病因包括遗传因素、素质及心理因素、环境因素、躯体因素等，其他精神创伤在其发病中也有一定作用，此外，颅脑损伤、内分泌、代谢及营养障碍等亦可引起精神障碍。现代医学观点认为，药物治疗只是治疗手段的一部分，不能单纯依靠药物，应采取综合措施，包括药物治疗、心理治疗、工作治疗、社区康复等方面。这几方面要相互配合，尤其是工作治疗和社区康复是不可忽视的措施，对整体治疗的效果起着不可低估的作用。

根据临床用途，抗精神失常药分为抗抑郁药、抗焦虑药、抗精神病药及抗躁狂症药 4 类。抗抑郁药是用于治疗以情绪抑郁为突出症状的精神疾病的药物。该类药物只能消除抑郁症患者的抑郁症状，不能提高正常人的情绪，另外，对焦虑、惊恐、强迫及恐惧症也有效。抗焦虑药能消除或缓解各种原因所致的焦虑和紧张情绪，治疗焦虑症和由躯体疾病或各种器质性原因所致的继发性焦虑状态。抗精神病药是用于治疗精神分裂及其他精神病性精神障碍的药物，其治疗剂量并不影响患者的智力和意识，却能有效地控制患者的精神运动兴奋、幻觉、妄想、敌对情绪、思维障碍和异常行为等精神症状。抗躁狂症药主要用于治疗以情绪高涨、烦躁不安、活动过度和思维、言语不能自制为特征的躁狂症。

（杨 俭 胡 刚）

kàngyìyùyào
抗抑郁药（antidepressants）

用于治疗以情绪抑郁为突出症状的精神疾病的药物。属于抗精神失常药。该类药物只能消除抑郁症患者的抑郁症状，不能提高正常人的情绪，对焦虑、惊恐、强迫及恐惧症也有效。

抑郁症是发病极高的一种严重的疾病，很多专家把这种疾病称为人类常见的"情绪感冒"，说明这种疾病存在的轻易性和普遍性。抑郁症可分为内源性抑郁症、反应性抑郁症、隐匿性抑郁症、继发性抑郁症及其他类型抑郁症，临床表现为情绪低落、悲观失望、睡眠障碍等，严重出现自伤或自杀冲动和观念。抑郁症病因复杂，较为认可的学说有：①多种胺代谢障碍学说，被多数学者所接受。此学说认为，遗传方面的缺陷使大脑内儿茶酚胺神经递质的功能出现相对或绝对的不足，从而导致抑郁症的出现。目前的抗抑郁药大多以单胺学说（认为中枢单胺类递质去甲肾上腺素和 5-羟色胺功能不足与抑郁症关系密切）作为抑郁症发病机制并在此基础上建立动物模型研发获得的。②中枢神经系统生化改变学说。随着年龄的增长，中枢神经系统可产生各种生化的改变，中枢神经递质和神经内分泌的改变，如去甲肾上腺素系统、5-羟色胺系统、乙酰胆碱系统、促肾上腺皮质激素系统等变化，对抑郁症的发病起重要的作用。③生物节律变化学说。抑郁症的临床表现，特别是睡眠障碍和昼夜性的心境变化，提示与昼夜节律同步障碍有关，随着增龄而发生的睡眠周期紊乱，提示昼夜节律障碍有可能成为抑郁症的病因。④大脑组织老化学说。研究表明，大脑皮质普通萎缩与老年记忆力和定向力减退有关，老年抑郁症者头颅 CT 显示脑室扩大和脑密度降低，有学者报道晚发型抑郁症比早发型患者的脑室扩大和皮质萎缩更明显，提示大脑组织退行性改变可能对晚发型的老年抑郁症发病具有病因学意义。⑤白介素学说。20 世纪 90 年代以前，大量关于抑郁症细胞免疫功能的研究显示了抑郁症有免疫细胞数量的改变和细胞免疫力的改变。之后，抑郁症的免疫学研究从细胞水平发展到细胞因子水平，其中研究最多的是白介素。其机制可能是白介素调节肾上腺素，乙酰胆碱或 5-羟色胺功能进而影响促肾上腺皮质激素释放激素分泌，最后引起皮质醇水平升高，下丘脑-垂体-肾上腺轴活动增加反过来对白介素-1、白介素-6 的分泌有抑制作用。抑郁症一旦确诊，应正规治疗，以药物治疗为主，配合心理治疗。药物治疗应足量、足疗程，包括急性、巩固、维持三期治疗。目的为提高抑郁症的治愈率，并最大限度减少自杀率。

作用机制 抗抑郁药的作用机制主要基于单胺学说，主要通过抑制去甲肾上腺素和/或 5-羟色胺再摄取，增加突触间隙这两种递质的浓度，从而改善抑郁症状。与兴奋药不同的是，该类药物只能消除抑郁症患者的抑郁症状，不能提高正常人的情绪。抗抑郁药可增加 5-羟色胺和阻断 α 肾上腺素受体而影响睡眠和血压，可阻断 M 胆碱受体可引起口干、便秘、视物模糊，可增加去甲肾上腺素和阻断 M 胆碱受体而致心律失常，可使中枢和外周自主神经功能失衡而诱发惊厥、性功能障碍和摄食和体重的改变等。

分类 根据药物的结构和作

用机制，抗抑郁药分为三环类抗抑郁药、去甲肾上腺素再摄取抑制药、选择性 5-羟色胺再摄取抑制药和其他抗抑郁药。

三环类抗抑郁药　最早一类抗抑郁药物，是非选择性单胺摄取抑制药。其化学结构中含有 1 个中央杂环与 2 个苯环连接构成的三环，故称为三环类抗抑郁药。主要抑制去甲肾上腺素和 5-羟色胺的再摄取，增加突触间隙这两种递质浓度，发挥抗抑郁作用。代表药物有丙米嗪、阿米替林、多塞平等。

阿米替林（amitriptyline）又称依拉维，是临床上常用的三环类抗抑郁药，其药理学特性及临床应用与丙米嗪极为相似，与后者相比，阿米替林对 5-羟色胺再摄取的抑制作用明显强于对去甲肾上腺素再摄取的抑制；镇静作用和抗胆碱作用也较强。阿米替林口服后可稳定地从胃肠道吸收，但剂量过大可延缓吸收。在肝脏生成活性代谢物去甲替林，最终代谢物以游离型或结合型从尿中排除。在体内与蛋白质广泛结合，血浆消除半衰期为 9~36 小时。阿米替林的不良反应与丙米嗪相似，但比丙米嗪严重，偶有加重糖尿病症状的报道。禁忌证与丙米嗪相同。

多塞平（doxepin）又称多虑平，属于三环类抗抑郁药。作用与丙米嗪类似，抗抑郁作用比后者弱，抗焦虑作用较强，镇静作用和对血压影响也比丙米嗪强，但对心脏影响较小。对伴有焦虑症状的抑郁症疗效最佳，焦虑、紧张、情绪低落、行动迟缓等症状服药数日后即可缓解，达到显著效果需 2~3 周。也可用于治疗消化性溃疡。不良反应和注意事项与丙米嗪类似。慎用于儿童和孕妇，老年患者应适当减量。

去甲肾上腺素再摄取抑制药　通过选择性抑制突触前膜去甲肾上腺素的再摄取，增强中枢神经系统去甲肾上腺素功能而发挥抗抑郁作用的一类药物，代表药物有地昔帕明、马普替林、去甲替林等。

马普替林（maprotiline）为选择性去甲肾上腺素再摄取抑制药，对 5-羟色胺摄取几乎没有影响。抗胆碱作用与丙米嗪类似，远比阿米替林弱。其镇静作用和对血压的影响与丙米嗪类似。用药 2~3 周后才充分发挥疗效。对睡眠的影响与丙米嗪不同，可延长快动眼睡眠时间。对心脏的影响与三环类抗抑郁药一样，可出现心电图异常，延长 Q-T 间期，增加心率。马普替林口服后吸收缓慢但能完全吸收，9~16 小时达血浆药物峰浓度，广泛分布于全身组织，肺、肾、心、脑和肾上腺的药物浓度均高于血液，血浆蛋白结合率约 90%。临床主要用于治疗抑郁症。治疗剂量可见口干、便秘、眩晕、头痛、心悸等。偶见用药后出现皮炎和皮疹。由于可增强拟交感胺药物作用，马普替林可减弱降压药物反应。

去甲替林（nortripty line）属于去甲肾上腺素再摄取抑制药，是阿米替林的活性代谢产物。药理作用与阿米替林相似，但该药抑制去甲肾上腺素摄取远强于抑制 5-羟色胺的摄取。与母药阿米替林相比，其镇静、抗胆碱、降低血压作用及对心脏的影响和诱发惊厥作用均较弱。有助于抑郁症患者入睡，但缩短快动眼睡眠时间。由于阻断 α_1 受体可引起直立性低血压，由于抗胆碱作用可致心率加快。去甲替林治疗由于脑内生物胺相对或绝对不足而引起的内源性抑郁症效果优于由各种精神刺激所致的反应性抑郁症，比其他三环类抗抑郁药治疗显效快。口服后完全从胃肠道吸收，血浆蛋白结合率为 90%~95%，62% 以代谢物形式从尿中排泄，肾衰竭患者也可安全使用本药，血浆消除半衰期为 18~60 小时。其镇静作用、抗胆碱作用、降低血压作用及对心脏的影响等虽比丙米嗪弱，但仍要注意过量服药引起的心律失常，尤其是心肌梗死的恢复期、传导阻滞或原有心律失常的患者，用药不慎会加重病情。双相抑郁症（兼有躁狂和抑郁状态，或间歇交替发作，或以一种状态为主要症状）患者易引起躁狂症发作。该药像其他三环类抗抑郁症药物一样，可降低惊厥发作阈，癫痫患者应慎用。

选择性 5-羟色胺再摄取抑制药　通过选择性抑制突触前膜 5-羟色胺的再摄取，增加突触间隙内其浓度，提高 5-羟色胺能神经传导而发挥抗抑郁作用的一类药物。代表药物有氟西汀、帕罗西汀、舍曲林、氟伏沙明等。

帕罗西汀（paroxetine）又称赛洛特，为强效选择性 5-羟色胺再摄取抑制药。口服吸收良好，消除半衰期为 21 小时。抗抑郁疗效与三环类抗抑郁药相当，而抗胆碱副作用、体重增加、对心脏影响及镇静等副作用均较三环类抗抑郁药弱。常见不良反应为口干、便秘、视物模糊、震颤、头痛、恶心等。禁与单胺氧化酶抑制剂联用，避免显著升高脑内 5-羟色胺水平而致"血清素综合征"，即使用血清素制剂或增加其剂量时出现全身性自主神经不稳（头痛、心动过速、呼吸急促、高血压、出汗、腹泻、发热等）、腱反射亢进、精神异常、肌阵挛、战栗及震颤等，严重出现进行性横纹肌溶解、弥散性血管内凝血，甚至可引起死亡。

舍曲林（sertraline）又称郁乐复，也是强效性抑制5-羟色胺再摄取的抗抑郁药，服药后6~8小时血药浓度达峰值，消除半衰期为26小时。临床可用于各类抑郁症的治疗，并对强迫症有效，对老年抑郁症患者较为适宜。主要不良反应为口干、恶心、腹泻、男性射精延迟、震颤、出汗等。

氟伏沙明（fluvoxamine）属于选择性抑制突触前膜5-羟色胺的再摄取抑制药。该药对去甲肾上腺素、多巴胺影响较弱，几乎没有抗胆碱和抗组胺作用，对单胺氧化酶没有影响。临床能有效治疗各种类型的抑郁症，也可治疗强迫症。

其他抗抑郁药 或同时抑制5-羟色胺和去甲肾上腺素的再摄取，或通过阻断突触前膜自身受体，消除负反馈抑制而使5-羟色胺和去甲肾上腺素释放增加，发挥抗抑郁作用，如文拉法辛、曲唑酮、米氮平等。

文拉法辛（venlafaxine）是新的苯乙胺衍生物类药物，主要通过抑制突触前膜对5-羟色胺及去甲肾上腺素的再摄取，增强中枢5-羟色胺和去甲肾上腺素神经递质功能，发挥抗抑郁作用。与组胺、胆碱和肾上腺素受体几乎没有亲和力，因此，不良反应较轻。文拉法辛既是一种有效的抗抑郁药，也是一种有效的抗焦虑药。特点起效快，在治疗剂量范围内不良反应小，常见的有恶心、嗜睡等。

曲唑酮（trazodone）已在临床应用多年，抗抑郁机制不清楚，动物实验发现，可选择性抑制5-羟色胺再摄取，阻断α₂肾上腺素受体，可翻转可乐定的中枢性心血管效应。没有M胆碱受体阻断作用，对去甲肾上腺素的再摄取影响小，没有单胺氧化酶抑制作用，所以对心血管系统没有明显影响。曲唑酮具有抗抑郁和镇静作用，还具有抗焦虑作用。口服易吸收，血药浓度达峰时间为1~2小时，消除半衰期为5~9小时，血浆蛋白结合率为85%~95%。临床可用于治疗各种抑郁症，适用于老年或伴有心血管疾病的抑郁患者。曲唑酮的不良反应较少，偶有恶心、呕吐、体重下降、心悸、直立性低血压等，过量服药会出现惊厥、呼吸停止等中毒现象。

米氮平（mirtazaping）属于四环类抗抑郁药。对突触前α₂肾上腺素受体有阻断作用。其治疗抑郁症的作用机制是通过抑制负反馈而促使突触前膜释放去甲肾上腺素、5-羟色胺，发挥抗抑郁作用。疗效与三环类抗抑郁药相当，很少出现头晕、嗜睡等抗胆碱能样副作用。

（杨 俭 胡 刚）

bǐngmǐqín

丙米嗪（imipramine） 属于三环类抗抑郁药，为非选择性单胺摄取抑制药。又称米帕明。20世纪40年代后期发现的丙米嗪，对于解除患者各种幻觉、焦虑和压抑症状有良好的效果。丙米嗪与此期其他镇静药构成了20世纪十大发现之一。

药理作用及机制 ①对中枢神经系统的作用：正常人服用丙米嗪后出现安静、嗜睡、血压稍降、头晕、目眩，并常出现口干、视物模糊等抗胆碱反应，连用数天后以上症状可能加重，甚至出现注意力不集中和思维能力下降。而抑郁症患者连续服药2~3周后，出现精神振奋现象，情绪高涨，抑郁症状明显减轻。丙米嗪抗抑郁作用的主要机制是抑制去甲肾上腺素、5-羟色胺在神经末梢的再摄取，从而使突触间隙去甲肾上腺素、5-羟色胺的递质浓度增高，促进突触传递功能。②对自主神经系统的作用：治疗量丙米嗪有显著阻断M胆碱受体的作用，表现为视物模糊、口干、便秘和尿潴留等。③对心血管系统的作用：治疗量丙米嗪可降低血压，致心律失常，其中心动过速较常见。心电图可出现T波倒置或低平。这些不良反应与该药阻断单胺类再摄取，从而引起心肌中去甲肾上腺素浓度增高有关。此外，丙米嗪对心肌有直接抑制效应。

体内过程 丙米嗪口服吸收良好，2~8小时血药浓度达高峰，血浆消除半衰期为10~20小时。丙米嗪在体内广泛分布于各组织，以脑、肝、肾及心脏分布较多，主要在肝内经药酶代谢，主要代谢酶是CYP2D6，主要活性代谢产物为地昔帕明。单次口服剂量的70%以上经尿排出，22%由粪便排出体外，还可随乳汁泌出。

临床应用 ①治疗抑郁症：用于治疗各种原因引起的抑郁症，对内源性抑郁症、更年期抑郁症效果较好。对反应性抑郁症次之，对精神病患者的抑郁症状效果较差。此外，也可用于强迫症的治疗。②治疗遗尿症：丙米嗪也可用于儿童遗尿症的治疗，剂量依年龄而定，睡前口服，疗程以3个月为限。③焦虑和恐怖症：对伴有焦虑的抑郁症患者疗效显著，对恐怖症也有效。

不良反应及禁忌证 常见的不良反应有口干、扩瞳、视物模糊、便秘、排尿困难和心动过速等抗胆碱作用，还可出现多汗、无力、头晕、失眠、皮疹、直立性低血压、反射亢进、共济失调、肝功能异常、粒细胞缺乏症等反应。丙米嗪易致尿潴留和升高眼内压，故前列腺肥大、青光眼患者禁用。此外，丙米嗪对心肌有直接抑制效应，故心血管病患者慎用。孕妇禁用。

药物相互作用 丙米嗪与血浆蛋白的结合，能被苯妥英钠、保泰松、阿司匹林、东莨菪碱和吩噻嗪类药物竞争而减少，如果与这些药物合用，其血浆游离药物浓度增高。与单胺氧化酶抑制药合用，可引起血压明显升高、高热和惊厥。这主要由于丙米嗪和单胺氧化酶抑制药可协同导致中枢去甲肾上腺素浓度增加所致。丙米嗪与抗精神病药、抗帕金森病药合用时，其抗胆碱作用可相互增强。此外，丙米嗪还能降低抗高血压药物胍乙啶及可乐定的降压作用。

（杨 俭 胡 刚）

dìxīpàmíng

地昔帕明（desipramine） 属于抗抑郁药，是去甲肾上腺素再摄取抑制药，可选择性抑制去甲肾上腺素的再摄取。又称去甲丙米嗪。特点是起效快，而镇静作用、抗胆碱作用和降压作用均比三环类抗抑郁药弱。

由于地昔帕明为丙米嗪的代谢产物，其作用和作用机制与丙米嗪相似，有较强去甲肾上腺素再摄取抑制作用，其效率为抑制5-羟色胺摄取的100倍以上。对多巴胺的摄取亦有一定的抑制作用。有轻度镇静作用，缩短快动眼睡眠时间，但延长了深睡眠。对H_1受体有强拮抗作用。对α肾上腺素受体和M胆碱受体拮抗作用较弱。

地昔帕明口服快速吸收，2~6小时血药浓度达峰值，血浆蛋白结合率为90%，经肝脏代谢生成具有活性的代谢物，主要由肾排泄，少量经胆汁排泄，其中原形占5%。地昔帕明主要用于以脑内去甲肾上腺素缺乏为主的抑郁症，尤其适用于尿检MH-PG（去甲肾上腺素的代谢物）显著减少的患者。适用于治疗内源性、更年期、反应性及神经性抑郁症。与丙米嗪相比，地昔帕明不良反应较小，但对心脏影响与米帕明相似；过量则导致血压降低、心律失常、震颤、惊厥、口干便秘等；老年人应适当减量。

地昔帕明不能与拟交感胺类药物合用，因会明显增强后者的作用；与单胺氧化酶抑制剂合用也要慎重；与胍乙啶及作用于肾上腺素能神经末梢的抗高血压药物合用会明显降低降压效果，主要因为该药抑制了药物经胺泵摄取进入神经末梢。

（杨 俭 胡 刚）

fúxītīng

氟西汀（fluoxetine） 化学名称为 N-甲基-3-苯基-3-(对三氟甲基苯氧基)丙胺。又称百优解。属于抗抑郁药。氟西汀是选择性5-羟色胺再摄取抑制药，抑制5-羟色胺摄取比抑制去甲肾上腺素摄取作用强200倍，使中枢内去甲肾上腺素、5-羟色胺含量增加，发挥抗抑郁作用。口服氟西汀，其抗抑郁效果需要2~3周才显现出来。该药对肾上腺素受体、组胺受体、γ-氨基丁酸B受体、M胆碱受体几乎没有亲和力。此外，氟西汀具有抗抑郁和抗焦虑双重作用。

氟西汀口服吸收良好，血药浓度达峰时间为6~8小时，血浆蛋白结合率为80%~95%；给予单个剂量时血浆消除半衰期为48~72小时，在肝经CYP2D6代谢生成去甲基活性代谢物去甲氟西汀，其活性与原药相同，半衰期更长。

氟西汀可用于治疗抑郁症、强迫症、神经性贪食症、焦虑症。因药物在肝代谢，肝功能不好时可采取隔日疗法。其不良反应及注意事项包括：①偶有恶心呕吐、头痛、头晕、乏力失眠、厌食、体重下降、震颤、惊厥、性欲降低等。②肝病者服用后半衰期延长，须慎用。③肾功能不全者，长期用药须减量，延长服药间隔时间。④氟西汀与单胺氧化酶抑制剂合用时须警惕"血清素综合征"的发生，初期主要表现为不安、激越、恶心、呕吐或腹泻，随后高热、强直、肌阵挛或震颤、自主神经功能紊乱、心动过速、高血压、意识障碍，最后可引起痉挛和昏迷，严重者可致死，应引起临床重视。⑤心血管疾病、糖尿病者应慎用。

氟西汀与血浆蛋白结合率较高，如果与其他与血浆蛋白结合率高的药物如华法林等同时合用，可以将其他与血浆蛋白结合率高的药物从血浆蛋白上释放出来，从而造成这些药物在血液中浓度升高作用增加或产生毒性反应；氟西汀可抑制肝脏细胞色素P450（CYP450），因此与经过肝代谢的药物如华法林等合用可增加这种药物在血液中的浓度，容易造成药物中毒。

（杨 俭 胡 刚）

kàngjiāolǜyào

抗焦虑药（antianxiolytics） 能消除或缓解各种原因所致的焦虑和紧张情绪，治疗焦虑症和由躯体疾病或各种器质性原因所致的继发性焦虑状态的药物。属于抗精神失常药。

焦虑症或称忧虑症是以反复并持续的伴有焦虑、恐惧、担忧、不安等症状和神经功能紊乱造成的精神障碍。患者的情绪非常不安与恐惧，常对现实生活中的某些事情或将来的某些事情表现出过分担忧，有时患者也可以无明确目标的担忧。这种担心往往是与现实极不相称的，使患者感到非常的痛苦，伴有失眠、自主神经亢进、肌肉紧张等自主神经系统紊乱的症状。焦虑症病因尚不明确，与遗传因素、个性特点、不良事件、应激因素、躯体疾病等均有关系，这些因素导致机体的神经内分泌系统紊乱、神经递质失衡，从而造成焦虑等症状的出现。焦虑症患者往往会有 5-羟色胺（5-HT）、去甲肾上腺素等多种神经递质的失衡，而抗焦虑药可使失衡的神经递质趋向正常，从而使焦虑症状消失，情绪恢复正常。治疗可以采取一些解释性的心理疗法。心理治疗对于治愈或舒解患者的焦虑症状是极其重要，但是药物治疗也非常必要。20 世纪 60 年代开始用苯二氮䓬类药物治疗焦虑症，而用三环类等抗抑郁药治疗抑郁症，那时认为焦虑症和抑郁症完全不同。20 世纪 70~80 年代发现三环类抗抑郁药比苯二氮䓬类药物对治疗强迫症、恐慌症更有效，很多抗抑郁药对某种焦虑症有效。20 世纪 90 年代以后，氟西汀、舍曲林等 5-羟色胺再摄取抑制药成为治疗各型焦虑症的常用药物。

用于治疗焦虑的药物包括：①苯二氮䓬类，如地西泮、阿普唑仑、艾司唑仑等。此类药物为最常用的抗焦虑药，作用强，起效快，可迅速控制焦虑症状，因成瘾问题不宜长期维持用药。②非苯二氮䓬类，如丁螺环酮、甲丙氨酯等。丁螺环酮是第一个用于临床的非苯二氮䓬类抗焦虑药，抗焦虑作用强度与地西泮相当，但无镇静、肌肉松弛和抗惊厥作用，无明显生理性依赖和成瘾性。作用机制：对 5-HT$_{1A}$ 受体具有高亲和性，可部分激动突触前膜的 5-HT$_{1A}$ 受体，反馈性抑制 5-羟色胺释放，而发挥抗焦虑作用，对 γ-氨基丁酸 A 受体无作用。口服吸收快而完全，0.5~1 小时达血药浓度峰值。存在肝首过效应，消除半衰期为 2~4 小时，血浆蛋白结合率为 95%。大部分在肝内代谢，其代谢产物为 5-羟基丁螺环酮和 1-（2-嘧啶基）-哌嗪，仍有一定生物活性。口服后，约 60% 由肾排泄，40% 由粪便排出。肝硬化时，由于首过效应降低，血药浓度增高，药物清除率明显降低，肾功能障碍时清除率轻度减低。其抗焦虑作用在服药 1~4 周才能显效，4 周达到最大效应。因此临床适用于焦虑性激动、内心不安和紧张等急慢性焦虑状态。毒副作用较少，包括头晕、头痛、恶心、呕吐、口干、便秘、失眠、食欲减退等；偶尔可出现心电图 T 波轻度改变、肝功能损害；过敏者、青光眼患者、儿童、妊娠期妇女及哺乳期妇女禁用；心、肝、肾功能障碍者应慎用，老年患者应减量。甲丙氨酯别称安宁、眠尔通，具有中枢性肌肉松弛作用、抗焦虑、镇静和催眠作用。口服吸收较好，2~3 小时血药浓度达峰值，消除半衰期约 10 小时。临床主要用于紧张、焦虑等焦虑症，也用于失眠患者。③抗抑郁药，如三环类（丙米嗪）、5-羟色胺再摄取抑制剂（帕罗西汀、氟西汀）。氟西汀临床上用于成人抑郁症、强迫症和神经性贪食症的治疗，也用于治疗焦虑症和惊恐症。④其他类，如 β 肾上腺素受体阻断药普萘洛尔、谷维素等。普萘洛尔对慢性焦虑症或惊恐症发作有效，但应注意个体差异。普萘洛尔可减轻焦虑症的心搏加速、心悸出汗、便秘腹泻等自主神经症状，常作为苯二氮䓬类、帕罗西汀的辅助治疗。焦虑症需长期维持治疗的药物，可选择文拉法辛缓释剂或帕罗西汀、氟西汀等药物。

（杨俭 胡刚）

āpǔzuòlún

阿普唑仑（alprazolam） 属于新型苯二氮䓬类药物。具有抗焦虑、抗抑郁、镇静、催眠、抗惊厥及肌肉松弛等作用，其抗焦虑作用比地西泮强 10 倍，并有一定抗抑郁作用。

中枢神经系统具有苯二氮䓬受体，阿普唑仑可以加强中枢抑制性神经递质 γ-氨基丁酸与 γ-氨基丁酸 A 受体的结合，促进氯离子通道开放，使细胞超极化，神经元的兴奋性降低。此外，可能与阻断 β 肾上腺素受体有关。

阿普唑仑口服吸收迅速而完全，1~2 小时即可达血药峰浓度，血浆消除半衰期为 12~18 小时，2~3 天血药浓度达稳态。血浆蛋白结合率约为 80%。吸收后分布于全身，并可透过胎盘屏障，亦可进入乳汁。经肝脏 CYP3A 酶系代谢为有活性物质，但浓度太低无临床意义。最后经肾脏排出体外，体内蓄积量极少，停药后清除较快。

阿普唑仑主要用于急性应激性障碍和适应障碍所致的焦虑症，以及急性应激障碍和适应障碍所致的抑郁症。不良反应与地西泮相似，但较轻微。少数患者有倦乏、头晕、口干、恶心、便秘、视物模糊、精神不集中等；久用后停药有戒断症状，应避免长期使用。应逐渐停药，不可突停或减量过快；服药期间不宜驾驶车辆或操作机器。过敏者、青光眼患者、睡眠呼吸暂停综合征、严重呼吸功能不全患者、严重肝功能不全患者、妊娠期妇女及哺乳期妇女应禁用；18 岁以下儿童患者应慎用。

（杨 俭 胡 刚）

àisīzuòlún

艾司唑仑（estazolam） 属于新型苯二氮䓬类药物。又称舒乐安定。具有抗焦虑、抗抑郁、镇静、催眠、抗惊厥及肌肉松弛等作用。其镇静催眠作用比硝西泮强 2.4~4 倍。艾司唑仑通过兴奋中枢神经系统的苯二氮䓬受体，加强中枢神经内 γ-氨基丁酸受体作用，影响边缘系统功能而产生抗焦虑。艾司唑仑口服吸收较快，2 小时血药浓度达峰值，消除半衰期为 10~24 小时，2~3 天血药浓度达稳态。血浆蛋白结合率约为 93%。在肝主要经 CYP3A 代谢。经肾排泄，排泄缓慢。可通过胎盘，可分泌入乳汁。

艾司唑仑作为抗焦虑药，主要用于焦虑症所引起的紧张、恐惧症状；作为镇静催眠药，可用于各种类型的失眠。不良反应较少，个别患者有乏力、口干、头胀和嗜睡等反应，1~2 小时后可自行消失；可产生依赖性，但较轻；过量可出现呼吸抑制。过敏者、青光眼患者、重症肌无力患者、妊娠期妇女及哺乳期妇女禁用；肝肾功能损害、严重慢性阻塞性肺部病变患者慎用，老、幼、体弱者可酌减量。

（杨 俭 胡 刚）

pàluóxītīng

帕罗西汀（paroxetine） 一种苯基哌啶衍生物，属于选择性 5-羟色胺再摄取抑制药物。又称赛乐特（selette）。具有抗焦虑、抗抑郁的作用，作用机制为：选择性地抑制 5-羟色胺转运体，阻断突触前膜对 5-羟色胺的再摄取，延长和增加 5-羟色胺的作用，从而产生抗抑郁作用。

帕罗西汀口服吸收完全，首过消除明显，生物利用度约为 50%，食物或药物均不影响其吸收。消除半衰期为 24 小时，老年人半衰期会延长。血浆蛋白结合率为 95%。分布于全身各组织，亦可分泌进入乳汁。主要在肝代谢，最后经肾排出体外，小部分经胆汁分泌从粪便排出。

帕罗西汀临床上用于治疗伴有焦虑症的抑郁症患者，起效比三环类抗抑郁药（如丙米嗪）快，且疗效比丙米嗪好。帕罗西汀不良反应轻微而短暂，常见不良反应有轻度口干、恶心、厌食、便秘、头痛、震颤、乏力、失眠和性功能障碍；偶尔出现神经性水肿、荨麻疹、直立性低血压；服用该药前后 2 周内不能使用单胺氧化酶抑制药。过敏者、青光眼、儿童、妊娠期妇女及哺乳期妇女禁用；心、肝、肾功能障碍者慎用，老年患者应减量。

（杨 俭 胡 刚）

kàngjīngshénbìngyào

抗精神病药（antipsychotic drugs） 用于治疗精神分裂症及其他精神病性精神障碍的药物。又称神经安定药。属于抗精神失常药。抗精神病药治疗剂量并不影响患者的智力和意识，却能有效地控制患者的精神运动兴奋、幻觉、妄想、敌对情绪、思维障碍和异常行为等精神症状。大多是强效多巴胺受体拮抗药，在发挥治疗作用的同时，多数药物可引起情绪冷漠、精神运动迟缓和运动障碍等不良反应。

精神分裂症是精神病中最常见的一组病症，以思维、情感、行为之间不协调，精神活动与现实脱离为主要特征。根据临床症状，精神分裂症分为以阳性症状（幻觉、妄想、思维紊乱等）为主的Ⅰ型精神病和以阴性症状（情感淡漠、意志缺失、主动性缺乏等）为主的Ⅱ型精神病。其发病机制是遗传因素和环境因素共同作用产生中枢神经生化病理改变。在多种学说中，中枢多巴胺活动过度假说受到吩噻嗪类抗精神病药治疗精神分裂症疗效的支持，该类药物有阻断中枢多巴胺受体的功能。其他还有自体中毒假说、脑神经递质紊乱假说等。临床所用的抗精神病药物多数对Ⅰ型精神分裂症疗效较好。

作用机制 抗精神病药作用机制主要基于：①阻断中脑-边缘系统和中脑-皮质系统多巴胺受体，在众多的有关精神分裂症的病因假说中，中脑-边缘通路和中脑-皮质通路多巴胺系统功能亢进的学说得到了广泛的认可，认为精神分裂症是由于中枢多巴胺系统功能亢进所致。截至 2015 年底，临床使用的各种典型抗精神病药多数是强效多巴胺受体拮抗药，且对Ⅰ精神分裂症有较好的疗效。多巴胺是中枢神经系统内一种重要的神经递质，通过与脑内多巴胺受体结合后，参与人类神经精神活动的调节，其功能亢进或减弱均可导致严重的神经精神疾病。吩噻嗪类等抗精神病药主要通过阻断中脑-边缘通路和中脑-皮质通路的 D_2 样受体而发挥疗效。值得指出的是，临床使用的大多数抗精神病药物并不是选择性 D_2 样受体拮抗药，在发挥疗效的同时，均引起不同程度地锥体外系的不良反应，这是由于这些药物可非特异性地阻断黑质-纹状体通路的多巴胺受体所致。②阻断 5-羟色胺（5-HT）受体，临床常用的非典型抗精神病药如氯氮平和利培酮等药物的抗精神病作用主要是通过阻断 5-HT 受体而实现的。氯氮平是选择性 D_4 亚型受体拮抗药，对其他多巴胺亚型受体几乎没有亲和力，对 M 胆碱受体和 α 肾上腺素受体有较高的亲和力，亦可阻断 5-HT$_{2A}$ 受体，协调 5-羟色胺与多巴胺系统的相互作用与平衡；利培酮阻断 5-HT$_2$ 亚型受体的作用显著强于阻断 D_2 亚型受体的作用。因此，即使长期应用氯氮平和利培酮，也几乎没有锥体外系反应发生。

分类　根据药物化学结构不同，抗精神病药分为吩噻嗪类、硫杂蒽类、丁酰苯类和其他类。根据临床用途，抗精神病药分为典型和非典型两类。典型抗精神病药主要通过拮抗多巴胺受体发挥作用，代表药物有氯丙嗪、奋乃静、氟奋乃静、氟哌噻吨、氟哌啶醇等，对阳性症状非常有效，多数药物对阴性症状无改善作用；非典型抗精神病药可通过拮抗多巴胺和 5-羟色胺两种受体发挥作用，代表药物有氯氮平、奥氮平、洛沙平、利培酮、齐拉西酮等，对阴性症状较有效。

吩噻嗪类　代表药物有氯丙嗪、奋乃静、氟奋乃静、三氟拉嗪和硫利达嗪等。

奋乃静（perphenazine）属于吩噻嗪类药物，作用较氯丙嗪缓和，对心血管系统、肝及造血系统的作用较氯丙嗪轻。除镇静作用、控制精神运动兴奋作用次于氯丙嗪外，其他作用与氯丙嗪相似。奋乃静对慢性精神分裂症的疗效较氯丙嗪好。

氟奋乃静（fluphenazine）和**三氟拉嗪**（trifluoperazine）也属于吩噻嗪类，抗精神分裂作用比奋乃静强而持久，具有抗幻觉和妄想作用，但镇静作用和降低血压较弱，锥体外系作用比奋乃静常见，临床适用于精神分裂症偏执型和慢性型伴幻觉和妄想症状患者。

硫利达嗪（thioridazine）又称甲硫达嗪，属于吩噻嗪类，其侧链为哌啶环，有明显的镇静作用，抗幻觉妄想作用不如氯丙嗪，锥体外系作用小，老年人易耐受，临床主要用于急性精神分裂症、躁狂症等。

硫杂蒽类　代表药物有氯普噻吨、氟哌噻吨等。

氯普噻吨（chlorprothixene）又称泰尔登、氯丙硫蒽，是硫杂蒽类的代表药，其结构与三环类抗抑郁药相似，故有较弱的抗抑郁作用。其调整情绪、控制焦虑抑郁的作用较氯丙嗪强，但抗幻觉妄想作用不及氯丙嗪。临床适用于带有强迫状态或焦虑抑郁情绪的精神分裂症患者，以及焦虑性神经官能症以及更年期抑郁症患者。其抗肾上腺素与抗胆碱作用较弱，故不良反应较轻，锥体外系症状也较少。

氟哌噻吨（flupenthixol）又称三氟噻吨，属于硫杂蒽类药物，其抗精神病作用与氯丙嗪相似，但具有特殊的激动效应，故禁用于躁狂症患者。氟哌噻吨低剂量具有一定的抗抑郁焦虑作用，镇静作用弱，但锥体外系反应常见。临床主要用于治疗抑郁症或伴焦虑的抑郁症。

丁酰苯类　代表药物有氟哌啶醇、氟哌利多、匹莫齐特等。

氟哌啶醇（haloperidol）又称氟哌丁苯，是第一个合成的丁酰苯类药物。尽管化学结构与氯丙嗪完全不同，但均能选择性阻断 D_2 样受体，有很强的抗精神病作用。口服后 2~6 小时血药浓度达高峰，作用可持续 3 天。氟哌啶醇不仅可显著控制各种精神运动兴奋的作用，同时对慢性症状有较好疗效。氟哌啶醇锥体外系反应发生率高、程度严重，但对心血管系统的副作用较轻，对肝功能影响小。临床主要用于急、慢性精神分裂症尤其伴有敌对情绪及攻击行动的偏执型精神分裂症。

氟哌利多（droperidol）又称氟哌啶，属于丁酰苯类药物，在体内代谢快，作用维持时间短，作用时间约 6 小时，作用与氟哌啶醇相似。临床上主要用于增强镇痛药的作用，其与芬太尼配合使用，可使患者处于一种特殊的麻醉状态：痛觉消失、精神恍惚、对环境淡漠，是神经阻滞镇痛术的一种外科麻醉方法，可用于进行小的手术，如烧伤清创、窥镜检查、造影等，其特点是集镇痛、安定、镇吐、抗休克作用于一体。也用于麻醉前给药、镇吐、控制精神病患者的攻击行为。氟哌利多吸收快，肌内注射后起效时间几乎与静脉注射相同，在体内广泛代谢，75% 从尿中排除，其余从粪便中排泄。血浆消除半衰期分两部分，开始为 10 分钟，最终为 2.2 小时。氟哌利多作用时间比芬太尼长，故第二次重复给药一般只给芬太尼，避免氟哌利多蓄积中毒。

匹莫齐特（pimozide）为氟哌利多的双氟苯衍生物，有较好的抗幻觉、妄想作用，并使慢性退缩被动的患者活跃。与氯丙嗪相比，其镇静、降压、抗胆碱等副作用较弱，而锥体外系反应则较强。临床上用于治疗精神分裂症、躁狂症和秽语综合征。匹莫齐特易引起室性心律失常和心电图异常（如 Q-T 间隔延长、T 波改变），因此对伴有心脏病的患者禁用。

其他抗精神病药 代表药物有氯氮平、奥氮平、洛沙平、五氟利多、舒必利、齐拉西酮、利培酮等。

奥氮平（olanzapine）是在氯氮平的基础上研制的噻吩类并二氮杂䓬类衍生物，为非典型抗精神病药。1996 年获得美国食品药品管理局的批准正式上市销售。对 D_2、D_1 受体、M 胆碱受体、α_1 肾上腺素受体有明显阻断作用；对 $5-HT_2$ 受体有很强的阻断作用；对黑质-纹状体和中脑-边缘通路多巴胺受体有选择性阻断作用；对精神分裂症的阳性症状有效，对阴性症状有部分疗效。与经典抗精神病药相比，奥氮平具有疗效好、作用持久、不良反应少的特点，因此能更大程度地改善患者生命质量。

洛沙平（loxapine）也是继氯氮平之后合成的二苯并氧氮杂类化合物，为非典型抗精神病药，不仅对精神分裂症患者的阳性症状有效，而且可改善患者的阴性症状。作用机制为：既阻断中枢纹状体多巴胺 D_2 受体，又阻断 $5-HT_{2A}$ 受体。洛沙平对偏执型、青春型精神分裂症的效果优于氯丙嗪，不良反应如锥体外系反应、降压作用比氯丙嗪弱。在治疗精神分裂症的阴性症状、偏执症状及强迫性神经症方面，洛沙平具有一定的优越性。

五氟利多（penfluridol）属二苯基丁酰哌啶类药物，为口服长效抗精神病药，一次用药疗效可维持 1 周。其长效的原因可能与贮存于脂肪组织，从而缓慢释放入血有关。五氟利多能阻断 D_2 样受体，有较强的抗精神病作用，亦可镇吐。对精神分裂症的疗效与氟哌啶醇相似，镇静作用较弱，临床适用于急、慢性精神分裂症，尤其适用于慢性患者，对幻觉、妄想、退缩均有较好疗效。五氟利多的副作用以锥体外系反应最常见。

舒必利（sulpiride）属苯甲酰胺类药物，可选择性地阻断中脑-边缘系统 D_2 受体。对紧张型精神分裂症疗效高，奏效也较快，有药物电休克之称。舒必利能改善患者与周围的接触、活跃情绪、减轻幻觉和妄想的作用，对情绪低落、忧郁等症状也有治疗作用，对长期用其他药物无效的难治性病例也有一定疗效。舒必利对中脑-边缘系统的 D_2 受体有高度亲和力，对纹状体的亲和力较低，因此其锥体外系不良反应较少。临床主要用于精神分裂症单纯型、偏执型、紧张型及慢性精神分裂症的孤僻、退缩、淡漠症状的治疗；对抑郁症状有一定疗效。

齐拉西酮（ziprasidone）是由辉瑞公司研制的苯并异噻唑取代的哌嗪类非典型抗精神病药，不仅能快速持久控制精神分裂症患者的阳性和阴性症状，还能有效改善认知功能和抑郁焦虑症状，作用机制可能与阻断 $5-HT_{2A}$ 受体、多巴胺 D_2 样受体等有关。临床可用于治疗各型精神分裂症。

（杨 俭 胡 刚）

lǜbǐngqín

氯丙嗪（chlorpromazine） 第一个吩噻嗪类结构的抗精神病药。又称冬眠灵。1952 年初在法国用氯丙嗪治疗精神分裂症和躁狂症患者的兴奋性躁动获得成功，改变了精神分裂症患者的预后。氯丙嗪作为第一个治疗抗精神分裂症药物，开创了治疗精神疾病的历史，具有里程碑式的意义。1952 年秋季，这一新药在巴黎投放市场。

药理作用及机制 氯丙嗪主要作用于中枢神经系统、自主神经系统和内分泌系统。

对中枢神经系统的作用 ①抗精神病作用：氯丙嗪对中枢神经系统有较强的抑制作用，又称神经安定作用。氯丙嗪能显著控制活动状态和躁狂状态而又不损伤感觉能力；能显著减少动物自发活动，易诱导入睡，但动物对刺激有良好的觉醒反应；与巴比妥类催眠药不同，加大剂量也不引起麻醉；能减少动物的攻击行为，使之驯服。作用机制主要是通过阻断中脑-边缘系统和中脑-皮质系统的多巴胺 D_2 样受体而发挥疗效的。由于氯丙嗪对这两个通路和黑质-纹状体通路的 D_2 样受体的亲和力几无差异，长期应用氯丙嗪，锥体外系反应的发生率较高。②镇吐作用：小剂量可阻断延髓第四脑室底部的催吐化学感受区的 D_2 受体；大剂量可直接抑制呕吐中枢。但是，氯丙嗪不能对抗前庭刺激引起的呕吐。对顽固性呃逆有效，其机制是氯丙嗪可抑制位于延髓与催吐化学感受区旁呃逆的中枢调节部位。③对体温调节的作用：氯丙嗪对下丘脑体温调节中枢有很强的抑制作用，与解热镇痛药不同，氯丙嗪不但可降低发热机体的体温，也能降低正常体温。氯丙嗪的降温作用随外界环境温度变化而变化，环境温度愈低其降温作用愈显著，与物理降温同时应用，则有协同降温作用。

对自主神经系统的作用 氯丙嗪能阻断 α 肾上腺素受体和 M 胆碱受体。阻断 α 肾上腺素受体可致血管扩张、血压下降；阻断M胆碱受体作用较弱，可引起口干、便秘、视物模糊。

对内分泌系统的作用 结节-漏斗系统中的 D_2 亚型受体可促使下丘脑分泌多种激素，如催乳素释放抑制因子、卵泡刺激素释放因子、黄体生成素释放因子和促肾上腺皮质激素等。氯丙嗪阻断 D_2 亚型受体，可增加催乳素的分泌，抑制促性腺激素和糖皮质激素的分泌，也可抑制垂体生长激素分泌。

体内过程 氯丙嗪口服后吸收慢而不规则，到达血药浓度峰值的时间为 2~4 小时。胃中有食物、同时服用抗胆碱药均能明显延缓其吸收。肌内注射吸收迅速，15~30 分钟血药浓度达高峰，血浆蛋白结合率大于 90%，消除半衰期约为 6 小时。氯丙嗪分布于全身，脑、肺、肝、脾、肾中较多，其中脑内浓度可达血浆浓度的 10 倍。主要在肝经 P_{450} 系统代谢为多种产物，经肾排泄。其脂溶性高，易蓄积于脂肪组织，停药后数周乃至半年后，尿液中仍可检出其代谢物。不同个体口服相同剂量的氯丙嗪后血药浓度可差 10 倍以上，故给药剂量应个体化。氯丙嗪在体内的消除和代谢随年龄而递减，因此老年患者须减量。

临床应用 ①精神分裂症：主要用于治疗具有精神病性症状如幻觉、妄想、思维、行为障碍（如紧张症、刻板症等）的各种精神病，特别是急性发作和具有明显阳性症状的精神分裂症患者。氯丙嗪具有较强的神经安定作用，因此对兴奋、激越、焦虑、攻击、躁狂等症状均有良好疗效。②呕吐和顽固性呃逆：对多种药物（如洋地黄、吗啡四环素等）和疾病（如尿毒症和恶性肿瘤）引起的呕吐具有显著的镇吐作用。对顽固性呃逆具有显著疗效。对晕动症无效。③低温麻醉与人工冬眠：物理降温（冰袋、冰浴）配合氯丙嗪应用可降低患者体温，因而可用于低温麻醉。氯丙嗪与其他中枢抑制药（哌替啶、异丙嗪）合用，则可使患者深睡，体温、基础代谢及组织耗氧量均降低，增强患者对缺氧的耐受力，减轻机体对伤害性刺激的反应，并可使自主神经传导阻滞及中枢神经系统反应性降低，机体处于这种状态，称为"人工冬眠"，有利于机体度过危险的缺氧缺能阶段，为进行其他有效的对因治疗争得时间。人工冬眠多用于严重创伤、感染性休克、高热惊厥、中枢性高热及甲状腺危象等病症的辅助治疗。

不良反应 氯丙嗪的不良反应主要为一般不良反应，神经系统、心血管系统和内分泌系统等方面不良反应。

一般不良反应 中枢抑制症状（嗜睡、淡漠、无力等）、M胆碱受体阻断症状（视物模糊、口干、无汗、便秘、眼压升高等）和 α 肾上腺素受体阻断症状（鼻塞、血压下降、直立性低血压及反射性心悸等）。

神经系统反应 有锥体外系反应、精神异常、惊厥与癫痫和过敏反应。

锥体外系反应 长期服用可出现 3 种反应。①帕金森综合征：表现为肌张力增高、面容呆板、动作迟缓、肌肉震颤、流涎等。②静坐不能：坐立不安、反复徘徊。③急性肌张力障碍：多出现在用药后第 1~5 天。这是由于氯丙嗪阻断了黑质-纹状体通路的 D_2 样受体，使纹状体中的多巴胺功能减弱、乙酰胆碱的功能增强而引起的，可用减少药量、停药来减轻或消除，也可用抗胆碱药以缓解。此外，部分患者还可引起迟发性运动障碍，其机制可能与多巴胺受体长期被阻断、受体敏感性增加或反馈性促进突触前膜多巴胺释放增加有关。

精神异常 氯丙嗪本身可以引起精神异常，如意识障碍、萎靡、淡漠、兴奋、躁动、消极、抑郁、幻觉、妄想等，应与原有疾病加以鉴别，一旦发生应立即减量或停药。

惊厥与癫痫 有惊厥或癫痫史者更易发生，应慎用，必要时加用抗癫痫药。

过敏反应 少数患者出现肝损害、黄疸，也可出现粒细胞减少、溶血性贫血和再生障碍性贫血等。

心血管和内分泌系统反应 可引起直立性低血压，持续性低血压休克，多见于年老伴动脉硬化、高血压患者；心电图异常，心律失常。长期用药还会引起内分泌系统紊乱，如乳腺增大、泌乳、月经停止、抑制儿童生长等。主要是由于氯丙嗪阻断了多巴胺介导的下丘脑催乳素释放抑制途径，引起高催乳素血症，导致乳漏、闭经及妊娠试验假阳性；正常的男性激素向雌激素转变，受到影响时会导致性欲的增强。性功能障碍（阳痿、闭经）的出现可能会使得患者不合作。

急性中毒 一次吞服大剂量可致急性中毒，出现昏睡、血压下降至休克水平。此时应立即对症治疗。

禁忌证 ①氯丙嗪能降低惊厥阈，诱发癫痫，故有癫痫及惊厥史者禁用。②氯丙嗪能升高眼压，青光眼患者禁用。③乳腺增生症和乳腺癌患者禁用。④对冠心病患者易致猝死，应慎用。

药物相互作用 ①氯丙嗪能增强其他一些药物的中枢抑制作用，如酒精、镇静催眠药、抗组胺药、镇痛药等，联合使用时注意调整剂量。特别是当与吗啡、哌替啶（度冷丁）等合用时要注意呼吸抑制和降低血压的问题。②氯丙嗪抑制多巴胺受体激动剂、左旋多巴的作用。③氯丙嗪的去甲基代谢物可以拮抗胍乙啶的降压作用，可能是阻止后者被摄入神经末梢。④某些肝药酶诱导剂如苯妥英钠、卡马西平等可加速氯丙嗪的代谢，应注意适当调节剂量。

（杨　俭　胡　刚）

lǜdànpíng

氯氮平（clozapine）　属于二苯二氮䓬类非典型抗精神病药，是治疗精神分裂症最常用的药物。20 世纪 60 年代中期，奥地利和德国医生首先开始研究氯氮平，70 年代早期在很多欧洲国家上市，后因其可致粒细胞减少而撤市。氯氮平第 2 次重新上市是由美国医生作为第 2 代抗精神病药的开发，1990 年被美国药品管理局重新批准上市，被认为是治疗精神分裂症的先驱者。

氯氮平对精神分裂症的疗效与氯丙嗪相当，但较氯丙嗪起效迅速（多在 1 周内见效），抗精神病作用强。其作用机制是氯氮平是选择性多巴胺 D_4 亚型受体拮抗药，能特异性阻断中脑-边缘系统和中脑-皮质系统的 D_4 亚型受体、对黑质-纹状体系统的 D_2 和 D_3 亚型受体几乎没有亲和力。此外，氯氮平抗精神病的治疗机制涉及阻断 5-羟色胺 2A（5-HT_{2A}）受体和多巴胺受体、协调 5-羟色胺与多巴胺系统的相互作用和平衡，因此，氯氮平也被称为 5-羟色胺-多巴胺受体阻断药。氯氮平还具有抗胆碱作用、抗组胺作用、抗 α 肾上腺素能作用。

氯氮平口服吸收迅速，几乎完全，吸收后迅速广泛分布到各组织，可通过血脑屏障。蛋白结合率高达 95%。服药后 2.5 小时达血药峰浓度，8~10 日达稳态血药浓度，主要经肝首关代谢，代谢物的活性很低或无活性，50% 由尿排泄，30% 随粪便排出。

氯氮平对精神分裂症的阳性或阴性症状产生较好的疗效，故适用于难治性精神分裂症；用于其他抗精神病药无效的精神分裂症；也适用于慢性患者；可用于长期给予氯丙嗪等抗精神病药引起的迟发运动障碍，可获明显改善，原有精神疾病也得到控制；氯氮平对情感淡漠和逻辑思维障碍的改善较差。特别的优点是几乎没有锥体外系反应和内分泌紊乱等不良反应。

氯氮平常见头痛、头晕、精神萎靡、多汗、口涎分泌多、恶心或呕吐、便秘、体重增加等不良反应；较少见不安与易激惹、精神错乱、视物模糊、血压升高与严重持续的头痛，这些反应都与剂量有关；罕见粒细胞减少，严重者可致粒细胞缺乏（女性多于男性），可能由于免疫反应引起，因此，用药前及用药期间须进行白细胞计数检查。中枢神经处于明显抑制状态患者，以及曾有骨髓抑制或血细胞异常疾病史患者禁用；闭角型青光眼、前列腺增生、痉挛性疾病或病史者，以及心血管病症者慎用。

（杨　俭　胡　刚）

lìpéitóng

利培酮（risperidone）　苯并异噁唑结构的第二代非典型抗精神病药。利培酮对精神分裂症的阳性症状如幻觉、妄想、思维障碍等，以及阴性症状均有效，对精神分裂症患者的认知功能障碍和继发性抑郁亦具治疗作用。作用机制是利培酮对 5-羟色胺 2（5-HT_2）受体和多巴胺 D_2 样受体有较强的阻断作用，对 $α_1$ 肾上腺素受体阻断作用较弱。

利培酮口服吸收迅速、完全，其吸收不受食物影响，用药 1 小时后即达血药峰浓度，消除半衰期约为 3 小时，大多数患者在 1 天内达到稳态。在体内部分代谢为 9-羟利培酮，具有药理活性，消除半衰期为 24 小时。大部分经肾排泄。老年患者和肾功能不全患者清除速度减少 60%~80%。

利培酮用于治疗急性和慢性精神分裂症，特别是对阳性及阴性症状及其伴发的情感症状（如焦虑、抑郁等）有较好的疗效，也可减轻与精神分裂症有关的情感症状。利培酮具有有效剂量小、用药方便、见效快、锥体外系反应轻、镇静作用小等优点，患者易于接受，因此，治疗依从性较好，已成为治疗精神分裂症的一线药物。利培酮锥体外系不良反应少而轻，且与剂量相关。可引起内分泌紊乱，因泌乳素水平升高引发的闭经、溢乳和性功能障碍。其他不良反应有焦虑、嗜睡、头晕、恶心、便秘、消化不良、鼻炎、皮疹等。过敏者、15 岁以下儿童、妊娠期妇女及哺乳期妇女禁用；帕金森综合征患者、癫痫患者、老年人，以及心、肝、肾疾病患者慎用。

（杨　俭　胡　刚）

kàngzàokuángzhèngyào

抗躁狂症药（antimania drugs）　主要用于治疗以情绪高涨、烦躁不安、活动过度和思维、言语不能自制为特征的躁狂症的药物。因能防止双相情感障碍的复发，即控制躁狂-抑郁循环发作，又称情绪稳定药。属于抗精神失常药。躁狂症由遗传因素和环境因素共同作用产生中枢神经生化和神经内分泌功能紊乱所造成，如在5-羟色胺功能缺乏基础上去甲肾上腺素功能增强，或多巴胺和γ-氨基丁酸功能异常等，抗躁狂症药多半通过影响这些递质功能而发挥作用。

抗躁狂症药包括：①锂盐，如碳酸锂。②抗精神病药，如氯丙嗪、氯氮平、利培酮。③抗癫痫药，如卡马西平、丙戊酸钠。其中碳酸锂为治疗躁狂症最常用的药。

碳酸锂是分子式为Li_2CO_3的无机化合物，是治疗躁狂症的常用药。治疗量对正常人的精神行为无明显影响，但对躁狂症患者和精神分裂症的躁狂和兴奋症状有显著抑制作用。作用机制为：①锂离子通过离子通道进入细胞，置换细胞内的钠离子，抑制钠离子产生动作电位，降低细胞兴奋性。②显著抑制中枢神经递质去甲肾上腺素和多巴胺释放，促进神经元突触再摄取，使突触间隙中的去甲肾上腺素和多巴胺浓度降低发挥抗躁狂作用。③抑制第二信使系统三磷酸肌醇、二酰基甘油、环磷酸腺苷，发挥抗躁狂和抗抑郁的双重作用。

碳酸锂口服吸收迅速、完全，2~4小时血药浓度达高峰，先分布于细胞外，逐渐蓄积于细胞内，不与血浆蛋白结合，消除半衰期为18~36小时，尽管锂盐吸收快，但通过血脑屏障进入脑组织和神经细胞需要一定时间，因此起效较慢。锂盐主要经肾排泄，由肾小球滤过的锂在近曲小管与钠离子产生竞争性重吸收，增加钠的摄入可促进锂盐的排泄，而缺钠或肾小球滤出减少时，可导致体内锂的潴留，引起中毒。

碳酸锂临床主要用于：①治疗躁狂症，特别是对急性躁狂和轻度躁狂疗效显著，有效率为80%。②治疗躁狂抑郁症，该症的特点是躁狂和抑郁的双向循环发生。长期重复使用碳酸锂不仅可以减少躁狂复发，对预防抑郁复发也有效，但对抑郁的作用不如躁狂显著。

锂盐不良反应较多，安全范围窄，最适浓度为0.8~1.5mmol/L，超过2mmol/L即出现中毒症状。轻度的毒性症状包括恶心、呕吐、腹痛、腹泻和细微震颤。较严重的毒性反应涉及神经系统，包括精神紊乱、反射亢进、明显震颤、发音困难、惊厥、直至昏迷与死亡。由于该药治疗指数很低，测定血药浓度至关重要。当血药浓度升至1.6mmol/L时，应立即停药。

（杨 俭 胡 刚）

quánshēn mázuìyào

全身麻醉药（general anesthetics）

能可逆地引起不同程度的感觉和意识丧失，从而可实施手术的药物。简称全麻药。属于中枢神经系统药物。根据给药途径不同，分为吸入麻醉药和静脉麻醉药两类。

中国有关麻醉的记载最早见于春秋战国时期《列子》和汉代名医华佗的"麻沸散"，所用主要是曼陀罗、乌头、闹洋花、茉莉花根等，多具有镇痛、致幻作用，一般与酒同服。西欧古代也曾用罂粟、曼陀罗、曼德拉草和酒精进行麻醉。这些药物麻醉作用多不确切，且不安全。乙醚是第一个真正的全麻药。1798年，英国化学家汉弗莱·戴维（Humphry Davy）建议将氧化亚氮（N_2O）用于手术，但未引起人们注意。40多年后，美国牙医韦尔斯（Wells）演示N_2O麻醉，因过早拿走气囊而失败，使N_2O的应用受到挫折。

1846年10月16日，美国牙医威廉·托马斯·格林·莫顿（Willam Thomas Green Morton）演示乙醚麻醉成功，这被认为是近代麻醉学的开端。随后，三氯甲烷、环丙烷、N_2O等众多麻醉药被研究，但除乙醚、N_2O外多被淘汰。直至1956年，氟烷因麻醉作用强、诱导迅速平稳、苏醒迅速及不易燃烧爆炸等优点，迅速取代乙醚而风靡数十年。随后，甲氧氟烷、恩氟烷、异氟烷、七氟烷、地氟烷等相继问世，成为吸入麻醉药的主流。20世纪90年代，又开始试用氙麻醉。

1872年水合氯醛的使用开启了静脉麻醉药的先河，随后环己巴比妥（1923年）、硫喷妥钠（1934年）应用于临床麻醉。普尔安、羟丁酸钠（1956年）、氯胺酮（1965年）、依托咪酯（1972年）、丙泊酚（1977年）先后用于临床麻醉。

1970年，中国医务人员进行了"中药麻醉（Chinese medicine anesthesia）"，最初用中药汤剂口服，后经研究发现其主药是洋金花，而洋金花的主要有效成分是东莨菪碱，故由中药汤剂改为洋金花（总碱）静脉麻醉，再加上哌替啶、氯丙嗪等组成东莨菪碱静脉复合麻醉。

作用机制 全麻药的机制有百种以上的推论和假说，但由于中枢神经系统结构和功能的复杂性以及麻醉药作用机制的多样性，迄今仍未阐明。其中，比较重要的有"脂溶性（脂质）学说""热力学活性学说""临界容积学说""相转化学说""突触学说""蛋白质学说"及晚近的"多效应、多部位、多机制、多靶点学说"等。

脂溶性（脂质）学说 全身麻醉药的种类很多，包括惰性气体（如氙），简单的无机物和有机物（如 N_2O 和三氯甲烷），以及复杂的有机物（如卤代烃、醇、醚、甾类等）。这些种类不同的全麻药化学结构上差别很大，没有共同的化学基团，缺乏明确的构效关系，却有相似的药理效应，这就提示全麻药很可能不是与某一特异性受体起作用，而可能是一种物理作用。1899 年德国药理学家迈耶（Meyer）、1901 年英国生理学家兼生物学家奥弗顿（Overton）就发现麻醉药的麻醉强度与其脂溶性成正比，而提出"脂溶性（脂质）学说"，该学说认为麻醉药首先与神经细胞膜的脂质成分发生物理性结合，从而干扰细胞功能。细胞膜在神经元外面，由双层脂质分子构成，故极有可能是麻醉药的主要作用部位。此学说以大量事实为基础，可以解释很多麻醉现象，此后其他不少麻醉学说也是由脂质学说衍生而成的，故称为"迈耶-奥弗顿（Meyer-Overton）法则"。

突触学说 全麻药在浓度较高时可麻痹所有有生命的细胞，但在临床麻醉浓度却有明显的选择性，即首先影响中枢神经系统，而且对突触的影响又强于对轴突的影响。"突触学说"认为麻醉药作用的关键在于影响突触传递，而对其他方面如物质代谢过程等方面的影响则属次要。麻醉药在低于抑制细胞代谢和氧耗量的浓度时，即可阻断神经传导和突触

传递。通常，麻醉药可增强抑制性突触后电位和/或抑制兴奋性突触后电位。一般说来，麻醉药大多可促进抑制性递质 γ-氨基丁酸（GABA）的释放或增强其功能，并可减少兴奋性氨基酸如谷氨酸的释放或抑制其功能。涉及 GABA 受体、N-甲基-D-天冬氨酸受体、甘氨酸受体、神经元烟碱受体等。

蛋白质学说 该学说认为麻醉药不是与膜脂质结合而是直接与神经元膜上的蛋白质囊或裂隙结合，引起蛋白质构象的轻度改变，从而影响膜蛋白的活性，且主要影响离子通道蛋白。

多效应、多部位、多靶点、多机制学说 全麻药有镇痛、肌肉松弛、意识消失、遗忘、镇静催眠、安定、抑制异常应激反应等多种效应。各效应机制不一。从皮质到脊髓的整个中枢神经系统都是吸入麻醉药的作用部位，其中脊髓是吸入麻醉药镇痛作用的主要部位，而引起催眠、意识消失和认知功能障碍的部位则在脑。肌松、抑制异常应激反应等效应还涉及其他。但各麻醉药究竟作用于何种中枢，何种突触，何种受体，与其麻醉效应是何关系，仍多不清楚。

大多数学者认为不同全麻药的作用机制不尽相同。而且，同一麻醉药的镇痛、催眠、肌松、意识消失、抑制异常应激反应等多种效应各有其机制。全身麻醉药的多种效应作用于多个部位、多种机制，既有特异性机制又有非特异性机制，涉及多个靶位。

药物分类 全麻药有吸入和静脉两种给药方式。最常用的吸入麻醉药是七氟烷，其次为异氟烷、恩氟烷、地氟烷、N_2O、氟烷和氙，乙醚、甲氧氟烷等已被

淘汰。最常用的静脉麻醉药是丙泊酚，其次有氯胺酮、依托咪酯，其他已少用或不用。

麻醉要解决镇痛、催眠、遗忘、肌松、抑制异常应激反应等及预防不良反应等问题，因此全麻药常与抗胆碱药、镇痛药、镇静催眠药、肌松药等合用，组成"复合麻醉"。

全麻药对多个组织系统都有显著作用，除用于麻醉外，还有镇痛、抗惊厥、平喘、控制性降压、脏器保护等作用。

（戴体俊）

xīrù mázuìyào

吸入麻醉药 （inhaled anesthetics）

主要经气道吸入而产生全身麻醉的药物。另外，吸入麻醉药亦可由气管滴入或注射给药。根据吸入麻醉药在常温常压下是挥发性液体还是气体，分别称为挥发性吸入麻醉药和气体吸入麻醉药。前者如七氟烷、乙醚、异氟烷（isoflurane）、恩氟烷（enflurane）、地氟烷（desflurane）、氟烷（fluothane）等，后者如氧化亚氮和氙（xenon）。吸入麻醉药的理化性质关系到临床上设计全麻仪器、给药方法、诱导期长短、苏醒快慢、全麻深度的调节以及如何保证患者和手术室工作人员的安全等。常用吸入麻醉药的理化性质和肺泡气最低有效浓度（MAC）见表 1。

（戴体俊）

qīfúwán

七氟烷 （sevoflurane）

化学名称为1, 1, 1, 3, 3, 3-六氟-2-（氟甲氧基）丙烷。属于吸入麻醉药。七氟烷为无色透明液体，无恶臭味。临床使用浓度不燃不爆。对金属无腐蚀性。

药理作用 七氟烷全身麻醉效能高，强度与恩氟烷相似，其

表1 常用吸入麻醉药的理化性质和肺泡气最低有效浓度（MAC）

品种项目		乙醚	氟烷	甲氧氟烷	恩氟烷	异氟烷	七氟烷	地氟烷	氧化亚氮
分子量		74.1	197.4	165.0	184.5	184.5	200.0	168.0	44.0
沸点（℃，1个大气压）		34.6	50.2	104.7	56.5	48.5	58.5	23.5	-88.0
蒸气压（mmHg，20℃）		442.0	241.0	22.5	175.0	240.0	156.9	670.0	39 000.0
味		刺激性臭味	果香	果香	无明显刺激	有刺激	香、无刺激	有刺激	甜、舒适
气化热（kcal/g）		87（20℃）	65（20℃）	83.7（20℃）	62（25℃）	63（25℃）	—	—	—
蒸气相对密度（空气=1）		2.6	8.8	6.1	6.4	6.4	—	—	—
液体密度（g/ml）		0.72	1.86	1.43	1.52	1.50	1.25	—	1.53
每毫升液体产生的蒸气（ml，20℃）		233	227	208	198	196	—	—	—
MAC（vol%，吸O_2）		1.92	0.77	0.16	1.68	1.15	1.71	7.25	105.00
吸入70%N_2O		1.00	0.29	0.07	0.57	0.50	—	—	—
分配系数	血/气	12.00	2.50	15.00	1.80	1.40	0.69	0.42	0.47
	油/气	65.0	224.0	825.0	98.5	94.0	53.9	19.0	1.4
	脑/血	2.0	2.0	1.4	1.4	1.6	1.7	1.3	1.1
	肌肉/血	1.3	3.4	1.6	1.7	2.9	3.1	2.0	1.2
	脂肪/血（37℃）	5.0	51.0	38.0	36.0	45.0	48.0	27.0	2.3
代谢率（%）		>10.00	20.00	30.00~75.00	2.00~8.00	0.200	1.00~5.00	0.100	0.004

注：1mmHg=133.3Pa；1cal≈4.186J。

肺泡气最低有效浓度（minimum alveolar concentration，MAC）在成年人为1.71%，1~1.5个最低有效浓度为临床实用浓度范围。由于血气分配系数很低，七氟烷的诱导、苏醒作用均很迅速，诱导过程平稳，很少有兴奋现象，苏醒期亦平稳，麻醉深度容易调节。七氟烷增加脑血流、增高颅内压、降低脑耗氧量的作用与异氟烷相似，但比氟烷弱。七氟烷有一定镇痛、肌松作用，能增强并延长非去极化肌松药的作用，故可减少合用肌松药的剂量。

七氟烷对循环系统有剂量依赖性抑制作用。心率通常无明显变化，不像异氟烷常引起明显心率增快。静脉滴注肾上腺素时引起心律失常的作用以氟烷为最强，恩氟烷、异氟烷次之，七氟烷最弱。七氟烷不增加心肌对儿茶酚胺的敏感性。七氟烷很少引起心

律失常，可扩张冠状血管、降低冠脉阻力，强度与异氟烷相近。七氟烷对呼吸道无刺激性，呼吸道分泌物不增加，诱导时很少引起咳嗽，可松弛支气管平滑肌。七氟烷既不经还原代谢生成自由基中间产物又不经氧化代谢产生酰化产物，故几无肝毒性的可能。

七氟烷麻醉后，偶有少尿、多尿、蛋白尿、血尿出现，但发生率低于1%。尽管七氟烷分子中含有7个氟原子，多于其他氟化麻醉药，但因代谢率低、在组织中溶解度低而排泄较快，临床浓度时，血清氟离子浓度一般不超过20~40μmol/L；若长时间、高浓度吸入，血清氟离子浓度在人和动物均有超过50μmol/L的报道，但因排泄迅速，未发现肾损害的证据。七氟烷的脱氟反应在肝，而甲氧氟烷的脱氟在肾，故前者氟离子浓度在肝较高，后者

在肾较高，所以七氟烷麻醉后血清氟离子浓度仅是甲氧氟烷的1/2，尿中氟离子的排泄只是甲氧氟烷的1/4~1/3。由于上述两原因七氟烷虽然与甲氧氟烷一样也能产生无机氟离子，而不像后者具有肾毒性。中国学者在动物实验中发现，七氟烷可剂量依赖性地减少肾血流，且恢复迟缓，提示休克或肾低灌注时应慎用。

七氟烷与碱石灰反应产生复合物A，肾能摄取复合物A-谷胱甘肽或复合物A-半胱氨酸共轭物，β裂解酶分解代谢半胱氨酸共轭物介导大鼠复合物A诱导的肾损伤。大鼠肾内β裂解酶活性以及复合物A半胱氨酸共轭物代谢率几乎是人类的8~30倍。这种种间酶活性的差异可以解释复合物A介导的肾毒性具有明显的种属差异，即复合物A在包括大鼠在内的其他啮齿类动物体内是有毒

性的而人类或哺乳动物则没有。

临床应用 七氟烷是应用最广的吸入麻醉药，适用于各种年龄、各部位的大、小手术。由于诱导迅速、无刺激性、苏醒快，尤其适用于小儿和门诊手术。支气管哮喘、嗜铬细胞瘤及需合用肾上腺素者亦可使用。使用卤化麻醉药后出现原因不明的黄疸和发热者，患者本人和家属对卤化麻醉药有过敏史或有恶性高热史者，以及患肝、胆、肾疾病者慎用。

不良反应 七氟烷不良反应的总发生率为13%左右，以恶心、呕吐、心律失常和低血压较为多见。与其他挥发性麻醉药一样，逾量可抑制呼吸、循环。

（戴体俊）

yǐmí

乙醚（diethyl ether） 又称二乙醚、乙氧基乙烷。为无色澄明易挥发的液体，具刺激性臭味，易燃易爆，易氧化生成过氧化物及乙醛，使毒性增加。乙醚在血中溶解度大。麻醉效能高，血/气分配系数高达12.0，故诱导、苏醒缓慢。镇痛、肌肉松弛作用强，对循环、呼吸抑制轻。可用于各种大、小手术的全身麻醉，因易燃、易爆、刺激性强、胃肠道反应多等原因已被淘汰。

（戴体俊）

yǎnghuàyàdàn

氧化亚氮（nitrous oxide） 又称一氧化二氮（N_2O），俗称笑气。是一种无色、带有甜味、无刺激性的吸入麻醉药。氧化亚氮的沸点为-88℃，室温下为气体，必须加压贮于钢瓶备用；血/气分配系数0.47，仅略高于地氟烷，故诱导、苏醒迅速；肺泡气最低有效浓度（minimum alveolar concentration，MAC）为105%，麻醉效能低，单独应用时不足以达到

较深的麻醉深度，故常与其他麻醉药复合麻醉。氧化亚氮镇痛作用强，肌肉松弛作用弱，对循环、呼吸抑制轻，对呼吸道无刺激性。安全，如不缺氧，几无毒性，但可使闭合空腔（如肠梗阻、气胸、气脑造影等）扩大，长期、大量使用可致骨髓抑制。

（戴体俊）

jìngmài mázuìyào

静脉麻醉药（intravenous anaesthetics） 经静脉途径给予的全身麻醉药。根据化学结构的不同，分为巴比妥类和非巴比妥类两大类。巴比妥类的代表药是硫喷妥钠，非巴比妥类有丙泊酚、依托咪酯、氯胺酮、羟丁酸钠等。

理想的静脉麻醉药应具有镇痛、催眠、遗忘和肌肉松弛作用，且无循环和呼吸抑制等不良反应；在体内无蓄积，代谢不依赖肝功能；代谢产物无药理活性；作用快、强、短，诱导平稳，苏醒迅速；安全范围大，不良反应少而轻；麻醉深度易于调控；有特异性拮抗药。目前还没有一种理想的静脉麻醉药。

静脉麻醉药与吸入麻醉药相比，具有以下优点：①使用方便，不需要特殊设备。②不刺激呼吸道，患者乐于接受。③无燃烧、爆炸危险。④不污染手术室空气。⑤起效快，甚至可在一次臂-脑循环时间内起效。主要缺点是：①麻醉作用不完善，均无肌松作用；除氯胺酮外，其他药物无明显镇痛作用。②消除有赖于肺外器官，剂量过大难以迅速排除，多有蓄积作用（cumulative effect）。③全身麻醉深度不易控制，苏醒较慢，术后有倦怠和嗜睡。④全身麻醉分期不明显，表现不典型，不易判断麻醉深度。

（戴体俊）

liúpēntuǒnà

硫喷妥钠（thiopental sodium） 属于超（短）速效巴比妥类静脉麻醉药。硫喷妥钠脂溶性高，作用快而强，单次注药后患者苏醒迅速，多次给药因再分布蓄积延长作用时间。没有镇痛、肌肉松弛作用，对循环、呼吸系统有明显的抑制作用，主要用于全身麻醉诱导、抗惊厥和脑保护。不良反应主要有刺激性、血压骤降、呼吸抑制、喉痉挛等并发症。个别患者可出现过敏反应或类过敏反应。可诱发卟啉症急性发作。禁忌证有：①呼吸道梗阻或难以保证呼吸道通畅的患者。②支气管哮喘。③卟啉症（紫质症）。④严重失代偿的心脏病和其他心血管功能不稳定患者，如未经处理的休克、脱水等。

（戴体俊）

bǐngbófēn

丙泊酚（propofol） 属于烷基酚类的短效静脉麻醉药。又称异丙酚。在室温下为油性，不溶于水，但具有高度脂溶性。pH值为7.0。丙泊酚溶液中含有1%（W/V）丙泊酚、10%大豆油、1.2%纯化卵磷脂及2.25%甘油，使用前需振荡混匀，不可与其他药物混合静脉注射。此制剂应储存在25℃以下，但不宜冷冻。

药理作用 有以下几个方面。

中枢神经系统作用 丙泊酚是一种起效迅速、诱导平稳，无肌肉不自主运动、咳嗽、呃逆等副作用的短效静脉麻醉药，静脉注射2.5mg/kg，约经1次臂-脑循环时间便可发挥作用，90～100秒作用达峰效应，持续5～10分钟，苏醒快而完全，没有兴奋现象。但无明显镇痛、肌肉松弛作用。

呼吸系统作用 诱导剂量的

丙泊酚对呼吸有明显抑制作用，表现为呼吸频率减慢，潮气量减少，甚至出现呼吸暂停，持续30~60秒，对此应高度重视。丙泊酚静脉持续输注期间，呼吸中枢对二氧化碳的反应性减弱。静脉持续输注丙泊酚100μg/（kg·min）时，潮气量可减少40%。在人工流产、内镜检查等短小手术时应用该药，必须备有氧源及人工呼吸用具以备急用。

心血管系统作用 丙泊酚对心血管系统有明显的抑制作用，在麻醉诱导期间可使心输出量、心脏指数、每搏指数和总外周阻力降低，从而导致动脉压显著下降。该药对心血管系统的抑制作用与患者年龄、一次性注药剂量与注药速度密切相关，缓慢注射时降压不明显，但麻醉效果减弱。此变化是由于外周血管扩张与直接心脏抑制的双重作用，且呈剂量依赖性，对老年人的心血管抑制作用更重。

其他影响 对肝、肾功能及肾上腺皮质功能均无影响。有报道指出丙泊酚可引起类变态反应，对有药物过敏史、大豆、蛋清过敏应慎用。

作用机制 丙泊酚的作用机制尚未阐明，认为主要是通过与γ-氨基丁酸A受体的β亚基结合，增强γ-氨基丁酸诱导的氯电流，从而产生镇静催眠作用。

体内过程 丙泊酚是最常用的静脉麻醉药，静脉注射后到达峰效应的时间为90秒。分布广泛呈三室模型，消除半衰期为0.5~1.5小时，分布容积3.5~4.5L/kg。清除率30~60ml/（kg·min）。在血药浓度为0.1~20μl/ml范围内，95%与血浆蛋白结合。主要在肝经羟化和与葡萄糖醛酸结合降解为水溶性的化合物经肾排出，在尿中以原形排出不到1%。仅1.6%随胆汁从粪便排出。其代谢产物无药理学活性，故适合于连续静脉输注维持麻醉。

临床应用 丙泊酚苏醒迅速而完全，持续输注后不易蓄积，为其他静脉麻醉药所无法比拟，普遍用于麻醉诱导、麻醉镇静及麻醉维持，在老年人、危重患者或与其他麻醉药合用时应减量。丙泊酚还特别适用于门诊患者肠镜诊断性检查、人工流产等短小手术的麻醉，也常用于重症监护病房患者的镇静。

不良反应及禁忌证 丙泊酚用于麻醉诱导时最明显的副作用是呼吸与循环抑制。此外，也可引起注射部位疼痛和局部静脉炎。禁用于颅内压升高和脑循环障碍的患者；禁用于产科麻醉。

（戴体俊）

lǜ'àntóng

氯胺酮（ketamine） 苯环己哌啶的衍生物，属于非巴比妥类静脉麻醉药。临床所用的氯胺酮是右旋与左旋氯胺酮两对映异构体的消旋体。右旋氯胺酮的麻醉效价为左旋氯胺酮的4倍。该药为白色结晶，易溶于水，水溶液的pH值为3.5~5.5，酸度系数（pKa）为7.5。

氯胺酮的脂溶性是硫喷妥钠的5~10倍，静脉注射后1分钟、肌内注射后5分钟，血药浓度即达峰值。血浆蛋白结合率低（12%~47%），进入循环后迅速分布到血运丰富的组织。氯胺酮脂溶性高，易于透过血脑屏障，加之脑血流丰富，脑内浓度迅速增加，其峰浓度可达血药浓度的4~5倍，然后迅速从脑再分布到其他组织，从而苏醒迅速。

氯胺酮主要经肝微粒体酶转化为去甲氯胺酮，仍有一定镇痛作用。口服氯胺酮的生物利用度仅为16.5%，去甲氯胺酮也有一定的镇痛作用，故可作为小儿麻醉前用药。氯胺酮是N-甲基-D-天冬氨酸（N-methyl-D-aspartic acid, NMDA）受体的非竞争性阻断药，阻断NMDA受体是氯胺酮产生全身麻醉作用的主要机制。该药选择性阻滞脊髓网状结构束对痛觉信号的传入，阻断疼痛向丘脑和皮质区传导，产生镇痛作用。同时还激活边缘系统。有研究报道，氯胺酮能够激动阿片受体，产生镇痛作用。氯胺酮是唯一具有确切镇痛作用的静脉麻醉药，但对内脏的镇痛效果差，腹腔手术时牵拉内脏仍有反应。有研究发现，氯胺酮还有抗炎、抗抑郁作用。

氯胺酮静脉注射在30秒内发挥作用，约1分钟作用达峰值。停药后15~30分钟定向力恢复，完全苏醒需0.5~1小时。氯胺酮的麻醉体征与传统的全身麻醉药不同，表现为意识消失但眼睁开凝视，眼球震颤，对光反射、咳嗽反射、吞咽反射存在，肌张力增加等，被称为分离麻醉。

氯胺酮可兴奋交感神经中枢，使内源性儿茶酚胺释放增加，又对心肌有直接抑制作用。故对交感神经系统活性正常患者，表现为心血管兴奋。而对危重患者和交感神经活性减弱的患者，则表现为心血管抑制。氯胺酮可对呼吸频率和潮气量产生轻度抑制，有支气管平滑肌松弛作用，使唾液和支气管分泌物增加，眼压轻度增高。

氯胺酮主要适用于短小手术、清创、植皮、更换敷料和小儿麻醉，以及血流动力学不稳定患者的麻醉诱导。氯胺酮可经静脉、肌内、口服途径给药。不良反应包括精神运动反应、心血管反应、消化道反应等。氯胺酮有依赖性，为新型毒品，需要高度重视。禁用于严重高血压、肺源性心脏病、肺动脉高压、颅内压升高、心功能不全、甲状腺功能亢进症、精神病等患者。

(戴体俊)

yītuōmīzhǐ

依托咪酯（etomidate） 属于非巴比妥类静脉麻醉药。为白色结晶性粉末，熔点115℃。极易溶于水、乙醇、甲醇及丙二醇，易溶于三氯甲烷，难溶于丙酮，不溶于醚。依托咪酯起效快，静脉注射后20秒即产生麻醉，作用强而短，对心功能无明显影响，缺乏镇痛、肌肉松弛作用，故主要用于麻醉诱导。适用于心血管疾病、呼吸系疾病、颅内高压以及不宜采用硫喷妥钠的患者。主要不良反应有局部刺激性、诱导期兴奋、肌震颤、术后恶心、呕吐和抑制肾上腺素皮质功能等。

(戴体俊)

qiǎngdīngsuānnà

羟丁酸钠（sodium hydroxybutyrate） 属于静脉麻醉药。为白色结晶性粉末，微臭，味咸，有引湿性。在水中极易溶解，在乙醇中溶解，在乙醚或三氯甲烷中不溶。麻醉作用慢、弱、长，无明显镇痛、肌肉松弛作用，但可增强其他药物的镇痛作用，对呼吸系统、循环系统的影响很小，可用于静脉复合麻醉或静吸复合全麻。毒性很低，安全范围大，少数人可出现锥体外系症状、副交感神经兴奋、低血钾，并有依赖性。禁用于严重高血压、酸血症、心脏房室传导阻滞以及癫痫患者。

(戴体俊)

júbù mázuìyào

局部麻醉药（local anesthetics） 能可逆地阻断神经冲动的发生和传导，使神经支配的部位出现暂时、感觉（甚至运动功能）丧失的药物。简称局麻药。理想的局麻药应具备以下条件：①理化性质稳定、易长期保存，不因高压、日照等变质。②易溶于水，局部刺激性小，对皮肤、皮下组织、血管及神经组织无损伤。③起效快、局部作用强、能满足不同手术所需的麻醉时效。④对皮肤、黏膜的穿透力强，能用于表面麻醉，且麻醉效果完全可逆。

⑤不易被吸收入血或虽被吸收入血亦无明显毒性。⑥不易引起过敏反应。⑦无快速耐受性。但现有的局麻药尚无一个完全符合以上条件，因此学者们仍不断地研制更为理想的局麻药。

局麻药被吸收或被直接注入血管时，可产生全身作用。血药浓度达一定水平时，可影响中枢神经系统、心血管系统及其他器官功能。

局麻药的结构主要由3部分组成：芳香基团、中间链和氨基团。根据中间链的不同，局麻药可分为两大类：中间链为酯键者为酯类局麻药，常用药物有普鲁卡因、氯普鲁卡因（chloroprocaine）和丁卡因（tetracaine）；中间链为酰胺键者为酰胺类局麻药，常用药物有利多卡因、布比卡因、丙胺卡因（prilocainum）、罗哌卡因和依替卡因（etidocaine）等。局麻药也可根据作用时效进行分类，短效局麻药有普鲁卡因、氯普鲁卡因；中效局麻药有利多卡因、甲哌卡因和丙胺卡因；长效局麻药有丁卡因、布比卡因、罗哌卡因和依替卡因。常用局麻药的理化性质和麻醉作用见表1。

表1 常用局部麻醉药的理化性质和麻醉作用

局部麻醉药	pKa	脂溶性	蛋白结合率（%）	强度	起效时间（分钟）	持续时间（小时）*	分子量
普鲁卡因	8.9	0.6	6	1	1~3	0.75~1.00	273
氯普鲁卡因	9.1	0.4	4	1	3~5	0.5~0.7	305
丁卡因	8.5	80	76	8	5~10	1.0~1.5	300
利多卡因	7.9	2.9	70	2	1~3	2.0~3.0	271
甲哌卡因	7.6	1.0	77	2	1~3	1.0~2.0	285
丙胺卡因	7.9	0.9	55	2	1~3	1.5~3.0	257
布比卡因	8.1	28	95	8	2~10	2.0~8.0	324
左旋布比卡因	8.1	28	96	8	2~10	4.0~8.0	324
依替卡因	7.9	141	94	6	5~15	4.0~8.0	312
罗哌卡因	8.0	29	94	8	1~5	2.0~6.0	274

注：* 为局部浸润注射后持续时间。

药理作用 ①局部麻醉作用：局麻药对所有神经（外周或中枢、传入或传出、突起或胞体、末梢或突触）冲动的产生和传导都有阻滞作用。阻滞的程度与局麻药的剂量、浓度、神经纤维类别及刺激强度等因素有关。局麻药必须与神经组织直接接触后才发生作用。浓度自低至高，痛觉最先消失，依次为冷热、触觉和深部感觉，最后才是运动功能。局麻药欲获得满意的神经传导阻滞应具备3个条件：必须达到足够的浓度；必须有充分的时间，使局麻药分子到达神经膜上的受体部位；有足够的神经长轴与局麻药直接接触。局麻药应至少接触1cm的神经，以保证传导的阻滞，因为有鞘神经纤维的冲动能跳越2~3个郎飞（Ranvier）节。②吸收作用：局麻药经局部血管吸收入血后可产生全身作用，其中最重要的是对中枢神经系统和心血管系统的影响。局麻药剂量或浓度过高，或将药物误注入血管内，当血中药物达到一定浓度时甚至诱发严重的局麻药的毒性反应。局麻药对中枢神经系统的作用通常是抑制作用，但中毒时多表现为先兴奋后抑制。局麻药对心血管系统有直接抑制作用，使心肌收缩性减弱、不应期延长、传导减慢及血管平滑肌松弛等。心肌对局麻药耐受性较高，中毒后常见呼吸先停止，故宜采用人工呼吸抢救。局麻药对心功能的影响主要是阻碍动作电位快速相，使心肌兴奋性降低，复极减慢，延长不应期。对心房、房室结、室内传导和心肌收缩力均呈剂量相关性抑制。随着血中局麻药浓度的升高，心脏各部位的传导都延缓，在心电图上则呈PR和QRS复合波时间的延迟。当达极高的浓度时，则抑制窦房结自然起搏的活动，引起心动过缓乃至窦性停搏。同中枢神经系统对局麻药的反应相比，心血管系统具有更大的耐受性。因此临床所见的局麻药毒性反应以中枢神经系统症状较多，也较早出现。此外，局麻药还有程度不同的抗心律失常作用。

作用机制 局麻药直接作用细胞膜电压门控钠通道内口的受体，从而抑制钠内流，阻断动作电位的产生。局麻药阻滞钠内流的作用，具有使用依赖性即频率依赖性——神经组织受到的刺激频率越高，开放的通道数目越多，受阻滞就越明显，局麻作用也越强。因此，局麻药的作用与神经状态有关，局麻药对静息状态下的神经作用较弱，增加电刺激频率则使局麻药作用加强。

局麻药分子在体液中存在两种形式：未解离的碱基和解离的阳离子，二者在阻滞神经传导功能的过程中都是必要的。碱基具有脂溶性，能穿透神经鞘膜或神经膜而进入细胞内接近钠通道内口的特殊位点。碱基浓度越高，穿透膜的能力越强。细胞内的pH值较膜外低，在细胞内，部分碱基变成解离的阳离子。只有阳离子才能与带负电的膜内的受体相结合，使钠通道关闭，阻滞钠内流，从而阻滞神经传导功能。

体内过程 酰胺类局麻药的药物代谢动力学参数，见表2。

不良反应 有毒性反应、变态反应、高敏反应、特异质反应、神经毒性、组织毒性和细胞毒性等，其中最常见的是毒性反应。局麻药经局部血管吸收入血液，或是不慎被直接误注入血管，引起血中局麻药浓度升高，超过一定阈值时就会出现不同程度的全身毒性反应，临床主要表现为中枢神经系统和心血管系统毒性。

预防局麻药毒性反应的关键在于防止或尽量减少局麻药吸收入血和提高机体的耐受力。包括：①使用安全剂量。②局麻药液中加入血管收缩药，延缓吸收。③注药时注意回吸，避免血管内意外给药。④警惕毒性反应先兆，如突然入睡、多语、惊恐、肌肉抽搐等。⑤麻醉前尽量纠正患者的病理状态，如高热、低血容量、心力衰竭、贫血及酸中毒等，术中避免缺氧和二氧化碳蓄积。

（戴体俊）

表2 酰胺类局部麻醉药的药物代谢动力学参数

局部麻醉药	$t_{1/2r}$（min）	$t_{1/2}\alpha$（min）	$t_{1/2}\beta$（h）	稳态分布容积（L/kg）	清除率（L/min）
丙胺卡因	0.5	5.0	1.5	2.73	2.84
利多卡因	1.0	9.6	1.6	1.30	0.95
甲哌卡因	0.7	7.2	1.9	1.20	0.78
布比卡因	2.7	28.0	3.5	1.02	0.47
左旋布比卡因	–	–	2.6	0.78	0.32
罗哌卡因			1.9	0.84	0.72
依替卡因	2.2	19.0	2.6	1.90	1.22

pǔlǔkǎyīn

普鲁卡因（procaine） 又称奴佛卡因（novocaine）。属于短效酯类局部麻醉药。水溶液不稳定，扩散与穿透能力差，不适用于表面麻醉，常用于神经阻滞、硬膜外阻滞、脊髓麻醉等。静脉注射小剂量普鲁卡因有镇静和镇痛的作用，可用于全身麻醉和急性疼痛。毒性低，偶见普鲁卡因过敏性休克，用前要做皮试。

（戴体俊）

bùbǐkǎyīn

布比卡因（bupivacaine） 又称麻卡因（marcaine）。属于长效酰胺类局部麻醉药。水溶液稳定，麻醉作用比利多卡因强 3~4 倍，持续时间也较长。用于硬膜外阻滞和脊髓麻醉，低浓度布比卡因可用于局部浸润麻醉和神经阻滞。毒性较大，心脏毒性尤应注意。

（戴体俊）

luópàikǎyīn

罗哌卡因（ropivacaine） 属于长效酰胺类局部麻醉药。对神经的阻滞作用比布比卡因强，对感觉纤维的阻滞优于运动纤维，患者术后运动障碍迅速消失。罗哌卡因对中枢神经系统毒性、心脏毒性均比布比卡因小，麻醉效果确切，作用时间长。低浓度罗哌卡因（2mg/ml）用于急性疼痛，如分娩及术后镇痛等。高浓度的罗哌卡因（7.5~10mg/ml）用于硬膜外阻滞和神经阻滞。

（戴体俊）

zhèntòngyào

镇痛药（analgesics） 选择性作用于中枢神经系统特定部位，能消除或减轻疼痛，并同时缓解疼痛引起的不愉快情绪的药物。属于中枢神经系统药物。广义的镇痛药包括麻醉性镇痛药和非麻醉性镇痛药，但因绝大多数镇痛药均通过激动阿片受体而起作用，故通常所说的镇痛药又称为阿片类镇痛药（opioid analgesics）。此类镇痛药易产生药物依赖性或成瘾性，易导致药物滥用及停药戒断综合征，故又称麻醉性镇痛药、成瘾性镇痛药。

分类 根据对受体产生的不同作用及结构特点，镇痛药可分为 3 类：①吗啡及其相关阿片受体激动药。临床上常见的有吗啡、可待因、哌替啶、美沙酮、芬太尼等。②阿片受体部分激动药和激动-拮抗药。阿片受体部分激动药是指该药在小剂量或单独使用时，可激动某型阿片受体，呈现镇痛等作用；当剂量加大或与激动药合用时，又可拮抗该受体。阿片受体激动-拮抗药是指该类药物对某一亚型的阿片受体起激动作用，而对另一亚型的阿片受体则起拮抗作用。常见的药物有喷他佐辛、布托啡诺等。③其他镇痛药。常见的药物有曲马多、布桂嗪、四氢帕马丁及罗通定。

上述分类中，除其他镇痛药以外，前两类均属于阿片类镇痛药。实际上，阿片类镇痛药根据其对阿片受体的亲和力和内在活性不同，又可以分为阿片受体激动药、部分激动药和拮抗药。阿片受体拮抗药临床上常见的有纳洛酮、纳曲酮。纳洛酮对各型阿片受体均有竞争性拮抗作用，可用于阿片类药物急性中毒和酒精急性中毒的救治。纳曲酮（naltrexone）与纳洛酮相似，但对 κ 受体的拮抗作用强于纳洛酮，具有更高的口服生物利用度（30%）和更长的作用时间。临床应用同纳洛酮。

作用机制 内源性阿片肽和阿片受体共同组成机体的抗痛系统。痛觉传入神经末梢通过释放谷氨酸、SP 等递质而将痛觉冲动传向中枢，内源性阿片肽由特定的神经元释放后可激动脊髓感觉神经突触前、后膜上的阿片受体，通过百日咳毒素敏感的 G 蛋白偶联机制，抑制腺苷酸环化酶、促进 K^+ 外流、减少 Ca^{2+} 内流，使突触前膜递质释放减少、突触后膜超极化，最终减弱或阻滞痛觉信号的传递，产生镇痛作用。同时内源性阿片肽还可通过增加中枢下行抑制系统对脊髓背角感觉神经元的抑制作用而产生镇痛作用。阿片类镇痛药模拟内源性阿片肽对痛觉的调制功能，同时通过直接抑制源自脊髓背角的痛觉上行传入通路和激活源自中脑的痛觉下行控制环路来实现镇痛效应。

阿片受体 人们很早就推测阿片类镇痛药是通过特异性受体产生作用，并一直在寻找这种受体，1962 年中国学者邹冈、张昌绍等证明吗啡镇痛作用部位在中枢第三脑室周围灰质。但直到 1973 年，美国神经科学专家斯奈德（Snyder）等才首先找到了阿片类药物能被特异性受体识别的直接证据。阿片受体存在的推论在 1992 年通过受体分子克隆技术得到证实。截至 2016 年底已经确定，机体内阿片类药物的药理效应主要由 μ（包括 $μ_1$、$μ_2$、$μ_3$）、δ（包括 $δ_1$、$δ_2$）、κ（包括 $κ_1$、$κ_2$、$κ_3$）三类阿片受体介导。此外还有一种阿片受体，因与经典 μ、δ、κ 受体分布不同，与阿片受体激动药的亲和力极低，故称为阿片受体样受体或孤儿阿片受体。直到 1995 年瑞士和法国的两个实验室分离出相应的内源性配体痛敏肽/孤啡肽，即 N/OFQ，阿片受体样受体才改名为痛敏肽/孤啡肽受体。

氨基酸序列分析表明，μ、δ

和 κ 受体均有 7 个跨膜区，分别由 372、380 和 400 个氨基酸残基组成，3 种阿片受体氨基酸序列同源性高达 60%，属于 G 蛋白偶联受体。阿片受体 C 末端至半胱氨酸残基区域高度保守，通过与百日咳毒素敏感型 G 蛋白偶联而抑制腺苷酸环化酶活性，激活受体门控性 K^+ 通道和抑制电压门控性 Ca^{2+} 通道，从而减少神经递质释放和阻断痛觉传递。临床应用的阿片类药物大多对 μ 受体具有相对选择性，吗啡的主要药理效应如镇痛、镇静、呼吸抑制、缩瞳、欣快及依赖性等也主要由 μ 受体介导。

内源性阿片肽　研究发现，阿片类药物高亲和力结合位点附近通常都存在高浓度的内源性肽类物质。1975 年，英国神经科学家约翰·休斯（John Hughes）和生物学家汉斯·沃尔特·科斯特利茨（Hans Walter Kosterlitz）成功地从脑内分离出 2 种五肽，即甲硫氨酸脑啡肽、亮氨酸脑啡肽，并证明它们能与吗啡等镇痛药竞争受体且具有吗啡样药理作用，这一杰出的工作对阿片类镇痛药作用机制的研究具有划时代的意义。其后又陆续发现 β-内啡肽、强啡肽 A 和 B 以及内吗啡肽 I 和 II 等约 20 种内源性肽类物质，它们的作用与阿片类药物相似，是阿片受体的天然配体，统称为内源性阿片肽。截至 2015 年底，内源性阿片肽共有 12 种，归属于五大家族，即脑啡肽、内啡肽、强啡肽、孤啡肽和内吗啡肽。阿片肽在体内分布广泛，除中枢神经系统外，也分布于自主神经节、肾上腺、消化道等组织和器官。在脑内，阿片肽的分布与阿片受体分布近似，广泛分布于纹状体、杏仁核、下丘脑、中脑导水管周围灰质、低位脑干、脊髓胶质区等许多核区。阿片肽与阿片受体特异性结合可以产生吗啡样作用，其效应可被阿片受体拮抗药纳洛酮所阻断。

（陈建国　胡壮丽）

mǎfēi

吗啡（morphine）　化学名称为 17-甲基-4,5α-环氧-7,8-二脱氢吗啡喃-3,6α-二醇的菲类生物碱镇痛药。在阿片中含量最高，达 10%。主要用于剧痛和晚期癌痛，久用易成瘾。由德国药师弗里德希·泽尔蒂尔纳（Sertúrner）于 1803 年首次从阿片中分离出来，以希腊梦神"Morpheus"的名字命名。

药理作用及机制　吗啡为阿片受体激动药，药理作用包括：①镇痛作用。吗啡具有强大的镇痛作用，对绝大多数急性痛和慢性痛的镇痛效果良好，对持续性慢性钝痛作用大于间断性锐痛，对神经性疼痛的效果较差。皮下注射 5~10mg 能明显减轻或消除疼痛。椎管内注射可产生节段性镇痛，不影响意识和其他感觉。一次给药，镇痛作用可持续 4~6 小时。②镇静、致欣快作用。吗啡能改善由疼痛所引起的焦虑、紧张、恐惧等情绪反应，产生镇静作用，提高对疼痛的耐受力。还可引起欣快症，表现为满足感和飘然欲仙等，且对正处于疼痛折磨的患者十分明显，而对已适应慢性疼痛的患者则不显著或引起烦躁不安，这也是吗啡镇痛效果良好的重要因素，同时也是造成强迫用药的重要原因。③呼吸抑制。吗啡使呼吸频率减慢、潮气量降低、每分通气量减少，其中呼吸频率减慢尤为突出，并随剂量增加而作用增强，急性中毒时呼吸频率可减慢至每分钟 3~4 次，呼吸抑制是吗啡急性中毒致死的主要原因。与麻醉药、镇静催眠药及酒精等合用，加重其呼吸抑制。④镇咳。吗啡直接抑制延髓咳嗽中枢，使咳嗽反射减轻或消失，产生镇咳作用。⑤缩瞳。吗啡兴奋支配瞳孔的副交感神经，引起瞳孔括约肌收缩，使瞳孔缩小。针尖样瞳孔为其中毒特征。⑥对平滑肌的作用。吗啡可减慢胃蠕动，使胃排空延迟，提高胃窦部及十二指肠上部的张力，易致食物反流，减少其他药物吸收；可提高小肠及大肠平滑肌张力，减弱推进性蠕动，延缓肠内容物通过，促使水分吸收增加，并抑制消化腺的分泌；可提高回盲瓣及肛门括约肌张力，加之对中枢的抑制作用，使便意和排便反射减弱，因而易引起便秘。治疗量可引起胆道奥狄括约肌痉挛性收缩，使胆总管压 15 分钟内升高 10 倍，并持续 2 小时以上。胆囊内压亦明显提高，可致上腹不适甚至胆绞痛，阿托品可部分缓解。降低子宫张力、收缩频率和收缩幅度，延长产妇分娩时程；可提高膀胱外括约肌张力和膀胱容积，引起尿潴留；治疗量对支气管平滑肌兴奋作用不明显，但大剂量可引起支气管收缩，诱发或加重哮喘，可能与其促进柱状细胞释放组胺有关。⑦对心血管系统作用。对心率及节律均无明显影响，能扩张血管，降低外周阻力，当患者由仰卧位转为直立时可发生直立性低血压。对脑循环影响很小，但因抑制呼吸使体内二氧化碳蓄积，引起脑血管扩张和阻力降低，导致脑血流增加和颅内压增高。⑧对免疫系统作用。对免疫系统有抑制作用，也可抑制人类免疫缺陷病毒蛋白诱导的免疫反应，这可能是吗啡吸食者易感人类免疫缺陷病毒的主要原因。

体内过程 吗啡口服后易从胃肠道吸收，但首过消除作用强，生物利用度约为 25%。常注射给药，皮下注射 30 分钟后吸收 60%，硬膜外或椎管内注射可快速渗入脊髓发挥作用。该药吸收后约 1/3 与血浆蛋白结合，游离型迅速分布于全身各组织器官，尤以肺、肝、肾和脾等血流丰富的组织中浓度最高。吗啡脂溶性较低，仅有少量通过血脑屏障，但足以发挥中枢性药理作用。在肝内与葡萄糖醛酸结合，代谢产物吗啡-6-葡萄糖醛酸具有药理活性，且活性比吗啡强。主要以吗啡-6-葡萄糖醛酸的形式经肾排泄，肾功能减退者和老年患者排泄缓慢，易致蓄积效应，少量经乳腺排泄，也可通过胎盘进入胎儿体内。血浆消除半衰期为 2~3 小时，而吗啡-6-葡萄糖醛酸血浆消除半衰期稍长于吗啡。

临床应用 ①镇痛：吗啡对多种原因引起的疼痛均有效，可缓解或消除严重创伤、烧伤、手术等引起的剧痛和晚期癌症疼痛；对内脏平滑肌痉挛引起的绞痛，如胆绞痛和肾绞痛加用 M 胆碱受体阻断药如阿托品可有效缓解；对心肌梗死引起的剧痛，除能缓解疼痛和减轻焦虑外，其扩血管作用可减轻患者心脏负担，但对神经压迫性疼痛疗效较差。久用易成瘾，除癌症剧痛外，一般仅短期应用于其他镇痛药无效时。②治疗心源性哮喘：对于左心衰竭突发急性肺水肿所致呼吸困难（心源性哮喘），除应用强心苷、氨茶碱及吸入氧气外，静脉注射吗啡可迅速缓解患者气促和窒息感，促进肺水肿液的吸收。③止泻：适用于减轻急、慢性消耗性腹泻症状，可选用阿片酊或复方樟脑酊。如伴有细菌感染，应同时服用抗生素。

不良反应 吗啡一般不良反应包括眩晕、恶心、呕吐、便秘、呼吸抑制、尿少、排尿困难（老年多见）、胆道压力升高甚至胆绞痛、直立性低血压（低血容量者易发生）和免疫抑制等。长期反复应用阿片类药物易产生耐受性和药物依赖性，这是吗啡的主要不良反应。前者是指长期用药后中枢神经系统对其敏感性降低，需要增加剂量才能达到原来的药效。后者表现为生理依赖性，停药后出现戒断症状，甚至意识丧失，患者出现病态人格，有明显强迫性觅药行为，即出现成瘾性。吗啡过量可引起急性中毒，主要表现为昏迷、深度呼吸抑制及瞳孔极度缩小（针尖样瞳孔），常伴有血压下降、严重缺氧及尿潴留。呼吸麻痹是致死的主要原因。抢救措施为人工呼吸、适量给氧及静脉注射阿片受体阻断药纳洛酮。

禁忌证 可对抗缩宫素对子宫的兴奋作用而延长产程，且能通过胎盘屏障或经乳汁分泌，抑制新生儿和婴儿呼吸，故禁用于分娩止痛和哺乳期妇女止痛。因抑制呼吸、抑制咳嗽反射以及促组胺释放可致支气管收缩，禁用于支气管哮喘及肺心病患者。颅脑损伤所致颅内压增高的患者、肝功能严重减退患者及新生儿和婴儿禁用。

（陈建国　胡壮丽）

pàitìdìng

哌替啶（pethidine） 化学名称为 1-甲基-4-苯基-4-哌啶甲酸乙酯的人工合成镇痛药。又称度冷丁（dolantin）。为苯基哌啶衍生物。1939 年，德国学者奥托（Otto Eislib）在人工合成阿托品类似物时发现哌替啶，而其镇痛作用则是由另一位德国学者奥托·绍曼（Otto Schaumann）发现，并开始用于临床。

药理作用及机制 哌替啶主要激动 μ 型阿片受体，药理作用与吗啡基本相同，镇痛作用弱于吗啡，效价强度为吗啡的 1/10~1/7，作用持续时间较短，为 2~4 小时。在等效镇痛剂量下，镇静、呼吸抑制、致欣快和扩血管作用与吗啡相当。哌替啶能提高平滑肌和括约肌的张力，但因作用时间短，较少引起便秘和尿潴留。大剂量哌替啶也可引起支气管平滑肌收缩，无明显中枢性镇咳作用；有轻微的子宫兴奋作用，但对妊娠末期子宫收缩无影响，也不对抗缩宫素的作用，故不延缓产程。

体内过程 哌替啶口服易吸收，口服生物利用度为 40%~60%，皮下或肌内注射吸收更迅速、起效更快，故临床常用注射给药。血浆蛋白结合率为 60%，可通过胎盘屏障，进入胎儿体内。血浆消除半衰期为 3 小时，肝硬化患者消除半衰期显著延长。哌替啶在肝内代谢为哌替啶酸和去甲哌替啶，两者再以结合形式经肾排泄，仅少量以原形排出。去甲哌替啶血浆消除半衰期为 15~20 小时，肾功能不良或反复大剂量应用可能引起其蓄积。此外，去甲哌替啶有中枢兴奋作用，因此反复大量使用哌替啶可引起肌肉震颤、抽搐甚至惊厥。

临床应用 ①镇痛：哌替啶镇痛作用虽较吗啡弱，但成瘾发生较慢，戒断持续时间较短，已取代吗啡用于创伤、术后及晚期癌症等各种原因引起的剧痛，用于内脏绞痛须加用阿托品。鉴于新生儿对哌替啶的呼吸抑制作用极为敏感，产妇临产前 2~4 小时内不宜使用。②治疗心源性哮喘：

可替代吗啡作为心源性哮喘的辅助治疗，且效果良好。机制与吗啡相同。③麻醉前给药及人工冬眠：麻醉前给予哌替啶，能使患者安静，消除患者术前紧张和恐惧情绪，减少麻醉药用量并缩短诱导期。哌替啶可与氯丙嗪、异丙嗪组成冬眠合剂，以降低需人工冬眠患者的基础代谢。

不良反应及禁忌证 哌替啶治疗量时不良反应与吗啡相似，可致眩晕、出汗、口干、恶心、呕吐、心悸和直立性低血压等。剂量过大可明显抑制呼吸。偶可致震颤、肌肉痉挛、反射亢进甚至惊厥，中毒解救时可配合抗惊厥药。久用产生耐受性和依赖性。禁忌证与吗啡相同。

药物相互作用 哌替啶与单胺氧化酶抑制药合用可引起谵妄、高热、多汗、惊厥、严重呼吸抑制、昏迷甚至死亡。氯丙嗪、异丙嗪和三环类抗抑郁药加重哌替啶的呼吸抑制作用。哌替啶可加强双香豆素等抗凝血药的作用，合用时应酌情减量。

（陈建国　胡壮丽）

měishātóng

美沙酮（methadone） 化学名称为 4,4-二苯基-6-(二甲氨基)-3-庚酮的镇痛药。为长效 M 受体激动药，是左、右旋异构体各半的消旋体，镇痛作用主要为左旋美沙酮，其作用强度为右旋美沙酮的 50 倍。于 1937 年，人们在寻找能够替代吗啡的有效人工合成镇痛药时发现，由德国学者 Farbwerke Hoechst 合成，在第二次世界大战期间被德国军队广泛应用，并于 1947 年正式命名。之后又陆续发现该药具有治疗海洛因成瘾的脱毒和替代维持治疗的作用。

美沙酮镇痛作用强度与吗啡相当，但持续时间较长，镇静、抑制呼吸、缩瞳、引起便秘及升高胆道内压等作用较吗啡弱。

美沙酮口服吸收良好，30 分钟起效，4 小时血药浓度达高峰，皮下或肌内注射达峰更快，为 1 ~ 2 小时。血浆蛋白结合率为 90%，血浆消除半衰期为 15 ~ 40 小时，主要在肝代谢为去甲美沙酮，随尿液、胆汁或粪便排泄。酸化尿液可增加其排泄。在体内与各种组织包括脑组织中的蛋白结合，反复给药可在组织中蓄积，停药后组织中药物再缓慢释放入血。

美沙酮的临床应用：①镇痛。与吗啡等短效药物相比，耐受性与成瘾性发生较慢，戒断症状略轻。适用于创伤、术后及晚期癌症等所致剧痛的镇痛治疗。②用于吗啡和海洛因成瘾的脱毒和替代维持治疗。口服药物后再注射吗啡不能引起原有的欣快感，亦不出现戒断症状，因而使吗啡等的成瘾性减弱，并能减少吗啡或海洛因成瘾者自我注射带来的血液传播性疾病的危险。

美沙酮的不良反应一般为恶心、呕吐、便秘、头晕、口干和抑郁等，长期用药易致多汗、淋巴细胞数增多、血浆白蛋白和糖蛋白以及催乳素含量升高，皮下注射有局部刺激作用，可致疼痛和硬结。用于阿片成瘾者的替代治疗时，肺水肿是过量中毒的主要死因。禁用于分娩止痛，以免影响产程和抑制胎儿呼吸。

苯妥英钠、异烟肼和利福平有促进美沙酮代谢的作用，可诱发戒断症状；西咪替丁增加美沙酮的镇痛作用；美沙酮注射液与巴比妥盐类、氯化铵、肝素、氨茶碱、碳酸氢钠等药混合可产生混浊现象。

（陈建国　胡壮丽）

fēntàiní

芬太尼（fentanyl） 化学名称为 N-[l-(2-苯乙基)-4-哌啶基]-N-苯基丙酰胺的强效人工合成镇痛药。是 M 受体激动药，起效快，作用时间短，属于中枢神经系统短效镇痛药。1959 年，保罗·杨森和他的公司杨森制药公司首次合成芬太尼，并于 20 世纪 60 年代开始用于静脉复合麻醉。20 世纪 90 年代中期杨森制药公司又开发出芬太尼贴剂，从而使阿片类药物的镇痛时间可以延长到 48 ~ 72 小时。截至 2016 年底在临床使用的芬太尼类似物还有舒芬太尼（sufentanil）和阿芬太尼（alfentanil），两药主要作用于 μ 受体，对 δ 和 κ 受体作用较弱。舒芬太尼的镇痛作用强于芬太尼，是吗啡的 1000 倍，而阿芬太尼弱于芬太尼。两药起效快，作用时间短，其中阿芬太尼作用时间尤其短，为超短效镇痛药。

药理作用 芬太尼与吗啡相似，通过作用于中枢神经系统而产生镇痛麻醉效果，镇痛效力为吗啡的 80 ~ 100 倍，呼吸抑制作用比后者轻。

体内过程 芬太尼起效快，静脉注射后 1 分钟起效，5 分钟达高峰，维持约 10 分钟；肌内注射 15 分钟起效，维持 1 ~ 2 小时。血浆蛋白结合率为 84%，经肝细胞色素 P450 同工酶系统（CYP3A4）代谢而失活，血浆消除半衰期为 3 ~ 4 小时。超过 90% 通过 N-脱烷基和氢化转化成无活性代谢产物，不到 7% 以原形经尿排出。舒芬太尼和阿芬太尼血浆蛋白结合率为 90%，两药均在肝代谢失活后经肾排泄，约 1% 以原形经尿排出。阿芬太尼血浆消除半衰期为 1 ~ 2 小时，舒芬太尼血浆消除半衰期为 2 ~ 3 小时。

临床应用 芬太尼主要用于麻醉辅助用药和静脉复合麻醉，或与氟哌利多合用产生神经阻滞镇痛，适用于外科小手术。由于镇痛效果确切，芬太尼是硬膜外自控镇痛的常用药物之一，用于术后镇痛和分娩镇痛。此外，芬太尼透皮贴可使血药浓度维持72小时，镇痛效果稳定，使用方便，适用于癌痛或中、重度非癌性疼痛的患者。舒芬太尼和阿芬太尼对心血管系统影响小，常用于心血管手术麻醉。阿芬太尼由于其药物代谢动力学特点，很少蓄积，短时间手术可采用分次静脉注射，长时间手术可采用持续静脉滴注。

不良反应及禁忌证 芬太尼的不良反应有眩晕、恶心、呕吐及胆道括约肌痉挛。大剂量可产生明显肌肉僵直，机制与抑制纹状体多巴胺能神经功能有关，可用纳洛酮拮抗。静脉注射过快可致呼吸抑制。禁用于支气管哮喘、重症肌无力、颅脑肿瘤或外伤引起昏迷的患者以及2岁以下儿童。

药物相互作用 芬太尼主要通过细胞色素P450同工酶系统CYP3A4代谢，因此影响CYP3A4的药物都与芬太尼之间有相互作用。CYP3A4抑制剂如奈非那韦、伊曲康唑、酮康唑、克拉霉素、奈法唑酮、特利霉素、地尔硫䓬、红霉素、维拉帕米、西咪替丁等将增加芬太尼血浆浓度，可能导致潜在的呼吸抑制；CYP3A4诱导剂如巴比妥类、糖皮质激素、奈韦拉平、奥卡西平、苯妥英钠、吡格列酮、利福平等可能会降低芬太尼血浆浓度而使其作用减弱。

（陈建国 胡壮丽）

喷他佐辛（pentazocine） 化学名称为1,2,3,4,5,6-六氢-顺式-6,11-二甲基-3-（3-甲基-2-丁烯基）-2,6-甲撑-3-苯并吖辛因-8-醇的镇痛药。又称镇痛新。为阿片受体部分激动药，可激动κ受体和拮抗μ受体。主要用于治疗中等及以上程度的疼痛。于1958年首次合成，1967年被美国食品药品管理局批准正式用于临床。

喷他佐辛镇痛作用约为吗啡的1/3，呼吸抑制作用约为吗啡的1/2，但剂量超过30mg时，呼吸抑制程度并不随剂量增加而加重，故相对较安全。大剂量（60～90mg）则可产生烦躁不安、梦魇、幻觉等精神症状，可用纳洛酮拮抗。对胃肠道平滑肌的兴奋作用比吗啡弱。对心血管系统的作用与吗啡不同，大剂量可加快心率和升高血压。这与其升高血中儿茶酚胺浓度有关。冠心病患者静脉注射喷他佐辛能提高平均主动脉压、左室舒张末压，增加心脏做功。

喷他佐辛口服、皮下和肌内注射均吸收良好。口服首过消除明显，仅20%药物进入体循环，血药浓度与其镇痛作用强度、持续时间相一致，口服后1～3小时镇痛作用最明显。肌内注射吸收迅速而完全，10分钟起效，30～60分钟血药浓度达高峰，持续时间为4～6小时，血浆消除半衰期为4～5小时。血浆蛋白结合率约为60%，可通过胎盘屏障，但较哌替啶少。主要经肝代谢，代谢速率个体差异较大，故镇痛效果个体差异大。60%～70%以代谢物形式和少量以原形经肾排泄。

喷他佐辛适用于各种慢性疼痛，对剧痛的镇痛效果不及吗啡。能增加心脏负荷，故不适用于心肌梗死时的疼痛。成瘾性小，但仍有产生依赖性的倾向，虽然在药政管理上已列入非麻醉品，仍不能作为理想的吗啡替代品。

喷他佐辛常见的不良反应有镇静、嗜睡、眩晕、出汗、轻微头痛。剂量增大能引起烦躁、幻觉、噩梦、血压升高、心率增快、思维障碍和发音困难等。局部反复注射，可使局部组织产生无菌性脓肿、溃疡和瘢痕形成，应常更换注射部位。经常或反复使用，可产生吗啡样生理依赖性，但戒断症状比吗啡轻，此时应逐渐减量至停药，与吗啡合用可加重其戒断症状。

喷他佐辛与吩噻嗪类中枢性抑制药或三环类抗抑郁药同时并用可加重呼吸抑制，容易产生依赖性，因此合用时剂量要酌减；抗高血压药如胍乙啶、美卡拉明、氢氯噻嗪等，以及其他药物如金刚烷胺、溴隐亭、左旋多巴、利多卡因、亚硝酸盐、普鲁卡因胺、奎尼丁等，与喷他佐辛同时使用，有发生直立性低血压的危险，给药后应随访监测。

（陈建国 胡壮丽）

布托啡诺（butorphanol） 化学名称为左旋-17-环丁甲基-3,14-二羟基吗啡喃的镇痛药。为阿片受体部分激动药，既激动κ受体，又对μ受体有弱的竞争性拮抗作用。常用其酒石酸盐，即酒石酸布托诺菲。布托啡诺镇痛效力和呼吸抑制作用为吗啡的3.5～7倍，但呼吸抑制程度不随剂量增加而加重。对胃肠道平滑肌兴奋作用较吗啡弱。此外，可增加外周血管阻力和肺血管阻力，因而增加心脏做功。

布托啡诺口服可吸收，首过消除明显，生物利用度低（<17%）。肌内注射吸收迅速而完全，10分钟起效，30～60分钟血药浓度达高峰，持续时间为4～6小时，血浆消除半衰期为4～5小

时，老年人或肾功能减退患者血浆消除半衰期延长。血浆蛋白结合率为80%，主要经肝代谢为无活性的羟布托啡诺，大部分代谢产物和少量原形（5%）随尿排出。可进入胎盘和乳汁。

布托啡诺临床上用于缓解中、重度疼痛，如术后、外伤和癌症疼痛以及肾绞痛、胆绞痛等，对急性疼痛的镇痛效果好于慢性疼痛。也可作麻醉前用药。因增加外周血管阻力和肺血管阻力，增加心脏作功，不能用于心肌梗死的镇痛。常见的不良反应有镇静、乏力、出汗，个别出现嗜睡、头痛、眩晕、飘浮感、精神错乱等。久用产生依赖性。

（陈建国　胡壮丽）

qūmǎduō

曲马多（tramadol）　化学名称为（±）-*E*-2-[（二甲氨基）甲基]-1-(3-甲氧基苯基)环己醇的人工合成镇痛药。曲马多为合成的可待因类似物，可通过阿片和非阿片机制起到镇痛作用，临床适应证为各种急、慢性中度至次重度疼痛。盐酸曲马多是由格兰泰公司研究开发的中枢镇痛药，1977年首先在德国上市，截至2016年底已在100多个国家注册上市。

曲马多具有弱阿片受体激动作用，与μ受体的亲和力为吗啡的1/6000，对δ受体和K受体的亲和力较μ受体弱，并能抑制去甲肾上腺素和5-羟色胺再摄取。镇痛效应与喷他佐辛相当，镇咳效应为可待因的1/2，呼吸抑制作用弱，对胃肠道无影响，也无明显的心血管作用。镇痛作用机制尚未阐明，其代谢物*O*-去甲基曲马多对μ受体的亲和力比原形药高4倍，但其镇痛效应并不被纳洛酮完全拮抗，提示尚有其他机制参与其镇痛作用。这种阿片和非阿片镇痛的双重机制有别于完全通过激活阿片受体的镇痛作用机制，这是其具有弱阿片受体结合作用但却具有较强镇痛作用的主要原因。

曲马多口服后1小时起效，2~3小时血药浓度达峰值，作用维持6小时。适用于中、重度急、慢性疼痛，如手术、创伤、分娩及晚期癌症疼痛等。对癌性疼痛可作为世界卫生组织三级镇痛治疗阶梯的第二阶梯用药。用于慢性疼痛时具有可口服，镇痛作用时间较长，镇痛强度下降缓慢的特点。

曲马多的一般不良反应有多汗、头晕、恶心、呕吐、口干、疲劳等，可引起癫痫。与其他阿片类镇痛药比较，曲马多的呼吸抑制作用比较轻，一般不会危及生命，但大剂量时可产生严重的呼吸抑制，甚至导致患者死亡。长期应用也可成瘾。

抗癫痫药卡马西平可降低曲马多血药浓度，减弱其镇痛作用。安定类药可增强其镇痛作用，合用时应调整剂量。其他中枢神经抑制药或单胺类抗抑郁药可能会增加曲马多的毒性作用。该药的多数不良反应与其抑制单胺类的再摄取相关，因此应避免同单胺氧化酶抑制剂、三环抗抑郁剂和选择性多巴胺再摄取抑制剂合用。

（陈建国　胡壮丽）

bùguìqín

布桂嗪（bucinnazine）　化学名称为1-正丁酰基-4-肉桂基哌嗪的人工合成速效镇痛药。又称强痛定（fortanodyn）。布桂嗪的镇痛效力约为吗啡的1/3，对皮肤、黏膜和运动器官的疼痛有明显抑制作用，对内脏器官的镇痛作用较差。呼吸抑制和对胃肠道的作用较轻，尚有中枢抑制、镇咳、降压、抗组胺、利胆和麻醉作用。布桂嗪口服10~30分钟后或皮下注射10分钟后起效，作用持续3~6小时。临床上多用于偏头痛、三叉神经痛、炎症性及外伤性疼痛、关节痛、痛经及晚期癌症疼痛。偶有恶心、头晕、困倦等神经系统反应，停药后症状即消失，有一定的成瘾性，在中国已将其列为麻醉药品，不可滥用。

（陈建国　胡壮丽）

luótōngdìng

罗通定（rotundine）　化学名称为2,3,9,10-四甲氧基-5,8,13,13a-四氢-6*H*-二苯并［a, g］喹嗪的镇痛药。罗通定和延胡索乙素一起作为镇痛和镇静安定药物应用于临床。延胡索是一种常用的镇痛药，1928年开始从中提取出10多种生物碱，至1955年才从动物实验中证实延胡索的镇痛作用，此后，在20世纪60、70年代中，对延胡索植物、化学、药理、临床等进行了大量系统的研究工作，延胡索乙素就是中国学者从中提取的生物碱，也是中华人民共和国成立以来，用现代科学技术研究中医药获得成功的第一个神经系统药物。延胡索乙素即消旋四氢巴马汀，其有效部分为左旋体，即罗通定。

罗通定和延胡索乙素均有镇静、安定、镇痛和中枢性肌肉松弛作用。镇痛作用较哌替啶弱，但较解热镇痛药作用强，无明显的成瘾性。其镇痛作用与脑内阿片受体及前列腺素系统无关，能阻断脑内多巴胺受体，亦增加与痛觉有关的特定脑区脑啡肽原和内啡肽原的mRNA表达，促进脑啡肽和内啡肽释放，过量可致帕金森病。

罗通定口服吸收后10~30分钟起效，作用维持2~5小时。口服吸收良好，在体内以脂肪组织中分布最多，肺、肝、肾次之。主要经肾排泄。罗通定和延胡索乙素对慢性持续性钝痛效果较好，对创伤或手术后疼痛或晚期癌症的镇痛效果较差。特别适用于因疼痛而失眠的患者，也可用于治疗胃肠及肝胆系统疾病等引起的钝痛、一般性头痛，以及脑震荡后头痛、痛经及分娩镇痛等。不引起欣快感，可作为成瘾药物的替代品。对产程及胎儿均无不良影响。

罗通定偶见恶心、眩晕、乏力、头晕、呕吐、皮疹、头痛、心悸、口干、胸闷、呼吸困难等不良反应，剂量过大可致嗜睡与锥体外系症状。孕妇及哺乳期妇女，以及锥体外系疾病患者（如震颤、多动、肌张力不全等）禁用。肝病患者慎用。

罗通定与其他中枢神经系统抑制药（如一些镇静安眠药）同服，可引起嗜睡，严重者可致呼吸抑制。

（陈建国　胡壮丽）

nàluòtóng

纳洛酮（naloxone）　化学名称为 4,4-二苯基-6-（二甲氨基）-3-庚酮的镇痛药。是阿片受体拮抗药，主要用于阿片类药物的过量中毒。于 1961 年申请专利，1971 年获得美国食品药品管理局批准。纳洛酮对各型阿片受体均有竞争性拮抗作用，作用强度依次为：$\mu > \kappa > \delta$ 受体。

纳洛酮口服易吸收，首过消除明显，故常静脉给药。静脉注射 2 分钟后起效，作用持续 30～60 分钟。血浆消除半衰期为 40～55 分钟，在肝与葡萄糖醛酸结合而失活。巴比妥类药物或长期饮酒诱导肝微粒体酶，可缩短其血浆消除半衰期。

纳洛酮临床应用包括：①阿片类药物急性中毒。首选用于已知或疑为阿片类药物过量引起的呼吸抑制和昏迷等，可迅速改善呼吸，使意识清醒；对阿片类药物的其他效应均能对抗。亦能解除喷他佐辛引起的焦虑、幻觉等精神症状。对阿片类药物依赖者，可同时促进戒断症状产生，应注意区别。②解除阿片类药物麻醉的术后呼吸抑制及其他中枢抑制症状。芬太尼、哌替啶等作静脉复合麻醉或麻醉辅助用药时，术后呼吸抑制仍明显者，纳洛酮可反转呼吸抑制。用量过大或给药过快，可同时取消或显著减弱阿片类药物的镇痛作用，故应注意掌握用量和给药速度。③阿片类药物成瘾者的鉴别诊断。对阿片类药物依赖者，肌内注射纳洛酮可诱发严重戒断症状，结合用药史和尿检结果，可确认为阿片类药物成瘾。但用纳洛酮鉴别试验阴性者，不能排除阿片类药物依赖性。④试用于急性酒精中毒、休克、脊髓损伤、脑卒中及脑外伤的救治。⑤研究疼痛与镇痛的重要工具药。

纳洛酮无内在活性，本身不产生药理效应，不良反应少，大剂量偶见出汗、恶心、呕吐、困倦、轻度烦躁不安等不良反应。个别患者可诱发心律失常、癫痫和肺水肿。

（陈建国　胡壮丽）

xīnxuèguǎn xìtǒng yàowù yàolǐ

心血管系统药物药理（pharmacology in cardiovascular system）　研究心血管系统药物与心血管系统及机体的相互作用及作用规律的药理学分支学科。主要研究心血管药物的药理作用机制、药物代谢动力学、药物效应动力学、药物毒理及药物筛选等内容。

心血管疾病已成为危及人类生命的头号杀手，发病率、致残率及致死率逐年升高，对于心血管疾病的治疗仍以药物为主，人类也从未停止过对心血管系统药物的探索。早在 200 多年前发现的洋地黄在 18 世纪 80 年代由英国医生威廉·维瑟林（William Withering）引入使用并普及开来的，一直到 21 世纪初还被广泛用于治疗充血性心力衰竭，并成为最有价值的强心药之一。19 世纪英国生理学家兰利（J. N. Langley）提出的药物"受体"作用学说，为第二次世界大战后许多药理研究新领域及新药研发，如抗高血压药的研发等，奠定了坚实的基础，阐明了特异性药物作用的关键机制。1877 年英国医生、临床药师和毒理学家威廉·默雷尔（William Murrell）开始研究硝酸甘油的药用价值，并发现硝酸甘油在动物体内可降低血压和解除心绞痛症状，并对患者进行了试验性治疗证实有效。自该研究结果于 1879 年在国际知名杂志《柳叶刀》（Lancet）发表后，硝酸甘油开始作为抗心绞痛药物在全球范围内应用。

1918 年德国弗赖（Frey W. V.）教授证实了奎尼丁是从金鸡纳树皮提取的 4 种生物碱中治疗房性心律失常疗效最好的化合物。随后奎尼丁被广泛应用于心房颤动等心律失常的治疗。1964 年苏格兰药理学家詹姆斯·怀特·布莱克（James Whyte Black）基于"阻滞心脏交感神经的驱动来减少心肌的需氧量"的想法，通过反复摸索和实践，发明了第一种安全有效的 β 肾上腺素受体阻断药普萘洛尔，该药在临床的成功应用导致了心绞痛疾病治疗的革命性变革，普萘洛尔被公认为是 20 世纪对药理学和药物治疗学贡献最大的药物之一，詹姆斯·怀特·布莱克也为此获得1988年诺贝尔生理学或医学奖。1971年，德国药理学及生理学家弗莱肯施泰因（Fleckenstein）发现血管扩张药普尼拉明（prenylamine）和维拉帕米对冠状动脉舒张的作用和对心脏的负性肌力作用，并证实作用机制是抑制钙离子（Ca^{2+}）经电压门控 Ca^{2+} 通道内流，且这一作用可因增加细胞外 Ca^{2+} 浓度而翻转，故将这类药物命名为钙通道阻滞药，又称钙拮抗药。钙拮抗药被认为是心血管治疗学发展中继 β 肾上腺素受体阻断药后的又一个里程碑。1974年美国化学家大卫·库什曼（David Cushman）和米格尔·翁代蒂（Miguel Ondetti）基于系统的肾素-血管紧张素系统（RAS）概念设计出了第一个血管紧张素转换酶抑制药（ACEI），为高血压患者带来了福音。

药理研究　心血管药物的发现首先要经过药物筛选，筛选的模型通常选用哺乳动物，其中最常用的是大鼠、小鼠、兔、犬、豚鼠等。多采用药物法、免疫学方法、手术结扎法、电刺激法、电生理法等在离体或在体复制的心血管疾病模型上进行。1976年德国马普生物物理研究所内尔（Neher）和萨克曼（Sakmann）创建了膜片钳技术，并于1991年获得诺贝尔生理学或医学奖。随着膜片钳技术在心血管药物研究领域的广泛应用，人们对心血管疾病和药物作用的认识不仅得到了不断更新，而且在其病因学与药理学方面还形成了许多新的观点，例如对于心脏离子通道病及与离子通道调节缺陷有关疾病的研究。1974年美国学者鲁道夫·耶尼施（Rudolf Jaenisch）报道了应用显微注射法获得 SV40DNA 转

基因小鼠，转基因动物现也已逐渐应用于医药学研究。转基因动物与受体克隆技术是新药筛选方法上的伟大革命，将其与膜片钳技术结合起来，不仅推动了心血管系统新药筛选和研究，也为创新药物研究与高通量药物筛选开辟了道路。

药物分类　心血管病的主要病理改变包括动脉粥样硬化、心肌缺血、坏死、纤维化、栓塞、高凝状态、血压调节异常、感染或炎症、免疫反应，以及心肌病变、心包疾病、心脏瓣膜病变、先天性心脏畸形、获得性心脏机械损害等。心血管病的症状主要包括心功能不全、休克、心律失常、高血压、心绞痛、肺动脉高压等。心血管病的病理生理改变可引起神经内分泌改变和细胞因子异常改变，导致心血管重构、细胞凋亡等。心血管系统药物按照治疗的疾病和作用机制可分为：抗高血压药、抗充血性心力衰竭药、抗心绞痛药、抗冠心病药、抗心律失常药、调血脂药与抗动脉粥样硬化药等。

按照作用靶点的不同又可分为作用于受体、离子通道、酶、核酸等的药物。①作用于受体的药物：α 肾上腺素受体阻断药可用于扩张血管、降压；β 肾上腺素受体阻断药可用于治疗心律失常、高血压、心力衰竭、心绞痛和冠心病；ADP 受体拮抗剂氯吡格雷可用于抗血栓；激活 PPAR-α 的贝特类药物可用于调血脂和抗动脉粥样硬化，如吉非贝齐。②作用于离子通道药物：钙通道阻滞药可用于治疗高血压、心绞痛及抗心律失常等；钾通道阻滞药可用于抗心律失常；钾通道开放药可用于抗高血压等。③作用于酶的药物：血管紧张素转换酶

抑制药（ACEI）卡托普利等，可用于治疗高血压、心力衰竭等；抑制 Na^+-K^+-ATP 酶的强心苷类药物，可用于治疗心力衰竭；环氧酶（COX-1）抑制药阿司匹林，可用于预防血栓栓塞性疾病；磷酸二酯酶抑制药米力农等，可用于治疗心力衰竭；还有 HMG-CoA 还原酶抑制药他汀类降脂药，如辛伐他汀。④作用于核酸的药物：影响 microRNAs（miRNA）表达的药物，如丹参酮 ⅡA，可通过影响 miRNAs 治疗缺血性心脏病。

发展现状　医学分子生物学研究发现了一类新的调控基因表达的单链非编码 miRNA，它通过与信使 RNA（mRNA）的 3′非翻译区结合而抑制蛋白质的生成，进而参与机体众多生命的过程，如代谢、凋亡、增殖、发育等的调控。这一分子在心血管疾病中也起到至关重要的作用，其可能成为高特异性及高敏感性的血清生物标志物，用于心血管疾病的早期及时确诊。而且，根据疾病中 miRNAs 功能的变化，可以有针对性地设计反义核苷酸药物或拟 miRNA 序列核苷酸药物，用于治疗多种心血管疾病。另外，随着分子生物技术及基因治疗的发展，对于心力衰竭的防治也正在从神经内分泌角度开发更有效的药物，开展心脏移植、干细胞移植，干细胞治疗，拓宽心力衰竭治疗的新领域。加强离子通道疾病的分子生物学研究，进一步阐明致病机制，有利于制订有效的心律失常的治疗方案、多靶点治疗方案。

（杨宝峰　李雪连　霍蓉）

kànggāoxuèyāyào

抗高血压药（antihypertensive drugs）　控制过高的血压，使其稳定维持在一个合理范围内的药

物。属于心血管系统药物。在未用抗高血压药的情况下血压≥18.7/12.0kPa（140/90 mmHg）即为高血压。根据2002年中国居民营养与健康状况调查显示，中国18岁以上成年人高血压患病率达18.8%，高血压患者约2亿人。绝大多数高血压发病原因不明，可能与家族遗传史等因素相关，称为原发性高血压；少部分高血压发病原因清楚，如继发于肾脏疾病、内分泌疾病、外伤、妊娠等，去除病因后血压可恢复正常，称为继发性高血压。对原发性高血压还无法根治，已有抗高血压药可控制升高的血压至合理水平，是一种对症治疗。抗高血压药物治疗的主要目的是降低过高的血压，以减少高血压对心脑血管等脏器的损害，减少高血压合并症如脑卒中、冠心病等的发生。根据作用部位及作用机制，分为利尿药、钙通道阻滞药、作用于肾素-血管紧张素-醛固酮系统的药物、作用于交感神经系统的药物及血管扩张药五大类。

利尿药 治疗高血压的基础药物，在开始阶段，利尿药通过排钠利尿，减少血容量来降血压；长期降压作用是由于它可持续降低外周血管阻力。临床降压常用噻嗪类利尿药，如氢氯噻嗪，降压作用温和、持久，单用适合轻、中度高血压，也可和其他抗高血压药合用治疗各类高血压，对老年人和黑色人种高血压患者效果较好。此类药物虽然可引起电解质、血糖、血脂代谢改变，但长期小剂量噻嗪类利尿药已被证实可降低高血压心、脑血管疾病的发生率和病死率。高效利尿药如呋塞米不作为一线抗高血压药，因其起效快、增加肾血流量而用于联合用药治疗高血压危象及伴

有肾功能不良患者。留钾利尿药主要用于纠正噻嗪类药物和其他抗高血压药物引起的高血钾。

钙通道阻滞药 可通过阻滞血管平滑肌细胞膜上的钙离子（Ca^{2+}）通道，减少 Ca^{2+} 内流，引起血管平滑肌松弛，降低外周血管阻力，使血压下降。常用钙通道阻滞药分为双氢吡啶类、苯烷胺类和硫氮䓬酮类，目前临床最常用于降压治疗的是双氢吡啶类，代表药物有硝苯地平、氨氯地平及尼莫地平、非洛地平（felodipine）、拉西地平（lacidipine）等。长效、对血管选择性强的双氢吡啶类（如氨氯地平或本类药物的缓、控释制剂），每日服药1次即可，对老年患者有较好降压疗效。苯烷胺类的代表药物是维拉帕米，硫氮䓬酮类的代表药物是地尔硫䓬，这两类药物用于高血压治疗时，应注意其对心脏抑制的不良反应。

作用于肾素-血管紧张素-醛固酮系统的药物 肾素-血管紧张素-醛固酮系统是人体内维持和调节血压的重要体液系统。在高血压患者，肾素-血管紧张素-醛固酮系统可过度激活。血管紧张素转换酶抑制药和血管紧张素受体阻断药可抑制血管紧张素Ⅱ促血管收缩、促醛固酮分泌和促心脏、血管重构作用，从而降低血压并减少高血压对靶器官（心脏、血管、肾）的损害，如卡托普利、氯沙坦等。

作用于交感神经系统的药物 有β肾上腺素受体阻断药、α_1肾上腺素受体阻断药、中枢α_2肾上腺素受体激动剂，以及α、β肾上腺素受体阻断药4类。

β肾上腺素受体阻断药 通过阻断β肾上腺素受体产生降压作用，包括普萘洛尔、纳多洛尔、

美托洛尔、阿替洛尔（atenolol）。β肾上腺素受体阻断药具有抗心绞痛及抗心律失常作用，因此是治疗高血压合并心绞痛或心律失常的首选药之一。不良反应包括血脂异常和影响血糖，与利尿药相似，这些副作用一般比较轻微。普萘洛尔是非选择性β肾上腺素受体阻断药，对β_1受体及β_2受体均有较强的阻断作用。纳多洛尔（nadolol）是长效β肾上腺素受体阻断药，对β_1受体和β_2受体均可阻断，阻断作用强度是普萘洛尔的6倍，还可增加肾血流量，肾功能不全者可选用纳多洛尔，阻断作用持续时间长。美托洛尔和阿替洛尔对β_1受体选择性较强，并且美托洛尔较阿替洛尔对β_1受体选择性阻断作用更强，因此不易诱发或加重支气管哮喘和外周血管收缩。β肾上腺素受体阻断药可用于各型高血压，尤其适用于高肾素活性、高血流动力学的年青高血压患者。与噻嗪类利尿药或血管扩张药合用，可增强降压疗效。

α_1肾上腺素受体阻断药 选择性抑制外周α_1受体而不影响α_2受体。包括哌唑嗪、特拉唑嗪（terazosin）、多沙唑嗪（doxazosin）。高血压患者交感神经活动增强，从交感神经末梢释放出来的儿茶酚胺激活外周血管平滑肌上的α_1受体，使阻力血管收缩，血压升高。α_1受体阻断药可抑制儿茶酚胺对平滑肌的作用，使血管舒张，产生降压作用。另外，可阻断膀胱颈、前列腺和尿道等处存在的α_1受体，改善前列腺肥大患者排尿困难症状。此类药物可导致较多不良反应，最常见的不良反应是直立性低血压。特拉唑嗪、多沙唑嗪的生物利用度比哌唑嗪更高，作用持续时间延长。

中枢 α_2 受体激动药　激活中枢 α_2 受体或咪唑啉受体，抑制脑部血管运动中枢，减少交感神经冲动，最终松弛外周血管阻力，如可乐定、胍那苄、甲基多巴（methyldopa）、莫索尼定（monoxinidine）和雷美尼定（rilmenidine）。此类药物不良反应较多，如突然停药所致的交感神经亢进现象，表现为心悸、血压突然升高，需逐渐减量以避免血压反跳；还有口干、嗜睡、镇静等中枢抑制作用，因此不宜应用于高空作业和驾驶机动车人员。甲基多巴在体内产生活性代谢产物甲基去甲肾上腺素，通过激活中枢 α_2 受体产生降压作用。甲基多巴可通过胎盘，但孕妇服用后对胎儿没有明显有害的影响，是妊娠期伴高血压首选治疗药物。莫索尼定和利美尼定为新一代中枢降压药，对咪唑啉 1 受体的亲和力远大于 α_2 受体，因此，停药反跳等不良反应较可乐定减少，但是仍有口干、嗜睡、头晕等中枢性不良反应。

α、β 肾上腺素受体阻断药　阻断 β 肾上腺素受体降低血压以及阻断 α_1 受体降低外周阻力血管阻力，如拉贝洛尔、卡维地洛。

血管扩张药　直接扩张血管产生降压作用，这类药物应用时易引起体液潴留和心率加快，因此一般不单独使用，与利尿药、β 肾上腺素受体阻断药或其他降压药联合应用。包括肼屈嗪（hydralazine）、硝普钠、双肼屈嗪和米诺地尔（minoxidil）。肼屈嗪直接松弛小动脉，降低外周阻力产生降压作用，对静脉作用弱，一般不引起直立性低血压；长期大剂量服可引起全身性红斑狼疮样综合征。米诺地尔为钾通道开放药，可直接松弛血管平滑肌，扩张小动脉产生强大降压作用，还可反射性兴奋交感神经以增加静脉回心血量，一般用于联合用药治疗难治性高血压，宜与利尿药、β 肾上腺素受体阻断药合用，避免水钠潴留和反射性心率加快。

（关永源　王冠蕾）

pàizuòqín

哌唑嗪（prazosin）　化学名称为 1-(4-氨基-6,7-二甲氧基-2-喹唑啉基)-4-(2-呋喃甲酰）哌嗪的药物。又称脉宁平。属于抗高血压药。能拮抗外周血管 α_1 受体激动引起的血管收缩和血压升高等反应，为选择性突触后 α_1 肾上腺素受体阻断药。对 α_2 受体的阻滞作用很弱。

哌唑嗪可扩张小动脉阻力血管，使外周阻力下降产生降压作用。其降压幅度与给药时患者交感神经系统活动状态相关，对卧位血压比对立位血压的降压作用小。其降压，但不改变心输出量、肾血流量及肾小球滤过率。因为它不阻断支配心脏的肾上腺素能神经末梢上的 α_2 受体，所以对患者心率影响不大。此外，长期应用可降低血浆总胆固醇、三酰甘油及低密度脂蛋白水平，提高高密度脂蛋白的水平。

哌唑嗪口服吸收，生物利用度为 57%，口服给药 2 小时血药浓度达高峰，消除半衰期为 2~4 小时，但降压作用可维持 10 小时，与血浆蛋白结合率为 90%。主要在肝代谢，10% 以原形经肾排出。

哌唑嗪适用于各型高血压治疗。但由于抗高血压和降脂预防心肌梗死试验发现单用 α_1 受体阻断药增加心力衰竭的发生率，因此不再单用治疗高血压。一般与利尿药、β 肾上腺素受体阻断药等联合用药治疗重度高血压患者，静脉给药可用于高血压危象治疗。α_1 受体阻断药可阻断膀胱颈、前列腺包膜和腺体、尿道等处的 α_1 受体，能够改善前列腺肥大患者排尿困难症状，因此适用于高血压伴前列腺增生患者。另外，创伤后压力综合征相关的噩梦与中枢神经系统去甲肾上腺素受体过度刺激有关，哌唑嗪可有效治疗创伤后压力综合征相关的噩梦。一般认为哌唑嗪是安全性好、不良反应少的降压药。最常见的不良反应是"首剂现象（first dose phenomenon）"，即在首次给药后患者出现直立性低血压、晕厥、心悸等症状。一般在首次给药 90 分钟内发生，特别易发生于已接受利尿药或 β 肾上腺素受体阻断药治疗的患者。

（关永源　王冠蕾）

xiāoběndìpíng

硝苯地平（nifedipine）　化学名称为 2,6-二甲基-4-(2-硝基苯基)-1,4-二氢-3,5-吡啶二甲酸二甲酯的药物。又称心痛定。属于抗高血压药，是二氢吡啶类钙通道阻滞药的代表药物，对冠状动脉和外周阻力血管作用强。1975 年被广泛用于治疗心绞痛，1980 年开始用于治疗高血压，均获得显著疗效。普通硝苯地平为短效类降血压制剂，新一代二氢吡啶类药物（如氨氯地平、硝苯地平的缓释或控释制剂）具有血管选择性强、作用时间长（长效）、降压平稳的特点。

硝苯地平作用于血管平滑肌细胞膜 L 亚型钙离子（Ca^{2+}）通道，通过抑制 Ca^{2+} 内流，从而降低细胞内 Ca^{2+} 浓度，导致小动脉扩张、总外周血管阻力下降而降低血压。但对于正常血压者影响不明显。口服后 30~60 分钟见效，12 小时达高峰，持续 6~8 小时，易吸收且吸收完全，生物利用度为 65%，消除半衰期为 3~4 小时。该药主要在肝代谢，少量以原形药从肾排出。

硝苯地平对轻、中、重度高血压均有降压作用，适用于合并有心绞痛或糖尿病、肾病、哮喘、高脂血症及恶性高血压患者，尤其适用于老年收缩期高血压。与利尿药、β 肾上腺素受体阻断药、血管紧张素转换酶抑制药合用可增强疗效且避免不良反应。多推荐使用长效硝苯地平，或其缓释、控释片剂，以减轻迅速降压造成的反射性交感活性增加。硝苯地平还可用于治疗心绞痛，尤其是变异性心绞痛。

硝苯地平的不良反应主要是由于血管过度扩张造成的症状，如心率加快、面部潮红、眩晕、头痛、踝部水肿（系毛细血管扩张而非水钠潴留所致）。不宜用于急性心肌梗死后的高血压患者，因其反射性心率加快而可能增加心肌梗死的发生。

凡抑制肝药酶 CYP3A4 活性的药物均可能抑制硝苯地平的代谢，如酒精、西咪替丁、地尔硫䓬、丙戊酸钠、奎尼丁、葡萄柚汁等，可使硝苯地平的浓度-时间曲线下面积增加；肝药酶诱导药苯妥英钠、苯巴比妥可增加硝苯地平的代谢。

（关永源　王冠蕾）

ānlǜdìpíng

氨氯地平（amlodipine）　化学名称为 3-乙基-5-甲基-2-(2-氨乙氧甲基)-4-(2-氯苯基)-1,4-二氢-6-甲基-3,5-吡啶二羧酸酯的药物。属于抗高血压药，于 1992 年在美国上市，是长效二氢吡啶类钙通道阻滞药。氨氯地平可扩张外周小动脉和冠状动脉，从而降低总外周血管阻力，解除冠脉痉挛和降低心脏耗氧量，用于治疗高血压和心绞痛。与硝苯地平相比，氨氯地平具有降压作用平稳、维持时间长（长效）、对心脏影响小的特点。每日只需口服 1 次用药，即使偶有剂量中断，药物治疗浓度也可维持多日。

氨氯地平和其他钙通道阻滞药类似，抑制血管平滑肌细胞膜 L 亚型钙离子（Ca^{2+}）通道，抑制细胞外 Ca^{2+} 内流，从而降低细胞内 Ca^{2+} 浓度，松弛血管平滑肌，降低外周血管阻力使血压下降；还可松弛冠状动脉，增加冠脉血流量，降低心肌耗氧量。对血管平滑肌有高度的选择性，但对心脏传导系统和心肌收缩力均无明显的抑制。

氨氯地平口服吸收良好，30~50 分钟起效，作用 6~12 小时达高峰，可持续 24 小时。血浆蛋白结合率为 92%~98%，在代谢失活，原药和代谢物经肾排出。口服生物利用度约 60%，消除半衰期为 35~50 小时。氨氯地平半衰期长，消除慢，因此每日给药 1 次即可维持稳定的血药浓度。临床以降压效应谷：峰比值作为评价药物降压平稳性的一项指标，氨氯地平具有较高的降压谷/峰比值，即在有效降压同时，24 小时血压变化幅度小，因此较少引起压力感受器兴奋，同时有利于减少血压波动对靶器官（心、脑、肾）的损害。

氨氯地平与硝苯地平类似，用于治疗高血压，因降压平稳，有利于保护靶器官。可与利尿药、β 肾上腺素受体阻断药、血管紧张素转换酶抑制药合用增强疗效且避免不良反应。硝苯地平还可用于治疗慢性稳定性心绞痛和变异性心绞痛。不良反应少而轻微，患者易耐受。尤其与周围血管扩张相关的不良反应发生率较低。最常见的是面红、踝部水肿、疲劳，个别患者可出现头痛、失眠、恶心、腹痛、心悸和头晕、瘙痒、皮疹、牙龈增生、男子女性型乳房、高血糖症、阳痿、情绪变化、低血压等。其降压作用平缓，不易引起反射性心率加快。氨氯地平对血糖与血脂水平无影响。

抑制 CYP3A4 的药物均可能影响氨氯地平的代谢，增加其血药浓度，如抗病毒药物利托那韦、特拉那韦、大环内酯类抗生素伊曲康唑等。与环孢素或苯妥英钠合用，诱发牙龈增生程度增加。

（关永源　王冠蕾）

kǎtuōpǔlì

卡托普利（captopril）　化学名称为 1-[(2S)-2-甲基-3-巯基-1-氧化丙基]-L-脯氨酸的药物。又称巯甲丙脯酸。属于抗高血压药，为第一个人工合成的血管紧张素转换酶抑制药。1980 年在美国上市，并迅速在临床广泛应用。截至 2016 年底已有多种血管紧张素转换酶抑制药，如依那普利、赖诺普利、福辛普利、培哚普利、雷米普利、喹那普利等。血管紧张素转换酶抑制药直接作用于血管紧张素转换酶，抑制了血管紧张素Ⅰ转化为血管紧张素Ⅱ（angiotensin Ⅱ，Ang Ⅱ），从而减轻 Ang Ⅱ 促血管收缩和醛固酮分泌作用，因此可扩张血管，减少水钠潴留，使血压降低。

药理作用及机制　肾素-血管紧张素-醛固酮系统是机体内维持和调节血压的重要体液系统。这一系统的功能主要通过产生 Ang Ⅱ 而实现。卡托普利可与血管紧张素转换酶结合，抑制血液和局部组织 Ang Ⅱ 生成，从而抑制 Ang Ⅱ 的升压效应，并抑制 Ang Ⅱ 促血管和心脏重构的作用。同时血管紧张素转换酶还可催化缓激肽降解,卡托普利使缓激肽降解减慢,致使缓激肽降压效应保存。减少醛固酮分泌,从而减轻水钠潴留以降低血容量。卡托普利等血管紧张素转换酶抑制药还有以下药理作用特点:①不干扰交感神经反射功能,不伴有反射性心率加快,不影响心输出量,无直立性低血压。②可扩张冠脉,降低前后负荷并改善心功能;可保护缺血心肌,预防和逆转心脏和血管重构。③对血脂和血糖代谢无不良影响,增加对胰岛素敏感性。④增加肾血流量,保护肾脏。

体内过程 卡托普利口服后吸收快,15~30 分钟血压开始下降,口服后 1~1.5 小时血药浓度达高峰,持续 9~12 小时,消除半衰期约为 2 小时。需每日给药 2~3 次。生物利用度约为 75%。食物可影响卡托普利的吸收,宜在餐前 1 小时服用。卡托普利部分在肝代谢,原形药及代谢产物主要从尿排出,因此肾功能不全者会发生药物蓄积,但能被透析。该药不能透过血脑屏障。

临床应用 卡托普利单用对轻、中度高血压患者有效,限盐、加用利尿药和 β 肾上腺素受体阻断药可增强其疗效。血管紧张素转换酶抑制药对伴有心力衰竭、左室肥大、心肌梗死后、糖耐量减低或糖尿病肾病蛋白尿等合并症的患者尤为适宜。

不良反应及禁忌证 卡托普利的不良反应较少。最常见持续性干咳,与缓激肽积聚有关。部分患者首次服药后出现低血压,宜从小剂量开始。高血钾易发生于肾功能不良、糖尿病或合用保钾利尿药时,血管紧张素转换酶抑制药可使肾灌注压降低,但肾血流量增加,双侧肾动脉狭窄或

肾动脉硬化时禁用卡托普利,可引起急性肾功能不全。卡托普利含有巯基,可引起皮疹、嗜酸细胞增多、瘙痒,偶见血管神经性水肿。禁用于高钾血症及孕妇。

药物相互作用 卡托普利与升高血钾药物合用时可致高血钾,如螺内酯、氨苯蝶啶等保钾利尿剂。与其他扩血管药同用可致低血压。非甾体抗炎药包括阿司匹林可减弱其降压作用。

(关永源 王冠蕾)

lùshātǎn
氯沙坦(losartan) 第一个用于临床的非肽类血管紧张素受体阻断药,于 1995 年上市,属于抗高血压药。在临床上使用的血管紧张素受体阻断药还包括坎地沙坦、依普沙坦、厄贝沙坦、缬沙坦、替米沙坦等。

氯沙坦及其活性代谢产物均有药理活性,可选择性、竞争性阻断血管紧张素 Ⅱ(angiotensin Ⅱ,Ang Ⅱ)与血管平滑肌,肾上腺及其他组织的血管紧张素 1 型受体(AT$_1$)结合,其对 AT$_1$ 受体亲和力比对 AT$_2$ 受体高 1000 倍。氯沙坦可阻滞 Ang Ⅱ 介导的血管收缩、醛固酮释放、交感神经系统激活和促血管增殖和心脏重构的药理,使血压降低并且显著减轻高血压对靶器官的损害。与血管紧张素转换酶抑制药如卡托普利不同的是,氯沙坦不影响 AT$_2$ 受体,而且由于不影响缓激肽,因此干咳少见。

氯沙坦口服易吸收,口服生物利用度约 33%。大部分药物在肝经细胞色素 P450 系统代谢。氯沙坦的消除半衰期约 2.5 小时,但其活性代谢产物 EXP-3174 的消除半衰期为 6~9 小时,因此降压作用可持续 24 小时。肝功能不良时可影响二者的血浆清除,应酌

减剂量。约 4% 的氯沙坦及 7% 的 EXP-3174 从尿中排出,二者均不易透过血脑屏障。

氯沙坦可用于各型高血压,降压作用温和且平稳,降压强度与血管紧张素转换酶抑制药相似。降压时不引起心率改变,可降低老年心力衰竭患者的死亡率;其临床应用与血管紧张素转换酶抑制药相似,尤其适合于高血压合并心力衰竭、左心室肥厚、冠心病、糖耐量减低患者,也可用于预防脑卒中;适用于糖尿病肾病的治疗,以及不能耐受血管紧张素转换酶抑制药的患者。

氯沙坦的不良反应较少,其阻断 Ang Ⅱ 的作用,不良反应与血管紧张素转换酶抑制药相似。少数患者用药可致低血压、少尿和肾功能不良,氯沙坦也可引起高血钾,但干咳、血管神经性水肿的发生率远少于血管紧张素转换酶抑制药。禁用于孕妇及哺乳期妇女。

氯沙坦与其他抑制 Ang Ⅱ 及其作用的药物一样,与保钾利尿药(如螺内酯、氨苯蝶啶、阿米洛利)、补钾药物合用时,可致血钾升高。非甾体抗炎药如吲哚美辛可降低氯沙坦的降压作用。

(关永源 王冠蕾)

kělèdìng
可乐定(clonidine) 化学名称为 2-[(2,6-二氯苯基)亚氨基]咪唑烷的药物。属于抗高血压药。通过中枢发挥降压作用,被称为中枢性降压药。可乐定降压作用中等偏强,并可抑制胃肠分泌及运动,对中枢神经系统有明显的抑制作用。其降压机制可通过兴奋延髓背侧孤束核突触后膜的 α$_2$ 肾上腺素受体,抑制交感神经中枢的传出冲动,使外周血管扩张,血压下降;也可通过作用于延髓

嘴端腹外侧区的咪唑啉受体，使交感神经张力下降，外周血管阻力降低，从而产生降压作用。可乐定引起的嗜睡等副作用主要由 α_2 肾上腺素受体介导。过大剂量的可乐定也可兴奋外周血管平滑肌上的 α_2 肾上腺素受体，引起血管收缩，使降压作用减弱。

可乐定口服易吸收，生物利用度为 71%～82%。服后 0.5～1 小时发挥降压作用，3～5 小时血药浓度达峰值，作用持续时间 6～8 小时。血浆蛋白结合率为 20%～40%，很快分布到各器官，组织内药物浓度比血浆中高，能透过血脑屏障。40%～60% 以原形于 24 小时内经肾排泄，20% 经肝肠循环由胆汁排出。

可乐定适用于治疗中度高血压，常用于其他药无效时，降压作用中等偏强，不影响肾血流量和肾小球滤过率，可用于高血压的长期治疗。与利尿药合用有协同作用，可用于重度高血压。口服也用于预防偏头痛或作为治疗吗啡类镇痛药成瘾者的戒毒药。可乐定也可用于围手术期麻醉联合用药，以加强麻醉药物的作用强度和时间，并减轻麻醉药物的不良反应。中国还有可乐定透皮贴片，用于治疗儿童发声与多种运动联合抽动障碍。

可乐定常见不良反应为口干和便秘，其他有嗜睡、抑郁、眩晕、恶心、血管神经性水肿、心动过缓、食欲不振、性功能降低等。不宜用于高空作业或驾驶机动车辆的人员，以免因精力不集中、嗜睡而导致事故发生。不可突然停药（尤其是 1 日量超过 1.2mg 时），以免引起撤药症状，导致反跳性血压升高，多于停药后 12～48 小时出现，可持续数日，患者伴有精神紧张、胸痛、头痛、失眠、面红、恶心、呕吐、手指颤动等症状。

可乐定能加强酒精、巴比妥类或镇静药等中枢神经系统抑制药的作用，合用时应慎重。可乐定与其他降压药合用可加强其降压作用。可乐定与 β 肾上腺素受体阻断药合用后停药，可增加可乐定的撤药综合征危象，故宜先停用 β 肾上腺素受体阻断药，再停可乐定。可乐定与三环类抗抑郁药合用，减弱可乐定的降压作用，不宜合用。可乐定与非甾体抗炎药合用，减弱可乐定的降压作用。

(缪朝玉 苏定冯 李玲)

guānàbiàn

胍那苄（guanabenz）

化学名称为 (E)-2-(2,6-二氯苯基亚甲基) 肼基脒的药物。属于抗高血压药。通过中枢和外周发挥降压作用。该药作为中枢性 α_2 肾上腺素受体激动药的降压机制类似于可乐定。此外，该药还具有抑制去甲肾上腺素释放的外周性降压机制。其降压作用良好，总外周阻力下降，但对心功能无显著影响，不改变心输出量及肾小球滤过率。胍那苄口服吸收良好，3 小时后血药浓度达峰值。与血浆蛋白的结合率为 90%，经过肝的"首过效应"较明显。消除半衰期为 12～14 小时，药物代谢后主要从尿排出。

胍那苄主要用于轻度及中度高血压患者。也可用于较重的高血压患者，宜与利尿药合用。动物研究显示，胍那苄有望用于治疗肌萎缩侧索硬化，即"渐冻症"。胍那苄常见不良反应与可乐定类似，包括口干、便秘、嗜睡、幻听、幻视等，但较少见。可引起恶心、呕吐、食欲不振、腹胀、腹泻、性功能障碍。少数长期用药患者突然停药时也可产生撤药症状。不引起水钠潴留，对肝肾功能及血脂亦无影响。

(缪朝玉 苏定冯 李玲)

xiāopǔnà

硝普钠（sodium nitroprusside）

化学名称为亚硝基铁氰化钠的药物。属于抗高血压药。通过直接扩张血管发挥降压作用。硝普钠作为一种速效和短时作用的血管扩张药，对动脉和静脉均有作用，可直接舒张血管平滑肌，属硝基扩血管药。硝普钠在血管平滑肌内代谢产生的一氧化氮可激活鸟苷酸环化酶，促进环磷鸟苷的形成，从而产生血管扩张作用。血管扩张使血管阻力降低，从而产生降压作用。硝普钠属于非选择性血管扩张药，很少影响局部血流分布。一般不降低冠脉血流、肾血流及肾小球滤过率。20 世纪 80 年代，发现血管内皮细胞可释放舒张因子，即内皮源性舒张因子，该内源性舒张物质后来被证明就是一氧化氮。这项重大发现及硝基扩血管药作用机制的阐明，于 1998 年获得诺贝尔生理学或医学奖。

硝普钠口服不吸收，静脉滴注起效快，消除半衰期极短，其作用维持时间仅 5～15 分钟。硝普钠在体内先由红细胞转化为氰化物，再被肝中硫氰酸酶转化成硫氰酸，经肾排泄。肾功能正常者的半衰期是 4～7 天。肾衰竭患者有蓄积性。

硝普钠适用于高血压急症的治疗和手术麻醉时的控制性低血压；也可用于高血压合并心力衰竭或嗜铬细胞瘤发作引起的血压升高。硝普钠静脉滴注时可出现恶心、呕吐、精神不安、肌肉痉挛、头痛、皮疹、出汗、发热、意识障碍和嗜睡等不良反应。大剂量或连续使用（特别在肝肾功能损害的患者），可引起血浆氰化物或硫氰化物浓度升高而中毒，导致甲状腺功能减退。用药时须严密监测血浆氰化物浓度、血压和心率。还可引起高铁血红蛋白血症、静脉炎和代谢性酸中毒等。溶液须临用前新鲜配制，并于 12 小时内用完，用剩部分应弃去。新鲜溶液为淡棕色，如变为暗棕色、橙色或蓝色，应弃去。由于见光易变质，滴注瓶或输液器应用铅箔或黑纸遮住，避光使用。除用 5% 葡萄糖注射液稀释外，不可加入其他药物。一般使用输液泵，精确调节滴速。用作手术时控制性低血压，若突然停药，尤其血药浓度较高时突然停药，可能发生反跳性血压升高。孕妇禁用，肾功能不全及甲状腺功能低下者慎用。

硝普钠与其他降压药（如甲基多巴或可乐定）同用可使血压急剧下降。与多巴酚丁胺同用，可使心输出量增加而肺毛细血管楔压减低。西地那非可加重本药的降压反应，临床上严禁合用。拟交感类药可使硝普钠的降压作用减弱。

（缪朝玉 苏定冯 李 玲）

shuāngjǐngqūqín

双肼屈嗪（dihydralazine） 化学名称为 1,4-双肼基-2,3-二氮杂萘的药物。属于抗高血压药。通过直接扩张血管发挥降压作用。该药能直接扩张周围血管，以扩张小动脉为主，降低外周总阻力而降压。其降压作用强，降低舒张压较收缩压的作用更明显。可改善肾、子宫和脑的血流量。双肼屈嗪口服易吸收，1~2 小时达血浆峰浓度，但生物利用度较低。代谢产物 75% 由尿排出，粪便排出 8%，仅 1%~2% 以原形从尿中排出。双肼屈嗪易产生耐受性。

双肼屈嗪因单用效果不好，且不良反应较多，故一般不单独用于治疗高血压，仅在利尿药、β 肾上腺素受体阻断药或其他降压药无效时才加用该药，多用于肾性高血压及舒张压较高的重度高血压患者。禁用于冠状动脉病变、脑血管硬化、心动过速及心绞痛患者。多以复方应用于临床，不同厂家的复方组成、剂量有所不同，应予注意。

双肼屈嗪服用后可出现心悸、心动过速、头痛、恶心、呕吐、腹泻等不良反应，少见面部潮红、便秘、直立性低血压、流泪、鼻塞等。过量会使血压下降、心率增快，严重时发生休克。如有过量，应停药，将胃排空，给活性炭；若有休克，应予抗休克治疗。长期大剂量使用（每次用 50mg），可引起类风湿性关节炎和红斑狼疮，必须立即停药，并用皮质激素治疗。双肼屈嗪适用于妊娠期高血压，但妊娠早期则须慎用以免影响胎儿，因为动物研究发现双肼屈嗪可通过胎盘。该药是否经乳汁排出尚不清楚，故不推荐用于哺乳期妇女。老年人对该药的降压作用较敏感，并且老年人常伴有肾功能减低，故使用该药宜减少剂量。双肼屈嗪长期使用可产生血容量增大，水钠潴留，反射性交感兴奋而导致心率加快、心输出量增加，减弱该药的降压作用。缓慢增加剂量或合用 β 肾上腺素受体阻断药可使不良反应减少。停用双肼屈嗪应缓慢减量以免出现撤药反应，使血压突然升高。食品可增加其生物利用度故宜在餐后服用。

双肼屈嗪与具有交感抑制作用的药物合用可减少不良反应，与非甾体抗炎药及拟交感类药物同用降压作用减弱，与二氮嗪或其他降压药同用降压作用加强。

（缪朝玉 苏定冯 李 玲）

kàngchōngxuèxìng xīnlì shuāijiéyào

抗充血性心力衰竭药（therapeutic agents for heart failure） 通过增强心肌收缩力、扩张外周血管改善心脏血流动力学异常，抑制交感神经系统及抑制肾素-血管紧张素-醛固酮系统激活，防止心血管重构用于治疗充血性心力衰竭的药物。属于心血管系统药物。充血性心力衰竭（congestive heart failure，CHF） 又称慢性心功能不全，是多种原因所致的超负荷心肌病，以心肌功能和结构异常，心肌收缩和/或舒张功能出现障碍，导致动脉系统供血不足、静脉系统淤血为主要病理变化，在适当的静脉回流下，心输出量绝对或相对减少，不能满足机体组织需要，临床表现为呼吸困难、下肢水肿、乏力、颈静脉高压、肺部细湿啰音、心尖搏动移位等症状及体征。

治疗充血性心力衰竭的药物已有两百多年研究历史。早在 1785 年英国医师威瑟利（Withering）报道用洋地黄治疗水肿。20 世纪 20 年代强心苷发展为治疗充血性心力衰竭的主要药物；20 世纪 50 年代噻嗪类利尿药问世，并与强心苷合用治疗充血性心力衰竭；70 年代初开始应用血管扩张药治疗充血性心力衰竭，用以减轻心脏前、后负荷，纠正血流动力学的异常；70 年代后期，β 肾上腺素受体激动药、多巴酚丁胺及磷酸二酯酶抑制药因具有正性肌力作用及一定程度的血管扩张作用被用于急性心肌梗死后的充血性心力衰竭，取得较好的治疗效果，但已少用或仅短期用于充血性心力衰竭的治疗。自 20 世纪

80 年代以来，血管紧张素 I 转换酶抑制药（angiotensin converting enzyme inhibitor, ACEI）用于治疗充血性心力衰竭，改变了其发生与发展难以预防、预后不佳的观念，是充血性心力衰竭治疗史上的重要进展。同时，将原来视为治疗充血性心力衰竭禁忌的 β 肾上腺素受体阻断药转变为治疗充血性心力衰竭的标准用药，并将低效利尿药螺内酯用于充血性心力衰竭的治疗。

治疗充血性心力衰竭主要在于改善心脏功能及干预心肌重建，用于临床的药物主要包括：血管紧张素 I 转化酶抑制药、血管紧张素 II 受体拮抗药（angiotensin II receptor antagonists, ARBs）、β 肾上腺素受体阻断药、利尿药、强心苷类药物及其他抗充血性心力衰竭的药物等。

血管紧张素 I 转化酶抑制药 自 20 世纪 80 年代初开始，用于高血压的治疗。此类药物除具有扩张血管作用外，还可逆转心肌肥厚、心室重构，抑制心肌纤维化，不仅可以缓解充血性心力衰竭症状，还能改善预后，降低其病死率，是治疗充血性心力衰竭中阻断神经内分泌系统及心肌重构的关键药物之一。这类药物包括卡托普利、依那普利、西拉普利、贝那普利、培哚普利、雷米普利及福辛普利等。

血管紧张素 II 受体拮抗药 对血管紧张素 II 的 1 型（angiotensin type 1, AT₁）受体具有高度选择性、亲和力强，作用持久。与血管紧张素 I 转化酶抑制药作用相似，但不引起咳嗽。临床应用的有氯沙坦、缬沙坦、伊白沙坦、坎替沙坦、他索沙坦、依普沙坦与替米沙坦等。

β 肾上腺素受体阻断药 具有负性肌力作用，曾被认为是充血性心力衰竭的禁忌药物。1975 年瑞典学者瓦格施泰因（Wagstein）报道 β 肾上腺素受体阻断药对充血性心力衰竭和左室功能不全者具有治疗作用，提出在心肌状况严重恶化之前早期应用可降低病死率，提高生活质量。常用的有美托洛尔、卡维地洛、拉贝洛尔及比索洛尔等。

利尿药 对充血性心力衰竭的作用包括：①促进钠、水排泄，消除水肿，缓解体循环充血及肺淤血。②降低心脏后负荷，增加心输出量，减轻心功能不全的症状。③消除体液潴留，增强血管紧张素 I 转化酶抑制药及血管紧张素 II 受体拮抗药、β 肾上腺素受体阻断药的治疗作用。其中螺内酯拮抗醛固酮，防止心肌纤维化。常用的利尿药有呋塞米、氢氯噻嗪、螺内酯等。

强心苷类 一类具有强心作用的苷类化合物，常用于治疗充血性心力衰竭的药物是地高辛、去乙酰毛花苷、毛花苷 C。

其他抗充血性心力衰竭的药物 有单纯减慢心率药、血管扩张药、强心扩管药（非苷类正性肌力药）。

单纯减慢心率药 伊伐布雷定（ivabradine）为新增加的单纯减慢心率药，口服迅速完全吸收，表观分布容积在稳态下接近 100L。在肝和消化道通过 CYP3A4 氧化代谢，血浆消除半衰期为 2 小时，生物半衰期为 11 小时。伊伐布雷定与强 CYP3A4 抑制药（酮康唑、交沙霉素等）联合使用时，会导致心率过度降低。伊伐布雷定是选择性特异性 I_f（控制窦房结内的自发舒张去极化和调节心率）抑制剂，对窦房结有选择性作用而对心脏内传导、

心肌收缩或心室复极化无作用。

血管扩张药 硝普钠、肼屈嗪，硝酸酯类、长效二氢吡啶类钙通道阻滞药，以及 α₁ 肾上腺素受体阻断药哌唑嗪等血管扩张药，不仅能改善充血性心力衰竭的症状，还能降低病死率，提高患者的生活质量。一般用于正性肌力作用药物和利尿药治疗无效的充血性心力衰竭或顽固性充血性心力衰竭。肺静脉压明显升高、肺淤血症状明显者应选用扩张静脉为主的药物，如硝酸盐类；对心输出量低而肺静脉压高者，应选用硝普钠，或合并使用肼屈嗪和硝酸酯类。对心输出量明显减少而外周阻力升高者，宜选用扩张小动脉的药物肼屈嗪、哌唑嗪等。

强心扩管药 磷酸二酯酶 III 抑制药通过抑制磷酸二酯酶 III 的活性，减少 cAMP 的灭活，使心肌细胞内的 cAMP 含量增加而产生正性肌力作用，同时对血管平滑肌具有松弛作用，称为强心扩管药。常用的药物有米力农、维司力农、多巴酚丁胺及异波帕胺等。多巴酚丁胺具有 β₁ 受体的选择性激动作用，明显增强心肌收缩性；对 β₂ 受体及 α 受体作用较弱一定程度降低外周血管阻力。综上结果增加心输出量，提高衰竭心脏的心脏指数。主要用于强心苷治疗无效的严重的左心衰竭患者。血压过低者禁用。

（石卓乔萍）

mǐlìnóng

米力农（milrinone） 属于非苷类正性肌力作用的抗充血性心力衰竭药。又称甲氰吡酮。为双氢吡啶类衍生物、磷酸二酯酶 III 抑制药，米力农通过抑制磷酸二酯酶 III 的活性，减少环磷酸腺苷（cAMP）的灭活，使心肌细胞内 cAMP 含量增加，通过激活蛋白激

酶 A，使钙通道活化，钙离子内流增多，心肌收缩性增强，从而产生正性肌力作用；同时对血管平滑肌具有松弛作用，使血管扩张，降低心脏负荷。因此米力农属于强心扩管药。从作用机制看，通过强心扩管改善血流动力学异常，该类药物应为较理想的抗心力衰竭药，但大量的临床研究表明，短期内应用可获得一定的疗效，长期应用时不良反应多，可能提高病死率，缩短生存时间。米力农为强心扩管药中临床应用较早、较多的代表药。米力农抑制磷酸二酯酶Ⅲ的作用与正性肌力作用呈正相关，可作为严重充血性心力衰竭者短期静脉给药的首选正性肌力药，明显改善心脏收缩功能和舒张功能，缓解症状，提高运动耐力。不良反应较氨力农少，但仍可引起室上性及室性心律失常、低血压、心绞痛样疼痛及头痛等；而消化道症状、发热及血小板缺乏症均低于同类药物氨力农。维司力农口服有效，抑制磷酸二酯酶Ⅲ的活性，使 cAMP 增加而促进钙离子内流，细胞内钙离子增加；还能激活钠离子通道，促钠离子内流；抑制钾离子通道，延长动作电位时程。临床用于缓解心力衰竭症状。

（石 卓）

强心苷（cardiac glycosides）

一类具有强心作用的抗充血性心力衰竭药。该类药物有地高辛（digoxin）、去乙酰毛花苷（deslanoside）、毛花苷 C（cedilanid）等。常用于充血性心力衰竭治疗的药物是地高辛。

药理作用 有以下两点。

对心脏的作用 ①正性肌力作用：对心脏具有直接的选择性作用，可明显加强衰竭心脏的收缩力，增加心输出量，从而解除心功能不全的症状。②负性频率作用：心率减慢可增加心脏休息时间，同时又可使舒张期延长，静脉回心血量增多，增加心输出量，同时冠状动脉血液灌注改善，有益于心肌营养供应。③对心肌耗氧量的影响：强心苷类可使充血性心力衰竭的心肌总耗氧量并不增加，是其区别于儿茶酚胺类药物的显著特点。④对心电图的影响：治疗剂量强心苷类最早引起 T 波幅度减小、低平或倒置，S-T 段呈鱼钩状；P-R 间期延长；Q-T 间期缩短；P-P 间期延长。中毒剂量可出现各种类型的心律失常，心电图检查可发现其相应的改变。

对神经系统及神经内分泌的作用 ①对神经系统的作用：强心苷类除通过正性肌力作用间接抑制交感神经活性外，还具有直接抑制作用。②对神经内分泌的影响：强心苷类抑制肾素-血管紧张素-醛固酮系统，降低血浆肾素的活性，从而减少血管紧张素Ⅱ及醛固酮的分泌，产生对心脏的保护作用。

正性肌力作用机制 强心苷类药物选择性与心肌细胞膜上钠钾 ATP 酶结合并抑制其活性，治疗量强心苷类药物抑制钠钾 ATP 酶活性约20%，导致细胞内钠离子（Na^+）增多，钾离子（K^+）减少。通过影响 Na^+-Ca^{2+} 交换机制，使 Na^+ 内流减少，Ca^{2+} 外流减少，或者是使 Na^+ 外流增加的同时，Ca^{2+} 内流增加。其结果是细胞内 Ca^{2+} 增加。

此外，细胞内 Ca^{2+} 增加时，可促使肌质网的 Ca^{2+} 释放。在强心苷作用下，心肌细胞内可利用的 Ca^{2+} 增加，心肌收缩力增强。强心苷正性肌力作用机制见图1。

体内过程 地高辛口服吸收 60%～85%，血浆蛋白结合率 25%，60%～90% 原形药经肾排泄，半衰期为 36 小时。

临床应用 强心苷类药物对正常及衰竭心脏，无论是对心房肌还是心室肌均有正性肌力作用，可用于各种原因所致的心功能不全；强心苷类药物抑制房室传导，减慢心室率，是降低房颤心室率的首选药物；强心苷类药物可缩短心房的有效不应期，使心房扑动转为颤动，继之减慢心室率，是治疗心房扑动的常用药物。

不良反应 ①胃肠道反应：可见厌食、恶心、呕吐及腹泻等。②中枢神经系统反应：可见眩晕、头痛、失眠、疲倦及谵妄等症状，以及定向障碍、黄视、绿视及视力减退等症状。视觉障碍属中毒先兆，是停药指征之一。③心脏反应 P 可出现各种不同程度的心律失常，是最严重的中毒反应。一是强心苷中毒可引起室性早搏、二联律，出现较早而常见（33%），是停药的指征之一；二是强心苷中毒可引起各种程度的房室传导阻滞；三是强心苷类可

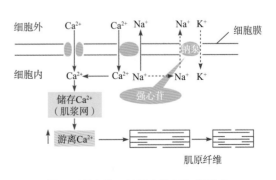

图 1 强心苷正性肌力作用机制示意

降低窦房结的自律性，心率低于60次/分，是停药指征之一。

中毒的防治 ①快速性心律失常：静脉滴注氯化钾或苯妥英钠可与强心苷竞争钠钾ATP酶，降低自律性；室性心动过速及心室颤动应选用利多卡因；极严重的地高辛中毒者，可用地高辛抗体Fab片段静脉注射。②缓慢性心律失常：窦性心动过缓和房室传导阻滞可选用阿托品治疗。

（石 卓）

pǐmòběn

匹莫苯（pimobendan） 苯并咪唑-哒嗪酮衍生物。匹莫苯属于钙增敏药，是新一代兼有抑制磷酸二酯酶Ⅲ作用同时具有钙增敏作用的抗充血性心力衰竭药。匹莫苯可作用于收缩蛋白水平，增加肌钙蛋白C对钙离子（Ca^{2+}）的亲和力。这一作用能在不增加细胞内Ca^{2+}浓度的条件下，增强心肌收缩力。因此可避免细胞内过高Ca^{2+}浓度所引起的不良后果，如损伤、坏死，也可节约部分供Ca^{2+}转运所消耗的能量。此外，钙增敏药可激活ATP敏感的钾通道，使血管扩张，改善心脏的供血供氧，减轻心脏负荷，降低心肌耗氧量，具有正性肌力作用和血管扩张作用，是开发正性肌力药物、治疗心力衰竭的新方向。

大多数钙增敏药还兼具对磷酸二酯酶Ⅲ的抑制作用，可部分抵消钙增敏药的副作用。钙增敏药可能通过多种机制调节肌丝对Ca^{2+}的反应。作用于肌钙蛋白C水平，增加Ca^{2+}与肌钙蛋白C的结合，以增加肌丝对Ca^{2+}的反应，匹莫苯对肌丝的Ca^{2+}敏感性具有立体选择性的作用。临床研究结果表明，匹莫苯可增加心力衰竭患者的运动耐力，减轻心力衰竭症状，减少发作次数，主要用于中度和重度心力衰竭，疗效有待于大规模的临床研究。

（石 卓）

kàngxīnjiǎotòngyào

抗心绞痛药（anti-angina pectouis drugs） 具有改善或治疗由急性心肌缺血伴有心前区疼痛的心血管系统药物。心前区疼痛称为心绞痛，是缺血性心脏病的常见症状，是冠状动脉供血不足引起的心肌短暂急剧缺血、缺氧综合征，其典型临床表现为阵发性、突发性胸骨后紧缩或压榨性疼痛，并向心前区或左上肢放射。心绞痛由心肌缺血，即冠状动脉血流量不足，造成心肌对氧的供需失去平衡而引发。

能改善心肌供氧的主要途径是增加冠脉血流量，方法包括提高灌注压及减小冠脉阻力。动脉粥样硬化引起冠状动脉狭窄或部分分支闭塞时，其血流量减少，冠脉扩张性减弱，冠脉循环的储备能力降低，而对动脉粥样硬化性心脏病依靠增加冠状动脉血流量来增加氧供应是有一定限度的，因此降低心肌组织对氧的需求量成为治疗心绞痛的另一主要措施。

药理作用 包括：①扩张血管，减轻心脏负荷，抑制心肌收缩力，减慢心率，拮抗交感神经活性，降低心肌耗氧量。②扩张冠脉，增加心肌的血液供应，促进侧支循环开放，抑制血小板聚集。③阻滞钙离子（Ca^{2+}）内流而减轻"钙超载"，保护缺血的心肌细胞。

作用机制

抗心绞痛药物主要通过4种方式产生作用：①通过扩张血管、减慢心率和降低左室舒张末期容积而减少心肌耗氧量。②通过扩张冠脉、促进侧支循环开放和促进血液重新分布等增加心肌氧的供给。③通过促进脂代谢转化为糖代谢而改善心肌代谢。④抑制血小板聚集和血栓形成。

分类 临床用于治疗心绞痛常用的药物主要有硝酸酯类药物、β肾上腺素受体阻断药、钙通道阻滞药及抗血小板药等。

硝酸酯类药物 包括硝酸甘油、单硝酸异山梨酯、戊四硝酯（又称长效硝酸甘油）、硝酸异山梨酯（又称消心痛）等药物，其结构式见图1。此类药物均有硝酸多元酯结构，分子中—O—NO_2是发挥疗效的关键结构，故作用相似，只是显效快慢和维持时间有所不同，其中以硝酸甘油最为常用。硝酸酯类药物通过扩张容量血管、减少回心血量，使左室舒张末期压力降低，增加左室舒张期顺应性，改善心肌缺血。

戊四硝酯、硝酸异山梨酯、硝酸异山梨酯等硝酸酯类片剂口服后1小时左右开始出现作用，维持3~6小时。硝酸异山梨酯还可舌下给药，2~5分钟起效，维持30~60分钟。速效类主要用于缓解心绞痛的急性发作，长效类可用于防止或减轻心绞痛发作。

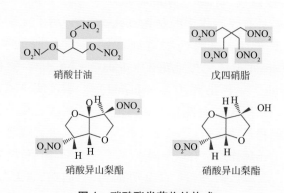

图 1 硝酸酯类药物结构式

常见的不良反应有因血管扩张而引起的头痛、眼压升高和直立性低血压；因血红蛋白氧化而引起的高铁血红蛋白症。易产生耐受，几种制剂间有交叉耐受，连续服用2~3周即需增加剂量，故治疗应从小剂量开始。

β肾上腺素受体阻断药　于20世纪60年代开始用于心绞痛的治疗，这类药物可使心绞痛发作次数减少，减少心肌耗氧量，改善心肌缺血，增加患者运动耐量，缩小心肌梗死范围，是继硝酸酯类药物之后又一类治疗缺血性心脏病的药物。临床可用于心绞痛治疗的药物有10余种，包括普萘洛尔、吲哚洛尔、噻吗洛尔及选择性β受体阻断药阿普洛尔、美托洛尔、阿替洛尔、醋丁洛尔等。其中普萘洛尔、美托洛尔、阿替洛尔是临床最为常用的抗心绞痛药物，用于治疗稳定型心绞痛和不稳定型心绞痛。这类药物的药理作用是：①降低心肌耗氧量，临床常将此类药物与硝酸酯类药物合用，以抵消其副作用，并产生协同作用。②冠脉血流重新分布，改善缺血区血液供应。③抑制脂肪分解酶活性，减少心肌游离脂肪酸的含量，并能改善缺血区心肌对葡萄糖的摄取和利用，改善糖代谢，使心肌耗氧量降低。④增加组织供氧。

钙通道阻滞药　20世纪70年代以来防治缺血性心脏疾病的一类主要药物，可单独应用，也可与硝酸酯类或β肾上腺素受体阻断药合用。可用于治疗心绞痛的钙通道阻滞药主要有维拉帕米、硝苯地平、地尔硫䓬、氨氯地平、普尼拉明及哌克昔林等。

临床应用　钙通道阻滞药对各型心绞痛均有效，尤其对冠状动脉痉挛所致的变异型心绞痛者最为有效。与β肾上腺素受体阻断药比较，钙通道阻滞药有如下优点：①有强大的扩张冠状动脉作用，尤其适用于由冠状动脉痉挛引起的变异型心绞痛的治疗。②对支气管平滑肌无收缩作用，且有一定程度的扩舒张作用，适用于伴有哮喘和阻塞性肺疾病患者。③抑制心肌作用较弱，较少诱发心力衰竭。④能扩张外周血管，用于伴有外周血管痉挛性疾病的心绞痛者。

另外，有些药物还可干预心肌缺血的自身保护机制，如硝酸酯类，可利用药物诱导心肌在一定时期内处于心肌缺血预适应状态，从而达到保护心肌的作用，称为药理性预适应；应用钙通道阻滞药等可以改善心肌顿抑状态；应用β肾上腺素受体阻断药、钙通道阻滞药和血管紧张素Ⅰ转化酶抑制药通过降低心肌收缩力而减少耗氧量，可改善心肌冬眠状态。

血管紧张素Ⅰ转化酶抑制药可通过血管保护作用及改善心肌张力等环节，在抗心绞痛治疗中也起到较好的作用。尼可地尔通过促进钾离子（K^+）通道开放，扩张血管而产生抗心绞痛作用。2006年1月美国食品药品管理局批准雷诺嗪500mg薄膜包衣缓释片（Ranexa）上市。经过几年使用，在美国的评价是该药可改善心绞痛发作频率，降低硝酸甘油的使用剂量，长期服用无耐受性。

（杨世杰　乔　萍）

xiāosuāngānyóu

硝酸甘油（nitroglycerin）

属于人工合成的抗心绞痛药。硝酸甘油为黄色油状透明液体，具有化学稳定性，可用于缓解心绞痛。其用于治疗心绞痛已有一百多年的历史，由于其具有起效快、疗效肯定、使用方便、经济等优点，是一种常用的抗心绞痛药。硝酸甘油由意大利化学家索布雷罗（Sobrero A.）在1847年合成，但由于其化学性质不稳定，易于爆炸，瑞典学者诺贝尔（Nobel A.）在1864年进行了该物质稳定性的开发利用研究。英国学者默雷尔（Murrell）博士在1877年开始研究其药用价值，发现硝酸甘油在动物体内可降低血压和缓解心绞痛症状，并在患者进行实验性治疗证实有效。硝酸甘油生物利用度低，最初只能静脉和舌下给药。1955年硝酸甘油膏剂问世，是医学史上第一种经皮给药的治疗药物。随着细胞生物学、生理学和药理学的发展，对硝酸酯类药物的作用机制研究不断深入。

药理作用　①改变血流动力学，减少心肌耗氧量。硝酸甘油小剂量即可舒张静脉（容量血管），使回心血量减少，减轻心脏前负荷，缩小心室容积，降低心室壁张力，从而减少心肌耗氧量。②改变心肌血液的分布，增加缺血区血液供应，可使血液向缺血区流动，增加灌注与供氧，同时开放侧支循环，增加缺血区血流灌注。③抑制血小板聚集，降低血小板聚集性。

作用机制　硝酸甘油进入机体部分经肝代谢后，在血管平滑肌内经谷胱甘肽转移酶的催化释放出一氧化氮（NO），因而血管平滑肌松弛，血管舒张。此作用机制又与血管内皮细胞释放的扩血管物质——血管内皮舒张因子有关。硝酸甘油可释放NO，促进内源性的PGI_2、降钙素基因相关肽等物质生成与释放，这些物质对心肌细胞具有直接保护作用。降钙素基因相关肽也可通过激活诱导型一氧化氮合酶，产生更多的 NO，通过 NO-cGMP 途径发挥舒张血管作用。此外，硝酸甘油通过产生 NO 而抑制血小板聚集、黏附，也有利于冠心病的治疗。

体内过程 硝酸甘油因首过消除强，生物利用度低（10%~20%），故不宜口服。硝酸甘油舌下含服后，1~2 分钟即可起效，疗效持续 20~30 分钟，消除半衰期为 2~4 分钟。硝酸甘油也可经皮肤吸收，用 2% 硝酸甘油软膏或贴膜剂睡前涂抹在前臂或贴在胸部皮肤，有效浓度可保持较长时间。硝酸甘油在肝和肝外组织被代谢生成水溶性较高的二硝酸代谢物，少量为硝酸代谢物及无机亚硝酸盐，最后与葡萄糖醛酸结合由肾排出。

临床应用 硝酸甘油对稳定型心绞痛者为首选药，舌下含服控制急性发作，静脉给药用于发作频繁的心绞痛，口服硝酸酯类可预防性抗心绞痛，其剂量必须达到经首过消除后的有效血药浓度；对由于长期冠脉痉挛引起的心肌梗死有一定疗效，但很少改善心肌梗死的病死率，对曾用血栓溶解剂尚未发生再灌注的患者可能有很大帮助，并可阻止心肌重构。此外，尚可用于急性和慢性充血性心力衰竭的治疗，能增加外周静脉容量，降低前负荷，进而降低心室充盈压；也可降低肺部及全身血管阻力从而降低后负荷。急性左心衰竭时，采用静脉给药；慢性心力衰竭时可采用长效制剂，需与强心药物合用。

不良反应与注意事项 硝酸甘油的主要不良反应由血管扩张所继发引起，常见面、颈部皮肤潮红及搏动性头痛，后者是由于脑膜血管扩张、颅内压增高引起，因此颅脑外伤、颅内出血者禁用。有时可出现直立性低血压，伴反射性心动过速，因此用药时应采取坐位。出现直立性低血压时应采取头低位，以利于静脉回流。严重贫血、低血压及低血容量者禁用。青光眼患者慎用。偶见过敏反应，以皮疹多见。连续应用易产生耐受性，影响其疗效。

药物相互作用 硝酸甘油与抗高血压药合用，易发生直立性低血压，合用时宜减量；与肝素同时应用可减弱肝素抗凝作用，合用时应增加肝素用量，停用硝酸酯类药物时应减少肝素用量；与阿司匹林同时应用，可减少硝酸甘油在肝的消除；与乙酰半胱氨酸合用时，因其可提供巯基，可减少耐受性发生；酒精能抑制肝药酶，增强硝酸甘油的作用和不良反应；与万艾可合用，因增强 NO 的血管舒张作用，加剧降压，并可因诱发心力衰竭、心肌梗死或脑卒中而致死。

（杨世杰 乔萍）

mǎduōmíng

吗多明（molsidomine） 硝酸甘油的替代药，又具有钙通道阻滞作用，属于心血管系统抗心绞痛药。又称脉导敏（morsydomine）。在肝转化为具有药理活性的 3-吗啉代斯德酮亚胺（SIN-Ⅰ），SIN-Ⅰ 能自发地提供一氧化氮，通过与硝酸酯类药物相似的作用机制，扩张血管，主要扩张容量血管而降低心脏前负荷，轻度扩张小动脉而降低心脏后负荷，从而降低心肌耗氧量；也能扩张冠脉，促进侧支循环开放，增加缺血区的血液供应。吗多明转化为 SIN-Ⅰ 的速度较慢，与硝酸酯类药物比较，起效较慢，但是作用持久，且在产生作用时不需要—SH 参与，不易产生耐受性。

吗多明临床可作为硝酸酯类的替代药，主要用于预防及缓解心绞痛发作。舌下含服或喷雾吸入可用于稳定型心绞痛、充盈压较高的急性心肌梗死的治疗。吗多明转化过程中有过氧化物产生，使临床应用受限，为避免长期用药所致氧化损伤，可同时给予抗氧化剂。一般不良反应包括由血管扩张引起的头痛、面部潮红、眩晕等，停药后可自行消失。禁用于低血压、青光眼患者。动物实验发现该药具有致癌作用，国际上暂停使用。

（杨世杰 乔萍）

kàngguānxīnbìngyào

抗冠心病药（anti-coronary heart disease drugs） 用于治疗冠状动脉粥样硬化性心脏病的药物。冠状动脉粥样硬化性心脏病是冠状动脉血管发生粥样硬化病变而引起血管腔狭窄或阻塞，造成心肌缺血、缺氧或坏死而引起的心脏病，统称冠状动脉性心脏病，简称冠心病。世界卫生组织将冠心病分为：无症状心肌缺血（隐匿性冠心病）、心绞痛、心肌梗死、缺血性心力衰竭（缺血性心脏病）和猝死 5 种临床类型。临床上常分为稳定性冠心病（指心绞痛发作的程度、频度、性质及诱发因素在数周内无显著变化的一类冠心病）和急性冠状动脉综合征（指以冠状动脉粥样硬化斑块破裂或侵蚀，继发完全或不完全闭塞性血栓形成为病理基础的一组临床综合征）。

冠心病的诱发因素和治疗 冠心病的诱发因素包括可改变的危险因素和不可改变的危险因素，了解并干预危险因素有助于冠心病的防治。可改变的危险因素有高血压、血脂异常（总胆固醇过高或低密度脂蛋白、甘油三酯过高、高密度脂蛋白过低）、肥胖、糖尿病，不良生活方式包括吸烟、不合理膳食（高脂肪、高胆固醇、高热量等）、缺少体力活动、过量饮酒等。不可改变的危险因素有性别、年龄、家族史。此外，与感染有关，如巨细胞病毒、肺炎衣原体、幽门螺杆菌感染等。冠心病的发作还常与季节变化、情绪激动、体力活动增加等有关。

冠心病的治疗包括：①改变生活习惯。如戒烟限酒，低脂低盐饮食，适当体育锻炼，控制体重等。②药物治疗。包括抗血栓药物（抗血小板药、抗凝血药），减轻心肌氧耗的药物（β肾上腺素受体阻断药），缓解心绞痛的药物（硝酸酯类药物），以及调脂稳定斑块的药物（他汀类调脂药物）等。③血运重建治疗。包括介入治疗（血管内球囊扩张成形术和支架植入术）和外科冠状动脉旁路移植术。药物治疗是所有治疗的基础，单用药物治疗效果不佳时，需要将药物与介入治疗或外科手术合用。介入治疗和外科手术治疗后也要坚持长期的标准药物治疗。

分类　应用抗冠心病药的目的是缓解症状，减少心绞痛的发作及心肌梗死，延缓冠状动脉粥样硬化病变的发展，并减少冠心病死亡。规范药物治疗可以有效地降低冠心病患者的病死率和再缺血事件的发生，并改善患者的临床症状。而对于部分血管病变严重甚至完全阻塞的患者，在药物治疗的基础上，血管再建治疗可进一步降低患者的病死率。常用药物如下。

硝酸酯类药物　稳定型心绞痛患者的常规用药。该类药物基本药理作用是松弛血管平滑肌，扩张体循环血管和冠状血管，产生降低心肌耗氧量、增加缺血区供血、减轻心肌细胞缺血性损伤

作用。该类药物主要有硝酸甘油、硝酸异山梨酯、单硝酸异山梨酯、戊四硝酯制剂等。心绞痛发作时可以舌下含服硝酸甘油或使用硝酸甘油气雾剂。对于急性心肌梗死及不稳定型心绞痛患者，先静脉给药，病情稳定、症状改善后改为口服或皮肤贴剂，疼痛症状完全消失后可以停药。硝酸酯类药物若持续使用可发生耐药性，导致药物有效性下降，可间隔$8 \sim 12$小时服药，以减少耐药性。

β肾上腺素受体阻断药　既有抗心绞痛作用，又能预防心律失常。在无明显禁忌时，β肾上腺素受体阻断药是冠心病的一线用药，其通过阻断β肾上腺素受体使心肌收缩力减弱、心肌纤维缩短速度减慢、心率减慢及血压降低，可明显减少心肌耗氧量，同时增加患者运动耐量。该类药物使不缺血的心肌区小动脉（阻力血管）收缩，从而使更多的血液通过极度扩张的侧支循环（输送血管）流入缺血区，改善心肌缺血区供血并缩小心肌梗死范围。常用药物是美托洛尔、阿替洛尔、比索洛尔和兼有α受体阻断作用的卡维地洛、阿罗洛尔等，剂量以将心率降低到目标范围内为准。使用β肾上腺素受体阻断药要注意：①该类药与硝酸酯类药物合用有协同降低耗氧量作用，各自用药量应减小，以免引起直立性低血压等副作用。②停用该类药时应逐渐减量，以免突然停药诱发心肌梗死的可能。③心动过缓、重度房室传导阻滞和支气管哮喘患者禁用。

钙通道阻滞药　可用于稳定型心绞痛的治疗和冠脉痉挛引起的心绞痛。此类药物抑制钙离子进入细胞内，也抑制心肌细胞兴奋-收缩耦联中钙离子的利用，因

而抑制心肌收缩，减少心肌耗氧量；扩张冠状动脉，解除冠状动脉痉挛，改善心内膜下心肌的供血；扩张周围血管，降低动脉压、减轻心脏负荷；还降低血黏度，抗血小板聚集，改善心肌的微循环。适用于同时患有高血压者，对变异型心绞痛疗效最好。常用药物有维拉帕米、硝苯地平控释剂、氨氯地平、地尔硫䓬等。不主张使用短效钙通道阻滞药，如硝苯地平普通片。

抗血栓药物　包括抗血小板药和抗凝血药。抗血小板药主要有阿司匹林、氯吡格雷、替罗非班等，可以抑制血小板聚集，避免血栓形成而堵塞血管。阿司匹林为首选药物，维持量为每天$75 \sim 100 mg$，所有冠心病患者没有禁忌证应该长期服用。阿司匹林的副作用是对胃肠道的刺激，胃肠道溃疡患者要慎用。冠脉介入治疗术后应坚持每日口服氯吡格雷，通常为$0.5 \sim 1$年。抗凝血药是通过影响凝血因子，从而阻止血液凝固过程的药物，临床主要用于血栓栓塞性疾病的预防与治疗。包括普通肝素、低分子量肝素、磺达肝癸钠、比伐卢定等。通常用于防治不稳定型心绞痛和心肌梗死的急性期，以及介入治疗术中的血栓形成和栓塞。

纤维蛋白溶解药　可使纤维蛋白溶酶原转变为纤维蛋白溶酶（又称纤溶酶），纤溶酶通过降解纤维蛋白和纤维蛋白原而限制血栓增大和溶解血栓，故称血栓溶解药。纤维蛋白溶解药主要有链激酶、尿激酶、阿替普酶等，可溶解冠脉闭塞处已形成的血栓，使阻塞冠脉再通，恢复血流灌注，用于急性心肌梗死发作时。

肾素血管紧张素系统抑制药　包括血管紧张素转换酶抑制药、

血管紧张素Ⅱ受体拮抗药及醛固酮拮抗药。对于急性心肌梗死或近期发生心肌梗死合并心功能不全的患者，尤其应使用此类药物。常用血管紧张素转换酶抑制药有卡托普利、依那普利、贝那普利、福辛普利等。如出现明显的干咳副作用，可改用血管紧张素Ⅱ受体拮抗药，包括缬沙坦、替米沙坦、氯沙坦等。用药过程中要注意防止血压偏低。

调脂治疗药物 调脂治疗适用于所有冠心病患者。血脂中总胆固醇、低密度脂蛋白升高是冠心病的重要危险因素，他汀类药物主要降低低密度脂蛋白胆固醇，冠心病患者在改变生活习惯基础上给予他汀类药物，可降低冠心病的发病率和病死率。常用药物有洛伐他汀、辛伐他汀、阿托伐他汀和瑞舒伐他汀等。

新型抗冠心病药物 以往用于治疗冠心病的药物如硝酸酯类药物、β肾上腺素受体阻断药等均通过减慢心率、降低血压和减少心脏泵血功能而使心脏做功减少和耗氧量降低，进而缓解冠心病的症状，但弊端是在缓解心肌需氧同时对已有心脏病变和衰弱的心脏功能可能会产生进一步的损害。因此需要从其他层面考虑来寻找更有效的防治冠心病的药物。应用于临床的改善心肌缺血时心脏能量代谢方式的雷诺嗪，兼有扩血管及开放钾通道的尼可地尔，起搏电流 I_f 特异性阻断药伊伐布雷定等。

(李宝馨)

氯吡格雷（clopidogrel）

属于抑制血小板聚集的抗冠心病药。又称波立维。可以防治动脉粥样硬化及血栓栓塞性疾病，用于冠心病的治疗。

药理作用及机制 氯吡格雷是一种血小板聚集抑制药，可选择性地抑制二磷酸腺苷（ADP）与它的血小板受体的结合及继发的 ADP 介导的糖蛋白 GPⅡb/Ⅲa 复合物的活化，因此可抑制血小板聚集。氯吡格雷必须经生物转化才能抑制血小板的聚集。氯吡格雷也可抑制非 ADP 引起的血小板聚集。氯吡格雷对血小板 ADP 受体的作用是不可逆的，因此暴露于氯吡格雷的血小板的整个生命周期都受到影响。

体内过程 氯吡格雷口服吸收迅速，血浆蛋白结合率为 98%。氯吡格雷主要由肝代谢，氯吡格雷是一个前体药物，药物吸收后必须经过肝药酶 P450 酶系 CYP3A4（CYP2C19）代谢后转为抑制 ADP 受体的有效成分。代谢产物约 50% 由尿液排出，约 46% 由粪便排出，1 次和重复给药后，血浆中主要代谢产物的消除半衰期为 8 小时。

临床应用 氯吡格雷可用于防治因血小板高聚集引起的心肌梗死，缺血性脑血栓，闭塞性脉管炎和动脉粥样硬化及血栓栓塞引起的并发症。如近期发作的脑卒中、心肌梗死或确诊外周动脉疾病的患者，治疗后可减少动脉粥样硬化事件的发生（心肌梗死、中风和血管性死亡），是治疗冠心病常用药物之一。

不良反应及禁忌证 氯吡格雷常见的不良反应有皮疹、腹泻、腹痛、消化不良、消化道出血，以及中性粒细胞减少；偶见血小板减少性紫癜。老年患者无须调整剂量；该药可经乳汁分泌，故妊娠期妇女及哺乳期妇女用药应权衡利弊；肝、肾功能损害者慎用。对该药过敏者、溃疡病患者及颅内出血患者禁用。

药物相互作用 ①阿司匹林、华法林、肝素、溶栓药、月见草油、银杏属、丹参等可增加氯吡格雷出血风险。②奥美拉唑可使氯吡格雷的活性代谢产物及抑制血小板凝集作用减少近一半。因奥美拉唑可抑制肝药酶 CYP2C19，而氯吡格雷在体内转换成有抗血小板活性的代谢产物正是依赖于该酶的作用。应避免联合应用氯吡格雷与奥美拉唑。③氯吡格雷是一个前体药物，也经肝药酶 CYP3A4 代谢后转为抑制 ADP 受体的有效成分。因此，同样经此酶代谢的药物有可能竞争性抑制氯吡格雷的活化，影响氯吡格雷的药效产生抵抗。在这方面研究报道最多的是他汀类药物与氯吡格雷的相互作用。阿托伐他汀、洛伐他汀、辛伐他汀等也需通过 CYP3A4 代谢，因此阿托伐他汀和氯吡格雷，或辛伐他汀与氯吡格雷合用时氯吡格雷的活性降低。

已用于临床的同类药物还有噻氯匹定（ticlopidine），其抗血小板的性质与作用机制与氯吡格雷相似，但与其相比口服吸收速度及作用缓慢，作用强度比氯吡格雷弱，不良反应较其多。

新型 ADP 受体拮抗药，包括普拉格雷（prasugrel）在肝代谢中几乎不产生非活性代谢物，故疗效优于氯吡格雷，迅速起效（≤2 小时），比氯吡格雷更有效的抑制 ADP 引起的血小板激活，但出血风险亦有所增加。另外对氯吡格雷抵抗的患者不会发生普拉格雷抵抗。

(李宝馨)

雷诺嗪（ranolazine）

可通过改善心肌能量代谢，缓解心肌氧的供需失衡而用于治疗慢性稳定型心绞痛的抗冠心病药。雷诺嗪由罗氏（Roche）公司于 20 世纪 80 年代后期开始研发，2003 年由美国心血管治疗（CV Therapeutics）公司进行新药临床试验评审，2006 年获得美国食品药品管理局批准并由罗氏公司在美国正式上市，上市剂型为缓释片。

药理作用及机制　雷诺嗪具有抗心绞痛作用，改善心绞痛发作频率，降低硝酸甘油的使用剂量，长期服用无耐受性。此外，口服雷诺嗪后不引起心率改变及血压下降，同时对血流动力学无影响。其作用机制为该药是部分脂肪酸氧化抑制剂，通过减少脂肪酸的氧化，增加葡萄糖的氧化和利用而改善心肌能量代谢，最终缓解心肌氧的供需失衡和心绞痛症状。此外，雷诺嗪对多种心肌离子通道具有抑制作用，包括钾通道、钠通道，使钾离子（K^+）电流（I_{kr}、I_{ks}），钠离子（Na^+）电流（I_{Na}）减少，其中最主要的是抑制钠电流，使 Na^+ 和钙离子（Ca^{2+}）交换减少，使局部缺血心肌的钙超载得以缓解，而加强其抗心肌缺血及心绞痛作用。该药作用特点不同于传统的抗心绞痛药通过降低心肌耗氧量而起作用，而是抑制脂肪酸氧化，增加葡萄糖氧化，因为葡萄糖氧化能使每单位氧比脂肪酸氧化产生更高能量，因而能使心脏做更多功，发挥抗缺血和抗心绞痛作用，且可防止乳酸酸中毒，安全性好。

体内过程　雷诺嗪口服吸收个体差异大，血药浓度达峰时间为 2～5 小时，血浆蛋白结合率约 62%。吸收后在肝被广泛代谢，主要经 CYP3A 代谢，少量经 CYP2D6 代谢。口服后 75% 经肾脏排泄，25% 经粪便排泄，经肾脏和粪便排泄的原形药物不足

5%。服用雷诺嗪缓释胶囊，每天 2 次，连续用药 3 天后血药浓度达稳态，消除半衰期为 7 小时。

临床应用　雷诺嗪用于治疗慢性稳定型心绞痛。尤其适用于使用常规药物最大剂量无效或出现严重不良反应或不能耐受的心绞痛患者，伴有慢性阻塞性肺部疾病或慢性心功能不全者。

不良反应及禁忌证　雷诺嗪常见的不良反应有便秘、恶心、头痛、眩晕、疲乏。其他不良反应如心血管系统发生心悸、心动过缓、低血压、直立性低血压等。未见明显肝、肾功能异常。孕妇使用雷诺嗪应权衡利弊，儿童用药安全性尚未评价。对该药过敏者、Q-T 间期延长患者、肝功能不全患者禁用。

药物相互作用　雷诺嗪与钙通道阻滞药、β 肾上腺素受体阻断药合用治疗慢性稳定性心绞痛时，能提高运动耐受，降低运动诱发的心绞痛症状。酮康唑为 CYP3A 抑制剂，可使雷诺嗪的平均稳态血浆药物浓度升高 3.2 倍，因此禁止二者合用。地尔硫䓬为 CYP3A 抑制药，能使雷诺嗪的平均稳态血浆药物浓度升高 1.8～2.3 倍，维拉帕米能使雷诺嗪的稳态血浆药物浓度升高 2 倍。雷诺嗪能使地高辛的血浆药物浓度提高 1.5 倍，二者合用应调整地高辛的剂量。

（李宝馨）

nǐkědì'ěr

尼可地尔（nicorandil）　化学名称为乙-烟酰胺基硝酸乙酯的硝酸酯类抗冠心病药。用于冠心病、心绞痛的治疗。尼可地尔系由日本中外制药、三菱油化药品厂于 1978 年研制成功，1984 年初在日本上市。

尼可地尔属硝酸酯类化合物，

同时也是一种 ATP 敏感性钾通道开放药。具有阻止细胞内钙离子（Ca^{2+}）游离，增加细胞膜对钾离子（K^+）的通透性，扩张冠状血管，持续性增加冠状动脉血流量，抑制冠状动脉痉挛的作用，在扩张冠状血管时，并不影响血压、心率、心肌收缩力及心肌耗氧量。尼可地尔还具有抑制血小板聚集防止血栓形成的作用。作用机制：一方面与硝酸酯类药物一样释放一氧化氮，激活血管平滑肌内鸟苷酸环化酶，从而导致细胞内环磷酸鸟苷升高和细胞内钙的降低，引起血管平滑肌松弛。另一方面作为一种钾通道开放药，促进细胞内 K^+ 外流，使细胞膜超极化，抑制 Ca^{2+} 内流作用，细胞内钙水平下降。上述两种作用的结果使血管平滑肌松弛，冠脉血管扩张，冠状动脉供血增加，减轻 Ca^{2+} 超载对缺血心肌细胞的损害。

尼可地尔口服吸收快而完全，生物利用度为 75%，服药后 0.5～1 小时血药浓度达峰值，消除半衰期约为 1 小时，有效作用时间约为 12 小时。在体内经水解脱去硝基，代谢产物药理活性很小，主要从肾排泄。

尼可地尔适用于冠心病、心绞痛的治疗。对于劳力型、自发型、梗死后或混合型心绞痛均有效。对伴有心房颤动、心脏扩大的心绞痛、对其他抗心绞痛药需慎用的患者，可选用尼可地尔。常见头痛、头晕、耳鸣、失眠等不良反应，服用阿司匹林可减轻症状，否则应停药；出现皮疹等过敏反应时应停药。可出现胃肠症状：腹痛、腹泻、食欲不振、消化不良、恶心、呕吐、便秘等，偶见口角炎，可有转氨酶升高。心血管系统：心悸、乏力、颜面潮红、下肢水肿，还可引起反射

性心率加快，严重低血压等反应。青光眼患者禁用，因该药引起眼内压升高。严重肝、肾疾病患者禁用。

尼可地尔与具有磷酸二酯酶5阻断作用的勃起障碍治疗剂枸橼酸西地那非、盐酸伐地那非水合物、他达拉非合并使用可引起降压作用的增强，禁合用。

（李宝馨）

kàngxīnlǜ shīchángyào

抗心律失常药 （antiarrhythmic drugs）

用于防治心脏节律紊乱，包括心动过速、过缓或心律不齐的药物。这里主要指治疗快速型心律失常及某些心律不齐的药物。

心律失常发生机制　心律失常是指心跳节律和频率异常。很多心血管系统疾病都可发生心律失常，如心肌缺血、心肌炎、高血压、心力衰竭等。心律失常发生机制有4种。①折返：一次冲动下传后，沿另一环形通路折回，反复兴奋原来已兴奋过的心肌，形成正常节律以外的异常节律，主要表现为快速型心律失常。心肌缺血可以使心肌细胞传导功能发生障碍，是诱发折返性心律失常的主要原因之一。②自律性升高：当交感神经活性增高（即兴奋性增高）、低血钾、心肌细胞受到机械牵张时，自律细胞如窦房结的自律性升高。缺血缺氧时心室肌细胞也会出现异常自律性，并向周围组织扩布引起心律失常（异位起搏）。③后除极：在心肌细胞的正常电活动中，在一个正常动作电位结束后、下一个正常动作电位发生前提前发生一次去极化。包括早后除极和迟后除极两种形式。早后除极常发生在动作电位的2、3相中，药物、细胞外低钾等因素可使动作电位时程过度延长，易于诱发早后除极出

现。迟后除极常发生在动作电位完全或接近完全复极时，表现为短暂的振荡性除极，细胞内钙超载时常发生迟后除极，诱发因素主要有强心苷中毒、心肌缺血、细胞外高钙等。④基因缺陷：遗传性基因缺陷可以引起心律失常，如Q-T间期延长综合征、布鲁加达（Brugada）综合征和家族性房颤等。

作用机制　减少异位起搏活动、消除折返等均可减少心律失常的发生；通过阻滞钠通道、拮抗心脏的交感神经活性、调节钾通道、适度延长有效不应期、阻滞钙通道都能发挥抗心律失常作用。①降低自律性：β肾上腺素受体阻断药可以降低动作电位4相斜率；钠通道或钙通道阻滞药能提高动作电位发生阈值；腺苷和乙酰胆碱能增加静息膜电位绝对值；钾通道阻滞药可以延长动作电位时程，上述药物和化合物均可以降低心肌细胞的自律性。②减少后除极：钠通道或钙通道阻滞药（如奎尼丁或维拉帕米）可减少迟后除极的发生。③消除折返：钙通道阻滞药和β肾上腺素受体阻断药可减慢房室结的传导性，消除房室结折返引起的室上性心动过速。钠通道阻滞药和钾通道阻滞药可延长心室肌等快反应细胞的有效不应期，钙通道阻滞药（如维拉帕米）可延长房室结等慢反应细胞的有效不应期，均能消除折返。

分类　国际上应用最广泛的抗心律失常药物分类法是辛格-沃恩·威廉姆斯分类法，1970年由辛格（Singh）及其导师沃恩·威廉姆斯（Vaughan Williams）于英国牛津大学提出。该分类法将快速型心律失常治疗药物分为4类。

Ⅰ类　钠通道阻滞药。该类

药物均可降低动作电位0期除极速率，根据对钠通道的阻滞强度和阻滞后通道的复活时间长短，可分为Ⅰa、Ⅰb、Ⅰc 3个亚类。①Ⅰa类：代表性药物是奎尼丁、普鲁卡因胺等，该类药物适度阻滞钠通道，显著延长有效不应期。②Ⅰb类：代表药是利多卡因、苯妥英钠、美西律等，轻度阻滞钠通道，降低自律性，缩短或不影响动作电位时程。③Ⅰc类：代表药是普罗帕酮、氟卡尼等，明显阻滞钠通道明显减慢传导。

普鲁卡因胺属于Ⅰa类抗心律失常药。对房性和室性心律失常都有效，静脉注射或静脉滴注可治疗室上性和室性心律失常的急性发作。胃肠道反应常见，可引起低血压和传导减慢。皮疹、药热、白细胞减少、肌痛等过敏反应也较常见。可出现幻觉、精神失常等。长期应用，少数患者可出现红斑狼疮综合征。

苯妥英钠属于Ⅰb类抗心律失常药。主要治疗室性心律失常，尤其对强心苷中毒所致的室性心律失常有效，还可用于心肌梗死、心脏手术、心导管术等引起的室性心律失常。苯妥英钠快速静脉注射易引起低血压，高浓度时可致心动过缓。常见头晕、震颤、共济失调等，严重者可出现呼吸抑制，窦性心动过缓及Ⅱ、Ⅲ度房室传导阻滞者禁用。有致畸作用，孕妇禁用。该药还可作为抗癫痫药使用。

Ⅱ类　β肾上腺素受体阻断药。可拮抗心肌细胞的β肾上腺素受体，交感神经兴奋可引起起搏电流、钠电流和L型钙电流增加，该类药物明显抑制上述电流的增加，还降低心肌细胞的自律性，减慢传导。代表药是普萘洛尔、阿替洛尔等。

普萘洛尔属于Ⅱ类抗心律失常药，能降低窦房结、心房和普肯耶纤维自律性，在运动和情绪激动时作用明显。主要治疗室上性心律失常，对于交感神经兴奋性过高、甲状腺功能亢进及嗜铬细胞瘤等引起的窦性心动过速效果良好。可减少心肌梗死患者心律失常的发生，缩小心肌梗死范围，降低病死率。还可用于运动或情绪变动所致室性心律失常，减少肥厚型心肌病所致心律失常。不良反应有窦性心动过缓、房室传导阻滞，还可诱发心力衰竭和哮喘、低血压、精神抑郁、记忆力减退等。慎用于血脂异常、糖尿病患者。突然停药可致原症状加重。普萘洛尔是β肾上腺素受体阻断药，还见于传出神经系统药物。

Ⅲ类 延长动作电位时程药。可以阻滞多种钾通道，延长动作电位时程和有效不应期，还阻滞起搏细胞的钠通道、钙通道等。代表药是胺碘酮、索他洛尔、多非利特等。

索他洛尔属于Ⅲ类抗心律失常药，可阻断β肾上腺素受体，降低心肌细胞自律性，减慢房室结传导。口服吸收快。用于治疗各种严重室性心律失常，也可治疗阵发性室上性心动过速及心房颤动。不良反应较少，少数Q-T间期延长患者偶可出现尖端扭转型室性心动过速。多非利特也属于Ⅲ类抗心律失常药，可特异性地阻滞快速外向延迟整流钾通道（I_{Kr}）。可维持或恢复心房颤动患者的窦性心率。口服吸收良好。主要毒性是诱发尖端扭转型室性心动过速。

Ⅳ类 钙通道阻滞药。可以抑制L型钙电流，降低窦房结自律性，减慢房室结传导性。代表药是维拉帕米和地尔硫䓬。此外，腺苷也可用于治疗快速型心律失常。腺苷与内源性嘌呤核苷酸结构相同，作用于G蛋白耦联的腺苷受体，激活乙酰胆碱敏感性钾通道，抑制L型钙通道。静脉注射后迅速起效，半衰期极短，需快速注射给药以防药物到达心脏前被灭活。主要用于迅速终止折返性室上性心律失常。

（杨宝峰 龚冬梅）

kuínídīng

奎尼丁（quinidine） 草科植物金鸡纳树皮提取的一种生物碱，是奎宁的右旋体，它对心脏的作用比奎宁强5~10倍。又称异奎宁（isoquinine）。属于经典的Ⅰa类抗心律失常药，常用其硫酸盐。1820年法国化学家佩尔蒂埃（Pelletier）与卡文图（Caventou）从金鸡纳树皮中分离获得了具有抗疟疾作用的活性成分奎宁和金鸡宁。直到1912年荷兰医生卡雷尔·弗雷德里克·文氏（Karel Frederik Wenckebach）才偶然发现奎宁具有治疗心律失常的作用。1918年，德国医生瓦尔特·冯·弗赖（Walter von Frey）证实了金鸡纳树皮提取物中奎尼丁是治疗房性心律失常最有效的单体化合物，从此，奎尼丁广泛用于治疗心房纤颤。1950年7月12日，美国礼来（LILLY）公司申请，由美国食品药品管理局批准使用。

药理作用及机制 心脏在正常情况下以协调方式收缩，由瓣膜控制进行有效泵血。奎尼丁可以影响心肌细胞膜上的电特性，阻断心脏上的钠通道和多型钾通道，进而对心律和心肌收缩产生影响。低浓度时即可阻断钠通道、快速延迟整流钾通道，较高浓度还可阻断其他钾通道和L型钙通道。阻断处于开放状态的钠通道，延缓通道的复活过程，延长心肌细胞的动作电位时程。显著抑制异位起搏活动，明显降低处于除极状态心肌组织的传导性、兴奋性，并延长去极化组织的不应期，此作用可消除折返激动引起的心律失常。阻断多种钾通道，延长心房、心室和浦肯野细胞的动作电位时程，降低自律性，在心率减慢及细胞外低钾时易于诱发早后除极。可减少钙离子内流，具有负性肌力作用。此外具有明显抗胆碱作用，可使心率加快；还可拮抗外周血管α肾上腺素受体，使血管扩张、心肌收缩力减弱、血压下降。

体内过程 奎尼丁口服易吸收，经1~2小时血药浓度达高峰，生物利用度为70%~80%。血浆蛋白结合率约为80%，组织中药物浓度较血药浓度高10~20倍，心肌浓度尤高。药物消除半衰期为5~7时。主要经过肝脏微粒体混合功能酶系统CYP450氧化代谢，其羟化代谢物仍有药理活性，20%以原形随尿液排出。

临床应用 奎尼丁属于广谱抗心律失常药。可用于心房纤颤、心房扑动、室上性和室性心动过速的转复和预防，还可用于频发室上性和室性期前收缩的治疗。奎尼丁还可用于心房纤颤、心房扑动患者经同步直流电击恢复窦性节律后防止其复发的治疗。

不良反应 奎尼丁最常见的不良反应是腹泻，腹泻所致低血钾可加重奎尼丁所致尖端扭转型心动过速症状。可引起"金鸡纳反应"，表现为头痛、头晕、耳鸣、腹泻、恶心、视物模糊等症状，该反应的发生与血浆中奎尼丁水平过高有关，降低药物剂量可减少其发生。心脏毒性较严重，中毒浓度可致房室及室内传导阻滞，2%～8% 患者用药后可出现 Q-T 间期延长和尖端扭转型心动过速。该药的抗胆碱作用可增加窦性频率，加快房室传导，治疗心房扑动时能加快心室率，应预先给予钙通道阻滞药、β 肾上腺素受体阻断药或地高辛以减慢房室传导，降低心室率。

药物相互作用　奎尼丁与增强心肌收缩的药物地高辛同时使用时，可降低地高辛的肾清除率，从而增加地高辛的血药浓度。奎尼丁可与双香豆素、华法林竞争血浆蛋白，使后者抗凝血作用增强。肝药酶诱导剂苯巴比妥能加速奎尼丁在肝中的代谢。

（杨宝峰　张莹）

lìduōkǎyīn

利多卡因（lidocaine）　化学名称为 N-二乙氨基乙酰-2,6-二甲基苯胺的药物。又称赛罗卡因（xylocaine）。常用其盐酸盐。属于 Ⅰb 类抗心律失常药。1943 年，瑞典助理讲师洛夫格伦（Lofgren）和他的学生伦德奎斯特（Lundqvist）合成了利多卡因，并于 1944 年申请专利，1948 年该药首次在瑞典推出，随之推广到各个国家，收载于 1963 年版《中华人民共和国药典》，有粉剂与针剂两种供临床应用。

药理作用及机制　作为钠通道阻滞药，利多卡因对激活和失活状态的钠通道均有阻滞作用。当通道恢复至静息态时，阻滞作用迅速解除，因此利多卡因对正常心肌组织的电生理特性影响小，对去极化组织作用强，对于缺血或强心苷中毒所致的去极化型心律失常最为有效。心房肌细胞动作电位时程短，钠通道处于失活状态的时间短，利多卡因的阻滞作用弱，因此对房性心律失常疗效差。利多卡因可抑制参与动作

电位 2 相的少量钠电流，缩短浦肯野纤维和心室肌的动作电位时程，相对地缩短有效不应期，使静息期延长，有效地抑制心室异位心律，快速消除折返现象，恢复正常窦性心律。能减小动作电位 4 相去极化斜率，提高兴奋阈值，降低自律性。但随着剂量增加，心室内传导时间延长，P-R 间期延长，QRS 波增宽，抑制窦房结起搏功能，易引起窦性心动过缓和窦性停搏。

体内过程　利多卡因口服生物利用度低，经肝首过效应明显，只可非肠道用药。体内分布广泛，肌内注射后吸收完全并迅速分布于心、脑、肾及其他血运丰富的组织，然后分布至脂肪及肌肉组织。表观分布容积约 1L/kg，心力衰竭时表观分布容积减低。利多卡因脂溶性强，能迅速分布至组织，血浆蛋白结合率为 50%～80%，主要经肝代谢，代谢速度与肝血流量有关。故其血浆浓度不仅与给药量、给药速度、体重有关，还与患者的机体状态如心、肝功能和血浆蛋白浓度等多种因素有关。该药消除半衰期为 1.5～2 小时，静脉注射 9～12 小时达到稳态血药浓度。当血药浓度 1.5～5μg/ml 时可有效预防各种复杂室性心律失常，且几乎不产生明显的毒副作用。

临床应用　利多卡因临床应用广泛，毒性低，主要用于因急性心肌梗死、外科手术、洋地黄中毒及心脏导管等所致急性室性心律失常，包括室性早搏、室性心动过速及室颤。另外也用于癫痫持续状态或其他抗惊厥药无效者及局部或椎管内麻醉。还可缓解耳鸣、重症偏头痛、蛛网膜下腔出血引起的脑血管痉挛等。

不良反应及禁忌证　利多卡

因临床相对安全有效，但仍有许多不良反应，多与给药剂量相关。利多卡因血药浓度在 3.5～5.0μg/ml 时，可出现眩晕、嗜睡或激动不安、感觉异常等症状；当血药浓度在 5～11μg/ml 时，则出现抽搐、视觉障碍、躁动、癫痫发作等更严重的症状。剂量过大可引起心率减慢、房室传导阻滞、窦性停搏和低血压。部分患者出现心力衰竭、过敏性皮疹以及恶心、呕吐、耳鸣等症状。有癫痫大发作史者、Ⅱ～Ⅲ度房室传导阻滞患者、肝功能不全者及休克患者禁用，儿童及老年人应适度减量。

药物相互作用　利多卡因与β 肾上腺素受体阻断药如普萘洛尔合用可以减少肝血流量，降低肝对本药的清除，但也可能引起窦房停顿。较大剂量利多卡因与氯化琥珀胆碱及其他神经肌肉阻滞药合用，可加强并延长肌松作用，使这类药物的阻滞作用增强。

（杨宝峰　霍蓉　李雪莲）

pǔluópàtóng

普罗帕酮（propafenone）　化学名称为 3-苯基-1-[2-[3-(丙氨基)-2-羟基丙氧基]苯基]-1-丙酮的药物。又称心律平（propafenone）。是一种外消旋体的化合物，临床常用其盐酸盐。属于 Ⅰc 类抗心律失常药。1975 年由德国 Helopharm 公司合成，1977 年首先在欧洲应用于临床。1979 年中国试制成功，1981 年以来中国临床取得良好治疗效果。普罗帕酮是一种广谱、高效且不良反应较少的抗心律失常药，1989 年美国食品药品管理局批准其治疗心律失常。

药理作用及机制　普罗帕酮主要抑制细胞膜快反应钠通道，钠内流减少，降低动作电位 0 相最大上升速率和幅度，使传导减

慢、有效不应期延长、自律性降低，但普罗帕酮对复极过程影响很少，该作用较奎尼丁弱。高浓度时也抑制钙离子（Ca^{2+}）内流，因此可减慢传导速度；此外，能轻度延长动作电位时程和有效不应期，提高细胞膜阈电位，降低心肌细胞自律性，阻断折返，抑制触发活动。临床电生理表明，普罗帕酮可延长房室传导系统的有效不应期，减慢房室传导的作用，延长心房和心室的有效不应期，因此使 PR 间期、AH 间期、HV 间期、QT 间期延长，QRS 波增宽。对预激综合征患者，延长旁道前传和逆传有效不应期，并能减慢旁道的传导。在较高剂量时显示出 β 肾上腺素受体阻断作用，其强度约为普萘洛尔的 5%。此外，普罗帕酮有一定的负性肌力作用，可使中度心功能不全患者的肺毛细血管楔压增加，心输出量和心脏指数轻度下降。

体内过程 普罗帕酮可口服或静脉注射。口服几乎完全吸收，由于有明显的肝首过效应和饱和性，生物利用度较低，为 5% ~ 50%，这与肝代谢及药物剂型有关。该药个体差异很大。口服普罗帕酮后 0.5 ~ 1 小时起效，2 ~ 3 小时血药浓度达峰值，作用持续时间 4 ~ 8 小时。治疗浓度较广，平均值约 750μg/L，稳态分布容积为 1.9 ~ 3L/kg。吸收后主要分布于肺组织，其浓度比心、肝、肾等组织高 10 ~ 20 倍。90% 以上与血浆蛋白结合，主要经肝代谢，其代谢产物为 5-羟基-丙胺基苯丙酮，具有药理活性，约 10% 以原药形态经肾排出。

临床应用 普罗帕酮常用于治疗室性或室上性期前收缩、室性或室上性心动过速等心律失常，并且可以减慢房颤和房扑的心室率，缩短其持续时间。此外，预激综合征可以合并任何一种心律失常，以阵发性室上性心动过速最多见，部分合并心房颤动和扑动时使临床表现和心电图酷似室性心动过速。

不良反应 约 8% 的患者在服用普罗帕酮后常见头晕、视物模糊、味觉改变等非心脏相关不良反应。食欲减退、恶心、呕吐等胃肠道反应较少发生。这些不良反应与给药剂量有关，减小剂量即可缓解。在心血管方面，其可引起室性早搏、室性心动过速、房室传导阻滞等不良反应，导致心律失常，并可加重充血性心力衰竭，还可引起直立性低血压。代谢弱的患者由于其血浆普罗帕酮浓度较高，可能会对中枢神经系统产生不必要的影响。另外，少数患者出现阿斯综合征、溶血反应及肌肉痉挛等不良反应。肝肾功能不全时应减量。

药物相互作用 普罗帕酮可使地高辛血药浓度增加、作用增强、总清除率明显降低；与华法林合用，可增加华法林的血药浓度和延长凝血酶原时间；与低剂量普萘洛尔合用，可增加普萘洛尔的 β 受体阻断作用。普罗帕酮一般不宜与其他抗心律失常药联用，以避免心脏抑制。

（杨宝峰 龚科梅）

àndiǎntóng

胺碘酮（amiodarone） 属于经典的 Ⅲ 类抗心律失常药，与甲状腺素结构相似，是截至 2016 年底应用最广泛的抗心律失常药物，常用其盐酸盐。又称乙胺碘呋酮。1946 年，苏联生理学家格列布·安列普（Gleb von Anrep）在开罗工作时发现提取自植物阿米芹（*Ammi visnaga*）的化合物凯林（Khellin）可以缓解心绞痛症状，而凯林是胺碘酮的前体分子。之后欧洲的医药行业努力致力于分离更有效的活性成分。1961 年，比利时 Labze 公司的药剂师通德尔（Tondeur）和比农（Binon）在研究凯林的衍生物时发现了胺碘酮。最初在欧洲胺碘酮是作为冠状动脉扩张药广泛用于治疗心绞痛。1970 年英国牛津大学的博士候选人布拉默·辛格（Bramah Singh）发现胺碘酮具有抗心律失常作用，并确定其电生理作用机制。1976 年阿根廷内科医师毛里齐奥·罗森鲍姆（Mauricio Rosenbaum）将胺碘酮运用于心律失常的治疗。到 1980 年，胺碘酮已经在整个欧洲得到广泛应用。1985 年，美国食品药品管理局正式批准胺碘酮用于治疗心律失常。截至 2016 年底，胺碘酮已在临床应用 40 年，越来越多的循证医学结果证实该药具有强大的抗心律失常作用。

药理作用及机制 胺碘酮对心脏多种离子通道均有抑制作用，如 I_{Na}、I_{Ca}、I_K、I_{K1}、I_{to} 等，可降低窦房结、浦肯野纤维的自律性和传导性，明显延长动作电位时程和有效不应期，延长 Q-T 间期和 QRS 波。胺碘酮延长动作电位时程的作用不依赖于心率，无翻转使用依赖性。翻转使用依赖性是指心率快时，药物延长动作电位时程的作用不明显，而当心率慢时，却使动作电位时程明显延长，此作用易诱发尖端扭转型室性心动过速。此外，胺碘酮可非竞争性地拮抗 α、β 肾上腺素受体，扩张血管平滑肌，还可扩张冠状动脉、增加冠脉流量，减少心肌耗氧量。

体内过程 胺碘酮口服吸收迟缓。生物利用度约为 50%。表观分布容积大，主要分布于脂肪组织及含脂肪丰富的器官，其次为心、肾、肺、肝及淋巴结，最低的是脑、甲状腺及肌肉。在血浆中约 62.1% 与白蛋白结合，约 33.5% 可能与 β 脂蛋白结合。主要在肝内代谢消除。消除半衰期为 14~28 天，单次口服 800mg 时为 4.6 小时（组织中摄取），长期服药为 13~30 天。停药半年后血中仍可测出。口服后 4~6 小时血药浓度达峰值。约 1 个月可达稳态血药浓度。4~5 天作用开始，5~7 天达最大作用，停药后作用可持续 8~10 天，偶可持续 45 天。静脉注射后 5 分钟起效，停药可持续 20~240 分钟。有效血药浓度为 1~2.5μg/ml，中毒血药浓度 1.8~3.7μg/ml 以上。血液透析不能清除胺碘酮。

临床应用　胺碘酮是一种广谱抗心律失常药，主要发挥 Ⅲ 类抗心律失常作用，兼有 Ⅰ 类和 Ⅱ 类抗心律失常作用。此外，它还扩张冠状血管、降低外周血管阻力、降低心肌做功等，几乎无负性肌力作用。用于治疗室上性、室性心律失常，对心房颤动、心房扑动和室上性心动过速的治疗效果良好。

不良反应　胺碘酮可引起口干、恶心、呕吐、便秘、腹胀、食欲不振、失眠、多梦、头晕、头痛、视物模糊、眼眶痛、感觉异常、共济失调、震颤、角膜微小沉淀，偶可影响视力。少数有皮肤呈石板蓝样色素沉着、甲状腺功能紊乱、肺泡炎、肺纤维化、肝肾功能暂时性损害。心电图可表现出 Q-T 间期延长，T 波低平、切迹，U 波明显，还可出现窦性心动过缓、房室传导阻滞、低血压。个别可引起尖端扭转型室性心动过速，甚至诱发心室颤动。极少见窦性静止。静脉推注可导致房室传导阻滞、低血压，甚至还会引起致命的心源性休克。

药物相互作用　胺碘酮能加强双香豆素及华法林的抗凝作用，凝血酶原时间延长，早则发生在治疗后 3~4 天，迟则发生在治疗后 3 周，这种增效作用可持续数周或数月，因此在治疗开始后，双香豆素维持量可减少 1/3~1/2。此药还可影响肝素的活性。还能使地高辛血药浓度增大。它与奎尼丁、丙吡胺、美西律或普罗帕酮合用，可引起扭转性室性心动过速及室颤。与 β 肾上腺素受体阻断药合用，可致窦房结受抑制及低血压。能增强其他抗心律失常药对心脏的作用。可增高血浆中奎尼丁、普鲁卡因胺及苯妥英的浓度。与 Ⅰa 类药及美西律合用可加重 Q-T 间期延长，极少数可致扭转型室速，故应特别小心。

（龚冬梅）

juénàidálóng

决奈达隆（dronedarone）　化学名称为 *N*-[2-丁基-3-[4-[3-(二丁基氨基）丙氧基] 苯甲酰基]-5-苯并呋喃基] 甲磺酰胺的药物。属于 Ⅲ 类抗心律失常药，常用其盐酸盐。由法国赛诺菲·安万特公司开发，并于 2008 年向全球各主要国家提出上市申请。2009 年 7 月经美国食品药品管理局批准上市。2009 年 12 月获得欧盟药审委批准上市。该药与胺碘酮具有类似的电生理作用，但它不含碘，故不会引起与碘相关的不良反应。

药理作用及机制　决奈达隆对多种离子通道具有抑制作用，能抑制向内的电流如 I_{Na}、$I_{Ca,L}$ 和 $I_{Ca,T}$，抑制外向钾电流如 I_{K1}、I_{Kr}、I_{Ks}、I_{Kur}、I_{sus}、$I_{K(ACh)}$ 以及起搏电流 I_f。它能明显降低犬心室肌细胞快速激活的延迟整流钾通道电流（I_{kr}）和 L 型钙通道电流。降低豚鼠心室肌细胞动作电位的最大上升速度，该效应具有剂量依赖性。延长兔心肌细胞的 R-R、Q-T 间期。决奈达隆的电生理作用与胺碘酮相似，剂量相等条件下，决奈达隆药效强于胺碘酮。决奈达隆对动作电位时程的效应依赖于细胞类型或动物种属，延长豚鼠心房、大鼠心室、兔浦肯野和狗心室的动作电位时程，没有改变或降低犬浦肯野纤维、豚鼠心室和兔心室的动作电位时程。决奈达隆抑制大鼠心脏的 β_2 受体，有轻度的负性肌力作用。在多种与房颤相关的动物模型中，决奈达隆表现为有效。

体内过程　决奈达隆口服给药后，主要是被 CYP3A4 代谢。主要的循环代谢产物为 *N*-去丁基代谢产物和氧化 *N*-去氨基代谢产物。前者具有与决奈达隆相似的抗心律失常作用、电生理特点和血流动力学活性，但活性比决奈达隆的活性弱 3~10 倍。决奈达隆和代谢物 *N*-去丁基代谢产物的血浆清除特性表现为两相，第 1 相中决奈达隆的血浆浓度下降更快。在 400~800mg（2 次/日）多次给药后，决奈达隆的稳态终末半衰期范围为 27~31 小时，代谢物的半衰期范围为 20~24 小时。决奈达隆的主要清除途径为经粪便排泄（很可能通过胆道排泄），而肾排泄是次要途径。

临床应用　决奈达隆口服适用于危及生命的阵发室性心动过速及心室颤动的预防，也用于其他药物无效的阵发性室上性心动过速、阵发性心房扑动、心房颤动，包括合并预激综合征及持续心房颤动、心房扑动电转复后的维持治疗，可用于持续性心房颤动、心房扑动时心室率的控制。

不良反应 决奈达隆可能通过负性肌力作用而使心力衰竭恶化。降低肾肌酐清除率，导致血清肌酐浓度升高。还可引起呕吐、腹痛和消化不良等胃肠道反应，发生率略低于胺碘酮。可引起肝损害。此外，还可引起瘙痒、湿疹和过敏性皮炎等，以及呼吸困难、感染、咳嗽和虚弱等。

药物相互作用 影响 CYP3A4 代谢的药物可影响决奈达隆的作用。①强效 CYP3A4 抑制药（酮康唑、伊曲康唑、伏立康唑、利托那韦、克拉霉素、泰利霉素和醋竹桃霉素）明显增加决奈达隆的暴露量，禁与决奈达隆同用。②中效 CYP3A4 抑制剂（如地尔硫䓬、维拉帕米），对决奈达隆的暴露具有中等效应（<2 倍），联合用药时对传导的抑制增强，应该从低剂量开始应用钙通道阻滞药，并监控心电图参数的改变，患者耐受良好方可加量。③在特定条件下，葡萄柚汁可使决奈达隆的暴露量增加，避免与葡萄柚汁同用。④决奈达隆自身也是中等的 CYP3A4 抑制药，与他汀类药物（辛伐他汀、洛伐他汀和阿托伐他汀）应用时，应对患者的肌肉毒性症状进行监测。⑤决奈达隆中度抑制 CYP2D6，可使美托洛尔和普萘洛尔的暴露量增加 2 倍，联合用药时应从低剂量开始应用 β 肾上腺素受体阻断药，并监控心电图参数已决定剂量改变。⑥可以使 S-华法林的暴露量轻微增高（1.2 倍），而不影响 R-华法林的暴露量。⑦可以使地高辛的暴露量增加 2.5 倍。

（龚冬梅）

wéilāpàmǐ

维拉帕米（verapamil） 化学名称是 5-[（3,4-二甲氧基苯乙基）甲氨基]-2-(3,4-二甲氧基苯基)-2-异丙基戊腈的人工合成钙通道阻滞药。又称异搏定、戊脉安。是罂粟碱的衍生物，属于 IV 类抗心律失常药。1962 年首先由德国诺尔（Knoll）公司研制成功，当时被当作冠脉扩张剂。1971 年，德国药理学及生理学家弗莱肯施泰因（Fleckenstein）发现维拉帕米对心脏的负性肌力作用，并证实该药抑制钙离子（Ca^{2+}）内流。1974 年，英国学者克瑞克勒（Krikler）等发现维拉帕米可控制室上性心动过速。之后，维拉帕米被广泛应用于心绞痛、心律失常等心血管疾病。

维拉帕米可阻滞钙通道、抑制钙离子内流，使心肌内游离的 Ca^{2+} 浓度降低，心肌收缩力减弱，心脏做功减少，心肌耗氧降低；此外由于血管扩张和血压下降也使回心血量减少，前负荷减轻，在总体上降低心肌代谢。维拉帕米还抑制窦房节电位的发放频率、振幅和传导速度，因而可消除房室结折返。

维拉帕米口服吸收超过 90%，经 2~3 小时血药浓度达高峰，首过效应明显，生物利用度较低，为 10%~20%。血浆蛋白结合率约 90%，组织中药物浓度较血药浓度高很多。口服半衰期为 3~8 小时。维拉帕米的新陈代谢途径包含 N-脱烷作用及 O-去甲基化反应，其代谢产物大多随尿排出，原形药低于 5%。

维拉帕米用于治疗高血压、室上性心动过速及各种类型心绞痛。还可用于急性肾衰竭的逆转、抗肝纤维化、防止肿瘤耐药性等。常见的不良反应有便秘、头痛、眩晕、嗜睡、口干乏力、疲倦、失眠、恶心呕吐、腹痛、腹胀、瘙痒等症状，还会有心功过缓、心功不全、低血压等不良反应。静脉给药可引起血压降低、暂时性窦性停搏。另外，个别患者还可出现首剂综合征和撤药综合征，即在首次用药出现呼吸或心搏骤停、心肌梗死以及在停药后出现反跳性高血压。II、III 度房室传导阻滞，心功能不全，以及心源性休克患者禁用，老年人、肾功能低下者慎用。

维拉帕米和地高辛合用时，能显著降低地高辛表观分布容积、延长其生物半衰期，减少地高辛的全身清除率，而地高辛在肾清除率的变化会改变肾小管分泌但不影响肾小球滤过作用。两药合用会产生洋地黄毒性反应，严重可危及生命，合用需谨慎。

（龚冬梅）

dìěrliúzhuó

地尔硫䓬（diltiazem） 化学名称为顺-(+)-5-[（2-二甲氨基）乙基]-2-(4-甲氧基苯基)-3-乙酰氧基-2,3-二氢-1,5-苯并硫氮杂䓬-4(5H)-酮的钙通道阻滞药。又称恬尔心、硫氮䓬酮。属于 IV 类抗心律失常药。常用其盐酸盐。1973 年该药被注册并广泛应用于治疗心绞痛。1975 年，日本学者中岛（Nakajima）等发现地尔硫䓬可以阻断钙通道。随着进一步深入研究，地尔硫䓬在 1979 年和 1981 年分别在法国和美国被注册。1984 年，地尔硫䓬在英国被广泛使用。截至 2016 年底该药广泛用于心绞痛治疗。

地尔硫䓬可扩张血管平滑肌，以冠状动脉为主，能使冠脉和侧支循环的血流增多，冠状窦血流也增多，且无冠脉"窃血"现象。该药可与 L 型钙通道 α1 亚单位结合，阻滞钙内流，降低细胞内钙浓度，扩张血管，降低血压，延长房室结传导时间。地尔硫䓬直接扩张外周血管，对呼吸道和胃肠道平滑肌也有解痉作用，有轻微的负性肌力作用。还可阻断暂时性钾外流及快钠通道，延长有效不应期，减慢房室结传导，但对窦房结恢复时间及心室有效不应期和心室自律性无影响。

地尔硫䓬口服吸收达到90%，15分钟就能入血，经30分钟后达到峰值，生物利用度为40%～50%。血浆蛋白结合率为80%～85%，组织中药物浓度较血药浓度高很多。药物消除半衰期为4～7小时。地尔硫䓬的代谢主要由*N*-去甲基化和*O*-去甲基化，其代谢物主要经肾排出，仅有2%～4%的药物是以原形随尿液排出。

地尔硫䓬可用于阵发性室上性心动过速、心房纤颤、心房扑动。地尔硫䓬还可以用于高血压、心绞痛的治疗。常见的不良反应有头痛、水肿、恶心、心动过缓、心脏传导阻滞等。而且还具有撤药综合征，主要因为在冠状动脉平滑肌细胞中，长期使用地尔硫䓬可使细胞内钙离子耗竭，而胞外钙离子处于正常状态，增加跨膜的钙梯度，突然停药使钙离子进入细胞增加，引起冠状动脉痉挛。此外，还有肝损害、牙龈增生等少见的不良反应。

地尔硫䓬与抗心绞痛药硝酸甘油合用，能减少心肌耗氧量，并改善心肌供血状况，对冠状动脉痉挛所致的心绞痛发作有效，能延长用药，可预防变异性心绞痛发作。地尔硫䓬与β肾上腺素受体阻断药合用，能提高心绞痛患者的运动耐量，减轻心绞痛症状，对阵发性室上性心动过速亦安全有效，但是需要调整使用剂量，否则可能引起窦性心动过缓等症状。

（龚冬梅）

抗动脉粥样硬化药（antiatherosclerotic drugs） 用于防治动脉粥样硬化的药物。属于心血管系统药物。动脉粥样硬化（atherosclerosis）是一种慢性炎症过程，主要表现为受累动脉的内膜脂质沉积，单核细胞和淋巴细胞浸润，以及血管平滑肌细胞的迁移和增生等，形成泡沫细胞、脂纹和纤维斑块，进而引起血管壁硬化、管腔狭窄和血栓形成。多数急性心肌梗死的发生与粥样硬化斑块破裂有关，稳定斑块可以减少恶性心血管事件的发生，长期应用调血脂与抗动脉粥样硬化药治疗可以稳定斑块。因此，合理应用调血脂与抗动脉粥样硬化药是防治心脑血管疾病的重要措施。对早期动脉粥样硬化或轻症患者，一般可通过改善生活方式等措施进行防治，如食用低热量、低脂肪、低胆固醇类食品，加强体育锻炼及戒烟等，改善生活方式等措施无效或较重患者则应给予药物治疗。

临床常用的抗动脉粥样硬化药，根据作用机制不同主要包括调血脂药、抗氧化类抗动脉粥样硬化药、多烯脂肪酸类抗动脉粥样硬化药和保护动脉内皮药等。

调血脂药 主要通过调整血浆脂质或脂蛋白的水平治疗动脉粥样硬化，有些药物还有抗炎、改善内皮功能、抗血栓、稳定斑块及抗氧化等作用。调血脂药包括他汀类、胆固醇吸收抑制药、贝特类（苯氧酸类）、烟酸类等。

他汀类调血脂药 又称羟甲基戊二酸单酰辅酶 A（HMG-CoA）还原酶抑制药，简称HMG-CoA还原酶抑制药。第一个他汀类药物美伐他汀由日本学者远藤章（Akira Endo）于1973年发现，但由于该药的不良反应严重而不能供临床应用，已成为生产普伐他汀的原料。美国默沙东公司1987年将他汀类药物洛伐他汀研发成功并投入市场，其后很多他汀类药物先后上市。许多大型临床研究证明，他汀类可降低冠心病的发病率和病死率，减慢动脉粥样硬化斑块的发展，甚至使斑块消退，从而打破了冠心病不可逆转的传统观念。

HMG-CoA 还原酶是肝细胞合成胆固醇过程中的限速酶，他汀类通过竞争性抑制 HMG-CoA 还原酶减少内源性胆固醇合成，主要降低血浆总胆固醇和低密度脂蛋白胆固醇水平。此外，他汀类药物还具有改善血管内皮功能、抑制血管平滑肌增殖、降低血浆 C 反应蛋白、抑制单核-巨噬细胞的黏附和分泌功能、抑制血小板聚、抗氧化及减少动脉壁巨噬细胞及泡沫细胞的形成等多效性作用。临床常用的他汀类药物包括洛伐他汀、辛伐他汀、普伐他汀、氟伐他汀、阿托伐他汀和瑞舒伐他汀等。洛伐他汀口服吸收后在体内水解成开环羟酸型呈现活性。对肝有高度选择性。降血胆固醇作用稳定可靠，一般用药 2 周呈现明显效应，4～6 周可达最佳治疗效果。呈剂量依赖性。临床主要用于高胆固醇血症和混合型高脂血症及缺血性脑卒中的防治。普伐他汀口服吸收迅速而且不受食物的影响，本身具有活性，经肝水解为无活性的代谢产物。作用同洛伐他汀。氟伐他汀结构含有一个氟苯吲哚环的甲羟内酯衍生物，能同时阻断 HMG-CoA 还原酶的底物和产物，进而抑制甲羟戊酸生成胆固醇而发挥调血脂作用。氟伐他汀在发生调血脂作用的同时，能增加一氧化氮活性，改善内皮功能，抑制血管平滑肌细胞增殖，预防动脉粥样硬化斑块形成；并且此药能降低血浆脂蛋白（a）的水平，还能抑制血小板活性和改善胰岛素抵抗。阿托伐他汀与氟伐他汀有相似的作用特性和适应证。但是降三酰甘油的作用较强，大剂量对纯合子家族性高胆固醇血症也有效。瑞舒伐他汀抑制 HMG-CoA 还原酶活性的作用较其他常用的他汀类药物强，作用时间也较长，因此抑制胆固醇合成的作用明显强于其他他汀类。瑞舒伐他汀可明显降低低密度脂蛋白胆固醇，升高高密度脂蛋白胆固醇。降低低密度脂蛋白胆固醇起效快，服药 2 周后，即可下降 10%。口服给药，达峰时间为 3 小时，绝对生物利用度为 20%，与食物同时服用可降低该药的吸收率达 20%。用于治疗高胆固醇血症和混合型高脂血症，以及冠心病和脑卒中的防治。

胆固醇吸收抑制药　包括考来烯胺、考来替泊、依折麦布等。考来替泊又称降胆宁，为二乙基五胺环氧氯丙烷的聚合物，是弱碱性阴离子交换树脂，在小肠内与胆汁酸结合阻止其肝肠循环和反复利用，从而大量消耗胆固醇，使血浆总胆固醇和低密度脂蛋白胆固醇水平降低。主要用于 IIa 型高脂血症、冠心病危险性大而控制饮食无效者，但对单纯三酰甘油升高者无效。还可缓解胆管不完全阻塞所致的瘙痒。依折麦布是另一类胆固醇吸收抑制药。与胆汁酸结合树脂不同，它通过阻断小肠上皮刷状缘上的 niemann-pick C1-like 1 protein（NPC1L1）受体而特异地抑制胆固醇的吸收，不影响胆汁酸的吸收，也不影响胆固醇在肝的合成。该药口服后吸收进入小肠表皮细胞，并集中

到刷状缘发挥其作用。代谢后约 80% 成为有药理活性的依折麦布-葡萄糖苷酸结合产物。主要在小肠和肝代谢，依折麦布和依折麦布-葡萄糖苷酸结合物均有肝肠循环，消除半衰期接近 22 小时。该药所用剂量远远低于胆汁酸结合树脂，作为胆汁酸结合树脂的替代品使用，用于对他汀类药物反应性下降及禁用他汀类药物的高胆固醇血症患者。依折麦布也可与他汀类药物联用，若与他汀类药物联用时需密切监测丙氨酸氨基转移酶的变化，当丙氨酸氨基转移酶升至正常上限 3 倍时停用。依折麦布通常耐受性比较好，但也有引起腹泻、腹痛或头痛，以及皮疹和血管性水肿的报道。

贝特类调血脂药　又称苯氧酸类调血脂药，能明显降低血浆极低密度脂蛋白及三酰甘油，伴有低密度脂蛋白水平的中度降低（降低 10% 左右）和高密度脂蛋白水平一定程度的增加。临床常用的贝特类包括吉非贝齐、非诺贝特和苯扎贝特等。非诺贝特口服吸收快，50% ~ 75% 被吸收，6~8 小时血药浓度达峰值，血浆蛋白结合率为 99%，在肝与肾组织中代谢，经肾排泄，肾功不全者慎用。除有调血脂作用外，能明显地降低血浆纤维蛋白原和血尿酸水平，降低血浆黏稠度，改善血流动力学，冠脉造影证明能阻止冠脉腔的缩小。主要用于原发性高三酰甘油血症、混合型高脂蛋白血症。不良反应发生率为 2% ~ 15%，最常见腹部不适、腹泻、便秘等消化道反应，其次为乏力、头痛、失眠、眩晕、阳痿等神经系统反应。偶有肌痛伴血肌酸磷酸激酶升高、转氨酶升高，停药后可恢复。苯扎贝特口服后吸收迅速，接近完全。2 小时后

血药浓度达峰值，血浆蛋白结合率为 95%，主要经肾排出，肾功不全者应慎用。消除半衰期为 1.5 ~ 2 小时。作用及应用同吉非贝齐，用于伴有血脂升高的 2 型糖尿病。除调血脂外还降低空腹血糖，并降低血浆纤维蛋白原和糖化血红蛋白，抑制血小板聚集。

烟酸类调血脂药　包括烟酸和阿昔莫司。阿昔莫司化学结构类似烟酸。口服吸收快而全，血浆药物浓度达峰时间约为 2 小时，不与血浆蛋白结合，原形由尿排出，消除半衰期约为 2 小时。药理作用类似烟酸，可使血浆三酰甘油明显降低，高密度脂蛋白胆固醇升高，与胆汁酸结合树脂伍用可加强其降低密度脂蛋白胆固醇作用，作用较强而持久，不良反应较少较轻。除用于 II_b、III 和 IV 型高脂血症外，也适用高脂蛋白（a）血症及 2 型糖尿病伴有高脂血症患者。此外，尚能降低血浆纤维蛋白和全血黏度。

抗氧化类抗动脉粥样硬化药
通过清除氧自由基阻止动脉粥样硬化的发生和发展。代表性药物为普罗布考。

多烯脂肪酸类抗动脉粥样硬化药　多烯脂肪酸又称多不饱和脂肪酸，根据其不饱和键在脂肪酸链中开始出现位置的不同，可分为 ω-6 和 ω-3 两类。ω-6 型多烯脂肪酸类抗动脉粥样硬化药包括亚油酸、γ-亚麻油酸，主要存在于植物油中。常用月见草油和亚油酸，其降脂作用弱，临床疗效不确切。ω-3 型多烯脂肪酸类抗动脉粥样硬化药包括二十碳五烯酸、二十碳六烯酸和 α-亚麻油酸等，主要存在于藻、鱼及贝壳类海洋生物中。长期服用能预防动脉粥样硬化的形成，并使斑块消退。ω-3 型多烯脂肪酸的主要药

理作用包括：降低血浆三酰甘油和轻度升高高密度脂蛋白胆固醇，对总胆固醇和低密度脂蛋白水平无影响或可能升高；抑制血小板聚集，增加红细胞的变形性，降低血液黏稠度；抑制血管平滑肌细胞的增殖，预防再狭窄；稳定动脉粥样硬化斑块，从而减少患者非致死性和致死性心血管事件的发生。临床主要用于高三酰甘油血症；可以与贝特类合用治疗严重高三酰甘油血症，也可以与他汀类药物合用治疗混合型高脂血症。禁用于Ⅱa型高脂蛋白血症，因其可能增加低密度脂蛋白胆固醇。

动脉保护内皮药 主要为黏多糖和多糖类，包括低分子量肝素、硫酸乙酰肝素、硫酸皮肤素、硫酸软骨素及藻酸双酯钠等。在动脉粥样硬化的发病过程中，血管内皮损伤是重要的因素之一。机械、化学、细菌毒素等因素都可损伤血管内皮，改变其通透性，引起白细胞和血小板黏附，并释放各种活性因子，导致内皮进一步损伤，最终促使动脉粥样硬化斑块形成。所以保护血管内皮免受各种因子损伤，是抗动脉粥样硬化的重要措施之一。动脉内皮保护药的前景较好。

（张岫美 刘慧青）

xīnfátātīng

辛伐他汀（simvastatin） 土曲霉菌发酵产物洛伐他汀的甲基化衍生物。属于调血脂类抗动脉粥样硬化药。

辛伐他汀是无活性的内酯，口服吸收后在肝内水解成活性的羟酸型，竞争性抑制羟甲基戊二酸单酰辅酶A（HMG-CoA）还原酶而减少内源性胆固醇合成。同时负反馈调节导致肝细胞表面低密度脂蛋白受体代偿性增加或活性增强，使血浆低密度脂蛋白降低继而导致极低密度脂蛋白代谢加快，再加肝合成及释放极低密度脂蛋白减少，也导致极低密度脂蛋白及三酰甘油相应下降。也能轻度提高高密度脂蛋白胆固醇的水平。除调血脂作用外，还具有改善血管内皮功能、抑制血管平滑肌增殖、降低血浆C反应蛋白、抑制单核-巨噬细胞的黏附和分泌功能、抑制血小板聚集、抗氧化及减少动脉壁巨噬细胞及泡沫细胞的形成等多效性作用。临床应用证明，长期应用辛伐他汀在有效降低血脂的同时，可延缓动脉粥样硬化病变进展和病情恶化，减少心脏事件、不稳定性心绞痛和缺血性脑卒中的发生。

辛伐他汀进食后吸收良好，对肝有高度的选择性，其在肝中的浓度明显高于其他组织，在肝内水解代谢，以β羟酸为主的代谢物有活性。辛伐他汀和β羟酸代谢物的血浆蛋白结合率为95%，消除半衰期为3小时，60%经胆汁从粪便中排泄，13%经尿液排出。临床上主要用于高胆固醇血症和混合型高脂血症及缺血性脑卒中的防治。对于原发性高胆固醇血症包括杂合子家族性高胆固醇血症、高脂血症或混合性高脂血症的患者，当饮食控制及其他非药物治疗不理想时，结合饮食控制，辛伐他汀可降低升高的总胆固醇、低密度脂蛋白胆固醇、载脂蛋白B和三酰甘油，且可升高高密度脂蛋白胆固醇，从而降低低密度脂蛋白胆固醇/高密度脂蛋白胆固醇和总胆固醇/高密度脂蛋白胆固醇的比率。对于纯合子家族性高胆固醇血症患者，结合饮食控制及分饮食疗法，辛伐他汀可用于降低升高的总胆固醇、低密度脂蛋白胆固醇和载脂蛋白B。

辛伐他汀一般耐受性良好，不良反应轻微，部分患者可有胃肠道反应、皮疹和失眠。严重的不良反应罕见，包括横纹肌溶解症（表现为肌痛、乏力、发热、肌酸磷酸激酶升高等症状）、肝炎以及血管神经性水肿等。肝脏疾病者慎用，亦不宜用于妊娠期和哺乳期妇女。

辛伐他汀与抗凝血药合用可使凝血酶原时间延长，与贝特类药物、烟酸、红霉素、环孢素合用可增加横纹肌溶解症的发生率或使其加重。考来替泊、考来烯胺可使辛伐他汀的生物利用度降低，故应这些药物服后4小时再服用该药。

（张岫美 刘慧青）

kǎoláixī'àn

考来烯胺（cholestyramine） 结构为苯乙烯型强碱性阴离子交换树脂，属胆汁酸结合树脂调血脂类抗动脉粥样硬化药。又称消胆胺。其氯化物呈白色或淡黄色球状颗粒或粉末，无臭或有氨臭。氯能与其他阴离子交换，1.6g考来烯胺能结合胆盐100mg。

考来烯胺在肠道通过离子交换与胆汁酸结合后发生以下作用：①被结合的胆汁酸失去活性，减少食物中脂类（包括胆固醇）的吸收。②阻滞胆汁酸在肠道的重吸收。③由于大量胆汁酸丢失，肝内胆固醇经7-α羟化酶的作用转化为胆汁酸。④由于肝细胞中胆固醇减少，肝细胞表面低密度脂蛋白受体增加或活性增强。⑤低密度脂蛋白胆固醇经受体进入肝细胞，使血浆总胆固醇和水平降低。⑥此过程中的羟甲基戊二酸单酰辅酶A（HMG-CoA）还原酶可有继发活性增加，但不能补偿胆固醇的减少，与他汀类药物合用，有协同作用。

考来烯胺能降低总胆固醇和低密度脂蛋白胆固醇，呈剂量依赖性，也相应降低载脂蛋白B，但对高密度脂蛋白几无改变。对三酰甘油和极低密度脂蛋白的影响较小。适用于Ⅱ_a型及Ⅱ_b型及家族性杂合子高脂蛋白血症，对纯合子家族性高胆固醇血症无效。对Ⅱ_b型高脂蛋白血症者，应与降三酰甘油和极低密度脂蛋白的药物配合应用。

由于应用剂量较大，考来烯胺有特殊的臭味和一定的刺激性，少数人用后可能有便秘、腹胀、嗳气和食欲减退等，一般在2周后消失，若便秘过久，应停药。偶可出现短时的转氨酶升高、高氯酸血症或脂肪痢等。

考来烯胺在肠腔内与他汀类、氯噻嗪、保泰松、苯巴比妥、洋地黄毒苷、甲状腺素、口服抗凝药、脂溶性维生素（A、D、E、K）、叶酸及铁剂等结合，影响这些药物的吸收，应尽量避免配伍使用，必要时可在服此药1小时前或4小时后服上述药物。

（张岫美　刘慧青）

jífēibèiqí

吉非贝齐（gemfibrozil）

苯氧芳酸类调血脂药。属于贝特类调血脂抗动脉粥样硬化药。吉非贝齐能明显降低血浆极低密度脂蛋白胆固醇及三酰甘油，并伴有一定程度的提高高密度脂蛋白胆固醇水平，轻度降低血浆低密度脂蛋白胆固醇水平，但在Ⅳ型高脂蛋白血症可能使低密度脂蛋白胆固醇水平有所增高。实验证实，吉非贝齐可减少严重冠心病的心肌梗死发生率及猝死。其机制可能通过作用于过氧化物酶体增殖物激活受体α（peroxisome proliferator activated receptor-α，PPAR-α）而发挥作用，激活PPAR-α，

增加脂蛋白酯酶的合成，减少载脂蛋白C-Ⅲ的表达而降低三酰甘油，增加极低密度脂蛋白胆固醇的清除。亦可通过PPAR-α刺激载脂蛋白A-Ⅰ（apoA-Ⅰ）和apoA-Ⅱ的表达，进而提高高密度脂蛋白胆固醇水平。除了对脂蛋白的作用以外，还可以减少动脉粥样硬化过程中的炎症反应。

吉非贝齐口服吸收迅速而完全，1~2小时血药浓度达峰值，血浆蛋白结合率为92%~96%，消除半衰期为1.5小时。在肝内代谢，大部分经肾脏排泄，70%为原形，6%由粪便排出。

吉非贝齐用于原发性高三酰甘油血症患者，对Ⅲ型高脂蛋白血症和混合型高脂蛋白血症有较好的疗效，亦可用于2型糖尿病的高脂蛋白血症。一般耐受良好，不良反应主要为消化道反应，如食欲不振、恶心、腹胀等；其次为乏力、头痛、失眠、皮疹、阳痿等；偶有肌痛、尿素氮增加、转氨酶升高，停药后可恢复。

吉非贝齐与口服抗凝药同时应用时可增强抗凝作用；与他汀类药物联合应用时，可能增加肌病及横纹肌溶解症的发生。

（张岫美　刘慧青）

yānsuān

烟酸（nicotinic acid）

一种B族维生素，在大剂量如克级剂量应用时，为一种调血脂类抗动脉粥样硬化药。又称尼克酸。烟酸大剂量应用可以通过抑制肝合成三酰甘油以及抑制极低密度脂蛋白的分泌，而间接降低低密度脂蛋白水平，同时增高高密度脂蛋白水平。长期用药可以降低病死率，但不良反应较多，故临床应用受限，特别是近年来出现了许多更有效、更易于耐受的调血脂药。有研究显示，烟酸与他汀类

调血脂药合用，可能使动脉粥样硬化的斑块消退。单用他汀类药物降低升高的血浆低密度脂蛋白水平似乎不足以降低心血管事件发生的风险。对于那些用他汀类药物治疗后仍需进一步降低三酰甘油和/或升高高密度脂蛋白的患者，加用烟酸可以加强对血脂的控制。

烟酸调血脂的作用机制可能为：抑制脂肪组织的降解，减少游离脂肪酸转运到肝，从而减少了肝合成三酰甘油的原料；抑制肝三酰甘油的酯化及增加载脂蛋白B的降解从而减少极低密度脂蛋白的合成和释放，继而低密度脂蛋白的来源减少；增加脂蛋白酯酶的活性，促进乳糜微滴和极低密度脂蛋白中三酰甘油的清除；降低载脂蛋白A-Ⅰ的代谢而使高密度脂蛋白胆固醇浓度增加。此外，烟酸还能抑制血栓素A_2的生成，增加前列环素的生成而发挥抗血小板聚集和扩张血管的作用。

烟酸为水溶性维生素之一，口服吸收迅速而完全。口服常用剂量1g后，30~60分钟血药浓度达峰值，血浆消除半衰期为20~45分钟。低剂量多被肝摄取而代谢，而高剂量应用，则原形经肾脏排泄的量增多。

烟酸为一种广谱调血脂药，特别用于高三酰甘油血症、低高密度脂蛋白胆固醇血症和混合性高脂血症的患者。与他汀类或贝特类药物合用，可提高疗效。最常见的不良反应为面部皮肤潮红、心悸和胃肠道反应如恶心、呕吐、腹泻等。面红可能是前列腺素引起的皮肤血管扩张所致，用药前30分钟给予环氧酶抑制药阿司匹林可减轻。大剂量尚可引起血糖和血尿酸浓度增高、肝功能异常和过敏反应等。禁忌证为2型糖

尿病、痛风、溃疡病及活动型肝病等，孕妇禁用。

烟酸与吉非贝齐合用，肌病的发生率增加约5倍。与阿司匹林同时应用可减少烟酸的代谢和消除。胆汁酸结合树脂可与烟酸结合，使烟酸吸收减少，应间隔至少6小时。

(张岫美　刘慧青)

pǔluóbùkǎo

普罗布考（probucol）　属于抗氧化类抗动脉粥样硬化药。又称丙丁酚。普罗布考具有显著的抗氧化特性，可阻止低密度脂蛋白的氧化修饰，防止氧化型低密度脂蛋白的生成，抑制动脉粥样硬化斑块的形成，使黄色瘤减轻或消退。此外，还可通过降低胆固醇合成与促进胆固醇分解使血浆总胆固醇和低密度脂蛋白胆固醇水平降低，还改变高密度脂蛋白（HDL）亚型的性质和功能，使HDL_2-C的浓度降低，增强了胆固醇的逆转而发挥抗动脉粥样硬化作用，较长时间应用可使冠心病发病率降低。

普罗布考口服吸收有限，生物利用度<10%，餐后服用吸收增加。有显著的亲脂性，吸收后主要分布于脂肪组织，脂肪组织中的药物浓度为血药浓度的100倍。循环中的药物多与低密度脂蛋白结合。消除半衰期为52~60小时，主要经肠道排出。

普罗布考主要与其他调血脂药合用治疗高胆固醇血症，可使家族性高胆固醇血症者的黄色瘤消退，对继发于肾病综合征或糖尿病的Ⅱ型脂蛋白血症也有效。约10%的患者可发生胃肠道反应如腹泻、腹痛、恶心、呕吐、消化不良等。头痛、头晕、感觉异常、失眠、耳鸣、皮疹、皮肤瘙痒等发生率较低，罕见心电图Q-T间期延长、室性心动过速、血小板减少等。因本药能延长Q-T间期，故禁用于心电图Q-T间期延长者，也禁与能使Q-T间期延长的药物如奎尼丁、胺碘酮、索他洛尔、特非那定等合用，即使在数月内曾用过普罗布考而现在停药的患者也要忌用，以免引起尖端扭转型室性心律失常。

普罗布考能加强香豆素类药物的抗凝作用，加强降血糖药物的降糖作用。

(张岫美　刘慧青)

zǎosuānshuāngzhǐnà

藻酸双酯钠（polysaccharide sulfate）　在褐藻酸钠分子的羟基和羧基上分别引入磺酰基和丙二醇基而成的酸性多糖类药物。属于海洋酸性糖酯类抗动脉粥样硬化药。

藻酸双酯钠是以藻酸为基础原料，用化学方法引入有效基团合成而得。其具有强分散乳化性能，且不易受外界因子影响，因其具有阴离子聚电解质纤维结构的特点，能使富含负电荷的细胞表面增强相互间的排斥力，所以能阻抗红细胞之间和红细胞与血管壁之间的黏附，具有改善血液流变学的黏滞性的作用。另外，该药能使凝血酶失活，抗凝血效力相当于肝素的1/3~1/2，能阻止血小板对胶原蛋白的黏附，抑制由于血管内膜受损、二磷酸腺苷、凝血酶激活，以及释放反应等所致的血小板聚集，因而具有抗血栓、降血黏度、微血管解痉、红细胞及血小板解聚等前列环素样作用。该药还有明显调节血脂的作用，应用后不仅能使血浆中胆固醇、三酰甘油、低密度脂蛋白、极低密度脂蛋白等迅速下降，同时又能升高血浆高密度脂蛋白的水平，能抑制动脉粥样硬化病变的发生和发展，该药对外周血管有明显的扩张作用，能有效地改善微循环，抑制动静脉内血栓的形成，不仅具有治疗作用，同时有可靠的预防作用。此外，还有降血糖和降血压等多种功能。

藻酸双酯钠主要用于缺血性脑血管病如脑栓塞、短暂性脑缺血发作及心血管病如高血压、高脂蛋白血症、冠心病、心绞痛等疾病的防治；也可用于治疗弥散性血管内凝血、慢性肾小球肾炎及出血热等。不良反应发生率为5%~23%，可有发热、白细胞及血小板减少、血压降低、肝功能及心电图异常、子宫或眼结合膜下出血、过敏反应、头痛、心悸、烦躁、乏力、嗜睡等。有出血病史、血友病、脑出血及严重肝肾功能不全者禁用。

藻酸双酯钠属酸性黏多糖类化合物，不宜与其他药物合并使用，以免发生药物相互作用。

(张岫美　刘慧青)

lìniàoyào

利尿药（diuretics）　作用于肾，增加钠离子（Na^+）、氯离子（Cl^-）等电解质和水的排出，而产生利尿作用的药物。临床上主要用于治疗各种原因引起的水肿，如心力衰竭、肾衰竭、肾病综合征及肝硬化等；也可用于某些非水肿性疾病，如高血压、肾结石、高钙血症等的治疗。因此是临床上主要用于心血管系统疾病及其他水肿性疾病的治疗药物。

尿生成过程和药物的作用部位　尿液通过肾小球滤过、肾小管和集合管的重吸收及分泌过程而生成，利尿药通过作用于肾单位的不同部位而产生利尿作用。①近曲小管重吸收Na^+，排出细胞内的H^+，这一过程需要碳酸酐酶催化，碳酸酐酶的活性可以被碳酸酐酶抑制药所抑制，从而产生弱的利尿作用。②髓袢升支粗段不通透水，对氯化钠（NaCl）的重吸收依赖于管腔膜上的 Na^+-K^+-$2Cl^-$ 共转运子，NaCl 的重吸收，维持了髓质的高渗，并稀释了小管液，袢利尿药选择性阻断该转运子，抑制 NaCl 的重吸收，由于髓质的高渗无法维持，当尿液流经集合管时，水的重吸收减少，影响了尿的浓缩功能，产生强大的利尿作用。③远曲小管 NaCl 被重吸收，主要通过 Na^+-Cl^- 共同转运子，此段相对不通透水，NaCl 的重吸收进一步稀释了小管液，噻嗪类利尿药通过阻断 Na^+-Cl^- 共同转运子而产生作用。④作用于集合管上游的利尿药如果增加 Na^+ 的排出，将促进集合管钾离子（K^+）的分泌。醛固酮增加顶质膜 Na^+ 通道和 K^+ 通道的活性，以及钠钾 ATP 酶（Na^+-K^+-ATP 酶）的活性，促进 Na^+ 的重吸收及 K^+ 的分泌，肾小管上皮细胞钠离子通道抑制药即作用于此部位。影响尿浓缩的最后关键是抗利尿激素（也称加压素），在无加压素存在的情况下，集合管不通透水。

分类 临床上使用的利尿药主要影响肾小管和集合管的重吸收及分泌过程。常用利尿药可以按它们的作用部位、化学结构或作用机制分为 5 类。

碳酸酐酶抑制药 主要作用于近曲小管，抑制碳酸酐酶活性，利尿作用弱，代表药物为乙酰唑胺，主要用于治疗治疗青光眼和预防高山病等。

袢利尿药 又称高效能利尿药或 Na^+-K^+-$2Cl^-$ 同向转运子抑制药。主要作用于髓袢升支粗段，利尿作用强，代表药物为呋塞米，其他有依他尼酸、布美他尼等。3

种药物的化学结构各不相同，依他尼酸是苯氧基乙酸衍生物，呋塞米和布美他尼与碳酸酐酶抑制药一样是磺胺的衍生物，临床上仍以呋塞米最为常用。临床上应用的另一个药物托拉塞米是它们的活性代谢物，其消除半衰期比它的原形药长。主要用于治疗急性肺水肿和脑水肿，也可治疗心、肝、肾性水肿及其他严重水肿；或用于急、慢性肾衰竭；可单用或与其他药物合用治疗高血压等；其他可用于高钙血症以及加速某些毒物的排泄等。

噻嗪类及类噻嗪类利尿药 又称中效能利尿药或 Na^+-Cl^- 同向转运子抑制药。主要作用于远曲小管近端，是由杂环苯并噻二嗪与 1 个磺酰胺基组成。这类药物品种虽多但作用相似，仅所用剂量不同，均能达到同样效果。氢氯噻嗪是本类药物的原形药物，常用的噻嗪类药物还有氯噻嗪，其他类似噻嗪类的利尿药有吲哒帕胺、氯噻酮（又称氯酞酮）、美托拉宗、喹乙宗等，它们虽无噻嗪环但有磺胺结构，它们的利尿作用与噻嗪类相似，可用于各种原因引起的水肿；是慢性心功能不全的主要治疗药物；也是治疗高血压的基础药物之一；噻嗪类也可用于尿崩症及高尿钙伴有肾结石等的治疗。

肾小管上皮细胞钠离子通道抑制药 又称留钾利尿药、低效能利尿药。能够减少 K^+ 排出。它们或者通过直接拮抗醛固酮受体或者通过抑制管腔膜上的钠离子通道而起作用。醛固酮受体拮抗药有螺内酯、依普利酮、坎利酮和坎利酸钾等；肾小管上皮细胞钠离子通道抑制药主要有氨苯蝶啶和阿米洛利。它们虽然化学结构不同，却有相同的药理作用。

常用于治疗顽固性水肿，螺内酯、依普利酮等也通过抑制心肌纤维化等多方面的作用，用于心力衰竭的治疗，改善患者的状况。

渗透性利尿药 又称脱水药。包括甘露醇、山梨醇、高渗葡萄糖、尿素等。它们均有相似的作用，但山梨醇和高渗葡萄糖的作用较弱。静脉注射给药后，可以提高血浆渗透压，产生组织脱水作用。当这些药物通过肾时，不易被重吸收，使水在髓袢升支和近曲小管的重吸收减少，肾排水增加，产生渗透性利尿作用。该类药一般具备以下特点：静脉注射后不易通过毛细血管进入组织；易经肾小球滤过；不易被肾小管再吸收。用于治疗脑水肿、青光眼急性发作和患者术前应用，也可用于预防急性肾衰竭。口服用药造成渗透性腹泻，可从胃肠道消除毒性物质。

（李学军）

fūsàimǐ

呋塞米（furosemide） 属于氨磺酰类化合物，是邻氨基苯甲酸衍生物。又称速尿。属于袢利尿药，按其作用强度分类为高效能利尿药，利尿作用迅速、强大而短暂。正常状态下，给予大剂量呋塞米可使成人排尿明显增加，排尿量可达 $30\sim40ml/min$。

呋塞米主要通过抑制 Na^+-K^+-$2Cl^-$ 同向转运子的活性而产生作用，用药后可使尿中钠离子（Na^+）、钾离子（K^+）、氯离子（Cl^-）、镁离子（Mg^{2+}）、钙离子（Ca^{2+}）排出增多，大剂量呋塞米也可以使碳酸氢根离子（HCO_3^-）排出增加。呋塞米能迅速扩张容量血管，使回心血量减少，在利尿作用发生之前即可缓解急性肺水肿，是急性肺水肿迅速有效的治疗手段之一。同时由于利尿，使血液浓缩，血浆渗透压增高，也有利于消除脑水肿，对脑水肿合并心力衰竭者尤为适用。也可治疗心、肝、肾性水肿等各类水肿。主要用于其他利尿药无效的严重水肿患者。

急性肾衰竭时，祥利尿药可增加尿量和 K^+ 的排出，冲洗肾小管，减少肾小管的萎缩和坏死，但不延缓肾衰竭的进程。大剂量呋塞米可以治疗慢性肾衰竭，增加尿量，在其他药物无效时，仍能产生作用。其扩张肾血管，增加肾血流量和肾小球滤过率，对肾衰竭也有一定的好处。该药抑制 Ca^{2+} 的重吸收，从而降低血钙，对迅速控制高钙血症有一定的临床意义。此外，应用祥利尿药结合输液，可使尿量增加，用于某些经肾排泄的药物中毒的抢救，如长效巴比妥类、水杨酸类、溴剂、氟化物、碘化物等。

呋塞米能被迅速吸收，在口服 30 分钟内，静脉注射 5 分钟后生效，维持 2~3 小时。主要通过肾排泄或肾小球滤过，随尿以原形排出。消除半衰期为 1 小时左右，肾功能不全时可延长至 10 小时。吲哚美辛、丙磺舒与呋塞米同时使用时，影响后者的排泄和作用。

呋塞米主要用于急性肺水肿和脑水肿，也可治疗心、肝、肾性水肿及其他严重水肿；急、慢性肾衰竭；对高血压患者可单用或与其他药物合用，噻嗪类无效时该药可能有效。其他尚可用于高钙血症及加速某些毒物的排泄等。不良反应包括：水和电解质紊乱，如低血容量、低血钾、低血钠、低氯性碱血症，长期应用还可引起低血镁；耳毒性，表现为耳鸣、听力减退或暂时性耳聋，呈剂量依赖性；长期用药多数患者可出现高尿酸血症，但临床痛风的发生率较低；可引起高血糖，升高低密度脂蛋白胆固醇和三酰甘油，降低高密度脂蛋白胆固醇；引起恶心、呕吐，大剂量时尚可出现胃肠出血。少数患者可发生白细胞、血小板减少。亦可发生过敏反应，表现为皮疹、嗜酸细胞增多，偶有间质性肾炎等，非磺胺衍生物的祥利尿药依他尼酸则较少引起过敏反应。

（李学军）

qīnglǜsāiqín

氢氯噻嗪（hydrochlorothiazide）

噻嗪类利尿药的代表药物之一。又称双氢氯噻嗪、双氢克尿塞。属于中效能利尿药。其他噻嗪类药物尚有氯噻嗪等。类似噻嗪类的利尿药有吲哒帕胺、氯噻酮（又称氯酞酮）、美托拉宗、喹乙宗，它们虽无噻嗪环但有磺胺结构，它们的利尿作用与噻嗪类相似。噻嗪类为临床应用最早的利尿药，其中氯噻嗪是 20 世纪 50 年代发现的第 1 个口服有效的利尿药，人们在研究和开发更有效的碳酸酐酶抑制药时发现了噻嗪类。

氢氯噻嗪增加氯化钠（NaCl）和水的排出，产生温和、持久的利尿作用。由于抑制了远曲小管近端 Na^+-Cl^- 共转运子，抑制 NaCl 的重吸收，而转运至远曲小管的 Na^+ 增加，促进了 K^+-Na^+ 交换，故尿中除排出 Na^+、Cl^- 外，K^+ 的排泄也增多，长期服用可引起低血钾。与祥利尿药相反，氢氯噻嗪促进远曲小管 Ca^{2+} 的重吸收，而减少尿 Ca^{2+} 含量，减少 Ca^{2+} 在管腔中的沉积；也能明显减少尿崩症患者的尿量及口渴症状，主要因排 Na^+ 使血浆渗透压降低而减轻口渴感。此外，噻嗪类利尿药是常用的抗高血压药，用药早期通过利尿、减少血容量而降压，长期用药则通过扩张外周血管而产生降压作用。

噻嗪类药物脂溶性较高，口服吸收迅速而完全，口服后 1~2 小时起效，4~6 小时血药浓度达高峰。噻嗪类药物均以有机酸的形式从肾小管分泌，因而与尿酸的分泌产生竞争，可使尿酸的分泌速率降低。一般 3~6 小时排出体外。

噻嗪类药物的临床应用包括：①水肿。可用于各种原因引起的水肿。对轻、中度心源性水肿疗效较好，是心力衰竭的主要治疗药物之一。对肾性水肿的疗效与肾功能损害程度有关，受损较轻者效果较好；肝性水肿在应用时要注意防止低血钾诱发肝昏迷。②高血压。噻嗪类药物是治疗高血压的基础药物之一，多与其他降压药合用，可减少后者的剂量，减少副作用。③其他。可用于肾性尿崩症及加压素无效的垂体性尿崩症；也可用于高尿钙伴有肾结石者，以抑制高尿钙引起的肾结石的形成。

噻嗪类药物的不良反应主要是电解质紊乱，如低血钾、低血钠、低血镁、低氯血症、代谢性碱血症等，合用留钾利尿药可防治。可引起高尿酸血症、高血糖、高脂血症。此外，噻嗪类药物为磺胺类药物，与磺胺类有交叉过敏反应。可见皮疹、皮炎（包括光敏性皮炎）等，偶见严重的过敏反应如溶血性贫血、血小板减少、坏死性胰腺炎等。对氢氯噻嗪过敏者忌用，水电解质紊乱患者、痛风、糖尿病、高脂血症患者慎用。

（李学军）

luónèizhǐ

螺内酯（spironolactone） 人工合成的甾体化合物，其化学结构

与醛固酮相似，是醛固酮受体的竞争性拮抗药，按作用机制分类为肾小管上皮细胞钠离子通道抑制药，属于留钾利尿药（又称低效能利尿药）。又称安体舒通。临床上主要用于与醛固酮升高有关的顽固性水肿和心力衰竭的治疗。

醛固酮从肾上腺皮质释放后，进入远曲小管细胞，并与胞质内盐皮质激素的胞质受体结合成醛固酮-受体复合物，然后转位进入胞核诱导特异 DNA 的转录、翻译，产生醛固酮诱导蛋白，进而调控钠离子（Na^+）、钾离子（K^+）转运。螺内酯及其代谢产物坎利酮结构与醛固酮相似，结合到胞质中的盐皮质激素受体，阻止醛固酮-受体复合物的核转位，而产生拮抗醛固酮的作用。另外，该药也能干扰细胞内醛固酮活性代谢物的形成，影响醛固酮作用的充分发挥，表现出排钠留钾的作用。

螺内酯因其抑制心肌纤维化等作用在心力衰竭的治疗中有一定的疗效。有研究发现，螺内酯在多项临床实验研究中可使心力衰竭患者的病死率下降，总死亡率与对照组相比，约下降了 30%。醛固酮是肾素-血管紧张素-醛固酮系统的一部分，已发现它是导致左室肥厚和心力衰竭的重要的病理生理机制之一。在心肌细胞、成纤维细胞、血管平滑肌细胞中存在大量的醛固酮受体，它们参与心肌重构过程，引起心肌纤维化。此外，还可引起水、钠潴留；使镁离子和钾离子丢失，可能诱发心律失常和猝死；减少心肌细胞摄取儿茶酚胺，加强去甲肾上腺素致心律失常和心脏重构的作用；降低压力感受器的敏感性，减弱副交感神经活性，增加猝死的危险；它还可以影响 Na^+ 通道，

增加心肌细胞的兴奋性和收缩性。醛固酮的这些作用都能促进心脏功能障碍和心力衰竭的恶化。螺内酯通过拮抗醛固酮受体，调节上述反应。

螺内酯的利尿作用弱，起效缓慢而持久，服药后 1 天起效，2~4 天达最大效应。螺内酯的利尿作用与体内醛固酮的浓度有关，仅在体内有醛固酮存在时才发挥作用。对切除肾上腺的动物则无利尿作用。

螺内酯用于治疗与醛固酮升高有关的顽固性水肿，对肝硬化和肾病综合征水肿患者较为有效；也用于心力衰竭的治疗，改善患者的状况，减少患者的病死率及室性心律失常和猝死的发生，用于各种原因引起的心室收缩功能不良导致的心力衰竭，在用了血管紧张素转换酶抑制药、血管紧张素受体阻断药、β 肾上腺素受体阻断药和其他利尿药后仍有严重症状者，都可给予螺内酯。螺内酯不良反应较轻，少数患者可引起头痛、困倦与精神紊乱等。久用可引起高血钾，尤其当肾功能不全时，故肾功能不全者禁用。此外，还有性激素样副作用，可引起男子乳房女性化和性功能障碍、妇女多毛症等，停药可消失。

（李学军）

yīpǔlìtóng

依普利酮（eplerenone）　属于选择性醛固酮受体拮抗药。于 2002 年 9 月获美国食品药品管理局批准，主要用于心血管系统疾病的治疗。依普利酮拮抗醛固酮受体的活性约为螺内酯的 2 倍。与螺内酯一样，依普利酮通过多方面的作用对心力衰竭患者产生良好的治疗作用。2014 年中国心力衰竭诊断和治疗指南指出，依普利酮对改善心力衰竭预后有良

好效果，对纽约心脏病学会心力衰竭分级的 NYHA 11-Ⅳ 级患者均可获益。该药还可能与 β 肾上腺素受体阻断药一样，可降低心力衰竭患者心脏性猝死率；并且该药可显著地降低实验性心力衰竭威斯塔（Wistar）大鼠的血管过氧化物形成，从而改善血管的收缩和舒张功能，用于高血压的治疗。

依普利酮口服给药后约经 1.5 小时达到血药峰浓度，消除半衰期为 4~6 小时，吸收不受食物的影响。依普利酮对心力衰竭、高血压等的疗效较好，用于急性心肌梗死后的充血性心力衰竭，并可以单独或与其他抗高血压药联合应用于高血压的治疗，具有广阔的临床使用前景。其不良反应少，除血钾升高不良反应外，其他不良反应与安慰剂组无差别，它对醛固酮受体具有高度的选择性，而对肾上腺糖皮质激素、黄体酮和雄激素受体的亲和性较低，从而克服了螺内酯的促孕和抗雄激素等副作用，几乎无螺内酯的性激素相关不良反应。

（李学军）

ānběndiédìng

氨苯蝶啶（triamterene）　属于肾小管上皮细胞钠离子通道抑制药（又称留钾利尿药），按作用强度分类属于低效能利尿药。氨苯蝶啶主要作用于远曲小管末端和集合管，通过阻滞管腔钠离子（Na^+）通道而减少 Na^+ 的重吸收，同时减少 Na^+ 的重吸收，使管腔的负电位降低，因此驱动钾离子（K^+）分泌的动力减少，抑制了 K^+ 分泌，产生排钠、利尿、保钾的作用。该药的作用并非竞争性拮抗醛固酮，它们对肾上腺切除的动物仍有保钾利尿作用。

氨苯蝶啶在肝代谢，但其活

性形式及代谢物也从肾排泄。其消除途径广泛，因此消除半衰期较短，为 4.2 小时，需频繁用药。临床上常与排钾利尿药合用治疗顽固性水肿，包括充血性心力衰竭、肝硬化腹水、肾病综合征等，以及肾上腺糖皮质激素治疗过程中发生的水钠潴留，可纠正上述情况时的继发性醛固酮分泌增多。也可用于拮抗其他利尿药的排钾作用，或用于治疗特发性水肿。该药不良反应较少。长期服用可致高钾血症，严重肝、肾功能不全、有高钾血症倾向者禁用。偶见嗜睡、恶心、呕吐、腹泻等消化道症状。另外，有报道氨苯蝶啶和吲哚美辛合用可引起急性肾衰竭。严重肝、肾功能不全、有高钾血症倾向者禁用。

(李学军)

乙酰唑胺 （acetazolamide）

yǐxiānzuò'àn

碳酸酐酶抑制药的原型药，是现代利尿药发展的先驱，也是磺胺的衍生物，在应用磺胺抗菌时，发现它能造成碱利尿和高氯性酸中毒，进而开发出碳酸酐酶抑制药。又称醋唑磺胺。乙酰唑胺通过抑制碳酸酐酶的活性而抑制碳酸氢根离子（HCO_3^-）的重吸收，治疗量时乙酰唑胺抑制近曲小管约 85% HCO_3^- 的重吸收。由于钠离子（Na^+）在近曲小管可与 HCO_3^- 结合排出，近曲小管 Na^+ 重吸收会减少，水的重吸收减少。但集合管 Na^+ 重吸收会大大增加，使钾离子（K^+）的分泌相应增多（Na^+-K^+ 交换增多）。因而碳酸酐酶抑制药主要造成尿中 HCO_3^-、K^+ 和水的排出增多。碳酸酐酶还参与集合管酸的分泌，因此集合管也是这类药物利尿的另一个次要部位。乙酰唑胺还抑制肾以外部位碳酸酐酶依赖的 HCO_3^- 的转

运，如眼睫状体向房水中分泌 HCO_3^-，以及脉络丛向脑脊液分泌 HCO_3^-，因而减少房水和脑脊液的生成量及 pH 值。

乙酰唑胺利尿作用较弱，且长期服用会导致耐受性的发生，现在很少作为利尿药使用，但它们仍有以下几种特殊的用途：①治疗青光眼。减少房水的生成，降低眼内压，对多种类型的青光眼有效，是乙酰唑胺应用最广的适应证。多佐胺和布林唑胺是两个新的碳酸酐酶抑制药，眼局部应用能够降低眼内压。②急性高山病。登山者在急速登上 3000m 以上时会出现无力、头晕、头痛和失眠的症状。症状较轻时可自然缓解，但严重时会出现肺水肿或脑水肿而危及生命。乙酰唑胺可减少脑脊液的生成和脑脊液及脑组织的 pH 值，减轻症状，改善机体功能。在开始攀登前 24 小时口服乙酰唑胺可起到预防作用。③其他。碱化尿液、纠正代谢性碱中毒、癫痫的辅助治疗、伴有低钾血症的周期性瘫痪以及严重的高磷酸盐血症等的治疗。

乙酰唑胺作为磺胺的衍生物，可能会造成骨髓抑制、皮肤毒性、磺胺样肾损害，对磺胺过敏的患者易发生过敏反应。此外还可引起高氯性酸中毒、尿结石、低钾血症等。较大剂量可引起嗜睡和感觉异常，肾衰竭患者使用该药可引起蓄积造成中枢神经系统毒性。肝、肾功能不全致低钠血症、低钾血症、高氯性酸中毒患者，肾上腺衰竭及肾上腺皮质功能减退（艾迪生病）患者，以及肝性脑病患者禁用。

(李学军)

甘露醇 （mannitol）

gānlùchún

渗透性利尿药或脱水药的代表药物。主要

是脱水作用和利尿作用。①脱水作用。静脉注射后，能迅速提高血浆渗透压，使组织间液向血浆转移而产生组织脱水作用，可降低颅内压和眼内压。口服用药则造成渗透性腹泻。②利尿作用。静脉注射后，由于血浆渗透压升高，血容量增加，血液黏稠度降低，并通过稀释血液而增加循环血容量及肾小球滤过率。该药在肾小球滤过后不易被重吸收，使水在髓袢升支和近曲小管的重吸收减少，而产生利尿作用。另外，由于排尿速率的增加，尿液与肾小管上皮细胞接触的时间缩短，使几乎所有电解质的重吸收减少，如抑制髓袢升支对钠离子（Na^+）的重吸收，可以降低髓质高渗区的渗透压，进而抑制集合管水的重吸收。在少尿时，若及时应用甘露醇，通过脱水作用，可减轻肾间质水肿。同时渗透性利尿效应可维持足够的尿量，稀释肾小管内有害物质，保护肾小管免于坏死。另外，还能改善急性肾衰竭早期的血流动力学变化，对肾衰竭伴有低血压者效果较好。

甘露醇降低眼内压和颅内压作用于静脉注射后 15 分钟内出现，达峰时间为 30~60 分钟，维持 3~8 小时。利尿作用于静注后 1 小时出现，维持 3 小时。消除半衰期为 100 分钟，当存在急性肾衰竭时可延长至 6 小时。肾功能正常时，静脉注射甘露醇 100g，3 小时内 80% 经肾排出。甘露醇是治疗脑水肿、降低颅内压安全而有效的首选药物，青光眼急性发作和患者术前应用以降低眼内压，也可用于预防急性肾衰竭。口服用药则造成渗透性腹泻，可用于从胃肠道消除毒性物质。不良反应少见，注射过快时可引起一过性头痛、眩晕、畏寒和视物模糊。

因可增加循环血量而增加心脏负荷，慢性心功能不全者禁用。另外，活动性颅内出血者禁用。

（李学军）

āmǐluòlì

阿米洛利（amiloride）

为肾小管上皮细胞钠离子通道抑制药，属于低效能利尿药。阿米洛利作用于远曲小管末端和集合管，通过阻滞管腔钠离子（Na$^+$）通道而减少 Na$^+$ 的重吸收；同时减少 Na$^+$ 的重吸收使管腔的负电位降低，因此驱动钾离子（K$^+$）分泌的动力减少，抑制了 K$^+$ 分泌，产生排钠、利尿、留钾的作用。该药的作用并非竞争性拮抗醛固酮，对肾上腺切除的动物仍有留钾利尿作用。在高浓度时，阿米洛利也阻滞 Na$^+$-H$^+$ 和 Na$^+$-Ca^{2+} 反向转运子，可能抑制 H$^+$ 和 Ca^{2+} 的排泄。其本身促尿钠排泄和抗高血压活性较弱，但与噻嗪类或袢利尿药呋塞米等合用具有协同作用。口服迅速吸收，2 小时内起效，3～4 小时血药浓度达峰值，作用时间为 6～10 小时，消除半衰期为 6～9 小时。主要以原形经肾排泄。

阿米洛利常与排钾利尿药合用治疗顽固性水肿，适应证同氨苯蝶啶。也可与噻嗪类利尿药、袢利尿药或抗高血压药合用，治疗心力衰竭、肝硬化等引起的水肿及腹水，以及高血压等；也可单独用于低钾血症。阿米洛利单独使用时高钾血症较常见。偶见嗜睡、恶心、呕吐、腹泻等消化道症状。可引起低钠血症、高钙血症、轻度代谢性酸中毒等。过敏反应表现为皮疹甚至呼吸困难。长期服药应定期查血钾、钠、氯水平。严重肝肾功能不全、有高钾血症倾向者禁用。

（李学军）

nèifēnmì dàixiè yàowù yàolǐ

内分泌代谢药物药理（endocrine and metabolic pharmacology）

研究内分泌代谢药物与内分泌系统和机体的相互作用及作用规律的药理学分支学科。主要研究内分泌代谢药物的药理作用机制、药物代谢动力学、药物效应动力学、药物毒理及药物筛选等内容。

1901 年在美国从事研究的日本学者高峰让吉（Takamine Jokichi）分离出肾上腺素，不久，促胰液素也被提取出来，人类开始认识到体液具有调节生命活动的功能。此后，甲状腺素、胰岛素和各种性激素等相继被发现，20 世纪 40 年代分离提纯了肾上腺皮质激素，50～60 年代分离出了促甲状腺素释放激素，经典内分泌腺分泌的主要激素及其功能基本得到阐明。

早期的糖皮质激素类药来自动物脏器的匀浆提取物，直到 1948 年人工制备了可的松并用于临床研究，1950 年发现氢化可的松具有治疗作用。在合成氢化可的松的基础上，人们继续对糖皮质激素的结构进行优化，从 1 例肾癌患者的尿液中提取出甾体化合物曲安西龙，发现它具有很好的糖皮质激素效应，但无氢化可的松的副作用即钠潴留。通过研究氢化可的松的体内代谢过程，1958 年人们又发现了具有更好稳定性、更好抗炎活性和更低钠潴留的地塞米松。通过不断地化学结构改造，陆续开发出了倍他米松、倍氯米松和氟轻松等药物。

人们在 20 世纪 20 年代发现并提纯了胰岛素，自上市以来拯救了无数糖尿病患者的生命。1956 年，第一代磺酰脲类药物上市，经过几十年的发展，成为口服降糖药中最重要的成员，其代表包括甲苯磺丁脲和第二代磺酰脲类药物格列苯脲等。作为双胍类药物的典型代表，二甲双胍于 1957 年面市，中间经历了曲折的发展，直至 2005 年，国际糖尿病联盟推荐它作为治疗 2 型糖尿病的一线药物。20 世纪 60 年代中国科学家人工合成了牛胰岛素，是多肽和蛋白质药物发展史上的一个里程碑。1986 年在瑞士上市了第一个 α-葡萄糖苷酶抑制药阿卡波糖。作为非磺酰脲类的促胰岛素分泌药瑞格列奈于 1998 年在美国上市，2000 年在中国上市。胰岛素增敏药吡格列酮于 1999 年在美国上市，2004 年在中国上市。首个胰高血糖素样肽-1 受体激动药——丹麦诺和诺德公司的原研产品利拉鲁肽于 2009 年获欧盟批准，2010 年获美国批准，2011 年进入中国。由于胰高血糖素样肽-1 极易被体内的二肽基肽酶-4 降解，为此人们开发了二肽基肽酶-4 抑制药，使体内自身分泌的胰高血糖素样肽-1 不易降解。二肽基肽酶-4 抑制药西格列汀于 2006 年在美国上市，2010 年登陆中国。2013 年全新机制的钠-葡萄糖协同转运蛋白 2 抑制药上市，2014 年新型胰岛素吸入器及吸入型药物 Afreeza 在美国获准用来治疗糖尿病。

药理研究 内分泌代谢疾病是指内分泌腺或内分泌组织本身的分泌功能和/或结构异常所导致的疾病，还包括激素来源异常、激素受体异常和由于激素或代谢失常引起的生理紊乱所导致的疾病。治疗内分泌代谢疾病的药物一部分是内源性激素（如甲状腺素和胰岛素等），用于补充体内天然激素的不足。也有一些内源性激素由于其具有特殊的药理作用

（如糖皮质激素）被用于抗炎和抑制免疫。另一部分药物则因能发挥调节激素合成、释放及代谢的作用，或可改变体内激素的浓度，改善其激动效应而被研制应用。

部分内分泌代谢药物作用于不同的激素受体，对内分泌系统可能具有一定的毒性，会对激素水平造成影响，或是直接破坏组织细胞。具体毒理机制包括：①通过改变下丘脑调节肽的释放来影响垂体功能。②作用于垂体，刺激或抑制激素的分泌。③直接影响靶器官，对激素的合成、释放、转运和代谢产生影响。肾上腺、甲状腺及胰腺等内分泌腺体都有可能受到药物的影响。长期使用糖皮质激素，会造成患者向心性肥胖、皮肤薄化、低血钾、高血压和糖尿病等肾上腺皮质功能亢进现象，而长期使用糖皮质激素突然停药或过快减量会引发肾上腺皮质功能不全。硫脲类甲状腺药物、碘及碘化物会影响甲状腺素的合成和释放或是干扰外周甲状腺素（T_4）转化为三碘甲状腺原氨酸（T_3）。长期服药后会反馈性增加促甲状腺激素的分泌，甲状腺代偿性增生肥大，甚至造成甲状腺功能减退。放射性碘则会损坏甲状腺细胞。甲苯磺丁脲、二甲双胍、罗格列酮和瑞格列奈等抗糖尿病药物可以刺激胰岛素分泌或增加其敏感性，这些药物的过量使用会造成持久性低血糖。抗痛风药秋水仙碱等可能会伤害睾丸生精上皮细胞和间质细胞的功能。使用这些内分泌代谢药物必须注意用时用量并及时进行相关影像学或血中激素水平的检测。

药物分类　内分泌代谢疾病的主要病理病变包括：肾上腺皮质功能异常、甲状腺功能减弱、甲状腺功能亢进、甲状旁腺功能异常、卵巢/睾丸等性腺代谢紊乱以及胰岛素分泌不足、胰岛素抵抗和胰岛病变等。内分泌代谢药物根据其适应证通常可分为：肾上腺皮质激素类药、甲状腺激素药、抗甲状腺药、抗骨质疏松药、抗痛风药和抗糖尿病药。

肾上腺皮质激素类药中较为常用的是糖皮质激素类药与盐皮质激素类药，前者常用于肾上腺皮质功能不全、自身免疫性疾病和变态反应性疾病，后者用于治疗肾上腺皮质功能减退，维持机体正常的水和电解质代谢。甲状腺激素药与抗甲状腺药均可用于甲状腺功能异常，但前者用于甲状腺功能低下引起的甲状腺激素缺乏症，后者则通过干扰甲状腺激素的合成、释放、作用方式或破坏甲状腺来治疗甲状腺功能亢进。抗骨质疏松药分为抑制骨吸收药、促进骨形成药和促进骨矿化药。这三类药物分别通过减少破骨细胞的产生或降低破骨细胞的活性、促进成骨细胞的活性及促进骨矿化来预防及治疗骨质疏松。抗痛风药分为两种：一种为抗炎药物，能够减轻急性痛风发作的症状；另一种是通过抑制尿酸生成或是促进尿酸分解与排泄来降低血中尿酸的浓度。抗糖尿病药的种类繁多，大致有以下几种：胰岛素、促胰岛素分泌药、胰岛素增敏药、双胍类药物、α-葡萄糖苷酶抑制药、胰高血糖素样肽-1受体激动药、二肽基肽酶-4抑制药及钠-葡萄糖协同转运蛋白2抑制药、肠促胰岛素类药和抗糖尿病并发症药。这些药物具有不同的作用机制，或是能够提高血中胰岛素的水平，或是增强外周组织对胰岛素的敏感性，或是抑制人体对葡萄糖的吸收来达到治疗糖尿病的目的。抗糖尿病并发症药又可分为醛糖还原酶抑制药、蛋白非酶糖基化阻滞药和生长因子拮抗药等。

发展现状　内分泌代谢药物进入21世纪后发展迅速。以抗糖尿病药为例，出现了不少新型治疗药物，如利拉鲁肽和西格列汀等。有众多针对新型糖尿病治疗靶点的药物正在研发中，包括G蛋白偶联受体119激动药、11β-羟基固醇脱氢酶1抑制药、蛋白酪氨酸磷酸酶1B抑制药、糖原磷酸化抑制药和葡萄糖激酶激动药等。新型抗骨质疏松药的开发也颇受重视，双磷酸盐、硬化蛋白、RANKL抗体和cathepsin K抑制药等都是研究热点。针对痛风急性期的治疗，白介素1-β抑制药取得了良好的疗效，选择性尿酸盐重吸收转运子1抑制药lesinurad能够促进尿酸排出，2015年在美国获准上市。另外，也出现了一些新型非嘌呤类黄嘌呤氧化酶抑制药，其中非布司他和托匹司他于2009年和2013年分别在美国和日本上市。此外，嘌呤核苷磷酸化酶抑制药也有望成为一类新型抗通风药，ulodesine作为其代表曾进行Ⅱ期临床试验。随着生物医药技术的发展，更多新靶点、更多选择性特异性受体药物正在进行研发。

（王明伟　戴薪传）

shènshàngxiàn pízhì jīsùlèiyào

肾上腺皮质激素类药（adrenocorticosteroids）　结构与胆固醇相似的一类药物。又称类固醇类激素。肾上腺皮质激素是由肾上腺皮质分泌的所有激素的总称，但通常不包括性激素。其化学结构系4个环状结构上有3个支链，形状与汉字的"甾"相仿，故又称甾体激素。肾上腺皮质由外向内依次为球状带、束状带及网状带。球状带约占皮质的 15%，主要合成醛固酮和去氧皮质酮（desoxycorticosterone）等盐皮质激素；束状带约占 78%，主要合成氢化可的松等糖皮质激素；网状带约占 7%，主要合成雄激素、雌激素等性激素。肾上腺皮质激素的分泌和生成具有昼夜节律性，凌晨 0 时血浆浓度最低（< $5\mu g/100ml$），而后逐渐升高，上午 8~10 时最高（>$20\mu g/100ml$）；昼夜节律性产生的原因是其受促肾上腺皮质激素的调节，而促肾上腺皮质激素的分泌受昼夜节律的影响。

肾上腺皮质功能减退可分为原发性和继发性。原发性肾上腺皮质功能减退中最常见的是艾迪生病（Addison disease）；继发性肾上腺皮质功能减退最常见于长期应用超生理剂量的糖皮质激素，也可继发于下丘脑-垂体疾病，如鞍区肿瘤、自身免疫性垂体炎外伤、手术切除、产后大出血引起垂体大面积梗死坏死，即希恩综合征（Sheehan syndrome）等。肾上腺皮质功能亢进通常由一种或一种以上肾上腺皮质激素分泌过多引起，包括皮质醇增多症（又称库欣综合征），以及醛固酮增多症。常用的肾上腺皮质类激素类药物包括糖皮质激素类药、盐质激素类药、促肾上腺皮质激素及皮质激素抑制药，临床常用的主要是糖皮质激素类药。

促肾上腺皮质激素由垂体前叶嗜碱细胞合成分泌，是 39 个氨基酸的多肽，对维持机体肾上腺正常形态和功能具有重要作用。人工合成的促肾上腺皮质激素仅有 24 个氨基酸残基，免疫原性明显降低，故过敏反应显著减少。促肾上腺皮质激素只能注射应用，临床上可用于诊断脑垂体前叶-肾上腺皮质功能水平状态及长期使用皮质激素的停药前后的皮质功能水平，以防止因停药而发生皮质功能不全。

皮质激素抑制药可代替外科的肾上腺皮质切除术。常用药物包括：米托坦（mitotan）又称双氯苯二氯乙烷，能选择性地作用于肾上腺皮质束状带及网状带细胞，使其萎缩、坏死而不影响球状带。主要用于无法切除的皮质癌、复发癌切除以及皮质癌术后辅助治疗。美替拉酮（metyrapone）又称甲吡酮，降低血浆氢化可的松水平，临床用于治疗肾上腺皮质肿瘤和产生促肾上腺皮质激素的肿瘤所引起的氢化可的松过多症和皮质癌。氨鲁米特（aminoglutethimide）又称氨基苯哌啶酮，抑制氢化可的松和醛固酮的合成，治疗由垂体所致促肾上腺皮质激素过度分泌诱发的库欣综合征。酮康唑主要用于治疗肾上腺皮质功能亢进综合征（库欣综合征）和前列腺癌。

（李晓辉）

tángpízhì jīsùlèiyào

糖皮质激素类药（glucocorticoids）

人工合成的以甾核为基本结构，且甾核 D 环 C_{17} 上有 α 羟基与 C 环 C_{11} 上有氧或者羟基的具有糖皮质激素活性的药物。属于肾上腺皮质激素类药。根据药物作用持续时间分为：短效糖皮质激素类药，包括氢化可的松、可的松；中效糖皮质激素类药，包括泼尼松、泼尼松龙、甲泼尼龙、曲安西龙；长效糖皮质激素类药，包括地塞米松、倍他米松。

药理作用及机制 糖皮质激素的作用广泛而复杂，且随剂量不同而变化。小剂量或生理水平时，糖皮质激素对代谢产生影响：能增加肝糖原、肌糖原含量并升高血糖；加速蛋白质分解代谢，抑制蛋白质合成；促进脂肪分解，抑制其合成；有较弱的盐皮质激素的作用，能保钠排钾。通过允许作用，糖皮质激素增强其他激素的作用。超生理剂量（药理剂量）时，糖皮质激素与靶细胞胞质内糖皮质激素受体结合，影响参与炎症的某些基因的转录，产生快速、强大而非特异性的抗炎作用，对各种炎症均有效；小剂量糖皮质激素主要抑制细胞免疫，加大剂量抑制体液免疫功能；糖皮质激素能减少过敏介质的产生，缓解过敏性疾病的症状；糖皮质激素能通过提高机体对内毒素的耐受力、扩张血管、稳定溶酶体膜，发挥抗休克作用；可直接抑制体温调节中枢、减少内热原的释放，而有良好退热作用。此外，糖皮质激素能刺激骨髓造血功能、兴奋中枢神经系统，对骨骼、心血管系统等均产生影响。

对代谢的影响 ①糖代谢：主要表现在维持血糖的正常水平和肝及肌肉的糖原含量方面，能够增加肝糖原、肌糖原含量，并升高血糖。②脂质代谢：短期使用对脂质代谢无明显影响。大剂量长期使用能够促进环磷酸腺苷依赖性脂酶的合成，后者可以激活脂酶，分解脂肪，导致血浆胆固醇增高，四肢皮下的脂酶激活，促使皮下脂肪分解，重新分布在面部、上胸部、颈背部、腹部和臀部，形成向心性肥胖，表现为"满月脸，水牛背"。③水和电解质代谢：糖皮质激素也有一定的盐皮质激素样保钠排钾作用，但较弱，主要是通过作用于盐皮质激素受体而产生。

允许作用 糖皮质激素对有些组织细胞虽无直接活性，但可给其他激素发挥作用创造有利条件。例如，糖皮质激素可增强儿茶酚胺的血管收缩作用和胰高血糖素的血糖升高作用等。

抗炎作用 糖皮质激素具有强大的抗炎作用，可以抑制由物理性、化学性、免疫性、感染性及无菌性（如缺血性组织损伤）等多种因素引起的炎症反应。在急性炎症初期，能减轻渗出、水肿，缓解红、肿、热、痛等症状，此作用是通过增高血管紧张性、降低毛细血管的通透性、减轻充血，同时抑制白细胞浸润及吞噬反应，减少各种炎症因子的释放途径而实现的。在炎症后期，糖皮质激素可以通过抑制毛细血管和成纤维细胞的增生，抑制胶原蛋白、黏多糖的合成及肉芽组织增生，防止粘连及瘢痕形成，减轻后遗症。但值得注意的是应合理使用糖皮质激素，否则会导致感染扩散、创面愈合延迟等不良后果，甚至危及生命。

免疫抑制与抗过敏作用 糖皮质激素可以通过多种途径发挥对免疫系统的抑制作用。可以缓解过敏性疾病的症状，如水肿、皮疹、平滑肌痉挛、过敏性充血等，并能抑制组织器官的移植排异反应和皮肤迟发性过敏反应。对于自身免疫性疾病也可以发挥一定的近期疗效。

抗休克作用 常用于治疗严重休克，特别是感染中毒性休克。

体内过程 糖皮质激素类药注射、口服均可吸收。以氢化可的松为例，口服后吸收迅速而完全，1~2小时后血药浓度达高峰。氢化可的松进入血液后约90%与血浆蛋白结合，其中约80%与皮质激素运载蛋白结合，10%与白蛋白结合，通常认为已经结合的激素不易进入细胞，因此无生物

活性。具有活性的游离型约占10%。体内分布在肝中最多，血浆其次，脑脊液再次。

临床应用 糖皮质激素类药主要用于肾上腺皮质功能不全、自身免疫性疾病、变态反应性疾病、抑制器官移植时的排异、感染性疾病、休克、眼科和皮肤疾病，以及某些内分泌病的辅助诊断。主要有以下3种用法。①大剂量冲击疗法：用于急性、重度、危及生命的疾病的抢救，常用氢化可的松静脉给药，首剂200~300mg，1日量可超过1g，以后逐渐减量，疗程3~5天。大剂量应用时宜合用氢氧化铝凝胶等以防止急性消化道出血。②一般剂量长期疗法：多用于结缔组织病和肾病综合征等。常用泼尼松口服，开始每日10~30mg，1日3次，获得临床疗效后，逐渐减量，每3~5天减量1次，每次按20%左右递减，直到最小维持量。皮质激素的分泌具有昼夜节律性，临床用药可随这种节律进行，以减小对肾上腺皮质功能的影响。维持量用法有两种：每日晨给药法，即每晨7~8时1次给药，用短效的可的松，氢化可的松等；隔晨给药法，即隔日1次，早晨7~8时给药，此法应用中效的泼尼松、泼尼松龙，而不用长效的激素，以免引起对下丘脑-垂体-肾上腺轴的抑制。在长时间使用激素治疗过程中，遇下列情况之一者，应停用糖皮质激素：维持量已减至正常生理需要量，如泼尼松每日5~7.5mg，经过长期观察，病情已稳定不再活动者；因治疗效果差，不宜再用激素，应改药者；因严重不良反应或并发症，难以继续用药者。③小剂量替代疗法：用于治疗急、慢性肾上腺皮质功能不全症（包括肾上腺危象、艾

迪生病）、脑垂体前叶（腺垂体）功能减退及肾上腺次全切除术后。一般维持量，可的松每日12.5~25mg，或氢化可的松每日10~20mg。

不良反应 糖皮质激素类药长期大剂量应用可引起医源性肾上腺皮质功能亢进，诱发或加重感染、糖尿病、青光眼，引起消化系统、心血管系统并发症；减量过快或突然停药，会引起医源性肾上腺皮质功能不全和反跳现象；临床应用中还可能出现糖皮质激素抵抗。

（李晓辉 贾 乙）

dìsāimǐsōng

地塞米松（dexamethasone）

化学名称为（$11\beta,16\alpha$）-9-氟-11,17,21-三羟基-16-甲基孕甾-1,4-二烯-3,20-二酮为结构的糖皮质激素类药。属于外源性长效糖皮质激素类药，可以通过化学合成制备。

地塞米松药理作用机制与氢化可的松一致，均为结合糖皮质激素受体后产生。与内源性的氢化可的松相比，其抗炎活性为氢化可的松的30倍，且无明显的水盐代谢活性，对下丘脑-垂体-肾上腺轴抑制作用较强。可通过抑制炎症细胞在炎症部位的集聚，并抑制其吞噬作用、溶酶体酶的释放及炎症介质的合成和释放，达到减轻和防止组织对炎症的反应，减轻炎症表现的作用；可通过减少T淋巴细胞、单核细胞、嗜酸性粒细胞的数量，以及降低免疫球蛋白与细胞表面受体的结合能力和抑制白介素的合成与释放，达到降低T淋巴细胞向淋巴母细胞转化，减轻原发免疫反应扩展的作用。还可以降低免疫复合物通过基底膜，并降低补体及免疫球蛋白的浓度。

地塞米松极易自消化道吸收，其血浆消除半衰期（$t_{1/2}$）为190分钟，组织消除半衰期为3天，肌内注射地塞米松磷酸钠或地塞米松醋酸酯后分别于1小时和8小时达血药浓度峰值，血浆蛋白结合率较其他皮质激素类药物为低，主要以无活性的代谢产物从尿液排出。易通过胎盘屏障。

地塞米松临床上用于治疗过敏性皮炎、药物性皮炎、荨麻疹和过敏性紫癜等过敏性疾病；可用于缓解支气管痉挛、减轻支气管充血水肿；可用于感染性休克、过敏性休克等引起的心源性休克的辅助治疗；用于治疗急性化学性肺水肿；可用于脂溢性皮炎、扁平苔藓、神经性皮炎、银屑病等皮肤病；可用于类风湿性关节炎、痛风性关节炎、强直性脊柱炎、骨关节炎、腱鞘炎等关节炎症；亦可用于特发性血小板减少性紫癜、再生障碍性贫血、急性淋巴细胞白血病等血液系统疾病。

地塞米松主要不良反应与氢化可的松相同，较大剂量易引起糖尿病、骨质疏松、消化道溃疡和类库欣综合征症状，对下丘脑-垂体-肾上腺轴抑制作用较强。并发感染为主要的不良反应。

地塞米松与巴比妥类、苯妥英、利福平同服，会加快该药代谢，导致作用减弱；与水杨酸类药物合用，能降低水杨酸盐的血药浓度，可减弱抗凝血剂、口服降血糖药作用，应调整相应药物剂量；与利尿剂（保钾利尿剂除外）合用可引起低钾血症，应注意用量。

（李晓辉　贾　乙）

qīnghuàkědìsōng

氢化可的松（hydrocortisone）

以 $11\beta, 17\alpha, 21$-三羟基孕甾-4-烯-3, 20-二酮为结构的糖皮质激素类药。属于内源性糖皮质激素类药，通过化学合成制备。

氢化可的松与糖皮质激素受体结合后发挥相应的药理作用。包括与靶细胞胞质内糖皮质激素受体结合，影响参与炎症的某些基因的转录，产生快速、强大而非特异性的抗炎作用，对各种炎症均有效；小剂量时可抑制细胞免疫，加大剂量可抑制体液免疫功能；减少过敏介质的产生，缓解过敏性疾病的症状；还能通过提高机体对内毒素的耐受力、扩张血管、稳定溶酶体膜，发挥抗休克作用等。

氢化可的松口服吸收快而完全，1~2小时后血药浓度达峰值，每次服药可维持8~12小时。氢化可的松蛋白结合率约为90%，其中80%与皮质激素转运蛋白结合，其余10%与白蛋白结合。主要在肝代谢，以葡萄糖醛酸或硫酸结合形式由肾排出。

氢化可的松临床上用于过敏性、炎症性与自身免疫性疾病，包括原发性或继发性肾上腺皮质功能减退的替代治疗；自身免疫性疾病，如系统性红斑狼疮、重症多发性皮肌炎、严重支气管哮喘、风湿病、风湿性关节炎、血管炎、肾病综合征、重症肌无力等；过敏性疾病，血管神经性水肿、过敏性鼻炎等；器官移植的抗排斥反应；治疗各种急性中毒性感染、病毒感染等；急性白血病、淋巴瘤等血液疾病；炎症性疾患，如阶段性结肠炎、溃疡性结肠炎、损伤性关节炎等。

氢化可的松长期大量应用可引起肾上腺皮质功能亢进综合征，表现为满月脸、水牛背、高血压、多毛、糖尿、皮肤变薄等；还可能诱发或加重感染、消化性溃疡、高血压、骨质疏松等。突然减量或者停药能导致停药反应或反跳症状。

氢化可的松在体内经细胞色素酶CYP3A4代谢，它又是CYP3A4的诱导剂。苯巴比妥、苯妥英钠、卡马西平和利福平可以加快该药的代谢。氢化可的松与噻嗪类利尿药合用很可能导致低血钾；与阿司匹林合用更易导致消化性溃疡。

（李晓辉　贾　乙）

pōnísōnglóng

泼尼松龙（prednisolone）

以 $11\beta, 17\alpha, 21$-三羟基孕甾-1, 4-二烯-3, 20-二酮为结构的糖皮质激素类药。属于外源性中效糖皮质激素类药，通过化学合成制备。

泼尼松龙无须经肝转化即发挥生物效应。其生物学半效期为12~36小时，其抗炎活性为氢化可的松的5倍，而水盐代谢活性为氢化可的松的0.3倍。泼尼松龙水盐代谢活性较弱，故一般不用作肾上腺皮质功能减退的替代治疗。其药理作用机制与氢化可的松相同，通过激活糖皮质激素受体发挥药理作用，包括可减轻和防止组织对炎症的反应，从而减轻炎症表现；可通过防止或抑制细胞介导的免疫反应和延迟性过敏反应，降低免疫球蛋白与细胞表面受体的结合能力；抑制白介素的合成与释放，减轻原发免疫反应的扩展；能对抗细菌内毒素对机体的刺激反应，减轻细胞损伤，发挥抗毒、抗休克等保护机体的作用。

泼尼松龙口服吸收迅速，1~2小时后血药浓度达峰值，血浆药物消除半衰期为2~3小时。主要在肝代谢，通常以原形药物或代谢产物经肾排出。可透过胎盘，少量从母乳中排泄。

泼尼松龙口服制剂主要用于

过敏性与自身免疫性炎症性疾病。适用于结缔组织病、系统性红斑狼疮、重症多肌炎、严重的支气管哮喘、皮肌炎、血管炎等过敏性疾病，以及急性白血病、恶性淋巴瘤等；其滴眼剂用于短期治疗对类固醇敏感的眼部炎症（排除病毒、真菌和细菌病原体感染）。不良反应包括：①大剂量长期使用可致肥胖、多毛症、水肿，血糖、血压及眼内压升高。②水钠潴留，可引起低血钾骨质疏松病理性骨折痤疮胃肠溃疡出血穿孔。③能增加糖异生作用，干扰糖代谢，诱发高血糖。④滴眼剂可能引起局部刺激，长期使用还可能引起眼内压升高，导致视神经损害、视野缺损。⑤也可能导致后囊膜下白内障形成，继发眼部真菌或病毒感染。⑥角膜或巩膜变薄的患者，使用后可能引起眼球穿孔，还可能引起伤口愈合延缓。

泼尼松龙与可致溃疡的药物合用，会增加诱发溃疡的可能性；苯巴比妥及苯妥英钠能加速其灭活而降低其疗效；强心苷在低血钾时对心肌的敏感性增加，易致中毒，故合并用药时，应注意补钾；噻嗪类利尿药有排钾作用，合并用药时，应注意补钾。

（李晓辉　贾　乙）

yánpízhì jīsùlèiyào
盐皮质激素类药 （mineralo-corticoids）

人工合成的以甾核为基本结构，且甾核 D 环 C_{17} 上无 α 羟基、C 环 C_{11} 上没有氧原子，或有氧原子但与 C_{18} 结合的具有盐皮质激素活性的药物。属于肾上腺皮质激素类药。盐皮质激素对维持机体正常的水、电解质代谢起着重要作用，主要包括醛固酮和去氧皮质酮。

醛固酮的结构为 $11\beta, 21$-二羟-3, 20-二氧-4-孕烯-18-醛（11 → 18）乳醛，作为内源性盐皮质激素类药，可通过化学合成制备。醛固酮主要作用于肾的远曲小管，促进钠离子（Na^+）、氯离子（Cl^-）的重吸收和钾离子（K^+）、氢离子（H^+）的排出，其中潴钠的作用是原发的。由于 H^+ 的排出增多，尿氨的排出也增加。其作用与下丘脑分泌的抗利尿激素相互协调，共同维持体内水、电解质的平衡。此外，醛固酮对唾液腺、汗腺、肌肉和胃肠道黏膜细胞也同样有潴钠排钾的作用。盐皮质激素潴钠排钾的机制可能与类固醇的基因效应有关，通过与肾远曲小管上皮细胞内特殊受体相结合，转位进入细胞核，作用于染色质 DNA，引起某种特异 mRNA 的合成，生成一类醛固酮诱导蛋白质，使上皮钠通道活性增大，表现为上皮钠通道开放频率及开放数目增加，从而促进肾小管细胞膜对 Na^+ 的重吸收。醛固酮在肠内不易吸收，而肌内注射后吸收良好，血浆蛋白结合率为 70% ～ 80%，在肝中迅速代谢失活，无蓄积作用。临床上常与氢化可的松等合用作为替代疗法，治疗慢性肾上腺皮质功能减退症和原发性单一醛固酮减少症等，以纠正患者失钠、失水和钾潴留等，恢复水和电解质的平衡。使用过量导致体内潴钠、排钾、血容量增多、肾素-血管紧张素系统活性受抑，主要表现为高血压伴低血钾。

去氧皮质酮在体内的分泌量小，具有与醛固酮相似的潴钠排钾作用。其潴钠作用只有醛固酮的 1% ～ 3%，但远较氢化可的松大，对糖代谢几乎无任何作用。去氧皮质酮在肠道内不易吸收，且容易被破坏，主要应用其油剂注射液做肌内注射使用。去氧皮质酮在体内经过代谢转化为孕二醇，经肾排泄。

（李晓辉　贾　乙）

jiǎzhuàngxiàn jīsùyào
甲状腺激素药 （thyroid hormone agents）

治疗甲状腺激素缺乏的含甲状腺激素的内分泌代谢药物。甲状腺激素是由甲状腺合成、储藏和释放的，是维持机体正常代谢，促进生长发育所必需的重要激素，包括甲状腺素（T_4）和三碘甲状腺原氨酸（T_3）。甲状腺激素的药理作用及机制：①维持生长发育。甲状腺激素为人体正常生长发育所必需，其分泌不足或过量都可引起疾病。甲状腺功能不足时，躯体与智力发育均受影响，可致克汀病（呆小病），成人甲状腺功能不全时，则可引起黏液性水肿。②促进代谢。甲状腺激素能促进物质氧化，增加氧耗，提高基础代谢率，使产热增多，而又不能很好利用。甲状腺功能亢进时有怕热、多汗等症状。③神经系统及心血管效应。呆小病患者的中枢神经系统的发育发生障碍。甲状腺功能亢进时出现神经过敏、急躁、震颤、心率加快、心输出量增加等现象。因甲状腺激素可增强心脏对儿茶酚胺的敏感性。

甲状腺激素缺乏可使机体的代谢和全身各个系统功能减退，从而引起一系列的临床综合征。甲状腺功能低下病因包括：①甲状腺实质性病变，如甲状腺炎、外科手术或放射性同位素治疗造成的腺组织破坏过多，发育异常等。②甲状腺素合成障碍，如长期缺碘、长期抗甲状腺药物治疗、先天性甲状腺素合成障碍、自身抗体引起的特发性甲状腺功能低下等。③垂体或下丘脑病变。

常用的甲状腺激素药有甲状腺片、甲状腺素碘塞罗宁、左甲状腺素钠、左甲状腺素钠等，主要用于治疗甲状腺功能低下引起的甲状腺激素缺乏症。

（左建平）

jiǎzhuàngxiànsù

甲状腺素（thyroxin） 四碘甲状腺原氨酸（tetraiodothyronine）。临床常用其钠盐。具有促进一般组织代谢，提高神经兴奋性和身体发育作用。用于治疗甲状腺功能减退、黏液性水肿和克汀病等。可以由牛、羊、猪等的甲状腺中提取。

药理作用及机制 甲状腺素可代替内源性甲状腺激素，在体内转变成三碘甲状腺原氨酸（T_3）而活性增强，具有维持人体正常生长发育、促进代谢、增加产热和提高交感-肾上腺系统感受性等作用。

体内过程 甲状腺素口服后仅能吸收 40% 左右，作用缓慢，3～5 天开始显效，7～10 天达到最大效应，停药后 4～5 周作用才消除。

临床应用 甲状腺素适应于任何原因引起的甲状腺功能减退症，主要用于：①克汀病（呆小病）的治疗。用量依年龄而定。以小剂量开始，每 1～2 周增加 1 次剂量，直到症状显著改善，其剂量即为维持量。疗效的指标为食欲好转、精神活泼、便秘腹胀消失、脉率正常。治疗过程中应根据病情随时调整剂量。克汀病治疗越早，效果越好。②甲状腺功能低下引起的不伴黏液性水肿的治疗。开始每日口服 30mg，在 1 个月期间增加至 60mg，直至达到所需剂量，维持量每日 60～80mg。③黏液性水肿或甲状腺功能低下伴有心血管病者。开始每

日口服 15mg，2 周后增加至每日 30mg，再隔 2 周增加至每日 60mg；当每日口服 60mg 1～2 个月后，如经仔细诊断确实需要，可再增加 30～60mg，即每日 90～120mg。维持量因个人差异，可每日 60～80mg 或 30～60mg。④单纯性甲状腺肿的治疗。可补充内源性甲状腺激素的不足，抑制促甲状腺激素的分泌，缓解甲状腺体增生，对于病理改变处于胶性甲状腺肿以前者效果更显著。常用量为每日口服 90～180mg。每日 1 次，疗程 4～6 个月。以甲状腺肿或结节缩小为准调节剂量。

不良反应 甲状腺素片如用量适当无任何不良反应，使用过量则引起心动过速、心悸、心绞痛、心律失常、头痛、神经质、兴奋不安、失眠、骨骼肌痉挛、肌无力、震颤、出汗、潮红、怕热、腹泻、呕吐、体重减轻等类似甲状腺功能亢进症的症状。减量或停药可使所有症状消失。

药物相互作用 ①糖尿病患者服用时，应视血糖水平适当增加胰岛素或降糖药剂量。②甲状腺素与抗凝血药如双香豆素合用时，后者的抗凝作用增强，可能引起出血；应根据凝血酶原时间调整抗凝血药剂量。③与三环类抗抑郁药合用时，两类药的作用及毒副作用均有所增强，应注意调整剂量。④服用雌激素或避孕药者，因血液中甲状腺素结合球蛋白水平增加，合用时剂量应适当调整。⑤考来烯胺或考来替泊可以减弱甲状腺素的作用，两类药伍用时，应间隔 4～5 小时服用，并定期测定甲状腺功能。⑥β肾上腺素受体阻断药可减少外周组织 T_4 向 T_3 的转化，合用时应注意。

（左建平）

sāndiǎnjiǎzhuàngxiàn yuán'ānsuān

三碘甲状腺原氨酸（triiodothyronine） 人工合成的代替内源性甲状腺激素的甲状腺激素制剂。三碘甲状腺原氨酸作用与甲状腺素相似，作用强度为甲状腺素的 3～5 倍。能促进糖、蛋白质和脂肪三大物质的代谢，加速组织细胞的氧化过程，维持正常的基础代谢率，有利于机体的生长发育。口服吸收良好，吸收率约 90%，作用出现快，给药后数小时内生效，但排泄亦快，所以维持时间短，血浆消除半衰期为 1.4 天，血浆蛋白结合率低。一般在 3 天内达到最大治疗效果，疗效可维持 1～3 天。三碘甲状腺原氨酸临床上适用于任何原因引起的甲状腺功能减退症。剂量根据病情及年龄在医师指导下个体化服用。剂量过大可出现甲状腺功能亢进症状、多汗、体重减轻、神经兴奋性增高、失眠，严重者可出现呕吐、腹泻、发热、脉搏加快且不规则、肌肉颤动，甚至心绞痛等不良反应。

（左建平）

kàngjiǎzhuàngxiànyào

抗甲状腺药（antithyroid drugs）

可通过各个环节抑制甲状腺功能，或减少甲状腺激素的作用，以达到暂时或长期消除甲状腺功能亢进症状的药物。甲状腺功能亢进是由多种原因引起的甲状腺激素分泌过多所致的一组常见内分泌疾病。简称甲亢。多发生于 20～40 岁的青壮年，以女性多见。主要临床表现为多食、消瘦、畏热、多汗、心悸、激动等高代谢症候群，神经和血管兴奋增强，以及不同程度的甲状腺肿大和眼突、手颤、颈部血管杂音等为特征，严重的可出现甲状腺危象、昏迷甚至危及生命。血液化验检

查甲状腺激素，若三碘甲状腺原氨酸、甲状腺素增高就可基本确诊为甲亢。

抗甲状腺药种类较多，常用者为硫脲类，又分为硫氧嘧啶类和咪唑类，前者包括甲硫氧嘧啶和丙硫氧嘧啶，后者包括甲巯咪唑和卡比马唑（又称甲亢平）；其他有碳酸锂，碘及碘化物（如复方碘溶液），放射性碘，以及β肾上腺素受体阻断药等。

抗甲状腺药的作用机制包括以下几类：①干扰甲状腺激素的合成，以硫脲类衍生物为主，其中常用的有硫氧嘧啶类的甲硫氧嘧啶和丙硫氧嘧啶，以及咪唑类的甲巯咪唑和卡比马唑。②干扰甲状腺激素的释放，以大剂量碘及碘化物为主，仅在术前准备及治疗甲状腺危象时应用。③对抗或改变甲状腺激素对组织的作用，以β肾上腺素受体阻断药为主，甲状腺功能亢进时交感肾上腺素系统过度兴奋是肾上腺受体敏感性增高，或因组织游离儿茶酚胺升高所致。因此，阻断交感肾上腺系统可改善甲亢症状。其代表药物普萘洛尔，虽对基础代谢无影响，但能控制甲亢症状，并降低血清中的三碘甲状腺原氨酸浓度，可作为甲亢的辅助治疗。④破坏甲状腺组织，主要有放射性碘，口服或静脉注射放射性碘溶液，被甲状腺组织富集后放出大量β射线。β射线射程约2mm，电离辐射仅限于甲状腺内，起到类似切除甲状腺的作用，而对邻近组织损害较少。可用于对抗甲状腺药过敏的患者、长期治疗无效者、停药后或手术后复发者、有手术禁忌证者。主要并发症是甲状腺功能减退，采用分次小剂量疗法可减少发生率。⑤其他。碳酸锂可阻止促甲状腺激素、促

甲状腺素受体抗体及甲状腺刺激性免疫球蛋白对甲状腺的作用，主要用于甲亢合并白细胞减少的患者，但可引起精神抑郁及肾小管损害，使用中应予注意。

（左建平）

jiǎliúyǎngmìdìng
甲硫氧嘧啶（methylthiouracil）

属于抑制甲状腺激素合成的硫氧嘧啶类抗甲状腺药。作用机制是能与过氧化物酶系统中的二硫键结合成无活性的二硫化合物，干扰二硫键传递碘的能力，从而抑制碘的活化，酪氨酸碘化及碘化酪氨酸的缩合，使甲状腺素和三碘甲状腺原氨酸的合成受到阻碍。其并不阻断贮存的甲状腺激素的释放，因此只有当体内已有甲状腺激素消除和循环中浓度下降之后，才出现明显临床作用。硫氧嘧啶类药物还有丙硫氧嘧啶，其还抑制外周组织中的甲状腺素脱碘生成三碘甲状腺原氨酸。

甲硫氧嘧啶易从胃肠吸收，口服后峰浓度出现在1~2小时。其浓集于甲状腺内，与血浆蛋白的结合率高达75%~80%。血浆消除半衰期为1~2小时，但由于甲状腺内药物浓度较血清浓度维持时间更长，因此硫氧嘧啶类药物的作用时间较半衰期更长一些，可每天单剂量给药。其主要由肝代谢并经尿排泄，约50%剂量以葡萄糖醛酸结合物排出，另有不到2%的原形药物。甲硫氧嘧啶及其代谢物均可透过胎盘和进入乳汁内。肝肾功能不佳时，其血浆半衰期可能会延长。

甲硫氧嘧啶用于各种类型的甲状腺功能亢进症，尤其适用于：①病情较轻，甲状腺轻至中度肿大患者。②青少年及儿童、老年患者。③甲状腺手术后复发，又不适于放射性碘治疗者。④手术

前准备。⑤作为碘-131放射治疗的辅助治疗。常见不良反应有头痛、眩晕、关节痛、唾液腺和淋巴结肿大以及胃肠道反应；也有皮疹、药热等过敏反应，有的皮疹可发展为剥落性皮炎。个别患者可致黄疸和中毒性肝炎。最严重的不良反应为粒细胞缺乏症，故用药期间应定期检查血常规，白细胞数低于$4×10^9$/L或中性粒细胞低于$1.5×10^9$/L时，应按医嘱停用或调整用药。

甲硫氧嘧啶与口服抗凝血药合用可致后者疗效增加。磺胺类、对氨基水杨酸、保泰松、巴比妥类、酚妥拉明、妥拉唑林、维生素B_{12}、磺酰脲类等都有抑制甲状腺功能和致甲状腺肿大的作用，故合用时需注意。此外，高碘食物或药物的摄入可使甲状腺功能亢进病情加重，使抗甲状腺药需要量增加或用药时间延长，故在服用前应避免服用碘剂。

（左建平）

jiǎqiúmīzuò
甲巯咪唑（thiamazole）

属于抑制甲状腺激素合成的咪唑类抗甲状腺药。又称他巴唑。作用机制是抑制甲状腺内过氧化物酶，从而阻碍吸聚到甲状腺内碘化物的氧化及酪氨酸的偶联，阻碍甲状腺素和三碘甲状腺原氨酸的合成。另外，丙硫氧嘧啶在外周组织中抑制甲状腺素转变为三碘甲状腺原氨酸。咪唑类抗甲状腺药除阻碍甲状腺激素合成外，还有轻度的免疫抑制作用。可抑制B淋巴细胞合成抗体，降低血液循环中甲状腺刺激性抗体的水平，使抑制性T淋巴细胞功能恢复正常。这些作用可能是促使毒性弥漫性甲状腺肿中免疫紊乱得到缓解的原因。

甲巯咪唑口服后由胃肠道迅

速吸收，吸收率为 70% ~ 80%，广泛分布于全身，但浓集于甲状腺，在血液中不与蛋白质结合，消除半衰期约为 3 小时（也有报道为 4~14 小时），其生物学效应能持续相当长时间。甲巯咪唑及代谢物 75% ~ 80% 经尿排泄。易通过胎盘并能经乳汁分泌。

甲巯咪唑临床上用于各种类型的甲状腺功能亢进症，包括毒性弥漫性甲状腺肿（伴自身免疫功能紊乱、甲状腺弥漫性肿大、可有突眼）、甲状腺腺瘤，结节性甲状腺肿，以及甲状腺癌所引起者。在毒性弥漫性甲状腺肿中，尤其适用于：①病情较轻，甲状腺轻至中度肿大患者。②青少年及儿童、老年患者。③甲状腺手术后复发，又不适于用放射性碘治疗者。④术前准备。⑤作为碘-131 放射治疗的辅助治疗。疗程一般为 12 ~ 18 个月。达到此阶段后，如病情控制良好，所需维持量甚小，甲状腺肿大减轻，血管杂音减弱或消失，血中甲状腺自身抗体（甲状腺兴奋性抗体、甲状腺球蛋白抗体、甲状腺微粒体抗体）转为阴性，则停药后持续缓解的可能性较大，反之则停药后复发的可能性大，对于后一类患者宜延长抗甲状腺药物的疗程，或考虑改用甲状腺手术或放射性碘治疗。

甲巯咪唑的不良反应包括：①较多见的（发生率约 3% ~ 5%）为皮疹或皮肤瘙痒，需根据情况停药或减量，并加用抗过敏药，待过敏反应消失后再重新由小剂量开始，必要时换一种制剂。②严重不良反应为血液系统异常，轻度白细胞减少较多见，严重的粒细胞缺乏症较少见，后者可无先兆症状即发生，有时可出现发热、咽痛。再生障碍性贫血也可

能发生。因此，在治疗过程中，应定期检查血常规。③其他不良反应，包括味觉减退、恶心、呕吐、上腹部不适、关节痛、头晕、头痛、脉管炎、红斑狼疮样综合征等。个别病例可引起肾损害。

（左建平）

fùfāng diǎnróngyè

复方碘溶液（compound iodine solution）

甲状腺激素合成的原料，用于预防和治疗地方性甲状腺肿。碘为合成甲状腺激素的原料之一，缺碘可引起甲状腺激素合成不足、甲状腺功能减退、甲状腺代偿性肿大。小剂量碘剂可作为供碘原料以合成甲状腺激素，大剂量碘剂有抗甲状腺作用，包括抑制甲状腺激素的释放、抑制甲状腺激素的合成，减少增生甲状腺的血液供应。

复方碘溶液在胃肠道内吸收迅速而完全，在血液中碘以无机碘离子形式存在，由肠道吸收的碘约 30% 被甲状腺摄取，其余主要由肾排出，少量由乳汁和粪便中排出，极少量由皮肤与呼吸排出。碘可以通过胎盘到达胎儿体内，影响胎儿甲状腺功能。

复方碘溶液作用特点：①作用快（1~2 日显效）、强、短，不能完全缓解症状。②可使腺体缩小、变硬、血管网减少、充血减轻，有利于手术。③能改善突眼症状，减慢心率及降低基础代谢率。④其抗甲状腺作用在用药后 2 周达高峰，故宜于术前 2 周加服大剂量的复方碘溶液。

复方碘溶液与其他碘剂一样，剂量不同时作用有根本性的不同。小剂量的碘促进甲状腺激素的合成和释放，可用于防治单纯性甲状腺肿（又称地方性甲状腺肿，俗称"大脖子病"）。大剂量碘剂具有抗甲状腺作用：①直接抑

制垂体分泌促甲状腺素。②抑制蛋白水解酶，阻止甲状腺激素的释放，从而产生抗甲状腺作用。大剂量碘剂用于：①甲状腺功能亢进术前准备。②治疗甲状腺危象。多次口服可迅速改善症状。但同时还必须配合大剂量的硫脲类抗甲状腺药治疗。

复方碘溶液的不良反应包括：①过敏，表现为血管神经性水肿、黏膜刺激症状。②嗜酸性细胞增加，牙龈肿胀，咽烧灼感，胃不适或吐泻。

（左建平）

fàngshèxìng diǎn

放射性碘（iodine radioactive）

元素碘的一种放射性同位素，符号^{131}I。1942 年把放射性^{131}I 用作甲状腺功能亢进的治疗，它是一种有效的抗甲状腺药。

药理作用及机制　甲状腺细胞对碘化物具有特殊的亲和力，口服一定量的^{131}I 后，能被甲状腺大量吸收，具有损害作用的放射^{131}I 能种入甲状腺组织中，^{131}I 在衰变为^{131}Xe 时，能放射出 β 射线（占 99%）和 γ 射线（占 1%）。前者的有效射程仅有 0.5~2mm，能选择性地破坏甲状腺腺泡上皮而不影响邻近组织，甲状腺组织受到长时间的集中照射，其腺体被破坏后逐渐坏死，代之以无功能的结缔组织，从而降低甲状腺的分泌功能，使甲状腺功能亢进得以治愈，达到类似甲状腺次全切除手术的目的，故称^{131}I 治疗甲亢为"内科甲状腺手术"。

体内过程　放射性碘是甲状腺合成甲状腺激素的主要原料，治疗用的放射性碘和稳定性碘具有相同的理化特性，所以甲状腺同样对放射性碘具有选择性的高度的吸收和浓聚能力。通常甲状腺内碘浓度可达血浆浓度的 25

倍，在供碘不足的情况下其浓度可达到血浆浓度的 500 倍，由于甲状腺功能亢进患者合成甲状腺激素的速度和量都增加，呈现相对碘缺乏状态，甲状腺对放射性碘的浓聚能力特别强大，可达 80%~90%。放射性碘在甲状腺内停留时间较长，半衰期可达 3.5~4.5 天。

临床应用 符合下列条件之一的甲状腺功能亢进患者可以使用放射性碘治疗：①弥漫性甲状腺肿大并功能亢进者。②合并有严重器质性病变，如心脏病、慢性肾炎、高血压、肝硬化、慢性支气管炎、严重糖尿病、精神失常及神经系统器质性病变的患者。③已做过甲状腺切除术而又复发者；因再次手术时将有更大的可能伤及喉返神经或甲状旁腺，采用 [131]I 治疗更安全，或不愿手术或不宜手术者。④长期应用抗甲状腺药治疗效果差，病情多次复发，或对药物过敏不宜药物治疗者。⑤伴有严重突眼病变的患者（[131]I 治疗后大多数突眼程度减轻）。⑥甲状腺功能亢进合并慢性淋巴性甲状腺炎摄 [131]I 率增高的患者。⑦甲状腺功能亢进伴白细胞或血小板减少的患者。⑧甲状腺功能亢进伴房颤的患者。

不良反应 ①[131]I 治疗甲状腺功能亢进后大多数患者无不良反应，少数在 1 周内有乏力、食欲减退、恶心等轻微反应，一般在数天内即可消失。服 [131]I 后由于射线破坏甲状腺组织，释放出大量甲状腺激素进入血液，服 [131]I 后 2 周左右可出现甲状腺功能亢进症状加剧的现象，个别患者甚至发生甲状腺危象，其原因可能是在电离辐射作用下甲状腺激素大量释放入血液以及精神刺激、感染等诱发。②[131]I 治疗甲状腺功能亢

进最重要的并发症是永久性甲状腺功能低下症，治疗后时间越长，发生率越高，国外发病率每年递增 2%~3%，中国约为 1.0% 左右。③[131]I 治疗甲状腺癌转移灶，由于剂量较大可出现下列不良反应：胃肠道反应（恶心和呕吐），一过性骨髓抑制，放射性唾液腺炎，急性甲状腺危象，治疗后 3 天左右可以发生颈部疼痛和肿胀，吞咽时疼痛，喉部疼痛及咳嗽，用止痛药后往往不易生效，治疗后 2~3 个月可发生头发暂时性脱落等。

（左建平）

kànggǔzhì shūsōngyào

抗骨质疏松药 （anti osteoporosis drugs）

用于预防及治疗骨质疏松症的药物。属于内分泌代谢系统药物。骨质疏松症是以人体骨量减少，骨组织微细结构破坏，骨脆性增加，从而导致骨折危险性增加为特征的一种系统性、全身性骨骼疾病，临床表现主要是疼痛，其次为身长缩短、驼背、骨折及呼吸系统障碍，随着年龄的增加，骨质疏松及骨质疏松性骨折的发生率逐年上升。骨质疏松症可分为三大类：第一类为原发性骨质疏松症，是随着年龄的增长必然发生的一种生理性退行性病变，又可分为两型。Ⅰ型为绝经后骨质疏松症，由于雌激素减少导致的高骨转换型骨质疏松症；Ⅱ型为老年性骨质疏松症，包括男性骨质疏松症，一般发生在 65 岁以上，为年龄相关骨丢失所致，70 岁以上的妇女骨质疏松症也列为该型。第二类为继发性骨质疏松症，是由其他疾病或药物等因素所诱发，最常见的是糖皮质激素引起的骨质疏松。第三类为特发性骨质疏松症，多见于 8~14 岁的青少年或成人，多伴有

遗传家族史，女性多于男性。妇女妊娠期及哺乳期所发生的骨质疏松列入特发性骨质疏松症。

作用机制 在人体发育和成熟过程中，骨组织的形状、骨量及其内部结构在不断地自我调整和更新，使其本身在骨的质量、数量、分布、结构和微结构完整性等方面都以最佳状况来适应不断增加的生物学和力学环境需要。骨量的调节通过其功能单位（骨单位）进行调节。生理性骨重建是一种控制骨吸收和骨形成相互协调的过程，对修复损坏的骨骼和维持骨矿化平衡具有十分重要的作用。其中骨塑建和骨重建是骨组织更新和代谢的两个基本调控机制。骨塑建阶段，骨量不断增加，一般到 18~20 岁。成年期骨组织主要进行骨重建。骨重建仅仅是骨的转换，不改变骨的构筑、大小，也不增加骨量。随着骨重建周期增加，如年龄的增长，骨重建的结果可以引起骨丢失。骨重建的过程是一个有序的活动，呈周期性，包括破骨细胞激活及骨吸收活动，成骨细胞激活及骨形成活动，这是两个动态平衡的过程，该动态平衡的过程导致骨的新旧交替。这种骨质的更新替代常称为骨转换。骨质疏松主要是破骨细胞被异常激活，导致骨吸收活动增强，骨量的丢失诱导致；也可以是成骨细胞被异常抑制，骨形成活动减少，骨量形成不足所导致，这是公认的骨重建失衡学说。根据这个学说，预防及治疗骨质疏松症的药物主要通过抑制骨吸收、促进骨形成和促进骨矿化 3 个途径，发挥增加骨量，缓解骨痛，降低骨折发生率的目的。早期预防和治疗比晚期治疗有更好的疗效。

药物分类 主要分为抑制骨

吸收药、促进骨形成药和促进骨矿化药三类。抑制骨吸收药有雌激素、选择性雌激素受体调节药、双膦酸盐、降钙素、植物雌激素及护骨素等。促进骨形成药有甲状旁腺激素及甲状旁腺激素类似物、活性维生素 D_3、氟制剂和同化类固醇、锶盐、四烯甲萘醌等。此外，生长激素和胰岛素样生长因子-1、他汀类调脂药物、二甲双胍、硝酸甘油等都具有一定的促进骨形成的作用。促进骨矿化药主要包括钙剂、维生素 D 及其活性代谢物维生素 D_3，还有许多由钙剂、维生素 D 组成的复方制剂等。

发展现状 随着对骨质疏松发病机制地深入研究，已发现多种信号通路均影响成骨细胞的增殖，如雌激素受体信号通路、护骨素（OPG）/破骨细胞分化因子（RANKL）信号通路、成骨因子 BMP-2/Smads 信号通路和经典 Wnt/β-catenin 信号通路等，这些信号通路通过对成骨细胞的定向诱导、影响破骨细胞的吸收等多种渠道来实现成骨细胞的增殖，通过药物靶向抑制某些信号通路中相关因子的表达已成为抗骨质疏松药研究的重要方向。

（吴 铁 崔 燎）

yìzhì gǔxīshōuyào

抑制骨吸收药（antiresorptive drugs）

能阻断骨组织中破骨细胞破坏骨骼的过程进而减少骨丢失的药物。具有减少破骨细胞的产生、降低破骨细胞的活性、或促进破骨细胞凋亡等作用，抑制骨组织中骨的吸收和过度骨重建，减缓骨吸收，减少骨的丢失，维持骨量等作用。这类药物一般不能高效刺激骨形成和大幅增加骨量。主要分为雌激素类、选择性雌激素受体调节药、双膦酸盐、降钙素、植物雌激素、护骨素 6 类。其他研究中的药物还有胰高血糖素样肽 2、组织蛋白酶 K 阻滞药、RANK 配体抑制药狄迪诺塞麦（Xgeva，denosumab）等。

雌激素类 雌激素缺乏是绝经后妇女骨质疏松症的首要病因，雌激素替代治疗长期被认为是预防女性骨质疏松症的一线治疗药物。雌激素缺乏从而导致骨组织中破骨细胞活性过强，使骨质吸收增加，特别是小梁骨吸收加速，超过骨合成的增长，造成骨合成和吸收之间的失衡，结果骨质减少，破坏骨小梁微小结构的完整性，骨骼承受正常压力的功能减弱，因此即使轻度创伤也可导致骨折。补充雌激素可以抑制破骨细胞的活性，抑制骨高转换，降低骨重建的激活速度，预防或减少骨量丢失，并能纠正与雌激素不足有关的其他健康问题，如更年期综合征等。雌激素抗骨质疏松的作用机制是：①通过对骨吸收因子的影响，抑制骨吸收过程。雌激素缺乏时某些生长因子和白介素激活。白介素 6 是骨吸收的高效的刺激剂，参与破骨细胞的形成及活化，并可促进前列腺素 E_2 的释放；白介素 6、肿瘤坏死因子可募集破骨细胞，刺激骨吸收。雌激素抑制破骨细胞的白介素 6 的合成，阻断白介素 6 受体，降低前列腺素 E_2 活性，抑制白介素 1、白介素 6 和肿瘤坏死因子的释放等，从而抑制有细胞因子激活引起的骨吸收增加。②直接作用于骨的雌激素受体，影响钙调节激素和骨吸收因子的产生。③促进降钙素分泌而抑制骨吸收，促进肠钙吸收，抑制甲状旁腺激素分泌而减少骨吸收。雌激素很少单独应用。单纯给予雌激素适用于无子宫者，如已切除子宫者

常用药物为尼尔雌醇。常用雌激素制剂有己烯雌酚、尼尔雌醇、替勃龙、结合雌激素等。

选择性雌激素受体调节药 一类人工合成的非激素类化合物。它能与雌激素受体结合，但兼有雌激素受体激动药和拮抗药的作用，这种作用取决于其作用的靶组织，并与雌激素体内水平有关。选择性雌激素受体调节药可以通过选择性结合于不同组织的雌激素受体，分别产生类雌激素（如骨骼、心脏）或抗雌激素（如子宫、乳腺）的作用，从而达到保护绝经后妇女骨质量和提高骨量，而不易引起子宫、乳腺等生殖器官发生肿瘤等不良反应的目的。代表药物有他莫昔芬、屈洛昔芬和雷洛昔芬等。

双膦酸盐 一类与含钙晶体有高度亲和力的人工合成化合物，是临床应用较广泛的、也是较重要的一类抑制骨吸收药。双膦酸盐的结构与内源性骨代谢调节剂焦磷酸盐（pyrophosphate，P-O-P）类似，但双膦酸盐与两个磷相连的是碳原子（P-C-P）而不是氧。它与焦磷酸盐具有共同的性能，均能抑制破骨细胞介导的骨吸收，但与焦磷酸盐不同的是双膦酸盐可抵抗酶的水解，稳定地吸附于骨表面，不仅能抑制内源性的骨吸收，还能抑制由甲状旁腺激素、前列腺素、维生素 D_3 等诱导的骨吸收。常用的双膦酸盐有四代：第一代产品为羟乙膦酸盐（etidronate，依膦，又称邦得林），其抗骨吸收特异性较差；第二代产品包括氯膦酸盐（clodronate，骨膦）、帕米膦酸盐（pamidronate）和替鲁膦酸盐（tiludronate），这些产品均具有较高的抗骨吸收特异性，副作用也明显减少；第三代产品包括阿仑膦

酸盐和利塞膦酸盐（risedronate）等；第四代有伊班膦酸钠（ibandronate；boniva）、唑来膦酸（zoledronic acid）。双膦酸盐的不良反应包括肾、血液和肝的不良反应，胃肠道不良反应，以及免疫抑制等。为了减少双膦酸盐的给药次数，制成注射用控释制剂，每年只需使用1次，如双膦酸盐长效制剂密固达，可有效控制疗效，减少药物不良反应。

降钙素 一种含有32个氨基酸的直线型多肽类激素，在人体是由甲状腺的滤泡旁细胞（又称C细胞）制造，主要功能是降低血钙。降钙素抑制破骨细胞的活性，减少破骨细胞的数量，减慢其成熟速度，以减少骨量的丢失，促进成骨细胞的增生，有利于骨形成，增加骨密度。降钙素可作用于神经中枢特异性受体，抑制疼痛递质前列腺素的合成，在治疗骨质疏松症引起的全身性疼痛方面效果明显。降钙素在治疗骨质疏松症、高血钙、甲状旁腺功能亢进、变形性骨炎及骨骼愈合等方面都显示了良好的疗效。人工合成的降钙素有鲑鱼降钙素、鳗鱼降钙素、人降钙素和猪降钙素，临床应用的降钙素主要为鲑鱼降钙素和鳗鱼降钙素，它们的活性比人降钙素强数十倍。

植物雌激素 植物中其结构与雌激素相似、具有弱雌激素作用的化合物，可通过与甾体雌激素受体以低亲和度结合而发挥弱的雌激素样效应的药物。主要包括3类化合物：异黄酮类、香豆素类和木脂素类。异黄酮类化合物研究较多，其中依普黄酮已证明是一种抑制骨吸收药和骨形成增强药，已广泛应用于骨质疏松的防治。依普黄酮可直接作用于骨，能抑制骨吸收，并可同时促

进雌激素刺激甲状腺释放降钙素，兼有雌激素和降钙素的某些治疗作用。临床适用于改善原发性骨质疏松症的症状，可提高骨量减少者的骨密度。

护骨素 具有抑制破骨细胞分化及骨吸收活性的分泌型糖蛋白，属于肿瘤坏死因子受体超家族成员。护骨素与其配基之间竞争性结合是调控破骨细胞分化、增殖、凋亡及发挥生理作用过程中最重要的途径，护骨素可结合或中和破骨细胞分化因子（RANKL），减少前体破骨细胞的分化及成熟破骨细胞的活性，抑制骨吸收。护骨素还可拮抗各种促进骨吸收因子引起的骨吸收。破骨细胞分化因子和护骨素的比率决定骨量吸收的多少。在骨骼，护骨素主要由成骨细胞系的各种细胞产生，并随细胞的分化而增加。体外试验显示，护骨素转基因导致骨硬化病，骨小梁增加和破骨细胞的显著减少，而护骨素去基因则引起小鼠严重骨质疏松和动脉硬化。研究还发现护骨素是维持内皮细胞成活的重要因子，护骨素治疗可预防骨质疏松和血管钙化及逆转骨质疏松，对因骨质疏松、癌症骨转移等导致破骨细胞活性增强，骨吸收、骨破坏增加为特点的疾病的预防和治疗很有价值。

（吴　铁　刘钰瑜）

jǐxīcífēn

己烯雌酚 （diethylstilbestrol）

人工合成的具有（E）-4,4'-(1,2-二乙基-1,2-亚乙烯基）双苯酚结构的非甾体雌激素。又称丙酸己烯雌酚（diethylstilbestrol dipropionate）、女性素（estradiol）、人造求偶素（diethylstilbestrol）。属于雌激素类抑制骨吸收药。于1938年由莱昂·戈尔贝格（Leon Gol-

berg）合成。人工合成的己烯雌酚为非甾体雌激素物质，能产生与天然雌二醇相同的药理作用：①促使女性器官及副性征正常发育。②促使子宫内膜增生和阴道上皮角化。③增强子宫收缩，提高子宫对催产素的敏感性。④小剂量刺激而大剂量抑制垂体前叶促性腺激素及催乳激素的分泌。⑤抗雄激素作用。

己烯雌酚口服效果好，不易被肝破坏，其代谢途径尚不明确。临床上应用于：①补充体内雌激素不足，如萎缩性阴道炎、女性性腺发育不良、绝经期综合征、老年性外阴干枯症及阴道炎、卵巢切除后、原发性卵巢缺如。②乳腺癌、绝经后及男性晚期乳腺癌、不能进行手术治疗者。③前列腺癌，不能手术治疗的晚期患者。④预防产后泌乳、退（或回）乳。

己烯雌酚的不良反应包括：①可有不规则的阴道流血、子宫肥大、尿频或小便疼痛。②有时可引发血栓症及心功能异常。③有时引起肝功能异常、高脂血症、钠潴留。④引起消化道恶心、呕吐、厌食症状，以及头痛、头晕等精神症状。

己烯雌酚的禁忌证：心功能不全、癫痫、糖尿病、肝肾功能障碍、精神抑郁等患者慎用。长期使用应定期检查血压、肝功能、阴道脱落细胞，每年1次宫颈防癌刮片。孕妇禁用；有血栓性静脉炎和肺栓塞性病史患者禁用；与雌激素有关的肿瘤患者及未确证的阴道不规则流血患者、高血压患者禁用。

己烯雌酚与抗凝血药同用时，可降低后者抗凝效应；与卡马西平、苯巴比妥、苯妥英钠、扑米酮、利福平等同时使用，可减低

该药的效应；与抗高血压药同用时，可减低抗高血压药的作用。

（吴 铁 刘钰瑜）

ní'ěrcíchún

尼尔雌醇（nilestriol）

化学名称为 3-(环戊基氧基)-19-去甲-17-孕甾-1,3,5（10）-三烯-20-炔-16α,17α-二醇的药物。又称 CEE3、E3 醚、雷塞、维尼安、戊炔雌醇、戊炔雌三醇。为雌三醇的衍生物，属于雌激素类抑制骨吸收药。尼尔雌醇与雌三醇药理作用相似，但生物活性低，对子宫内膜的增生作用也较弱，适用于围绝经期妇女的雌激素替代疗法。因其 3 位上引入环戊醚后增加了亲脂性，有利于肠道吸收并储存在脂肪组织中，以后缓慢释放而起长效作用。其 17 位引入乙炔基而增强雌激素活性。

尼尔雌醇口服易吸收，在体内多功能氧化酶作用下，去 3 位上的环戊醚基团形成炔雌三醇，以后在酶作用下去掉 17 位乙炔基而形成雌三醇，活性即减低。雌三醇的半衰期为 20 小时左右，主要经肾排泄，以原形、乙炔雌三醇和雌三醇 3 种形式由尿中排泄。

尼尔雌醇用于雌激素缺乏引起的绝经期或更年期综合征，如潮热、出汗、头痛、目眩、疲劳、烦躁易怒、神经过敏、外阴干燥、老年性阴道炎等。可有轻度胃肠道反应，表现为恶心、呕吐、腹胀、头痛、头晕；还可引起突破性出血，乳房胀痛、白带增多，以及高血压；偶有肝功能损害。雌激素依赖性疾病（如乳腺癌、子宫，内膜癌、宫颈癌、较大子宫肌瘤等）病史者、血栓病、高血压病患者禁用。孕妇及哺乳期妇女禁用。尼尔雌醇的雌激素活性虽较低，但仍有使子宫内膜增生的危险，故应每 2 个月给予孕激素以抑制雌激素的内膜增生作用，一般孕激素停用后可产生撤药性子宫出血。如使用者已切除子宫，则不需加用孕激素。

（吴 铁 刘钰瑜）

tìbólóng

替勃龙（tibolone）

化学名称为 7-甲基异炔诺酮的药物。又称利维爱（livial）。是一种选择性雌激素活性调节药，为人工合成的类固醇激素。替勃龙由荷兰 Organone 公司 1988 年开发上市。

替勃龙能稳定妇女在更年期卵巢功能衰退后的下丘脑-垂体系统，这是该药兼有雌激素活性、孕激素活性及弱雄激素活性等多种激素特性的综合结果。替勃龙本身激素活性很弱，主要依赖于组织局部酶的活性和组织的特异性代谢机制，在不同组织发挥不同的效应，具有明显的组织特异性作用：在骨、大脑的体温中枢（潮热）和阴道表现为雌激素作用；在乳房组织表现为明显的孕激素和抗雌激素作用；在子宫内膜表现为微弱的雄激素和孕激素作用。每天口服 2.5mg，能够抑制绝经后妇女的促性腺激素水平和抑制生育期妇女的排卵，对阴道黏膜有刺激作用，但并不刺激绝经后妇女的子宫内膜，仅有极少数患者出现轻度增殖，其增殖的程度并不随着服药时间的延长而增加。同样剂量能预防绝经后骨质疏松，对绝经期症状特别是血管舒缩症状，如潮热、多汗等均有明显缓解，并能提高情绪和性欲。

替勃龙口服吸收迅速完成，30 分钟后就能测到血浆水平，1.5~4 小时内血药浓度即可达到峰值，半衰期约为 45 小时，其羟基代谢物的半衰期要短得多（约 6 小时）。大部分替勃龙（96.3%）与蛋白质结合。替勃龙有较高的首过效应，在肝内广泛代谢。口服以后，大部分替勃龙及其代谢产物（60%~65%）经粪便排泄。

替勃龙临床上主要用于：①预防绝经后的骨质疏松。②用于自然和手术引起绝经后雌激素降低所致的各种症状，如潮热、情绪改变、盗汗、睡眠障碍、头晕、麻刺感、肌肉、关节和骨骼疼痛等，并可改善泌尿生殖道局部症状，如萎缩性阴道炎、排尿疼痛、性交疼痛、反复尿路感染、尿失禁等。替勃龙具有良好的耐受性，不良反应发生率极低。

酶诱导药如巴比妥类药物、卡马西平、海洛因和利福平可能加速替勃龙代谢，从而降低其活性。替勃龙能增强纤溶活性（降低纤溶蛋白原水平；升高抗凝血酶III、纤溶酶原和纤溶活性值），从而可以增强抗凝血药的作用。

（吴 铁 刘钰瑜）

jiéhé cíjīsù

结合雌激素（conjugated estrogens）

含雌酮、马烯雌酮和 17α-二氢马烯雌酮，以及少量 17α-雌二醇、马萘雌酮和 17α-二氢马萘雌酮等多种雌激素的混合物。所含雌激素均为其硫酸酯的钠盐。结合雌激素由美国惠氏-艾尔斯特制药公司 1942 年上市，中文名为倍美力，曾用名有倍美力结合雌激素、共轭雌激素、妊马雌酮、普瑞马林、混合雌激素。

药理作用及机制 主要是雌激素样作用，补充雌激素可通过调节基因的转录而发挥作用，雌激素可通过细胞膜扩散，并分布于整个细胞内，与雌激素应答组织中的一种 DNA 结合蛋白（核雌激素受体）结合并使之激活，活化的雌激素受体与特异 DNA 序列或激素应答成分相结合，增强邻近基因转录，从而产生作用。妇女生殖器、乳房、脑垂体、下丘脑、肝和骨中均有雌激素受体，雌激素对女性生殖系统和第二性征的发育及维持有非常重要的作用；对骨骼成形，维持骨量也十分重要。补充外源性结合雌激素，可发挥雌激素样作用，促进阴道、子宫与输卵管生长发育，乳房增大，维持及促进女性生殖系统和第二性征的发育；同时，也间接地影响骨骼形成，影响钙质和磷质的新陈代谢，并有助于保持正常的骨骼结构。雌激素还会影响女性行为的心理和情绪，妇女绝经之后，体内雌激素分泌量减少，补充雌激素，将有助于缓解焦虑不安、忧郁压抑和急躁易怒等神经系统病症。

体内过程 结合雌激素可经皮肤、黏膜和胃肠道吸收，在体内分布广泛，在激素的靶器官浓度较高，血液中循环的雌激素大部分与性激素结合球蛋白和白蛋白结合，主要在肝进行转换，也有肝肠循环，在肝以硫酸盐和葡萄糖醛酸结合，这些结合物随胆汁分泌到小肠，在肠道水解后又重吸收，在绝经后妇女中，相当大的一部分循环雌激素以共轭硫酸盐的形式分布，尤其是雌酮硫酸盐，作为一个循环贮存器，可形成更有活性的雌激素。雌二醇、雌酮和雌三醇都以葡萄糖醛酸和硫酸盐结合物的形式通过尿排泄。

临床应用 结合雌激素适用于治疗以下疾病：①预防和控制骨质疏松症。②中、重度与绝经相关的血管舒缩症状。③外阴和阴道萎缩。④治疗因性腺功能减退、去势或原发性卵巢功能衰退所致的雌激素低下症。⑤治疗适当选择的女性和男性转移性乳腺癌（仅用作症状缓解）。⑥治疗晚期雄激素依赖性前列腺癌（仅用作症状缓解）。

不良反应 ①可刺激子宫内膜增生，单独使用结合雌激素将增加发生子宫内膜腺癌的危险。②使用超过 10 年者可增加乳腺癌发生的危险。③服用雌激素可能出现恶心、呕吐、腹胀、腹绞痛、月经改变、闭经、突破出血、点滴出血、原有的子宫肌瘤增大、乳房增大及疼痛、皮肤黄褐斑或黑斑、脱发、皮疹、体液潴留（可使有关症状恶化，如哮喘、癫痫、偏头痛、心肾疾病）、眼角膜屈度变陡（无法佩戴角膜接触镜）、体重增加或减轻、水肿等。也可能增加发生胆囊疾病的危险。此外，已有证据表明雌激素可以改变某些凝血因子而促进血栓栓塞性疾病的发生。④可使血中三酰甘油水平升高。

禁忌证 妊娠；未确诊的异常生殖器出血；乳腺癌；雌激素依赖性肿瘤；活动性血栓性静脉炎或血栓栓塞性疾病；以前患有与使用雌激素相关的血栓性疾病。对雌激素过敏者。

注意事项 阴道出血的形式改变；乳房压痛、过敏反应；有增加绝经后妇女子宫内膜癌的危险。

药物相互作用 细胞色素酶 CYP3A4 强诱导药（苯巴比妥、苯妥英钠、利福平和地塞米松）可以降低 17β-雌二醇的血浆浓度，导致雌激素作用降低和/或子宫出血状态的改变。CYP3A4 抑制药（西咪替丁、红霉素和酮康唑）可增加 17β-雌二醇的血浆浓度，而可能产生不良反应。

（吴 铁 刘钰瑜）

léiluòxīfēn

雷洛昔芬（raloxifene） 选择性雌激素受体调节药的代表药物之一，是绝经后妇女预防骨质疏松症的药物。由美国礼来公司研发，1997 年 12 月获美国食品药品管理局批准上市。雷洛昔芬根据女性体内雌二醇水平的不同，既能激动雌激素受体治疗骨质疏松症，也可拮抗雌激素受体治疗乳腺癌。常用的选择性雌激素受体调节药还有屈洛昔芬、吲哚昔芬、左美洛昔芬等。

药理作用及机制：①雷诺昔芬在乳腺组织与雌激素受体结合后，阻断了雌激素诱导的 DNA 转录，拮抗雌激素的促乳腺癌作用。②雷诺昔芬在骨组织有类似雌激素的作用，可增加骨密度，降低骨转换，有效地抑制绝经后骨吸收，防治骨质疏松症，长期服用雷诺昔芬可降低骨转换率、增加骨量和预防骨量丢失，还可减少椎体骨折发生的危险性，从而改善骨质疏松患者的生活质量。③雷诺昔芬诱导肝低密度脂蛋白受体对低密度脂蛋白的清除增加，从而降低血总胆固醇和低密度脂蛋白的水平，可降低心血管疾病的发生。④雷诺昔芬不诱导子宫内膜的增生，表现拮抗雌激素样的作用。

雷洛昔芬口服后约 60% 被迅速吸收，进入循环前被大量葡糖醛化，绝对生物利用度为 2%；在全身广泛分布，分布容积不依赖于剂量，与血浆蛋白紧密结合，结合率为 98%～99%，大量被首过代谢，代谢物为葡糖醛基结合物，通过肝肠循环维持雷洛昔芬的水平，消除半衰期为 27.7 小时。雷洛昔芬及其葡糖苷酸代谢物的绝大部分在 5 日内排泄，主要通过粪便排出，经尿排出的部分少于 6%。临床上应用于：防治绝经妇女骨质疏松；改善血脂的作用；降低乳腺癌及子宫内膜癌风险。不良反应包括深静脉血栓、肺栓塞和视网膜静脉血栓，常见的有血管扩张（面颊潮红），小腿痛性痉挛。

同时摄入碳酸钙或含铝和氢氧化镁的抗酸剂对全身使用雷洛昔芬不影响。同时服用雷洛昔芬和华法林不改变两种化合物的药物代谢动力学。但发现能轻度缩短凝血酶原时间，所以当雷洛昔芬与华法林或其他香豆素类衍生物合用时需要监测凝血酶原时间。对于已经接受香豆素类药物治疗的患者，在开始服用雷洛昔芬后几周可能出现对凝血酶原时间的作用。

（吴 铁 刘钰瑜）

ālúnlìnsuānnà

阿仑膦酸钠（alendronate sodium）

属于双膦酸盐类抑制骨吸收药。由意大利 Instituto Gentili 公司创制，1993 年在意大利以 Alendros 的名称上市，后转让给美国默克公司，1995 年美国以 Fosamax 的名称上市，用于治疗骨质疏松症和变形性骨炎，1997 年美国食品药品管理局（FDA）再次批准其预防骨质疏松和预防骨折的扩大适应证，成为第一个被美国食品药品管理局批准用于预防骨质疏松症的非激素类药物。中国已有厂家生产阿仑膦酸钠，药物名称有固邦、天可、福善美。双膦酸盐类抑制骨吸收药还有依班膦酸钠、利塞膦酸钠、斯孟膦酸钠及唑来膦酸等。

阿仑膦酸钠对骨吸收有较强的抑制作用，机制为：①直接损伤破骨细胞，可改变破骨细胞的形态，也可导致破骨细胞凋亡。②与骨基质（羟磷灰石）有很强的亲和力，结合后在骨表面形成一个浓度梯度，阻止磷酸盐晶体的生长和溶解，干扰其他细胞对破骨细胞的激活；也可改变骨基质的活性，影响骨基质对破骨细胞的激活，并直接干扰成熟的破骨细胞功能，抑制破骨细胞活性，减少骨吸收和减慢骨丢失的速度。③直接抑制骨细胞介导的细胞因子白介素-6、肿瘤坏死因子的产生。还能防止实验性的动脉、肾和皮肤钙化，局部应用可减少牙垢形成，抑制异位钙化；抑制肿瘤细胞吸附到矿化或非矿化的骨外细胞基质。

阿仑膦酸钠口服吸收后主要在小肠内吸收，但吸收程度很差，生物利用度约为 0.7%，且食物和矿物质等可减少其吸收。血浆结合率约为 80%，血清半衰期短，吸收后的药物 20%～60% 被骨组织迅速摄取，骨中达峰时间约为用药后 2 小时，其余部分能迅速以原形经肾排泄，服药后 24 小时内 99% 以上的体内存留药物集中于骨，在骨内的半衰期较长，与药的半衰期相仿，为 10 年以上。

阿仑膦酸钠临床上用于：①高转换型骨质疏松症，特别是绝经期后骨质疏松症有雌激素替代治疗禁忌证的患者，对男性骨质疏松儿童期发病的特发性骨质疏松症，可作为候选药物。对类固醇性骨质疏松症也可选用。②由多发性骨髓瘤、乳腺癌、前列腺癌及肺癌等各种恶性肿瘤骨转移造成的骨痛和高血钙症等。③变形性骨炎。不良反应包括腹痛、腹泻、恶心、便秘、消化不良，如不按规定方法服用者可有食管溃疡，偶有血钙降低、短暂白细胞升高，以及尿红细胞、白细胞升高。食管动力障碍如食管弛缓不能、食管狭窄者，严重肾损害者，骨软化症患者，对该药过敏者，以及低钙血症者禁用。

同时服用钙补充制剂、抗酸药物和其他口服药物可能会干扰阿仑膦酸钠吸收。与单独应用相比，联合应用激素替代治疗和阿仑膦酸钠能更多地增加骨量、降低骨转换。

（吴 铁 刘钰瑜）

guīyújiànggàisù

鲑鱼降钙素（salcalcitonin）

一种能降低血钙的激素。1961 年加拿大生理学家库普（Coop）等提出人体有一种能降低血钙的激素存在，并命名为"降钙素"。1969 年英国医生古特曼（Guttmann）等用液相片段法合成了鲑鱼降钙素。研究证明鲑鱼降钙素的稳定性及活性强于人降钙素，之后鲑鱼降钙素广泛应用于临床，并被英国、德国、法国、意大利等欧洲国家药典收入，1985 年美国食品药品管理局批准了合成鲑鱼降钙素用于治疗骨质疏松症。中国已有多家企业生产，所用名称有鲑鱼降钙素、密盖息、金尔力等。

鲑鱼降钙素的药理作用包括：①能抑制骨钙释放入血液和细胞外液，而血钙仍继续进入骨内，从而降低血钙。②与破骨细胞内降钙素受体结合，刺激环磷酸腺苷的产生，再激活蛋白激酶，短时间内迅速抑制破骨细胞的活性，长期作用则抑制其增殖，减少破骨细胞数量，并强烈抑制成熟破骨细胞的骨吸收和溶骨作用，从而降低骨转换，对骨骼起保护作用。③抑制近曲小管使其对钙、磷的排泄增加，血钙、磷降低。④镇痛作用：作用于中枢痛觉感受区的特异性受体，抑制局部组织内前列腺素及刺激内源性镇痛物质 β-内啡肽的释放，降低血钙浓度。⑤可直接作用于人成骨细胞，刺激成骨细胞增殖和分化。⑥对骨代谢其他作用包括可增加大鼠生长板厚度、生长板细胞柱的软骨细胞数目、胫骨长度及体重；能刺激软骨内骨化，增加软骨性骨痂并加快成熟；对骨移植、骨囊肿充填植骨及骨折迟延愈合局部注射有一定疗效，对发生不久的椎体骨折镇痛效果更明显。

肌内或皮下注射鲑鱼降钙素后，其绝对生物利用度约为70%，1小时可达最高血药浓度峰值。消除半衰期为70~90分钟。表观分布容积为0.15~0.13L/kg。95%药物经肾脏排泄，其中2%是原形排出，30%~40%是蛋白结合型。

鲑鱼降钙素临床上主要用于骨质疏松症的预防和治疗，并发挥镇痛、降低骨质疏松骨折的发生率等作用；还可预防绝经期的骨小梁的丢失，延缓绝经后骨质疏松症的发生，治疗高骨转换型的骨质疏松、各种高钙血症及其危象和变性骨炎等。可出现恶心、呕吐、头晕、轻度的面部潮红伴发热感，与剂量有关，静脉注射比肌内注射或皮下注射给药更常见；罕见多尿、寒战和过敏反应。对降钙素过敏者禁用；孕妇及哺乳期妇女禁用。

抗酸药和导泻剂因常含钙或其他金属离子如镁、铁而影响鲑鱼降钙素的吸收。鲑鱼降钙素与氨基糖苷类合用会诱发低钙血症。

（吴　铁　刘钰瑜）

yīpǔhuángtóng

依普黄酮 （ipriflavone）

化学名称为7-异丙氧基异黄酮的药物。属于植物雌激素类抑制骨吸收药。最初是从紫花苜蓿等植物中提取得到，为植物的一种生长因子，20世纪60年代后期匈牙利首次合成了，合成品曾用作家畜饲料添加剂。1988年日本武田药品工业株式会社首先以治疗骨质疏松症上市（药名Osten），依普黄酮治疗骨质疏松症的研究已30余年，效果满意。中国已有厂家生产依普黄酮，产品名称有异丙氧黄酮、信依生、固苏桉等。

依普黄酮在动物和人体中均不具有雌激素对生殖系统的影响，但却能增加雌激素的活性，具有雌激素的抗骨质疏松症作用，对各种实验性骨质疏松症均能减少骨丢失。作用机制：①促进成骨细胞的增殖，促进骨胶原合成和骨基质的矿化，增加骨量。②减少破骨细胞前体细胞的增殖和分化，抑制破骨细胞的活性，降低骨吸收。③通过雌激素样作用增加降钙素的分泌，间接产生抗骨吸收作用。

依普黄酮口服在小肠形成7种代谢物与原形一起吸收，约1.3小时后原形的血药浓度达到峰值，其中4种代谢物具有生物效能。主要分布在胃、肠、肝和骨中，经门静脉入肝代谢，单剂量200mg口服，半衰期9.8小时，药物浓度－时间曲线下面积为632ng·hr/ml；48小时内尿总排泄率为42.9%，均为代谢产物形式；每日600mg，连续服药6天，血药浓度达稳态，半衰期23.6小时，药物浓度-时间曲线下面积为1455ng·hr/ml。继续服药后原药及代谢物无体内蓄积，血药浓度不再升高。

依普黄酮临床上用于改善原发性骨质疏松症的症状，提高骨量减少者的骨密度。少数患者可见食欲不振、胃部不适、恶心、呕吐、口腔炎、口干、舌炎、味觉异常、腹胀、腹痛、腹泻和便秘，可出现消化性溃疡、胃肠道出血或恶化原有消化道症状；偶见贫血，白细胞减少、血胆红素、血清乳酸脱氢酶、谷丙转氨酶和尿素氮上升，皮疹和瘙痒、眩晕、倦怠感和舌唇麻木、偶有出现乳房女性化症状。低钙血症患者忌用；对该药过敏者禁用。

依普黄酮与茶碱、香豆素类抗凝血药合用，可增强后两者的作用，故合用时应减少其用量，并慎重给药。依普黄酮合并使用雌酮，可增强雌激素的作用，故与雌激素制剂合用时应谨慎。依普黄酮与他莫昔芬合用，可降低后者的疗效，对雌激素敏感型乳腺癌患者，在绝经后服用他莫昔芬治疗时，应避免服用该药。

（吴　铁　刘钰瑜）

hùgǔsù

护骨素 （osteoprotegerin，OPG）

具有抑制破骨细胞分化及骨吸收活性的分泌型糖蛋白。属于肿瘤坏死因子受体超家族。护骨素与其配体之间竞争性结合是调控破骨细胞分化、增殖、凋亡及发挥生理作用过程中最重要的途径，对因骨质疏松、癌症骨转移等导致破骨细胞活性增强，骨吸收、骨破坏增加为特点的疾病的预防和治疗很有价值。

护骨素是由美国研究者西莫内特（Simonet）等于1997年在对大鼠小肠cDNA分析测序时发现的，是一种含401个氨基酸残基组成的蛋白质，因其具有增加松质骨骨量的作用，被命名为骨保护蛋白。1998年日本研究者安田（Yasuda）等发现的破骨细胞生成抑制因子及其他研究小组从不同细胞系中得到的肿瘤坏死因子受体样分子-1和滤泡树突状细胞受体-1，经cDNA测序和氨基酸分析证明为同一组基因编码的同一蛋白质分子。美国骨矿研究协会在2000年将这种分子统一命名为护骨素（osteoprotegerin）。

护骨素的药理作用包括：

①结合或中和破骨细胞分化因子，减少前体破骨细胞的分化及成熟破骨细胞的活性，抑制骨吸收。②拮抗各种促进骨吸收因子引起的骨吸收。③可能是维持内皮细胞存活的重要因子。

随着年龄的增加，不但护骨素表达减少，而且破骨细胞分化因子表达显著增加，明显增加了破骨细胞分化因子/护骨素的比率，造成破骨细胞功能亢进。护骨素可预防和逆转骨质疏松。短期应用糖皮质激素即可显著降低血清护骨素水平。

（吴　铁　刘钰瑜）

cùjìn gǔxíngchéngyào

促进骨形成药（stimulation of bone formation）

能够促进骨组织中成骨细胞骨合成的活性进而促进骨形成的药物。促进骨形成药可诱导成骨前体细胞变为成骨细胞，增加成骨细胞数量，提高成骨细胞的活性，阻止成骨细胞的凋亡，延长成骨细胞的生命周期，从而促进骨形成，增加骨量。包括氟化物、甲状旁腺激素（parathyroid hormone，PTH）及其类似物、雄激素、同化激素、活性维生素 D_3 及其类似物，以及锶盐、四烯甲萘醌、胰岛素样生长因子-1 和生长激素、他汀类调血脂药、二甲双胍、硝酸甘油等。

氟化物　一类含氟的物质，氟离子在体内可通过促进成骨细胞的有丝分裂，使成骨细胞数量增加，促进骨的形成，同时氟离子可以替代羟磷灰石中的羟基而形成氟磷灰石晶体更能抵抗骨吸收。氟化钠是最早用于治疗绝经后骨质疏松的促进骨形成药，应用氟化物治疗的患者骨密度虽然增加，但椎体骨折的发生并不减少，因此其应用并不广泛。氟化物与双膦酸盐类抑制骨吸收药或雷诺昔芬联合应用，在升高骨密度、减少骨折发生率方面明显优于单独用药。应用于临床的氟化物特乐定是单氟磷酸谷氨酰胺和钙组成的混合物，其氟离子可以促进成骨细胞形成新骨，钙盐可以使形成的新骨得以矿化，可恢复丢失的骨量，但该药有一定的不良反应，如产生钙化缺陷，因而不适宜长期应用。

甲状旁腺激素及其类似物　甲状旁腺激素是维持机体钙磷代谢平衡的重要激素。PTH 类似物包括 PTH 相关肽（parathyroid hormone related peptide，PTHrP）和重组人甲状旁腺激素（1-34），两者均可识别和激活 PTH 受体而发挥相应的生物学作用。甲状旁腺激素的生理功能主要对低钙血症做出反应，并抵抗降钙素作用，升高血钙，甲状旁腺激素作用于骨、肾和小肠，升高血钙而调节钙磷代谢。当 PTH 以正常生理浓度脉冲式分泌时，可抑制成骨细胞凋亡并延长成骨作用的时间；促进前成骨细胞分化和成熟，促进衬里细胞向成骨细胞转化，导致成骨细胞数量增多和活性增强，从而促进骨形成，使骨量和骨强度增加。其代表药物重组人甲状旁腺激素（1-34）对男性骨质疏松患者可增加骨密度并降低骨折风险，亦能显著提高糖皮质激素诱导骨质疏松患者的椎体和髋关节骨密度，并显著降低新发椎体骨折的发生。重组人甲状旁腺激素（1-34）皮下注射应用依从性较差，新剂型的重组人甲状旁腺激素（1-34）透皮贴剂，PTH 的肺部吸入剂和鼻喷剂的正在进行临床试验，PTHrP 类似物 BA058 已进入Ⅲ期临床试验研究。

雷尼酸锶与锶盐　锶是人体内一种与钙代谢密切相关的微量元素，具有钙类似的化学性质，在骨重建的部位锶的含量最高，已经证明锶盐在骨代谢中具抑制破骨细胞活性，降低骨吸收的作用，还可促进前成骨细胞的增殖和分化，增加成骨细胞的活性与骨基质的合成，具有抑制骨吸收和促进骨形成的双重作用。雷尼酸锶是一种有机锶制剂，能显著提高骨密度，改善骨微结构，降低椎体骨折及非椎体骨折的风险。锶盐作为独特的抗骨质疏松药，不仅增加了骨量，而且增强了骨强度，代表了治疗骨质疏松症药物的一个重要进展，常见的不良反应有恶心、腹泻、头痛、皮炎和湿疹，一般在治疗初始时发生，程度较轻，多为暂时性，可耐受、对该药发生超敏反应的报告很少。临床上一旦发现服药后出现皮疹的情况应尽快停药，密切观察并及时处理，必要时给予糖皮质激素治疗。

四烯甲萘醌（维生素 K_2）　可促进钙代谢，活化成骨细胞，促进成骨细胞的钙化，还可抑制骨髓细胞的破骨细胞分化，抑制破骨细胞的骨吸收窝的形成，从而发挥抗骨质疏松的作用。四烯甲萘醌的促进成骨和抑制骨质吸收两方面的作用，可改善骨组织代谢不均衡的骨质疏松症，恢复或增加股骨的骨折强度、含钙量、羟脯胺酸量、γ 羧基谷酰胺酸（Gla）量、股骨干骨皮质率，可抑制股骨及颈椎骨密度降低，对类固醇引起的骨质疏松有明显的改善作用。对由抗生素类药物引起维生素 K 缺乏的大鼠钙平衡影响有明显的改善作用，可用于治疗绝经后骨质疏松症，少数患者有胃部不适、腹痛、皮肤瘙痒、水肿和转氨酶暂时性轻度升高。服用华法林的患者禁用该药。

胰岛素样生长因子-1 和生长激素 胰岛素样生长因子（insulin-like growth factor，IGF）是一类多功能细胞增殖调控因子。IGF-1 是生长激素作用于肝或其他组织产生，以肝产生为主，骨组织产生居第二位。IGF-1 在局部可以促进软骨细胞及成骨细胞的分化增殖，并参与骨形成和骨吸收的偶联；成骨细胞分泌的 IGF-1 被结合到骨基质并储存到骨中，在破骨细胞骨吸收时释放 IGF-1 并作用于前体成骨细胞和成骨细胞，使骨不断更新。生长激素通过直接和间接两种方式影响骨代谢，直接方式是指生长激素通过成骨细胞的相关受体发挥作用，间接方式则是指生长激素通过促进 IGF-1 的合成间接发挥作用。成骨细胞分泌的 IGF-1 在局部能促进软骨细胞及成骨细胞分化、增殖，促进胶原合成，并抑制胶原降解，增加骨的矿化沉积，维持骨骼生长发育、骨量及骨密度，血清或骨骼中 IGF-1 水平与骨密度具有相关性。生长激素可改善骨重建，促进骨基质钙化，对生长不足的患儿和青少年有增高作用。但是过量或长期使用生长激素和 IGF-1 具有潜在致癌风险，尤其是结肠癌、乳腺癌、前列腺癌，限制了生长激素和 IGF-1 在骨质疏松症治疗领域中的应用。

他汀类调血脂药 他汀类药物属于 3-羟基 3-甲基戊二酰辅酶 A 还原酶抑制药，通过抑制胆固醇合成链中的限速酶从而减少胆固醇合成，临床广泛应用于降低胆固醇及预防心血管疾病。研究发现，以辛伐他汀为主的他汀类药物也具有激活成骨细胞活性，促进成骨细胞增殖，使骨形成增加等作用，长期服用他汀类药物的患者可增加腰椎和股骨骨密度，并降低骨折风险。该作用与他汀类药物激活骨形态发生蛋白 2 的启动子，并增加成骨细胞的碱性磷酸酶 mRNA 的表达，从而促进成骨细胞分化，促进骨形成有关。这提示他汀类药物可能是一类具有潜在的促进骨形成药物，但也有不同的报道，需更多的临床研究证实。

二甲双胍 2 型糖尿病患者的一线用药，具有安全、有效、全面控制血糖的作用。有研究发现，二甲双胍还有促进体外成骨细胞的增殖、分化及细胞外基质矿化，逆转高浓度葡萄糖对成骨细胞功能的损伤，抑制破骨细胞的形成等重要作用，提示其对预防治疗骨质疏松具有潜在的应用价值；二甲双胍骨代谢的影响及机制尚未完全阐明，动物实验观察到该药能增加鼠的骨矿含量及松质骨容量，促进新骨形成，促进正常血糖大鼠及糖尿病大鼠的骨损伤修复。临床研究也发现，二甲双胍影响糖尿病患者骨密度，骨折发生率明显下降。因此，二甲双胍对骨代谢的影响作用，特别是对糖尿病患者的骨代谢异常的影响，已经引起了学者们的关注，由于其价格低廉及安全，有可能会发展为新一类预防与治疗骨质疏松的药物。

硝酸甘油 用于治疗冠状动脉粥样硬化性心脏病的药物。研究发现，硝酸甘油可逆转去卵巢大鼠引起的骨密度和股骨重量下降，效应与雌激素相当，还可以增加血浆中骨钙素的水平，硝酸甘油还可有效逆转皮质醇引起的骨量丢失。临床研究也发现，受试者在接受卵巢切除术后的 4 个星期内使用硝酸甘油软膏，6 个月后硝酸甘油组和雌激素组的骨矿物质密度都比原来增高，且两个处理组间差异无统计学意义。另外，硝酸甘油可以明显增加血清骨钙素和碱性磷酸酶的水平，而雌激素并不能增加这两个反映成骨活性的指标，提示了硝酸甘油拮抗绝经后妇女的骨矿物质密度降低，不仅是通过类似雌激素对骨吸收的抑制作用所致，很有可能还通过依赖于细胞内的一氧化氮合酶的活性促进成骨细胞的分化而发挥作用。

（吴 铁 崔 燎）

chóngzǔrén jiǎzhuàngpángxiàn jīsù（1-34）

重组人甲状旁腺激素（1-34）

[recombinant human parathyroid hormone（1-34），rhPTH（1-34）] 主要成分为基因重组人甲状旁腺激素（1-34）的无菌白色冻干粉针剂。与 84 个氨基酸的人甲状旁腺激素的 N 端氨基酸 34 个（生物活性区）序列完全相同，分子量为 4117.8。该药 2002 年由美国礼来公司以重组 DNA 技术重组人甲状旁腺素（1-34）成功，经美国食品药品管理局批准作为治疗具骨折高风险的绝经后骨质疏松症妇女为适应证的新药上市，所用药名为"FORTEO"，又称特立帕肽（teriparatide）。

药理作用及机制 重组人甲状旁腺激素（1-34）与人体内源性的 84 个氨基酸的甲状旁腺激素（parathyroid hormone，PTH）的生理作用相似，是体内肾和骨骼中钙、磷代谢的主要调节剂，包括对骨代谢的调控、肾小管对钙、磷的重吸收以及肠钙的吸收。PTH 和 rhPTH（1-34）的生物活性通过与特异性高亲和力的细胞表面受体相结合来发挥作用。rhPTH（1-34）和 PTH 与这些受体的结合有相同的亲和力，对骨骼和肾有相同的生理作用。PTH

（1-34）对骨骼的影响取决于全身的药物剂量。每天一次给药rhPTH（1-34），由于对成骨细胞的刺激活性高于破骨细胞，可以刺激骨小梁和皮层骨表面新骨的形成，改善骨小梁的显微结构，提高骨量和骨强度。rhPTH（1-34）对人体也可增加骨量，增加骨形成和重吸收的标志物，增强骨的强度。

该药可通过抑制成骨细胞凋亡、激活骨衬细胞和增强成骨细胞分化来介导骨代谢。通过调节腺苷酸环化酶-环磷酸腺苷-蛋白激酶A传导通路间歇性刺激成骨细胞、骨衬细胞和骨髓基质干细胞表面PTH-Ⅰ受体，促进成骨细胞的分化、延长成骨细胞寿命；通过磷酸酯C-胞质钙离子-蛋白激酶C信号传导通路，刺激成骨细胞系增殖；通过抑制过氧化物酶体增殖物激活受体γ的反式激活活性，减少基质细胞向脂肪细胞系分化，使成骨细胞数量增加；通过调节细胞因子间接调节骨的成长，例如可以诱导胰岛素样生长因子1（IGF-1）与成骨细胞结合，从而促进骨的形成；通过Wnt信号通路调节骨形成的过程，从而增加骨的形成。

体内过程 rhPTH（1-34）皮下注射后广泛吸收，绝对生物利用度接近95%，吸收和消除速度都很快。20μg剂量皮下注射30分钟后，其血药浓度达到峰值，3小时后下降至不可计量的浓度。rhPTH（1-34）的全身消除速度大于正常的肝血液流速，这与rhPTH（1-34）既有肝消除又有非肝消除相一致。静脉注射后其分布容积约为0.12L/kg。静脉注射时，血中半衰期为5分钟；皮下注射给药时，血中半衰期约为1小时。皮下注射引起的半衰期延长反映了从注射部位吸收所需时间的变化。rhPTH（1-34）的外周代谢是通过肝中非特异性酶进行的，主要经肾排泄。

临床应用 rhPTH（1-34）适用于治疗绝经后妇女骨质疏松。

不良反应及禁忌证 rhPTH（1-34）的不良反应包括：腿部痉挛、恶心和头痛；直立性低血压；血清和尿钙的短暂升高；血清尿酸升高。对该药具有高敏性的人禁用；对有可能升高的骨肉瘤风险的患者，包括变形性骨炎、儿科人群、有过放射性治疗、有过骨转移或骨骼恶性肿瘤史、患有除骨质疏松症以外的骨代谢疾病、高钙血症的患者不应使用。

药物相互作用 有报道高血钙可使患者对洋地黄毒性敏感，rhPTH（1-34）可短暂升高血钙，故服用洋地黄的患者应慎用。

（吴　铁　邹丽宜）

fúhuànà

氟化钠（sodium fluoride）　最早用于治疗绝经后骨质疏松的促进骨形成的药物，但由于单独应用副作用大，多以复方形式用于防治骨质疏松。氟化钠是含氟的物质，氟离子在体内可通过促进成骨细胞的有丝分裂，使成骨细胞数量增加，促进骨的形成，同时氟离子可以替代羟磷灰石中的羟基而形成氟磷灰石晶体更能抵抗骨吸收。此外，氟离子结合于牙及骨骼的磷灰石结晶，使其稳定，附着于牙釉质表面，增加抗酸防龋能力；使脱钙或钙化不全的釉质再矿化，促进牙釉、骨骼的坚度及钙、磷的利用。氟化钠对体外分离的骨细胞有直接促增殖及促骨形成效应，且在体外对骨组织有同样的效应，氟化钠可启动了骨发生过程，可刺激骨发生前胚胎间充质细胞向成骨细胞分化并沉积骨基质。对体外培养的骨组织，具有促进成骨细胞增殖及骨形成的作用，该作用通过促进骨细胞生长因子的活动，从而促进骨原细胞的增殖来增加骨形成。

氟化钠在胃肠道内吸收，进入机体后贮存于骨骼及生长中的牙齿，在唾液、指甲、头发中含少量。血中氟经肾排泄，少量随粪便、汗排出。可经胎盘转运。氟化钠可与钙、磷酸盐、维生素D_2及雌激素合用治疗妇女绝经后骨质疏松，亦用于饮水中缺乏氟化物地区儿童预防龋病。

摄入氟化钠4~20mg可发生胃肠道不适，成人1次摄入氟化钠5~10g，儿童摄入0.5g，可能致死。急性氟过量可出现黑色柏油样便、血性呕吐物、腹泻、倦睡、昏厥、唾液分泌增多。慢性氟过量亦可有黑便、呕吐血性物、便秘、食欲减退、恶心呕吐、骨痛、肢体僵硬、体重减轻及牙齿出现白、棕或黑色斑点。偶有皮肤过敏性皮疹、口唇黏膜溃疡。氟过量的治疗可给予静脉注射葡萄糖注射液、注射液及石灰水洗胃，以沉淀氟化物。禁忌证包括：新的骨折未愈合的患者；骨质软化症患者；严重肾功能不全的患者；高钙血症及高尿钙症；儿童或生长发育期；妊娠或哺乳期妇女。肾功能减退者慎用。

氟化钠与氢氧化铝同用，可减少吸收，增加经肠排出。钙离子可减少氟化物的吸收。

（吴　铁　崔燎）

yīfúlínsuān'èrnà

一氟磷酸二钠（disodium monofluorophosphate）　化学名称为Na_2-MFP的氟化物类促进骨形成的预防及治疗骨质疏松的药物。一氟磷酸二钠的氟离子可取代骨盐羟磷灰石中的羟基，形成氟磷灰石，增加结晶性，降低骨盐溶解度，产生抗骨吸收作用。一氟磷酸二钠促使成骨细胞的有丝分裂，使成骨细胞在组织沉积形成阶段性的生长速度增加，成骨细胞数量增多、功能增强。促骨细胞增殖机制与其抑制成骨细胞内信号传导过程的磷酸酪氨酸蛋白磷酸酶有关，此作用可减少成骨细胞中蛋白质酪氨酸磷酸化产物分解，在生长因子-β作用下，促进成骨细胞有丝分裂。

一氟磷酸二钠口服后以原形很快通过胃，在小肠上段被小肠黏膜细胞中的碱性磷酸酶水解为氟离子而吸收，生物利用度接近100%。血药浓度在口服后0.25~0.5小时上升，1~2小时达高峰，平均半衰期为8.3小时。进餐虽会减慢药物吸收速度，但并不影响所吸收的总量。临床应用包括：①原发性骨质疏松症，包括绝经后骨质疏松症（Ⅰ型）和老年性骨质疏松症，前者的骨丢失主要发生在小梁骨，后者则小梁骨和皮质骨均可受累。氟化物主要增加小梁骨的骨密度，对皮质骨无明显改善，甚至有可能减少，因此它一般适于治疗绝经后骨质疏松症骨量很低的患者。②继发性骨质疏松，研究较多的是氟化物治疗类固醇激素诱发的骨质疏松症。③其他类型的骨质疏松症如成骨不全症等。

氟是一种细胞毒素，它对人体骨组织具有双向作用，低浓度时可刺激骨形成，当氟浓度过高时则会出现相反的作用，造成骨硬化或骨软化的氟骨症。氟化物治疗时体内血氟水平与副反应的发生率密切相关，血氟浓度受到剂量、剂型等多因素影响。血氟水平的相对稳定可减少氟化物治疗时的不良反应。氟化物治疗主要的不良反应有：胃肠刺激，外周关节疼痛，低钙症，压力骨折和髋骨折。禁忌证包括：新的骨折未愈合的患者；骨质软化症患者；严重肾功能不全的患者；高钙血症及高尿钙症；儿童或生长发育期；妊娠或哺乳妇女。肾功能减退者慎用。

钙剂或含钙食物不会影响一氟磷酸二钠的生物利用度，因为所形成的氟磷酸钙溶于水，应用时可同时补钙；餐后服用有助于钙的吸收。已有一氟磷酸二钠与钙的复合制剂，含一氟磷酸二钠38mg，葡萄糖酸钙500mg，枸橼酸钙500mg，每片含氟离子5mg，钙150mg。

(吴铁　崔燎)

gǔhuàsānchún

骨化三醇（calcitriol）

人体内维生素 D_3 最重要的代谢活性产物之一，也是第一个用于临床的维生素 D_3 类似物。又称钙三醇（calcitriol）、1a, 25-$(OH)_2$-D_3、1,25-二羟胆钙化醇或1,25-二羟维生素 D_3。最早由瑞士罗氏公司生产，于1978年上市，主要用于治疗骨质疏松症，骨化三醇是内源性物质，疗效确切、安全稳定，已被英国、澳大利亚、意大利、日本和新西兰等国批准为防治骨质疏松症的药物的首选药物。

骨化三醇是维生素D的活性形式，也是体内的一种激素，在调节血钙与血磷浓度方面有着重要作用，抗骨质疏松的主要原理是通过与维生素D受体结合，通过：①促进肠道吸收磷，同时增加破骨细胞数量，增加血钙。②增强肾小管对钙和磷的重吸收，减少尿液中钙的流失，增加血液中钙和磷的含量。同时，骨化三醇对骨骼中成骨细胞活性还有刺激作用，在促进骨形成及调节钙平衡方面具有重要的药理作用，成为治疗骨质疏松症的首选药物。骨化三醇作用机制主要是通过与小肠上皮细胞细胞质中的维生素D受体结合，形成的配体-受体复合物转移到细胞核中作为促进钙结合蛋白的编码基因的表达的转录因子，钙结合蛋白增加使细胞主动运输更多的钙离子，从而提高钙离子吸收水平。吸收钙离子同时为维持电中性也需要运输阴离子，主要是吸收无机磷酸根离子，所以骨化三醇也促进了磷的吸收。

骨化三醇在肠道内被迅速吸收，血中清除半衰期为3~6小时，但单剂量骨化三醇的药理学作用可持续3~5天。骨化三醇被分泌进入胆汁并参与肝肠循环。临床上应用于：绝经后骨质疏松；慢性肾衰竭尤其是接受血液透析患者的肾性骨营养不良症；术后甲状旁腺功能低下；特发性甲状旁腺功能低下；假性甲状旁腺功能低下；维生素D依赖性佝偻病；低血磷性维生素D抵抗型佝偻病；低钙血症，骨软化症。也用于预防糖皮质激素引起的骨质疏松症。也有报道可用于治疗牛皮癣和银屑病。

骨化三醇主要不良反应是高钙血症，早期症状包括恶心、呕吐、便秘、食欲不振、情感淡漠、头痛、口渴、多汗和多尿。无证据表明维生素D对人具有致畸作用。禁用于与高血钙有关的疾病，亦禁用于有维生素D中毒迹象的患者。骨化三醇主要产生高钙血症，故要避免与可增加高钙血症的各类药物合用。

(吴铁　崔燎)

léinísuānsī

雷尼酸锶（strontium ranelate）

具有独特的抑制骨吸收、刺激

骨形成的双重作用的新型抗骨质疏松药。又称雷奈酸锶。由法国施维雅（Servier）公司研制开发，2004 年在爱尔兰上市，同年 12 月在英国上市。雷尼酸锶已在中国上市，用于治疗绝经后骨质疏松症，以降低椎体和髋部骨折的危险性，与常见的药物相比，该药对骨的双重作用可诱导骨重建的解偶联，克服了药物单一作用的弊端，能增加骨强度和骨密度，同时对骨基质矿化无影响，不改变骨晶体结构，更有效地降低骨折风险。

雷尼酸锶具有抑制骨吸收、促进骨形成的双重药理作用。一方面在成骨细胞富集的细胞中，能增加胶原蛋白与非胶原蛋白的合成，通过增强前成骨细胞的增殖而促进成骨细胞介导的骨形成。另一方面，通过降低破骨细胞分化和再吸收活性，减少骨吸收，从而使骨更新重新达到平衡，有利于骨形成。雷尼酸锶可促进骨形成、降低骨的再吸收，与钙剂和维生素 D 联用，可降低伴有骨质疏松的绝经后妇女的脊椎和髋骨骨折风险，是治疗骨质疏松的重要药物。作用机制是以锶原子发挥其药理作用，锶是一种与钙同族的碱土金属元素，在元素周期表中位于钙的下方，其吸收、分布、排泄与钙相似。大剂量的锶能使骨矿代谢发生异常，低剂量的锶能增强前成骨细胞复制，增加成骨细胞的数量，刺激骨形成；同时还能降低破骨细胞的活性，减少破骨细胞的数量，降低骨吸收的速率。

雷尼酸锶口服后，达峰时间为 3～5 小时，生物利用度约为 25%。与骨组织的亲和力较强，血浆蛋白结合率低。在体内不代谢，随尿和粪便排泄，半衰期约 60 小时。临床主要用于治疗和预防绝经后妇女的骨质疏松，降低椎骨骨折及髋骨骨折发生的危险。不良反应常见恶心、头痛、腹泻和皮肤刺激。①心血管系统可增加静脉血栓栓塞（包括肺栓塞）的发生率。②中枢神经系统可引起头痛、意识障碍、记忆丧失和癫痫。③肌肉骨骼系统有肌酸激酶活性一过性、可逆性增强的报道。④胃肠道可见胃肠道功能紊乱。⑤皮肤可引起皮炎和湿疹。有血栓性疾病风险或病史的患者慎用。

钙剂或含钙复合物可使雷尼酸锶的生物利用度降低 60%～70%，合用时应间隔 2 小时使用；与含铝或镁的抗酸药合用，雷尼酸锶的生物利用度降低；与喹诺酮类或四环素类药合用，可能因形成复合物而减弱疗效；与牛奶或其他食物同服，雷尼酸锶的生物利用度降低 60%～70%。

（吴 铁 崔燎）

sītǎnzuòchún

司坦唑醇（stanozolol） 一种人工合成的同化类激素，可促进蛋白质的合成，并可增加钙盐沉积，促进骨合成的作用，对泼尼松大鼠骨丢失有明显的防治作用，临床能提高骨质疏松症患者的骨密度，具有促进骨形成和抑制骨吸收作用，对治疗骨质疏松症有一定的疗效。

司坦唑醇为高效蛋白同化类固醇类药，具有促进蛋白质合成、抑制蛋白质异生、降低血胆固醇和三酰甘油、促使钙磷沉积、促进骨形成和减轻骨髓抑制等作用，能使体力增强、食欲增进、体重增加。此外，可对抗类固醇抑制成骨的作用，促进骨形成，防治长期使用皮质激素引起的骨质疏松与肾上腺皮质功能减退症。作用机制与促进蛋白质的合成有关，司坦唑醇蛋白同化作用较强，为甲睾酮的 30 倍，雄激素活性约为甲睾酮的 25%，男性化副作用甚微。临床上用于慢性消耗性疾病、骨质疏松、重病及手术后体弱消瘦、年老体弱、小儿发育不良、再生障碍性贫血、白细胞减少症、血小板减少症、高脂血症等。用于年老多病、产后衰弱等。还可用于防治长期使用皮质激素引起的骨质疏松及肾上腺皮质功能减退症。

司坦唑醇服药初期，下肢及颜面可能水肿，继续服药能自行消失；还有恶心、呕吐、消化不良、腹泻、皮疹、颜面潮红等。长期使用可引起肝损害，并可能诱发肝癌，黄疸、肝功不全不宜使用。女性长期使用可能会有痤疮、多毛、阴蒂肥大、闭经或月经紊乱等症，如出现痤疮等男性化反应应停药。男性长期使用可能会有痤疮、精子减少、精液减少。少数病例可发生高钙血症。严重肝病、肾脏病、心脏病、高血压患者、孕妇及前列腺癌患者禁用。

司坦唑醇与肾上腺皮质激素，尤其是盐皮质激素合用时，可增加水肿的危险性；合并用促肾上腺皮质激素或糖皮质激素，可加速痤疮的产生；雄激素和蛋白同化类固醇可降低凝血因子前体的浓度，以及增加了抗凝物质与受体的亲和力，故可使抗凝活性增强；在与双香豆素类或茚满二酮衍生物合用时要减少用量。司坦唑醇与具有肝毒性的药物合用时，可加重对肝的损害，尤其是长期应用及原来有肝病的患者。

（吴 铁 邹丽宜）

cùjìn gǔkuànghuàyào

促进骨矿化药（bone mineralization drugs） 骨形成的后期能够促进钙、磷等无机盐以羟基磷灰石晶体的形式沉积到类骨质中形成正常骨质的药物。这类药物具有促进钙沉积在骨中形成新骨的作用，主要包括钙剂、维生素D及其活性代谢物维生素 D_3，还有由钙剂、维生素D组成的复方制剂等。

作用机制 钙剂和维生素D是人体钙磷代谢的重要物质。钙是构成人体矿物质的重要元素，是骨矿的主要组成成分，而维生素D是调节钙吸收和代谢的必要激素，补充钙剂可改善骨质矿化，维生素D在改善骨质矿化、提高骨密度方面与钙剂具有协同作用，两者在预防和治疗骨质疏松时主要发挥补充骨矿物质，促进骨矿化的作用。因此，所有骨质疏松患者均推荐补充钙剂及维生素D。维生素D在体内经代谢生成活性维生素 D_3。维生素 D_3 能增加小肠吸收饮食中钙和磷，维持钙磷平衡。在骨重建过程中，维生素 D_3 可增加成骨细胞活性。足量钙和维生素D的摄入能补充矿物质，预防骨量丢失和减少骨折的发生。其机制包括：①钙和维生素D通过促进甲状旁腺激素分泌发挥对骨转换的调节作用，减缓绝经后骨质疏松或绝经后骨的丢失状态。②钙离子降低破骨细胞活性，能增加成骨细胞功能，维生素D对成骨和破骨细胞均有促进分化和增殖效应，钙和维生素D还增加肠钙吸收，对骨转换细胞的发挥直接调节。临床观察认为，单纯补钙和维生素D对已确诊的骨质疏松症的治疗是不够的。钙剂和维生素D只是作为一种与不同的促进骨形成药或抑制骨吸收药合用的基础治疗。维生素D有蓄积作用，长期服用可导致高钙血症及高尿钙症，需定期测量血钙以及时调节药量。

体内过程 钙是构成人体矿物质的重要元素，正常人每天需钙量平均在 500mg 以上，儿童、孕妇、哺乳期妇女需要量更多。钙的吸收主要在空肠，最适条件下吸收为食物中含钙的 60%，酸性环境利于钙的吸收，食物中过多的磷酸盐、草酸盐、大量脂肪影响钙吸收。为摄取足量的钙，不少国家建议每天食物供给元素钙 1000mg，而青少年、孕妇、哺乳妇女、骨质疏松症高危人群推荐增至 1500mg。临床上应用的钙很多，含元素钙的量也相差甚远，应强调不管补充何种钙剂，均应以每日所服的元素钙为准。

药物种类 钙制剂主要包括以下药物。

凯思立及凯思立D 碳酸钙微细粉与 3 种辅料制成的咀嚼片。两药每片各含元素钙 500mg，后者每片加有 200U 维生素D。因其剂量理想，含钙量高，口感好（桔味），易咀嚼或含服，胃肠道耐受性良好，适用范围广。除用于骨质疏松症、骨透析等患者的治疗外，也适用于各年龄组、孕妇、哺乳妇女、绝经后妇女作补钙剂。胃酸缺乏的患者应在餐中服用。两药因含天冬甜精，苯丙酮尿患者不宜应用。

纳米钙 碳酸钙经高能物理技术处理的超微粉末，粒径纳米级（10^{-9}m）。纳米钙粒细，增加了药物的比表面积，从而增加了与胃肠的接触面，溶解度也相应增加，有利于吸收，所以纳米钙的颗粒剂和咀嚼片的相对生物利用度分别为葡萄糖酸钙片的 $138\% \pm 28.9\%$ 和 $121\% \pm 34.3\%$；且含钙量高，咀嚼片为每片 500mg 及 125mg，颗粒剂为每袋 250mg。

钙尔奇 碳酸钙与维生素 D_3 的复方制剂，每片含元素钙 600mg、维生素 D_3 125U（分别占推荐量的 60% 及 30%）。组方中的维生素 D_3 可促进钙的吸收，辅助钙蛋白的形成，参与钙、磷的代谢。该药不含钾、钠、胆固醇、色素及防腐剂，pH 值接近中性，胃肠道反应小，宜用于孕妇、产妇、老年人及慢性病（如高血压、糖尿病、胃病）患者。

钙立得 碳酸钙微粉化的长椭圆形异型片，每片含钙 300mg。

健骨钙片 碳酸钙微粉的白色异型片，粒径 $1 \sim 3\mu m$，每片含元素钙 300mg。

巨能钙（L-苏糖酸钙） 由抗坏血酸、过氧化氢、碳酸钙为原料合成的钙剂，具有良好的脂溶性，能主动吸收，消除半衰期长达 5.45 小时（为其他钙剂的 10 倍以上），吸收率高达 95%，净利用率可达 84%。且其胃肠刺激性小，为安全有效的补钙剂。该药还能促进维生素C在体内的吸收并延缓其代谢，可达到补充钙和维生素C的双重效果，宜于老年人、孕妇及婴幼儿的补钙。

乐力胶囊 含氨基酸螯合钙、镁、锌、抗坏血酸钙、磷酸氢钙及维生素 D_3 的复方制剂，每粒含元素钙总量 275mg。该药在体内有长时期的释钙周期，故能提高组织细胞对钙的利用率，可作为孕妇、哺乳妇女及儿童钙和维生素 D_3 的补充剂。

葡萄糖酸钙片 每片含元素钙 45mg，生物利用度达 30%，水溶性较好，每日补钙用费较低，适宜于需钙量较高、时间较长者使用。

钙糖片 保健钙片，每片含元素钙 9mg，故服用片数多，不适宜需钙量高者应用。

珍珠钙 海洋生物贝类的外

壳经科学配方并利用生物激活技术而制成，含有多种氨基酸、维生素以及微量元素。适于婴幼儿、中小学生、中老年人、孕产妇应用。

龙牡壮骨冲剂　由中药龙骨、牡蛎等制成，含钙量低，但配有治疗量维生素 D，可促进钙的吸收。

活性钙　大多为海洋生物贝类外壳煅烧而成，多以氧化钙、氢氧化钙形式存在，含钙量低（4%~10%），pH 值高，对胃肠刺激性大，虽离子化程度高，溶解度大，但生物利用度仍不高；且有"重金属二次污染"的弊端，具有一定毒副作用。因此，市场上已少见该类产品的冲剂。值得提出的是，盖天力虽是活性钙制剂的咀嚼片，因口感好，宜于儿童及中小学生补钙用。

善存片　含 12 种维生素、17 种人体必需无机元素及一种生物素的复方制剂，除钙、磷、镁外，其他成分的含量均是按推荐量的 100% 所设计，故不能作补钙剂应用。

特乐定　为氟磷酸谷酰胺葡萄糖酸钙、枸橼酸钙的复方咀嚼片，为治疗骨质疏松的药物，虽每片含钙量较高，但因其含氟，不能作补钙剂应用。儿童生长发育期、妊娠或哺乳妇女及骨软化症、严重肾衰竭、高钙血症、高尿钙症等患者禁用。

综上所述，钙剂的补充应根据饮食结构、不同人群、疾病状况、含钙量、生物利用度，辅以价格高低做参考予以选用，对骨质疏松患者来说，澄清补钙观念，合理选用钙剂十分重要，市售钙剂多为碳酸钙、葡萄糖酸钙等数种钙剂的不同组方或不同剂型，碳酸钙制剂含钙元素量高、生物利用度尚可、价廉，应作为各种人群的补钙首选制剂。

（吴　铁　邹丽宜）

tànsuāngài

碳酸钙（calcium carbonate）

制酸剂、补钙剂。药理作用包括：①参与骨骼的形成与骨折后骨组织的再建以及肌肉收缩、神经传递、凝血机制并降低毛细血管的渗透性等，有助于骨质形成，能维持神经传导和肌肉收缩，维持毛细血管的正常渗透压，保持血液酸碱平衡。②口服可中和胃酸，但对胃酸分泌无直接抑制作用，并可因提高胃酸 pH 值而消除胃酸对壁细胞分泌的反馈性抑制，作用缓和而持久。③可结合食物中磷酸盐，以减轻机体磷酸盐负荷；在应用低钙含量透析液基础上，选用碳酸钙作磷酸盐结合剂，可防止高钙血症，对肾功能不全而继发甲状旁腺功能亢进、骨病患者的高磷血症有效。

碳酸钙口服后，在胃酸作用下迅速转化为氯化钙并部分被小肠吸收，约 85% 的口服量转变为不溶性钙盐（如磷酸钙、碳酸钙），由粪便排出。吸收部分主要由尿排泄，原尿中大部分钙再经肾小管重吸收入血。临床上用于：①预防和治疗钙缺乏症，如骨质疏松、手足搐搦症、骨发育不全、佝偻病以及儿童、妊娠和哺乳期妇女、绝经期妇女、老年人钙的补充。②治疗胃溃疡及十二指肠溃疡引起的胃酸过多。③肾衰竭时纠正低钙高磷血症。作为磷酸盐结合剂，也可治疗继发性甲状旁腺功能亢进纤维性骨炎所引起的高磷血症。不良反应有嗳气、便秘，偶可发生奶-碱综合征，表现为高血钙、碱中毒及肾功能不全（因服用牛奶及碳酸钙、或单用碳酸钙引起）。过量长期服用可引起胃酸分泌反跳性增高，并可发生高钙血症。对碳酸钙过敏者、高钙血症或高钙尿症者、服用洋地黄类药者、有含钙肾结石或有肾结石病史者禁用。心、肾功能不全者慎用。

碳酸钙等钙制剂不宜与洋地黄类药物合用；大量饮用含酒精和咖啡因的饮料以及大量吸烟，均会抑制钙剂的吸收；大量进食富含纤维素的食物能抑制钙的吸收，因钙与纤维素结合成不易吸收的化合物；钙剂与苯妥英钠及四环素类抗生素同用，二者吸收减少；维生素 D、避孕药、雌激素能增加钙的吸收；含铝的抗酸药与钙剂同服时，铝的吸收增多；钙剂与噻嗪类利尿药合用时，易发生高钙血症（因增加肾小管对钙的重吸收）；钙剂与含钾药物合用时，应注意心律失常的发生。

（吴　铁　邹丽宜）

pútaotángsuāngài

葡萄糖酸钙（calcium gluconate）

常用的补钙剂，别名糖酸钙、葡糖酸钙、D-葡萄糖酸钙。药理作用包括：可提高血钙浓度；能促进骨骼和牙齿的钙化，降低毛细血管的通透性，增加毛细血管的致密性，使渗出减少，具有抗炎、抗血管神经性水肿和抗过敏等作用，并能保持神经与肌肉的正常兴奋性，加强大脑皮质抑制过程；高浓度时，钙离子对镁离子有竞争性拮抗作用，亦有缓解平滑肌痉挛等作用。钙是体内含量最大的无机物，为维持人体神经、肌肉、骨骼系统，以及细胞膜和毛细血管通透性正常功能所必需。钙离子是许多酶促反应的重要激活剂，对许多生理过程是必需的，如神经冲动传递，平滑肌和骨骼肌的收缩，肾功能，呼吸和血液凝固等。钙参与骨骼的形成与骨折后骨组织的再建、肌肉收缩、神经传递、凝血的过程并降低毛细血管的渗透性等。

葡萄糖酸钙口服约 1/3 被小肠吸收，当机体存在钙缺乏或饮食中钙含量降低时，钙的吸收增加，与血浆蛋白结合率约 45%，通过甲状旁腺、降钙素和维生素 D 维持和影响内环境钙的稳定性。口服钙剂 80% 自粪便排泄，其中主要为未吸收的钙，20% 自肾排泄，其排泄量与肾功能及骨钙含量有关；少量也由唾液、汗腺、乳汁、胆汁和胰液排出。葡萄糖酸钙临床上用于预防和治疗钙缺乏症，如骨质疏松、手足搐搦症、骨发育不全、佝偻病以及儿童、妊娠和哺乳期妇女、绝经期妇女、老年人钙的补充；用于治疗荨麻疹、皮炎、湿疹等过敏性瘙痒性皮肤病；也可用于因血液低钙而致手足搐搦、佝偻病、肠绞痛、输尿管绞痛等强直性痉挛疼痛甚至昏迷；也可以用于镁中毒、氟中毒。

葡萄糖酸钙口服无不良反应，胃肠刺激性较小，偶见便秘。给药过量可引起高钙血症，肾功能差者用大剂量时应特别注意。高钙血症、高钙尿症、含钙肾结石或有肾结石病史患者禁用。应用强心苷者严禁静脉注射葡萄糖酸钙，洋地黄中毒时禁止应用钙剂。药物相互作用同碳酸钙。

（吴　铁　邹丽宜）

tànsuāngài D₃ piàn

碳酸钙 D₃ 片 （calcium carbonate and vitamin D₃ tablet）

含碳酸钙及维生素 D₃ 的复方制剂。钙是维持人体神经、肌肉、骨骼系统、细胞膜和毛细血管通透性正常功能所必需；维生素 D 能参与钙和磷的代谢，促进其吸收并对骨质形成有重要作用。碳酸钙 D₃ 片 1996 在中国上市，成为第一个进入中国的钙补充剂，被推荐用于预防和治疗骨质疏松症。碳酸钙 D₃ 片有含量不同的两种复方制剂：①钙尔奇，每片含碳酸钙 1.5g（相当于钙 600mg），维生素 D₃ 125U。②朗迪，每片含碳酸钙 1.25g（相当于钙 500mg），维生素 D₃ 200U。

碳酸钙 D₃ 片主要用于妊娠和哺乳期妇女、更年期妇女、老年人等的钙补充剂，并帮助防治骨质疏松症。不良反应有嗳气、便秘、腹胀、腹痛、腹泻、胃肠胀气、恶心和呕吐等胃肠不适；过量服用可发生高钙血症，偶可发生奶-碱综合征，表现为高血钙、碱中毒及肾功能不全（因服用牛奶及碳酸钙或单用碳酸钙引起）。高钙血症、高尿酸血症禁用。药物相互作用同碳酸钙。

（吴　铁　邹丽宜）

kàngtòngfēngyào

抗痛风药 （anti-gout drugs）

通过抑制尿酸合成、促进尿酸排泄及分解，继而降低血液尿酸及尿中尿酸水平，或抑制粒细胞浸润，从而控制关节炎症、对抗痛风发作的药物。痛风是由体内嘌呤代谢紊乱所引起的一种疾病，特征为高尿酸血症，导致尿酸结晶在关节、结缔组织和肾内沉淀。尿酸盐结晶激活单核细胞/巨噬细胞，促使细胞分泌多种细胞因子如白介素-1β、白介素-6 和肿瘤坏死因子 α 等；激活内皮细胞；吸引中性粒细胞向炎症部位迁徙，出现红、肿、热、痛等症状。痛风的急性发作主要表现为单个远端关节炎或皮下痛风结节。

作用机制 ①选择性抗痛风性关节炎药主要通过抑制粒细胞浸润、抑制磷脂酶 A2、抑制局部细胞产生白介素-6 等细胞因子来抑制痛风的发作，控制关节炎症。②抑制尿酸生成药通过抑制黄嘌呤氧化酶，减少尿酸的生成；防止尿酸形成结晶并沉积；抗氧化，减少再灌注期氧自由基的产生。③促进尿酸排泄药能够抑制肾近端小管对尿酸盐的重吸收，从而降低尿液中的尿酸水平。④促进尿酸分解药可以将尿酸转化为尿囊素，易于经肾排泄。

药物分类 痛风的治疗目标包括：减轻急性发作时的症状；减少再次发作的风险；降低血中尿酸浓度。为达上述目标，可以使用的药物包括以下 4 类。

选择性抗痛风性关节炎药 如秋水仙碱、非甾体抗炎药和糖皮质激素类药。

秋水仙碱是一种古老的抗痛风药物，它并不影响尿酸的代谢，因此不能降低血中尿酸浓度。但它能迅速有效的缓解急性痛风的发作。秋水仙碱不良反应较多，并且较常见，所以它并非治疗痛风的首选药物。选择使用时一定要慎重。

非甾体类抗炎药在治疗痛风性关节炎中的作用与秋水仙碱相同。但秋水仙碱的毒副作用较大，因此很多痛风患者更愿意使用非甾体抗炎药进行治疗。非甾体抗炎药能缓解关节的红、肿、热、痛等炎性症状，改善某些肌肉、骨骼和关节的功能，并可有效地防止水肿。临床上常用的非甾体抗炎药主要有吲哚美辛、双氯芬酸、布洛芬和罗非昔布等。吲哚美辛是较强的前列腺素合成酶抑制药，有显著的抗炎及解热作用，对炎性疼痛有明显镇痛效果。其抗炎作用强于阿司匹林，但不良反应明显，在患者耐受的剂量范围内，疗效并不优于阿司匹林。用于治疗急慢性风湿性关节炎、痛风性关节炎及癌性疼痛；也可用于治疗滑囊炎、腱鞘炎及关节囊炎等。吲哚美辛口服吸收迅速完全，空腹服药 2 小时血药浓度达峰值，食物可延迟达峰时间。药物吸收后 90%与血浆蛋白结合。关节滑液中的浓度在口服 5 小时后可与血浆浓度相同。主要在肝代谢，代谢物从随尿、胆汁、粪便排出。30%～50%的患者服用治疗剂量的吲哚美辛即可出现不良反应，约 20%的患者因此停药。不良反应包括胃肠道反应、中枢神经系统症状等，可引起肝损害，出现过敏反应，抑制造血系统，可导致粒细胞减少、血小板减少、再生障碍性贫血等。孕妇、儿童、机械操作人员、精神失常、溃疡病、癫痫、帕金森病及肾病患者禁用。

糖皮质激素类药能抑制非感染性炎症，减轻关节的充血水肿，具有起效迅速的特点。但痛风患者停止使用糖皮质激素类药后症状极易复发，故该类药物仅适合个别症状非常严重且反复发作或经上述药物治疗无效的痛风患者使用。临床上常用的糖皮质激素类药主要有泼尼松和氢化泼尼松等。泼尼松又称强的松，具有抗炎和抗过敏作用，适用于痛风、关节炎、过敏及各种炎症的治疗。疗程剂量根据病情不同而异。不良反应为奇痒、不安、恶心、呕吐、过敏，长期服用则会出现月经紊乱、肱骨头或股骨头缺血性坏死、骨质疏松或骨折、肌无力、肌萎缩、胰腺炎、消化性溃疡或肠穿孔，儿童生长受到抑制、糖耐量减退和糖尿病加重。心力衰竭、糖尿病、神经病以及胃、十二指肠溃疡和肠道疾病或肝功能不全者不宜使用；孕妇应慎用或禁用。氢化泼尼松与泼尼松多数

作用相同，该药局部注射可引起并发感染，以真菌、结核菌、葡萄球菌、变形杆菌、铜绿假单胞菌和各种疱疹病毒感染为主。

抑制尿酸生成药 如别嘌醇和非布索坦。别嘌醇是一种强有力的嘌呤氧化酶抑制药，能抑制尿酸生成，避免尿酸结晶在组织中的沉积；还可与抗癌药物合用，防止由于大量癌细胞被破坏而形成的高尿酸血症。主要用于治疗慢性原发性、继发性痛风和痛风性肾病。

促进尿酸排泄药 如丙磺舒，可抑制尿酸盐在肾小管的主动重吸收，增加尿酸盐的排泄，从而降低血中尿酸盐的浓度，可以缓解或抑制关节尿酸结晶的形成，达到治疗痛风的作用。但其并不具有抗炎和镇痛作用。

促进尿酸分解药 多为尿酸氧化酶类药物，如拉布立酶和普瑞凯希，是降尿酸治疗的新型药物，能快速降解人血清中的尿酸、加速痛风石的溶解，从而有效地控制痛风的发作。

拉布立酶是一种重组的尿酸氧化酶，2001 年在英国和德国上市，用于治疗恶性肿瘤化疗后急性肿瘤溶解综合征引起的高尿酸血症。2002 年，美国食品药品管理局批准拉布立酶用于儿童患者肿瘤所致急性肿瘤溶解综合征的治疗。与别嘌醇相比，拉布立酶降尿酸作用具有更强的降尿酸作用，严重过敏反应发生率明显低于非重组尿酸氧化酶，但拉布立酶的生物半衰期较短（约 21 小时），其降尿酸作用维持时间不够长。另外，在动物及人体实验中发现，重复多次注射拉布立酶后，会产生拉布立酶抗体，减弱其降尿酸活性。

普瑞凯希是一种聚乙二醇重

组尿酸氧化酶，它是尿酸氧化酶与单甲氧基聚乙二醇共价结合所形成的生物制剂。与拉布立酶相比，其免疫原性降低，半衰期延长，主要针对其他药物治疗无效的难治性痛风或有大量痛风石沉积的患者。

（张德昌　郭　磊）

biépiàochún

别嘌醇（allopurinol） 次黄嘌呤异构体，可以抑制尿酸生成，抑制黄嘌呤氧化酶，常用来治疗痛风，属于抗痛风药。又称别嘌呤醇、别嘌呤。主要剂型有片剂和缓释剂。

痛风是体内嘌呤类物质代谢紊乱，尿酸生成过多且排泄减少，由此导致尿酸结晶在关节、结缔组织和肾内沉淀所致的一种疾病。别嘌醇是体内正常代谢物次黄嘌呤的异构体，是黄嘌呤氧化酶抑制剂。次黄嘌呤及黄嘌呤可以被次黄嘌呤氧化酶催化生成尿酸。而别嘌醇可与黄嘌呤竞争黄嘌呤氧化酶，生成别黄嘌呤，阻止黄嘌呤进一步生成尿酸，从而减少了尿酸的生成，使血中尿酸浓度降低，尿中排出减少，防止高尿酸血症形成。有利于避免尿酸形成结晶沉积在关节及其他组织中，有助于痛风患者组织内尿酸结晶重新溶解。别嘌醇口服易吸收，肠道内吸收 80%～90%。0.5～1 小时达血浆浓度，消除半衰期为 2～3 小时，其代谢产物奥昔嘌醇消除半衰期为 14～28 小时。70%以氧嘌呤醇经肾脏排泄，其余由肠道排出。别嘌醇可以降低血中尿酸浓度，临床主要用于治疗慢性原发性、继发性痛风和痛风性肾病。还可用于具有痛风史的高尿酸血症治疗，预防痛风关节炎复发。

别嘌醇不良反应发生率低，

约为 5%，主要不良反应是过敏性皮疹、剥脱性皮炎等，通常是瘙痒性红斑。个别过敏体质的患者甚至可能出现斯-琼综合征，这是一种累及皮肤和黏膜的急性水疱病变，表现为服药后出现多形性红斑或是皮肤的轻度水疱性病变，多形性红斑进一步发展形成毒性表皮坏死溶解，严重者可致命。因此过敏体质患者服用别嘌醇时，可以考虑从小剂量开始逐渐增加剂量的脱敏法。其他不良反应包括腹泻腹痛、低热、暂时性转氨酶升高或粒细胞减少，一般停药后会恢复。服药期间应保持尿液中性或碱性，以利药物从肾排出。此外，肝肾功能损伤或老年患者应慎用。

别嘌醇与抗癌药物合用，可以防止由于大量癌细胞被破坏而形成的高尿酸血症。但不可与 6-巯基嘌呤合用，因为它可与 6-巯基嘌呤竞争黄嘌呤氧化酶，减少其代谢，增加 6-巯基嘌呤的毒性。别嘌醇与利尿药合用，由于利尿药会增加血尿酸含量，导致别嘌醇药效降低，应注意调整用量。别嘌醇与噻嗪类利尿药合用，有发生肾衰竭及过敏的可能。别嘌醇与氨苄西林合用时，皮疹的发生率增多。别嘌醇与抗凝血药如香豆素合用时，会增加抗凝血药的药效。该药可与苯溴马隆制成复方制剂。前者能抑制黄嘌呤氧化酶，减少尿酸形成；后者能抑制肾小管对尿酸的重吸收，增加尿酸排出。两者配伍可从两个方面降低血浆尿酸水平，有利于高尿酸血症的治疗。

（张德昌　郭　磊）

bǐnghuángshū

丙磺舒（probenecid）　化学名称为 4-[（二丙氨基）磺酰基]苯甲酸的增加尿酸排泄的磺胺类药物。又称羧苯磺胺（carboxybenzenesulfonamide）。丙磺舒为有机酸类药物，作用于肾小管阴离子转运体，通过竞争性抑制肾小管对有机酸的转运、抑制尿酸盐在肾小管的主动重吸收，增加尿酸盐的排泄，从而降低血中尿酸盐的浓度，减少尿酸沉积，缓解或抑制关节尿酸结晶的形成，达到治疗痛风的作用。但该药并不具有抗炎和镇痛作用，故不适用于急性痛风。

丙磺舒口服吸收迅速且完全，血浆蛋白结合率 85%~95%，主要与白蛋白结合。在肝代谢成羧化代谢物及羧基化合物，大部分通过肾近曲小管主动分泌排泄。因脂溶性大，易被重吸收，排泄慢，体内半衰期为 5~8 小时。尿液呈碱性时药物排泄增加。肾功能下降时，促尿酸排泄作用明显减弱或消失。临床上主要用于治疗慢性痛风、痛风性关节炎，能够控制痛风发作时产生的高尿酸血症。此外，丙磺舒抑制多种药物的肾排泄，如青霉素、头孢菌素、一些非甾体抗炎药、甲氨蝶呤及口服降糖药等，增加它们的血药浓度，因此对部分需长期高浓度抗生素治疗的疾病，如亚急性心内膜炎、淋病等，丙磺舒可作为辅助治疗。

丙磺舒的不良反应较少。偶有胃肠道刺激症状或过敏反应。但在急性痛风发作初期用药时，由于肾排出尿酸增加，动员了沉积在关节组织中的尿酸向血液中转移，可能引起部分患者的症状加剧，不宜用于急性痛风。此外，大量尿酸有可能造成尿路结石。因此应大量饮水或加服碳酸氢钠，使尿液碱化，以利尿酸排出。

阿司匹林和水杨酸盐可抑制丙磺舒的排泄。丙磺舒还减少多种药物通过肾的排泄，从而影响其药物代谢动力学特点，如青霉素类、头孢菌素类、一些非甾体抗炎药、甲氨蝶呤及口服降糖药等。丙磺舒与别嘌醇合用时，可使别嘌呤醇加速排出，而别嘌醇会延长丙磺舒的半衰期。

（张德昌　郭　磊）

qiūshuǐxiānjiǎn

秋水仙碱（colchicine）　莨酚酮类生物碱，最初是从欧洲的百合科植物秋水仙 Colchicum autumnale L. 的球茎中提取出来，故有此名。1949 年，秋水仙碱的化学结构被确定。秋水仙碱的结构式见图 1。

秋水仙碱通过干扰溶酶体脱颗粒降低中性粒细胞的活性、黏附性和趋化性，抑制急性发作部位的粒细胞浸润，抑制白三烯的合成与释放，从而发挥抗炎作用。秋水仙碱还有抗肿瘤作用，其结构中的 9 位羰基和 10 位甲氧基与微管蛋白结合，引起微管蛋白的解聚，破坏纺锤体，阻断细胞的有丝分裂，导致细胞死亡。

口服秋水仙碱迅速从胃肠道吸收，经 0.5~2 小时血药浓度达高峰。血浆蛋白结合率低，约 10%~34%。健康受试者药物消除半衰期为 1 小时。急性痛风性关节炎患者首次服药后的最大效果出现时间：缓解疼痛及炎症为 24~48 小时。药物在肝内代谢，

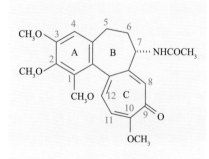

图 1　秋水仙碱结构式

从胆汁及肾（10%~20%）排出。肝病患者从肾排出增加。

秋水仙碱是治疗痛风急性发作的有效药物，对急性痛风性关节炎有选择性抗炎作用，可以缓解疾病症状。秋水仙碱毒性较大，有一定的不良反应。腹痛、腹泻、呕吐及食欲不振为常见的早期不良反应，发生率可达80%，严重者可造成脱水及电解质紊乱等表现。长期服用者可出现严重的出血性胃肠炎或吸收不良综合征。肌肉、周围神经病变：有近端肌无力和/或血清肌酸磷酸激酶增高。在肌细胞受损同时可出现周围神经轴突性多神经病变，表现为麻木、刺痛和无力。肌神经病变并不多见，往往在预防痛风而长期服用者和有轻度肾功能不全者出现。对肾及骨髓也有损害作用。其刺激性较大，如注射给药药液溢出则可引起局部组织坏死。

秋水仙碱可增加抗凝血药引起出血的危险性。酒精可增加血尿酸的浓度，并降低秋水仙碱对痛风的预防效果。秋水仙碱和保泰松合用时，白细胞减少症、血小板减少症或骨髓抑制的发病率增加。秋水仙碱和非类固醇类制剂合用时，可增加胃肠溃疡或出血的危险性。抗肿瘤药增加血尿酸浓度，并降低秋水仙碱对痛风的预防效果。联合或序列应用能引起血液病的药物可加剧秋水仙碱引起的白细胞减少、血小板减少的不良反应。联合或序列应用2种或以上的骨髓抑制剂（包括放射治疗）时，应减量。

（张德昌　郭磊）

kàngtángniàobìngyào
抗糖尿病药（drugs treatment for diabetes mellitus）　通过降低血液中的葡萄糖含量来缓解或治疗糖尿病症状的药物。属于内分泌代谢药物。糖尿病是由环境因素和遗传因素共同作用导致的代谢综合征。根据发病机制的不同，糖尿病主要分为1型糖尿病、2型糖尿病、妊娠期糖尿病和其他特殊类型糖尿病，其中90%以上的患者属于2型糖尿病。1型糖尿病主要由自身免疫损伤导致体内胰岛素绝对不足，需要外源补充胰岛素进行治疗。2型糖尿病多是胰岛素抵抗或胰岛素分泌相对不足引起。妊娠期糖尿病是患者在妊娠期间雌激素、孕激素等拮抗胰岛素作用的激素分泌增加，导致胰岛素绝对或相对不足所致。其他特殊类型糖尿病主要包括遗传性B细胞缺陷、胰岛疾病、内分泌疾病及药物因素等所致的糖尿病。糖尿病的发病机制复杂，并不是单一原因导致的疾病的发生。抗糖尿病药根据作用机制的不同，可分为：胰岛素、促胰岛素分泌药、胰岛素增敏药、双胍类药物、α-葡萄糖苷酶抑制药、肠促胰岛素类药、钠-葡萄糖协同转运蛋白2抑制药及抗糖尿病并发症药。

胰岛素　作为体内唯一的降血糖激素，能够促进血液循环中的葡萄糖进入肝细胞、肌细胞、脂肪细胞及其他组织细胞中产生能量，合成糖原、脂肪及蛋白质。胰岛素相对或绝对的缺乏是导致糖尿病发生的主要原因，因此胰岛素可以有效治疗糖尿病。

促胰岛素分泌药　通过干预的方式来促进机体自身的胰岛素分泌，而不是外源补充胰岛素，可以导致门脉血中的胰岛素浓度是体循环的3倍，有利于对葡萄糖的利用。促胰岛素分泌药根据机制的不同分为磺酰脲类药物和餐时血糖调节药。

胰岛素增敏药　主要通过激活过氧化物酶体增殖物激活受体γ（peroxisome proliferator-activated receptor，PPARγ），改善胰岛素信号转导，以提高外周组织对胰岛素的敏感性来发挥降糖作用。如罗格列酮、吡格列酮和曲格列酮（由于上市以来受到63例与其相关的死亡报告，于2000年被美国食品药品管理局撤销）。

双胍类药物　主要通过抑制肝的葡萄糖输出来发挥降低血糖作用。鉴于二甲双胍良好的安全性和耐受性，已成为治疗2型糖尿病的基础和首选药物。

α-葡萄糖苷酶抑制药　主要是通过延缓肠道碳水化合物吸收进而降低餐后血糖以达到控制血糖的目的。代表药物主要有阿卡波糖、伏格列波糖和米格列醇。伏格列波糖由日本武田制药公司开发，通过抑制α-葡萄糖苷酶延缓双糖分解为单糖，减慢葡萄糖与果糖的吸收速度。米格列醇由德国拜耳公司开发，结构与葡萄糖相似，能可逆地竞争性抑制假单糖α-葡萄糖苷酶。

肠促胰岛素类药　主要包括胰高血糖素样肽-1受体激动药和二肽基肽酶Ⅳ（DDP-Ⅳ）抑制药。胰高血糖素样肽-1受体激动药是胰高血糖素样肽-1类似物，通过激动胰高血糖素样肽-1受体，保护胰岛B细胞、促进胰岛素合成和分泌、抑制胰高血糖素分泌进而发挥降低血糖功能；此外胰高血糖素样肽-1类似物还可通过作用中枢神经增加饱腹感，减少食物摄取，并通过作用迷走神经抑制胃和十二指肠蠕动，减少胃酸分泌，延缓胃排空，进而降低食欲，使体重不增加或下降。DDP-Ⅳ抑制药通过抑制DDP-Ⅳ降解胰高血糖素样肽-1作用，从而提高体内胰高血糖素样肽-1浓度，达到降糖效果。此外，还可纠正 α 细胞异常分泌胰高血糖素，以调节血糖平衡，有效防止低血糖的发生。该类药物主要有西他列汀、沙格列汀、维格列汀、利格列汀，及其复方制剂等。

钠-葡萄糖协同转运蛋白 2 抑制药 通过与转运蛋白的葡萄糖结合端竞争性结合，从而阻断部分钠-葡萄糖协同转运蛋白 2 转运体的作用，抑制肾对葡萄糖的重吸收，使过多的葡萄糖从尿中排出。该类药物仅有达格列净（dapagliflozin）被批准上市，其是由百时美施贵宝和阿斯利康公司联合开发的钠-葡萄糖协同转运蛋白 2 高选择性强效抑制药，可作为单药治疗，或与二甲双胍等联合用药，显著降低患者的空腹血糖及糖化血红蛋白。

抗糖尿病并发症药 防治糖尿病并发症发生的基本策略是采用降糖药降低血糖，同时也可以采取相应的治疗措施。抗糖尿病并发症药包括醛糖还原酶抑制药、蛋白非酶糖基化阻滞药、血管紧张素转换酶抑制药、抗氧化药、抗血小板药、生长因子拮抗药及神经营养药等，它们都可以一定程度地缓解或治疗 2 型糖尿病的并发症。

（沈 旭 王改红 徐 鑫）

yídǎosù

胰岛素（insulin） 机体内由胰腺组织中胰岛 B 细胞（β 细胞）分泌的可降低血糖的蛋白质激素。外源性胰岛素是一类抗糖尿病药。1921 年，加拿大医生弗雷德里克·格兰特·班廷（Frederick Grant Banting）和研究助理查尔斯·贝斯特（Charles Best）发现胰腺与糖尿病的确切关系，进而在苏格兰生理学家约翰·詹姆士·理查·麦克劳德（John James Richard Macleod）及加拿大化学家詹姆斯·克里普（James Collip）的帮助下分离提取出胰岛素，并于 1922 年在临床上用于糖尿病的治疗。弗雷德里克·格兰特·班廷和约翰·詹姆士·理查·麦克劳德因此项工作获得了 1923 年的诺贝尔生理与医学奖。胰岛素的发现是糖尿病治疗史上的里程碑。

药理作用及机制 胰岛素主要的生理作用是促进糖原、脂肪和蛋白质的合成代谢。在肌肉组织中，胰岛素促进肌肉细胞吸收葡萄糖和氨基酸。葡萄糖以肌糖原的形式储存起来，肌糖原能够在运动或者饥饿时分解成为葡萄糖以补充能量。氨基酸则被用来合成蛋白质，肌肉中蛋白质可以分解成为氨基酸进入肝中在饥饿时生成葡萄糖。在脂肪组织中，胰岛素促进脂肪细胞吸收葡萄糖以及促进脂肪细胞中脂肪酸的合成。当在饥饿状态下、胰岛素水平降低时，脂肪组织中脂质通过分解增加以补充能量。在肝中，胰岛素并不直接促进肝细胞吸收葡萄糖，而是促进肝细胞合成并储存肝糖原，促进脂质的合成；抑制肝细胞的糖异生过程，即抑制肝细胞用内源性非糖底物合成葡萄糖，因此胰岛素对肝的主要作用是增加肝糖原的生成，减少肝糖输出。胰岛素相对或绝对的缺乏是导致糖尿病发生的主要原因，因此胰岛素可以有效治疗糖尿病，其药理作用主要是促进血液循环中的葡萄糖的吸收、利用和贮存从而维持血糖平衡。

体内过程 胰岛素易被消化酶破坏，因此市场所售的胰岛素制剂都必须注射。外源性胰岛素注射后直接进入血液循环，分布到全身的肌肉、脂肪组织以及肝、肾等器官。胰岛素主要在肝、肾灭活，经谷胱甘肽转氨酶还原二硫键，再由蛋白水解酶水解成短肽或氨基酸，也可被肾胰岛素酶直接水解。外源性胰岛素主要的代谢器官是肾，30%~80% 的胰岛素在此被降解。

分类 临床使用的胰岛素制剂有以下 3 种分类方式。

按来源分类 可分为人胰岛素、猪胰岛素、牛胰岛素。动物胰岛素与人胰岛素的区别在于结构上氨基酸序列的不同，因而动物胰岛素存在一定的免疫原性，可能在人体内产生抗体而致过敏反应。

根据制备工艺分类 可分为经动物胰腺提取或纯化的猪、牛胰岛素，半合成人胰岛素，生物合成人胰岛素及胰岛素类似物。其中生物合成人胰岛素是用重组 DNA 技术生产的人胰岛素，又称重组人胰岛素，为中性可溶性单组分人胰岛素。而胰岛素类似物是通过重组 DNA 技术，对人胰岛素氨基酸序列进行修饰生成的可模拟正常胰岛素分泌和作用的一类物质。目前已用于临床的有赖脯胰岛素、门冬胰岛素、甘精胰岛素、地特胰岛素。

根据作用时间的长短分类 可分为速效胰岛素、短效胰岛素、中效胰岛素、长效胰岛素和预混胰岛素。速效胰岛素通常在餐前 15 分钟内或者餐后立即注射，起始作用时间为 10~20 分钟，最大作用时间为 40 分钟，作用持续时间为 3~5 小时。短效胰岛素起始作用时间为 30 分钟，最大作用时间为 3 小时，维持作用时间为 8 小时。中效胰岛素最常见的制剂是低精蛋白锌胰岛素，是胰岛素与鱼精蛋白和锌离子形成的复合物，只用于皮下注射，起始作用时间为 1~2 小时，最大作用时间为 12 小时，维持作用时间为 24 小时。长效胰岛素动物来源的为精蛋白锌胰岛素、甘精胰岛素和地特胰岛素。皮下注射后 3~4 小时起效，12~20 小时达峰，作用维持 24~36 小时。预混胰岛素又称双时相胰岛素，是指含有两种胰岛素的混合物，同时具有短效和中效胰岛素的作用，可模拟体内胰岛素双时相分泌的特点。

临床应用 主要用于 1 型糖尿病患者，2 型糖尿病重度患者，经饮食控制及口服降血糖药治疗无效的患者，以及糖尿病合并高热、重度感染、消耗性疾病、妊娠分娩前阶段、创伤及手术前后。临床上也将葡萄糖、胰岛素及氯化钾组成合剂，用来缓解细胞内缺钾，防治心律失常。胰岛素与 ATP 及辅酶 A 组成能量合剂用于急慢性肝炎、肝硬化、肾炎、心力衰竭等患者的辅助治疗，以增加食欲、恢复体力。

不良反应 胰岛素常见的不良反应为低血糖，多发生在胰岛素注射后作用最强的时候，注射后未进餐及注射量过大也会导致低血糖，症状多为出汗、心悸、乏力，重者出现意识障碍、共济失调、心动过速甚至昏迷。患者还会出现一些过敏反应，但通常是由胰岛素注射剂中的防腐剂等成分引起的。另外，在注射部位会出现红肿、瘙痒及血管神经性水肿等。日剂量超过 200U 以上的患者会出现胰岛素抵抗。胰岛素注射导致的血糖快速下降可引起晶状体及玻璃体渗透压的改变，导致眼屈光失调。

(沈 旭 王改红 徐 鑫)

cùyídǎosù fēnmìyào

促胰岛素分泌药（insulin secre-tagogue）

能够促进内源性胰岛素分泌从而缓解或治疗糖尿病症状的抗糖尿病药。在生理条件下，胰岛 B 细胞内的胰岛素分泌主要受到营养物质、神经递质和激素的精确调控。葡萄糖等营养物质刺激胰岛素分泌的机制是：B 细胞表面的葡萄糖转运蛋白 2 负责将细胞外的葡萄糖转运到细胞内，随后葡萄糖-6-磷酸激酶迅速将葡萄糖转变为 6-磷酸葡萄糖。6-磷酸葡萄糖作为葡萄糖的感受器和丙酮酸的生成底物，经一系列反应以丙酮酸盐形式进入线粒体三羧酸循环，引起 ATP/ADP 升高，关闭 ATP 敏感的钾离子通道（K_{ATP}^+），刺激细胞膜去极化，这将导致电压门控钙离子（Ca^{2+}）通道开放和胞内 Ca^{2+} 的增加，最终触发胰岛素分泌囊泡与细胞质膜融合，使胰岛素迅速向胞外分泌。神经递质和部分激素是通过其相应的 G 蛋白偶联受体，影响细胞内的环磷酸腺苷、肌醇三磷酸、二酰甘油或 Ca^{2+} 等第二信使物质的水平，激活下游的蛋白激酶 A、蛋白激酶 C 等蛋白激酶信号通路，从而调节胰岛素的分泌。

已经上市的促胰岛素分泌药都是通过调控这一生理过程中的某些关键调控蛋白的功能而发挥直接促进胰岛素分泌的作用。其中最主要的一个关键调控蛋白是 K_{ATP}^+，它是 ATP 结合蛋白超家族磺酰脲类受体和内向整流通道（Kir6.2）组成的复合物，负责将细胞内的钾离子运输到细胞外，引起细胞的超极化状态。它的活性受到 ATP 的调控，当细胞内 ATP 水平增加时，该通道关闭，胰岛素分泌增加。促胰岛素分泌药多是通过抑制 K_{ATP}^+ 来促进胰岛素分泌的。K_{ATP}^+ 除了在胰岛细胞中分布外，还存在于心肌、血管平滑肌和骨骼肌细胞中，因此这也是有些促胰岛素分泌药对心血管方面不良反应的原因。

根据药物作用靶点和调控机制的不同，促胰岛素分泌药可分为磺酰脲类药物、餐时血糖调节药等。有些糖尿病治疗药物具有多重功效，其中包括促进胰岛素分泌的药理作用，如肠促胰岛素类药可以促进胰岛素的合成和分泌；二肽基肽酶 4 抑制药能通过抑制二肽基肽酶 4 的活性而提高天然肠促胰岛素的水平，由此引发胰岛 B 细胞增加胰岛素的分泌。

(沈 旭 陈 静)

huángxiānniàolèiyàowù

磺酰脲类药物（sulfonylureas）

主要通过与胰岛 B 细胞（β 细胞）表面的磺酰脲类受体结合，关闭 ATP 敏感的钾离子通道（K_{ATP}^+）而发挥促进胰岛素分泌作用的促胰岛素分泌药。是非肥胖 2 型糖尿病患者的一线治疗药物。磺酰脲类药物是应用最早、品种最多、临床应用也最广泛的口服降糖药。1942 年，法国学者在用磺胺类药衍生物治疗伤寒时发现，许多患者发生了低血糖事件；法国学者在实验室研究中也发现磺胺类药物对胰腺完整的动物有降血糖作用；1955 年，有报道称磺胺类衍生物——对氨苯磺酰丁脲可用于治疗轻型成年型糖尿病，但由于其毒性作用大而被淘汰。1956 年，对对氨苯磺酰丁脲进行了化学结构修饰后，推出了第一代的磺酰脲类口服降糖药——甲苯磺丁脲。从第一代磺酰脲类降糖药问世以来，经过科研和临床工作者们的不懈努力，已经研发到了第三代。

常用的磺酰脲类药物主要分为第一代、第二代和第三代。第一代主要有甲苯磺丁脲、氯磺丙脲等；第二代主要有格列苯脲、格列吡嗪、格列齐特、格列喹酮（糖舒平）等；第三代主要有格列美脲。据比较，第二代磺酰脲类药物较第一代作用强、不良反应小且症状轻微，降糖作用维持达24小时，但这种长时间的降糖作用极有可能导致低血糖。因此，第三代的优点是作用持续时间较长（8~10小时），与受体结合及解离的速度快，导致低血糖的可能性减小。

胰岛B细胞膜上ATP敏感的钾离子通道（K_{ATP}^+）是调控胰岛素分泌的关键因子，由ATP结合蛋白超家族成员磺酰脲类受体和内向整流钾通道（Kir）组成。磺酰脲类受体是磺酰脲类药物结合的位点，当磺酰脲类药物与之相结合后，可阻滞K_{ATP}^+开放而抑制钾离子外流，使细胞膜内外的电位差逐渐变正，致使细胞膜去极化，启动电压依赖性钙通道开放，促进细胞外钙离子（Ca^{2+}）内流。胞内游离Ca^{2+}增加后，触发胞吐作用及胰岛素的释放。另外，该类药物也可直接加强Ca^{2+}依赖的胰岛素分泌作用。此外，磺酰脲类药物还可以增加脂肪细胞和胰岛素的结合，放大胰岛素的外周作用，同时可以减少肝糖输出，增加B细胞对葡萄糖的敏感性。

磺酰脲类药物可单独用于治疗饮食治疗不能控制的非胰岛素依赖型糖尿病；也可和胰岛素联合用药。1型糖尿病患者、2型糖尿病患者有严重肝肾功能异常者，对磺脲类降糖药物过敏者，在发生糖尿病急性合并症如糖尿病酮症酸中毒时，或并有严重慢性合并症者禁用。磺酰脲类药物有低血糖风险、消化道反应、血液系统反应、神经系统反应及过敏反应等。

（沈　旭　周婷婷）

jiǎběnhuángdīngniào

甲苯磺丁脲（tolbutamide）　第一代磺酰脲类药物的代表药物之一。又称甲糖宁。属于口服降糖药。甲苯磺丁脲最初用来治疗伤寒，但发现其可以降低伤寒患者的血糖，1961年被开发作为降糖药物在美国上市。

甲苯磺丁脲选择性地刺激胰岛B细胞释放胰岛素；增强周围组织中胰岛素受体作用；加强胰岛素和胰岛素受体的亲和力；减少肝糖输出；影响胰岛A细胞释放胰高血糖素和D细胞释放生长抑素。在治疗早期该药的药理作用主要是促进胰岛素分泌，而经一段时间治疗后，主要作用是改善周围组织的胰岛素敏感性。

甲苯磺丁脲口服吸收快，随着饮食pH值的升高而吸收增加。30分钟内出现在血中，3~4小时血药浓度达峰值，消除半衰期为4.5~6.5小时。在肝内代谢，以氧化形式失活，75%~85%由尿和粪便排出，约8%由胆汁排出。甲苯磺丁脲可单独用药或与其他磺酰脲类药物、二甲双胍等合用治疗2型糖尿病。最常见不良反应有头痛、饥饿、乏力、出汗、震颤、烦躁、注意力无法集中、呼吸急促、心跳快、昏厥或抽搐等低血糖反应；腹泻、恶心、呕吐、头痛、胃痛或不适等消化道反应；少见皮疹和黄疸、肝功能损害、骨髓抑制、粒细胞减少、血小板减少症等。甲苯磺丁脲可增加利尿激素的分泌，可能会引起水中毒和稀释性低钠症。对甲苯磺丁脲或其他磺酰脲类药物过敏者慎用；糖尿病酮症酸中毒或糖尿病昏迷、严重烧伤、感染、外伤和重大手术等应激情况者，1型糖尿病患者和严重肝、肾、甲状腺疾患者不宜使用；哺乳期妇女和

儿童不宜使用；老年人、体质虚弱、营养不良和白细胞减少患者慎用；服用期间需注意初始和维持剂量，以免造成低血糖。

甲苯磺丁脲与双胍类药物、α-葡萄糖苷酶抑制药或胰岛素合用时有协同降糖效果，注意低血糖的发生或降低剂量；与酒精同服，引起腹部绞痛、恶心、呕吐、头痛、面部潮红和低血糖；与胍乙啶、胰岛素、单胺氧化酶抑制剂、保泰松、羟布宗、丙磺舒、水杨酸盐、磺胺类合用，可增加降血糖作用；与肾上腺皮质激素、肾上腺素、苯妥英钠、噻嗪类利尿药、甲状腺素合用时，应增加其用量；与β肾上腺素受体阻断药合用，可增加低血糖的危险；与香豆素类药物同用时，需要调整两者的用量。

（沈　旭　程艳华　周婷婷）

gélièběnniào

格列苯脲（glibenclamide）　最早应用于临床的第二代磺酰脲类药物。由安万特公司和日本中外制药联合研发，于1970年在比利时上市。格列苯脲是截至2015年底降糖效果最强、作用持续时间最长的一种磺酰脲类降糖药。

格列苯脲通过抑制促进胰岛B细胞分泌胰岛素；抑制肝糖原分解和糖异生作用，导致肝生成和输出葡萄糖减少；同时也可增加胰岛外组织对胰岛素的敏感性和葡萄糖的利用。格列本脲口服吸收快，20~30分钟起效，2~5小时后血药浓度达峰值，消除半衰期为10~16小时，作用持续时间长达24小时。主要在肝中代谢，50%的代谢经胆道排出，50%经肾排出。

格列苯脲适用于单独采取控制饮食无效的轻、中度2型糖尿病患者，但要求患者胰岛B细胞

有一定的分泌胰岛素功能，并且无严重的并发症。常见的不良反应有严重的低血糖反应、胃肠道反应、皮肤过敏反应；少见黄疸、肝功能不正常现象、血常规改变等。此外，胃肠失调、恶心、上腹胀满和胃灼热是服用该药物最常见的反应，还会引起皮肤过敏反应，表现为瘙痒、红斑、荨麻疹和丘疹等。格列本脲很少出现黄疸和肝炎，但有报道出现肝功能不正常现象。格列本脲会阻断缺血预适应，还有可能会加重胰岛素抵抗和恶化血压控制。格列苯脲的禁忌证、药物相互作用与甲苯磺丁脲相同。

甲苯磺丁脲与双胍类药物、α-葡萄糖苷酶抑制药或胰岛素合用时有协同降糖效果，注意低血糖的发生或降低剂量；与酒精同服，引起腹部绞痛、恶心、呕吐、头痛、面部潮红和低血糖；与胍乙啶、胰岛素、单胺氧化酶抑制剂、保泰松、羟布宗、丙磺舒、水杨酸盐、磺胺类合用，可增加降血糖作用；与肾上腺皮质激素、肾上腺素、苯妥英钠、噻嗪类利尿药、甲状腺素合用时，应增加其用量；与β肾上腺素受体阻断药合用，可增加低血糖的危险；与香豆素类药物同用时，需要调整两者的用量。

（沈　旭　程艳华　周婷婷）

cānshí xuètáng tiáojiéyào
餐时血糖调节药（prandial glucose regulator）

主要指非磺酰脲类促胰岛素分泌药。包括格列奈类药物，如瑞格列奈、那格列奈和米格列奈。非磺酰脲类促胰岛素分泌药起源于20世纪90年代，在结构上具有氨基酸基团，这有别于磺酰脲类药物；在作用靶位上，以"快开-速闭"的方式快速地促进胰岛素分泌，降低2型糖尿病患者的糖化血红蛋白和餐后血糖。另外，与作用模式互补的二甲双胍、噻唑烷二酮类药联合应用，以减轻胰岛B细胞负荷，延长胰岛细胞的生存，对孤立性餐后高血糖者、胰岛素分泌第一时相障碍者和饮食不规律者显示出卓越的疗效，故称为"餐时血糖调节药"。和磺酰脲类药物相比，其优点有：①起效快，作用时间短。它们具有"快开-快闭"的特性，降低了高胰岛素血症和低血糖的风险，可防止对胰岛B细胞的过度刺激，保护了胰岛B细胞的功能。②降糖作用有血糖依赖性，能有效地增强胰岛素的第1时相分泌，但并不引起胰岛素第2时相分泌的升高。③对胰岛B细胞磺酰脲类受体的选择性高，降低了心血管方面的不良反应。

餐时血糖调节药的作用靶点与磺酰脲类药物相同，即作用于胰岛B细胞表面ATP敏感的钾离子通道（K_{ATP}^+）的磺酰脲类受体，但结合区域和方式不同。与磺酰脲类药物相比，该类药物具有以下特点：①与胰岛B细胞膜上的K_{ATP}^+偶联，使细胞膜去极化，阻止钾离子外流，促使电压敏感性L型钙通道开放，钙离子流入胰岛B细胞，在葡萄糖敏感状态下促进胰岛素的分泌。其不抑制胰高血糖素的产生，所以引起低血糖的风险较小。②与磺酰脲类受体的结合与解离的速度迅速，那格列奈与受体结合的时间仅为2秒，促进胰岛素分泌的作用快而短，降糖起效迅速，口服吸收快，那格列奈和瑞格列奈服后起效时间分别为15分钟和30分钟，快进快出，有效地模拟生理性胰岛素分泌。③既可降低空腹血糖，又可降低餐后血糖，降糖速度快，无须餐前半小时服用。

餐时血糖调节药总体安全性较好，常见的不良反应为低血糖，症状包括出汗、发抖、头晕、食欲增加、心悸、恶心、疲劳和无力。与磺酰脲类等其他类型降糖药相比，其低血糖发生率较低。餐时血糖调节药主要由胆道排出，胃肠道耐受性好，和大部分药物无不良的互相作用，无明显的肝毒性，不需要特殊检测肝功能，但严重肝功能不全者禁用。极少患者出现肝酶增高、过敏反应、胃肠道反应和头痛等。

（沈　旭　全玲玲　杜　特）

ruìgéliènài
瑞格列奈（repaglinide）

第一个餐时血糖调节药。属于新型非磺酰脲类促胰岛素分泌降糖药，为治疗2型糖尿病的一线口服降糖药。它通过"进餐服药，不进餐不服药"的治疗方式，模仿生理性的胰岛素分泌，诱导患者恢复正常的糖代谢规律。瑞格列奈由德国贝林格尔公司研制，诺和诺德公司开发，美国食品药品管理局于1997年12月批准其上市，上市名称为诺和龙。该药可在患者体内模仿生理性胰岛素分泌，有效控制餐后血糖，具有吸收快、起效快、作用时间短、不增加患者体重和安全性高等特点。其结构式见图1。

药理作用及机制　瑞格列奈的作用机制与磺酰脲类药物相似，

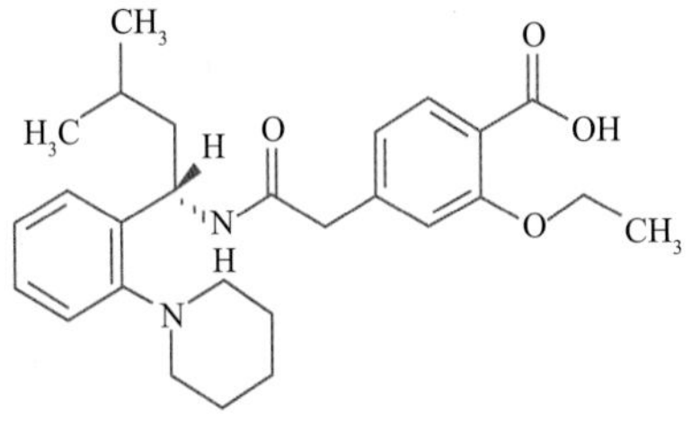

图1　瑞格列奈结构式

通过与胰岛 B 细胞膜上特异性受体结合，关闭 ATP 敏感性钾离子通道，抑制钾离子外流，导致细胞膜去极化，从而使细胞外钙离子通过电压依赖性钙通道内流入细胞，细胞内钙离子浓度升高，刺激胰岛素分泌。但瑞格列奈与 B 细胞结合的位点与磺酰脲类药物不一样，不会直接引发胰岛素胞吐的作用。瑞格列奈对功能受损的细胞（如 1 型糖尿病患者的胰岛细胞）不能发挥作用，对心肌和骨骼肌的离子通道影响甚微。

体内过程 服药后瑞格列奈迅速经胃肠道完全吸收，胃肠道内的食物对药物吸收没有明显影响，平均生物利用度为 56%。进入血液循环后 98% 的瑞格列奈可与血浆白蛋白结合，最快 15 分钟起效，0.5～1 小时达峰值浓度，消除半衰期 1 小时左右，约经 4 小时基本代谢清除，稳态表观分布容积为 0.4L/kg。瑞格列奈主要在肝清除，通过肝药酶系统氧化主要代谢成二羧酸衍生物及醛糖酸衍生物两种无降糖活性产物，其中 92% 经胆汁由消化道排出，其余 8% 经肾排泄，仅有 0.1% 的原形经尿排出，代谢产物的消除半衰期约为 1 小时。

临床应用 瑞格列奈适用于通过饮食和运动治疗未能控制血糖水平的 2 型糖尿病患者。对于已用其他口服抗糖尿病药物治疗而效果不佳的 2 型糖尿病患者，可予瑞格列奈替换或联合治疗。

不良反应及禁忌证 服用瑞格列奈可能引起低血糖，通常较轻微，症状包括焦虑、头晕、出汗、震颤、饥饿和注意力不集中等。瑞格列奈的耐受性良好，对血脂代谢无不良影响，仅对少数患者有轻度的不良反应，常见的不良反应有食欲不佳、恶心、呕吐、便秘、口腔金属味、腹泻等消化道症状；偶见低血糖、皮肤过敏反应，对视力和肝功能的影响均少见。伴或不伴昏迷的糖尿病酮症酸中毒患者、1 型糖尿病患者、严重肾功能或肝功能不全的患者、使用细胞色素 CYP3A4 抑制剂或诱导剂合并治疗的患者、妊娠或哺乳妇女和 8 岁以下儿童禁用此药。

药物相互作用 瑞格列奈与单胺氧化酶抑制药、非选择性 β 肾上腺素受体阻断药、血管紧张素转换酶抑制药、非甾体抗炎药、水杨酸盐、奥曲肽、酒精及促合成代谢的激素并用时，其降血糖作用会增强；与口服避孕药、噻嗪类药物、皮质激素、达那唑、甲状腺激素药和拟交感神经药并用时，其降血糖作用可减弱。

（沈 旭 全玲玲 杜 特）

yídǎosù zēngmǐnyào

胰岛素增敏药 （insulin sensitizer）

主要通过激活过氧化物酶体增殖物激活受体 γ （peroxisome proliferator-activated receptor，PPARγ），改善胰岛素信号转导，以提高外周组织对胰岛素的敏感性来发挥降糖作用的抗糖尿病药。又称胰岛素增敏因子（insulin sensitizer）。一般为噻唑烷二酮类化合物（thiazolidinone compound，TZD），无论是单一疗法还是与其他药物联合用药，胰岛素增敏药对于治疗 2 型糖尿病与代谢异常综合征均为理想药物。其作用机制明确，并且在一定程度上具有良好的安全性和耐受性，但在该类药物应用过程中须密切注意对肝功能的影响。

曲格列酮（troglitazone）是胰岛素增敏药中第一个获得临床批件的药物，于 1997 年在美国与日本获准使用，接着葛兰素史克公司的罗格列酮与日本武田的吡格列酮分别于 1999 年在美国上市。在欧洲相比较其治疗效果，曲格列酮带来的不良反应（肝毒性）风险更大，除了在英国曾使用数月外，并未在其他国家获准使用，并于 2000 年 3 月被美国食品药品管理局撤销其使用。因此，胰岛素增敏药中仅有第二代药物罗格列酮与第三代药物吡格列酮仍在使用。

药理作用及机制 胰岛素增敏药能够作用于细胞核 PPARγ。PPARγ 在多种组织中均有表达，如肌肉组织、肝、脂肪细胞、心脏及肾，因此该类药物能够激活多种组织细胞内 PPARγ 所调控基因的表达，通过增加外周组织对胰岛素的敏感性，促进细胞对葡萄糖利用，减少了肝内源性葡萄糖的产生，促进脂肪的合成，抑制其分解，从而改善肝、脂肪细胞的胰岛素抵抗，最终起到降糖作用，同时能降低与胰岛素抵抗有关的多种心血管疾病的患病风险。需要注意的是胰岛素增敏药的起效时间较其他抗糖尿病药更慢，一般需数周乃至数月才能达到较好的治疗效果。所以，应用该类药物治疗时，只有在足量及足够疗程的情况下，才能更好地发挥作用，减少心血管危险因素，从而延缓病情发展。

临床应用 临床使用的罗格列酮和吡格列酮在降血糖方面的作用类似，能够降低糖化血红蛋白（HbA1c）0.5%～1.4%。但这两种药物的区别主要体现在非血糖方面，如对脂质水平的调节。这些不同可能是由于激活 PPAR 的另外两种亚型（α 和 β）而导致的激活或抑制不同基因引起的。如罗格列酮可能会轻微上调三酰甘油的水平或无调节作用，而吡格列酮能够降低三酰甘油约25%。另外罗格列酮增加低密度脂蛋白水平，而吡格列酮则没有此作用。值得一提的是，这两种药物均能明显增加高密度脂蛋白的水平。

不良反应 胰岛素增敏药在临床上最主要的不良反应与液体潴留和增重相关。在服用该类药物的患者中，液体潴留导致水肿的发生率达到6%，而在服用胰岛素增敏药联合胰岛素的患者中发生率达到15%。在增重方面，罗格列酮和吡格列酮平均增重2~4kg，部分原因是由液体潴留引起的，另外部分原因是来自于PPAR激活会促进内脏脂肪转变为皮下脂肪。

（沈 旭 徐 醒 杜 特）

luógéliètóng

罗格列酮（rosiglitazone） 第二代胰岛素增敏药的代表药物。是一种经典的噻唑烷二酮类口服抗糖尿病药。1994年由史克必成制药公司发现该化合物具有降糖作用。随后该药分别于1998年12月、1999年6月、2001年2月在欧洲、美国和中国作为糖尿病治疗药物上市。

罗格列酮是过氧化物酶体增殖物激活受体γ（PPARγ）的高选择性、强效激动药，通过对多种基因表达的调节，增强内源性胰岛素作用，改善组织对葡萄糖的摄取，抑制肝糖产生，并降低基础胰岛素水平。罗格列酮以增加肌肉和内脏脂肪组织对胰岛素的敏感性，明显降低患者的血糖、胰岛素水平，还可以通过直接抑制肝三酰甘油合成和增加其外周清除，降低三酰甘油水平，从而降低2型糖尿病患者的心血管病变的风险。此外，罗格列酮可延长葡萄糖转运子1和葡萄糖转运子4的信使核糖核酸的半衰期，

从而增加葡萄糖转运子的表达，进一步提高胰岛素效能。

罗格列酮的生物利用度高达99%，血浆蛋白结合率达99.8%。分布容积为17.6L，口服1小时血药浓度达峰值，消除半衰期约3.5小时。罗格列酮主要在肝代谢清除，通过细胞色素P450酶系中CYP2C8和CYP2C9两种酶作用脱甲基化和羟基化，分解为基本无活性的产物，64%经尿排出，23%经消化道排出。

作为单一疗法，罗格列酮用于控制2型糖尿病患者的血糖。另外，罗格列酮和常用的口服降糖药均可联用，研究发现2型糖尿病患者联用磺酰脲类药物和小剂量的罗格列酮（1~2mg/d）治疗，空腹血糖和糖化血红蛋白均比单用磺酰脲类药物明显下降。

不良反应包括：①具有心脏毒性。有研究显示，服用罗格列酮心脏病的发作概率提高43%，患者死于心脏病的风险也会增加，2010年7月14日，美国食品药品管理局外部专家委员会投票，结果以33：12通过决议，继续允许文迪雅（马来酸罗格列酮片）在市场上使用，但应加注额外警语，甚至限制使用。不过，英国及欧盟均在同年禁售该药。②导致水肿。该药由于激活肾集合管上的PPARγ，使醛固酮依赖的钠转运通道激活，增加了水钠重吸收，导致全身水钠潴留，引起水肿。③影响血液系统。会引起血红蛋白水平和血细胞比容下降。④骨质变脆。增加使用者骨质疏松的风险。⑤具有潜在肝毒性。对活动性肝病或是转氨酶升高超过正常上限2.5倍的患者，不推荐使用此药。

罗格列酮与食物同服并不影响吸收，该药不影响硝苯地平、

口服避孕药等经肝细胞色素P450酶系代谢的药物的效果，也不改变格列苯脲、阿卡波糖的药物代谢动力学过程，与地高辛、华法林、雷尼替丁、酒精等无药物相互作用。罗格列酮的作用不受年龄、体重、种族及烟、酒嗜好的影响。

（沈 旭 徐 醒 杜 特）

bǐgéliètóng

吡格列酮（pioglitazone） 第三代胰岛素增敏药的代表药物。是一种噻唑烷二酮类的治疗2型糖尿病口服降糖药。吡格列酮于20世纪80年代中期由日本武田公司和美国普强（Upjohn）公司联合研究开发，1999年被美国食品药品管理局批准为2型糖尿病治疗药物，2001年在中国批准生产。

吡格列酮能减少外周组织和肝的胰岛素抵抗，增加胰岛素依赖的葡萄糖处理，并抑制肝糖输出。它是过氧化物酶体增殖物激活受体γ（PPARγ）的高选择性、强效激动剂，通过活化PPARγ调控多种与葡萄糖及脂质代谢相关基因的转录，减少胰岛素响应组织的胰岛素抵抗，增加葡萄糖摄取，并减少肝糖输出，从而达到降低血糖的效果。但其发挥作用依赖于胰岛素的存在，因此不适合单独用于内源性缺乏胰岛素的糖尿病治疗。

吡格列酮口服3分钟后即可被检测到。空腹时，2小时内血药浓度达到峰值；而在进食时，3~4小时血药浓度达到峰值。它与血浆白蛋白结合率达99%，消除半衰期为3~7小时。该药物主要在肝脏代谢，通过细胞色素P450酶系中CYP2C8和CYP3A4两种酶发生羟基化和氧化作用，获得的两种活性代谢产物也可能在后续的持续降糖作用中起到重

要作用。

吡格列酮可单独应用或者与其他类降糖药如二甲双胍、磺酰脲类药物及胰岛素联合应用，不仅可以长期稳定地降低 2 型糖尿病患者的空腹及餐后血糖，还能改善患者的血脂（包括提高高密度脂蛋白胆固醇、降低三酰甘油），降低血压，降低尿白蛋白排出率等。

吡格列酮不良反应有体重增加、外周水肿、增加低密度脂蛋白胆固醇风险；偶见丙氨酸转氨酶升高，肌酸激酶水平短暂升高；可能会导致骨折风险、视网膜水肿、贫血症、低血糖。对有胰岛素抵抗的绝经前停止排卵的患者，服用吡格列酮可能导致重新排卵。吡格列酮不适用于 1 型糖尿病患者或者糖尿病酮酸中毒的患者；现有或既往有膀胱癌病史的患者或存在不明原因的肉眼血尿患者禁用。

吡格列酮在体内大部分通过 CYP2C8 进行代谢，孟鲁司特、扎鲁司特、甲氧苄啶和吉非贝齐等明显抑制吡格列酮消耗及代谢。另外，CYP3A4 的抑制剂如酮康唑、伊曲康唑和三乙酰竹桃霉素也抑制吡格列酮的代谢。同时细胞色素 P450 酶系的抑制药也会轻微抑制其代谢，如奥美拉唑、利福平、奎尼丁和氯吡多瑞等。另外，吡格列酮还可以降低含有炔雌醇的口服药物的生物利用度并降低其药效。

（沈　旭　徐　醒　郭晓丹）

α-pútáotánggānméi yìzhìyào

α-葡萄糖苷酶抑制药（α-glucosidase inhibitors）

以延缓肠道碳水化合物吸收来降低餐后高血糖而达到治疗糖尿病的抗糖尿病药。是一类口服降糖药。

在小肠刷状缘细胞的微绒毛上存在着多种葡萄糖苷酶，如 α-淀粉酶、α-葡萄糖淀粉酶和蔗糖酶等，其作用是将多糖、寡糖等水解成单糖，促进其被吸收进入血液循环。在胰岛素分泌正常的情况下，即使食物中的淀粉等在小肠中被糖苷酶水解为大量葡萄糖进入血液，血糖仍可维持在稳定、正常的水平；但糖尿病患者则因胰岛细胞功能障碍而导致胰岛素分泌减少，使血液中的葡萄糖水平高于正常人，且伴有脂蛋白浓度异常等现象。α-葡萄糖苷酶抑制药可逆性竞争抑制小肠黏膜刷状缘的 α-葡萄糖苷酶，抑制淀粉、蔗糖、麦芽糖的分解，使葡萄糖的生成和吸收减缓，使餐后血糖曲线较为平稳，从而降低餐后血糖峰值，减少血糖对胰腺的刺激，提高胰岛素的敏感性，保护胰腺的功能，有效预防并改善因高血糖引发起并发症的发生和发展。此外，α-葡萄糖苷酶抑制药对血脂还具有调控作用，研究发现在降低餐后血糖的同时，α-葡萄糖苷酶抑制药还可减少脂肪组织的重量和体积，降低三酰甘油水平，但不抑制蛋白质和脂肪的吸收，不会造成营养物质的吸收障碍，这有利于防止动脉粥样硬化，还可保护血管内皮细胞，降低炎性因子水平。

德国拜耳（Bayer AG）公司于 20 世纪 70 年代开始研发 α-葡萄糖苷酶抑制药，主要有阿卡波糖、伏格列波糖和米格列醇 3 种药物作为治疗 2 型糖尿病的首选药和 1 型糖尿病的辅助药物普遍应用于临床。阿卡波糖、伏格列波糖和米格列醇均为葡萄糖的结构类似物，主要区别在于抑制的酶谱不同。其中米格列醇具有更广泛的抑制作用，它对各种葡萄糖苷酶均有强烈的抑制作用，对蔗糖酶和葡萄糖淀粉酶的抑制效率最高。阿卡波糖对葡萄糖苷酶的抑制作用也较广泛，但它主要竞争抑制小肠上皮刷状缘葡萄糖淀粉酶、蔗糖酶及胰腺 α-淀粉酶，阻止 α-1，4 糖苷键的水解，延缓淀粉和蔗糖的消化吸收。伏格列波糖主要抑制麦芽糖酶和蔗糖酶，对多糖酶类几乎没有影响，对淀粉酶的抑制作用较小。

α-葡萄糖苷酶抑制药主要引起胃肠道不良反应，表现有腹胀、嗳气、肛门排气增多，甚有腹泻或便秘，多不影响治疗。肠道溃疡者慎用。阿卡波糖单用不引起低血糖，但可加强胰岛素或其他口服降糖药的作用而导致低血糖，此时口服糖块等因吸收延缓而难迅速奏效，需补充葡萄糖解救。

（沈　旭　程艳华　郭晓丹）

ākǎbōtáng

阿卡波糖（acarbose）

化学名称为 O-4,6-双去氧-4[[（1S,4R,5S,6S）-4,5,6-三羟基-3-（羟基甲基）环己烯基-2]氨基]-α-D-吡喃葡糖基-（1→4）-O-D-吡喃葡糖基-（1→4）-D-吡喃葡糖的 α-葡萄糖苷酶抑制药。又称抑葡萄糖苷酶、拜糖平、拜糖苹。属于经典的口服降糖药。阿卡波糖由德国拜耳（Bayer AG）公司于 1977 年从游动放线菌 SE50、SE82 和 SE18 的代谢产物中获得，1990 年在德国批准上市，之后 1993 年在美国、1995 年在日本分别被批准上市。

阿卡波糖是 α-葡萄糖苷酶可逆竞争性抑制药，可延缓肠道内双糖、寡糖和多糖等碳水化合物的降解，延缓葡萄糖和果糖的降解和吸收。因此，阿卡波糖可以延缓并降低餐后血糖的升高，由于平衡了葡萄糖从肠道的吸收，减小了全天血糖的波动，使平均血糖值降低。而且，阿卡波糖还能降低实验动物血清中的三酰甘油、总胆固醇及游离脂肪酸水平。对非胰岛素依赖型糖尿病、胰岛素依赖型糖尿病或脂代谢紊乱的患者，可降低血清中的胆固醇、载脂蛋白 A I 和载脂蛋白 A II 的水平。另外，正常剂量的阿卡波糖可增加粪便中水、氮、铁、铬的排出，但不增加钙、镁、磷、锌或铜的排出。对正常人，阿卡波糖可使血中维生素 A 的浓度下降，但不影响其他维生素及血清中主要电解质钠、钾、钙、镁的浓度。

阿卡波糖口服后，1%～2% 的原形经肠道吸收。其余的阿卡波糖在肠腔内被消化酶和肠道细菌分解后，35% 的降解产物可于小肠下段被吸收。临床上单独用药或与磺酰脲类药物和二甲双胍合用治疗非胰岛素依赖型糖尿病；与胰岛素合用治疗胰岛素依赖型糖尿病。阿卡波糖引起的消化系统不良反应常见有恶心、腹胀、腹泻和腹痛。另外，可升高肝组织中转氨酶，虽然持续给药后，转氨酶值有所下降，但仍高于正常值。停药后，转氨酶逐渐恢复正常。阿卡波糖还会引起急性皮疹和多形性红斑，与其他药物联用时偶见低血糖反应。对阿卡波糖和/或非活性成分过敏者禁用；有明显消化和吸收障碍的慢性胃肠功能紊乱患者禁用；肠胀气而可能恶化的情况［如胃心（Roemheld）综合征、严重的疝气、肠梗阻和肠溃疡］禁用；严重肾功能损害（肌酐清除率<25ml/min）的患者禁用；18 岁以下患者、妊娠期及哺乳期妇女慎用。

阿卡波糖与磺酰脲类药物、二甲双胍或胰岛素一起使用时，可能会出现低血糖。个别情况下，阿卡波糖可影响地高辛的生物利用度。考来烯胺、肠道吸附剂和消化酶类制剂等会影响阿卡波糖的疗效。合用新霉素会使餐后血糖更为降低，并使阿卡波糖的胃肠道不良反应加剧。

（沈 旭 程艳华 郭晓丹 徐 鑫）

shuāngguālèi yàowù

双胍类药物（biguanide drugs）

以化学结构由一双胍核加侧链所构成的抗糖尿病药。属于口服降糖药。1918 年人们就发现胍可以降低动物体内血糖水平，但因毒性较大不能作为药用。直到 20 世纪 50 年代苯乙双胍（降糖灵）出现，双胍类药物才得以发展。

根据双胍类药物出现的先后顺序进行分类，最早是苯乙双胍被用于临床治疗 2 型糖尿病，但是在临床应用过程发现它可引起乳酸酸中毒，于 20 世纪 70 年代撤离市场。代表药物有盐酸苯乙双胍、丁双胍和盐酸二甲双胍，后者是临床中最常应用的双胍类降糖药物。在糖尿病的预防和治疗中，二甲双胍的作用备受重视。国际糖尿病联盟、美国糖尿病学会、欧洲糖尿病学会等国际糖尿病研究组织先后推荐以应用盐酸二甲双胍和生活方式干预作为 2 型糖尿病的起始治疗，并贯穿于治疗的始终，除非患者存在严重的肝、肾功能障碍或胃肠疾病。尽管新型的口服降糖药物不断涌现，但是二甲双胍仍然为 2 型糖尿病患者的一线治疗药物。

药理作用及机制 双胍类药物主要通过抑制肝葡萄糖生成而降低空腹血糖，而在进餐后，可通过增加肌肉和脂肪细胞对葡萄糖的摄取而降低进餐相关的血糖升高。另外，此类药物对肝葡萄糖生成的抑制作用比对外周组织如肌肉和脂肪细胞的抑制作用强，因此具有肝选择性。双胍类药物的作用机制可能是活化了 AMP 激活的蛋白激酶（AMPK），活化的 AMPK 可磷酸化下游靶蛋白，关闭消耗 ATP 的合成代谢途径，开启生成 ATP 的分解代谢途径。

临床应用 双胍类药物可作为肥胖型 2 型糖尿病经饮食和运动疗法仍未达标者的首选药物；在非肥胖型 2 型糖尿病患者中，可与磺酰脲类药物联用以增强降糖效应；在 1 型糖尿病患者中与胰岛素联用，可加强胰岛素作用；在不稳定型糖尿病患者中应用，可使血糖波动性下降，利于血糖的控制。

不良反应 双胍类药物对胃肠道有刺激作用，常见的不良反应有恶心、呕吐、腹胀、腹泻、上腹不适、口中有金属味等，建议餐中或餐后服用，以减少其胃肠道不良反应。双胍类药物还可抑制维生素 B_{12} 经肠道吸收，产生巨幼红细胞性贫血。大剂量双胍类药物可使尿中出现酮体，严重时出现乳酸中毒。有肝功能异常、肾功能不全或者有心力衰竭、肺气肿、肺心病者，不推荐服用此类药物。妊娠期、哺乳期及计划怀孕的妇女也应避免服用双胍类药物。另外，服用双胍类药物者不宜饮酒（尤其是空腹饮酒），因酒精可损害肝功能，尤其抑制糖原异生而致低血糖。需注意的是，单独应用此类药物一般不会出现低血糖，当与其他类抗糖尿病药联用时，可能会导致低血糖。

（沈 旭 徐 醒 郭晓丹）

èrjiǎshuāngguā

二甲双胍（metformin） 双胍类药物的代表药物之一。二甲双胍可应用于糖尿病各个阶段，在临床上应用已超过 50 年，为临床使用最为普遍的口服降糖药之一。

1922 年，二甲双胍被第一次人工合成成功；1929 年，在研究中发现，在缩二胍类化合物中二甲双胍的降糖作用最强；1957 年，临床上证实了二甲双胍的降糖效果。1999 年，美国食品药品管理局批准上市。

药理作用及机制 二甲双胍可通过多种途经降低血糖，单独应用不会引起低血糖，能降低 2 型糖尿病患者的空腹血糖及餐后血糖，使糖化血红蛋白下降 1%～2%。二甲双胍的作用机制还不明确，可能包括：直接作用于葡萄糖的代谢过程，通过抑制肝糖异生、减少糖原分解来降低肝糖输出；促进葡萄糖的无氧酵解；增加肌肉、脂肪等外周组织对葡萄糖的摄取和利用，改善胰岛素敏感性；抑制肠道吸收葡萄糖；抑制胆固醇的生物合成和贮存，降低血中三酰甘油、总胆固醇水平等。

体内过程 二甲双胍空腹口服绝对生物利用度为 50%～60%，同时进食减少药物的吸收速度和吸收程度。2 小时血药浓度达峰值，消除半衰期约为 4 小时，不与血浆蛋白结合。主要在小肠吸收，24 小时内经肾排泄 90%。

临床应用 二甲双胍是 2 型糖尿病治疗的一线药物，适用于单纯饮食控制不满意的 2 型糖尿病患者，尤其是肥胖者和伴高胰岛素血症者。可用于单药治疗和联合用药治疗。此外，二甲双胍还可改善代谢综合征，是超重或肥胖主要的治疗选择之一。

不良反应及禁忌证 二甲双胍常见不良反应包括腹泻、恶心、呕吐、胃胀、乏力、消化不良、腹部不适及头痛；少见大便异常、低血糖、肌痛、头晕、指甲异常、皮疹、出汗增加、味觉异常、胸部不适、寒战、流感症状、潮热、

心悸、体重减轻；罕见相关乳酸性酸中毒。对二甲双胍过敏者禁用；妊娠期和哺乳期妇女、10 岁以下儿童、80 岁以上老人禁用；糖尿病酮症酸中毒、糖尿病乳酸性酸中毒、糖尿病高血糖高渗综合征患者禁用；严重肝、肾功能不全，低血容量休克，心力衰竭，急性心肌梗死以及其他严重心、肺疾病患者禁用；严重感染和外伤、重大手术者、临床有低血压和缺氧者禁用；维生素 B12 和叶酸缺乏者、合并严重糖尿病肾病患者、糖尿病眼底病变者禁用。

药物相互作用 二甲双胍与磺酰脲类药物合用，可产生协同作用，较分别单用的效果更好；与胰岛素合用，降血糖作用加强，应减少胰岛素剂量；可加强抗凝血药（如华法林等）的抗凝血作用，可致出血倾向；可减少维生素 B_{12} 吸收，但极少引起贫血；西咪替丁增加其生物利用度，减少肾清除率，可减少其用量；与噻嗪类药物或其他利尿药、糖皮质激素、雌激素、避孕药、苯妥英钠、拟交感神经药、钙通道阻滞药、异烟肼合用可引起血糖升高，故不宜合用。

（沈 旭 周婷婷）

chángcùyídǎosùlèiyào

肠促胰岛素类药（incretin drugs）

主要包括用于治疗 2 型糖尿病和肥胖症的胰高血糖素样肽-1（glucagon-like peptied-1，GLP-1）受体激动药和二肽基肽酶-4 抑制药。属于抗糖尿病药。肠促胰岛素是一类能降低血糖水平的激素，主要有胰高血糖素样肽-1 和抑胃肽（又称葡萄糖依赖性促胰岛素多肽）两种，二者都可以被二肽基肽酶-4 迅速灭活。肠促胰岛素在进食后由小肠的 L 细胞分泌，从而刺激胰岛 B 细胞分泌胰岛素；

此外，还能减慢胃排空、减少摄食量和抑制胰岛 A 细胞释放胰高血糖素。

GLP-1 受体激动药 GLP-1 是一种重要的促胰岛素分泌激素，由小肠上皮绒毛 L 细胞产生并分泌到血液。GLP-1 是胰高血糖素原（proglucagon，PG）基因翻译后加工的产物，在体内的活性形式为 GLP-$1_{(7-37)}$ 和 GLP-$1_{(7-36)NH2}$。在葡萄糖刺激下，由 L 细胞产生的胰高血糖素原被蛋白酶切割为肠高糖素相关胰多肽（glicentin-related pancreatic polypeptide，GRPP：PG1-30）和胃泌酸调节素（oxyntomodulin：PG33-69），同时产生等分子的 GLP-$1_{(1-37)}$（PG72-108）、胰高血糖素样肽-2（glucagon-like peptide-2，GLP-2：PG126-158）和插入肽-2（intervening peptide-2，IP-2：PG111-123）。GLP-$1_{(1-37)}$（PG72-108）无生物活性，经进一步水解切除 N 端 6 个氨基酸后产生具有生物活性的 GLP-$1_{(7-37)}$，其中一部分分子 C 端的 1 个氨基酸被分解，C 末端被酰胺化成为具有生物活性的 GLP-$1_{(7-36)NH2}$。后者是天然 GLP-1 的主要形式，占其循环活性的 80%。GLP-1 全天持续分泌，并且在进餐后水平升高，通过减慢胃排空、减少食欲、抑制胰高血糖素分泌和促进胰岛 B 细胞葡萄糖浓度依赖性的胰岛素释放来起到降低血糖的作用。在糖尿病大鼠的体内实验中，GLP-1 和 GLP-1 类似物可以通过增加胰岛 B 细胞增殖和减少其凋亡来增加胰岛 B 细胞的数量。但是人体内的 GLP-1 会被二肽基肽酶-4 迅速降解，其半衰期不到 2 分钟。

胰高血糖素样肽-1 受体激动药是胰高血糖素样肽-1 的类似物，在体内通过激动 GLP-1 受体，模

拟 GLP-1 的功能，即保护胰岛 B 细胞、促进胰岛素的合成和分泌和抑制胰高血糖素的分泌进而发挥降低血糖的功能；此外，GLP-1 还可以通过作用中枢神经系统增加饱腹感，减少食物摄取，并通过作用迷走神经抑制胃和十二指肠蠕动，减少胃酸分泌，延缓胃排空，进而降低食欲，使体重不增加或下降。GLP-1 受体激动药有两类：一类是以 GLP-1 为基础的受体激动药，包括利拉鲁肽、度拉鲁肽和阿必鲁肽等。利拉鲁肽血浆半衰期为 13 小时，每天皮下注射给药。度拉鲁肽每周皮下注射给药。阿必鲁肽为长效 GLP-1 激动药，消除半衰期为 4~7 天，每周皮下注射给药。另一类是以肠促胰岛素类似物（exendin-4）为基础的 GLP-1 受体激动药，包括艾塞那肽、利西拉肽和 ITCA-650。利西拉肽是含有 44 个氨基酸的多肽，前 39 个氨基酸来自 exendin-4，但 38 位变为脯氨酸，后面又接了 6 个赖氨酸，其羧基端的氨基酸被酰胺化。利西拉肽采用在一天的第一餐前 1 小时内皮下注射给药。ITCA-650 是利用 Medici 药物递送系统给患者长期稳定提供艾塞那肽的新型疗法，临床表现出良好的降血糖效果，已向美国食品药品管理局提出新药申请。但是这些 GLP-1 类似物都适用为辅助饮食和锻炼改善 2 型糖尿病症状，不适用于 1 型糖尿病或糖尿病酮症酸中毒的治疗。除了常见的胃肠道反应（如恶心、呕吐等，尤其是在治疗之初），长期使用 GLP-1 类似物可能会诱发胰腺炎和产生甲状腺髓样癌的风险，在临床应用中必须关注。GLP-1 受体激动药的研发方向在于寻找与其结构相近、具有人源 GLP-1 类似生物学特性且在体内

的半衰期远长于天然 GLP-1 的多肽。其开发策略主要有两种：①寻找 GLP-1 的多肽类似物。②对 GLP-1 或现有 GLP-1 类似物进行结构改造。

二肽基肽酶-4 抑制药　二肽基肽酶-4 又称 2 型腺苷脱氨酶复合蛋白（2-adenosine deaminase complex protein）或 CD26，有膜蛋白和可溶性蛋白两种形式。二肽基肽酶-4 在肠促胰岛素 2 位丙氨酸处进行切割，可以快速水解肠促胰岛素，使其失去活性。二肽基肽酶-4 抑制药是一类口服降糖药，又称列汀类药物，可以阻断二肽基肽酶-4 降解肠促胰岛素，用于治疗 2 型糖尿病。二肽基肽酶-4 抑制药的作用机制是增加肠促胰岛素的水平（胰高血糖素样肽-1 和抑胃肽），抑制胰高血糖素的释放，这反过来又促进了胰岛 B 细胞葡萄糖浓度依赖性的胰岛素分泌，减慢胃排空，并降低血糖水平。在糖尿病大鼠模型的实验中，二肽基肽酶-4 抑制药可以通过增加胰岛 B 细胞增殖和减少其凋亡来增加胰岛 B 细胞的数量。此外，这类抑制药还可纠正 A 细胞（α 细胞）功能异常引起的胰高血糖素不适当分泌，进而调节血糖平衡，有效地防止低血糖的发生。二肽基肽酶-4 抑制药包括西他列汀、维格列汀、沙格列汀、利格列汀、阿格列汀和利拉利汀等。维格列汀是二肽基肽酶-4 可逆抑制药，当二甲双胍作为单药治疗用至最大耐受药量仍不能有效控制血糖时，可用其与二甲双胍联合治疗。沙格列汀是一种口服降糖药，是二肽基肽酶-4 的竞争性抑制药，可作为单药治疗或与二甲双胍联合用药治疗 2 型糖尿病。利格列汀是二肽基肽酶-4 可逆抑制药，可作为单药治疗，

也可与二甲双胍或磺酰脲类药物联合用药治疗 2 型糖尿病。利拉利汀用于结合饮食和运动改善 2 型糖尿病患者对血糖水平的控制，主要经胆汁由肠道排出，只有 5% 以原形经肾排泄，适合肾受损的患者服用。

（王明伟）

pǔlánlíntài

普兰林肽（pramlintide）　由 37 个氨基酸构成的胰岛淀粉样多肽的一种类似物。属于多肽类抗糖尿病药。胰岛淀粉样多肽可与胰岛素协同分泌，具有降低血糖的作用。但是，人源胰岛淀粉样多肽会形成淀粉样纤维，在胰岛中沉积，对胰岛 B 细胞产生毒性。研究发现，大鼠胰岛淀粉样多肽不会形成淀粉样纤维，因为其氨基酸序列的 25 位、28 位和 29 位均为脯氨酸。脯氨酸的存在破坏了淀粉样纤维的结构，无法沉积。将人源胰岛淀粉样多肽这 3 个位置的氨基酸替换成脯氨酸，阻止了淀粉样纤维的形成，从而开发出普兰林肽。

药理作用及机制　胰岛淀粉样多肽是在餐后随胰岛素由胰岛 B 细胞一起分泌到血液中的，分泌量大约是胰岛素的 1%，可以起到降低血糖的作用。作为胰岛淀粉样多肽的类似物，普兰林肽的使用相当于增加了内源性胰岛淀粉样多肽的水平。普兰林肽可以减慢胃排空，抑制胰高血糖素的分泌，并作用于下丘脑的胰岛淀粉样多肽受体产生饱腹感从而抑制摄食，其结果是减少了葡萄糖的吸收。

体内过程　普兰林肽皮下注射的绝对生物利用度为 30%~40%。给予 2 型糖尿病患者皮下单剂量注射普兰林肽 30μg 后 27 分钟达峰浓度，表观分布容积为

56L/kg。主要经肾代谢，代谢产物为有活性的脱赖氨酸普兰林肽，即 2-37 普兰林肽。母体化合物的消除半衰期为 30 ~ 50 分钟（皮下）或 24 ~ 45 分钟（静脉），代谢产物脱赖氨酸普兰林肽与母体化合物的消除半衰期相近。

临床应用 2005 年 3 月，美国食品药品管理局批准普兰林肽作为治疗 1 型和 2 型糖尿病的辅助用药，该药也是继胰岛素之后第二个获准用于治疗 1 型糖尿病的多肽类药物。糖尿病患者在临主餐前经皮下注射给药（1 日给药两次），可减少胰岛素的用量。

不良反应 普兰林肽最常见的不良反应是低血糖。普兰林肽单独使用不会引起低血糖，但与胰岛素合用时，后者引起低血糖的风险有所增加。1 型和 2 型糖尿病患者均有可能出现严重的低血糖反应，1 型糖尿病患者更常见。一般而言，在普兰林肽治疗初期（如治疗开始头 4 周内）以及注射给药后 3 小时内，患者出现严重低血糖的可能性最大。在临床试验中，与普兰林肽治疗有关的不良反应发生率 ≥5%，其他发生率超过安慰剂对照组的严重不良事件还包括关节痛、咳嗽、头晕、疲劳、头痛和咽炎等。

药物相互作用 尼古丁能够双向影响胰岛素的敏感性，当糖尿病患者摄入尼古丁或吸烟状况发生改变时，患者应注意监测血糖变化情况，以便调整普兰林肽的给药剂量。普兰林肽可能延缓机体对口服药物的吸收，在普兰林肽注射前 1 小时到注射后 2 小时期间，患者最好不要口服那些需要快速吸收的药物。普兰林肽和胰岛素最好不要放置在同一注射器或在同一注射部位给药，这是因为普兰林肽的药物代谢动力学可能受到常规胰岛素、中性鱼精蛋白胰岛素和预混 70/30 胰岛素制剂的影响。

（王明伟）

àisàinàtài

艾塞那肽 （exenatide） 由 39 个氨基酸组成的胰高血糖素样肽-1 （glucagon-like peptied-1, GLP-1）的一种类似物。属于多肽类抗糖尿病药，是第一个获准上市的 GLP-1 类似物。虽然 GLP-1 有降低血糖的作用，但是人体内的 GLP-1 会被二肽基肽酶-4 迅速降解而使其消除半衰期不到 2 分钟。艾塞那肽最早从吉拉毒蜥的唾液中被发现，与 GLP-1 的氨基酸序列有 53% 的同源性。它具有与人 GLP-1 类似的生物学特性，可以调节糖代谢和胰岛素分泌，而且艾塞那肽的 N 端第二位氨基酸为甘氨酸，不会被二肽基肽酶-4 特异性切割，使其在人体内的消除半衰期高达 9.57 小时。

药理作用及机制 作为 GLP-1 的类似物，艾塞那肽的使用相当于增加了内源性 GLP-1 的水平。艾塞那肽的疗效通过 GLP-1 受体介导，包括抑制胰高血糖素的分泌，刺激胰岛 B 细胞分泌胰岛素，减慢胃排空，抑制食欲，进而降低血糖。其中艾塞那肽刺激胰岛素分泌和抑制胰高血糖素分泌的效应是葡萄糖浓度依赖性的，作用强弱与血糖浓度相关：血糖越高，效应越强。这一特点使得应用艾塞那肽时不会产生严重的低血糖。

体内过程 给予 2 型糖尿病患者皮下注射艾塞那肽 10μg 后 2.1 小时达峰浓度，表观分布容积为 28.3L/kg。健康受试者静脉注射后的表观分布容积为 0.064L/kg。艾塞那肽的消除半衰期为 2.4 小时。动物实验发现，经皮下注射给药的生物利用度为 65% ~ 75%，尚无人类生物利用度的资料。艾塞那肽在人体内的代谢尚不明确，但研究表明艾塞那肽较 GLP-1 更能抵抗二肽基肽酶的降解。

临床应用 2005 年 4 月，美国食品药品管理局批准艾塞那肽用于治疗 2 型糖尿病。艾塞那肽以皮下注射的方式给药，每天在第一餐和最后一餐进食前 60 分钟内给药。作为辅助用药，艾塞那肽主要用于单服二甲双胍或磺酰脲类药物或联用二甲双胍和磺酰脲类药物后均未能充分控制血糖的 2 型糖尿病患者。此外，还发现接受艾塞那肽治疗的患者，肝脂肪含量有所降低，提示其治疗肥胖症的潜力。

不良反应 艾塞那肽常见的不良事件为恶心、低血糖、腹泻、呕吐、头痛及不安感，其中以恶心最为常见。通常情况下，恶心为轻度到中度，在患者开始治疗和增加剂量时发生频率高。但恶心是一过性的，随着治疗时间的延长而减轻或消失。在与二甲双胍合用时，艾塞那肽不会增加低血糖的发生率；但接受磺酰脲类药物治疗患者使用艾塞那肽可增加低血糖的发生率。有的患者用后出现胃肠道反应（腹泻）。需要特别注意的是，长期使用艾塞那肽可能导致胰腺炎。

药物相互作用 艾塞那肽与对乙酰氨基酚合用可使后者的血浆浓度-时间曲线下面积、峰浓度及生物利用度降低，达峰时间延长。其机制可能与胃排空减慢引起对乙酰氨基酚吸收减少有关。两药联用时，应至少在使用艾塞那肽前 1 小时给予对乙酰氨基酚。艾塞那肽与洛伐他汀合用可使后者的血浆浓度-时间曲线下面积、峰浓度及生物利用度降低。其机制可能与胃排空减慢引起洛伐他汀吸收减少有关。合用时可能需要增加洛伐他汀的剂量，并监测血脂。

后续进展 艾塞那肽最初在获准上市的剂型是百泌达，需要1天给药2次。2012年1月27日，艾塞那肽长效缓释剂型艾塞那肽（bydureon）也获得美国食品药品管理部门的批准用于临床。这种剂型只需要1周给药1次，即使每周给药的时间比原计划晚1~2天，对患者的影响也很小。艾塞那肽最初是作为二甲双胍或磺脲类药物的辅助治疗药物被批准上市的，后又获批与噻唑烷二酮类药物（如吡格列酮）联合使用。此外，百泌达在2011年获准作为餐时胰岛素的替代品进行使用。2009年7月3日，利拉鲁肽（liraglutide）被欧洲药物管理局批准上市，成为第二个获准上市的GLP-1类似物。2013年2月1日，利西拉来（lixisenatide）被欧洲药品管理局批准上市，成为第三个获准上市的GLP-1类似物。2014年4月，阿必鲁泰（albiglutide）在美国批准上市。同年9月，度拉糖肽（dulaglutide）也在美国获准上市。

（王明伟）

xītālièdīng

西他列汀（sitagliptin） 首个获准上市的二肽基肽酶-4（dipeptidyl peptidase-4，DPP-4）抑制药。属于肠促胰岛素类药，是口服降糖药。DPP-4有膜蛋白和可溶性蛋白两种形式，可以快速水解肠促胰岛素，使其失去活性。

肠促胰岛素包括胰高血糖素样肽-1和肠抑胃肽（gastric inhibitory polypeptide，GIP），由肠道全天持续分泌，其水平在进餐后升高。肠促胰岛素参与体内葡萄糖稳态调控，有降低血糖的作用，其活性受到DPP-4的限制。作为一种DPP-4的抑制药，西他列汀可以增加活性形式肠促胰岛素的血浆浓度，以葡萄糖依赖的方式增加胰岛素释放并降低胰高血糖素水平。对于2型糖尿病患者，胰岛素和胰高血糖素发生的上述变化可降低糖化血红蛋白A1c（HbA1c）的含量，并降低空腹和餐后血糖的水平。此外，西他列汀是一种高度选择性的DPP-4抑制药，在治疗浓度下不会抑制与DPP-4相关的二肽基肽酶-8或二肽基肽酶-9。

西他列汀绝对生物利用度约为87%。健康受试者单剂量口服西他列汀100mg后，迅速吸收，服药1~4小时后血浆药物浓度达到峰值；单剂量静脉注射西他列汀100mg，表观分布容积约为198L/kg。西格列汀可逆性地与血浆蛋白相结合，主要以原形（约79%）从尿中排泄，代谢仅是次要途径。消除半衰期约为12.4小时。在健康受试者和2型糖尿病患者中的药物代谢动力学特征大体相似。

2006年10月17日，美国食品药品管理局批准用西他列汀来以单独使用或与其他口服降糖药（如二甲双胍或噻唑烷二酮类药物）联用来治疗2型糖尿病，其优点是副作用少，罕见低血糖和体重增加等不良反应。其不良反应包括过敏反应、血管性水肿、皮疹、荨麻疹、皮肤血管炎和剥脱性皮肤损害［包括史-约（Stevens-Johnson）综合征］等。此外还有肝酶升高、上呼吸道感染、鼻咽炎和胰腺炎等。

2006年西他列汀在美国获准上市后，又有一系列西他列汀与其他药物的口服联合制剂被批准，包括2007年4月美国批准与二甲双胍联合的口服制剂和2011年10月批准与辛伐他汀联合的口服制剂等。

（王明伟）

kàngtángniàobìng bìngfāzhèngyào

抗糖尿病并发症药（drugs for diabetic complications） 能够减缓随糖尿病病程的延长而导致的眼、肾、神经、血管及心脏等多组织慢性病变的药物。属于抗糖尿病药。糖尿病并发症涉及多种组织器官，因此发病机制复杂，治疗困难。控制葡萄糖代谢、增加胰岛素敏感性、抑制胰岛素抵抗、抑制糖基化终产物的形成及减少氧化应激等是主要的糖尿病并发症的治疗手段。根据治疗机制的不同，抗糖尿病并发症药可分为：醛糖还原酶抑制药、蛋白非酶糖基化阻滞药、血管紧张素转换酶抑制药（angiotensin converting enzyme inhibitor，ACEI）、抗氧剂、抗血小板药、生长因子拮抗药及神经营养剂。

醛糖还原酶抑制药 可通过抑制多元醇通路而有效地治疗糖尿病并发症，如培哚普利（perindopril）用于高血糖引起的多元醇通路的激活可通过改变组织渗透压或减少还原型烟酰胺腺嘌呤二核苷酸磷酸，导致糖尿病并发症的发生，因此，严格控制高血糖时多元醇通路的活性、抑制组织山梨醇的蓄积、减少己糖水平和抑制氧化还原失衡，对控制糖尿病并发症显得非常重要。

蛋白非酶糖基化阻滞药 可抑制糖基化终产物的形成。在体内高血糖的情况下，组织细胞中蛋白质的游离氨基或脂质与葡萄糖会发生交联反应，使蛋白质形成不可逆的糖基化终产物。糖基化终产物的增多会导致巨噬细胞、内皮细胞和肾小球细胞内相关基因表达发生改变，还会诱导交联及氧自由基的产生，加剧氧化应激反应，从而诱发并发症。

血管紧张素转换酶抑制药 一线抗高血压药，还具有防治糖尿病肾病的作用。卡托普利是一种口服有效的血管紧张素转换酶抑制药，已被美国食品药品管理局批准用于治疗糖尿病肾病，英国还批准其用于预防动脉粥样硬化与糖尿病早期蛋白尿；另外，由于卡托普利含有巯基，具有自由基清除作用，对与自由基有关的心血管损伤也有防治作用。依那普利可增加糖尿病患者外周组织对胰岛素的利用，降低外周胰岛素抵抗，改善葡萄糖代谢，对糖尿病肾病的早期损害有直接保护作用。

抗氧剂 包括超氧化物歧化酶及其与过氧化氢酶的结合物，短期使用可降低不同动物模型的糖尿病血管并发症。氧化应激是指在自由基生成系统亢进或抗氧化保护功能下降的情况下，体内活性氧增多的状态，是糖尿病并发症的重要致病因素之一。临床上，普罗布考、N-乙酰半胱氨酸、维生素 E 及维生素 C 的长期应用可延缓糖尿病并发症的进程。

抗血小板药 抑制血小板黏附、聚集及释放等功能的药物。糖尿病患者的血小板功能属于亢进状态，主要表现在血小板释放介质黏附及聚集功能增强，促进血液高凝，形成微血栓，进而导致糖尿病并发症的发生与发展。因此，抑制血小板功能亢进有助于控制糖尿病并发症的发生。临床使用的抗血小板药包括西洛他唑、双嘧达莫、噻氯匹定、氯吡格雷、磺吡酮等。

生长因子拮抗药 糖尿病肾病发病各时期肾单位不同部位生长激素、胰岛素样生长因子系统有不同类型的异常，因此，研究开发生长因子抑制药或其相应受体阻断药有可能找到治疗糖尿病肾病的有效治疗药物。

神经营养剂 一类促进神经生长的因子，缺乏时会导致糖尿病外周神经病变。具有治疗作用的神经营养剂还处于开发阶段，还没有上市药物，包括神经营养剂-3（NT-3）、大脑衍生神经因子（brain-derivednerve factor，BD-NF）、睫状神经营养因子（ciliary neurotrophic factor）等。

（沈 旭 吴登伟 徐 鑫）

quántánghuányuánméi yìzhìyào

醛糖还原酶抑制药（aldose reductase inhibitors，ARI） 对醛糖还原酶有抑制作用的药物。属于抗糖尿病并发症药。醛糖还原酶和山梨醇脱氢酶共同组成了多元醇代谢通路，其中醛糖还原酶是该通路的限速酶。醛糖还原酶广泛存在于动物眼晶状体、视网膜、肾及睾丸等组织中，特别在糖尿病慢性并发症好发的神经、视网膜、晶状体与肾等部位表达水平较高。糖尿病慢性并发症的发生和恶化与糖代谢多元醇通路的异常密切相关，而且醛糖还原酶抑制药已被证实可有效抑制糖尿病患者许多器官中山梨醇含量的异常升高，因此，醛糖还原酶抑制药已经发展成为预防、改善和治疗糖尿病并发症的有效策略之一。醛糖还原酶抑制药的开发始于 20 世纪 60 年代中期，最初在研究糖尿病性白内障治疗药物的过程中发现长链脂肪酸对醛糖还原酶具有抑制活性，由此开发出了第一个醛糖还原酶抑制药四亚甲基戊二酸。

作用机制 醛糖还原酶抑制药主要通过抑制醛糖还原酶的活性而降低山梨醇的生成、减少肌醇的丢失、缓解还原型烟酰胺腺嘌呤二核苷酸磷酸（NADPH）与其氧化形式 NADP$^+$ 比例的失调，有效防止和改善糖尿病并发症，对于糖尿病周围神经病变、糖尿病大血管病变、糖尿病微血管病变、中性粒细胞等均有一定的缓解作用。

分类 根据醛糖还原酶抑制药的结构特点，已开发的醛糖还原酶抑制药主要包括环状酰亚胺衍生物、羧酸类衍生物、磺酰类化合物及黄酮类化合物四大类。

环状酰亚胺衍生物 主要为海因类及其类似物，包括索比尼尔（sorbinil）、米那司他（minalrestat）、雷尼司他（ranirestat）和非达司他（fidarestat）等。索比尼尔是海因类中最早开发的，也是这类化合物的代表性化合物，曾进入Ⅲ期临床试验，但由于易产生过敏不良反应而导致的安全问题最终没能进入市场，究其原因可能与其海因类结构特征有关。现在主要作为经典的阳性参照物，用于醛糖还原酶抑制药的开发研究。雷尼司他是与米那司他类似的酰亚胺类化合物，处于Ⅲ期临床试验中，可用于神经疾病、白内障、视网膜及肾病等广泛的糖尿病并发症的治疗。非达司他由于其在糖尿病并发症治疗的一系列试验中表现突出，已通过Ⅲ期临床试验，而且以非达司他为先导物的构效关系研究已展开，并已初步显示潜在价值。

羧酸类衍生物 最早发现的化合物为四亚甲基戊二酸，也因此开启了醛糖还原酶抑制药研究的先河。此类化合物还包括依帕司他、珀那司他、托瑞司他和唑泊司他。1992 年依帕司他在日本上市。其他 3 个化合物也都曾进入Ⅲ期临床试验或被批准上市，但因其临床疗效差或不良反应没能够进入市场或被撤市。

磺酰类化合物　这类化合物能够克服海因类的不良反应和羧酸类的药物代谢动力学弱点。例如：磺酰类化合物在体外和体内试验都显示了良好的活性，同时还表现出良好的药物代谢动力学特性，有望进入临床试验。

黄酮类化合物　自 20 世纪 70 年代中期以来，相当数量的天然及合成的黄酮类化合物，如槲皮素，被发现具有醛糖还原酶的抑制活性，但由于在长期研究中一直没有得到预想的临床治疗效果，已逐渐淡出人们的关注。然而，在类黄酮结构的基础上设计开发的螺环海因类化合物成为当今醛糖还原酶抑制药的少数主力之一。例如，作为类黄酮的类似物或生物电子等排体，最新开发的 N2 杂环化合物 pyrido［1,2-a］pyrimidine 及其衍生物表现出了良好的醛糖还原酶抑制活性，更重要的是该类化合物还具有醛糖还原酶的选择性，对醛还原酶（aldehyde reductase，ARL1）的抑制活性不强。醛还原酶是一种与醛糖还原酶在同源性上最接近的酶，其功能主要是清除体内的醛类等有害物质，醛糖还原酶抑制药若同时对醛还原酶有较强抑制作用时，则意味着有毒副作用发生的可能性。当然，pyrido［1,2-a］pyrimidine 衍生物的开发及应用前景尚有待于体内试验等的进一步研究观察。

（沈　旭　吴登伟　徐　鑫）

yīpàsītā

依帕司他（epalrestat）　化学名称为 5-［（1Z,5E）-2-甲基-3-苯

亚丙烯基］-4-氧代-2-硫代-3-噻唑烷乙酸的醛糖还原酶抑制药。又称依帕他特、唐林、伊衡。依帕司他于 1992 年在日本开发，1996 年进行大规模临床试验表现出良好效果并于 2000 年上市。该药特异性地作用于多元醇通路，通过可逆地抑制多元醇代谢通路中将葡萄糖转化为山梨醇的限速酶醛糖还原酶而发挥作用，从而防治糖尿病并发症的发生及发展，可用于多种糖尿病并发症的治疗。

依帕司他可以有效改善糖尿病多元醇代谢通路的紊乱，减少山梨醇在细胞内的堆积，从而减轻细胞的肿胀，引起对肾小球内毛细血管内压、肾脏细胞增殖、细胞生长因子及炎性介质释放的减低或减轻，最终降低尿蛋白、保护肾功能；减少细胞损伤，改善钙离子堆积，加快神经传导速度和神经递质更新速度，以改善患者神经病变的症状。动物实验表明，依帕司他可显著抑制糖尿病模型大鼠的坐骨神经、红细胞、视网膜中山梨醇的积累，提高其运动神经传导速度和自主神经功能；在神经形态学上，依帕司他可改善轴突流异常，增加其坐骨神经中有髓神经纤维密度、腓肠神经髓鞘厚度、轴突面积、轴突圆柱率。同样，使用依帕司他可以明显降低糖尿病鼠的尿蛋白，减少肾小球系膜间面积和基底膜厚度。另外，依帕司他也可减轻糖尿病个体的氧化应激，并抑制蛋白非酶糖基化。

依帕司他口服 4～12 周后开始起效。动物实验证实，它主要分布于消化道、肝、肾。部分原药经肝代谢为 4-羟苯基和 3,4-二羟苯基。服药后 24 小时，8% 随尿液排泄，约 80% 随粪便排出，消除半衰期为 1 小时。依帕司他

主要用以治疗糖尿病神经病变，不仅对糖尿病周围神经病变有效，而且对自主神经病变也有效。依帕司他对糖尿病大血管病变、糖尿病肾病等也有一定的治疗作用，还能通过增加糖尿病患者中性粒细胞氧自由基的生成而提高患者抵抗力。另外，依帕司他的临床联合用药有治疗糖尿病性胃轻瘫、糖尿病神经源性膀胱、糖尿病视网膜病变、糖尿病勃起功能障碍等的报道。

依帕司他极少出现严重的不良反应。对神经系统，极少见头晕、眩晕、嗜睡、麻木感；对泌尿生殖系统，偶见血肌酸酐升高；对肝，偶见胆红素、丙氨酸氨基转移酶、天门冬氨酸氨基转移酶和 γ-谷氨酰转肽酶升高及黄疸；对胃肠道，偶见恶心、呕吐、食欲缺乏、胃部不适、腹痛、腹泻、腹胀等；对血液，可见血小板减少；对皮肤，极少见脱毛。另外，偶见皮疹、红斑、水疱、瘙痒等过敏反应，并极少见颈痛、乏力、水肿、肿痛、四肢痛。

（沈　旭　吴登伟　陈　静）

tuōruìsītā

托瑞司他（tolrestat）　化学名称为 N-［［6-甲氧基-5-（三氟甲基）-1-萘基］硫代甲基]-N-甲基甘氨酸的醛糖还原酶抑制药。又称托雷斯萘。该药 1989 年在爱尔兰批准上市，是第一个上市的醛糖还原酶抑制药，但由于在大规模随机双盲临床试验中，未能表现出足够的疗效，还会引起视觉损害、肾衰竭等一系列不良反应，因此没能通过美国食品药品管理局审查，并且于 1996 年从市场上撤下。

托瑞司他是作用于多元醇通路的醛糖还原酶的反竞争性抑制药，通过阻断多元醇通路，特别

是抑制神经和红细胞中的山梨醇积聚，从而具有防治糖尿病并发症的发生及发展的作用。托瑞司他可以阻止50%半乳糖诱导的糖尿病大鼠视网膜毛细管基底膜的增厚；增加糖尿病肾病模型大鼠的肾小球对白蛋白的通透性，使肾小球的超滤功能正常化；还可以抑制牙周炎引起的牙槽骨的骨流失。

托瑞司他与血浆蛋白可以广泛结合，因此游离状态的药物在0.75%以下。口服2小时后该药物达最高血浓度，其消除形式主要以原形随尿液排出，同时含有少量共轭的和硫代的托瑞司他代谢物。临床上适用于糖尿病诱发的外围性感觉运动多元神经性疾病的治疗，同时也可以有效地控制成年人、特别是老年患者的多种糖尿病并发症，包括糖尿病眼部病变、肾病变、动脉粥样硬化及伤口愈合。

口服托瑞司他3%或以上的患者会发生关节痛、腹痛、腿痉挛、头晕、腹泻等症状。肝酶指标持续性上升超过正常范围的严重肝功能障碍者禁用，所有患者在使用托瑞司他前应检查肝功能，用药过程中定期检测，当肝酶指标升高到正常值上限的2倍时立即停药。另外，严重肾功能不全者禁用；孕妇、哺乳期妇女和处于休克状态的患者也禁用。托瑞司他对18岁以下患者的安全性还未确定。

(沈　旭　吴登伟　陈　静)

dànbái fēiméitángjīhuà zǔzhìyào
蛋白非酶糖基化阻滞药 （glycosylation antagonists，GA）
可有效阻断蛋白质的非酶糖基化反应的药物。属于抗糖尿病并发症药。是用药物防治糖尿病并发症发生发展的重要途径之一。

高血糖时，糖与血管内皮细胞的蛋白质结合而发生交联反应，使蛋白质发生不可逆变化，最后形成糖基化终产物。糖尿病患者体内各组织的糖基化终产物含量均较正常人高，它可使血管产生生物化学变化，影响巨噬细胞、内皮细胞和肾小球细胞的基因表达，引起多种并发症。在许多退行性疾病，如糖尿病、动脉粥样硬化、慢性肾衰竭和阿尔茨海默病的发展和恶化中糖基化终产物的形成均是较为重要的一个因素。而在糖尿病患者体内，糖基化终产物的含量与糖尿病并发症的发生及其严重程度呈正相关。除了它可直接诱导长寿命的蛋白如胶原蛋白的交联，增加血管刚度并改变血管的结构和功能外，也可通过与糖基化终产物受体相互作用诱导细胞内信号通路的改变，增强氧化应激并诱发一系列促炎、促凝血反应，从而引起血管内皮损伤、血流动力学和血液流变学异常等一系列病理变化，促进糖尿病并发症如动脉粥样硬化、肾脏病变的发生与发展。因此，抑制了糖基化终产物的形成，能防止糖尿病性视网膜病变、糖尿病性神经病变、糖尿病肾病及糖尿病引起的动脉功能障碍。研究开发糖基化终产物生成抑制药是控制糖尿病并发症的一个思路。美国奥顿公司率先开发了氨基胍（YM-585），具有抑制糖基化终产物形成及阻断糖基化终产物之间的交联作用。另外还有一些药物仍在临床研究阶段。

蛋白非酶糖基化阻滞药有氨基胍、OPB-9195、ALT-711和ALT-946等。氨基胍和OPB-9195可与阿马道里（amadori）产物反应阻止早期糖基化产物的进一步重排，从而抑制糖基化终产物的

生成，对糖基化终产物的交联也有一定的影响。ALT-711和ALT-946主要通过阻断糖基化终产物的交联作用减轻其对组织的损伤。此外，由于糖基化终产物受体在糖基化终产物介导的反应中的具有重要作用，糖基化终产物受体阻断药也可作为蛋白非酶糖基化阻滞药用于糖尿病并发症的治疗。已知的糖基化终产物受体阻断药有抗糖基化终产物受体抗体和可溶性糖基化终产物受体两种，抗糖基化终产物受体抗体可封闭细胞膜表面的糖基化终产物受体，使其不能与糖基化终产物结合发挥生物学效应；可溶性糖基化终产物受体缺少完整糖基化终产物受体分子的跨膜域和胞内域，可竞争性地与糖基化终产物结合而抑制其细胞效应。

(沈　旭　史晓凡)

ānjīguā
氨基胍 （aminoguanidine）
蛋白非酶糖基化阻滞药的代表药物之一。又称YM-585。是一类具有亲核作用的肼类化合物，在水溶液状态下加热时可分解释放出氨。氨基胍在体内可与葡萄糖中间体相互作用抑制糖基化和糖基化终产物的生成，从而延缓糖基化终产物诱导的糖尿病微血管病变如糖尿病视网膜病、糖尿病肾病等，因此在糖尿病并发症的治疗中具有一定的潜在应用价值，是一类抗糖尿病并发症药。氨基胍的开发研究始于20世纪80年代，是截至2016年底研究最多的一种糖基化终产物阻滞药。1986年美国奥顿（Alteon）公司将氨基胍作为治疗肾脏疾病的药物进行开发研究。但是，1998年3月，奥顿公司宣布氨基胍在进行的用于糖尿病肾病治疗的Ⅲ期临床试验中表现出较大的不良反应。虽然很

多动物实验研究中都发现氨基胍对于糖尿病并发症有明显改善作用，但可能由于其快速的肾清除率及毒性，氨基胍的临床试验并未取得成功。

氨基胍主要与糖基化反应中间体如二羰基化合物反应，抑制糖基化终产物的形成，并阻断糖基化终产物之间的交联作用。除此之外，它还能抑制一氧化氮合酶，特别是诱导型一氧化氮合酶的活性。氨基胍对肾的保护作用主要体现在：能明显改善糖尿病大鼠肾脏病理的损害，包括减少肾系膜增生，肾小球增大等一系列肾损害症状；还可抑制肾脏前纤维化因子及蛋白激酶C的活性，减少IV型胶原，抑制蛋白羰基化，降低尿白蛋白和微量白蛋白含量。对血管的保护作用主要体现在：氨基胍可降低糖尿病大鼠的血管僵硬度，降低主动脉糖基化终产物的量和胶原蛋白交联，增加颈动脉的顺应性。在心肌中，氨基胍还可降低与增龄相关的心肌组织肥大增生。不良反应主要包括胃肠道紊乱、肝功能测试异常、类似流感的症状和贫血；另外，还可以产生抗核抗体和抗髓过氧物酶-抗中性粒细胞胞质抗体。在一次临床试验中，高剂量组中有3个病例产生了新月形血管球性肾炎。

（沈　旭　史晓凡）

shēngzhǎngyīnzǐ jiékàngyào
生长因子拮抗药（growth factor antagonists）

对生长激素/胰岛素样生长因子功能起到抑制作用的药物。属于抗糖尿病并发症药。生长因子拮抗药是近些年发展起来的针对糖尿病并发症，特别是糖尿病肾病的一种治疗策略。

生长因子在糖尿病并发症发病机制中的作用受到越来越多的重视。生长因子是具有刺激细胞生长作用的细胞因子，包括生长激素、转化生长因子β、胰岛素样生长因子、表皮生长因子、血管内皮生长因、成纤维细胞生长因子、结缔组织生长因子、神经生长因子、血小板源性生长因子等。生长激素/胰岛素样生长因子轴异常，是发生糖尿病肾病的重要原因之一，因此，研究开发生长因子拮抗药或其相应受体阻断药是有效治疗糖尿病肾病的方法之一。但生长因子受体被阻断后，有可能影响机体其他代谢过程，特别是对神经功能的影响，因而开发难度较大，主要放在生长因子拮抗药的开发研究上。例如，使用生长激素释放抑制药奥曲肽能抑制肾小球肥大并降低蛋白尿，同时血糖控制不受影响，该药临床上已试用于糖尿病肾病等并发症的治疗，并收到了良好的效果。

生长因子拮抗药大致可分为以下几类。①抗转化生长因子β抗体：研究发现，转化生长因子β在肾脏细胞中广泛表达，参与调控细胞外基质的合成。动物实验已证实转化生长因子β及其受体在肾脏的高表达与肾脏纤维化密切相关，而抗转化生长因子β抗体可阻止糖尿病肾病及非糖尿病肾病的发展。对2型糖尿病模型db/db小鼠应用抗转化生长因子β抗体可以部分逆转肾小球基底膜的增厚和基质增生。②抗血管内皮生长因子拮抗体：文献报道，在2型糖尿病动物模型中，血管内皮生长因子中和抗体可防止肾小球肥大，但不影响尿蛋白排泄、肌酐清除率和肾脏重量，同时实验中没有发现血管内皮生长因子抑制后出现肾小球内皮细胞凋亡增加的现象。③血小板源性生长因子受体拮抗药：血小板源性生长因子受体是一种跨膜糖蛋白，具有酪氨酸蛋白激酶活性。以往的研究证实，糖尿病肾病存在生长因子包括血小板衍生生长因子的增量调节。例如，在利用链佐星诱导载脂蛋白E敲除小鼠形成糖尿病肾病动物模型中，证实了血小板衍生生长因子依赖途径参与了糖尿病肾病的发展。酪氨酸激酶抑制药伊马替尼选择性抑制酪氨酸激酶，包括血小板衍生生长因子受体，从而抑制细胞增殖。伊马替尼治疗20周后，糖尿病载脂蛋白E敲除小鼠肾功能得到改善，生长因子高表达、胶原沉积、巨噬细胞浸润的现象得到控制。

（沈　旭　史晓凡）

àoqūtài
奥曲肽（octreotide）

人工合成的天然生长抑素的八肽环状化合物。又称善得定。属于生长因子拮抗药。奥曲肽具有与内源性生长抑素类似的药理作用，但作用较强且持久，消除半衰期比天然生长抑素长30倍，该药可以控制症状并降低生长激素和胰岛素样生长因子-1的水平，可用于糖尿病并发症的治疗。临床上一般使用醋酸奥曲肽。

奥曲肽具有多种生理活性，如抑制生长激素、促甲状腺素、胃肠道和胰内分泌激素的病理性分泌过多，对胃酸、胰酶、胰高血糖素和胰岛素的分泌也有抑制作用。该药能降低胃运动和胆囊排空，减少胰腺分泌，对胰腺实质细胞膜有直接保护作用；也可抑制胃肠蠕动，减少内脏血流量和降低门脉压力，减少肠道过度分泌，并可增强肠道对水和钠离子的吸收。此外，它还具有抑制生长激素和胃肠胰内分泌系统肽的病理性分泌增加的功能。在动物体内，奥曲肽在抑制生长激素、胰高血糖素和胰岛素释放方面比生长抑素更强，而且对生长激素和胰高血糖素选择性更高。在人体中，与生长抑素相比，奥曲肽对生长激素分泌的抑制比对胰岛素分泌的抑制更强，而且不引起激素的反弹性高分泌（如肢端肥大症中的生长激素）。对肢端肥大症患者，奥曲肽可以降低血浆中生长激素和胰岛素样生长因子-1的浓度。近90%的患者血浆水平下降50%或更多，且半数病例生长激素降至5ng/ml以下。奥曲肽能抑制肾脏和肾小球肥大并降低蛋白尿，同时血糖控制不受影响。动物实验表明，奥曲肽可以通过调节肾脏胰岛素样生长因子结合蛋白-1水平来抑制链脲佐菌素糖尿病大鼠的肾脏胰岛素样生长因子-1浓度并控制肾脏的大小。

奥曲肽具有多种生理活性，故在临床上应用范围广泛。除了在门脉高压引起的食管静脉曲张出血，应激性溃疡及消化道出血，重型胰腺炎，缓解由胃、肠及胰内分泌系统肿瘤所引起的症状，突眼性甲状腺肿和肢端肥大症，胃肠道瘘管有广泛的应用之外，在糖尿病并发症的治疗方面也有应用，如糖尿病肾病、糖尿病酮症酸中毒、糖尿病视网膜病变、磺酰脲类药物引起的低血糖等。

奥曲肽常见的不良反应包括头痛，心脏传导的变化，胃肠道反应，胆结石，胰岛素释放量减少，高血糖症或低血糖以及注射部位针刺或烧灼感，伴红肿。皮肤反应如皮肤瘙痒症，高胆红素血症，甲状腺功能减退，头晕和呼吸困难也很常见。罕见的不良反应包括急性过敏反应、胰腺炎和肝炎。

奥曲肽与环孢素合用，可减少小肠对环孢素的吸收；与西咪替丁并用，可延缓后者的吸收；可使溴隐亭的生物利用度升高。

（沈　旭　史晓凡）

xuèyè xìtǒng yàowù yàolǐ

血液系统药物药理（drugs on blood and the blood-forming organs）

研究治疗血液系统相关疾病的药物与机体间的相互作用及作用规律的药理学分支学科。主要研究这些药物如何通过改变血液凝固、纤维蛋白溶解、血小板功能、造血功能等，用于治疗血液系统相关疾病。

药理研究　生理状态下机体内的血液凝固、抗凝血和纤维蛋白溶解过程维持动态平衡，保持循环系统中的血液处于流动状态。一旦这种平衡被打破，就会出现血栓性或出血性疾病。此外，各类血细胞数量或功能出现改变亦可导致血液系统功能障碍，如贫血、粒细胞减少症和再生障碍性贫血等。

血液和造血系统疾病的药物治疗已有数百年历史。早在16世纪，铁剂就开始作为抗贫血药应用于临床；1916年，美国霍普金斯大学（The Johns Hopkins University）医学院学生杰伊·麦克廉（Jay Mclean）在生理学教授豪厄尔（W. H. Howel）指导下发现肝脏存在具有抗凝血活性的物质，即后来广泛应用于临床的肝素。20世纪30年代以来，纤维蛋白溶解药的问世，克服了抗凝血药仅能防止血栓的形成和已形成血栓的进一步发展，而不能溶解已形成的血栓的缺点。其后出现的抗血小板药，进一步拓宽了血栓性疾病的治疗途径。随着针对血液病及其药物研究的不断深入，新药层出不穷。基础研究的进展使一些利用细胞生物学和基因工程技术生产的生物活性物质用于临床，给血液系统疾病的治疗带来了新的希望。

药物分类　治疗血液系统疾病的药物主要包括抗凝血药、纤维蛋白溶解药、抗血小板药、促凝血药、抗贫血药、促白细胞增生药和血容量扩充药。

抗凝血药是一类能通过干扰机体生理性凝血的某些环节而阻止血液凝固的药物，临床主要用于防止血栓的形成和/或已形成血栓的进一步发展，如肝素类和双香豆素类药物。纤维蛋白溶解药可使纤溶酶原转变为纤溶酶，纤溶酶通过降解纤维蛋白和纤维蛋白原而限制血栓增大和溶解血栓。临床常用的药物包括链激酶、尿激酶、阿尼普酶、葡激酶、阿替普酶和瑞替普酶等。抗血小板药是抑制血小板黏附、聚集及释放等功能的药物，如阿司匹林、利多格雷、双嘧达莫和噻氯匹定等。促凝血药是一类能加速血液凝固或降低毛细血管通透性，使出血停止的药物，如维生素K和凝血酶等。抗贫血药是一类能补充特殊造血成分或刺激骨髓造血功能而用于贫血症治疗的药物，如叶酸、维生素B_{12}和重组人红细胞生成素等。促白细胞增生药是一类能增强机体代谢，促进造血功能，使白细胞增加的药物，如非格司亭、莫拉司亭和沙格司亭等。血容量扩充药主要用于大量失血或血浆减少导致的血容量降低、休克等紧急情况，以扩充血容量，维持重要器官的灌注，如右旋糖酐和羟乙基淀粉等。

（张岫美　刘慧青）

kàngníngxuèyào

抗凝血药（anticoagulants）

通过干扰机体生理性凝血的某些环节而阻止血液凝固的血液系统药物。临床上主要用于防止血栓的形成和/或已形成血栓的进一步发展。血液凝固是由多种凝血因子参与的一系列蛋白质的有限水解活化过程。凝血酶的形成及其活性是血液凝固的关键，药物可通过不同的机制抑制凝血酶的形成及其活性，从而产生抗凝血及抗血栓形成的作用。抗凝血药按作用机制可分为凝血酶间接抑制药如肝素类，凝血酶直接抑制药如水蛭素；按作用环节分类可分为抑制凝血酶形成的药物如肝素类和双香豆素类药物，以及抑制凝血酶活性的药物如水蛭素类。

凝血酶间接抑制药　包括肝素、低分子量肝素、硫酸软骨素B、磺达肝癸钠等。

硫酸皮肤素　属于糖胺聚糖类，是依赖肝素辅助因子Ⅱ（heparin cofactorⅡ，HCⅡ）的凝血酶间接抑制药。该药通过激活HCⅡ通路而灭活凝血酶。HCⅡ在硫酸皮肤素存在时，其抑制凝血酶活性速率可提高1000倍。因此，该药与肝素或低分子量肝素合用，可大大增强后两类药的抗凝作用。硫酸皮肤素静脉或肌内注射后在体内不被代谢，以原形从肾脏排泄。临床试用于抗血栓治疗，无明显出血等不良反应。口服可吸收，有望成为口服抗凝血药。

磺达肝癸钠　一种以抗凝血酶肝素结合位点结构为基础合成的戊多糖。它经抗凝血酶Ⅲ介导对因子Ⅹa的抑制作用，但由于其聚合体长度短而不抑制凝血酶，是第一个用于临床的人工合成的选择性因子Ⅹa抑制药。主要的不良反应为出血，与肝素和低分子量肝素相比，血小板减少症的风险要小得多。临床用于ST段抬高的急性冠脉综合征、大型骨科手术预防静脉血栓栓塞。

凝血酶直接抑制药　包括重组水蛭素、阿加曲班等。

基因重组水蛭素　水蛭唾液的有效成分水蛭素经由基因重组技术制成，分子量为7000。水蛭素对凝血酶具有高度亲和力，是已知最强的凝血酶特异性抑制药。可抑制凝血酶所有的蛋白水解作用，如裂解纤维蛋白、血纤肽和纤维蛋白原。水蛭素与凝血酶以1∶1结合成复合物，使凝血酶灭活。该药不仅阻断纤维蛋白原转化为纤维蛋白凝块，而且对激活凝血酶的因子Ⅴ、Ⅷ、Ⅻ，以及凝血酶诱导的血小板聚集均有抑制作用，具有强大而持久的抗血栓作用。该药口服不被吸收，静脉注射后进入细胞间隙，不易通过血脑屏障。主要以原形（90%～95%）经肾排泄。消除半衰期约为1小时。临床用于防治冠状动脉形成术后再狭窄、不稳定型心绞痛、急性心肌梗死后溶栓的辅助治疗、弥散性血管内凝血、血液透析中血栓形成，临床疗效优于肝素。大剂量可引起出血。肾衰竭患者慎用。患者用药期间体内通常可形成抗水蛭素的抗体从而延长活化部分凝血活酶时间（activated partial thromboplastin time，APTT），建议每日监测APTT。截至2016年底，尚无有效的水蛭素解毒剂。

阿加曲班　精氨酸衍生物，是一种新型凝血酶抑制药。可与凝血酶催化位点结合，抑制凝血酶的蛋白水解作用，包括阻碍纤维蛋白原的裂解和纤维蛋白凝块的形成，使凝血因子Ⅴ、Ⅷ和ⅩⅢ和蛋白酶C活性降低，抑制凝血酶诱导的血小板聚集。临床用于治疗或预防肝素诱导的血小板减少症患者的血栓形成，存在血小板减少症风险或血小板减少症

患者行冠脉介入时的抗凝治疗，发病48小时内缺血性脑梗死急性患者。该药治疗安全范围窄，且使用过量无拮抗剂，需监测APTT。

维生素K拮抗药　主要是香豆素类药物，为口服抗凝血药，是一类含有4-羟基香豆素基本结构的物质。包括华法林、双香豆素、醋硝香豆素等。维生素K是凝血因子Ⅱ、Ⅶ、Ⅸ、Ⅹ活化必需的辅助因子。香豆素类药物通过竞争性抑制维生素K的作用，抑制凝血因子Ⅱ、Ⅶ、Ⅸ、Ⅹ的活化，从而产生体内抗凝作用，无体外抗凝作用。

（张岫美　刘慧青）

gānsù

肝素（heparin）　分子量为5000～30 000的硫酸化的葡萄糖胺聚糖的混合物。属于黏多糖硫酸酯类抗凝血药。1916年，美国霍普金斯大学医学院学生杰伊·麦克廉（Jay Mclean）在生理学教授豪厄尔（W. H. Howell）指导下发现肝脏存在一种强有力的能对抗血液凝固的物质。当时由于认为此物质存在于肝，故取名为"肝素（heparin）"并一直沿用。1934年，加拿大的查尔斯·贝斯特（Charles Best）发现了人体的许多组织含有肝素，尤其是肺，其含量比肝含量还多。他从动物的肺组织抽提物中分离并纯化了肝素。随后，临床上首次用肝素预防血栓形成获得成功。从此，肝素成为临床上常用的抗凝剂。药用肝素多自猪肠黏膜中提取。肝素中既存在有活性的物质，又有无活性的物质，而且具有抗凝活性的肝素只有30%，故商品肝素均以抗凝效价单位表示。

药理作用及机制　肝素在体内、体外均有强大的抗凝作用。

肝素静脉注射 10 分钟内血液凝固时间及部分凝血酶时间均明显延长，对凝血酶原时间影响弱，抗凝血因子 X 的活性明显增强。肝素的抗凝作用主要依赖于抗凝血酶Ⅲ。抗凝血酶Ⅲ是凝血酶及凝血因子Ⅸa、Xa、ⅪⅠa、ⅫⅠa 等含丝氨酸残基蛋白酶的抑制剂，具有重要的抗凝作用。肝素可增强抗凝血酶Ⅲ的活性，肝素与抗凝血酶Ⅲ结合形成可逆性的复合物，可使抗凝血酶Ⅲ构型改变，精氨酸活性部位充分暴露，并迅速与凝血因子Ⅱa、Ⅸa、Xa、Ⅺa、ⅫⅠa 等的丝氨酸活性中心结合，使丝氨酸残基蛋白酶灭活，发挥强大的抗凝作用。大剂量肝素可与肝素辅助因子结合并使其激活，激活的肝素辅助因子可提高对凝血酶的抑制率达 100 倍以上；另外，肝素还可促进血管内皮细胞释放组织型纤溶酶原激活剂（tissue-type plasminogen activator, t-PA）和内源性组织因子通路抑制剂（tissue factor pathway inhibitor, TFPI）发挥抗凝血作用。另外，肝素还具有调节血脂的作用，肝素可使内皮细胞释放脂蛋白酶，将血中乳糜微粒和极低密度脂蛋白的三酰甘油水解为甘油和游离脂肪酸。

体内过程 肝素是带大量阴电荷的大分子，不易通过生物膜，口服不被吸收，常静脉注射给药。肝素静脉注射后，主要集中于血管内，几乎不进入其他组织。大部分经肝单核-巨噬细胞系统的肝素酶分解代谢，肝素降解产物或原形经肾排出。肝素的消除半衰期因给药剂量而异，静脉注射 100、400、800U/kg，消除半衰期分别为 1、2.5 和 5 小时左右。肺气肿、肺栓塞患者消除半衰期缩短，肝、肾功能严重障碍的患者消除半衰期明显延长。

临床应用 肝素常用于防治血栓栓塞性疾病，如深静脉血栓、肺栓塞、心肌梗死、脑梗死、心血管手术及外周静脉术后血栓形成等，防止血栓的形成和扩大；还可用于脓毒血症、胎盘早期剥离、恶性肿瘤溶解等所致的弥散性血管内凝血，这是肝素的主要适应证，早期应用于防止因纤维蛋白和凝血因子的消耗而引起的继发性出血。此外，肝素也用于心导管检查、体外循环及血液透析等的体外抗凝。

不良反应及禁忌证 肝素的主要不良反应是出血，表现为各种黏膜出血、关节腔积血和伤口出血等。应仔细观察患者，控制剂量及监测凝血时间或活化部分凝血活酶时间，使活化部分凝血活酶时间维持在正常值的 1.5～2.5 倍，可减少这种出血的危险。肝素常致老年妇女和肾衰竭患者出血。肝素轻度过量，停药即可，如严重出血，可缓慢静脉注射硫酸鱼精蛋白（是强碱性蛋白质，带有正电荷，与肝素结合成稳定的复合物而使肝素失活）解救。血小板减少症的发生率可达 5%。若发生在用药 1～4 天，程度多较轻，一般认为是肝素引起的一过性血小板聚集作用所致。多数发生在用药 7～10 天，与免疫反应有关，可能因肝素促进血小板因子 4 释放并与之结合，形成肝素-血小板因子 4 复合物，后者再与特异性抗体形成血小板因子 4-肝素-免疫球蛋白 G 复合物，引起病理反应所致，停药后约 4 天可恢复。故应用肝素期间应监测血小板数量。偶有过敏反应，如哮喘、荨麻疹、结膜炎和发热等。妊娠妇女长期应用可致骨质疏松和骨折。对肝素过敏、有出血倾向、血友病、血小板功能不全和血小板减少症、紫癜、严重高血压、细菌性心内膜炎、肝肾功能不全、消化性溃疡、颅内出血、活动性肺结核、孕妇、先兆性流产、产后、内脏肿瘤、外伤及术后等患者禁用。

药物相互作用 肝素为酸性药物，不能与碱性药物合用；与阿司匹林等非甾体抗炎药、右旋糖酐、双嘧达莫等合用，可增加出血危险；与糖皮质激素类药、依他尼酸合用，可致胃肠道出血；与胰岛素或磺酰脲类药物合用能导致低血糖；静脉同时给予肝素和硝酸甘油，可降低肝素活性；与血管紧张素转换酶抑制药合用可能引起高血钾。

（张岫美 刘慧青）

dīfēnzǐliàng gānsù

低分子量肝素（low molecular weight heparin, LMWH） 分子量低于 6500 的肝素。可由普通肝素直接分离而得或由普通肝素降解后再分离而得。低分子量肝素由于来源和制作方法不同，有许多种类，其分子量和硫酸化程度各异，药物代谢动力学参数及剂量范围也不同。临床常用制剂有依诺肝素、替地肝素、弗希肝素、洛吉肝素及洛莫肝素等。依诺肝素是第一个上市的低分子量肝素，分子量为 3500～5000，系从猪小肠黏膜制得的肝素苯甲基酯再经碱性解聚制备而成。依诺肝素对抗凝血因子 Xa 与凝血因子Ⅱa 活性比值为 4 以上，另外还具有纤溶活性，溶解已经形成的新鲜血栓，具有强大而持久的抗血栓形成作用。临床主要用于防治深部静脉血栓、外科手术和整形外科（如膝、髋人工关节更换手术）后静脉血栓形成，血液透析时防止体外循环发生凝血。与普通肝素比较，低分子量肝素抗凝剂量较易控制，不良反应轻，抗凝作用持续时间长。较少出现出血，用药过量可引起出血，严重出血可用鱼精蛋白对抗。偶见血小板减少、严重出血等。禁用于对该药过敏、严重肝肾功能障碍患者。

药理作用 低分子量肝素因分子链较短，具有选择性抗凝血因子Ⅹa活性，而对凝血酶及其他凝血因子影响较小，因此引起出血的不良反应较肝素为轻。其抗凝血的作用以抗凝血因子Ⅹa/Ⅱa的比值表示。比值越大，抗血栓作用越强，出血倾向越小。低分子量肝素抗因子Ⅹa/Ⅱa的比值为1.5~4，而普通肝素为1左右，这使低分子量肝素保持了肝素的抗血栓作用而降低了出血的危险。与肝素相比，低分子量肝素抗凝血因子Ⅹa活性的半衰期长，静脉注射作用可维持12小时，皮下注射每日1次即可。低分子量肝素还可促进血管内皮细胞释放组织型凝血酶原激活物，增强纤维蛋白的溶解。此外，低分子量肝素对血小板作用比肝素弱，血小板减少症的发生率较低，这与低分子量肝素不易引起血小板释放血小板因子4（PF_4）有关。

临床应用 低分子量肝素用于深静脉血栓和肺栓塞的预防和治疗、预防术后血栓栓塞、血液透析时体外循环的抗凝剂等。尚可用于因肝素引起的过敏或血小板减少症的替代治疗。有低分子量肝素用于治疗急性冠脉综合征的报道。在临床应用中低分子量肝素的优点是抗凝剂量易控制，个体差异小；一般不需要实验室监测抗凝活性；毒性小，安全；抗凝作用时间长，皮下注射每日只需1~2次；可用于门诊患者。

不良反应及禁忌证 大剂量低分子量肝素也可引起出血，血小板减少症的发生率较肝素低。低分子量肝素引起的出血，也可用硫酸鱼精蛋白来治疗。低分子量肝素治疗时需通过测定血浆凝血因子Ⅹa活性进行监护。低分子量肝素的禁忌证和注意事项与肝素相似。

药物相互作用 低分子量肝素与香豆素类药物、抗血小板药、非甾体抗炎药、右旋糖酐和纤维蛋白溶解药等合用，可增加出血危险。

（张岫美　刘慧青）

xiāngdòusùlèi kàngníngxuèyào

香豆素类抗凝血药（coumarins drugs）

含有4-羟基香豆素基本结构的抗凝血药。口服吸收后能参与体内代谢发挥抗凝作用，故称口服抗凝血药。临床常用的该类药物有华法林（又称苄丙酮香豆素）、双香豆素和醋硝香豆素（又称新抗凝）等。

药理作用及机制 香豆素类药物是维生素K拮抗药，可抑制维生素K在肝由环氧化物向氢醌型转化，从而阻止维生素K的反复利用。维生素K是γ-羧化酶的辅酶，其循环受阻则影响含有谷氨酸残基的凝血因子Ⅱ、Ⅶ、Ⅸ、Ⅹ的前体的γ-羧化作用，使这些因子停留于无凝血活性的前体阶段，从而影响凝血过程。对已经γ-羧化的上述因子无抑制作用。因此，香豆素类药物体外无效，在体内也须在原有的凝血因子Ⅱ、Ⅶ、Ⅸ、Ⅹ耗竭后才发挥抗凝作用。

体内过程 华法林口服后吸收快而完全，其钠盐的生物利用度几乎为100%，吸收后99%以上与血浆蛋白结合，表观分布容积小，血浆浓度达峰时间为2~8小时，但药物效应的达峰时间比血浆浓度的达峰时间长。可通过胎盘屏障。主要在肝代谢，最后以代谢物形式经肾排出，血浆消除半衰期约为40小时。作用维持2~5天。双香豆素口服吸收慢且不规则，吸收后几乎全部与血浆蛋白结合，与其他血浆蛋白结合率高的药物同服时，可增加双香豆素的游离药物浓度，使抗凝作用增强，甚至诱发出血。双香豆素分布于肺、肝、脾及肾，经肝药酶羟基化失活后自尿中排出。醋硝香豆素口服后，消除半衰期约为8小时，大部以原形经肾脏排出。

临床应用 香豆素类药物口服主要用于防治血栓栓塞性疾病如心房纤颤和心脏瓣膜病所致血栓栓塞；接受心脏瓣膜修复手术的患者需长期服用华法林；髋关节手术患者应用可降低静脉血栓形成发病率。本类药物作用时间较长，但显效慢，作用过于持久，不易控制。防治静脉血栓和肺栓塞一般采用先用肝素后用香豆素类药物维持治疗的序贯疗法。与抗血小板药合用，可减少外科大手术、风湿性心脏病、人工瓣膜置换术后的静脉血栓发生率。

不良反应及禁忌证 香豆素类药物的不良反应主要是出血，最严重者为颅内出血，应用这类药物期间必须测定凝血酶原时间，一般控制在18~24秒（正常为12秒）较好，并据此调整剂量。如用量过大引起出血，应立即停药并缓慢静脉注射大量维生素K或输新鲜血。华法林能通过胎盘屏障，导致畸胎，孕妇禁用。罕见"华法林诱导的皮肤坏死"，通常发生在用药后3~7日内。

药物相互作用 阿司匹林、保泰松等可使血浆中游离香豆素类药物浓度升高，抗凝作用增强。

降低维生素 K 生物利用度的药物或各种病理状态导致胆汁减少均可增强香豆素类药物的作用。广谱抗生素可抑制肠道产生维生素 K 的菌群，减少维生素 K 的生成，增强香豆素类药物的作用。肝脏疾病时，因凝血因子合成减少也可增强其作用。诱导肝药酶活性的药物如苯巴比妥、苯妥英钠、利福平等能加速香豆素类药物的代谢，降低其抗凝作用。

（张岫美　刘慧青）

xiānwéidànbái róngjiěyào

纤维蛋白溶解药（fibrinolytics）

可使纤溶酶原转变为纤溶酶，并通过降解纤维蛋白和纤维蛋白原而限制血栓增大和溶解血栓的血液系统药物。又称血栓溶解药或溶栓药。

作用机制　生理情况下，纤维蛋白溶解系统保持动态平衡。就纤溶活性而言，这一平衡的维持由多种纤溶因子和纤溶抑制因子协调完成。纤溶因子活性低下或纤溶抑制因子活性增高，可促进血栓形成，在急性血栓栓塞性疾病时，若增强纤溶活性，则可促进血栓的溶解。纤维蛋白溶解过程中，无活性的纤维蛋白溶酶原转变为有活性的纤维蛋白溶酶，水解纤维蛋白、纤维蛋白原和其他凝血因子。正常情况下，纤溶酶原被体内的纤溶酶原激活剂如组织型纤溶酶原激活剂和尿激酶等激活而转化为纤溶酶。通常循环纤溶酶的活性有限，因为受存在于血浆中的内源性抑制剂如纤溶酶原激活物抑制剂、α_2 抗纤溶酶的调节。在纤维蛋白凝块中，纤溶酶上的 α_2-抗纤溶酶作用部位被纤维蛋白占据，因此不易被 α_2-抗纤溶酶灭活。

分类　血栓溶解药自问世以来发展迅速，临床常用的药物包括链激酶、尿激酶、阿尼普酶、葡萄球菌激酶、阿替普酶、瑞替普酶等。

阿尼普酶（anistreplase）又称茴香酰化纤溶酶原-链激酶激活剂的复合物，为第二代纤维蛋白溶解药，分子量约为 131 000，纤溶酶原的活性中心与一个酰基（对位茴香酰）可逆性结合而被封闭。阿尼普酶进入血液后弥散到血栓含纤维蛋白表面，通过复合物的赖氨酸纤溶酶原活性中心与纤维蛋白结合，缓慢脱掉乙酰基后，血栓上纤维蛋白表面的纤溶酶原为纤溶酶而发挥溶解血栓作用。与链激酶比较阿尼普酶的优点有：①在体内被缓慢活化，可静脉注射。静脉注入可增加与纤维蛋白结合量，同时在血中不受 α_2-抗纤溶酶的抑制。②阿尼普酶是链激酶与人赖氨酸纤溶酶原以 1:1 的比例形成的复合物，较易进入血凝块与纤维蛋白结合。③有一定的溶栓选择性，很少引起全身性纤溶活性增强，故出血少。临床可用于急性心肌梗死，可改善症状，降低病死率，亦可用于其他血栓性疾病。可导致长时间血液低凝状态。出血常发生在注射部位或胃肠道，亦有抗原性，可发生与链激酶类似的变态反应。

葡萄球菌激酶（staphylokinase，SAK）是从金黄色葡萄球菌中分离出来的一种能够特异溶解血栓的酶类物质，简称葡激酶。已能用 DNA 重组技术制成重组葡萄球菌激酶。葡萄球菌激酶与血栓中的纤溶酶原有较高的亲和力，在血栓部位与纤溶酶原结合，激活纤溶酶原转变为纤溶酶，从而溶解血栓。临床用于治疗急性心肌梗死等血栓性疾病。不良反应与链激酶相似，但免疫原性比链激酶强。

瑞替普酶（reteplase）为第三代纤维蛋白溶解药，是通过基因重组技术，改良天然纤维蛋白溶解药的结构，从而提高选择性溶栓效果，延长半衰期，减少用药剂量和不良反应的药物。瑞替普酶的优点有：①溶栓疗效高，生效快，耐受性好。②生产成本低，给药方法简便，不需要按体重调整给药剂量。临床主要用于急性心肌梗死患者，常见不良反应有出血、血小板减少症，有出血倾向患者慎用。

（张岫美　刘慧青）

liànjīméi

链激酶（streptokinase）

由 C 族 β-溶血性链球菌培养液中提取的分子量约为 47 000 的非酶性单链蛋白质。属于天然的第一代纤维蛋白溶解药。已用基因工程技术制成重组链激酶（recombinant streptokinase，rSK）。链激酶与内源性纤维蛋白溶酶原结合成复合物，并促使纤维蛋白溶酶原转变为纤溶酶，纤溶酶迅速水解血栓中纤维蛋白，导致血栓溶解。链激酶可水解血栓中纤维蛋白、降解纤溶酶原以及凝血因子 V、VII，所以链激酶不应与抗凝血药或抗血小板药合用。链激酶主要用于治疗血栓栓塞性疾病。静脉注射治疗动静脉内新鲜血栓形成和栓塞，如急性肺栓塞和深部静脉血栓。冠脉注射可使阻塞冠脉再通，恢复血流灌注，用于心肌梗死的早期治疗，越早应用越好，一般应在发病 12 小时内用药。链激酶的不良反应主要是出血。严重出血可注射氨甲苯酸对抗，更严重者可补充纤维蛋白原或全血。链激酶具有抗原性，可见皮疹、药热等过敏反应。禁用于对链激酶过敏，以及出血性疾病、新近创伤、消化道溃疡、伤口愈合中及严重高血压患者。

(张岫美 刘慧青)

niàojīméi

尿激酶（urokinase）

从人尿或肾细胞组织培养液中提取的类似胰蛋白酶的丝氨酸蛋白水解酶。由两条多肽链组成，分子量分别为 20 000 及 34 000，肽链间以 1 条双硫键连接。尿激酶是天然的第一代纤维蛋白溶解药。尿激酶为体内纤溶系统的成员，可直接激活纤溶酶原，将其分子中的精氨酸 560-缬氨酸 561 间的肽键断裂而转变为纤溶酶，发挥溶栓作用。纤溶酶可裂解血栓表面上的纤维蛋白，也可裂解血液中游离的纤维蛋白原。进入血液中的尿激酶可被循环中的纤溶酶原激活剂抑制物中和，但连续用药后纤溶酶原激活剂抑制物很快耗竭。产生的纤溶酶可被血液中 α_2-抗纤溶酶灭活，故治疗效果不佳，需大量尿激酶使纤溶酶原激活剂抑制物和 α_2-抗纤溶酶耗竭，才能发挥溶栓作用。尿激酶血浆消除半衰期约为 16 分钟，作用短暂。临床主要用于治疗心肌梗死和其他血栓栓塞性疾病。出血是其最主要的不良反应，但较链激酶轻。尿激酶无抗原性，不易引起过敏反应，可用于对链激酶过敏者。

(张岫美 刘慧青)

ātìpǔméi

阿替普酶（alteplase）

主要由血管内皮细胞合成并释放入血液循环，含有 527 个氨基酸的人体内生理性纤溶酶原激活剂。又称组织型纤溶酶原激活剂（tissue plasminogen activator，t-PA）。属于第二代纤维蛋白溶解药。t-PA 最初由人子宫和黑色瘤细胞培养液中分离提取，现已用基因工程方法生产人重组组织型纤溶酶原激活剂（recombinant tissue-type plasminogen activator，rt-PA）。同类的纤维蛋白溶解药还有西替普酶（siteplase）和那替普酶（nateplase）等。

阿替普酶的溶栓机制是激活内源性纤溶酶原转变为纤溶酶。t-PA 在靠近纤维蛋白-纤溶酶原相结合的部位，通过其赖氨酸残基与纤维蛋白结合，并激活与纤维蛋白结合的纤溶酶原转变为纤溶酶。t-PA 在无纤维蛋白时无活性，故不易激活循环中游离型纤溶酶原，因而不产生应用链激酶时常见的出血不良反应。t-PA 主要在肝中代谢，消除半衰期约为 5 分钟。阿替普酶主要用于治疗急性心肌梗死、肺栓塞和脑栓塞，使阻塞血管再通率比链激酶高，且不良反应小。出血是其最主要的不良反应，但较链激酶轻。t-PA 是人体正常成分，不引起过敏反应。阿替普酶与其他影响凝血功能的药物（包括醋硝香豆素、双香豆素、华法林、肝素等）同用时，会显著增加出血的危险性。硝酸甘油可增加肝脏的血流量，从而增加该药的清除率，使该药的血浆浓度降低及冠状动脉的再灌注减少、再灌注时间延长、再闭塞增多。

(张岫美 刘慧青)

kàngxuèxiǎobǎnyào

抗血小板药（antiplatelet drugs）

抑制血小板黏附、聚集及释放等功能用于抗血栓的药物。又称血小板抑制药。属于血液系统药物。血小板的主要功能是凝血和止血，修复破损的血管。血小板的表面糖衣能吸附血浆蛋白和凝血因子Ⅲ，血小板颗粒内含有与凝血有关的物质。当血管受损害或破裂时，血小板受刺激被激活，而发生变形，表面黏度增大，凝聚成团；同时在表面第Ⅲ因子的作用下，使血浆内的凝血酶原变为凝血酶，后者又催化纤维蛋白原变成丝状的纤维蛋白，与血细胞共同形成凝血块止血。血小板功能亢进与动脉血栓形成关系密切。血小板活化后提供磷脂表面，促进血液凝固的进行，形成由纤维蛋白包绕血小板组成的动脉血栓。根据作用机制，抗血小板药可分为 5 类：抑制花生四烯酸代谢的药物；增加血小板内环腺苷酸的药物；抑制血小板活化的药物；血小板 GP Ⅱ$_b$/Ⅲ$_a$ 受体阻断药；凝血酶抑制药。

抑制花生四烯酸代谢的药物

包括环氧酶（cyclooxygenase，COX）抑制药、血栓素 A$_2$（thromboxane A$_2$，TXA$_2$）合成酶抑制药和血栓素 A$_2$ 受体阻断药等。环氧酶抑制药如阿司匹林，血栓素 A$_2$ 合成酶抑制药如利多格雷和吡考他胺等。

阿司匹林是花生四烯酸代谢过程中环氧酶的抑制剂，属于非甾体抗炎药。阿司匹林低剂量（40～80mg）即可抑制血小板聚集，作用可持续 5～7 天，血小板内存在 COX-1 和 TXA$_2$ 合成酶，能催化花生四烯酸生成前列腺素 H$_2$，进而合成 TXA$_2$。血管内皮存在 COX-1 和前列环素合酶，能催化花生四烯酸生成前列腺素 H$_2$，进而合成前列环素。阿司匹林与 COX-1 氨基酸序列第 530 位丝氨酸残基结合使之乙酰化，不可逆地抑制 COX-1 的活性，从而抑制血小板 TXA$_2$ 和血管内皮细胞前列环素的合成。因血小板的寿命仅 8～11 天，且与血管内皮细胞相比血小板无蛋白质合成能力，不能生成新的 COX-1，故小剂量阿司匹林可显著降低 TXA$_2$ 水平，而对血管内皮细胞的前列环素无明显影响。阿司匹林在较大剂量（300mg）时也能抑制血管内皮细胞前列环素的合成。阿司匹林对胶原、二磷酸腺苷、抗原抗体复合物以及某些病毒和细菌引起的血小板聚集都有明显的抑制作用，可防止血栓形成。阿司匹林能部分拮抗纤维蛋白原溶解导致的血小板激活，还可抑制组织型纤溶酶原激活剂的释放。因此，每日给予小剂量阿司匹林可防治冠状动脉硬化性疾病、心肌梗死、脑梗死、深静脉血栓形成和肺梗死等；能减少缺血性心脏病发作和复发的危险，也可降低一过性脑缺血发作患者的卒中发生率和死亡率。

吡考他胺是具有 TXA_2 合成酶抑制作用并具 TXA_2 受体拮抗作用的药物，其作用比利多格雷弱，不良反应亦轻。

增加血小板内环腺苷酸的药物 有双嘧达莫、依前列醇和西洛他唑等。

依前列醇是人工合成的前列环素类药物，是已发现的活性最强的血小板聚集内源性抑制剂。内源性前列环素由血管内皮细胞合成，具有强大的抗血小板聚集及松弛血管平滑肌作用。依前列醇能抑制二磷酸腺苷、胶原纤维、花生四烯酸等诱导的血小板聚集和释放，还能阻抑血小板在血管内皮细胞上的黏附。前列环素作用机制是通过兴奋血小板中腺苷酸环化酶，使细胞内环腺苷酸水平升高，促进胞质内钙离子（Ca^{2+}）再摄取进入钙离子库，使胞质内游离 Ca^{2+} 浓度降低，血小板处于静止状态，对各种刺激物均不引起反应。此外，尚有很强抗胃肠溃疡、扩张肾血管和支气管作用。前列环素性质不稳定，作用短暂，消除半衰期仅 3 分钟，

在体内迅速转为稳定的代谢产物 6-酮-前列腺素 F_1。用于体外循环，防止血小板减少、微血栓形成和出血倾向。依前列醇静脉滴注过程中常见血压下降、心率加速、头痛、眩晕、潮红等现象，可减少剂量或暂停给药；此外消化道刺激症状也较常见。

西洛他唑为可逆性磷酸二酯酶Ⅲ（PDE-Ⅲ）抑制药。西洛他唑通过抑制磷酸二酯酶Ⅲ升高血小板内的环腺苷酸而具有抗血小板、扩张血管和抗血管增殖的作用。西洛他唑对二磷酸腺苷、胶原、肾上腺素、花生四烯酸和凝血酶诱导的血小板聚集均有抑制作用。口服 3~4 小时达血浆峰浓度，血浆蛋白结合率为 95%，主要在肝经 CYP3A4 和 CYP2C19 代谢，消除半衰期为 11~13 小时。临床主要用于伴有间歇性跛行的外周血管病、慢性动脉闭塞性疾病，不良反应有头痛、腹泻、眩晕和心悸。心力衰竭患者禁用，冠心病患者慎用。

抑制血小板活化的药物 包括噻氯匹定、氯吡格雷（clopidogrel）等。氯吡格雷可选择性及特异性干扰二磷酸腺苷介导的血小板活化，抑制血小板聚集和黏附，抑制血栓的形成。氯吡格雷抗血小板的性质与作用机制与噻氯匹定相似，也可选择性抑制二磷酸腺苷介导的血小板活化。主要优点是不良反应较噻氯匹定轻，对骨髓无明显毒性。

血小板 GPⅡb/Ⅲa 受体阻断药 二磷酸腺苷、凝血酶、血栓素 A_2 等血小板聚集诱导药引起血小板聚集最终的共同通路都是暴露血小板膜表面的 GPⅡb/Ⅲa 受体。当血小板激活时，GPⅡb/Ⅲa 受体就被释放并转变为具有高亲和力状态，暴露出新的配体诱

导的结合位点。GPⅡb/Ⅲa 受体的配体有纤维蛋白原和血管性血友病因子（von Willebrand factor, vWF）等。血小板之间借助于纤维蛋白原、血管性血友病因子、纤维连接蛋白等配体联结在一起，形成聚集。已知引起血小板聚集的黏附蛋白大多含有精氨酸-甘氨酸-天冬氨酸序列，也是 GPⅡb/Ⅲa 受体特异性的识别结合位点。血小板 GPⅡb/Ⅲa 受体阻断药阻碍血小板同上述配体结合，抑制血小板聚集。此类药物包括阿昔单抗（abciximab）、拉米非班（lamifiban）、替罗非班（tirofiban）、珍米罗非班（xemilofiban）、夫雷非班（fradafiban）和西拉非班（sibrafiban）等。

阿昔单抗是血小板 GPⅡb/Ⅲa 受体阻断药，是较早的前列腺素Ⅱb/Ⅲa 受体单克隆抗体，明显抑制血小板聚集，对血栓形成、溶栓治疗防血管再闭塞有明显治疗作用。以后相继开发出非肽类 GPⅡb/Ⅲa 受体拮抗药拉米非班、替罗非班，以及可供口服的珍米罗非班、夫雷非班及西拉非班等，抑制血小板聚集作用强，应用方便，不良反应较少。试用于急性心肌梗死、溶栓治疗、不稳定型心绞痛和血管成形术后再梗死效果良好。

凝血酶抑制药 包括阿加曲班、水蛭素等。根据药物对凝血酶的作用位点可分为：①双功能凝血酶抑制药，如水蛭素可与凝血酶的催化位点和阴离子外位点结合。②阴离子外位点凝血酶抑制药，仅能通过催化位点或阴离子外位点与凝血酶结合，发挥抗凝血酶作用。

阿加曲班为精氨酸衍生物，是抑制凝血酶的药物。阿加曲班与凝血酶的催化位点结合，抑制

凝血酶的蛋白水解作用，阻碍纤维蛋白原的裂解和纤维蛋白凝块的形成，使某些凝血因子不活化，抑制凝血酶诱导的血小板聚集及分泌作用，最终抑制纤维蛋白的交联，并促使纤维蛋白溶解。阿加曲班血浆消除半衰期短，治疗安全范围窄，且过量无对抗剂，需监测活化部分凝血活酶时间（activeated partial thromboplastin time，APTT），使之保持在 55~85 秒。临床上，阿加曲班与阿司匹林合用，采用使部分凝血活酶时间平均延长 1.6 倍的剂量并不延长出血时间，此剂量易耐受，不良反应较小，但还需继续观察。阿加曲班还可局部用于移植物上，以防血栓形成。水蛭素是强效、特异的凝血酶抑制药，是水蛭唾液中的抗凝成分，含 65 个氨基酸残基，分子量约为 7000。水蛭素以 1∶1 分子比直接与凝血酶的催化位点和阴离子外位点结合抑制凝血酶活性，抑制凝血酶的蛋白水解功能，因此抑制纤维蛋白的生成，也抑制凝血酶引起的血小板聚集和分泌，从而抑制血栓形成。已用基因重组水蛭素，作用与天然水蛭素相同。重组水蛭素和水蛭素口服不被吸收，静脉注射后进入细胞间隙，不易透过血脑屏障。主要以原形经肾迅速排出，消除半衰期约 1 小时。临床主要用于预防术后血栓形成、经皮冠状动脉成形术后再狭窄、不稳定型心绞痛、急性心肌梗死后溶栓的辅助治疗、弥散性血管内凝血、血液透析及体外循环等。肾衰竭患者慎用。患者用药期间体内通常可形成抗水蛭素的抗体从而延长部分活化凝血活酶时间，建议每日监测部分活化凝血活酶时间。

（张岫美 刘慧青）

líduōgéléi

利多格雷（ridogrel）

具有强大的血栓素 A_2 合成酶抑制作用兼具中度血栓素 A_2 受体阻断作用的抗血小板药。利多格雷可直接抑制血栓素 A_2 的合成，拮抗血栓素 A_2 的作用。该药对血栓素 A_2 合成酶的抑制作用，使血管内前列环素增多，产生抗血小板聚集作用，这可能比清除血栓素 A_2 更为重要。此外利多格雷还具有中度的血栓素 A_2 受体拮抗作用。口服易吸收，经 1~3 小时血药浓度达高峰。经过肝转化，其代谢产物 2-酮代谢产物的抗血小板作用比原药强 5~10 倍。60% 从肾排出，药物消除半衰期为 12~22 小时。对血小板血栓和冠状动脉血栓的作用比水蛭素及阿司匹林更有效。利多格雷对急性心肌梗死患者的血管复灌率与阿司匹林相当，对降低再栓塞、反复发作心绞痛及缺血性脑卒中等的发生率比阿司匹林作用强，对防止新的缺血病变比阿司匹林更有效。利多格雷不良反应较轻，如轻度胃肠道反应，易耐受，暂未发现有出血性中风等合并症。

（张岫美 刘慧青）

shuāngmìdámò

双嘧达莫（dipyridamole）

通过抑制磷酸二酯酶抑制血小板聚集、发挥抗栓作用的抗血小板药。又称潘生丁（persantin）。双嘧达莫对胶原、二磷酸腺苷、肾上腺素及低浓度凝血酶诱导的血小板聚集都有抑制作用，在体内外均有抗血栓作用。其作用机制：①抑制磷酸二酯酶活性，增加血小板内环磷酸腺苷含量。②增加血管内皮细胞前列环素生成和提高其活性。③抑制腺苷重摄取，使血浆腺苷含量增加。腺苷通过激活腺苷酸环化酶，增加血小板内环磷酸腺苷。④轻度抑制血小板的环氧酶，使血栓素 A_2 合成减少。双嘧达莫还可扩张冠脉阻力血管，增加冠状动脉的血流量，但并不增加缺血区血供，可能引起冠状动脉发生"窃血"现象。双嘧达莫口服吸收迅速，血浆浓度达峰时间为 75 分钟，生物利用度为 27%~66%。与蛋白结合率高（91%~99%），主要在肝转化为葡萄糖醛酸偶联物，自胆汁排泄，可因肝肠循环而延缓消除，少量自尿中排出，消除半衰期 10~12 小时。

双嘧达莫用于防治血栓栓塞性疾病、人工心脏瓣膜置换术后、缺血性心脏病、脑卒中和短暂性脑缺血发作，防止血小板血栓形成；还可阻抑动脉粥样硬化早期的病变过程。主要不良反应为胃肠道刺激，还可因血管扩张引起的血压下降、头痛、眩晕、潮红、晕厥等。在治疗缺血性心脏病时，可能发生"冠状动脉窃血"。用于心绞痛患者时，偶可引起症状恶化。双嘧达莫如与肝素、香豆素类药物、头孢孟多、头孢替坦、普卡霉素或丙戊酸钠等合用，可加重低凝血酶原血症或者进一步抑制血小板聚集，有引起出血的危险。

（张岫美 刘慧青）

sàilùpǐdìng

噻氯匹定（ticlopidine）

化学结构属噻烯吡啶类，可选择性及特异性干扰二磷酸腺苷介导的血小板活化，不可逆地抑制血小板聚集和黏附，并有一定的抑制血小板释放反应的抗血小板药。体内给药、体外试验的结果表明，噻氯匹定对二磷酸腺苷诱导的血小板聚集有较强的抑制作用；对聚集功能已被抑制的血小板其作用是不可逆的。与阿司匹林不同，它对二磷酸腺苷诱导的第 I 相和

Ⅱ相聚集均有抑制作用；而且还有一定的解聚作用；它也可抑制血小板的释放反应。血小板膜二磷酸腺苷受体为多个嘌呤受体，噻氯匹定的作用机制可能包括：①抑制二磷酸腺苷诱导的α-颗粒分泌（α-颗粒含有黏联蛋白、纤维酶原、有丝分裂因子等物质），从而抑制血管壁损伤的黏附反应。②抑制二磷酸腺苷诱导的血小板膜 GPⅡb/Ⅲa 受体上纤维酶原结合位点的暴露，阻滞纤维蛋白原与膜 GPⅡb/Ⅱa 受体结合，因而抑制血小板聚集。③拮抗二磷酸腺苷对腺苷酸环化酶的抑制作用。所以噻氯匹定是血小板活化、黏附和α-颗粒分泌的抑制药。此外，噻氯匹定尚可降低血浆纤维蛋白原浓度与血液黏滞性。

噻氯匹定口服易吸收，经 1~3 小时血药浓度达高峰。经过肝转化，其代谢产物 2-酮代谢产物的抗血小板作用比原药强 5~10 倍。60% 从肾排出，药物血浆半衰期为 12~22 小时。临床主要用于预防脑中风、心肌梗死及外周动脉血栓性疾病；与阿司匹林合用预防血管内支架置入术后支架内血栓形成。腹泻是其最常见不良反应，饭后服可减轻，严重者需停药。最严重的不良反应是中性粒细胞减少，偶尔发生血小板减少，罕见全血细胞减少，应注意血液学变化，如发现先兆，立即停药。可发生出血，偶见胆汁郁积性黄疸等。

（张岫美　刘慧青）

cùníngxuèyào

促凝血药（coagulants）

能加速血液凝固或降低毛细血管通透性使出血停止的药物。又称止血药。血液系统中存在着凝血和抗凝血两种对立统一的机制，保证血液在完整的血管内正常的流动

性。凝血过程极为复杂，主要可概括为 4 个步骤：①在血管或组织损伤后，经一系列凝血因子的递变而形成活化的凝血因子 X（FXa）。②后者在与 Ca^{2+}、凝血因子 V 和血小板磷脂的作用下，使凝血酶原（凝血因子Ⅱ）变成活化的凝血酶（Ⅱa）。③在凝血酶的作用下，纤维蛋白原（凝血因子Ⅰ）变成纤维蛋白（Ⅰa），产生凝血块而止血。④纤维蛋白在纤溶酶的作用下，成为纤维蛋白降解物，而使纤维蛋白（凝血块）溶解。促凝血药可以影响某些凝血因子，促进或恢复凝血过程而止血，如维生素 K、凝血因子制剂；也可通过抑制纤维蛋白溶解而止血，如氨甲环酸及氨甲苯酸；亦可通过降低毛细血管通透性而止血，如肾上腺素、去甲肾上腺素等药物也可作为止血药。

凝血因子制剂　从健康人体或动物血液中提取、经分离提纯、冻干后制备的含不同凝血因子的制剂。包括凝血酶、凝血酶原复合物、抗血友病球蛋白等，主要用于凝血因子缺乏时的替代或补充疗法。①凝血酶（thrombin）：从猪、牛血提取精制而成的无菌制剂。凝血酶可直接作用于血液中纤维蛋白原，使其转变为纤维蛋白，发挥止血作用。此外，还有促进上皮细胞的有丝分裂，加速创伤愈合的作用。临床通常用于止血困难的小血管、毛细血管及实质性脏器出血的止血，也用于创面、口腔、泌尿道及消化道等部位的止血，还可缩短穿刺部位出血的时间。局部止血时，用灭菌生理盐水溶解成 50~1000U/ml 溶液喷雾或敷于创面。②凝血酶原复合物（人因子Ⅸ复合物）：由健康人静脉血分离而得的含有凝血因子Ⅱ、Ⅶ、Ⅸ、X

的混合制剂。上述 4 种凝血因子的凝血作用均依赖维生素 K 的存在。临床主要用于治疗乙型血友病（先天性凝血因子Ⅸ缺乏）、严重肝脏疾病、香豆素类药物过量和维生素 K 依赖性凝血因子缺乏所致的出血。③抗血友病球蛋白（抗甲种血友病因子）：含凝血因子Ⅷ及少量纤维蛋白原。临床主要用于治疗甲型血友病（先天性因子Ⅷ缺乏症）；还可用于治疗溶血性血友病、抗因子Ⅷc 抗体所致严重出血。可能出现寒战、发热、荨麻疹、恶心以及呼吸困难等过敏反应，严重者可致血压下降及休克。

氨甲环酸及氨甲苯酸　抗纤维蛋白溶解药。氨甲环酸和氨甲苯酸化学结构与赖氨酸类似，低剂量时竞争性阻断纤溶酶原与纤维蛋白结合，防止纤溶酶原的激活。高剂量时能直接抑制纤溶酶的活性，从而抑制纤维蛋白溶解，产生凝血作用。临床用于纤溶系统亢进引起的各种出血，如前列腺、尿道、肺、肝、胰、脑、子宫、肾上腺、甲状腺等富含纤溶酶原激活物的脏器外伤或术后出血，对一般慢性渗血效果较好。氨甲环酸的疗效最佳，其抗纤溶活性为氨甲苯酸的 7~10 倍，为临床最常用的制剂。常见不良反应有胃肠道反应。过量可引起血栓或诱发心肌梗死。合用避孕药或雌激素妇女，更易出现血栓倾向。肾功能不全者慎用。

（张岫美　刘慧青）

wéishēngsù K

维生素 K（vitamin K）

基本结构为甲萘氢醌的维生素。属于促凝血药。维生素 K 广泛存在于自然界，其中维生素 K_1 存在于绿色植物中，维生素 K_2 是人体肠道细菌的代谢产物，以上二者均为脂

溶性，其吸收需要胆汁参与。维生素 K_3、K_4 均为人工合成产物，具有水溶性，直接可以吸收，为亚硫酸氢钠甲萘醌。

维生素 K 是 γ-羧化酶的辅酶，参与凝血因子 Ⅱ、Ⅶ、Ⅸ、Ⅹ 前体的功能活化过程，从而产生促凝血作用。凝血因子 Ⅱ、Ⅶ、Ⅸ、Ⅹ 前体的第 10 个谷氨酸残基，在羧化酶参与下，羧化为 γ-羧基谷氨酸，从而使这些因子具有活性，产生凝血作用。羧化酶的活化需要还原的氢醌型维生素 K 氧化为环氧化型维生素 K，后者在维生素 K 环氧化物还原酶作用下，再被还原为氢醌型维生素 K 才能完成上述羧化反应。

维生素 K 口服可直接吸收，也可肌内注射。吸收后经 β 脂蛋白转运，在肝内被利用。肌内注射后 8~24 小时起效，但需数日才能使凝血酶恢复至正常水平。临床主要用于维生素 K 缺乏的情况引起的出血，如阻塞性黄疸、胆瘘、慢性腹泻和广泛胃肠切除后，继发于吸收或利用障碍所致的低凝血酶原血症；新生儿出血（缺乏合成维生素 K 的细菌）和长期预防应用广谱抗生素继发的维生素 K 缺乏症（细菌合成维生素 K 减少）；口服过量香豆素类抗凝血药、水杨酸等所致的出血。维生素 K_1（甚至大剂量）不良反应较少，但注射速度过快可出现面部潮红、出汗、胸闷和血压骤降等。一般以肌内注射为宜。较大剂量维生素 K_3 可引发新生儿、早产儿或缺乏葡萄糖-6-磷酸脱氢酶的特异质者发生溶血和高铁血红蛋白血症。

（张岫美 刘慧青）

kàngpínxuèyào

抗贫血药（antianemia drugs）

能补充特殊造血成分或刺激骨髓造血功能而用于治疗贫血症的药物。属于血液系统药物。贫血是指循环血液中红细胞数量或血红蛋白含量低于正常。按照病因及发病机制的不同，贫血可分为缺铁性贫血、巨幼红细胞性贫血和再生障碍性贫血。

缺铁性贫血由铁缺乏引起，正常人体是不容易缺铁的，因为食物中含铁丰富，而且人体不断衰老破裂的红细胞所释放出的铁又可被机体反复利用，但是在慢性缺铁（如肠钩虫、痔疮，慢性消耗性疾病如结核病等）、胃肠道对铁的吸收能力不良（胃酸缺乏）、机体对铁的需要量增加（如妊娠期妇女）和红细胞量破坏（如疟疾）等情况下，往往引起铁的缺乏而致贫血。通过补充铁剂可有效治疗缺铁性贫血，常用的药物有硫酸亚铁、枸橼酸铁铵、富马酸亚铁及右旋糖酐铁等。

巨幼红细胞性贫血由叶酸或维生素 B_{12} 缺乏所引起，食物中每天约有 50~200μg 叶酸在十二指肠和空肠上段吸收，正常人每天需要叶酸约 50μg，一般不易缺乏。但是由于某种原因致使体内叶酸贮量减少、摄入量减少或需要明显增加时（妊娠期、婴幼儿），常造成叶酸缺乏，引发巨幼红细胞性贫血。维生素 B_{12} 能帮助叶酸在体内循环利用，而间接地促进脱氧核糖核酸的合成，故维生素 B_{12} 缺乏时亦可引起与叶酸缺乏相类似的巨幼红细胞性贫血。对巨幼红细胞性贫血，口服一定量的叶酸即能生效，但对肝硬化或使用了叶酸拮抗药（如氨甲蝶呤、乙胺嘧啶、甲氧苄啶等）所致的巨幼红细胞性贫血，用叶酸治疗无效。因为此时体内的二氢叶酸还原酶缺乏或受到抑制，不能使二氢叶酸转变为四氢叶酸发挥效应，所以必须使用亚叶酸钙治疗。对因维生素 B_{12} 缺乏引起的恶性贫血，可肌内注射维生素 B_{12} 治疗。单用叶酸仅能改善血常规，对神经系统损害无作用，故应两药合用发挥协同作用。

再生障碍性贫血是由骨髓造血功能减退或衰竭引起的，血液中不仅红细胞减少，白细胞和血小板也减少。对此类贫血，常用的治疗药物有苯丙酸诺龙、碳酸锂、氧化钴等，以刺激造血功能，对部分患者有效。

（张岫美 刘慧青）

tiějì

铁剂（iron） 含有铁元素的药物。其主要作用是补充人体的铁元素。铁是构成血红蛋白、肌红蛋白、组织酶系，如过氧化酶、细胞色素 C 等所必需的元素。人体每日至少需要 15mg 铁，所需的铁有两个来源：外源性铁，从食物中获得，每天摄取 10~15mg 即可；内源性铁：由红细胞破坏后释放出来，每天约 25mg，是机体重要的铁来源。机体铁的摄入量不足，或胃肠道吸收障碍，或慢性失血造成机体铁缺乏，可影响血红蛋白的合成而引起缺铁性贫血。缺铁时，血红素生成减少，但由于原红细胞增殖能力和成熟过程不受影响，红细胞数量不少，只是每个红细胞中血红蛋白减少，致红细胞体积较正常小，故称低色素小细胞性贫血。发生缺铁性贫血时应及时补充铁剂，常用的铁剂包括：口服铁剂如硫酸亚铁、枸橼酸铁铵、富马酸亚铁，注射铁剂如山梨醇铁和右旋糖酐铁。

药理作用 铁是红细胞成熟阶段合成血红素必需物质。吸收到骨髓的铁，进入到幼红细胞聚集在线粒体中，与原卟啉结合后所形成的血红素再与珠蛋白结合，即形成血红蛋白，进而发育为成熟红细胞。

体内过程 食物中的铁以二价铁（Fe^{2+}）形式吸收，而三价铁（Fe^{3+}）则很难吸收，只有经胃酸、维生素 C 或食物中还原物质（如果糖、半胱氨酸等）作用下，转为还原型 Fe^{2+}，才能在十二指肠和空肠上段吸收。吸收入肠黏膜细胞中的 Fe^{2+}，部分转为 Fe^{3+}，与去铁铁蛋白结合为铁蛋白后进行贮存；另一部分则进入血浆，立刻被氧化为 Fe^{3+}，并与转铁蛋白结合形成血浆铁，转运至肝、脾、骨髓等组织中去铁铁蛋白结合为铁蛋白而贮存。铁主要通过肠道、皮肤等含铁细胞脱落而排出体外。少量经尿、胆汁、汗、乳汁排泄。

临床应用 铁剂临床用于治疗缺铁性贫血，如慢性失血性贫血（月经过多、慢性消化道出血和子宫肌瘤等）、营养不良、妊娠、儿童生长发育期引起的缺铁性贫血。铁剂治疗 4～5 天血液中网织红细胞数即可上升，7～12 天达高峰，4～10 周血红蛋白恢复正常。为使体内铁贮存恢复正常，待血红蛋白正常后需减半继续服药 2～3 个月。

不良反应 口服铁剂最常见的不良反应是胃肠道刺激症状，如恶心、呕吐、上腹痛、腹泻等，Fe^{3+} 比 Fe^{2+} 多见，饭后服用可减少胃肠道反应。此外，铁与肠腔中硫化氢结合，减少后者对肠壁刺激作用，可引起便秘、黑粪。注射铁剂可有局部刺激症状，产生皮肤潮红、头晕、荨麻疹、发热和关节痛等过敏反应，严重者可发生心悸、胸闷和血压下降。小儿误服 1g 以上铁剂可引起急性中毒，表现为头痛、头晕、恶心、呕吐、腹泻、惊厥，甚至死亡。

急救措施为用 1%～2% 碳酸氢钠洗胃，并以特殊解毒剂去铁胺（deferoxamine）灌胃，以结合残存的铁。

（张岫美　刘慧青）

wéishēngsù B₁₂

维生素 B₁₂（vitamin B₁₂） 一类含钴的水溶性 B 族维生素。又称钴胺素。属于抗贫血药。由于钴原子所带基团不同，维生素 B₁₂ 以多种形式存在，如氰钴胺素、羟钴胺素、甲钴胺素和 5′-脱氧腺苷胺素，后两者是 B₁₂ 的活化型，也是血液中存在的主要形式。药用的维生素 B₁₂ 为性质稳定的氰钴胺素和羟钴胺素。

维生素 B₁₂ 是细胞分裂和维持神经组织髓鞘完整所必需的。体内维生素 B₁₂ 主要参与下列两种代谢过程：①同型半胱氨酸甲基化生成蛋氨酸反应，催化这一反应的蛋氨酸合成酶（又称甲基转移酶）的辅基为维生素 B₁₂，它参与甲基的转移。维生素 B₁₂ 缺乏时，N_5-甲基四氢叶酸上的甲基不能转移，导致蛋氨酸生成受阻，一方面影响四氢叶酸的再循环，使得叶酸代谢循环受阻，导致叶酸缺乏症。另一方面导致同型半胱氨酸堆积，产生高同型半胱氨酸血症。②5′-脱氧腺苷钴胺素是甲基丙二酰辅酶 A 变位酶的辅酶，能催化甲基丙二酰辅酶 A 转变为琥珀酰辅酶 A，后者可进入三羧酸循环。当维生素 B₁₂ 缺乏时，甲基丙二酰辅酶 A 大量堆积，后者结构与脂肪酸合成的中间产物丙二酰辅酶 A 相似，结果合成了异常脂肪酸，并进入中枢神经系统，引起神经损害症状。

口服维生素 B₁₂ 必须与胃黏膜壁细胞分泌的糖蛋白即"内因子"结合，形成复合物后方不被肠液消化，进入空肠吸收，在通

过小肠黏膜时，维生素 B₁₂ 与蛋白解离，再与转钴胺素 Ⅱ 结合存于血液中，转运至肝后，90% 的维生素 B₁₂ 与转钴胺素 Ⅰ 结合，贮存于肝内，其余则主要经胆汁从肠道排出，可形成肝肠循环。注射时则大部分经肾排出。恶性贫血患者的胃黏膜萎缩，内因子缺乏，导致维生素 B₁₂ 吸收障碍，所以口服无效。维生素 B₁₂ 主要用于巨幼红细胞性贫血；也可作为神经系统疾病（如神经炎、神经萎缩等）及肝脏疾病等辅助治疗，或与叶酸联合使用治疗高同型半胱氨酸血症。维生素 B₁₂ 可致过敏反应，甚至过敏性休克，不宜滥用。不可静脉给药。

（张岫美　刘慧青）

yèsuān

叶酸（folic acid） 由蝶啶核、对氨苯甲酸、谷氨酸 3 部分组成的 B 族维生素。又称蝶酰谷氨酸。属于抗贫血药。叶酸在动、植物食品中广泛分布，如肝、肾、酵母及绿叶蔬菜等。动物细胞自身不能合成叶酸，因此，人体所需叶酸只能直接从食物中摄取。叶酸进入体内后，在叶酸还原酶及二氢叶酸还原酶的作用下，转化为四氢叶酸，作为一碳单位移位酶的辅酶，参与机体多种物质的合成，如嘌呤、胸嘧啶核苷酸等。一旦叶酸缺乏，脱氧核糖核酸（DNA）合成受阻，骨髓幼红细胞内 DNA 合成减少，细胞分裂速度减慢。口服叶酸经肠黏膜主动吸收后，少部分经还原及甲基化转化为甲基四氢叶酸，大部分以原形经血液循环进入肝等组织，与细胞膜受体结合后进入细胞内，其中有 80% 以 N_5-甲基四氢叶酸形式贮存于肝内。叶酸的血浆半衰期约为 40 分钟，叶酸及其代谢产物主要经肾排泄，少部分由胆汁

经粪便排泄，部分经重吸收形成肝肠循环。

叶酸临床用于各种巨幼红细胞性贫血，尤其适用于营养不良或妊娠期、婴儿期叶酸需要量增加所致的巨幼红细胞性贫血。二氢叶酸还原酶抑制药如甲氨蝶呤、乙胺嘧啶、甲氧苄啶等所致的巨幼红细胞性贫血，因四氢叶酸生成障碍，必须用亚叶酸钙（calcium folinate）治疗。对缺乏维生素 B_{12} 所致的恶性贫血，大剂量叶酸仅能纠正血常规，但不能改善神经损害症状。故治疗时以维生素 B_{12} 为主，叶酸为辅。单用叶酸或与维生素 B_{12} 联合使用治疗高同型半胱氨酸血症。不良反应较少，罕见过敏反应，长期服用可出现厌食、恶心、腹胀等。静脉注射较易出现不良反应，故不宜采用。

（张岫美　刘慧青）

chóngzǔ rén hóngxìbāo shēngchéngsù

重组人红细胞生成素（recombinant human erythropoietin，α-EPO）

由基因重组技术合成的红细胞生成素。属于抗贫血药。红细胞生成素又称促红细胞生成素或促红素，是由肾脏近曲小管管周间质细胞生成的糖蛋白，分子量为 34 000。红细胞生成素主要有以下作用：①促使骨髓内红系祖细胞加速分化为原红细胞。②加速红细胞分裂增殖和血红蛋白的合成。③促进骨髓内网织红细胞和成熟红细胞释放入血。④通过位于肾脏感受器对血液中氧含量的变化起调节作用，即在失血、贫血、肺源性心脏病所致缺氧情况下，促进体内产生红细胞生成素，从而加速红细胞的生成。⑤稳定红细胞膜，提高红细胞膜抗氧化酶功能。临床主要用于肾衰竭需施行血液透析的贫血

患者；也用于慢性肾功能不全、恶性肿瘤化学治疗和获得性免疫缺陷综合征药物治疗引起的贫血。不良反应有高血压、头痛、癫痫发作，由于慢性肾功能不全患者血细胞比容增加过快所致，某些患者可有血栓形成。

（张岫美　刘慧青）

cùbáixìbāo zēngshēngyào

促白细胞增生药（drugs for increasing white blood cells）

能增强机体代谢，促进造血功能，使白细胞增加的药物。又称升白细胞药。属于血液系统药物。各种原因（如苯中毒，使用抗肿瘤药、非甾体抗炎药，受到过量的 X 射线及放射性物质照射以及某些感染或疾病等）引起的末梢血白细胞总数少于 $4.0×10^9/L$，称为白细胞减少症。其中以中性粒细胞极度缺乏（低于 $0.5×10^9/L$）为主者，称为粒细胞缺乏症。白细胞减少症的发病机制不同，治疗时应针对发病机制选用不同的药物。对由于造血功能低下者，一般采用兴奋骨髓造血功能、促进白细胞增生的药物；对由于免疫抗体形成而破坏中性粒细胞者，应采用糖皮质激素类药物抑制抗体生成，减少白细胞破坏。自2010 年以来，集落刺激因子类药物的研究受到广泛关注，其中粒细胞集落刺激因子和粒细胞巨噬细胞集落刺激因子已用于临床。前者可用于肿瘤化学治疗过程中的中性粒细胞减少症；后者用于非恶性淋巴瘤、恶性淋巴瘤、急性淋巴细胞白血病的骨髓移植后促进定位。

临床使用的促白细胞增生药主要有非格司亭、莫拉司亭和沙格司亭等。非格司亭，又称重组人粒细胞集落刺激因子，是粒细胞集落刺激因子基因重组产物。

天然的粒细胞集落刺激因子是由血管内皮细胞、单核细胞、成纤维细胞合成的糖蛋白。主要通过受体机制促进中性粒细胞成熟；促进骨髓释放成熟粒细胞；增强中性粒细胞趋化及吞噬功能。临床用于：①肿瘤放射治疗、化学治疗引起的中性粒细胞缺乏症。②自体骨髓移植时，促进中性粒细胞数增加。③伴有骨髓发育不良症候群、再生障碍性贫血引起的粒细胞缺乏症。该药不良反应少，偶有皮疹、低热、转氨酶升高、消化道不适、骨痛等。皮下注射可有局部反应。莫拉司亭和沙格司亭系用基因重组技术获得的粒细胞巨噬细胞集落刺激因子，与由 T-淋巴细胞、单核细胞、成纤维细胞和内皮细胞合成的天然粒细胞巨噬细胞集落刺激因子相同。莫拉司亭和沙格司亭主要作用有：刺激造血前体细胞增殖、分化；刺激中性粒细胞、单核细胞和 T 淋巴细胞的生长，诱导形成粒细胞、巨噬细胞集落形成单位及粒细胞/巨噬细胞集落形成单位；促进巨噬细胞和单核细胞对肿瘤细胞的裂解作用。临床用于防治骨髓抑制疗法引起的白细胞减少症，骨髓衰竭患者白细胞低下，以及预防白细胞减少引发感染并发症。常见的不良反应有发热、皮疹、骨痛、肌痛、嗜睡、腹泻、乏力和短暂心律失常等。首次静脉滴注时可出现潮红、低血压、呕吐和呼吸急促等症状。

（张岫美　刘慧青）

xuèróngliàng kuòchōngyào

血容量扩充药（blood volume expander）

主要用于大量失血或血浆减少导致的血容量降低、休克等紧急情况，以扩充血容量、维持重要器官灌注的药物。属于血液系统药物。一般是由高分子

化合物构成的胶体溶液或被制成适当浓度的乳剂。该乳剂适当浓度时具有近似或高于生理值的胶体渗透压，输入血管后在一定时间内能维持乃至增加血容量。血容量扩充药的共同特点是：具有一定的胶体渗透压、体内消除慢、不具有抗原性等。

血容量扩充药有不同分子量的右旋糖酐、羟乙基淀粉等。右旋糖酐为高分子葡萄糖聚合物。右旋糖酐由于聚合分子数目的不同，分为不同分子量的产品。临床常用的制剂有右旋糖酐 70（中分子量，平均为 70 000）、右旋糖酐 40（低分子量，平均为 40 000）、右旋糖酐 10（小分子量，平均为 10 000）等。右旋糖酐静脉注射后可提高血浆胶体渗透压，扩充血容量，其作用强度与持续时间依中、低、小分子量右旋糖酐而逐渐降低。通过稀释血液，以及覆盖红细胞、血小板和胶原纤维，可减少血小板的黏附和聚集，降低血液的黏稠度；抑制凝血因子 Ⅱ 的激活，使凝血因子 Ⅰ 和 Ⅷ 的活性降低，从而发挥抗血栓和改善微循环作用。此外，小分子右旋糖酐从肾排出，产生强大渗透性利尿作用，低分子右旋糖酐次之，中分子右旋糖酐则无利尿作用。临床上主要用于低血容量性休克，中分子量与低、小分子量右旋糖酐相比，前者对血浆扩容作用影响小，持续时间较长。对于弥散性血管内凝血及预防术后血栓栓塞性疾病，小分子量右旋糖酐最为合适，低分子量右旋糖酐次之，中分子量右旋糖酐疗效差或无效。少数患者使用右旋糖酐后可出现过敏反应，极少数发生过敏性休克。输注药量过大可因凝血因子被稀释和血小板功能受干扰而引起出血倾向。心功能

不全、肾脏疾患伴有少尿、血小板减少者禁用。羟乙基淀粉，又称淀粉代血浆，是一种合成的血浆代用品，静脉滴注后可以补充血容量，预防和治疗各种原因引起的血容量不足和休克。大剂量可抑制凝血因子，特别是 Ⅷ 因子的活性，引起凝血障碍，个别病例可发生过敏反应。

（张岫美　刘慧青）

hūxī xìtǒng yàowù yàolǐ

呼吸系统药物药理 （drugs affecting the respiratory system）

研究呼吸系统药物与呼吸系统及机体的相互作用和规律的药理学分支学科。主要研究呼吸系统药物的药理作用机制、药物代谢动力学、药物效应动力学、药物毒理及药物筛选等内容。

简史　呼吸系统疾病是一类主要病变部位在肺部、气管、支气管和胸腔的常见病。轻症患者多呼吸受影响、咳嗽、胸痛，而重症患者呼吸困难甚至呼吸衰竭而死。据 2013 年《中国卫生和计划生育统计年鉴》显示，2012 年呼吸系统疾病的死亡率在城市和农村居民主要疾病死亡率中均占第 4 位。由于大气污染、吸烟、工业经济发展的原因以及人口年龄老化等因素，呼吸系统疾病发病率居高不下。

1989 年美国的本杰明·布伦斯（Benjamin Burrow）等通过流行病学研究发现 IgE 水平的增加和哮喘的进展有着一定关系。1997 年美国约翰斯·霍普金斯哮喘过敏中心（Johns Hopkins Asthma and Allergy Center）的约翰·施罗德（John T. Schroeder）和唐纳·麦格拉申（Donald W. MacGlashan Jr.）研究表明免疫刺激嗜碱性粒细胞会导致一些促炎症因子（如白介素 4 和白介素 13）

的释放。

β 肾上腺素受体激动药应用于临床治疗哮喘病已有近百年的历史，在 20 世纪初先后发现了包括麻黄碱、肾上腺素、异丙肾上腺素等肾上腺素受体激动药，因这些药物对 β₂ 肾上腺素受体选择性较差，具有较强的心血管副作用，已很少用于支气管哮喘的治疗。自 20 世纪 60 年代以来，具有选择性较强、疗效好、副作用少的短效 β₂ 受体激动药逐渐进入临床，此后先后发现了 30 余种 β₂ 受体激动药。进入 20 世纪 80 年代后期，随着长效 β₂ 受体激动药的出现，使每日用药次数由过去的 4~6 次减为 1~2 次，尤其是配合吸入方式给药，在缓解哮喘症状方面取得良好疗效。同时由于这些长效 β₂ 受体激动药对 β₂ 肾上腺素受体具有较强的选择性，大大降低了药物不良反应的发生率。许多药理学家及哮喘病专家从分子药理学水平对 β₂ 受体激动药治疗哮喘的作用机制进行了更加深入的研究，并取得很大进展，也使 β₂ 受体激动药的选择性更强、疗效更好的新剂型不断问世，使 β₂ 受体激动药成为缓解哮喘急性症状的首选药物。比托特罗是一种高度选择性的 β 受体激动药。由于该药有相对较长的药效且起效迅速，在美国被用于哮喘的快速治疗。1988 年新西兰的希瑟·弗里德尔（Heather A. Friedel）和布罗格登（R. N Brogden）发现了它持续起效的作用机制。在 1980 年美国的托马斯·罗辛（Thomas H. Rossing）等研究表明 β 受体激动药对于快速缓解支气管哮喘相关的呼吸困难效果较好。1992 年有学者发现沙美特罗是一种 β₂ 受体选择性激动药。1990 年英国的布里顿（Brittain RT）等发现沙美

特罗的亲脂性要强于沙丁胺醇（salbutamol）1000倍。英国葛兰素（Glaxo）公司的子公司Allen&Hanburgs于1990年12月3日在英国首次推出的长效β₂受体激动药。它是近20年来在哮喘治疗方面的首次重大突破，也是第一个具有明显抗炎活性的支气管扩张药。1994年英国的格林（Greening A.P）, 爱丁堡皇家内科医师学会会员（FRCPE, Respiratory Medicine Unit, Western General Hospital, Edinburgh, UK.）通过临床实验发现哮喘治疗中加入长效的β₂受体激动药的效果要强于双倍的类固醇。

糖皮质激素也是治疗哮喘的常见用药。1992年美国的保罗·格林伯格（Paul A. Greenberger）研究发现系统性地使用糖皮质激素可以用于治疗严重的慢性哮喘和严重的急性恶化的哮喘。吸入型糖皮质激素显著提高了糖皮质激素治疗的安全性，也可以用于治疗温和型的哮喘。20世纪90年代有多位学者提出每周需要吸入β₂受体激动药4次甚至更多次数的哮喘患者适合使用吸入型糖皮质激素治疗。

白三烯的历史能够追溯至澳大利亚的凯拉韦（Kellaway C.H.）等在20世纪30年代后期的经典药理学研究。科学家在研究豚鼠对于白蛋白的抗原反应时，发现了过敏性慢反应物质。萨缪尔森（Samuelsson）和他的同事通过对其结构的研究表明，过敏性慢反应物质是花生四烯酸通过5-脂氧合酶的代谢产物，他们称之为半胱氨酸白三烯。而过敏性慢反应物质激动剂是在1973年由法伊森（Fisons）制药公司的科学家发现的，它被命名为FPL55712。在20世纪90年代，白三烯受体

拮抗药扎鲁司特、孟鲁司特和白三烯合成抑制药齐留通作为3种新药在美国用于哮喘的治疗。

色甘酸是在1965年合成出来的，当时它作为一种改进支气管激动药凯林的尝试。而后它被发现在抑制抗原导致的支气管痉挛和抑制肥大细胞释放组胺以及其他分泌物方面的作用，因此在1973年，美国开始将色甘酸作为哮喘的治疗药物。刚开始时色甘酸被用于糖皮质激素的替代治疗，发现其疗效不满意，直到2000年明确其适用于预防轻中度哮喘发作。奈多罗米钠作为色甘酸的化学类似物，有着与其相似的生物功效，在1992年被应用于临床。

茶碱是甲基嘌呤类药物，具有强心、利尿、扩张冠状动脉、松弛支气管平滑肌和兴奋中枢神经系统等作用。由于吸入型糖皮质激素、β受体激动药和白三烯受体拮抗药的发展，茶碱的应用范围显著减少。在美国，茶碱常用于一些哮喘症状难以控制的患者。茶碱、咖啡因和可可碱是3种相似的生物碱。世界上有半数的人口饮茶，而茶中含有咖啡因、少量的茶碱和可可碱。在美国人的生活中，咖啡是咖啡因的重要来源。人们普遍认为含有咖啡因的饮料能够产生刺激和抗疲劳，从而改善心情、提高工作能力。咖啡的发现源于公元6世纪左右，在非洲埃塞俄比亚的高原上，牧羊人加尔第发现羊群吃了一种野生灌木的果实之后就会不由自主地呈兴奋状态，加尔第耐不住心中的好奇，小心翼翼地采摘了一些成熟了的果实，仔细地品尝起来。他惊异地发现，这些小小的红色果子甘美香甜，吃过之后余香满口。他还感到自己的身体忽然轻松舒爽起来，精神也格外地

兴奋。后来，他将这件事告诉给附近修道院的僧侣们，这些僧侣们品尝过这些果子后都觉得神清气爽；此后这种果实被用做提神药，这种果实就是最早的"咖啡豆"。茶碱的传统药理学研究起源于20世纪初，当时的实验揭示了茶碱的甲级黄嘌呤结构和它的一些重要的药理学功效。这些功效被应用与临床治疗很多年，而现在被一些更为高效的药物所取代。自2010年以来，随着细胞水平知识的发展与进步，天然茶碱及合成茶碱衍生物又重新引起了人们的兴趣。

药理研究 呼吸系统药物的药理研究常用动物为大鼠、小鼠、兔、豚鼠和犬等。大多数祛痰药是通过增加呼吸道的分泌液，使呼吸道黏膜附着的痰变稀，从而易于咳出。常用的药理学实验方法是测定反映呼吸道分泌增加的呼吸道液量测定法和杯细胞、肺泡II型细胞分泌功能测定法。豚鼠对于化学刺激物和机械刺激都很敏感，且一般实验室较易得到，因而是筛选镇咳药最常用的动物。

药物分类 呼吸系统药物主要分为平喘药、镇咳药和祛痰药。平喘药的作用机制主要为选择性激动β₂受体，阻断M胆碱受体，舒张支气管平滑肌以及抗炎症抗过敏、抑制炎症因子的释放等。按其作用机制又分为支气管扩张药和抗炎、抗过敏平喘药。镇咳药分为中枢性镇咳药和外周性镇咳药。中枢性镇咳药通过直接抑制延髓咳嗽中枢发挥作用，而外周性镇咳药主要通过抑制咳嗽反射弧外周通路中的任一环节产生镇咳作用。祛痰药主要通过增加呼吸道分泌，稀释痰液或降低其黏稠度，使痰易于咯出。

发展现状 呼吸系统疾病患

病率有逐年增加的趋势。自 20 世纪 80 年代起有关哮喘发病机制的研究和有效控制哮喘的能力都取得了巨大进展。在药物的联合应用方面成果较为明显，比如孟鲁司特（顺尔宁）联合舒利迭（沙美特罗替卡松吸入剂）能够有效、迅速治疗慢性中度持续性支气管哮喘；布地奈德（budesonide）联合孟鲁司特钠咀嚼片治疗难治性哮喘优于单用布地奈德等。一些中草药或中成药对于呼吸系统的药理作用研究也是一大热点，例如定喘汤、麻杏石甘汤、小青龙汤以及桔梗、款冬花等对于哮喘的治疗，沙参、山紫菀、贝母等的镇咳和祛痰作用研究等都取得了一定的进展。一些与呼吸系统疾病相关的受体研究也取得了一定突破，例如有研究表明，在小鼠实验中细胞核受体 Nur77 能够减弱气道炎症。

（王怀良 王 韵）

ppíngchuǎnyào

平喘药（anti-asthmatic drugs）

用于治疗哮喘等以喘息为主要症状的药物。支气管哮喘简称哮喘，是呼吸系统常见病。其在各国患病率为 1%～13%，许多国家哮喘发病率有上升趋势。中国成人的患病率为 0.7%～1.5%，城市高于农村，儿童患病率为 0.7%～2.03%。哮喘诱发因素很多，包括尘螨、花粉、真菌、动物毛屑、氨气等各种吸入物；细菌、病毒、寄生虫等感染；鱼、虾、蟹、蛋类、牛奶等食物；某些药物如普萘洛尔、阿司匹林等；气候变化、运动、妊娠等。哮喘属于气道慢性炎症性疾病。嗜酸性粒细胞、肥大细胞、T 淋巴细胞、中性粒细胞、气道上皮细胞等多种细胞参与其病理生理过程。涉及的介质包括白介素（IL-4、

IL-5、IL-10、IL-13）等细胞因子和组胺、血小板激活因子、白三烯（LTB_4、LTC_4、LTD_4、LTE_4）等炎症介质。典型的哮喘表现为反复发作性呼吸困难或胸闷和咳嗽。体征为发作时双肺可闻及散在或弥漫性、以呼气相为主的哮鸣音。患者痰涂片显微镜下有时可见较多的嗜酸性粒细胞，血清特异性 IgE 可能升高。哮喘发作时肺功能降低。哮喘的治疗要根据病情严重程度和分级制定控制或预防发作个体化的长期管理和治疗方案，最终达到消除气道慢性炎症、气道高反应性，以及哮喘急性发作。药物是治疗哮喘的主要手段。

作用机制 糖皮质激素类药通过干扰花生四烯酸代谢、减少白三烯和前列腺素合成、抑制炎性介质释放等发挥抗炎作用。支气管舒张药物有松弛支气管平滑肌、扩张支气管、减轻或缓解气流受限作用；人气道中 β 肾上腺素受体主要是 $β_2$ 受体，$β_2$ 受体激动药如沙丁胺醇、福莫特罗等，主要通过作用于支气管平滑肌细胞膜上肾上腺素 $β_2$ 受体，激活腺苷酸环化酶，使细胞内的环磷酸腺苷含量增加发挥舒张支气管平滑肌作用。胆碱受体阻断药如异丙托溴铵、噻托溴铵，为 M 胆碱受体阻断药，通过阻断节后迷走神经通路，降低迷走神经兴奋性使支气管平滑肌舒张。茶碱类药物如氨茶碱、缓释茶碱等，主要通过抑制磷酸二酯酶，提高气道平滑肌细胞内的环磷酸腺苷水平使气道平滑肌舒张。扎鲁司特、孟鲁司特等白三烯受体拮抗药通过抑制白三烯生物活性而发挥抗炎作用。色甘酸钠、奈多罗米钠等为非皮质激素类抗炎药，主要通过抑制肥大细胞等细胞介质的

释放发挥抗炎作用；酮替芬、阿司咪唑、氯雷他定等组胺受体阻断药具有抗变态反应作用，对预防哮喘（尤其是季节性哮喘）发作有一定效果；白三烯受体拮抗药、炎症细胞膜稳定药物与糖皮质激素合用可增强激素疗效，减少激素的用量。

分类 临床使用的平喘药分为两类。

支气管扩张药 包括 β 肾上腺素受体激动药、茶碱类和胆碱受体阻断药。通过松弛支气管平滑肌、扩张支气管、减轻或缓解气流受限作用缓解症状。包括异丙肾上腺素、沙丁胺醇、氨茶碱等。异丙肾上腺素主要用于控制支气管哮喘的急性发作，对 $β_1$ 和 $β_2$ 受体有强大的激动作用，而对 α 受体无作用。吸入给药迅速而口服无效。其心脏不良反应常见，常导致心脏兴奋、心律失常、心绞痛、心力衰竭甚至心搏骤停，系 $β_1$ 受体兴奋心脏所致。

抗炎、抗过敏平喘药 包括糖皮质激素类药、茶碱类等。该类药物通过抑制气道炎症反应、抑制免疫球蛋白 E 介导的肥大细胞释放介质和对抑制巨噬细胞、嗜酸性粒细胞、单核细胞等炎症细胞的活性发挥抗过敏作用和轻度的抗炎作用。包括氨茶碱、色甘酸钠、丙酸倍氯米松、布地奈德等。布地奈德的局部抗炎作用与倍氯米松相同，主要用于控制和预防哮喘发作，对糖皮质激素依赖型哮喘患者较为理想。气雾吸入。主要不良反应与倍氯米松相似。

不良反应 糖皮质激素全身应用可引起肾上腺皮质功能不全、骨质疏松、肌肉萎缩、高血压、糖尿病倾向等。吸入型糖皮质激素如丙酸倍氯米松、布地奈德、

氟替卡松等常见的局部不良反应有口咽部念珠菌感染，上呼吸道刺激导致的咳嗽、声音嘶哑。用药后以清水漱口可减轻局部不良反应，大剂量（$>1000\mu g/d$）长期吸入可导致骨质疏松、白内障、青光眼、肾上腺皮质功能抑制等不良反应。β_2 受体激动药沙丁胺醇、特布他林、丙卡特罗、福莫特罗、沙美特罗常见的不良反应有心悸、骨骼肌震颤、头痛、失眠和激动，吸入剂型的发生率较少。胆碱受体阻断药异丙托溴铵和噻托溴铵的不良反应主要是口干。茶碱类药物主要不良反应有胃肠道症状（如恶心、呕吐、腹痛、腹泻）、心血管症状（如心动过速、心律失常、血压下降）、中枢神经系统反应（如头痛、焦虑、震颤）及多尿。白三烯受体拮抗药如扎鲁司特、孟鲁司特可引起头痛、嗜睡、烦躁不安、失眠、胃肠道症状（如腹痛、恶心、呕吐、消化不良）、转氨酶升高、皮疹等。色甘酸钠、奈多罗米钠吸入剂常见不良反应有咽喉部刺激、咳嗽。组胺受体阻断药如酮替芬、阿司咪唑、氯雷他定可引起嗜睡、疲倦、头晕、头痛及胃肠道反应（如口干、食欲和体重增加）。用药后出现不良反应时，应根据病情和不良反应严重程度，对治疗用药进行及时减量或停药，并积极给予相应的治疗。

药物相互作用 丙酸倍氯米松与胰岛素有拮抗作用，糖尿病患者应注意调整丙酸倍氯米松的应用剂量。酮康唑能提高布地奈德、氟替卡松的血药浓度，从而增加不良反应危险。β_2 受体激动药丙卡特罗、沙美特罗、福莫特罗与单胺氧化酶抑制药合用时可增加心悸、激动或躁狂发生危险性，应避免合用。β_2 受体激动药

与茶碱类药物合用时，支气管舒张作用增强，但心律失常等不良反应也可能增加。异丙托溴铵、噻托溴铵与 β_2 受体激动药及茶碱合用时支气管舒张作用增强。西咪替丁、大环内酯类抗生素、氟喹诺酮类抗生素、美西律、氟康唑、阿糖腺苷、抗甲状腺药和口服避孕药等可使茶碱血药浓度增加，这些药物与茶碱合用药时应减量。阿司匹林可使扎鲁司特的血药浓度增加约 45%。红霉素、茶碱可降低扎鲁司特的血药浓度。扎鲁司特与华法林合用时，可导致凝血酶原时间延长，应密切监测凝血酶原时间。扎鲁司特、孟鲁司特、色甘酸钠、酮替芬与糖皮质激素长期合用应减少激素的用量。

（王怀良 王韵）

bǐngsuānbèilǜmǐsōng

丙酸倍氯米松（beclomethasone dipropionate，BDP） 具有甾体类结构、局部应用的强效糖皮质激素类药。具有抗炎、抗过敏和止痒等作用，能抑制支气管渗出物，消除支气管黏膜肿胀，解除支气管痉挛，可用作平喘药。20 世纪 50 年代糖皮质激素类药开始用于治疗哮喘，80 年代以前，以口服或静脉滴注方式给药治疗哮喘，不良反应多。吸入型糖皮质激素可明显提高气道的药物浓度，增强局部抗炎作用，提高平喘作用，减少药物全身性不良反应。糖皮质激素吸入给药是截至 2016 年底长期治疗哮喘的首选方法。常用的吸入型糖皮质激素类药有丙酸倍氯米松、布地奈德、氟替卡松等，后两种药物生物活性更强，作用更持久。吸入型糖皮质激素类药的脂溶性按由高至低的顺序为丙酸氟替卡松>丙酸倍氯米松>布地奈德，高脂溶性者在

气道内浓度高，容易转运进入细胞内与局部糖皮质激素受体结合，产生较强抗炎活性。

药理作用及机制 丙酸倍氯米松亲脂性强，气雾吸入后可迅速透过呼吸道和肺组织而发挥平喘作用，其局部抗炎、抗过敏疗效比地塞米松强数百倍。丙酸倍氯米松等吸入型糖皮质激素类药进入靶细胞内与受体结合成复合物，再进入细胞核内，通过抑制哮喘时炎症反应的多个环节发挥平喘作用。①抑制多种参与哮喘发病的炎性细胞因子和黏附分子的生成及生物学效应。涉及的炎性细胞因子包括肿瘤坏死因子 α（TNF-α）、白介素（IL-1、IL-2、IL-6、IL-8）等，黏附分子包括 E-选择素和细胞间黏附分子 1（intercellular adhesion molecular 1，ICAM-1）。②诱导炎症抑制蛋白和某些酶，如诱导脂皮素 1 生成，从而抑制磷脂酶 A_2，减少花生四烯酸炎性代谢产物生成；抑制诱导型一氧化氮合酶和环氧化酶 2，阻断炎性介质产生，发挥抗炎作用。③抑制免疫系统功能和抗过敏作用，减少组胺、5-羟色胺、缓激肽等过敏介质释放。④抑制气道高反应性，减轻哮喘患者对吸入性抗原、胆碱受体激动药、冷空气以及运动所引起的支气管收缩反应。⑤增强支气管及血管平滑肌对肾上腺素受体激动药的敏感性，有利于缓解支气管痉挛和黏膜肿胀。

体内过程 丙酸倍氯米松气雾吸入方式给药后，进入呼吸道并经肺吸收入血，生物利用度为 10%~20%，另有部分沉积于咽部，咽下后在胃肠道吸收，40%~50%经肝首过效应灭活。该药在循环中由肝连续代谢而逐渐减少。丙酸倍氯米松含有亲脂性

基团利于透过肝细胞膜，更易与细胞色素 P450 药物代谢酶结合，因此具有较高清除率，较口服用药的糖皮质激素类药高 3～5 倍，因而全身不良反应较小。表观分布容积约为 0.3L/kg，消除半衰期约为 3 小时，肝脏疾病时可延长。其代谢产物 70% 经胆汁、10%～15% 经尿排泄。

临床应用　丙酸倍氯米松多制成吸入制剂用于治疗支气管哮喘，主要用于支气管扩张药不能有效控制病情的慢性哮喘患者，长期应用可以减少或中止发作，减轻病情严重程度，但不能缓解急性症状。气雾吸入糖皮质激素，可以减少口服激素制剂用量或逐步替代口服激素。对于哮喘持续状态，因不能吸入足够的气雾量，往往不能发挥其作用，因此不宜应用。

不良反应　长期大量全身性应用糖皮质激素常见的不良反应有向心性肥胖、高血压、高血糖症、低钾血症、诱发或加重感染、消化道溃疡、骨质疏松、肾上腺皮质功能不全等。减量太快或突然停药可引起病情复发或加重。吸入常用剂量的丙酸倍氯米松一般不产生全身性不良反应。长期应用时，由于药物在咽部和呼吸道残留可引起声带萎缩变形、声音嘶哑、诱发口腔及咽部念珠菌感染。布地奈德在肝内代谢灭活比丙酸倍氯米松快，故前者全身不良反应少，对下丘脑-垂体-肾上腺轴的抑制作用小。局部大剂量应用（例如丙酸倍氯米松 1 日总量超过 2mg）时可抑制下丘脑-垂体-肾上腺皮质轴的功能，但亦远比口服制剂时不良反应轻微。

禁忌证　丙酸倍氯米松等糖皮质激素类药抑制机体防御功能，引起感染播散，病情恶化。禁用于水痘、单纯性疱疹、疱疹性角膜炎、带状疱疹等病毒性感染和真菌感染；禁用于无有效控制的细菌感染、不明病原体感染；禁用于严重精神病和癫痫，活动性消化性溃疡，骨折、创伤和手术恢复期，肾上腺皮质功能亢进，严重高血压、糖尿病等。

（王怀良　王　韵）

shādīng'ànchún

沙丁胺醇（salbutamol）　属于 β 肾上腺素受体激动药。作为平喘药，沙丁胺醇主要通过作用于支气管平滑肌细胞膜上肾上腺素 β_2 受体，激活腺苷酸环化酶，使细胞内的环磷酸腺苷含量增加发挥舒张支气管平滑肌作用。用于缓解喘息症状的其他 β 肾上腺素受体激动药包括异丙肾上腺素、特布他林（terbutaline）、克仑特罗（clenbuterol）、福莫特罗（formoterol）、班布特罗（bambuterol）等（表 1）。

药理作用及机制　人气道中 β 肾上腺素受体主要是 β_2 受体。沙丁胺醇为选择性 β_2 受体激动药，与支气管平滑肌细胞膜上的

表 1　用于缓解喘息症状的部分 β 肾上腺素受体激动药

药物名称	药理作用与临床应用	药动学	不良反应
异丙肾上腺素	激动 β_2 受体，松弛支气管平滑肌，抑制组胺释放，扩张外周血管，减轻心负荷。激动 β_1 受体，兴奋心脏。用于支气管哮喘、心源性或感染性休克、完全性房室传导阻滞、心搏骤停。治疗哮喘已少用	吸入 2～5 分钟起效，维持 0.5～2 小时。舌下给药 15～30 分钟起效，作用维持 1～2 小时。静注维持不到 1 小时。$t_{1/2}$ 为 1～数分钟	口干、心悸不安、心率增速、震颤、多汗、乏力等
特布他林	选择性激动 β_2 受体，松弛支气管平滑肌，作用较硫酸沙丁胺醇弱。用于支气管哮喘及其他伴有支气管痉挛的肺部疾病	吸入 5 分钟内起效，持续 4～6 小时，口服 60～120 分钟起效，持续 4～8 小时，静脉输入 15 分钟内起效，持续 1.5～4 小时	震颤、强直性痉挛、心悸等
克仑特罗	选择性激动 β_2 受体，平喘作用较强，有增强纤毛运动、溶解黏液的作用。用于治疗支气管哮喘	口服易吸收，15 分钟起效，作用可维持 6～8 小时。气雾吸入 5 分钟起效，可维持 4 小时。栓剂直肠给药，作用可达 24 小时	少数患者口干、心悸、手颤
福莫特罗	长效 β_2 受体激动药，兼具扩张支气管平滑肌和抗炎作用。用于哮喘持续期治疗、夜间发作性哮喘和运动诱发性哮喘，及其他急性哮喘发作的治疗	吸入后，2～5 分钟起效作用维持 12 小时。口服作用可持续 20 小时	肌肉震颤、头痛、心悸、心动过速等
班布特罗	β_2 受体激动药，松弛支气管平滑肌，抑制内源性致痉挛物质释放、减轻水肿及增加黏膜纤毛廓清能力。适用于支气管哮喘、慢性阻塞性肺疾病	是特布他林的前体药。口服吸收后，经缓慢代谢成活性的特布他林，2～6 小时内特布他林达峰值。作用可持续 24 小时	肌肉震颤、头痛、心悸、心动过速等

β₂受体结合后，引起受体构型改变，激活兴奋性 G 蛋白（Gs），从而活化腺苷酸环化酶，催化细胞内 ATP 转变为环磷酸腺苷，使细胞内环磷酸腺苷增加，进一步激活环磷酸腺苷依赖性蛋白激酶（PKA），再通过降低细胞内游离钙离子浓度 $[Ca^{2+}]_i$、使肌球蛋白轻链激酶失活和开放钾通道 3 个途径。其作用表现为舒张支气管平滑肌。有较强的支气管舒张作用。抑制肥大细胞和中性粒细胞释放炎症介质和过敏介质、增强气道纤毛运动、促进气道分泌、降低血管通透性、减轻气道黏膜下水肿等。这些效应均有利于缓解或消除喘息。

体内过程 沙丁胺醇口服生物利用度为 30%，口服后 15~30 分钟有效，2~4 小时作用达高峰，持续 6 小时以上；气雾吸入的生物利用度为 10%，吸入后 1~5 分钟生效，1 小时作用达高峰，可持续 4~6 小时，大部分在肠壁和肝代谢，进入循环的原形药物少于 20%，主要经肾排泄。消除半衰期为 2.7~5 小时。

临床应用 沙丁胺醇用于防治支气管哮喘、哮喘型支气管炎和喘息型支气管炎及伴有支气管痉挛的呼吸道疾病。

不良反应及禁忌证 沙丁胺醇较常见的不良反应有震颤、恶心、心率增快或心搏异常强烈。较少见的不良反应有头晕、目眩、口咽发干。过量中毒的早期表现为胸痛、头晕、持续严重的头痛，严重高血压，持续恶心、呕吐，持续心率增快或心搏强烈，情绪烦躁不安等。对其他肾上腺素受体激动药过敏者可能对沙丁胺醇呈交叉过敏。对抛射剂氟利昂过敏患者禁用沙丁胺醇雾化剂。高血压、冠状动脉供血不足、糖尿病、甲状腺功能亢进等患者应慎用。长期使用可形成耐药性，不仅疗效降低，并且有加重哮喘的危险。

（王怀良 王 韵）

ānchájiǎn

氨茶碱（aminophylline） 茶碱与二乙胺形成的复盐。属于茶碱类平喘药。含茶碱 77%~83%，水溶解度较茶碱大 20 倍，可做成注射剂。常用的茶碱类药物还有胆茶碱，其为茶碱与胆碱的复盐，含茶碱 60%~64%，水溶性更大，口服易吸收，对胃肠道刺激性小，胃肠道反应较氨茶碱少，患者易耐受，对心脏和中枢神经系统的作用不明显。茶碱类药物血清浓度个体差异较大，治疗窗较窄，有条件应监测茶碱血浓度。

药理作用及机制 氨茶碱为常用的支气管扩张药，对气道平滑肌有直接松弛作用。二乙胺可增加茶碱的水溶性，并增强其作用。茶碱的作用机制涉及多环节。①抑制磷酸二酯酶（PDE）：茶碱为非选择性磷酸二酯酶抑制药，包括抑制主要水解环磷酸腺苷的 PDE3、PDE4，使细胞内环磷酸腺苷、环磷酸鸟苷水平升高；环磷酸腺苷和环磷酸鸟苷分别通过激活蛋白激酶 A（PKA）与蛋白激酶 G（PKG），舒张支气管平滑肌。另有报道茶碱在血浆的浓度处于治疗水平时对磷酸二酯酶的抑制作用只有 5%~20%，提示茶碱可能有其他作用途径。②阻断腺苷受体：腺苷能使气道肥大细胞释放组胺和白三烯而引起气道收缩。茶碱在治疗浓度时为腺苷受体拮抗药，可预防腺苷所致的哮喘患者的气道收缩作用。③增加内源性儿茶酚胺释放：有报道治疗浓度茶碱可使肾上腺髓质释放儿茶酚胺。但也有报道其增加儿茶酚胺作用有限，不足以引起明显的支气管舒张作用。④干扰气道平滑肌的钙离子（Ca^{2+}）转运：茶碱可能通过受体操纵钙通道，影响细胞外 Ca^{2+} 内流和细胞内质网贮存 Ca^{2+} 释放或影响磷脂酰肌醇代谢，从而产生气道平滑肌的松弛作用。⑤茶碱能增加膈肌收缩力，减轻膈肌疲劳，该作用有利于慢性阻塞性肺病的治疗。⑥茶碱能促进纤毛运动，加速黏膜纤毛的清除速度，有助于哮喘急性发作时的治疗。⑦茶碱具有免疫调节和抗炎作用：体外试验表明，治疗浓度的茶碱可抑制肥大细胞释放炎症介质。

体内过程 茶碱口服吸收完全，生物利用度约为 96%，用药后 1~3 小时血浆浓度达峰值。血浆蛋白结合率约为 60%，表观分布容积为（0.50±0.16）L/kg。80%~90% 的药物在体内被肝脏的混合功能氧化酶代谢，大部分代谢物及约 10% 原形药经肾排出。

临床应用 茶碱有口服和静脉剂型。口服茶碱常用的有氨茶碱、控（缓）释茶碱和多索茶碱等。茶碱的缓释或控释制剂具有血药浓度稳定、峰值与谷值之间差异小和作用持续时间长的特点，对慢性反复发作性哮喘与夜间哮喘有较好的疗效。茶碱主要用于支气管哮喘和慢性阻塞性肺病舒张支气管平滑肌改善通气功能。①治疗支气管哮喘：起效缓慢，扩张支气管作用不及 β₂ 受体激动药，主要用于慢性哮喘的维持治疗及预防急性发作，常用其缓释或控释制剂。哮喘急性发作患者在吸入 β₂ 受体激动药疗效不显著时，可缓慢静脉注射茶碱，以缓解气道痉挛，改善通气。②治疗慢性阻塞性肺病、中枢型睡眠呼吸暂停综合征以及心源性哮喘。

不良反应 茶碱的安全范围较窄，不良反应较多见，如上腹部疼痛、恶心、呕吐、失眠、震颤、激动、胃食管反流、心动过速等。不良反应的发生率与其血药浓度密切相关，血药浓度安全范围为 $10\sim20\mu g/ml$。静脉给药制剂的给药速度不宜太快，否则易引起心律失常、血压骤降、惊厥，甚至死亡。该药碱性较强，局部刺激性大，口服容易引起胃肠道刺激症状，口服疗效不及静脉给药。在急性重度哮喘或哮喘持续状态时可采用氨茶碱静脉注射或静脉滴注，以迅速缓解喘息与呼吸困难等症状。

(王怀良 王 韵)

yìbǐngtuōxiùǎn

异丙托溴铵（ipratropine） 阿托品的异丙基衍生物，属于 M 胆碱受体阻断药类平喘药。异丙托溴铵对胆碱受体的阻断作用无选择性，但对气道平滑肌有一定的选择作用。该药通过阻断节后迷走神经通路，降低迷走神经兴奋性使支气管平滑肌舒张，从而控制支气管痉挛的发生，具有高度特异性，即使在极低剂量，对呼吸道仍具有局部作用。异丙托溴铵舒张支气管作用较 β_2 受体激动药弱，起效也比较缓慢，但不良反应少，与 β_2 受体激动药联合吸入支气管舒张作用增强并持久。

异丙托溴铵吸入后的生物利用度为 5%，而口服为 10%，吸入后的血浆浓度变化与口服相仿。3 小时后达血浆浓度达峰值，消除半衰期为 $3\sim4$ 小时，血浆蛋白结合率少于 20%，70% 由肾脏排出，不透过血脑屏障。临床用于预防和治疗慢性气道阻塞性疾病的支气管痉挛，如支气管哮喘及伴或不伴有肺气肿的慢性支气管炎。

某些患者应用较大剂量 β_2 受体激动药不良反应明显，可换用此类药物，尤其适用于夜间哮喘及多痰的患者。该药极少从黏膜吸收，其全身不良反应轻微。个别病例有口干或喉部激惹等局部反应及过敏反应，同其他支气管扩张药一样，极个别病例可能引起支气管收缩，闭角型青光眼患者，若因操作不当而使药品进入眼内可使眼内压增高，可用少许缩瞳滴眼液。预先使用 β 肾上腺素受体激动药或黄嘌呤类制剂可加强异丙托溴铵支气管扩张作用。

M 胆碱受体阻断药类平喘药还有氧托溴铵和噻托溴铵等。氧托溴铵对支气管平滑肌有较强选择性，气雾吸入后，对气道平滑肌有较强的松弛作用。每日 1 次吸入，疗效持续时间较长，不良反应少。前列腺肥大、闭角性青光眼以及膀胱颈梗阻者慎用。噻托溴铵为一新的长效 M_1、M_3 胆碱受体阻断药，平喘作用较强，疗效较好，不良反应较少。消除半衰期约为 5 天，作用可维持 24 小时。

(王怀良 王 韵)

sègānsuānnà

色甘酸钠（disodium cromoglycate） 属于稳定炎症细胞膜的平喘药。又称色甘酸二钠。色甘酸钠为非皮质激素类抗炎药，主要作用是抗过敏和轻度的抗炎作用。通过抑制免疫球蛋白 E 介导的肥大细胞释放介质起作用，对巨噬细胞、嗜酸性粒细胞、单核细胞等炎症细胞的活性也有抑制作用。色甘酸钠对速发型过敏反应具有明显的抑制作用。体外实验表明，该药能抑制大鼠、狗、猴与人肺组织的肥大细胞由抗原诱发的过敏介质（如组胺、白三烯 D_4、前列腺素 E_2 等）的释放过程，从而

阻断速发型过敏反应。

色甘酸钠无直接松弛支气管平滑肌和 β 肾上腺素受体激动作用，但可抑制特异性抗原及非特异性刺激引起的支气管痉挛，其作用机制主要包括：①稳定肥大细胞膜，抑制肺组织的肥大细胞由抗原诱发的过敏介质释放反应。其机制可能是在肥大细胞的细胞膜外侧的钙通道部位与钙离子（Ca^{2+}）形成复合物，加速钙通道的关闭，使钙内流受到抑制，从而阻止肥大细胞脱颗粒。②抑制气道感觉神经末梢功能与气道神经源性炎症，抑制二氧化硫、缓激肽、冷空气、甲苯二异氰酸盐、运动等引起的支气管痉挛。③阻断肥大细胞介导的反应，并抑制巨噬细胞与嗜酸性粒细胞介导的反应，长期应用可减轻气道高反应性。

色甘酸钠为非脂溶性药物，口服吸收极少（仅 1%），临床必须采用粉剂定量雾化器方式吸入。色甘酸钠平喘作用起效较慢，不宜用于哮喘急性发作期的治疗，临床主要用于预防哮喘的发作。不良反应少见，偶有咽喉与气管刺痛感或支气管痉挛，必要时可同时吸入 β_2 受体激动药预防。

(王怀良 王 韵)

tóngtìfēn

酮替芬（ketotifen） 兼具稳定炎性细胞膜和阻断组胺受体（H 受体）作用的平喘药。酮替芬除了有类似色甘酸钠的作用外，还有强大的 H_1 受体阻断作用；并能预防和逆转 β_2 受体的"向下调节"，加强 β_2 受体激动药的平喘作用。该药还有一定的中枢抑制作用和抗胆碱作用。

酮替芬经口服用后，迅速由胃肠道吸收，1 小时后即可在血中测得药物的原形及其代谢物，

3~4 小时血浆浓度达峰值，一部分经肝代谢，血药浓度缓慢降低，由尿液、粪便及汗液排泄出体外。该药适用于慢性轻症哮喘、运动性哮喘、季节性哮喘的预防，可单独应用或与茶碱类、β_2 受体激动药合用来防治轻、中度哮喘。常见不良反应为嗜睡、疲倦、口干，偶有皮疹、谷丙转氨酶和碱性磷酸酶活性升高。驾驶车辆、操作机械及高空作业者工作时禁用。酮替芬与多种中枢神经抑制剂或酒精并用，可增强该药的镇静作用，应予避免；不得与口服降血糖药并用；如正在服用其他药品，使用该药前请咨询医师或药师。

（王怀良　王　韵）

zhālǔsītè

扎鲁司特（zafirlukast）　长效口服的高度选择性半胱氨酰白三烯（cysteinyl leukotrienes，Cys-LTs）受体阻断药。又称扎非鲁卡、安可来。结构式见图 1。

扎鲁司特能选择性与白三烯（LTC_4、LTD_4、LTE_4）受体结合，并产生拮抗作用。半胱氨酰白三烯（$Cys-LT_1$）是哮喘发病中的一种重要炎症介质。肺组织受抗原攻击时多种炎症细胞（嗜酸性粒细胞、巨噬细胞、肥大细胞等）释放 $Cys-LT_1$。$Cys-LT_1$ 可引起支气管黏液分泌，降低支气管纤毛功能，增加气道微血管通透性，引起气道水肿和嗜酸性粒细胞在组织浸润，刺激 C 神经纤维末梢释放缓激肽，引起气道炎症反应。其作用强度要比组胺强 1000 倍。白三烯受体阻断药可阻断 $Cys-LT_1$ 的上述作用。其与糖皮质激素类药合用可获得协同抗炎作用，并减少糖皮质激素类药的用量。

扎鲁司特适用于：①吸入高剂量糖皮质激素不能控制的哮喘患者。②阿司匹林哮喘或有上呼吸道疾病（过敏性鼻炎、鼻息肉等）的哮喘患者。③糖皮质激素依赖型哮喘或拒绝使用糖皮质激素治疗的哮喘患者。④需要逐步减少糖皮质激素用量的哮喘患者。扎鲁司特用于成人和 6 岁以上儿童支气管哮喘的长期治疗和预防。常见的不良反应有轻微头痛、胃肠道反应、鼻咽炎，偶见皮疹、氨基转移酶增高，罕见血管神经性水肿等变态反应。大剂量应用会增加肝癌、膀胱癌等肿瘤的发生率。

临床应用的半胱氨酰白三烯受体阻断药还有孟鲁司特，其是白三烯 LTD_4 受体阻断药，可缓解白三烯引起的哮喘，减轻 LTD_4 引起的极热状态。用于成人和 12 岁以上儿童支气管哮喘的长期治疗和预防。

（王怀良　王　韵）

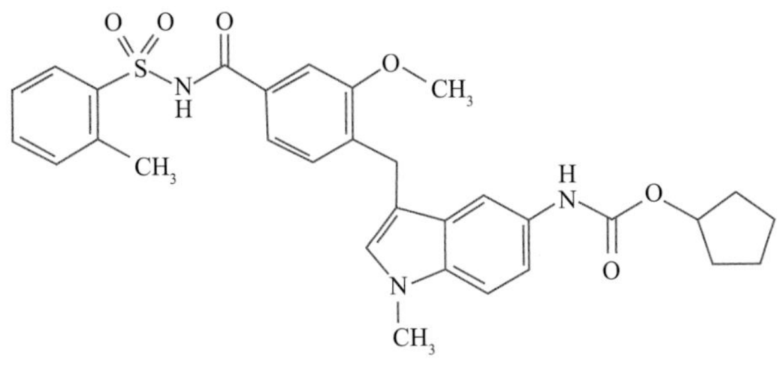

zhènkéyào

镇咳药（antitussives）　作用于咳嗽反射的中枢或外周部位，抑制咳嗽反射的药物。咳嗽是呼吸系统疾病的主要症状之一。咳嗽是一种保护性反射，具有促进呼吸道的痰液和异物排出，保持呼吸道清洁与通畅的作用。在应用镇咳药前，应该寻找引起咳嗽的病因，并针对病因进行治疗。例如在细菌性感染时，只抑制咳嗽是不合适的，应使用抗菌药物控制感染。对于剧烈无痰的咳嗽，如上呼吸道病毒感染所致的慢性咳嗽或者经对因治疗后咳嗽无减轻者，为了减轻患者的痛苦，防止原发疾病的发展，避免剧烈咳嗽引起的并发症，应采用镇咳药进行治疗。若咳嗽伴有咳痰困难，则应使用祛痰药，慎用镇咳药，否则积痰排不出，易继发感染，并且阻塞呼吸道，引起窒息。镇咳药根据其作用机制分为中枢性镇咳药和外周性镇咳药两类。有些药物兼具中枢和外周镇咳两种作用。

中枢性镇咳药：直接抑制延髓咳嗽中枢而发挥镇咳作用。又分为依赖性（又称麻醉性）和非依赖性（又称非麻醉性）两类镇咳药。依赖性镇咳药有吗啡类生物碱及其衍生物，镇咳效应强。但因具有依赖性，临床上仅用可待因等几种依赖性较小的药物作为镇咳药，主要用于支气管癌或主动脉瘤引起的剧烈咳嗽，以及急性肺梗死或急性左心衰竭伴有的剧烈咳嗽。非依赖性镇咳药发展很快，常用药物有右美沙芬和喷托维林等。喷托维林对咳嗽中枢有选择性抑制作用，能够抑制呼吸道感受器，松弛支气管平滑肌。主要不良反应为轻度头痛、头晕、口干、恶心等。

图 1　扎鲁司特结构式

外周性镇咳药：主要通过抑制咳嗽反射弧中的感受器、传入神经、传出神经或效应器中任何一个环节而发挥镇咳作用，包括苯佐那酯、苯丙哌林等。苯佐那酯有较强的局麻作用，抑制肺牵张感受器和感觉神经末梢，从而产生局麻作用，临床主要用于干咳和阵咳的治疗。常见不良反应为头痛、嗜睡、皮疹、眩晕、鼻塞等。苯丙哌林作用与苯佐那酯相似，同时具有中枢和外周镇咳作用。主要用于刺激性干咳。偶有眩晕、嗜睡、皮疹、胸闷等不良反应。

(王怀良　王　韵)

可待因 (codeine)

kědàiyīn

可待因 (codeine)　阿片生物碱的一种。又称甲基吗啡 (methylmorphine)。常用其磷酸盐，为白色细微的针状结晶性粉末，无臭，有风化性，水溶液显酸性反应。属于依赖性的中枢性镇咳药，常用于治疗剧烈干咳。

药理作用及机制　可待因有镇咳、镇痛、抑制呼吸、诱发便秘及产生依赖性作用。镇咳作用强而迅速，其镇咳强度约为吗啡的1/10，镇咳作用可持续4~6小时。对延髓咳嗽中枢有选择性抑制作用，临床用于各种原因引起的剧烈干咳，对胸膜炎干咳伴胸痛者尤其适用。镇痛起效时间，口服为30~45分钟，肌内注射和皮下注射为10~30分钟。镇痛最大作用时间，口服为60~120分钟，肌内注射为30~60分钟。镇痛作用持续时间为4小时。镇痛强度为吗啡的1/7~1/10。呼吸抑制作用、便秘、耐受性、依赖性等均弱于吗啡。在筛选镇咳新药时，常以可待因作为标准镇咳药进行对比评价。

体内过程　磷酸可待因口服或注射均易吸收，生物利用度为40%~70%。口服后约20分钟起效，0.75~1小时血药浓度达峰值。肌内注射后0.25~1小时血药浓度达峰值。主要分布于肺、肝、肾和胰腺，易透过胎盘，亦能透过血脑屏障。蛋白结合率一般在25%左右。约10%在体内脱甲基而转化为吗啡。这可能就是可待因发挥其作用的形式。该药经肾排泄，主要为葡萄糖醛酸结合物。生物半衰期为2.5~4小时。

临床应用　可待因临床用于较剧的频繁干咳，尤其是伴有胸痛的剧烈干咳，如痰液量较多宜同时应用祛痰药。作为镇痛药，用于中度以上的疼痛。亦作为镇静药局部麻醉或全身麻醉时应用。

不良反应　可待因常见的不良反应有：心理变态或幻想；呼吸微弱、缓慢或不规则；心率异常。少见的不良反应有：惊厥、耳鸣、震颤或不能自控的肌肉运动等；荨麻疹、瘙痒、皮疹或脸肿等过敏反应；精神抑郁和肌肉强直等。长期应用可引起依赖性。常用量引起依赖性的倾向较其他吗啡类药为弱。典型的症状为鸡皮疙瘩、食欲减退、腹泻、牙痛、恶心、呕吐、流涕、寒战、打喷嚏、打哈欠、睡眠障碍、胃痉挛、多汗、衰弱无力、心率增速、情绪激动或原因不明的发热。大剂量 (60mg) 时引起头晕、嗜睡、不平静、精神错乱、瞳孔缩小如针尖、癫痫、低血压、心率过缓、呼吸微弱、意识不清。小儿用量过大可致惊厥。长期用药可产生耐药性及依赖性。

禁忌证　该药能抑制支气管腺体分泌和纤毛运动，可使痰液黏稠度增高，对黏痰且量多的病例易造成气道阻塞及继发感染，不宜应用。在呼吸不畅及支气管哮喘性咳嗽的病例，由于其对支气管平滑肌有轻度收缩作用，故应慎用。在中国，该药属国家麻醉药品条例管理，应按规定处方办理。该药可透过胎盘，亦可自乳汁排出，故孕妇和哺乳期妇女慎用。分娩期应用可引起新生儿呼吸抑制。下列情况应慎用：①支气管哮喘。②急腹症，在诊断未明确时，可能因掩盖症状造成误诊。③胆结石，可引起胆管痉挛。④原因不明的腹泻，可使肠道蠕动减弱、减轻腹泻症状而误诊。⑤颅脑外伤或颅内病变，该药可引起瞳孔变小，模糊临床表征。⑥前列腺肥大病例可因该药易引起尿滞留而加重病情。

药物相互作用　可待因与胆碱受体阻断药合用时，可加重便秘或尿潴留的不良反应。与美沙酮或其他吗啡类药合用时，可加重中枢性呼吸抑制作用。与肌肉松弛药合用时，呼吸抑制更为显著。烯丙吗啡、纳洛酮能拮抗该药的镇痛作用和中枢性呼吸抑制作用。与甲喹酮合用，可增强镇咳和止痛作用，对疼痛引起的失眠亦有协同疗效。

(王怀良　王　韵)

yòuměishāfēn

右美沙芬 (dextromethorphan)　吗啡类左吗喃甲基醚的右旋异构体。又称美沙芬、右甲吗喃。常用其氢溴酸盐，为白色或类白色结晶性粉末，无味或微苦。属于非依赖性的中枢性镇咳药。右美沙芬为镇咳类非处方药，其镇咳作用与可待因相似或稍强。

氢溴酸右美沙芬属人工合成的吗啡衍生物——吗啡喃类非成瘾性中枢性镇咳药，镇咳作用与可待因相似或较强，起效快。无镇痛作用亦无依赖性。作用机制为通过抑制延髓咳嗽中枢而发挥疗效。其镇咳作用与可待因相仿，但无镇痛作用。治疗剂量不抑制呼吸，长期服用无耐药性，无成瘾性，毒性较低。

右美沙芬口服吸收良好，服药后 15~30 分钟见效，作用持续 3~6 小时。药物在肝代谢，然后以原形或代谢物由肾排出。临床用于各种原因引起的干咳，适用于感冒、急性或慢性支气管炎、支气管哮喘、咽喉炎、肺结核以及其他上呼吸道感染时的咳嗽。少数患者可出现嗜睡、头晕、口干、便秘、恶心、食欲不振、兴奋、精神错乱及胃肠紊乱等不良反应。大剂量可引起呼吸抑制。该药与单胺氧化酶抑制药并用时，可致高热、昏迷，甚至死亡。心肺功能不全及痰多者、肝病和哮喘患者慎用；妊娠 3 个月内妇女及精神病患者禁用。

（王怀良　王　韵）

qūtányào
祛痰药 （expectorants）

能够增加呼吸腺体分泌，使痰液变稀，凝滞度降低，或能促进呼吸道黏膜纤毛运动，使痰易于咳出的药物。痰液是呼吸道炎症的产物，可刺激呼吸道黏膜引起咳嗽，并可加重感染。祛痰药可稀释痰液或液化黏痰，使之易于咳出。祛痰药按作用机制可分为黏液分泌促进药和黏痰溶解药两类。

黏液分泌促进药：口服后对胃黏膜有刺激作用，引起恶心，反射性增加支气管腺体分泌，使痰液稀释，易于咳出。主要包括氯化铵、愈创甘油醚、碘化钾、愈创木酚磺酸钾等。愈创甘油醚除与氯化铵作用相似外，还有较弱的抗菌作用，常用于急慢性支气管炎和支气管扩张等。碘化钾可使痰液变稀，易于咳出，并可增加支气管分泌；又可配成含碘食盐（含碘化钾 0.02%~0.001%）供食用，预防地方性甲状腺肿。注意碘化钾遇酸性药物能游离出碘。愈创木酚磺酸钾为刺激性祛痰药，促进支气管分泌，使痰液变稀易于咳出；尚有微弱抗炎作用，用于慢性支气管炎、支气管扩张等。多与其他镇咳、平喘药配成复方应用。

黏痰溶解药：能改变痰中黏性成分，从而降低痰液黏滞性，使之易于咳出，常用于痰液黏稠排痰困难者。包括乙酰半胱氨酸、溴己新、氨溴索、美司坦、厄多司坦、美司钠等。溴己新又称必消痰，直接作用于支气管腺体，促进黏液分泌细胞的溶酶体释放，通过使痰液中的酸性黏蛋白纤维断裂，从而降低痰液黏稠度，使痰液变稀易于咳出，常用于白色黏痰又难以咳出的呼吸道疾病。该药对胃黏膜有刺激作用，偶尔可见恶心、胃部不适等不良反应。氨溴索又称氨溴醇，可增加痰液分泌，同时促进支气管上皮纤毛运动，增加表面活性物质分泌，使痰易于咳出。该药有消化道不良反应，有报道极少病例出现严重急性过敏反应。美司坦用于大量黏痰引起的呼吸困难。厄多司坦通过使支气管分泌液中糖蛋白二硫键断裂而降低黏液黏性，并保护 α_1-抗胰蛋白酶使之不被氧化失活，用于急性和慢性支气管炎、鼻窦炎、耳炎、咽炎和感冒等引起的呼吸道阻塞及痰液黏稠。美司钠是供局部吸入或滴入的速效、强效黏痰溶解药，作用机制与乙酰半胱氨酸相似，疗效较乙酰半胱氨酸强 2 倍，用于慢性支气管炎、肺炎、肺癌患者痰液黏稠，以及术后肺不张等所致咳痰困难者。

（王怀良　王　韵）

lǜhuà'ǎn
氯化铵 （ammonium chloride）

祛痰药的常用药物之一，属于黏液分泌促进药。氯化铵为无色晶体或白色结晶性粉末；无臭，味咸、凉；有引湿性。在水中易溶，在乙醇中微溶。氯化铵口服后刺激胃黏膜的迷走神经末梢，引起轻度的恶心，反射性地引起气管、支气管腺体分泌增加，使痰液易于排出，因此有利于不易咳出的少量黏痰的清除。氯化铵口服后可完全被吸收，在体内几乎全部转化降解，仅极少量随粪便排出。该药被吸收后，氯离子进入血液和细胞外液使尿液酸化，并可纠正代谢性碱中毒。临床适用于急性呼吸道炎症所致痰难于咳出或干咳者。此外，该药亦用于酸化尿液及纠正代谢性碱中毒。服用后有恶心，偶出现呕吐。过量或长期服用可造成酸中毒和低钾血症。该药与磺胺嘧啶、呋喃妥因等配伍禁忌，肝肾功能不全者禁用。镰状细胞贫血患者，可引起缺氧或/和酸中毒，应禁用。

（王怀良　王　韵）

yǐxiānbànguāng'ānsuān
乙酰半胱氨酸 （acetylcysteine）

祛痰药的常用药物之一，属于黏痰溶解药。又称痰易净、易咳净。乙酰半胱氨酸为白色结晶性粉末；有类似蒜的臭气，味酸；有引湿性。在水或乙醇中易溶。该药具有较强的黏痰溶解作用，其分子式中含有巯基，通过巯基与黏蛋白的二硫键互换作用，使黏蛋白分子裂解从而降低痰液黏稠度，使痰易排出。

乙酰半胱氨酸临用前，用氯化钠注射液使溶解成 10% 溶液，喷雾吸入。不宜与铁、铜等金属或橡胶接触，喷雾器要采用玻璃或塑料制品。应用该药时应新鲜配制，剩余的溶液须保存在冰箱内，48 小时内用完。喷雾吸入在 1 分钟内起效，最大作用时间为 5~10 分钟。吸收后在肝内脱去乙酰基而成半胱氨酸代谢。乙酰半胱氨酸不仅能溶解白痰也能溶解脓性痰，适用于大量黏痰阻塞引起呼吸困难，以及咳痰困难的疾患；用于术后咳痰困难，急、慢性支气管炎，支气管扩张，肺炎，肺结核，肺气肿等引起痰液黏稠和咳痰困难者；也多用于特发性间质肺的治疗。静脉注射此药治疗对乙酰氨基酚严重中毒。该药可引起恶心，吸入该药可造成支气管痉挛，但可被舒张支气管药物解除。该药可能在部分病例引起支气管痉挛，严重支气管哮喘患者，应用时需在严密监测下使用。乙酰半胱氨酸可减低青霉素、头孢菌素、四环素等的药效，不宜混合或并用，必要时可间隔 4 小时交替使用；与硝酸甘油合用可增加低血压和头痛的发生；与碘化油、糜蛋白酶、胰蛋白酶配伍禁忌。

同类药物还有羧甲司坦（又称羧甲半胱氨酸），羧甲司坦可引起恶心、胃肠道出血。

（王怀良　王　韵）

xiāohuà xìtǒng yàowù yàolǐ

消化系统药物药理 （pharmacology in gastrointestinal system）

研究消化系统药物与消化系统及机体的相互作用及作用规律的药理学分支学科。主要研究消化系统药物的药理作用机制、药物代谢动力学、药物效应动力学、药物毒理及药物筛选等内容。

简史　消化系统疾病包括胃、肠、肝、胆道、食管、胰腺、腹膜、网膜等脏器的器质性和功能性疾病，在临床上是一类常见病、多发病、慢性病。经过多年研究，对消化系统疾病的研究虽有一定的进展，但对疾病发生学仍不十分清楚。截至 2016 年底尚没有根治的有效手段。1910 年德国医学家卡尔·施瓦茨（Karl Schwartz）教授提出“无胃酸无溃疡（no acid, no ulcer）”，有效地控制胃酸的分泌是治疗反流性食管炎、胃十二指肠溃疡新的方法。20 世纪 60 年代末抗酸药开始被人们应用，但抗酸药只能中和部分胃酸分泌，在控制症状和溃疡愈合率方面不十分满意。直到苏格兰药理学家詹姆斯·布莱克（James Black）等发现了组胺 H_2 受体阻断药，得到的第一个 H_2 受体阻断药是布立马胺（丁咪胺），其次是甲硫咪胺。随着结构的改变，西咪替丁被发现，1 年 10 亿美元的销售量震惊了人类。雷尼替丁是西咪替丁消除了分子中的咪唑环，并进行了化学结构改造，改善了药物的依从性。这些药物能有效抑制胃酸的生成和释放，改善患者的生活质量，减少与溃疡病相关的治疗成本及对胃溃疡无法治疗的状况。20 世纪 70 年代 H_2 受体阻断药成为治疗消化性溃疡的黄金标准，也成为消化系统疾病药物药理学史上的一个里程碑。

组胺的基础分泌以夜间为主，并且夜间胃酸的酸度在消化性溃疡，特别是十二指肠溃疡中起重要作用。H_2 受体阻断药可选择性地结合壁细胞膜上的 H_2 受体，使壁细胞内环磷酸腺苷产生，胃酸分泌减少。H_2 受体阻断药不仅对组胺刺激的酸分泌有抑制作用，尚可部分抑制促胃液素和乙酰胆碱刺激的酸分泌，更有效地抑制夜间胃酸的分泌。然而，H_2 受体阻断药不能完全拮抗除组胺外其他激动因子对壁细胞的刺激，由于壁细胞内环磷酸腺苷水平升高，很快就产生了耐药性。

20 世纪 80 年代末期，质子泵抑制药的发现和发展克服了这些缺陷。一些受体通过 H^+/K^+-ATP 酶泵刺激胃壁细胞，增加胃酸的分泌。选择性阻断了 H^+/K^+-ATP 酶泵能抑制胃酸的分泌，因此一种有效的抗分泌药被发现。前体抗分泌的功能，持续的功效和药物代谢动力学规律决定了这些化合物成为治疗消化性溃疡的首选。奥美拉唑是第一个被发现的质子泵抑制药。与 H_2 受体阻断药类似，通过改造奥美拉唑的化学结构，兰索拉唑、泮托拉唑和雷贝拉唑相继被发现。与 H_2 受体阻断药相比，所有的质子泵抑制药拥有一个共同的结构元素——苯丙咪唑环。这类化合物中埃索美拉唑是奥美拉唑的同分异构体，2004 年成为世界第四大畅销药物。

20 世纪 80 年代成功培养了幽门螺杆菌，从而改变了胃溃疡的治疗。1982 年 4 月，澳大利亚科学家罗宾·沃伦（J Robin Warren）和巴里·马歇尔（Barry J Marshall）经过长期的试验后，成功分离出这种细菌，当时命名为幽门弯曲菌。随后马歇尔和同事在 114 名被感染的患者中证实了该菌与胃炎和消化性溃疡的密切联系。幽门螺杆菌是一种定位在网状上皮细胞表面的革兰阴性螺旋生物，是慢性胃炎的主要原因。幽门螺杆菌通常于童年和成年初期获得，世界高达 50% 人口被传染，许多患者并没有症状。在卫生标准较低的国家，由于粪-口传播和口-口传播，传播感染率高。感染通常是在胃里潜伏几十年，最终导致萎缩和肠上皮化生。在一些患者中，这种化生可能导致发育不良和胃癌。幽门螺杆菌感染一般发生于胃黏膜组织，但当感染发生于十二指肠，可导致十二指肠炎，在胃酸和胃蛋白酶的作用下引起十二指肠溃疡。十二指肠溃疡的形成与幽门螺杆菌密切相关，但还不完全由它引起。良性的胃溃疡和胃淋巴 B 细胞瘤也与幽门螺杆菌感染有关。胃癌是全球癌症死亡率的第二常见原因，有分析表明，感染幽门螺杆菌的患者患腺癌的概率比未感染的患者要高 6 倍，而根除幽门螺杆菌来改善胃萎缩和肠上皮化生。幽门螺旋杆菌的检测可采用尿素酶检查、免疫学检测和粪便血浆抗体检测等方法。根除幽门螺杆菌至少需要使用两种抗生素和抑酸药如质子泵抑制药或 H_2 受体阻断药合用。

药理研究　消化系统药物的发现要经过药物筛选，筛选的模型通常选用哺乳动物，最常用的是大鼠、兔、豚鼠、犬、猫等。常采用化学物理刺激法、药物法、压敏传感器实验法、生物电研究法、激素活性测定、受体测定、手术结扎法、造瘘法、免疫学方法等，在离体或在体建立的消化系统疾病模型上进行。随着膜片钳技术在药物研究领域的广泛应用，消化系统药物也应用此方法进行研究，例如在人胃癌细胞中应用膜片钳技术观察钾离子通道、NPPB 对容量调控氯通道的作用，发现在人胃癌 SGC7901 细胞系细胞膜上存在延迟整流钾离子通道，容量调控氯通道的在细胞增殖中发挥重要作用。基因工程技术的快速发展为消化系统疾病模型的开发提供了基础技术支持，使得各种消化系统疾病转基因模型不断涌现，例如胰岛素-胃泌素转基因小鼠、TFF1 基因敲除小鼠、H/K-ATPase-IL-1β 转基因小鼠、K-ras 转基因小鼠模型等，这些模型的建立为研究消化系统肿瘤发生的分子机制、病理机制及抗癌药物筛选的过程起到关键作用。单克隆抗体靶向抗肿瘤药的研究，也为消化系统药物研究提供了新的方向。

药物分类　消化系统疾病是多发病。统计分析表明，全球消化系统疾病的发病率占人类 10%~12%。中国消化系统疾病的发病率与许多欧美发达国家基本相似，达 12% 左右，南方城市和西南地区居民患病率较高，可能与饮食结构有关。消化性溃疡是消化系统疾病中最常见之一，幽门螺杆菌与溃疡发生密切相关，近些年可能由于幽门螺杆菌的根除使溃疡病的发病率及复发率降低，但慢性乙型病毒性肝炎及肝硬化的发病率日益增多。中国胃食管反流病、功能性胃肠病、炎症性肠病等消化系统疾病的报道也不断增加。

消化系统疾病的主要病理改变包括：口腔溃疡、皮肤色素沉着、蜘蛛痣、肝掌、淋巴结肿大、腹水、腹部膨隆、静脉曲张、梗阻、腹壁压痛、反跳痛、腹部包块等。消化系统疾病的症状主要包括：恶心、呕吐、吞咽困难、嗳气、反酸、食欲不振、腹胀、腹痛、腹泻、呕血、便血、里急后重、黑粪和黄疸等。消化系统的病理生理改变可引起促胃液素、肠血管活性多肽、胰高血糖素、生长激素等的变化。消化系统疾病的治疗一般包括一般治疗、药物治疗、手术或介入治疗三大方面。消化系统药物按照治疗的疾病和作用机制可分为：抗溃疡病药、治疗炎症性肠病药、助消化药、止吐药、胃动力药、止泻药、泻药、利胆药和保肝药等。药物治疗又分为针对病因或发病环节治疗及对症治疗。针对病因或发病环节药物治疗，对于有明确病因的疾病多为感染性疾病，例如与幽门螺杆菌相关的胃炎、胃肠道炎症等，这类疾病给予抗幽门螺杆菌药治疗大多可治愈。大多病因未明的疾病，主要针对发病的环节，打断疾病发展恶性循环、改善症状、预防并发症。例如用胃黏膜保护药或抑酸药治疗消化性溃疡、用血管活性药物治疗食管胃底静脉曲张出血、用促进胃动力药或抑酸药治疗胃食管反流病、用抗纤维化药物治疗早期肝硬化等。对症治疗，当一些症状如腹痛、腹泻、呕吐等患者难以忍受，且会导致机体功能代谢紊乱，加重病情发展时，在基础治疗未发挥作用时需要给予对症治疗。止吐药、止泻药、镇痛药及胆碱受体阻断药是常用的对症治疗药物。应注意的是，药物的使用应酌情、权衡利弊，不影响基础治疗。

发展现状　医学分子生物学技术已经取得了重要进展，渗透到生命科学的多个领域，在揭示疾病的发生、发展、诊断和药物的研制、开发中得到了广泛应用。分子生物学技术已应用到消化系统疾病如消化系统肿瘤、消化性溃疡、炎症性肠病等的诊断和治疗中。有研究者对 144 例原发性胃 B 细胞淋巴瘤患者 CDH1 基因进行分析，发现 CDH1 基因 3′-非编码区的多态性是原发性胃弥漫性大 B 细胞淋巴瘤的危险因素。有研究者发现环氧化酶-2 启动子的多态性及幽门螺杆菌感染与胃癌的发生存在关联。环氧化酶-2 启动子的多态性与幽门螺杆菌感染的相互作用，可能增加患胃癌的风险。随着分子生物技术的不断发展，分子靶向治疗药物，在消化系统疾病的治疗中也显示出显著的疗效，尤其是抗肿瘤活性方面。胃癌的靶向治疗，截至2016年底主要集中在通过表皮生长因子受体、血管内皮生长因子、磷脂酰肌醇 3-激酶等途径，如曲妥珠单抗治疗 HER-2 阳性的胃癌患者取得了较好的疗效，被视为胃癌靶向治疗的里程碑等。免疫治疗也逐渐成为肿瘤治疗的热点，PD-L1 抗体 MPDL3280A 在胃癌的治疗中已显示出一定的活性。根据患者的病理特征和分子分型来筛选靶向药物，进行个体化治疗，是消化系统靶向治疗的必然之路。

(王怀良　白洋)

kàngkuìyángbìngyào

抗溃疡病药 (drugs affecting peptic ulcer)　控制症状和促进溃疡愈合的药物。胃溃疡和十二指肠溃疡是最常见的消化性溃疡，正常情况下，胃和十二指肠黏膜有完善而有效地防御和修复机制，足以抵抗胃酸及胃蛋白酶的侵蚀。当该保护机制受到损害时，胃酸、胃蛋白酶侵蚀黏膜而导致溃疡发生。非甾体抗炎药是损害胃和十二指肠黏膜屏障的常见原因。20世纪80年代从人胃黏膜中分离出幽门螺杆菌后，消化性溃疡的病因学和药物治疗有了新的进展。消化性溃疡与遗传因素有关。急性应激反应可引起应激性溃疡。吸烟者消化性溃疡的发生率远高于不吸烟者，溃疡愈合缓慢，且容易复发。幽门螺杆菌在十二指肠溃疡患者中检出率为 90%，在胃溃疡患者中检出率为 70%～80%。成功根除幽门螺杆菌后，溃疡年复发率可下降至 5% 以下。抗酸药、H_2 受体阻断药、M_1 胆碱受体阻断药、质子泵抑制药等是控制症状和促进溃疡愈合应用最广的药物，但不能根治溃疡病，

停药后易复发，故需维持用药。而彻底消灭幽门螺杆菌，防止复发，才可能根治溃疡病，达到真正的治愈。根据作用方式的不同，抗溃疡病药包括抗酸药、H_2 受体阻断药、M_1 胆碱受体阻断药、促胃液素受体阻断药、质子泵抑制药、胃黏膜保护药以及抗幽门螺杆菌药等。

抗酸药　口服后在胃内直接中和胃酸，从而减轻胃酸和胃蛋白酶对胃及十二指肠黏膜的侵蚀和对溃疡面的刺激，缓解溃疡病的症状。抗酸药于溃疡愈合后维持服用，有预防和减少溃疡复发的作用。餐后服用的效果比餐前服用为佳，因其排空延缓，可有更多缓冲作用。液体或凝胶制剂比片剂疗效为佳。抗酸药的疗效与胃酸的分泌量有关。由于抗酸药中和胃酸的量有限，对高胃酸分泌患者需使用较大剂量的抗酸药。抗酸药的作用尚与胃内充盈度有关，当胃内容物为食物所充盈时服药，因排空延缓，抗酸药有更多的缓冲作用。故餐后服用的效果比餐前服用为佳。建议在餐后 1 小时服用。抗酸药中和胃酸的能力取决于胃排空率，而胃排空率又决定于抗酸药的服药次数，故应以少量多次服用为佳。常用的抗酸药有氢氧化铝、氢氧化镁、三硅酸镁、碳酸钙和碳酸氢钠，以及复方制剂。氢氧化铝口服后在胃内与盐酸作用形成三氯化铝，后者在小肠成为不溶性铝盐而排出。氢氧化铝中和胃酸，并形成凝胶，有吸附胃酸且对溃疡面有保护作用，抗酸作用缓慢而持久。中和胃酸产生氯化铝在溃疡面沉淀蛋白有收敛、止血作用。氢氧化铝与四环素类可形成络合物，干扰后者吸收，故不宜与之合用。该药还干扰地高辛、

华法林、双香豆素、奎宁、奎尼丁、氯丙嗪、普萘洛尔、吲哚美辛、异烟肼及巴比妥类的吸收或消除，影响上述药物的疗效，尽量避免同时使用。氢氧化镁抗酸作用较强、较快，可直接中和胃酸；有导泻作用。久用可引起血镁过高。三硅酸镁抗酸作用较弱，慢而持久，在胃内与盐酸作用产生氧化镁和二氧化硅，后者为胶状物，对溃疡面有保护作用。长期服用可形成肾结石。碳酸钙口服后与盐酸作用形成氯化钙和二氧化碳，抗酸作用较强、作用快而持久。其可引起嗳气，久用可致便秘。碳酸氢钠作用强，起效快而作用短暂。其可引起嗳气、腹胀，以及继发性胃酸分泌增加。抗酸药的常用制剂为复方制剂，以增强疗效，减轻不良反应，如兼有铝、镁两种盐类的复方制剂，克服了两者分别应用所致的便秘、腹泻的不良反应。

H_2 受体阻断药　胃壁细胞底部有 3 种与胃酸分泌有关的受体（乙酰胆碱、促胃液素和组胺 H_2 受体），其中 H_2 受体不仅本身具有很强地刺激胃酸分泌作用，它的存在还可以提高壁细胞对乙酰胆碱和促胃液素的敏感性。H_2 受体阻断药不仅抑制组胺引起的胃酸分泌，也能一定程度上拮抗促胃液素和乙酰胆碱所引起的泌酸作用。西咪替丁为第一代的 H_2 受体阻断药，雷尼替丁为第二代，第三代的药物有法莫替丁、尼扎替丁、罗沙替丁等。常用的 H_2 受体阻断药口服后均能快速达到血药浓度峰值。从第一代的组胺受体阻断药西咪替丁到第三代药物法莫替丁，减少了许多不良反应。H_2 受体阻断药用于治疗胃十二指肠溃疡、促胃液素瘤、反流性食管炎。治疗十二指肠溃疡愈合率

达到 70%~80%。对胃溃疡的效果不如十二指肠溃疡。H_2 受体阻断药的不良反应发生率低，但由于 H_2 受体在体内分布较广，故此类药物的不良反应较多，其中西咪替丁的不良反应较多见。可有头晕、疲乏、口干、腹泻、潮红、肌痛。与西咪替丁相比，雷尼替丁对肾、性腺和中枢神经系统功能的损伤较轻，法莫替丁偶致白细胞减少，轻度转氨酶升高。妊娠和哺乳期妇女禁用 H_2 受体阻断药，儿童慎用。严重心脏及呼吸系统疾患、慢性炎症如系统性红斑狼疮、器质性脑病、严重肝、肾功不良者均应慎用并减量。西咪替丁是肝药酶的抑制药，可降低合用药的代谢速度，增强其药理作用或毒性反应，包括普萘洛尔、美托洛尔、苯二氮䓬、甲硝唑、茶碱类、咖啡因及苯妥英钠等。法莫替丁阻断 H_2 受体和抑制胃酸分泌作用比雷尼替丁更强，为西咪替丁的 40 倍，持续时间长。对肝药酶无影响，与其他药物相互作用不明显。不良反应较少。罗沙替丁和尼扎替丁是两种新的 H_2 受体阻断药，其抑制胃酸分泌的作用机制和临床适应证与其他 H_2 受体阻断药相同。

M_1 胆碱受体阻断药　主要有哌仑西平和替仑西平，其与 M_1 受体的亲和力较高。该类药物降低胃酸分泌的作用弱于西咪替丁，可使基础胃酸生成减少 40%~50%。哌仑西平和替仑西平抗溃疡效果比 H_2 受体阻断药和质子泵抑制药差，效能相对较弱，且有明显的抗胆碱不良反应，已较少应用。哌仑西平口服吸收较差，生物利用度为 20%~30%，与食物同服可减少吸收。口服后 2~3 小时血浓度达峰值。肌内注射吸收良好，20 分钟后达峰浓度。除

脑组织外，在全身各组织广泛分布，不易透过血脑屏障，血浆蛋白结合率为 12%。在体内很少代谢，24 小时内主要以原形随粪便和尿液排出。哌仑西平系一种选择性 M_1 胆碱受体阻断药，特点为对胃壁细胞的 M_1 胆碱受体有高度亲和力，而对平滑肌、心肌和腺体的 M 受体亲和力低，故在一般治疗剂量时，仅能抑制胃酸分泌，而很少有其他胆碱受体阻断药对唾液腺、胃肠道、心血管、眼、泌尿系的不良反应。该药对胃蛋白酶分泌也有抑制作用，对食管下端括约肌的张力降低比阿托品小。临床应用适用于胃和十二指肠溃疡、应激性溃疡、急性胃黏膜出血、胃泌素瘤。不良反应与剂量有关。常见有口干、视物模糊、便秘、腹泻、头痛、精神错乱等，一般较轻。酒精、咖啡等可减弱该药作用，H_2 受体阻断药可增强。孕妇、过敏病史者，以及青光眼和前列腺肥大患者禁用。

促胃液素受体阻断药　主要有丙谷胺，其为氨基酸衍生物，与促胃液素的末端结构相似，能竞争性拮抗胃黏膜壁细胞上的促胃液素受体。该药对基础胃酸分泌和多种刺激因素引起的胃酸分泌均有较强的抑制作用，并有提高胃黏膜屏障、促进溃疡愈合作用。口服后吸收迅速，2 小时后血浓度达峰值，生物利用度为 66%~74%，消除半衰期为 3.3 小时，由消化道和肾排出。不良反应少，可有腹胀或食欲减退等。该药对消化性溃疡病的疗效比 H_2 受体阻断药差，已不再用于治疗溃疡病。

质子泵抑制药　又称 H^+/K^+-ATP 酶抑制药，是新型的抗消化性溃疡药。该类药物疗效确切，不良反应少，被广泛应用。临床

常用的有奥美拉唑、兰索拉唑、泮托拉唑、雷贝拉唑和埃索美拉唑等。兰索拉唑不耐酸，口服制剂为肠溶颗粒的胶囊，吸收较好，生物利用度平均为 85%，个体差异较大，餐后服用可延缓吸收，但总吸收量与空腹比较无显著差异。兰索拉唑与奥美拉唑药理作用相似。泮托拉唑为苯并咪唑类质子泵抑制药，治疗反流性食管炎与促胃液素瘤需较长的疗程，原则上与奥美拉唑或兰索拉唑相同。雷贝拉唑口服给药迅速吸收，绝对生物利用度为 52%，该药与其他质子泵抑制药一样，通过抑制胃壁细胞的 H^+/K^+-ATP 酶的活性，从而抑制胃酸分泌。该药适应证和禁忌证与奥美拉唑相同。常见不良反应有全身轻度不适、恶心、腹泻、头痛、头晕、皮疹等。埃索美拉唑是奥美拉唑的 S 型异构体。埃索美拉唑口服生物利用度高，血药浓度高而持久。该药主要通过细胞色素 CYP2C19 途径代谢，其余由 CYP3A4 途径代谢。药理作用与奥美拉唑相同。因清除率较奥美拉唑低，相同剂量下有更多药物进入胃壁细胞的分泌小管，形成次磺酰胺，对质子泵作用增强。常见的不良反应发生率与奥美拉唑相似。该药与酮康唑、依曲康唑合用时，可减少后两者的吸收；与克拉霉素合用可增加该药的药物浓度-时间曲线下面积，但不需调整剂量。该药可增加苯妥英钠的血浓度值，减少地西泮的清除率。

胃黏膜保护药　胃通过多种机制如胃上皮细胞紧密连接、上皮细胞表面黏蛋白层、胃黏膜产生的前列腺素及向黏液层分泌碳酸氢盐等来保护自身免受胃酸的损害。胃和十二指肠溃疡时，胃酸分泌增多，胃黏膜受损。临床

应用的胃黏膜保护药主要包括前列腺素 E_1 衍生物（如米索前列醇和恩前列素等）、硫糖铝、胶体铋剂（如枸橼酸铋钾和胶体果胶铋）等。恩前列素作用与米索前列醇相似，特点是抑制胃酸分泌作用持续时间长，因能抑制促胃液素分泌，对长期服用奥美拉唑引起的促胃液素增高有明显的对抗作用。硫糖铝是蔗糖硫酸酯的碱式铝盐，具有保护胃黏膜，并兼具抗酸作用，覆盖于溃疡表面形成保护层，以减少胃酸、胃蛋白酶等对溃疡面的刺激，促进溃疡愈合。硫糖铝口服后在胃酸中解离为氢氧化铝和硫酸蔗糖复合物。前者有抗酸作用，后者为黏稠多聚体，与病灶表面带正电荷蛋白质结合形成保护膜，牢固地黏附于上皮细胞和溃疡基底部，防止胃酸和消化酶的侵蚀，并能与胃酸和胆汁酸结合，有利于黏膜上皮再生和溃疡愈合。硫糖铝与四环素、苯妥英钠、华法林或地高辛同时服用，可干扰和影响这些药物的吸收。故应间隔 2 小时后，再服用上述药物。不宜与多酶片合用，否则两者疗效均降低。与西咪替丁合用可降低该药疗效。枸橼酸铋钾又称胶体次枸橼酸铋，主要成分为枸橼酸铋钾，为一种组成不定的含铋复合物，在水中高度溶解，在酸性溶媒中沉淀。枸橼酸铋钾具有胃黏膜保护和抑制幽门螺杆菌双重作用。在酸性条件下，与蛋白质和氨基酸络合而凝结，而溃疡部位的氨基酸残基较正常黏膜部位丰富，因此该药趋向于沉积于溃疡面上，而在溃疡周围则很少。沉积物形成保护屏障，抵御胃酸和蛋白酶的消化作用，有利于溃疡的愈合。该药主要应用于幽门螺杆菌阳性的十二指肠和胃溃疡病，也可用于

有明显症状的幽门螺杆菌阳性的慢性胃炎。胶体果胶铋是一种胶体铋制剂，为果胶酸与金属铋离子和钾离子形成的盐，在酸性环境下（pH<5），可以和溃疡面渗出的黏蛋白螯合，保护溃疡面不受胃酸和胃蛋白酶侵蚀，促进前列腺素的分泌，干扰幽门螺杆菌的代谢，使其失去与黏膜上皮的黏附作用，可作为根除幽门螺旋杆菌联合治疗方案的一部分。但需注意其不良反应，例如便秘、黑粪、恶心、一过性转氨酶升高、舌苔、牙齿黑染，长期大量服用导致过量蓄积而产生神经毒性。该药严重肾功能不全及妊娠期妇女禁用。

抗幽门螺杆菌药　因为大多数抗生素在胃内酸性环境中活性下降，不能穿透黏液层根除细菌，所以截至 2016 年底尚无单一药物可以有效地根除幽门螺杆菌，必须联合用药。常用的组合是两种抗生素加上质子泵抑制药（PPI）或胶体铋的三联疗法，而以质子泵抑制药为基础的方案最为常用，抗生素可以选用克拉霉素、阿莫西林、甲硝唑，质子泵抑制药可以选用奥美拉唑、泮托拉唑、兰索拉唑、埃索美拉唑或雷贝拉唑。四联疗法由标准剂量的质子泵抑制药、铋剂加上两种抗生素组成。中国一些地区幽门螺杆菌对甲硝唑和克拉霉素的耐药性增加，需注意个体化治疗。抗幽门螺旋杆菌感染治疗结束 4 周后，应采用胃黏膜活检或者^{14}C 呼气试验进行复查；复查前 2 周之内，应停止使用抑酸药，以免出现假阴性。

（王怀良　白　洋）

léinìtìdīng

雷尼替丁（ranitidine）　非咪唑类 H_2 受体阻断药的代表药物之一。又称善胃得、呋喃硝铵。是

应用最广泛的治疗溃疡病的药物之一。常用雷尼替丁的盐酸盐，为类白色或淡黄色结晶性粉末；有异臭，味微苦带涩；极易潮解，吸潮后颜色变深。在水或甲醇中易溶，在乙醇中略溶，在丙酮中几乎不溶。

雷尼替丁是一种选择性的 H_2 受体阻断剂，可竞争性地阻断组胺与胃黏膜壁细胞上的 H_2 受体结合，有效地抑制组胺、五肽促胃液素及食物刺激后引起的胃酸分泌，降低胃酸和胃酶的活性，但对促胃液素及性激素的分泌无影响。雷尼替丁的抑酸作用强大，效价强度为西咪替丁的 5～8 倍，维持时间也更长。而与细胞色素 P450 的亲和力比西咪替丁小 10 倍。与西咪替丁相比，雷尼替丁有下列优点：①服药后不出现男性乳房发育和老年人的精神错乱。②对细胞色素 P450 的抑制作用很弱，因此，与其他药物合用时不影响代谢和作用。③长期维持疗法，1 年的溃疡病复发率明显低于西咪替丁。此外，该药对术后复发性溃疡和反流性食管炎也有较佳的疗效，并可控制胃泌素瘤的症状。

雷尼替丁口服因有明显首过效应，故生物利用度较低，且变异较大，为 39%～87%。可通过血脑屏障，表观分布容积为 1.1～1.9L/kg。该药以原形和 N-氧化物、S-氧化物和去甲基代谢物形式自肾排出。肾功能不全时半衰期延长。雷尼替丁对肝药酶的抑制作用和肝血流的减少均不明显，因而较少影响其他药物的代谢。与抗凝血药或抗癫痫药合用时，比西咪替丁安全。临床主要用于治疗胃及十二指肠溃疡、反流性食管炎、促胃液素瘤、术后溃疡及其他高胃酸分泌性疾病，

可用于预防应激性溃疡。对该药有过敏史者禁用，妊娠和哺乳期禁用。肾功能不全者半衰期延长，剂量应调整。与西咪替丁相比，雷尼替丁对肾、性腺和中枢神经系统功能的损伤较轻，少数患者可引起肝功能损伤，停药后症状即消失。常见头痛、头晕、乏力等；偶发心律失常、心源性休克、轻度房室传导阻滞等；偶见白细胞减少、血小板减少，停药后可恢复。

（王怀良　白　洋）

àoměilāzuò

奥美拉唑（omeprazole）　第一个质子泵抑制药。又称洛赛克。属于抗溃疡病药。1982 年首次报告奥美拉唑治疗效果显著，对各种刺激引起的胃酸分泌，均有很强的抑制作用。1988 年奥美拉唑问世。1991 年应用于中国。

药理作用及机制　奥美拉唑为苯并咪唑衍生物系的前体药物，不具抑制质子泵的活性。该药口服后经血液进入壁细胞，并在分泌小管中聚集在酸性环境下转化为有活性的次磺酸和亚磺酰胺。后者分子中的硫原子能与质子泵 α 亚基中的半胱氨酸巯基形成稳定的二硫键，从而不可逆地抑制质子泵，即 H^+/K^+-ATP 酶，抑制各种刺激引起的胃酸分泌。奥美拉唑酸活化过程具有壁细胞靶向性。尽管体内其他部位也有质子泵分布，但只有壁细胞产生的强酸性环境才能使奥美拉唑大量活化。奥美拉唑的酸化作用呈壁细胞功能依赖性。壁细胞分泌期，活性泵数量增多，其作用增强，壁细胞静止期，活性泵数量减少，其作用减弱。奥美拉唑对基础性、夜间、五肽促胃液素及试餐等各种刺激引起的胃酸分泌均有强大的抑制作用。壁细胞并非在同一

时间全都处于兴奋状态，因此首次给药的抑酸作用并不充分。在连续给药的最初 3~5 天，抑酸作用逐渐增强，达到稳态后停药，抑酸作用仍可持续 2~3 天。该药对胃液总量和胃蛋白酶的分泌也有一定的抑制作用。动物实验证明奥美拉唑对阿司匹林、酒精、应激所致的胃黏膜损伤有保护作用。此外，奥美拉唑也可使幽门螺杆菌数量下降。

体内过程　奥美拉唑口服后吸收迅速，1 小时内起效，0.5~3.5 小时血药浓度达峰值，作用持续 72 小时以上，半衰期为 0.5~1 小时。其快速清除主要是由于体内代谢所致，但此药对 H^+ 泵抑制作用持久，故作用可持续约 24 小时。主要在肝代谢，药物代谢完全，主要是砜基、硫基和羟基代谢产物。代谢产物排除迅速，大部分由尿中排泄，少部分随粪便排出。慢性肝脏疾病患者，半衰期可延长至 3 小时。该药血浆蛋白的结合率高达 95% 左右。其血药浓度与抑酸作用无相关性，即使血药浓度明显降低，仍有抑酸作用。

临床应用　奥美拉唑用于消化性溃疡和反流性食管炎，能促进溃疡愈合。治疗消化性溃疡作用与 H_2 受体阻断药相同，治疗反流性食管炎疗效优于 H_2 受体阻断药。佐林格－埃利森综合征（Zollinger-Ellison syndrome）患者胃酸分泌大量增多，可导致严重的消化道溃疡及其他后果。应用奥美拉唑可完全抑制胃酸分泌，使症状迅速消失，溃疡愈合。幽门螺杆菌阳性患者，合用抗菌药物，可使细菌转阴达 80%~90%，降低复发率。该类药物在餐前或用餐时服用，因为食物可促进胃酸分泌。不能与其他抗酸药如 H_2

受体阻断药同时服用，否则疗效减弱。对慢性肾衰竭和肝硬化患者，每日 1 次一般不会引起药物在体内蓄积，但对严重的肝病患者仍应减量。

不良反应　奥美拉唑常见的有恶心、腹痛等胃肠道症状；少见神经系统反应如头痛、头晕、失眠、外周神经炎；偶见皮疹、白细胞减少、血清转氨酶升高和胆红素升高等。

药物相互作用　奥美拉唑主要经细胞色素 CYP2C19 和 CYP3A4 代谢，对肝药酶又有抑制作用，可延长苯妥英钠、华法林、苯二氮䓬类及其他一些药物的消除。

（王怀良　白　洋）

pàilúnxīpíng

哌仑西平（pirenzepine）　选择性 M_1 胆碱受体阻断药的代表药物之一。又称哌吡草酮、派吡氮平。属于抗溃疡病药。哌仑西平对胃壁细胞的 M_1 胆碱受体有高度亲和力，而对平滑肌、心肌和腺体的 M 受体亲和力低，故在一般治疗剂量时，仅能抑制胃酸分泌，而很少有其他胆碱受体阻断药对唾液腺、胃肠道、心血管、眼、泌尿系的副作用。该药不能透过血脑屏障，故不影响中枢神经系统。该药对胃蛋白酶分泌也有抑制作用，对食管下端括约肌的张力降低比阿托品小。

哌仑西平口服吸收较差，生物利用度为 20%~30%，与食物同服可减少吸收。口服后 2~3 小时血药浓度达峰值。肌内注射吸收良好，20 分钟后达峰浓度。除脑组织外，在全身各组织广泛分布，不易透过血脑屏障，血浆蛋白结合率为 10%~12%。在体内很少代谢，24 小时内主要以原形随粪便和尿液排出。消除半衰期

为 10~12 小时，给药后 3~4 日全部排出。临床用于胃和十二指肠溃疡、应激性溃疡、急性胃黏膜出血、促胃液素瘤、胃食管反流病、高酸性胃炎等，也可缓解胃痉挛。对该药过敏者禁用，孕妇、过敏病史者禁用，青光眼和前列腺肥大患者禁用。肝肾功能不全者、心血管疾病者，以及儿童及哺乳期妇女慎用。不良反应与剂量有关。常见有口干、视物模糊、便秘、腹泻、头痛、精神错乱、震颤、嗜睡等，一般较轻，有 2% 需停药。个别患者可见疲劳、虚弱、食欲缺乏、呕吐、饥饿感、胃灼热、皮疹等。酒精、咖啡等可减弱该药作用，H_2 受体阻断药可增强其作用。该药与普鲁卡因胺合用，可对房室结传导产生相加的抗迷走神经作用，用药中应监测心率、心电图。

（王怀良　白洋）

米索前列醇（misoprostol）

mǐsuǒqiánlièchún

临床用于胃肠病的第一个前列腺素衍生物。又称喜克溃、米索。属于抗溃疡病药。前列腺素及其衍生物是自 20 世纪 90 年代发现并日益引起人们重视的一类抗消化性溃疡药。米索前列醇为胃黏膜保护药，有促进黏液和 HCO_3^- 的分泌、促进胃黏膜受损上皮细胞的重建和增殖、增加胃黏膜血流等作用，从而可提高胃黏液屏障和黏膜屏障功能。米索前列醇对基础胃酸分泌，以及食物、组胺和促胃液素等引起的胃酸分泌均有抑制作用，并抑制胃蛋白酶分泌。此外，该药具有 E 类前列腺素的药理活性，可增强子宫张力、软化宫颈、增强宫内压。动物实验证明，米索前列醇能防治溃疡形成，防止阿司匹林或吲哚美辛所致的胃出血或溃疡形成，与剂量大小相关。能促进吸烟者溃疡愈合，防治溃疡复发。也可预防致坏死物质（如酸、碱、无水乙醇等）引起的胃肠黏膜坏死。

米索前列醇口服吸收良好，半衰期为 1.6~1.8 小时。单次给药后 30 分钟起效，60~90 分钟达高峰，持续 3 小时。临床用于治疗胃和十二指肠溃疡，并预防二者的复发。对长期应用非甾体抗炎药引起的消化性溃疡、胃出血，作为细胞保护药有特效。因能引起子宫收缩，尚可用于产后止血。该药价格较贵，作为溃疡病的二线药物，主要用于治疗和预防非甾体抗炎药引起的溃疡和胃黏膜损伤，有独特的价值。与米非司酮序贯应用，可终止停经 49 日以内的早期妊娠。最常见胃肠道的不良反应，与剂量密切相关，表现为腹泻或稀便，严重者停药。部分患者可出现头痛、头晕、眩晕、乏力等。极少数妇女可出现面部潮红、手掌瘙痒、寒战，甚至过敏性休克。对前列腺素类药物过敏者禁用，青光眼、哮喘、过敏性肠炎及过敏体质等有使用前列腺素类药物禁忌者禁用，脑血管或冠状动脉疾病患者、肝肾及肾上腺功能不全者、孕妇及带宫内节育器妊娠者禁用。

抗酸药与米索前列醇合用能加重该药所致的腹痛、腹泻等不良反应。保泰松与其合用可诱发头痛、眩晕、共济失调等神经系统不良反应。该药与环孢素及泼尼松联用能降低肾移植排斥反应发生率。

（王怀良　白洋）

助消化药（digestive drugs）

zhùxiāohuàyào

能促进消化液分泌、促进食物消化的药物。多数助消化药本身就是消化液的主要成分，在消化液分泌功能不足时，可以促进消化液分泌或抑制肠道过度发酵，增强消化功能。常用的助消化药包括胃蛋白酶、胰酶、乳酶生等。

胃蛋白酶是由胃部的胃黏膜主细胞分泌一种消化性蛋白酶。又称百步圣、蛋白酵素。功能是将食物中的蛋白质分解为小的肽片段。胃蛋白酶测定可用于鉴别神经性低酸症，一般认为胃性低酸症是由于胃黏膜的重症器质性变化所致，特别是对于恶性贫血、无酸症、无胃蛋白酶分泌是诊断上的重要所见。慢性胃炎、慢性胃扩张、慢性十二脂肠炎等胃蛋白酶的分泌常减少。一般胃酸基础分泌高的疾患，如十二指肠溃疡等，胃蛋白酶活性增高。药用胃蛋白酶通常取自动物胃黏膜。胃蛋白酶是一种蛋白水解酶，在胃酸的参与下可将凝固的蛋白质分解成䏡、胨及少量的肽。胃蛋白酶在 pH 1.6~1.8 时消化作用最强，故常与稀盐酸合用，用于蛋白质食物摄入过多或消化功能减退引起的消化不良症及各种原因引起的胃蛋白酶缺乏。需餐前服用。对胃蛋白酶过敏者禁用。不宜与抗酸药同服，不宜与铝制剂合用。在碱性环境中胃蛋白酶活性降低。

胰酶来源于猪、牛、羊等动物的胰腺，系多种消化酶的混合物，主要含胰蛋白酶、胰淀粉酶和胰脂肪酶，为类白色或微带黄色粉末。胰酶在酸性环境中易被破坏，一般制成肠衣片吞服，在中性或弱碱性环境活性较强，在肠液中可消化蛋白质、淀粉和脂肪。用于胰腺外分泌不足的替代疗法，但禁用于急性胰腺炎早期。对猪蛋白过敏的患者可用牛胰酶制剂。

乳酶生为干燥活乳酸杆菌制

剂。又称表飞鸣。能分解糖类产生乳酸,提高肠内酸性,抑制腐败菌繁殖,减少发酵和产气。主要用于小儿消化不良、腹泻。不宜与抗酸药同服,以免降低疗效。

卡尼汀(carnitine)是一种氨基酸衍生物,是脂肪酸代谢必需的辅助因子,有调整胃肠功能作用,缺乏时脂肪酸代谢障碍。卡尼汀用于治疗消化不良、食欲减退及慢性胃炎,尚可用于高脂血症。长期应用可有胃肠道反应。慢性胰腺炎患者服用后病情加重,应禁用。

稀盐酸(dilute hydrochloric acid)为10%的盐酸溶液。服用后使胃内酸度增加,胃蛋白酶活性增强。适用于慢性胃炎、胃癌、发酵性消化不良,可减轻胃部不适、腹胀、嗳气等症状。

(王怀良 白洋)

zhǐtùyào

止吐药(antiemetics)

防止或减轻恶心和呕吐的药物。呕吐是一种复杂的反射活动,可由多种原因引起,也是一种保护反应,误服有毒物质后可通过呕吐帮助毒物的排出。中枢神经调控呕吐的部分包括呕吐中枢和化学催吐感受区。止吐药通过不同环节而抑制呕吐反应。主要包括4类。

H₁受体阻断药 对H_1受体亲和力强,结合后可阻断组胺作用而治疗一些变态反应性疾病,有一些药可以预防及治疗晕动症和对抗某些原因引起的呕吐。包括苯海拉明、茶苯海明(又称乘晕宁)、异丙嗪、美克洛嗪和桂利嗪等。H_1受体在平滑肌、房室结、心房结、孤束核、迷走背核中都有发现。这类药物可通过阻断这些受体而发挥抗晕动症的作用。另外,这类药物对前庭功能有抑制作用,可以用于治疗晕动病、内耳眩晕症等。

M胆碱受体阻断药 通过阻断呕吐反射中的传入支路中的中枢性M受体,阻断从迷走神经和内脏神经传入的冲动和抑制前庭小脑通路的传导,可以有效地抑制术后呕吐,晕动症及对抗由迷路刺激和硫酸铜引起的呕吐,但对阿扑吗啡引起者无效。包括东莨菪碱等。东莨菪碱通过降低迷路感受器的敏感性和抑制前庭小脑通路的传导,产生抗晕动病作用,用于预防和治疗恶心、呕吐,对阿扑吗啡及化疗药物引起的呕吐无效,有广泛的M受体阻断作用,副作用较多。

多巴胺或5-羟色胺受体阻断药 多巴胺受体阻断药种类较多,如吩噻嗪类药物、奋乃静、氟奋乃静、三氟拉嗪等,都是有效的止吐药。它们可以拮抗延髓中枢化学感受区(CTZ)和呕吐中枢的多巴胺受体,主要用于治疗尿毒症、放射病、肿瘤、妊娠等引起的呕吐。

5-羟色胺受体阻断药代表药物昂丹司琼是一种强效、高度选择性的5-羟色胺3受体阻断药,又称枢复宁。其控制恶心、呕吐的确切作用方式尚不清楚。一般认为,肿瘤化学治疗、放射治疗引起的呕吐可能与其引起肠嗜铬细胞分泌5-羟色胺,通过5-羟色胺3受体激活腹腔迷走神经到中枢CTZ的冲动传导,从而兴奋CTZ和呕吐中枢有关。昂丹司琼为选择性5-羟色胺3受体阻断药,能阻断这种反射的发生。迷走神经的兴奋也可引起第四脑室的后支区释放5-羟色胺,也可通过中枢机制触发呕吐。该药控制由细胞毒性化疗药和放射治疗引起的恶心呕吐的机制可能是由于拮抗外周和中枢的神经元。昂丹司琼

口服后迅速吸收,生物利用度为60%,用后30~60分钟达有效血药浓度,血浆蛋白结合率为70%~75%,消除半衰期约3.5小时。主要在肝羟化代谢,约10%以原形经肾排出。临床用于抗肿瘤药顺铂、环磷酰胺、多柔比星等引起的呕吐,作用迅速、强大、持久,优于甲氧氯普胺。与地塞米松合用可明显提高疗效,还可用于其他类型如外科手术后呕吐,但对晕动病及多巴胺受体激动药阿扑吗啡引起的呕吐无效。常见的不良反应有头痛、发热、静坐不能、腹泻、皮疹、便秘,部分患者短暂性转氨酶升高。罕见不良反应包括气道痉挛、低血压、心动过速、癫痫大发作、过敏性休克等。对该药过敏者禁用。胃肠道梗阻、腹部手术后、心功能不全者禁用。昂丹司琼与地塞米松或甲氧氯普胺合用,增强止吐效果。与其他降压药合用时,可使降压效果增强。与细胞色素P450酶抑制剂或诱导剂合用,可改变该药的半衰期和清除率。

促胃肠动力药 增加胃肠动力和胃肠物质转运,其中有些可作为止吐药,苯甲酰胺类胃肠动力药甲氧氯普胺亦用于止吐,曲美苄胺止吐作用较弱,但可肌内注射,用于化学治疗药引起的轻、中度恶心、呕吐(见胃动力药)。

(王怀良 白洋)

wèidònglìyào

胃动力药(enhances gastric motility drugs)

可促进胃肠道平滑肌的协调运动,加快推进胃肠道内容物的药物。主要用于治疗功能性胃肠道动力障碍。

作用机制 胃肠道运动受到神经、体液多因素的复杂调节,其中肠肌间神经丛的初级运动神经元释放的乙酰胆碱是引起平滑

肌收缩的直接递质。该神经元的活动又受到抑制性和兴奋性中间神经元的调控，从而完成协调的蠕动性收缩，推动胃肠内容物向下运行。有研究表明，直接采用拟胆碱药兴奋胃肠道 M 胆碱受体，往往引起胃肠道广泛的非协调性收缩，无助于推进胃肠内容物，因而不能作为有效的促胃肠动力药。已有的促胃肠动力药均作用在初级运动神经元"上游"的一级或二级调控神经元上，通过阻断抑制性神经元（如多巴胺神经元）的作用和促进兴奋性神经元（如胆碱能神经元）的作用，最终促进初级运动神经元乙酰胆碱的释放，从而增强胃肠的协调运动。多巴胺 D_2 受体阻断药和 5-羟色胺 4 受体激动药分别通过上述两种机制发挥促动力作用。有些药物可兼具多种作用方式。它们的作用均可被抗胆碱药所拮抗。

常用药物　常用胃肠动力药有甲氧氯普胺、多潘立酮、西沙必利、莫沙必利及伊托必利等。

多潘立酮　通过阻断多巴胺 D_2 受体，促进胃肠道动力。具有增强食管下端括约肌张力，增进胃肠道蠕动，协调胃窦和幽门括约肌的运动，促进食管和胃的排空。与甲氧氯普胺不同的是，该药不易透过血脑屏障，故几无锥体外系不良反应。但要指出的是，并非所有脑组织都完全处于血脑屏障之内，延髓极后区的催吐化学感受区（CTZ）和垂体部位缺乏有效的血脑屏障，因此多潘立酮仍可以阻断 CTZ 和垂体漏斗部 D_2 受体，有显著的镇吐作用并能促进催乳素分泌。适用于功能性消化不良，糖尿病性胃瘫，反流性食管炎、胃炎、胃下垂，以及抗肿瘤化学治疗或放射治疗引起的呕吐。禁忌证与甲氧氯普胺同。

婴幼儿慎用。多潘立酮安全性好，可引起轻度腹痛、腹泻、便秘、口干、皮疹、困倦、溢乳等不良反应。药物相互作用与甲氧氯普胺相仿，但对吩噻嗪类、硫杂蒽类等神经系统药物的相互作用少。

西沙必利　5-羟色胺 4 受体的激动药，在大剂量时有拮抗 5-羟色胺 3 受体（为肠肌神经丛抑制性中间神经元的受体）的作用，促进初级运动神经元释放乙酰胆碱。该药为一种全消化道促动力药，作用范围比甲氧氯普胺和多潘立酮为广。但对 CTZ 无明显影响，治疗量下无镇吐作用。西沙必利能增加食管下端括约肌的张力，促进食管的蠕动和对酸的清除。该药还能增强胃的蠕动和排空，增进胃窦、幽门、十二指肠的协调以及小肠和结肠的动力，加速胆囊的收缩和排空。适用于对其他药物不耐受或疗效不佳的严重胃肠道动力性疾病，如慢性特发性或糖尿病性胃轻瘫，慢性假性肠梗阻，胃食管反流病。机械性肠梗阻，消化道出血或穿孔，有心脏病和心电图 Q-T 间期延长（大于 340 毫秒）者及对该药过敏者禁用。西沙比利为全胃肠道促动力药，临床疗效明显，但有严重的心脏不良反应。虽发生率不高，但后果严重。一些国家因此从市场上撤出了该药。中国药品监督管理部门也限制了其临床应用，作为二线用药，且严格控制剂量。一般不良反应包括稀便、腹泻、腹鸣、偶有腹痛、头晕、头痛等，大多在治疗早期出现，且短暂。最严重的不良反应是干扰心肌复极化，使心电图 Q-T 间期延长，甚至引起尖端扭转型室性心动过速，可致突然死亡。西沙比利与 H_2 受体阻断药同时应用，可增加后者的吸收。与抗胆

碱药合用，疗效降低。与吗啡、镇静药、抗凝血药、酒精等合用，可加快吸收、增加血药浓度和药效。禁止同时服用 CYP3A4 抑制药，如酮康唑、伊曲康唑、咪康唑、氟康唑、红霉素、克拉霉素、竹桃霉素等，也不可与西柚汁同服，以免代谢抑制，诱发严重的心律失常。

莫沙必利　选择性 5-HT$_4$ 受体激动药，通过兴奋胃肠道胆碱能中间神经元 5-羟色胺 4 受体，促进乙酰胆碱的释放，从而增强胃肠道运动，改善功能性消化不良患者的胃肠道症状，不影响胃酸的分泌。该药难以透过血脑屏障，也不阻断多巴胺 D_2 受体无亲和力，因而没有锥体外系副作用。主要用于功能性消化不良，可缓解胃灼热、嗳气、恶心、呕吐、早饱、上腹胀等消化道症状；也可用于胃食管反流病、糖尿病性胃轻瘫及部分胃切除患者的胃功能障碍。安全性优于西沙必利，不良反应主要表现为腹泻、腹痛、口干、皮疹及倦怠、头晕等。

伊托必利　促动力作用具有双重作用机制：一方面阻断多巴胺 D_2 受体，刺激内源性乙酰胆碱释放，另一方面通过抑制胆碱酯酶，抑制乙酰胆碱的水解，使释放的乙酰胆碱聚集在胆碱受体部位，显著增强胃和十二指肠的运动。该药难以透过血脑屏障，无锥体外系反应。但能通过阻断延髓极后区 CTZ 部位的多巴胺 D_2 受体，产生中等强度的镇吐作用。对催乳素分泌的影响弱，只有多潘立酮的 1/10。临床主要用于功能性消化不良。安全性较好，不引起心电图 Q-T 间期延长。常见不良反应为腹痛、腹泻、恶心、便秘等。

（王怀良　白　洋）

jiǎyǎnglǜpǔ'àn

甲氧氯普胺（metoclopramide）

胃动力药的代表药物之一。又称胃复安、灭吐灵。可通过拮抗多巴胺受体而作用于延髓催吐化学感受区，具有强大的中枢性镇吐作用。

药理作用及机制 ①促动力作用：该药可阻断胃肠道多巴胺 D_2 受体，减弱多巴胺能中间神经元对胃肠道初级运动神经元的抑制作用；该药还可激动 5-羟色胺 4 受体，兴奋胆碱能中间神经元并进而兴奋初级运动神经元。上述两种作用最终都可促进初级运动神经元乙酰胆碱的释放。对胃肠道的作用主要为上消化道，促进其动力。包括提高静止状态时胃肠道括约肌张力；增加食管下端括约肌张力和收缩的幅度，使食管下端压力增加，防止胃内容物反流至食管；增加胃和食管蠕动，从而促进胃的排空；促进幽门和十二指肠扩张，增进十二指肠和空、回肠的蠕动，加速食物通过。②中枢神经系统效应：该药阻断延髓极后区 D_2 受体，抑制化学感受器触发区，具有强大的中枢性镇吐作用；阻断垂体漏斗部 D_2 受体，促进催乳素的分泌；阻断黑质-纹状体 D_2 受体，产生锥体外系反应。该药没有抗精神病作用。

体内过程 甲氧氯普胺口服和直肠给药吸收良好，肝的首过消除个体差异大，生物利用度为 $32\% \sim 97\%$。口服后 $15 \sim 20$ 分钟开始起效，$0.5 \sim 1.0$ 小时血药浓度达峰值。血浆蛋白结合率低，容易越过血脑屏障和胎盘，乳汁中药物浓度高于血浆。30% 药物原形从尿中排泄，其余药物及其代谢物与硫酸盐和葡萄糖醛酸结合，随尿和胆汁排除。半衰期为 $2.6 \sim 5$ 小时。在肝、肾功能不全时，清除率降低，半衰期延长。

临床应用及禁忌证 临床上用于抗肿瘤药、放射治疗和术后呕吐；反流性食管炎和胆汁反流性胃炎；功能性消化不良；诊断性十二指肠插管前服用，有助于顺利插管；钡餐造影检查时减轻恶心、呕吐反应；服用单胺氧化酶抑制药、三环类抗抑郁药或拟交感胺类药物的患者。禁用于机械性胃肠梗阻，消化道出血和穿孔；嗜铬细胞瘤和对该药过敏者。一般剂量时常见的不良反应为嗜睡，偶见激动、便秘、腹泻、荨麻疹、口干、舌或眶周围水肿，头颈发硬和高铁血红蛋白血症。在较大剂量时可出现锥体外系症状，如静坐不能、运动困难、肌张力增强、角弓反张和抽搐等。该药显著增加催乳素水平，刺激泌乳、男性乳房发育。

药物相互作用 该药与阿托品类抗胆碱药有拮抗作用，两者不能同时应用。该药可增强拟胆碱药作用，两者合用时应注意药理作用和不良反应的增加。该药可降低左旋多巴的效力，拮抗多巴胺的血管作用。该药可缩短胃和小肠排空时间，使地高辛和西咪替丁的吸收减少，增加阿司匹林、左旋多巴、锂化合物、酒精和地西泮等的吸收。该药可致锥体外系不良反应，不能与吩噻嗪类、硫杂蒽类和丁酰苯类药物同时使用。

（王怀良 白洋）

zhǐxièyào

止泻药（antidiarrheal drugs and adsorption）

控制腹泻的药物。通过减少肠道蠕动或保护肠道免受刺激而达到止泻作用。适用于剧烈腹泻或长期慢性腹泻，以防止机体过度脱水、水盐代谢失调、消化及营养障碍。腹泻是由肠道上皮水、电解质转运紊乱和平滑肌生理功能失调引起，表现为每日排便次数和排便量增多的稀便或水样便，是多种疾病的症状，可干扰消化、吸收功能，甚至造成水、电解质的紊乱。引起腹泻的病因、表现不同，治疗时应根据病因及腹泻类型选择药物。常用的止泻药物分为 3 类。

阿片制剂 作为有效的止泻药而被广泛应用。主要通过肠神经、上皮细胞和肌肉上的阿片受体起作用。这些机制包括对肠动力（μ 受体）、肠分泌（δ 受体）或吸收（μ，δ 受体）的作用，增强肠平滑肌张力，减慢胃肠推进性蠕动，使粪便干燥而止泻。多用于较严重的非细菌感染性腹泻。常用药物包括地芬诺酯、洛哌丁胺等。洛哌丁胺化学结构与地芬诺酯相似。除直接抑制肠蠕动，还减少肠壁神经末梢释放乙酰胆碱，也可作用在肠黏膜阿片受体，减少胃肠分泌。该药的止泻作用比吗啡强 $40 \sim 50$ 倍，不易进入中枢神经系统。用于治疗非细菌感染的急、慢性腹泻。因可增加肛门括约肌张力，这一效应可用于某些肛门失禁的患者。除上述作用外，它的抗分泌活性可以对抗霍乱毒素和某些肠杆菌毒素。该药口服吸收快，$3 \sim 5$ 小时血药浓度达高峰，半衰期约 11 小时。主要经肝代谢。不良反应常见腹部绞痛、口干、皮疹、中枢抑制和麻痹性肠梗阻等。对儿童中枢抑制作用较强，2 岁以下儿童不宜应用。如果服药后 48 小时，急性腹泻的症状仍无改善，应停用。

吸附剂 通过药物表面的吸附作用，吸收肠道中气体、细菌、病毒、外毒素，阻止它们被肠黏膜吸收或损害肠黏膜。常用药物有双八面体蒙脱石散、药用炭等。双八面体蒙脱石散又称思密达，主要成分为双八面体蒙脱石，系由双四面体氧化硅和单八面体氧化铝组成的多层结构，对肠黏膜有很强的覆盖能力，可提高黏液层的疏水性，增强黏液屏障作用，促进上皮修复。可清除多种病原体和毒素。适用于急慢性腹泻，尤其对儿童急性腹泻疗效甚佳，也用于食管炎，以及胃、十二指肠、结肠疾病疼痛的对症治疗。药用炭颗粒小、总面积大，能吸附肠内液体、毒物等，起止泻和阻止毒物吸收的作用。

收敛保护剂 药物在肠黏膜上形成保护膜，使其免受刺激。常用药物有鞣酸蛋白、碱式碳酸铋等。鞣酸蛋白为收敛药，在肠中释放出鞣酸与肠黏膜表面蛋白质形成沉淀，附着在肠黏膜上，形成保护膜，减少炎性渗出物，起收敛止泻作用。用于急性胃肠炎及各种非细菌性腹泻、小儿消化不良等。碱式碳酸铋又称次碳酸铋，能与肠道中的毒素结合，保护肠道免受刺激，达到收敛止泻作用。常用于腹泻、慢性胃炎。多用于治疗幽门螺杆菌感染的胃、十二指肠溃疡。

（王怀良 白洋）

dìfēnnuòzhǐ

地芬诺酯（diphenoxylate） 人工合成的具有止泻作用的阿片生物碱。又称苯乙哌啶。可替代阿片使用，临床常用其盐酸盐。地芬诺酯为哌替啶的衍生物，有较弱的阿片样作用，但无镇痛作用，已成为应用广泛而有效的非特异性止泻药。该药对肠道作用类似吗啡，作用于常平滑肌，通过抑制肠黏膜感受器，降低局部黏膜的蠕动反射，继而减弱肠蠕动。同时能够增加肠道节段性收缩，

使肠内容物通过延迟，促进肠内水分的回收。该药在体内主要代谢物为地芬诺辛，其止泻作用比母体强约 5 倍。半衰期为 2.5 小时。临床适用于治疗慢性肠炎、急慢性功能性腹泻等。不良反应偶见恶心、呕吐、口干、头痛、头晕、烦躁、失眠、抑郁、嗜睡、皮疹、大肠扩张及肠梗阻等，减量或停药后及消失。大剂量使用（1 次 40～60 mg）产生欣快感，长期服用可导致依赖性。儿童对该药比较敏感，能出现呼吸抑制等不良反应。禁止用于 2 岁以下的儿童。禁止用于单纯感染性腹泻。慢性肝病慎用。该药可增强阿片类、巴比妥类及其他中枢抑制药的作用。可减慢肠蠕动，影响其他药物的吸收，使呋喃妥因吸收增加 1 倍。

（王怀良 白洋）

xièyào

泻药（laxatives） 促进排便反射或使排便顺利的药物。治疗便秘，尤其是习惯性便秘，最简单有效的方法是多食富含纤维素的谷物、蔬菜、水果和养成定时排便习惯等。泻药应用时应根据临床具体情况选药。硫酸镁等盐类泻药用于排出毒物。一般便秘以接触性泻药为宜。老人、儿童、动脉瘤和肛门手术者以润滑性泻药较好。泻药禁用于恶心、呕吐、急性腹泻或任何原因未明的腹痛。有电解质和肾功能损害征候的患者慎用。年老体弱、妊娠及月经期妇女一般禁用剧烈泻药。

作用机制 泻药的作用机制还不十分清楚。可能与下列 3 种机制有关：①通过它们的亲水性和渗透性，增加结肠内容物中的液体量，从而软化粪便，增加粪便容积和易化转运。②它们对结肠黏膜的直接和间接作用，通过

上述机制来减少钠离子和水的净吸收。③增加肠道运动，缩短转运时间从而减少结肠对盐和水的吸收。

分类 按其作用原理可分为以下 4 类。

容积性泻药 口服后不被肠壁吸收，可引起肠容积增大而刺激肠壁，使推进性蠕动增强引起排便，如硫酸镁等。硫酸镁不同给药途径呈现不同药理作用，包括导泻、利胆、中枢抑制、扩张血管等。适应证：①导泻作用，用于治疗食物或药物中毒。②利胆作用，用于治疗阻塞性黄疸或慢性胆囊炎。③中枢抑制作用，用于治疗惊厥、子痫高血压脑病等。④扩张血管，用于治疗频繁发作而其他治疗效果不佳的心绞痛。⑤外敷抗炎去肿。肠道出血、急腹症、妊娠或经期妇女禁用。中枢抑制药中毒者不宜使用该药，以防止加重中枢抑制。

刺激性泻药 这类药物或其降解产物刺激肠壁，使其蠕动增加而促进粪便排出，如比沙可啶、酚酞、蓖麻油等。比沙可啶又称双醋苯啶，与酚酞结构相似，在肠道被酶迅速转换成有活性的去乙酰基代谢物，该药为刺激性缓泻药。餐后给药 10～12 小时内发挥作用，主要用于急、慢性便秘、X 线检查，内镜前及术前排空肠内容物。口服用肠衣片，也可用栓剂直肠给药，15～60 分钟起效。比沙可啶主要从直肠排出。因刺激性大，可损伤黏膜，导致肠痉挛、直肠炎等。栓剂引起直肠烧灼感，儿童不宜应用。

酚酞又称果导，是一种 pH 指示剂。口服后与碱性肠液相遇，形成可溶性钠盐，具有刺激肠壁作用，同时也抑制水分的吸收。该药为刺激性缓泻药，泻下作用

温和，用药后 6~8 小时排出软便。口服后约 15% 被吸收，主要经肾排出，尿液为碱性时呈红色。酚酞有肝肠循环，1 次给药可以维持 3~4 日。适用于习惯性顽固性便秘，临床治疗效果个体差异较大。肠镜检查或 X 线检查时，用于清洁肠道。该药引起的过敏反应比较罕见，偶引起皮炎、药疹、瘙痒及出血倾向等。充血性心力衰竭、高血压、阑尾炎、直肠出血为明确诊断者、心肾功能不全者、婴儿、肠肌间神经丛损害、粪块阻塞、肠梗阻等患者禁用。该药与氧化镁、碳酸氢钠等碱性药物合用，可引起粪便变色。

蓖麻油来自于蓖麻植物的种子，其中含有毒性很大的蛋白质—蓖麻蛋白。蓖麻油在小肠内经脂酶水解成甘油和蓖麻油酸。刺激小肠，增加蠕动，促进排便。常见不良反应为恶心、呕吐。妊娠期妇女禁用。

润滑性泻药　通过局部润滑作用并软化大便而发挥作用，如液状石蜡、甘油等。液状石蜡为矿物油，不被肠道消化吸收，通过局部润滑作用并软化大便而发挥作用，同时妨碍水分的吸收，起到润滑肠壁和软化大便作用。适用于老人、幼儿便秘，以及痔疮及肛门手术者。长期应用影响脂溶性维生素及钙、磷吸收，故不宜久用。

甘油制成栓剂或将 50% 的甘油（开塞露）注入肛门，由于高渗透压刺激肠壁引起排便反应，并有局部润滑作用，数分钟内引起排便，适用于老人及儿童，以及痔疮及肛门手术者。

软化性泻药　为具有软便作用的表面活性剂，如多库内酯等。多库内酯是阴离子表面活性剂，也是大便软化剂。该药泻下作用很小，主要是通过乳化粪便、水和脂肪使大便软化。对肠黏膜作用类似刺激性泻药，也改变电解质和水的净吸收。临床应用局限于保持软便，避免排便用力。

（王怀良　白洋）

lìdǎnyào

利胆药（cholagogue）
促进胆汁分泌或促进胆囊排空的药物。利胆药能使胆道通畅，消除胆汁淤滞，起到利胆作用。利胆药包括以下两类。

促进胆汁分泌　如苯丙醇、去氢胆酸、非布丙醇、曲匹布通、羟甲香豆素、熊去氧胆酸等。

苯丙醇　又称利胆醇。药理作用包括：①有较强地促进胆汁分泌的作用，能增加肝的血流量。②有排除胆道小结石、解除胆道平滑肌痉挛的作用。③能松弛奥迪括约肌有排胆汁作用。④促进脂肪消化，增强食欲，减轻恶心、厌油、腹胀、腹泻等症状。⑤还能加速胆固醇转变为胆酸的过程，降低血胆固醇。⑥对肝细胞的再生、降低氨基转移酶也有一定作用。该药适用于胆石症、胆囊炎、胆道运动功能障碍、胆道感染、胆道术后综合征；还可用于高胆固醇血症、慢性肝炎、脂肪肝等。不良反应偶有恶心、呕吐、胃部不适等胃肠道反应，减量或停药后消失。长期大剂量服用，应注意肝的不良反应。对该药过敏者、肝性脑病、胆道阻塞性黄疸、胆囊积脓者、严重肝功能减退者、高胆红素血症患者及急性肝炎患者禁用。孕妇慎用。

去氢胆酸　由动物胆汁中提取的胆酸经氢化制得，又称脱氢胆酸。该药为胆酸的合成衍生物，有利胆作用，可促进胆汁分泌，增加胆汁容量，预防胆道感染。可促进胆道内小结石和泥沙状结石排出。对消化脂肪及吸收有一定的促进作用。临床上用于胆道功能失调、慢性胆囊炎、胆石症、胆囊及胆道功能失调、胆囊切除术后综合征及某些肝脏疾病（如慢性肝炎）。不良反应较轻，可有恶心、呕吐、嗳气、腹泻、瘙痒等，偶见过敏反应。长期滥用或 1 次用量过多，可致电解质失衡，甚至肌痉挛、极度疲乏无力、呼吸困难、心律失常、心搏骤停。如果长期大量给药，可增加肝负担，导致腹泻、胃酸分泌增多，并出现发热、畏寒及胆汁分泌减少，即所谓的"肝疲劳"现象，故应间断给药。对该药过敏者、胆道完全阻塞者、严重肝肾功能减退者、充血性心衰者及原因不明的直肠出血者禁用。去氢胆酸与酸性注射剂如维生素 C 等合用时，可产生中和反应。

非布丙醇　有促进胆汁分泌，松弛胆管平滑肌及胆道口括约肌，以及降低血中胆固醇作用。用于胆囊炎、胆石症、胆管炎、肝功能障碍、肝源性黄疸、胃十二指肠炎、急性肠炎、结肠炎、胃溃疡等。

曲匹布通　非胆碱能作用的胆道扩张药，又称胆灵。可强烈地选择性松弛胆管平滑肌及胆道口括约肌，促进胆汁和胰液分泌，具有利胆、消炎、排石的作用。用于胆囊炎、胆石症、胆道运动障碍、胆囊术后综合征和慢性胰腺炎等。偶有腹胀、腹泻、恶心、呕吐等不良反应。孕妇禁用。

羟甲香豆素　香豆素衍生物，又称胆通。该药通过改变胆汁成分或增加肝线粒体产生 ATP 的作用，促进胆汁分泌，对胃肠道及奥迪括约肌有松弛作用，还可降低胆管和胆囊的压力而有利胆、解痉、止痛的作用。用于胆管炎、胆石症、胆囊炎、肝硬化、胆囊切除术后的消化不良等。偶见腹胀、皮疹、头晕、胸闷等不良反应，停药后消失。大剂量可引起胆汁分泌过度和腹泻。

熊去氧胆酸 为肝肠循环药物，又称优思弗。能降低胆汁中胆固醇的含量。有利于胆固醇结石逐渐溶解。还可预防胆汁酸诱导的肝细胞凋亡与溶解。减少肠道疏水性胆汁酸的吸收。该药可增加肝细胞膜还原性谷胱甘肽的含量，抑制致肝细胞损伤的细胞因子的分泌，有良好的肝细胞保护作用及免疫调节作用。临床应用于胆汁反流行胃炎、胆固醇性胆结合、胆固醇性肝病等。不良反应腹泻常见，发生率可达2%左右，偶发恶心、呕吐、过敏反应等。急性胆囊炎、胆管炎、胆道阻塞及孕妇禁用。

促进胆囊排空 如硫酸镁，高浓度可引起十二指肠和空肠黏膜上皮细胞分泌缩囊素-促胰酶素，使奥迪括约肌松弛，促进胆囊排空。用于胆石症、慢性胆囊炎大剂量硫酸镁可引起腹泻。阻塞性黄疸患者禁用。

（王怀良 白洋）

bǎogānyào

保肝药 (hepatoprotective drugs)

具有改善肝功能、促进肝细胞再生和/或增强肝解毒功能等作用的药物。可减轻致病因子如肝炎病毒、药物、毒物及酒精等引起的肝损伤，是肝病综合治疗中的重要药物。肝病是常见疾病之一，可因肝功能衰竭或其并发症导致死亡。按其病因分为病毒性肝炎、药物性肝病、酒精性肝病、脂肪性肝病及非酒精性脂肪性肝病以及自身免疫性肝病等。不同病因诱发肝病的机制不同，较为复杂，而氧化应激、免疫炎症、细胞凋亡和坏死是各种病因引起肝病的共同机制。

作用机制 保肝药种类较多，不同保肝药的作用机制有所不同，可归结为：抗炎、抗氧化、免疫调节、增加肝脏解毒功能、提供肝脏细胞膜结构成分或代谢所需能量，以及改善肝脏微循环促进肝细胞修复等。肝脏炎症见于几乎所有原因所致的肝病，而肝脏炎症持续存在是肝纤维化、肝硬化甚至肝衰竭发生的重要原因。因此，在病因治疗的基础上有效控制炎症，可减少肝细胞坏死和延缓肝纤维化的发展。

分类 保肝药较为认可的分类如下。

抗炎抗氧化类药物 主要作用为针对炎症通路，抑制各种病因介导的炎症反应；抑制氧化损伤，减轻肝脏病理损伤，改善受损的肝细胞；调节肝脏的能量代谢，保护细胞膜的完整性和流动性，促进肝细胞再生等。包括甘草酸二铵、双环醇、水飞蓟素、多烯磷脂酰胆碱、异甘草酸镁、联苯双酯等。

异甘草酸镁 属于第四代甘草酸制剂，有效成分为18α-甘草酸。该药具有糖皮质激素样非特异性抗炎作用，但无抑制免疫功能的不良反应，可广泛抑制各种病因介导的肝脏炎症反应，改善肝功能，减轻肝脏病理损伤，同时具免疫调节活性。注射用药后主要分布于肝脏，经胆汁排泄，存在肝肠循环。不良反应少见，但因具有肾上腺皮质激素样作用，能影响水和电解质代谢，有产生假性醛固酮症的风险，长期或大量服用可引起高血压、水肿、低血钾、四肢无力、头痛头晕、恶心等不良反应。

联苯双酯 化学合成的五味子有效成分五味子丙素的中间体。该药能抑制肝损伤导致的脂质过氧化和炎症，保护肝细胞膜，改善肝功能，促进肝组织再生，同时能增强肝脏的解毒功能。联苯双酯口服后经胃肠道吸收，各组织均有分布，其中以肝含量最高，主要经粪便排泄。不良反应少，可见口干、轻度恶心和皮疹等。慢性肝炎患者需长期用药，疗程至少6个月以上，在转氨酶等肝功能生化指标均正常后仍需坚持用药3~6个月，过早停药或转氨酶等肝功能生化指标未降至正常时停药易引起"反跳"现象。

解毒类药物 该类保肝药分子中均含有巯基，具有增强肝脏解毒功能的作用，代表药物有谷胱甘肽、N-乙酰半胱氨酸及硫普罗宁。

谷胱甘肽 一种含巯基的低分子三肽，由谷氨酸、半胱氨酸及甘氨酸组成，为细胞维持氧化还原平衡状态的重要内源性活性寡肽。内源性谷胱甘肽在肝细胞浆中含量很高，分为氧化型和还原型两种形式存在，其中还原型谷胱甘肽占95%。谷胱甘肽对外来毒物有直接的解毒作用，能清除自由基，改善肝脏的合成功能，促进胆酸代谢，并有利于消化道吸收脂肪及脂溶性维生素。外源性补充谷胱甘肽能提高因病毒、药物、毒物等耗竭或降低的细胞内谷胱甘肽水平，发挥抗氧化和解毒功能。外源性谷胱甘肽口服吸收差，但肝组织分布较高。注射给药肝组织亦有较高分布，但受各组织间再分布的影响。不良反应较少，偶见恶心、呕吐和头晕等。

N-乙酰半胱氨酸 由L-半胱氨酸加上乙酰基形成，是细胞内还原型谷胱甘肽的前体，能刺激谷胱甘肽合成，促进解毒和抗氧化，增加组织摄氧量，维持细胞膜的稳定，改善微循环，纠正组织缺氧，防止肝细胞进一步坏死。在肝病治疗中用于对乙酰氨基酚中毒的解毒。口服吸收迅速，但生物利用度低，以肝、肌肉、肾和肺分布较高，在肝内经脱乙酰基代谢，生成半胱氨酸，后者为谷胱甘肽合成的前体，主要经尿排泄。不良反应较少，偶有恶心、呕吐和支气管痉挛等。

硫普罗宁 一种含游离巯基的甘氨酸衍生物，可作为谷胱甘肽的前体，保持谷胱甘肽的还原状态，可保护含巯基的蛋白质，发挥解毒功能。该药还能降低肝细胞线粒体中 ATP 酶活性，恢复受损的电子传递，改善肝细胞功能。可作为自由基清除剂与氧自由基可逆性结合生成二硫化物，发挥抗氧化作用。此外，具有一定抗炎作用，对三酰甘油蓄积亦有抑制活性。口服吸收良好，生物利用度为 85%～90%，体内各组织均有分布，肺和肝分布较高，主要经肝代谢，经尿排出。不良反应较少，偶见皮疹、恶心、呕吐、腹泻、食欲减退等。

利胆类药物 能促进胆汁分泌，减轻胆汁淤滞。代表药物为 S-腺苷蛋氨酸和熊去氧胆酸。

S-腺苷蛋氨酸 人体内具有转甲基、转硫基等作用的生理活性分子，也是牛磺酸、半胱氨酸、谷胱甘肽、辅酶 A 等重要物质的前体或作用底物。可通过对细胞膜磷脂的转甲基作用恢复膜的流动性以促进胆汁的排泄；通过转硫基作用促进胆汁酸经硫酸化途径转化，增加体内牛磺酸、谷胱甘肽浓度，达到解毒、退黄及抗氧化的作用。外源性补充 S-腺苷蛋氨酸多用于治疗胆汁代谢障碍

及淤胆型肝损伤等胆汁淤积型肝病。口服生物利用度低，约 50% 经尿液排泄。注射用药后迅速分布到各组织。不良反应轻微和短暂，偶见浅表性静脉炎、恶心、短暂失眠、出汗、头痛、腹泻等。

熊去氧胆酸 最早从熊的胆汁中分离，为亲水性胆汁酸。亲水性、无细胞毒的熊去氧胆酸可替代或清除亲脂性、有毒的胆汁酸，成为总胆汁酸的主要成分，抑制毒性胆汁酸对肝细胞膜和胆管上皮细胞的损伤，促进内源性胆汁酸的分泌和抑制重吸收，减轻肝脏胆汁淤积，亦有抑制炎症、清除自由基的作用。常用于慢性胆汁淤积性肝病，也为原发性胆汁性肝硬化治疗药物。口服吸收迅速，在肝与甘氨酸或牛磺酸结合，参与肝肠循环，主要经粪便排泄。不良反应轻微，偶有腹泻等症状。活性炭、蒙脱石、考来烯胺及氢氧化铝可与胆汁酸结合，不可与熊去氧胆酸同时服用。牛磺熊去氧胆酸为新的第三代口服胆汁酸，是熊去氧胆酸的生理活性形式，较熊去氧胆酸具有更高的安全性和生物利用度。

（李 燕 孙 华）

gāncǎosuān'èr'àn

甘草酸二胺（diammonium glycyrrhizinate）

豆科植物甘草主要有效成分甘草酸的化学合成产物。有注射剂、胶囊和肠溶胶囊等剂型。甘草为中国传统中药，早在战国时期就有应用甘草治病的记载。《神农本草》列甘草为上品。20 世纪 40 年代，发现甘草的主要有效成分为甘草酸，经过吸附提取，制成甘草酸片，成为第一代甘草酸制剂并用于肝病治疗。随后，以甘草酸为主要成分的第二代甘草酸制——复方甘草酸苷在日本上市。随着研究的进展，发

现甘草酸存在两种差向异构体，α 构型甘草酸的吸收、抗炎活性及肝靶向性活性均优于 β 构型。20 世纪 90 年代，中国成功从甘草中提取了 α 构型甘草酸，并合成易被人体吸收的 18α-甘草酸二胺，1994 年，18α-甘草酸二胺上市成为第三代甘草酸制剂。1997 年，复方甘草酸苷亦在中国引进上市。2004 年，针对甘草酸制剂吸收差的问题，将甘草酸二胺与磷脂结合形成新型复合物。该药物脂溶性增强，吸收改善。2005 年，第四代甘草酸制剂异甘草酸镁（天然甘草酸的手性差向异构体 18α-甘草酸的镁盐）上市，进一步提高了甘草酸制剂的疗效和安全性。

药理作用及机制 不同甘草酸制剂的药理作用和机制基本一致。其化学结构与糖皮质激素相似，与肝细胞类固醇代谢酶有较强的亲和力，能够延缓糖皮质激素的代谢，且可与类固醇激素的靶细胞受体结合，具有抗炎、抗过敏等皮质激素样效应，但其对下丘脑-肾上腺轴无明显影响。此外，可选择性抑制磷脂酶 A_2 活性，在起始阶段阻断花生四烯酸的代谢，减少白三烯、前列腺素等炎症介质的释放；抗炎机制还涉及抑制炎症通路调控因子-高迁移率蛋白族 1 的表达，影响核转录因子-κB、磷酸肌醇-3-激酶和丝裂原活化蛋白激酶等多种代谢通路，后者通过抑制相关炎性因子包括肿瘤坏死因子-α、白介素-8、白介素-1β、白介素-6 及环氧化酶的表达，同时激活转录因子核因子 E_2 相关因子 2 和过氧化酶体增殖受体 γ 的表达而阻断下游炎症通路，抑制炎症介质的释放，从而减轻肝脏炎症和纤维化。

体内过程 甘草酸二胺静脉注射后 90% 药物与血浆蛋白结合，

体内平均滞留时间为 8 小时。口服给药后经胃肠道吸收，生物利用度不受胃肠道食物影响，存在肝肠循环。甘草酸二胺在肝可经葡萄糖醛酸酶作用生成甘草次酸，代谢物与血浆蛋白仍有较强的结合力。主要分布在肝、肺及肾，其他组织分布较低。药物主要经胆汁从粪便排出，尿中排出较少。

临床应用 甘草酸二胺为常用保肝抗炎药，用于伴谷丙转氨酶升高的急、慢性病毒性肝炎的治疗。也可用于药物性肝损伤、脂肪性肝病、肝硬化、肝癌和肝功能衰竭的辅助治疗。

不良反应及禁忌证 肾上腺皮质激素样不良反应如恶心、腹胀、头晕、胸闷及皮肤瘙痒、口干和水肿等，是甘草酸制剂较常见的不良反应，但一般症状较轻，不影响治疗。严重低钾血症、高钠血症、高血压、心力衰竭、肾衰竭患者及孕妇和哺乳妇女禁用。

药物相互作用 甘草酸二胺与依他尼酸、呋塞米、乙噻嗪、三氯甲噻嗪等利尿药合用时，利尿药的利尿作用可增强甘草酸二胺的排钾作用，导致低血钾。

(李燕 孙华)

shuǐfēijìsù

水飞蓟素（silymarin） 自菊科草本植物水飞蓟种子中提取的一类黄酮木脂素类成分。水飞蓟治疗肝胆疾病在欧洲和亚洲自古就有记载，为民间常用植物药。1968 年国外学者从水飞蓟种子中提取到新型黄酮类成分，包括水飞蓟宾、异水飞蓟宾、水飞蓟宁、水飞蓟亭等，总称为水飞蓟素，药理实验证实其具有保肝作用，其中水飞蓟宾含量最高，生物活性最强。1972 年，德国生产的天然水飞蓟素上市。中国于 1972 年从德国引进水飞蓟并作为保肝药

用植物成功推广种植，同时将引种的水飞蓟种子有效组分总黄酮制成药物用于临床。随着水飞蓟素的广泛使用，从天然植物中分离提取已很难满足临床需求，1980 年意大利和德国学者合作，成功合成水飞蓟素，为 1∶1 水飞蓟宾和异水飞蓟宾混合物。之后日本学者合成了水飞蓟宾。1983 年，德国学者确认了水飞蓟宾的结构式。因水飞蓟素不溶于水和一般有机溶剂，口服吸收差，生物利用度低，经剂型改造的西利宾胺（水飞蓟宾和葡甲胺形成的制剂）上市，该制剂含水飞蓟宾量增加，较早期制剂疗效稍优。此后，中国研制了新剂型水飞蓟宾胶囊，为水飞蓟宾与磷脂酰胆碱的络合物，生物利用度和疗效均有所提高。

药理作用及机制 水飞蓟素可直接清除氧自由基，抑制脂质过氧化，维持细胞膜的流动性，发挥保护细胞膜作用；可阻断真菌毒素鬼笔毒环肽和 α-鹅膏菌碱等与肝细胞膜上特异受体的结合；可抑制毒性物质对肝细胞膜的攻击和跨膜转运，发挥解毒作用；可通过抑制 5′-脂氧酶活性，减少趋化因子白三烯的生成，从而发挥抗炎活性。此外，水飞蓟素亦为植物雌激素，可进入肝细胞与雌二醇受体结合并激活该受体，进而刺激 DNA 依赖的核糖体 RNA 聚合酶，增强肝细胞的再生能力，促进肝细胞修复。水飞蓟素还具有免疫调节作用，能直接或间接的防止或延缓肝硬化进程。

体内过程 水飞蓟素口服吸收迅速，但生物利用度较低，达峰时间为 1~2 小时。吸收后快速分布到肝、肺、皮肤、前列腺和胰腺等组织，肝为主要靶器官。大鼠血浆蛋白结合率约为 70%。

可经 I 相和 II 相代谢酶代谢，循环系统中多以 II 相代谢产物-硫酸和葡萄糖苷结合物的形式存在。体内消除迅速，半衰期约为 6 小时，约 80% 以代谢物的形式由胆汁排泄。

临床应用 水飞蓟素用于治疗中毒性肝损伤，亦用于慢性肝炎及肝硬化的支持治疗。在美国及欧洲也将水飞蓟宾作为抗氧化食品添加剂。

不良反应及禁忌证 水飞蓟素不良反应少而轻微，仅个别患者出现恶心、头晕等症状，偶有一过性的高胆红素血症和轻微发热，未见严重不良反应的报道。

药物相互作用 水飞蓟素药物相互作用的严重程度取决于水飞蓟素的剂量与生物利用度等多种因素。常规剂量用药，与其他药物合用时对药动学参数影响甚微。长期联合用药的相互作用仍需研究。

(李燕 孙华)

shuānghuánchún

双环醇（bicyclol） 化学合成的具有保肝作用的五味子丙素的结构类似物。为常用保肝抗炎药。五味子为常用中药，《神农本草经》和《本草纲目》中均有记载，用作收敛和滋补剂。20 世纪 50 年代，俄国学者报道五味子干果提取物对中枢神经系统具有刺激作用，能增强心理和生理体质。20 世纪 70 年代初，中国临床应用五味子治疗慢性肝炎，取得较好疗效。1972 年，中国医学科学院药物研究所从北五味子种仁中分离得到多种联苯环辛二烯木脂素，其中五味子丙素为一种新的活性成分，药理实验显示具有显著保肝作用，但其含量极低（约 0.08%）。1974 年，中国医学科学院药物研究所开始全合成五味子

丙素及联苯类衍化物，联苯双酯（biphenyl diester）即为五味子丙素全合成过程中的中间体之一，该药于 1982 年用于临床，可降低慢性病毒性肝炎患者谷丙转氨酶升高等肝功能异常。由于联苯双酯口服吸收差，不规范停药后反跳率高，1984 年，中国医学科学院药物研究所设计并成功合成出新型联苯类抗肝炎药——双环醇，2001 年在中国上市，是中国第一个拥有自主知识产权的国家一类治疗肝炎的化学药物，已获得 16 个国家和地区的专利保护并进入海外市场。

药理作用及机制 双环醇对多种实验性肝损伤（化学毒物、药物、免疫性、酒精及非酒精脂肪肝、肝纤维化等模型）均具有明显的保护作用，不仅降低肝损伤引起的血清谷丙转氨酶、谷草转氨酶升高，还可促进肝脏糖原和蛋白的生成，同时肝脏炎症及坏死等病理形态学损伤也明显改善。作用机制包括：抑制肝损伤后诱导的多个炎症及调控因子的活性和过表达，包括核转录因子-κB、肿瘤坏死因子-α、白介素-1β、白介素-18、转化生长因子和诱导型一氧化氮合酶等；抑制或清除氧自由基及一氧化氮的生成，提高体内抗氧化酶和抗氧化物如谷胱甘肽的水平，以减轻炎症及氧化、硝化损伤；通过抑制内源性和外源性凋亡通路减少肝细胞凋亡；保护肝细胞和线粒体膜，改善损伤的线粒体功能以及保护肝细胞核 DNA 的结构和功能，达到抗炎保肝的作用。双环醇还可抑制肝星状细胞的活化、抑制促纤维化因子的过表达和肝组织假小叶生成等病理改变，对肝纤维化具有防治作用。同时对化学毒物诱发的肝癌发生也具预防作用。

体内过程 双环醇口服后吸收较快，15 分钟即可在血中测到原形药物，达峰时间为 1~2 小时，消除半衰期为 4~6 小时，体内药动学特征符合一室模型。78%与血浆蛋白结合。体内分布广泛，以靶组织肝最高，其次为脂肪组织。主要经细胞色素 P4503A 进行氧化代谢，主要代谢产物为 4′-羟基双环醇和 4-羟基双环醇。经粪便排泄，经尿排泄较少。吸收可受进食影响，建议餐前服用。

临床应用 双环醇用于治疗伴有血清氨基转移酶异常的轻、中度慢性乙型肝炎和慢性丙型肝炎，以及非病毒性肝病如脂肪性肝病、药物性肝损伤等。

不良反应及禁忌证 双环醇不良反应轻微，偶见头晕、皮疹、腹胀、恶心，极个别出现睡眠障碍等，一般无须停药。尚无明确禁忌证。

药物相互作用 双环醇与抗结核药物利福平、异烟肼等合用，或与抗病毒药物拉米夫定合用，未见药物相互作用导致不良反应的报道。

（李燕 孙华）

duōxīlínzhīxiāndǎnjiǎn

多烯磷脂酰胆碱（polyene phosphatidylcholine） 主要活性成分为多聚磷脂酰胆碱二酰甘油的大豆浓缩提取的生理性混合磷脂。1939 年，欧洲学者第一次从大豆中提取获得磷脂酰胆碱分子片段，因富含亚油酸等必需氨基酸，被命名为必需磷脂。1952 年，法国生产的必须磷脂在欧洲上市。1957~1959 年，改进了从大豆粗磷脂中纯化磷脂酰胆碱的技术，并申请 2 项专利。1981 年，通过硅胶柱对大豆粗磷脂进行纯化，获得高纯度磷脂酰胆碱并被正式命名为"多烯磷脂酰胆碱"，获得国际生物化学命名委员会认可。1994 年，多烯磷脂酰胆碱在中国上市。2000 年，进一步改良后的多烯磷脂酰胆碱在中国引进上市。2003 年，多烯磷脂酰胆碱实现国产化。截至 2016 年底有针剂和胶囊剂两种剂型。

磷脂是细胞膜和亚细胞膜重要组成部分，多烯磷脂酰胆碱的化学结构与内源性磷脂相同，但因其含有丰富的多价不饱和脂肪酸（如亚油酸、亚麻酸和油酸），所以功能比磷脂更好。当肝细胞受损时，多烯磷脂酰胆碱可进入肝细胞，以完整的分子结构主动与肝细胞膜及细胞器膜结合，从而增加膜的完整性、稳定性和流动性，恢复受损肝细胞的功能和酶活性，调节肝的能量平衡，促进肝细胞再生。多烯磷脂酰胆碱亦具有将中性脂肪和胆固醇转化为易代谢形式，减轻肝细胞脂肪变性和坏死的作用。多烯磷脂酰胆碱还可抑制过量细胞色素 P450 导致的氧化应激，抑制脂质过氧化，减轻肝细胞凋亡，抑制肿瘤坏死因子的产生，发挥抗炎作用；抑制肝星状细胞活化，发挥防治肝纤维化的作用。

多烯磷脂酰胆碱口服后，90%以上多烯磷脂酰胆碱在小肠被吸收，经磷脂酶 A 代谢分解为 1-酰基-溶血磷脂胆碱，50%在肠黏膜再次被酰基化为多聚不饱和磷脂酰胆碱。后者通过淋巴循环进入血液，与高密度脂蛋白结合并到达肝，发挥药理活性。胆碱的半衰期为 66 小时，不饱和脂肪酸的半衰期为 32 小时。口服用药的粪便排泄率不超过 5%。多烯磷脂酰胆碱用于各种类型肝病，包括急慢性肝炎、肝硬化、肝性脑病、脂肪肝等。可预防胆结石复发。还可用于肝胆手术前后的治疗。多烯磷脂酰胆碱不良反应轻微，极少数患者可能对产品中所含的苯甲醇产生过敏反应。大剂量应用偶尔会出现腹泻。注射剂严禁用电解质溶液稀释。由于含有苯甲醇，新生儿、早产儿及过敏体质人群禁用。

（李燕 孙华）

shēngzhí xìtǒng yàowù yàolǐ

生殖系统药物药理 （pharmacology in reproductive system）

研究影响生殖系统的药物与机体相互作用及其作用机制的药理学分支学科。生殖过程包括精子和卵子的产生、成熟、排卵、受精、着床、胚胎发育和分娩等过程，每一个过程均依赖于下丘脑-垂体-性腺轴的精细调节。人类通过探知生殖及其调节过程，找到合理有效的干预手段或药物，从而维系生殖健康的目的。下丘脑分泌促性腺激素释放激素，促进垂体前叶分泌黄体生成素和促卵泡激素，并促进两种激素的协同作用，刺激性腺的发育及性激素的生成和分泌。黄体生成素作用于睾丸的间质细胞，刺激雄性激素的生成和分泌；对雌性动物黄体生成素选择性诱导卵巢卵泡迅速长大和排卵，并使排卵后的卵泡壁转化为黄体分泌孕酮。促卵泡激素的重要作用是促进卵巢中卵泡的生长和发育及促进雌性激素的分泌；在雄性则促进睾丸精子的生成。黄体生成素与促卵泡激素的靶腺产物——性激素反过来也可抑制垂体或下丘脑的激素分泌功能。因此，下丘脑-垂体-性腺轴形成分泌环路相互调节和制约，共同维系生殖系统的生长发育和生殖过程（图1）。通过研究和掌握哺乳动物的生殖周期、过程及其调节，找到干预和控制机体生殖过程的作用部位或作用点，通过使用生殖系统药物从而达到有效调节生育，维系正常生殖过程和生殖器官功能状态的目的。

人类的生殖系统疾病多种多样。除各种感染性疾病以外，在女性有关月经过程中的疾病有痛经、月经不调和功能性子宫出血、子宫内膜异位症等。围绕妊娠期和分娩过程中有流产、早产、产后出血等。此外，女性生殖性疾病还有围绝经期综合征、卵巢功能不全，以及生殖系统的良性和恶性肿瘤。在男性中主要有前列腺增生、恶性肿瘤及少见的先天或后天睾丸功能不全等。作用于生殖系统的药物除了有针对上述病症治疗的药物外，还有计划生育药物，即有效实施生育的调节药物。

生育调节药物是指能够改变人类生殖过程从而达到调节生育目的的物质。激素在生殖活动的调节中起着极其重要的作用，因此，生育调节药物通过干扰激素的分泌和作用而实现生育调节作用。20世纪50年代末被誉为"避孕药之父"的美国克拉克大学研究员格雷戈里·平克斯与美籍华裔生物学家张明觉合作共同发明了以甾体激素为基础的第一代口服避孕药。20世纪60年代初美国食品药品管理局批准第一个复方口服避孕药（含异炔诺酮9.85mg、美雌醇150μg）投入市场。从此开始了口服避孕药的广泛使用及新型口服避孕药物的研制与开发。

作用机制 天然的性激素及其人工合成的类似药物、抗性激素类药物以及性激素受体调节药物，均是通过直接作用于相应激素的受体，或间接干扰激素的合成和释放，从而增强或减弱其相应激素的生理功能而发挥药理作用。例如，外源性雌激素和孕激素及其类似药物通过激动雌激素受体，启动相应组织的细胞内信号传导系统，增强了雌激素对女性和男性的生殖系统、人体的生长和发育以及其他系统的功能调节作用，可用于不孕症、先兆流产及习惯性流产、子宫内膜异位症等疾病治疗。同理，外源性雄性激素通过作用在体内雄激素受体增加男性附性器官成熟和第二性征的出现，主要治疗无睾症、功能子宫出血、乳腺癌、卵巢癌和子宫肌瘤，以及再生障碍性贫血。子宫兴奋药和子宫抑制药均可选择性地作用于平滑肌尤其是子宫平滑肌，影响子宫的收缩力。

药物分类 性激素是生殖系

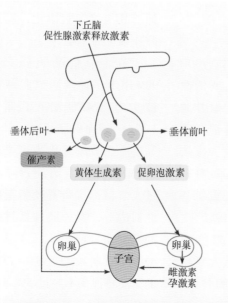

图1 下丘脑-垂体-性腺内分泌轴对卵巢和子宫影响示意

统活动的分子基础，包括雌激素、孕激素、雄激素。相应地，作用于生殖系统的药物包括性激素类药物、抗性激素类药物、性激素受体调节药及作用于子宫的药物。此外，生殖系统药物还按照药物的药理作用和作用机制可分为：子宫兴奋药、子宫抑制药、雌激素类药物、雌激素受体调节药、孕激素类药物、抗孕激素类药、雄激素类药、抗雄激素类药、雄激素受体调节药和避孕药等。

临床应用　这类药物广泛应用于临床治疗生殖系统相关疾病和计划生育。其中，子宫兴奋药可用于催产和引产、产后止血与复旧不良、月经失调、终止早孕和中孕等；子宫抑制药用于防治早产和痛经；雌激素类药物用于妇女绝经后替代治疗、卵巢功能不全、功能性子宫出血、抑制泌乳、生殖系统肿瘤的治疗和避孕等；雌激素受体调节药主要用于治疗乳腺癌和女性不孕症；孕激素类药物主要用于孕激素分泌不足所引起的各种病症，如功能性子宫出血、经前期综合征、子宫内膜异位症、先兆流产和习惯性流产及避孕；抗孕激素类药主要通过阻断孕激素与其受体结合，用于终止妊娠、抗早孕；避孕药的主要成分为雌激素类和孕激素类药物，广泛用于计划生育；雄激素类药物主要治疗因垂体疾病、睾丸疾病和睾丸切除所导致的男性性功能低下和男性青春期发育迟缓；雄激素受体调节药主要用于前列腺癌、脂溢性脱发、多毛症等相关疾病的治疗。

（罗大力）

zǐgōng xīngfènyào

子宫兴奋药（myometrial sti-mulant）

选择性直接兴奋子宫平滑肌、引起子宫节律性或强直性收缩的药物。该类药物包括催产素类、前列腺素类和麦角生物碱类药物。药物的作用因子宫的生理状态、药物制剂及剂量不同而有差异。

作用机制　子宫位于女性骨盆腔中央，在膀胱与直肠之间，分为子宫底、子宫体与子宫颈三部分，子宫壁由外向内为浆膜、肌层及子宫内膜三层。子宫内膜即黏膜，由浅表功能膜和深部基底层组成。功能层较厚，约占内膜厚度的4/5，受雌激素与孕激素的调控，可增厚或剥脱，为孕育胎儿提供有利的条件或产生月经周期。基底层较薄且致密，不可剥脱。雌激素类药物、雌激素受体调节药、孕激素类药物、抗孕激素类药、避孕药的主要作用部位即子宫内膜。子宫肌层为子宫壁最厚的一层，由平滑肌束及弹性纤维所组成。肌束排列交错，大致可分为三层：外层多纵行，内层环行，中层交织。妊娠时子宫肌层的平滑肌纤维可肥大和增生，在分娩时对脑垂体后叶激素的催产素发生反应而收缩。子宫兴奋药和子宫抑制药的主要作用部位即子宫平滑肌，促进子宫节律性收缩可用于引产和催产。此外，子宫肌层中含血管，子宫强直性收缩时，血管被压缩，故能有效地制止产后子宫出血。

分类　临床使用的子宫兴奋药包括三类。

催产素类　包括缩宫素和垂体后叶素。缩宫素和加压素是垂体后叶素的两种主要成分。临床使用的垂体后叶素从牛或猪神经垂体中提取，同时含有缩宫素和加压素，因此对子宫平滑肌选择性不高，作为子宫兴奋药的应用已被缩宫素取代。

麦角生物碱类　麦角是寄生在黑麦或者其他禾本科植物上的一种麦角菌干燥菌核，含多种活性成分，已经人工培养生产。妊娠妇女摄入麦角后的特异性作用在2000年前就已有公认，400年前即作为子宫兴奋药用于临床。麦角生物碱依据结构可分为两类：一类为氨基酸麦角碱，口服吸收差且不规则，已很少使用；一类为氨基麦角碱，代表药物为麦角新碱，口服吸收好且规则，作用迅速而短暂。

前列腺素类　前列腺素是体内必须脂肪酸花生四烯酸在环氧酶作用下生成的激素，具有广泛的生理活性。其中，对生殖系统子宫活性有影响的前列腺素主要为前列腺素 E 和 F 家族类似物，包括地诺前列酮、卡前列甲酯等。外源性前列腺素类药物可引起子宫平滑肌收缩，增加宫腔内压力，蜕膜绒毛内血管收缩，进而变性坏死且刺激大量内源性前列腺素产生。此外，前列腺素能使宫颈变软，易于扩张。前列腺素类药物除用于足月引产外，对早期或中期妊娠子宫也能引起足以导致流产的高频率和大幅度的收缩，适用于终止早孕及中孕。

由于人们生活节奏逐步加快，产妇高龄化现象突出，过期妊娠成为产科常见的疾病，影响产程的药物成为产科普遍用药。缩宫素、地诺前列酮、卡前列甲酯是产科常见的促产程药物，分别用于催产、中期妊娠引产等；麦角新碱则用于产后子宫出血及复旧不良等症状的治疗。如果使用不当，子宫兴奋药可造成子宫破裂与胎儿窒息的严重后果，因此，临床使用子宫兴奋药时，必须掌握适应证和使用剂量。

（罗大力）

suōgōngsù

缩宫素（oxytocin）

由下丘脑的视上核与室旁核神经元合成分泌，经神经轴突（下丘脑-垂体束）转运至垂体的激素。又称催产素（pitocin）。属于子宫兴奋药。在女性分娩时大量释放，扩张子宫颈和收缩子宫，促进分娩。产后催乳素可刺激乳头，促进乳汁产生。催产素是第一个被测序和合成的神经肽。1953年初科学家文森特·迪维尼奥（Vincent du Vigneaud）和塔皮（Tuppy）成功测定了催产素的9个氨基酸序列，并合成了人工催产素，1955年，文森特·迪维尼奥因此获得诺贝尔化学奖。截至2016年底临床使用的缩宫素由猪、牛脑垂体后提取或化学合成所得。

缩宫素能直接兴奋子宫平滑肌收缩，小剂量时（2~5U）可模拟正常分娩的子宫收缩作用，导致子宫颈扩张，促使胎儿顺利产出，达到催生引产的作用。大剂量（5~10U）可引起子宫肌张力持续增高，产生强直性收缩，不利于胎儿娩出，并有致胎儿窒息的危险。缩宫素的缩宫作用是通过与子宫平滑肌肌浆膜的特异性G蛋白偶联受体相结合，使细胞内钙浓度增加，从而增加子宫平滑肌收缩。缩宫素还可刺激乳腺的平滑肌收缩，有助于乳汁自乳房排出，但并不增加乳腺的乳汁分泌量。大剂量还能短暂地松弛血管平滑肌，引起血压下降，并有抗利尿作用。缩宫素口服无效，肌内注射3~5分钟起效，作用维持20~30分钟；静脉注射作用快，维持时间短，半衰期为5~12分钟，维持疗效需静脉滴注给药。缩宫素可透过胎盘屏障，大部分经肝肾代谢失活，少部分以结合形式由尿排出。对于无产道障碍而宫缩无力的难产，可用小剂量缩宫素加强子宫的收缩性，促进分娩。对于死胎、过期妊娠或因患严重心脏病等病的孕妇，需提前中断妊娠者，可用缩宫素引产。产后出血时可立即皮下或肌内注射较大剂量缩宫素，迅速引起子宫强直性收缩，压迫子宫肌层内血管而止血。但缩宫素作用不持久，应加用麦角制剂使子宫维持收缩状态。缩宫素过量可引起子宫强直性收缩，可致胎儿窒息或子宫破裂，因此作催产或引产时，必须严格掌握剂量及严格掌握禁忌证。凡产道异常、胎位不正、头盆不称、前置胎盘，以及3次妊娠以上的经产妇或有剖宫产史者禁用。

（罗大力）

màijiǎoxīnjiǎn

麦角新碱（ergometrine）

麦角成分中作用最强，毒性反应最小的一种活性成分。又称马来酸麦角新碱（ergometrinemaleate）。属于子宫兴奋药。麦角新碱为白色或类白色的结晶性粉末，无臭，有引湿性，遇光易变质。

麦角新碱可选择性地兴奋子宫平滑肌，作用强而持久，对子宫体和子宫颈的兴奋作用无明显差别。其作用强弱也取决于子宫的功能状态和用药剂量。妊娠子宫对麦角新碱比未妊娠子宫敏感，在临产时或新产后则最敏感。剂量稍大即引起子宫强直性收缩，机械压迫肌纤维中的血管，从而达到止血目的。因此，麦角新碱不宜用于催产和引产。麦角新碱口服或肌内注射吸收而完全。口服6~15分钟、肌内注射2~3分钟起效，作用维持3小时；静脉注射立即起效，作用维持45分钟，节律性收缩可持续3小时。麦角新碱经肝代谢，经肾随尿排出。主要用在产后或流产后预防和治疗由于子宫收缩无力或缩复不良所致的子宫出血；用于产后子宫复原不全，加速子宫复原。麦角新碱静脉给药时，可出现头痛、头晕、耳鸣、腹痛、恶心、呕吐、胸痛、心悸、呼吸困难、心率过缓；也有可能突然发生严重高血压，在用氯丙嗪后可以有所改善甚至消失。故不宜以静脉注射为常规给药方式，1次剂量不宜超过0.5mg。如使用不当，可能发生麦角中毒，表现为持久腹泻、手足和下肢皮肤苍白发冷、心跳弱、持续呕吐、惊厥。胎儿未娩出前禁用，以避免子宫破裂及胎儿宫内窒息死亡。胎盘未娩出前禁用，以避免胎盘嵌顿在宫腔内。

心肌病、肝病、妊娠中毒症、妊娠高血压综合征、血管硬化、原发性高血压及冠心病患者禁用。麦角新碱不得与血管收缩药（包括局麻药中含有的）同用。与升压药同用有出现严重高血压甚至脑血管破裂的危险。

（罗大力）

dìnuòqiánliètóng

地诺前列酮（dinoprostone）

影响生殖系统子宫活性的天然前列腺素E（prostaglandin E，PGE）家族成员之一。又称前列腺素 E_2（PGE_2）。属于子宫兴奋药。地诺前列酮为无色结晶，可以从羊精囊原料中提取，已可用生物合成法或全合成法制成。

地诺前列酮能兴奋子宫平滑肌，对各期妊娠子宫均有比较温和的收缩作用，但各期妊娠子宫对地诺前列酮的敏感性不一致，妊娠晚期子宫反应最为敏感。足月或接近足月妊娠的孕妇静脉滴注地诺前列酮所引起的子宫收缩，类似正常分娩时的宫缩。对于早期妊娠子宫，地诺前列酮可强烈收缩子宫，影响胎盘血液供应和胎盘功能，而发生流产。地诺前列酮收缩子宫平滑肌的机制，可能与前列腺素使子宫平滑肌细胞内游离钙释放增加有关。局部应用地诺前列酮，对子宫颈有扩张作用，可用于人工流产手术前扩张宫颈。

地诺前列酮吸收后迅速在肺、肾、肝和其他组织中代谢，半衰期仅几分钟。一次经过肺，可使90%的地诺前列酮失活；一次经过肝、肾，可被去除80%。临床可用于抗早孕、中期妊娠引产、足月妊娠引产和治疗性流产，对妊娠毒血症（先兆子痫、高血压）、妊娠合并肾疾患者、过期妊娠、死胎不下、水泡状胎块、羊膜早破、高龄初产妇均可应用。该药还可与米非司酮合用用于终止早孕。不良反应的发生与严重程度具有剂量依赖性，也取决于给药途径。少数妇女用药后可出现寒战、恶心、呕吐、轻度腹泻等，一般短时间可自行恢复。静脉滴注时有类似静脉炎症状，停药后消失。用药过程中必须严密观察宫缩情况，随时调整用药剂量，防止宫缩过强而发生子宫破裂。子宫颈或阴道感染者禁止羊膜腔外给药，引产时羊膜已破者禁止阴道给药。青光眼、哮喘、癫痫、严重肝肾功能不全者慎用。急性盆腔炎、过敏者禁用。

（罗大力　李　烨）

kǎqiánlièjiǎzhǐ
卡前列甲酯（carboprost methylate）

15-甲基前列腺素 F_{2a} 甲酯。又称卡孕栓（carboprost）。属于子宫兴奋药。卡前列甲酯为前列腺素 F_{2a} 的合成衍生物，性质稳定，多为栓剂。呈乳白色或淡黄色圆柱形体，在接近体温时易变形、软化或融化。

卡前列甲酯对各期妊娠子宫均有作用，可以引起强烈有节律的收缩，对子宫体的作用强于对子宫颈。此外，卡前列甲酯能改变和软化宫颈组织及促进黄体萎缩、溶解。可通过阴道黏膜迅速吸收，直达作用部位。同时有部分通过阴道黏膜吸收入循环系统，在血中由酯酶水解为15-甲基前列腺素 F_{2a}，给药后 6～9 小时主要由尿中代谢排出。用于抗早孕、中期妊娠引产、足月妊娠促进子宫颈成熟及引产、人工流产前扩张宫颈。尤其对一些做负压吸宫术有困难或危险的病例（如子宫畸形、子宫瘢痕等）更适用。卡前列甲酯常见胃肠道反应有恶心、呕吐、腹泻、腹痛等。也可引起头晕、皮肤潮红、发冷和体温升高等。偶有痉挛性子宫收缩和流产后出血天数延长、淋漓不净。用药同时给予复方地芬诺酯片可减轻不良反应，给予丙酸睾酮50～100mg 3 天，可减少出血。应在医师监护下使用，如发现不可耐受性呕吐、腹痛或阴道大量出血，应立即停用。前置胎盘及宫外孕、急性盆腔感染、胃溃疡者禁用。糖尿病、高血压、严重心、肝、肾功能不全者慎用。有使用前列腺素禁忌的情况，如哮喘及严重过敏体质、心血管疾病、青光眼患者禁用。禁用于足月妊娠引产。

（罗大力）

zǐgōng yìzhìyào
子宫抑制药（myometrial relaxant）

抑制子宫平滑肌收缩，使其收缩力减弱和收缩节律减慢的药物。又称抗分娩药物。临床主要用于防治早产和痛经。早产是围（新）生儿死亡的主要原因之一，但早产的病因尚未完全阐明。因此，抑制子宫收缩成为防治早产的重要措施之一，尤其是在早产的早期阶段，使用子宫收缩抑制剂可以达到抑制宫缩、延长胎龄，进而降低早产儿的发生率和死亡率。

子宫平滑肌收缩主要受 β 肾上腺素受体的调节。此外，局部合成和释放的激素（如前列腺素）也调节子宫平滑肌的收缩。人的子宫平滑肌以 $β_2$ 受体亚型占优势，β 受体兴奋可导致子宫平滑肌松弛。常见的 $β_2$ 肾上腺素受体激动药（如沙丁胺醇等）均具有松弛子宫平滑肌的作用，但只有利托君是专作为子宫抑制药而设计研发的。

临床使用的子宫抑制药包括 $β_2$ 肾上腺素受体激动药、硫酸镁、前列腺素合成酶抑制药、钙通道阻滞药和缩宫素受体拮抗药等。其中硫酸镁也是肌组织松弛药物，临床用于预防和控制子痫的发作。此外，硫酸镁可直接作用于子宫平滑肌并使其松弛，同时降低子宫对缩宫素的敏感性抑制子宫收缩。硫酸镁与利托君比较，两者抑制早产的效果相同，一般在利托君不能抑制子宫收缩时，可应用硫酸镁合并利托君，但应注意二者均可增加对心血管系统的不良反应。除 $β_2$ 肾上腺素受体激动药和硫酸镁外，前列腺素合成酶抑制药、钙通道阻滞药也具有良好的子宫平滑肌松弛作用。前列腺素合成酶抑制药如吲哚美辛，是环氧化酶抑制剂，可抑制子宫收缩，但由于有严重的不良反应，如白细胞、血小板减少，产后出血、恶心、腹痛、胃肠黏膜溃疡等，因此不能作为子宫抑制药广泛应用。钙通道阻滞药如硝苯地平等，也有抑制子宫收缩的作用，可使少数孕妇周围血管扩张和轻度舒张压下降，引起子宫血流减少，但具有导致胎儿缺氧等不良反应。

（罗大力）

利托君 lìtuōjūn

利托君（ritodrine） 具有羟苄羟麻黄碱结构，可选择性作用在子宫平滑肌的 β_2 肾上腺素受体激动药。又称利妥特灵（ritodrine）。属于子宫抑制药。利托君可松弛子宫平滑肌，抑制子宫收缩，延长妊娠期。于 1972 年首次在欧洲上市，随后 1979 年在美国上市。多用其盐酸盐即盐酸利托君注射液，为白色结晶粉末，变色或溶液出现沉淀和结晶则不可再用。利托君对于治疗先兆流产及早产的有效率达 90% 以上，在 20 世纪 80 年代到 20 世纪末被认为是抗分娩药物中最好的选择，同时也是临床应用最多的抗分娩药物。

利托君为专门作为子宫抑制药而设计研发的 β_2 肾上腺素受体激动药，优先作用于子宫平滑肌上的肾上腺素受体。通过 β_2 肾上腺素受体激活细胞膜的腺苷酸环化酶，使细胞内环磷酸腺苷增多，从而降低肌球蛋白轻链激酶的活性，降低细胞内游离钙浓度的同时，降低肌球-肌动蛋白收缩单位对钙的敏感性，松弛子宫平滑肌，减少子宫活动而延长妊娠时间。同时，利托君有直接扩张母体胎盘血管的作用，改善胎盘血液循环，利于胎儿在子宫内生长发育，提高新生儿成熟度与存活率。

利托君口服易吸收，但首过消除明显，生物利用度为 30% 左右；血浆蛋白结合率约为 32%，能通过胎盘屏障。在肝主要通过与葡萄糖醛酸或硫酸结合后代谢，代谢物经尿排泄，部分以原形随尿排出。口服和注射均可有效延长妊娠、防止早产。对先兆流产

和早产的保胎率可达 90% 以上。一般先采用静脉滴注，取得疗效后，口服维持疗效。不良反应主要由于其兼有 β_1 肾上腺素受体兴奋作用而引起心率加快、心肌耗氧量增加、心悸、血糖增高、血钾降低、皮疹和心律失常等，反应严重者应中断治疗。也可引起骨骼肌震颤、紧张性头痛及外周血管扩张等。静脉注射时，还可有震颤、恶心、呕吐、头痛和红斑以及神经过敏、心烦意乱、焦虑不适等不良反应。利托君能通过胎盘屏障，可使新生儿心率改变和出现低血糖，应予以注意。禁用于妊娠不足 20 周和分娩进行期（子宫颈扩展大于 4cm 或开全 80% 以上）的孕妇。严重心血管疾患的患者禁用，糖尿病患者及使用排钾利尿药的患者慎用。与糖皮质激素合用，可出现肺水肿，极严重者可导致死亡。

（罗大力）

雌激素类药物 cíjīsùlèi yàowù

雌激素类药物（estrogens） 与天然雌激素有相似生理活性，能促进女性性器官及第二性征发育和成熟的药物。属于生殖系统药物。人体内的雌激素主要有 3 种：雌二醇、雌酮和雌三醇，以雌二醇生物活性最强，雌酮次之，雌三醇最弱。外周雌激素主要由卵巢、睾丸及妊娠时胎盘分泌产生，在脑内则由下丘脑和边缘系统的神经元产生。天然雌激素生物活性较低，临床应用的雌激素类药物多为人工合成的雌二醇衍生物或与雌二醇有类似雌激素样作用的化合物。

作用机制 雌激素类药物的作用由雌激素受体介导。人的雌激素受体因其在细胞中的分布不同分为雌激素核受体和膜性受体两种。雌激素核受体即为经典的

雌激素受体，属于配体激活核转录因子超家族的成员，有 α 和 β 两种亚型。药物与受体作用后，结合到靶基因上的特异 DNA 序列或雌激素应答元件，在细胞内共辅助因子的协助下，发挥转录调节作用。雌激素膜性受体既包括分布在细胞膜上的核受体 ERα 和 ERβ，更主要的是指 G 蛋白偶联受体 30（GPR30），又称 G 蛋白偶联雌激素受体-1。雌激素与之结合后，可通过多种第二信使信号途径促进细胞增殖。

雌激素类药物对雌激素受体具有高亲和性，与雌激素受体结合后可以活化受体，即为雌激素受体激动药；抗雌激素药物则竞争性地拮抗雌激素受体，从而抑制或减弱雌激素的作用，即雌激素受体阻断药。部分阻断药对雌激素受体的作用可表现出半激动半拮抗效应，其活性取决于所作用的细胞和组织类型，即选择性雌激素受体调节药。大部分选择性雌激素受体调节药是非甾体分子，例如他莫昔芬、雷洛昔芬、依普黄酮和拉索昔芬等。甾体分子氟维司群为雌二醇带较长支链的衍生物，是雌激素受体完全阻断药。

雌激素受体除在卵巢、子宫和乳腺等生殖器官表达外，还广泛分布于心肌、血管内皮细胞、血管平滑肌细胞、中枢神经系统的神经元细胞和下丘脑内侧核细胞等。雌激素类药物通过与雌激素受体作用，不仅可影响生殖器官的生长、分化及功能，对表达雌激素受体的神经内分泌系统、心血管系统和骨骼也都有重要的调节作用。此外，雌激素受体的组织分布和表达量会随性别、年龄及组织类型的不同而有区别，同样的雌激素类药物在不同组织

和器官中的作用会有所差异，如子宫中表达的受体以雌激素受体β为主，可刺激子宫生长；雌激素受体α对乳腺发育和泌乳至关重要，其表达随年龄增加而增强；骨组织中的 ERβ 含量比 ERα 含量高，其含量则随着年龄的增长而减少；ERα 可调节成骨细胞的生长，而 ERβ 参与了骨的形成与重吸收。

分类　根据来源和化学结构的不同，临床上常用的人工合成雌激素类药物可分为两类。①甾体类：主要是以雌二醇为母核人工合成的高效衍生物，如炔雌醇、炔雌醚、戊酸雌二醇和 17β-雌二醇。②非甾体类化合物：如己烯雌酚。除此之外，还有小部分是直接从动物或植物中提取获得的，如结合雌激素（conjugated estrogens）和植物雌激素。

炔雌醇　由 17-β 雌二醇在 C_{17} 位引入乙炔基后生成，其体内代谢稳定性显著提高，是第一个口服有效的半合成雌激素。别称乙炔雌二醇。生理和药理作用与雌二醇基本相同。其对下丘脑和垂体有正、负反馈作用，小剂量刺激促性腺激素分泌，大剂量则抑制其分泌，从而抑制卵巢排卵。口服可被胃肠道吸收，服药后 1～2 小时血药浓度达到峰值，半衰期为 6～14 小时。能与血浆蛋白中度结合，在肝内代谢，大部分以原形排出，约 60% 由尿排出。临床上多用于补充雌激素不足，治疗更年期综合征、卵巢功能不全、闭经和功能性子宫出血等，也可用于晚期乳腺癌和前列腺癌的治疗。可与孕激素类药联合用作复方口服避孕药。不良反应和禁忌证与 17-β 雌二醇类似。维生素 C 可提高口服生物利用度，另外与钙剂同用时，口服可增加钙剂的吸收。

炔雌醚　化学名 17α-乙炔雌二醇-3-环戊醚。是人工合成的口服长效雌激素。口服吸收后以原形储存于机体脂肪组织，而后缓慢释出并生成活性代谢产物炔雌醇。药理作用与炔雌醇相同。临床主要用于更年期综合征及退奶等。可与孕激素联合用以避孕，是每月口服 1 次的长效避孕片的主要成分。常见不良反应有恶心、呕吐、头昏、头痛和白带增多等。肝、肾疾病患者忌用。

己烯雌酚　二苯乙烯类衍生物，又称乙蒽酚、乙烯雌酚。虽为非甾体化合物，但其主要空间结构形式类似于断裂的甾体，与雌醇极为近似。口服易从胃肠道吸收，在肝缓慢代谢，其代谢物大部分与葡萄糖醛酸结合成酯化物，从尿和胆汁排泄。药理作用与雌二醇相似。口服时的雌激素活性约为炔雌醇的 1/20。因其结构简单并能口服，临床上用途广泛，其水溶性二磷酸酯、二丙酸酯和二甲醚或单甲醚等衍生物也是临床用药。不良反应与雌二醇相似。妊娠期服用可致女婴罹患阴道和宫颈透明细胞型腺癌，孕妇禁用。

结合雌激素　从孕马尿液中提取的一种水溶性天然结合型雌激素，主要成分为雌酮脂、马烯雌酮和 17α-二氢马烯雌酮等。别称结合型雌激素、共轭雌激素、妊马雌酮。口服有效，能被胃肠道充分吸收，主要在肝代谢，存在肝肠循环，易通过肾排泄。药理作用与雌酮和雌二醇相同，此外尚有较好的止血功能。临床常用于治疗雌激素缺乏病症如卵巢功能低下、子宫发育不良、功能性子宫出血、骨质疏松症、老年性阴道炎及更年期综合征等，还可用于鼻出血、妇产科出血及手术时出血的治疗。不良反应有恶心、呕吐、乳房胀痛，个别出现黄褐斑、皮疹、头痛、头晕、体重改变、性欲变化及月经异常等。临床曾有用药后出现光敏性药疹的报道。禁忌证及注意事项同己烯雌酚。对结合雌激素过敏者禁用。

植物雌激素　存在于植物中的一类非甾体类化合物，能与体内雌激素受体选择性结合，产生雌激素样作用。其生物活性为雌激素的 1/500～1/1000，不良反应较小，可作为中药或膳食成分补充人体雌激素的不足。按其结构可以分为 3 类：①异黄酮类。以 3-苯基苯并吡喃酮为母体的多羟基酚类化合物，如大豆异黄酮。②木脂素类。主要通过 p-羟基苯乙烯单体氧化偶合而成的一类化合物。③香豆素类。是顺式邻羟基桂皮酸内酯类化合物，其结构中具有苯骈 α-吡喃酮母核的基本骨架特征，以拟雌内酯（又称香豆雌酚）为代表。

（王明伟　周彩红）

17β-cí'èrchún

17β-雌二醇（estradiol）　以雌甾-1,3,5-(10)-三烯-3β,17β-二醇为结构的天然雌激素。又称雌二醇。由卵泡中成熟滤泡分泌，临床常用于补充体内雌激素不足。属于雌激素类药物。

17β-雌二醇是女性体内生物活性最强的雌激素。在孕激素的协同作用下，可以使子宫内膜发生周期性变化，形成月经周期，增强子宫内膜和平滑肌代谢，为受精卵着床做好准备。雌二醇还可促进阴道上皮细胞的增生、分化与成熟。对于乳腺组织，雌二醇可促进乳腺导管的生长及乳腺腺泡的发育。此外，17β-雌二醇具有增加骨密度，抑制骨吸收的作用。雌二醇可抑制促性腺激素释放激素的释放，从而抑制排卵。

为了避免雌二醇进入肝后被迅速代谢，一般采用注射给药或外用。在体内代谢为雌酮及雌三醇，之后进一步羟基化，羟基化产物大部分以葡萄糖醛酸酯形式从尿液排出。部分代谢产物从胆汁排泄，存在肝肠循环。雌二醇可用于体内雌激素不足。常用于女性卵巢功能不全、功能性子宫出血、原发性闭经、因雌激素缺乏造成的萎缩性阴道炎和外阴干燥等。可用于缓解更年期综合征和治疗由于雌激素缺乏造成的骨质疏松。也可用于晚期乳腺癌和前列腺癌的治疗。与孕激素合用可以避孕。对于有意停止哺乳的女性可使乳汁分泌减少，消除乳房胀痛。常见的不良反应有恶心、呕吐、头昏、踝足水肿、乳房胀痛和体重改变。不常见的不良反应包括：不规则阴道流血、阴道长期出血不止或闭经、困倦、尿频或小便疼痛、头痛、协调能力变差、胸、上腹（胃）、腹股沟或腿痛（尤其是腓肠肌痛）、臂或腿无力或麻木、呼吸急促、突发性语言或发音不清、突发性视力改变、血压升高、乳腺小肿块、精神抑郁、皮疹、黏稠的白色凝乳状阴道分泌物。

禁忌证包括：严重的肝功能异常、黄疸或以前妊娠有过持续瘙痒、杜宾-约翰逊（Dubin-Johnson）综合征、Rotro 综合征、曾患或正患肝脏肿瘤、曾患或正患血栓栓塞性疾病（如中风、心肌梗死）、镰状细胞贫血、患有或疑有子宫或乳房的激素依赖性肿瘤、子宫内膜异位症伴有血管病变的严重糖尿病、脂肪代谢的先天性异常和妊娠期耳硬化症的恶化。

为防止单独使用雌二醇引发

与雌激素相关的癌症，可与孕激素联合用药。巴比妥类、保泰松、乙内酰脲、利福平和氨苄西林等药物可干扰雌二醇的作用。雌二醇还会影响口服降糖药和胰岛素的用量。

(王明伟　戴薪传)

大豆异黄酮 (soy isoflavone)

dàdòuyìhuángtóng

从大豆中分离提取出的具有多酚结构的混合物。属于雌激素类药物。主要指以 3-苯并吡喃酮为母核的化合物，是大豆生长过程中形成的一类次级代谢产物。这些化合物的化学结构与哺乳动物的雌激素非常相似，可起到双向调节内分泌的作用。

大豆异黄酮可以与雌激素受体结合，呈雌激素样作用，也可与雌激素竞争结合雌激素受体，呈抗雌激素样作用。在雌激素缺乏的中老年妇女体内可起到代替雌激素的作用；而在雌激素充裕的癌症患者中，其抗雌激素作用可用于治疗雌激素依赖性肿瘤。此外，大豆异黄酮具有抗氧化性能，其代谢产物具有抗氧化的特性，可以阻止低密度脂蛋白和极低密度脂蛋白氧化，从而防止动脉粥样硬化。

异黄酮类化合物在肝脏参与一系列代谢过程，结合型产物可随胆汁分泌到肠腔中，经水解后产生的苷元有一部分被再吸收。而大部分大豆异黄酮被肠腔内微生物降解还原生成雌马酚，后者在体内相当稳定，仅会转变成葡萄糖苷（为主）和硫酸盐形式的化合物，不再代谢，经尿排出。大豆异黄酮主要用于改善更年期症状和经期不适，也有用其保健品来预防心血管疾病及雌激素依赖性肿瘤。

(王明伟　戴薪传)

孕激素类药物 (progestogens)

yùnjīsùlèi yàowù

与天然孕激素有相似生理活性的药物。属于生殖系统药物。天然孕激素以黄体酮为主，由卵巢黄体及妊娠后的胎盘分泌。临床上应用的黄体酮是由薯蓣皂苷元或动植物甾醇为原料半合成得到的。合成孕激素大多数为甾体衍生物。

药理作用　天然黄体酮和合成孕激素都具有孕激素样作用，其药理活性主要表现为以下几方面：①抑制排卵。通过抑制下丘脑促性腺激素释放激素的释放，抑制垂体促卵泡激素和黄体生成素的分泌，从而抑制排卵。②转化子宫内膜。抑制子宫收缩，促使子宫内膜由增生期转变为分泌期，可用于安胎和调整月经。长期使用孕激素类药物可使子宫内膜萎缩，特别是异位的子宫内膜。大剂量孕激素可使分化良好的子宫内膜癌细胞退变。

作用机制　孕激素类药物的作用由孕激素受体介导。经典的孕激素受体属于配体激活核转录因子超家族的成员，通过结合到靶基因序列上的孕酮应答元件发挥转录调节作用。在人类和小鼠中，作为核转录因子的孕激素受体有 PR-A 和 PR-B 两种亚型。人源 PR-A 的氨基末端比 PR-B 少164 个氨基酸，但两者具有相同的配体结合结构域和 DNA 结合结构域。在人乳腺癌细胞系中，PR-B 的转录激活活性比 PR-A 强，两者调节不同的靶基因但其靶基因间存在交集。基于孕激素受体亚型选择性敲除小鼠的表型研究表明，PR-B 在乳腺上皮细胞对黄体酮的增殖反应中起主要作用，而卵巢和子宫的发育和功能主要依赖 PR-A。此外，越来越多的证据表明，细胞内还存在一些截短的孕激素受体亚型和表达于膜上的孕激素受体亚型，与孕激素介导的非基因组功能有关，如核外的非基因组作用或快速膜信号通路。

药物与孕激素受体结合后，存在 3 种不同的作用机制：孕激素受体激动药、孕激素受体阻断药和选择性孕激素受体调节药。孕激素类药物属于受体激动药，主要显示为孕激素样作用；受体阻断药可以中和体内孕激素的作用；而选择性孕激素受体调节药则表现出部分激动或拮抗效应，其活性取决于所作用的细胞和组织类型。合成孕激素因其来源和结构的不同可能与其他甾体类激素受体存在交叉反应，通过与雌激素受体、雄激素受体、糖皮质激素受体或盐皮质激素受体直接结合，或通过与性激素结合蛋白作用使游离的其他甾体激素浓度增高，因而各自呈现不同的药理活性。

分类 临床上应用的孕激素类药物多是合成得到。合成的孕激素类药物按其化学结构可以分为 4 类。

17α-羟孕酮类 黄体酮衍生物。将 17α-羟基黄体酮乙酰化为乙酸羟孕酮，口服活性增加。在此基础上，C_6 位置引入甲基，得到甲羟孕酮；C_6 引入甲基，6、7 位引入双键，得到甲地孕酮，分别增加了口服生物利用度和孕激素活性；C_6 引入氯原子，6、7 位引入双键，则为氯地孕酮。醋酸环丙孕酮是氯地孕酮的 $1\alpha,2\alpha$-亚甲基衍生物，具有较强的抗雄激素活性和孕激素作用。己酸孕酮的半衰期比黄体酮大大延长。

甲羟孕酮别称安宫黄体酮、甲孕酮。其孕激素活性在皮下注射时为黄体酮的 20~30 倍，无雌激素活性，肌内注射有长效作用。作用与黄体酮相似，临床用于治疗月经不调、功能性子宫出血及子宫内膜异位症等，也用于肾癌、乳腺癌、子宫内膜癌和前列腺癌的姑息或辅助治疗。不良反应和禁忌证与黄体酮相同。与化学治疗药物合并使用，可增强其抗癌作用效果；与肾上腺皮质激素合用则可促进血栓症。

氯地孕酮口服强效孕激素，具有较强的抑制排卵作用，其抗排卵作用为炔诺酮的 18.4 倍，且无雌激素和雄激素活性。临床用于避孕，可与雌激素配合制成长效口服避孕药。长期服用时少数人会有血压升高和糖代谢的轻度变化。有高血压和糖尿病史的患者慎用。哺乳期妇女和患有肝病、肾炎及子宫肌瘤等症者忌用。

己酸孕酮别称长效黄体酮、己酸羟孕酮。药理学效应类似黄体酮，且其孕激素活性为黄体酮的 7 倍，无雌激素活性。作用与黄体酮相似。可与雌激素类联合用作避孕药，肌内注射后其作用可维持 1~2 周以上。用于宫内避孕器时避孕效果可达 1 年以上，且几乎无全身反应。过敏及有严重肝、肾和乳房疾病者忌用。

19-去甲睾酮类 以 19-炔孕酮为基本结构的人工合成孕激素。睾酮的 17α-乙炔基衍生物为炔孕酮，其 19 位去甲基后，得到炔诺酮，它的口服孕激素活性比炔孕酮增强 5 倍，而雄激素活性降低一半。炔诺酮酯化后成为前药，如醋酸炔诺酮和庚酸炔诺酮，具有长效作用，后者油剂注射一次可持续有效 1 个月。在炔诺酮的 18 位延长 1 个甲基得到炔诺孕酮，活性比炔诺酮增强 10 倍以上，是此类药物的典型代表。其他如去氧孕烯、孕二烯酮和地诺孕素等都属于这一类。异炔诺酮是 A 环 $C_{5(10)}$ 烯炔诺酮类似物，在体内可转化为雌激素。该类药物大剂量应用时可致肝功能障碍。

炔孕酮 睾酮的 17α-乙炔基衍生物，是第一个具有口服活性的人工合成孕激素。别称妊娠素、乙炔睾酮。于 1938 年合成，1939 年在德国上市，1945 年在美国上市。口服活性比黄体酮强 15 倍，但仍有约 1/10 睾酮的雄激素活性。

炔诺孕酮 活性比炔诺酮增强 10 倍以上，有一定的雄激素和抗雌激素活性，临床主要用于避孕。最初得到的炔诺孕酮是消旋体，后发现其右旋体无效，其左旋体才是活性异构体，故称左炔诺孕酮。

地诺孕素 临床使用的第一个非烷基化 19-去甲睾酮衍生物，由雌甾烷 17α 氰甲基化而来。其孕激素活性是左炔诺孕酮的 10 倍，具有高度的孕激素受体选择性，而无雌激素、雄激素及肾上腺皮质激素活性，在子宫内膜组织显示出强大的抗内膜增生特性。口服后吸收迅速且完全，生物利用度大于 90%。游离血清浓度高，半衰期短（血浆半衰期为 6.5~12 小时），重复给药后无蓄积。临床用于口服避孕及治疗更年期综合征和子宫内膜异位症。

19-去甲孕酮衍生物 如普美孕酮、曲美孕酮、醋酸诺美孕酮和醋酸烯诺孕酮。

曲美孕酮 普美孕酮的活性代谢产物，具有很强的孕激素活性。总体特性与黄体酮相似，对孕激素受体有很高的亲和力和选择性，而与其他甾体激素受体的亲和力很弱。与传统孕酮类药物相比，作用更强且更具有内膜选择性。临床用于治疗更年期综合征和预防绝经后的骨质流失。

醋酸诺美孕酮 孕激素受体特异性激动药，被看作是"纯"孕激素。和天然黄体酮极其相似，与孕激素受体的亲和力为黄体酮的 2.5 倍，口服孕激素活性比甲地孕酮强 1.4 倍。对雄激素、雌激素、糖皮质激素和盐皮质激素受体均无显著的亲和力，因此不出现相应的生物效应。具有高效的抗促性腺激素活性，抑制排卵，同时对子宫内膜有强烈的抗雌激素作用。可显著抑制雌激素合成酶，降低组织中雌二醇的生成，增加抗血栓酶Ⅲ（抑制血栓形成）的含量。与雌二醇合用时，可获得良好的避孕效果和月经周期调控。口服后迅速吸收，血药浓度达峰时间约 2 小时，生物利用度为 63%。血浆蛋白结合率约 98%，半衰期约 50 小时。在肝脏主要由 CYP3A4 和 CYP3A5 代谢，以葡醛内酯或硫酸结合物的形式通过肠道排出，部分经尿排出。临床用于绝经后激素治疗和避孕。不良反应及药物相互作用同普美孕酮。

醋酸烯诺孕酮 适于胃肠道外给药的人工合成孕激素。口服吸收良好，但首过效应很强，其生物利用度仅为 10%，皮下注射活性比口服强 100 倍。皮下埋植、透皮、阴道或子宫颈内给药后血药浓度均能很快上升并发挥明显的生物效应。无雄激素和雌激素活性；无抗雄激素活性，有抗雌激素活性；无肾上腺皮质激素活性和抗肾上腺皮质激素活性。因为口服无效，即使从乳汁分泌，对婴儿也无影响。其皮下埋植剂和阴道环剂既可避免口服无效的缺点，又具有较高的易接受性，可用于哺乳期避孕。

螺旋内酯衍生物 螺内酯的化学结构与醛固酮类似，因此可在远曲小管与醛甾酮竞争受体，抑制钠泵，使钠钾离子交换减少，留钾而排钠。代表性药物为屈螺酮，与孕激素受体的结合具有高度选择性和专一性，作用更类似天然黄体酮。可在预防子宫内膜增生的同时不抵消雌激素对血管的保护作用，因而安全性更高。因具有抗盐皮质激素的作用，对稳定血压有益。

（王明伟 周彩红）

huángtǐtóng

黄体酮（progesterone）

体内主要的天然孕激素，为维持妊娠所必需。又称孕酮。化学名称为孕甾-4-烯-3,20-二酮。属于孕激素类药物。一般由卵巢黄体分泌，当黄体因妊娠而逐渐萎缩后由胎盘分泌直至分娩。临床上应用的黄体酮多由薯蓣皂苷元或动植物甾醇为原料半合成得到。美国罗切斯特医学院的学生威拉德·迈伦·阿伦和他的解剖学教授乔治·华盛顿·科尔纳于 1933 年首先发现黄体酮，确定了它的熔点、分子量和部分分子结构，并将其命名为孕酮。

药理作用 黄体酮参与调节女性月经周期、妊娠维持和胚胎发生。其生物活性主要包括：①使子宫内膜由增生期转变为分泌期，发挥转化子宫内膜及调整月经的作用。②促进并维护妊娠，减少妊娠子宫的兴奋性，抑制其活动。③使子宫颈口闭合，黏液减少变稠，精子不易穿透；大剂量时通过对下丘脑的负反馈调节，抑制垂体促性腺激素的分泌，抑制排卵，因而有避孕作用。④与雌激素共同作用，促使乳房发育，为分泌乳汁做准备。⑤在肾小管水平竞争性对抗醛固酮，表现为排钠利尿作用。

体内过程 黄体酮口服易吸收，1~3 小时后血药浓度达到峰值。因迅速代谢而失活，一般采用注射给药，常用其油剂肌内注射；但舌下含用或阴道、直肠给药也有效。循环中的黄体酮绝大部分与血浆蛋白结合，可迅速分布到各靶组织，如子宫、阴道、肾、肌肉、肠、肾上腺、肝脏、垂体、脑和脂肪等。主要在肝脏失活，其代谢产物有孕二醇及其葡萄糖醛酸结合物，由尿中排出。部分代谢物从胆汁排泄。存在肝肠循环。

临床应用 黄体酮主要用于补充体内孕激素不足的相关病症，包括：①辅助生殖，应用黄体酮进行黄体支持和子宫内膜转化，促进胚胎的定位和着床。②黄体功能不足所致先兆流产、习惯性流产的保胎治疗。③痛经、功能性子宫出血、经血过多或血崩症。④闭经的诊断与治疗。⑤子宫内膜异位症。⑥孕激素不足引起的经前期紧张综合征、排卵停止所致月经紊乱和良性乳腺病等。

不良反应 黄体酮偶见头痛、头晕、恶心及乳房胀痛等。长期应用可引起子宫内膜萎缩，月经量减少，并容易发生阴道霉菌感染。少见妊娠妇女使用后出生女婴外生殖器男性化。

禁忌证及注意事项 妊娠早期大量使用黄体酮将增加胎儿脊柱、肛门、四肢等部位发生畸形的危险，所以不适用于治疗先兆流产，尤其是妊娠早期。高血压、肾病、心脏病水肿的患者慎用。患有血栓性静脉炎、血管栓塞、脑中风或乳腺及生殖器肿瘤的人群禁用。肝功能异常者慎用，肝病患者不能口服。出现黄疸时应停药。

黄体酮的口服生物利用度较低，通过剂型和给药方式的改进可望予以提高。微粉化天然黄体酮最早于 1980 年在法国上市，临床上可用于口服治疗继发性闭经和子宫内膜增生。黄体酮阴道凝胶由美国食品药品管理局于 1997 年 7 月批准上市，可使黄体酮在子宫内达到有效浓度进而显著减少整体的副反应。此外，2%、4%、8% 等不同浓度的黄体酮软膏为绝经期前后妇女和更年期综合征患者提供了更多的选择。

（王明伟　周彩红）

jiǎdìyùntóng

甲地孕酮（megestrol acetate）

半合成的具有抗促性腺激素活性的孕激素衍生物。又称去氢甲酮。化学名称为 6-甲基-17α-羟基孕甾-4,6-二烯-3,20-二酮 17-醋酸酯。甲地孕酮与雌激素配伍可用作口服避孕药，单独使用可作为速效避孕药，属于孕激素类药物。

药理作用及机制　甲地孕酮的口服生物利用度和孕激素活性均比黄体酮有所提高。对垂体促性腺激素的释放有一定的抑制作用，不具有雌激素和雄激素样活性，但有明显抗雌激素作用。与雌激素合用可抑制排卵。作用于雌激素受体，可阻止受体的合成和重新利用，干扰受体与雌激素结合，抑制激素依赖性肿瘤细胞的生长。此外，还可拮抗糖皮质激素受体，干扰类固醇激素受体和与细胞生长分化相关的调节蛋白之间的相互作用。

临床应用　甲地孕酮主要用于治疗晚期乳腺癌和子宫内膜癌，对肾癌、前列腺癌和卵巢癌也有一定疗效。高剂量醋酸甲地孕酮可提高食欲、增加体重，对于晚期肿瘤患者也有效果，临床常用于改善晚期肿瘤或人类获得性免疫缺陷综合征相关的恶病质患者的食欲，促使其增加体重，提高

生活质量。在相对低剂量时与雌激素合用能作为短效复方口服避孕片的孕激素成分。可治疗痛经、功能性子宫出血和子宫内膜异位症等。此外，甲地孕酮还被广泛应用于兽药。

体内过程　甲地孕酮口服吸收迅速，血药浓度升高较快，2 小时后可达到峰值。大部分药物以葡萄糖醛酸结合物形式经肾排泄，消除相半衰期为 32.5 小时。

不良反应　甲地孕酮的不良反应与其他孕酮类药物相似，但一般较轻，主要为：①恶心、头晕、倦怠。②突破性出血。③孕期服用可致女性后代男性化。④体重增加，但这对晚期癌症、恶病质及体重下降患者有益。⑤血栓栓塞现象罕见报道，包括血栓性静脉炎及肺动脉栓塞。⑥也有肾上腺皮质醇作用，出现满月脸、高血压和高血糖现象。用于治疗乳腺癌和前列腺癌时一个明显的不良反应是食欲增强、体重增加，且这是由于体内脂肪和细胞体积增加所致，不一定伴有液体潴留。动物致畸试验表明对家兔具有致畸作用且可使其死胎率上升。

禁忌证和注意事项　严重血栓性静脉炎、血栓栓塞性疾病、严重肝肾功能受损者、乳房肿块、孕妇和因骨转移产生的高钙血症患者禁用。有子宫肌瘤、血栓病史、高血压、糖尿病、哮喘病、癫痫、偏头痛和精神抑郁的患者慎用。哺乳期妇女用药期间应停止哺乳。长期用药应注意检查肝功能和乳房。

药物相互作用　甲地孕酮与某些抗心律失常药物（如多非利特）共同使用，可能会影响心脏节律，不推荐其共同使用。甲地孕酮与沙利度胺合用会增加凝血

危险，且其风险随年龄、抽烟史、高血压及高胆固醇血症等而增加。

（王明伟　周彩红）

quēnuòtóng

炔诺酮（norethisterone）

人工合成的第一个口服高活性孕激素。又称去甲基脱氢羟孕酮。化学名称为 17α-乙炔基-19-去甲基睾酮。1951 年由化学家路易斯·米拉门特斯、卡尔·杰拉西和乔治·罗森克兰茨合成，并于 1957 年在美国上市。是 20 世纪 60 年代早期应用的第一代口服避孕药。属于孕激素类药物。

炔诺酮与孕酮的药理作用和机制基本相同。动物实验表明，其口服时的孕激素活性较孕酮强 100 倍。主要促进并维持妊娠前期与妊娠期的子宫变化，使子宫内膜出现蜕膜样变化；其抑制垂体分泌促性腺激素的作用呈明显的剂量关系；有一定的抗雌激素作用，具有较弱的雄激素活性和蛋白同化作用。作用与甲地孕酮相似，但止血效果较好。

炔诺酮为短效孕激素，口服可从胃肠道吸收，血药浓度在 0.5～4 小时内达到峰值，平均 1.17 小时，消除半衰期为 5～14 小时，血浆蛋白结合率为 80%，作用时间至少持续 24 小时。吸收后大多与葡萄糖醛酸结合，由肾排出。用于功能性子宫出血症、经前综合征、痛经、月经不调、子宫内膜异位症及不育症等；与雌激素类药物合用可作为避孕药及更年期综合征的治疗药物。在复杂的非手术或手术前的妇科病例中，也常用于防止子宫内出血。不良反应主要为：①恶心、头晕、倦怠。②突破性出血。③类早孕反应较常见，约占用药人数的 50%，症状多为先重后轻，以后逐渐消失，可能与机体逐渐适应

有关。重症肝肾病患者、乳房肿块者和孕妇禁用。妊娠 4 个月内慎用，不宜用作早孕试验。哺乳期妇女不宜使用。心血管疾病、高血压、肾功能损害、糖尿病、哮喘病、癫痫、偏头痛、未明确诊断的阴道出血、有血栓病史（晚期癌症治疗除外）、胆囊疾病和有精神抑郁史的患者慎用。长期用药需注意检查肝功能，特别注意检查乳房。

炔诺酮与苯巴比妥、苯妥英钠、扑米酮、甲丙氨酯、氯氮卓、对乙酰氨基酚及吡唑酮类解热镇痛抗炎药（保泰松）等同服时，可诱导肝微粒体酶，加速炔诺酮在体内的代谢，导致避孕失败，突破性出血发生率增高。长期服用利福平、氯霉素、氨苄西林等抗菌药物亦可阻断炔诺酮的肝肠循环，导致避孕失败。

炔诺酮的 17β-羟基醋酸酯及庚酸酯为炔诺酮的前药，由于在分子中引入了长链脂肪酸可以延长其疗效。在炔诺酮的 18 位延长一个甲基得到炔诺孕酮，其左旋体左炔诺孕酮在药效和药物代谢方面比炔诺酮更具优势和更小的不良反应，是截至 2016 年底应用较广的一种口服避孕药。

(王明伟　周彩红)

pǔměiyùntóng

普美孕酮 （promegestone）

19-去甲孕酮类孕激素。又称丙甲雌烯酮。属于孕激素类药物。普美孕酮对孕激素受体的亲和力比黄体酮强，特异性更高，其孕激素活性为黄体酮的 100 倍。无雌激素和雄激素作用，略有抗雄激素活性和抗皮质激素活性。体内还可抑制雌激素的合成。普美孕酮也是烟碱型乙酰胆碱受体的一个非竞争性拮抗药。

普美孕酮口服吸收迅速，血药浓度的达峰时间约 1 小时，消除半衰期为 5~12 小时。临床用于黄体功能不足所致病症，如排卵紊乱所致的月经周期不规则、痛经、子宫内膜异位、经前综合征、乳房疼痛、月经过多或功能性子宫出血、绝经期不适及作为绝经期使用雌激素治疗时的辅助药物。与雌二醇配伍可用作长效避孕药，具有抑制排卵的作用。不良反应主要有阴道点滴出血与月经改变，如闭经等。极少数患者出现皮脂溢出、体重增加、胃肠道功能紊乱、下肢静脉病变及黄疸等。孕妇、静脉疾病及凝血功能障碍的患者、严重肝病或肝炎病史的患者禁用。出现严重头痛、视觉异常或血压升高等症状时应立即停药。哺乳期妇女、有心肌梗死及血栓病史、高血压或糖尿病的患者慎用。

普美孕酮与降血糖药合用时应调整降血糖药的剂量并加强对血糖和尿糖的监测。该药与肝药酶诱导剂合用可降低疗效，包括巴比妥类、灰黄霉素、利福喷汀、利福平以及苯妥英钠等。

(王明伟　周彩红)

qūluótóng

屈螺酮 （drospirenone，DRSP）

第一个合成类抗醛固酮螺内酯衍生物。化学名称为 6β, 7β, 15β, 16β-二亚甲基-3-氧代-17α-孕甾-4-烯-21, 17-羧内酯。屈螺酮是一种高效、低毒的人工合成甾体孕激素。属孕激素类药物。

与其他人工合成孕激素相比，屈螺酮的药理学特征更接近天然孕激素，同时具有抗盐皮质激素和抗雄激素的作用。屈螺酮与孕激素受体和盐皮质激素受体的亲和力较高，与雄激素受体的亲和力较低，与糖皮质激素受体的亲和力很低，不与雌激素受体结合。

它不仅无雄激素活性，还可通过抑制雄激素介导的转录发挥剂量依赖性的抗雄激素作用。屈螺酮无抗糖皮质激素活性，但具有弱的盐皮质激素活性和抗盐皮质激素活性，因而可拮抗雌激素诱导血管紧张素原合成时引起的醛固酮增高，减轻钠水潴留以及周期性体重增加和其他雌激素诱导的与体液潴留相关的症状。

屈螺酮药物代谢动力学特性与黄体酮相似。口服吸收迅速，达峰时间为 1~2 小时，生物利用度为 76%。95%~97% 与血清白蛋白结合。临床可与炔雌醇联合应用作为低剂量口服避孕药。与雌二醇配伍用于激素替代疗法，在改善更年期综合征的同时还可降低血压。阴道突破性出血发生率较低且不增加体重。屈螺酮具有抗雄激素作用，也可用于降低脂溢性皮炎和痤疮的发生。屈螺酮的不良反应中头痛、月经改变、乳房压痛、腹部疼痛、恶心及不规则阴道出血等较为常见。

口服屈螺酮的女性发生血栓栓塞的风险比未服任何避孕药的女性高 6~7 倍，比服用左炔诺孕酮的风险高 2 倍。美国食品药品管理局对含屈螺酮的避孕药物发布标签，禁用于手术前后。有深静脉血栓、中风或其他血管栓塞病史的女性慎用。屈螺酮具有抗盐皮质激素的活性，可拮抗雌激素诱导血管紧张素原合成时引起的醛固酮增高，减轻水钠潴留及周期性体重增加，但这一特性也可能导致高钾血症。不宜用于肝肾功能受损或肾上腺皮质功能不全的女性。屈螺酮可能导致高钾血症，在服用其他可能增加血钾水平的药物（如血管紧张素转换酶抑制药、血管紧张素 II 受体激动药、保钾利尿药、钾补充剂、肝素、醛固酮拮抗药及非甾体抗炎药）时会增加高钾血症的危险。

屈螺酮与雌激素的复方除用于避孕外，还用来治疗与雄激素相关的疾病。在避孕剂量下，屈螺酮可降低睾酮和雄二烯酮的水平，升高性激素结合蛋白的含量，改善多毛症；该复方还可用于治疗痤疮和改善经前综合征。

（王明伟　周彩红）

kàngyùn jīsùlèiyào

抗孕激素类药（anti-progestogen）

对抗孕激素作用的药物。属于生殖系统药物。抗孕激素类药常与前列腺素类药物配合使用，用于终止早期妊娠，也可用于避孕，长期服用可治疗子宫内膜异位症和子宫肌瘤等疾病。抗孕激素类药按其作用机制主要分为孕激素受体阻断药和3β-羟基甾体脱氢酶抑制药两类。

孕激素受体阻断药　具有抗孕激素活性，可以抑制子宫内膜的发育与分泌，影响受精卵着床，促进宫颈软化，终止早期妊娠。其抑制子宫内膜生长的功能可用于治疗子宫内膜异位症。孕激素受体阻断药与孕激素受体具有高度的亲和力，能在靶器官通过与孕激素竞争孕激素受体而发挥拮抗孕激素的功效。这类药物和孕激素受体结合后，根据其作用特点可呈现不同的药理活性：孕激素受体阻断药和选择性孕激素受体调节药。前者可以中和体内孕激素的作用，而后者的活性则取决于所作用的细胞和组织类型。选择性孕激素受体调节药最显著的特点是高度选择性地作用于高表达孕激素受体的靶组织，表现出拮抗效应，而在其他组织中表现低度的孕激素激动效应，具独特的组织特异性。与"纯"孕激素受体阻断药相比，选择性孕激素受体调节药有效地避免了抗糖皮质激素作用。

孕激素受体阻断药主要代表性药物有米非司酮、孕三烯酮、醋酸乌利司他和利洛司酮。醋酸乌利司他属于选择性孕激素受体调节药，于2009年5月在欧洲获准上市，2010年8月其片剂获美国食品药品管理局批准用于紧急事后避孕，是唯一在避孕失败或无防护性生活后120小时内口服避孕有效的产品，安全性和耐受性均很好。醋酸乌利司他对孕激素受体具有拮抗和部分激动作用，其亲和力为内源性配体的6倍，同时可与糖皮质激素受体和雄激素受体结合，在体外显示出抗糖皮质激素和抗雄激素活性。服用后可延迟卵泡破裂、抑制排卵，用于紧急避孕和治疗子宫肌瘤。利洛司酮（lilopristone，ZK98734）为新一代甾体类孕激素受体阻断药，其活性高于米非司酮，抗糖皮质激素作用低于米非司酮，对终止妊娠时间较长的早期妊娠（<63天）效果好于米非司酮。

3β-羟基甾体脱氢酶抑制药　可以抑制3β-羟基甾体脱氢酶的活性。该酶是一种在肾上腺催化孕烯醇酮生成孕激素的酶。它是唯一不属于细胞色素P450家族成员的皮质类固醇合成酶，为所有类固醇激素（包括孕激素、雌激素、雄激素、糖皮质激素和盐皮质激素）生物合成所必需，是孕酮生物合成过程中的关键酶，它的活性受到抑制，则孕酮的生成受到阻断，导致体内孕酮水平降低，足够剂量即可终止妊娠。

3β-羟基甾体脱氢酶抑制药主要代表性药物有环氧司坦、曲洛司坦。曲洛司坦在英国用于治疗库欣病和乳腺癌。美国在1994年4月起已停止其使用于人体，而在2008年用于治疗犬的库欣综合征。

（王明伟　戴薪传）

mǐfēisītóng

米非司酮（mifepristone）

9-去甲炔诺酮的衍生物，在其11β位上由二甲基氨基酚替代，是首个开发成功的孕激素受体阻断药。化学名称为11-β-[4-(N,N-二甲氨基)]-1-苯基-17β-羟基-17α-(1-丙炔基)-雌甾-4,9-二烯-3-酮。属于抗孕激素类药、紧急避孕药。米非司酮是一种甾体化合物，20世纪80年代初由法国鲁塞尔-优克福公司合成，1988年在法国获准上市。1986年通过临床试验的途径引入中国，1992年国产米非司酮作为流产药用于中国国内临床。

米非司酮具有强烈的抗孕激素活性，能够与内源性孕酮竞争结合孕激素受体，其结合能力是前者的5倍。小剂量使用时可抑制子宫内膜的分泌，使子宫内膜脱落，引发月经来潮；大剂量使用时可通过溶解黄体使月经提前。在妊娠早期可以使妊娠的绒毛组织及蜕膜变性坏死，进而使得胚胎停止发育。米非司酮无法使得子宫收缩排出胎囊等妊娠产物，但可以增加子宫肌层对前列腺素的敏感性，与前列腺素合用可以使宫颈胶原合成减少，分解增强，促进宫颈软化和扩张，使得胎囊等妊娠产物排出，提高完全流产率。米非司酮与糖皮质激素受体也有一定的结合能力，能够同时影响皮质醇的中枢调节（对促肾上腺皮质激素释放激素/促肾上腺皮质激素的负反馈作用）和外周调节作用。

米非司酮口服吸收迅速，1~2小时后血药浓度达到峰值。生物利用度为60%~70%，血浆蛋白结合率约为98%，体内消除缓慢，消除半衰期为 20～34 小时。米非司酮有明显的药物首过效应，体内最主要代谢物有 3 种，分别是去甲基化产生的单去甲基和双去甲基代谢产物，经羟基化产生的羟基化代谢产物，它们主要经粪便排出。米非司酮临床主要用于终止早期妊娠，亦可用来调节月经周期及紧急避孕；长期服用能治疗子宫内膜异位症和子宫肌瘤等疾病。不良反应有轻度恶心、呕吐、晕眩、乏力及下腹疼痛，个别患者出现皮疹。少数可有潮红和发麻现象。禁忌证为心、肝、肾疾病患者及肾上腺皮质功能低下者；带环受孕、服用避孕药避孕失败、年龄大于 40 岁者不宜采用该药终止妊娠。该药禁与利福平、卡马西平、灰黄霉素、巴比妥类、苯妥英钠、非甾体抗炎药、阿司匹林和肾上腺皮质激素同时使用。

（王明伟 戴薪传）

yùnsānxītóng

孕三烯酮（gestrinone） 炔诺酮的衍生物。又称三烯高诺酮。化学名称为 13-乙基-17α-乙炔基-17β 羟基-4, 9, 11-雌甾三烯-3-酮。20 世纪 70 年代由法国罗素-优克福（Roussel-Uclaf）公司研制生产，作为避孕药或用于治疗子宫内膜异位症。属于抗孕激素类药。

孕三烯酮具有较强的抗孕激素与抗雌激素活性，也有微弱的雌激素与雄激素活性。可以抑制子宫内膜的发育，使子宫内膜及异位子宫内膜病灶细胞失活、退化，从而致使异位病灶萎缩。还可以通过改变宫颈黏液稠度，抑制排卵，影响子宫内膜发育及拮抗孕激素受体等作用发挥抗早孕功效。

孕三烯酮口服吸收快，给药后 3 小时左右血药浓度达峰值，

消除半衰期约为 24 小时。主要通过羟基作用进行肝内代谢，形成成对结合的代谢产物。临床上孕三烯酮可作为事后避孕药，也可以与前列腺素合用提高早孕流产的成功率，或用于治疗子宫内膜异位症。不良反应有头晕、乏力、痤疮、多毛及脂溢性皮炎、胃部不适、下肢水肿、体重增加和乳房缩小松弛等症状；也可能发生月经周期紊乱、经量减少甚至闭经，或发生不规则出血。突破性出血发生率约 5%。中国临床观察有氨基转移酶升高现象。妊娠期、哺乳期妇女，严重心、肝或肾功能受损患者，以及既在使用雌激素或孕激素治疗时发生过代谢或血管疾病的患者禁用。治疗前须排除妊娠的可能性。整个治疗期内须采取严格的避孕措施（禁用口服避孕药），一旦发现妊娠，应停止治疗。同时服用利福平或抗癫痫药可以加速孕三烯酮的代谢。

（王明伟 戴薪传）

huányǎngsītǎn

环氧司坦（epostane） 一种 3β-羟基甾体脱氢酶抑制药。属于抗孕激素类药。化学名称为 (4α, 5α, 17β)-4, 5-环氧-3, 17-二羟基-4, 17-二甲基雄甾-2-烯-2-氰。20 世纪 60 年代起，美国斯特灵-温思罗普研究所在合成的一系列异噁唑雄烷类化合物中发现了环氧司坦具有明显的抗生育作用。而作为药品的环氧司坦最早由法国罗素-优克福公司生产，用于抗早孕。

妊娠的维持需要卵巢与胎盘分泌的孕激素。环氧司坦能够抑制卵巢和胎盘中的 3β-羟基甾体脱氢酶的活性，阻断孕烯醇酮转化成孕酮，使孕酮的生成减少，最终终止妊娠。环氧司坦给药途径为口服。一定剂量的环氧司坦进

入人体后符合一级动力学模型，该药在组织中分布广泛，以肾上腺、肝、胃肠、生殖器等组织含量为最高，其次是肾、心、脑、肺、脾。环氧司坦从胆汁、尿液、粪便中排泄的百分率较低，这可能是药物在体内发生了生物转化。环氧司坦的蛋白结合率高，且在腺体内的含量也很高，因此有利于环氧司坦产生避孕作用。环氧司坦临床用于妊娠期小于 49 天、身体状况良好的妇女终止早期妊娠。该药可使早孕反应加重，如恶心和呕吐等。妊娠期大于 49 天、胎囊大、孕妇年龄大、半年内有过人工流产史或剖宫史、正处于产后哺乳期、子宫畸形或合并子宫肌瘤者不宜使用此药终止妊娠。单独用药时所需剂量较大，一般与米非司酮等联合用药。与前列腺素合用终止妊娠的效果更好。避免使用对抗前列腺素的吲哚美辛、氟芬那酸或水杨酸类制剂。为预防或治疗胃肠道不良反应，可在服用环氧司坦前后加用复方地芬诺酯或甲氧氯普胺，腹痛严重者可予以哌替啶或阿托品类解痉药。

（王明伟 汪佳）

bìyùnyào

避孕药（contraceptive drugs）

用于阻碍受孕或防止妊娠的药物。属于生殖系统药物。生殖是一个复杂的生理过程，包括精子及卵子的形成、成熟、排放、受精、着床及胚胎发育等多个环节，阻断其中任何一个环节，均可达到避孕或终止妊娠的目的。用于女性的避孕药主要是雌激素和孕激素组成的复方制剂；用于男性的避孕药包括激素类和非激素类，主要药物有棉酚，但并未在中国上市。

作用机制 用于女性的避孕

药，根据不同作用环节，可归纳为 4 类主要机制：①抑制排卵，通过反馈性抑制下丘脑-垂体-卵巢轴，减少下丘脑分泌促性腺激素释放激素（GnRH），降低腺垂体对促性腺激素释放激素的反应，使促卵泡激素分泌减少，从而抑制卵泡成熟和排卵。②较大剂量孕激素及其他事后避孕药，通过增加宫颈黏液黏稠度，不利于精子进入宫腔。③影响子宫和胎盘功能，干扰输卵管运动，抑制子宫内膜正常发育，不利于受精卵着床，或抑制胚胎早期发育，如孕激素受体阻断药等。④主要阻碍受精，如杀灭阴道内精子的外用避孕药。

用于男性的避孕药，主要有两类：①非激素类药物棉酚。作用于睾丸曲细精管的生精上皮细胞，抑制精子生成，干扰精子成熟过程，从而达到男性避孕目的。②激素类药物。包括大剂量外源性雄激素或孕激素-雄激素复合剂，可反馈性抑制腺垂体分泌促性腺激素，从而抑制精子的生成；抗雄激素类药（如环丙孕酮等）大剂量应用可抑制促性腺激素分泌，抑制精子生成及成熟。但是，截至 2016 年底，临床上尚无满意的男性避孕药物。

分类 根据作用机制可分为抑制排卵的避孕药和抗着床避孕药。按照使用方法可分为紧急避孕药、男性避孕药和外用避孕药。抑制排卵的避孕药多为不同类型的雌激素和孕激素配伍组成的复方。截至 2016 年底常用的甾体避孕药有口服短效避孕药和长效避孕药；此外，还有皮下植入制剂、含药阴道环和含药宫内节育器。抗着床避孕药是适用于分居两地夫妇在探亲期间使用的避孕药。该类药物通过干扰生殖过程不同环节，使子宫内膜发生各种功能和形态变化，不利于孕卵着床，达到避孕目的。紧急避孕药越早服用效果越好，超过 72 小时往往失败率较高。男性避孕药包括激素类和非激素类药物。激素类药物有雄激素或雄激素合用孕激素，可通过影响男性生殖系统，干扰精子生成。非激素类药物棉酚（gossypol）是棉花根、茎和种子中所含的一种黄色酚类物质，可破坏睾丸细精管的生精上皮，使精子数量减少，直至无精子，在停药后一般可逐渐恢复。常用的外用避孕药多是一些具有较强杀精作用的药物，如孟苯醇醚及烷苯醇醚。

（魏尔清）

yìzhì páiluǎn de bìyùnyào
抑制排卵的避孕药（ovulation-inhibiting contraceptive） 影响女性生殖功能多个环节，但主要作用是抑制排卵的女用避孕药。该类药物多为不同雌激素和孕激素配伍组成的复方，是截至 2016 年底常用的甾体避孕药。该类药物主要作用是抑制排卵，并可改变正常生殖功能的多个环节，阻止妊娠发生。

作用机制 通过负反馈作用抑制下丘脑分泌促性腺激素释放激素，进而抑制垂体促性腺激素黄体生成素和促卵泡激素的合成和释放；还可降低垂体对促性腺激素释放激素的敏感性。大剂量可同时抑制垂体分泌黄体生成素和促卵泡激素，小剂量则对促卵泡激素分泌无明显影响。甾体避孕药抑制垂体促性腺激素合成和分泌，抑制卵巢的卵泡发育或使发育障碍。服药妇女血浆雌二醇及孕酮水平降低，卵泡发育不超过卵泡窦房形成阶段，因而抑制排卵发生。

该类药物还有多种其他作用：①改变宫颈黏液的理化性质，避孕药中的孕激素可显著减少宫颈黏液分泌，可对抗雌激素对宫颈黏液的作用，使黏液高度黏稠，降低精子穿透率，阻碍精子进入宫腔。②对子宫内膜的作用，可使子宫内膜腺体未能充分发育即转入分泌期，因而腺体分泌不足。此外，由于促性腺激素分泌减少，卵巢功能被抑制，内源性雌激素和孕激素分泌减少，间接影响子宫内膜正常发育，不利于受精卵着床。③对输卵管的作用，外源性雌激素和孕激素可使孕卵在输卵管中运行速度，破坏孕卵发育与子宫内膜转化的同步化，使孕卵不能着床。长期服药可使输卵管组织发生纤毛缺损、腺体分泌减少等改变；改变输卵管对前列腺素的反应，刺激前列腺素 $F_{2\alpha}$ 合成，导致输卵管峡部缩窄，阻止受精卵进入子宫腔。

分类 抑制排卵的避孕药可分为短效口服避孕药和长效避孕药两种。

短效口服避孕药 最常用的口服避孕药，通常雌激素和孕激素含量固定，如复方炔诺酮（片内含炔诺酮 0.625mg 和炔雌醇 0.035mg）、复方甲地孕酮（片内含甲地孕酮 1.0mg 和炔雌醇 0.035mg）及复方炔诺孕酮（片内含炔诺孕酮 0.3mg 和炔雌醇 0.03mg）等。从月经周期第 5 天开始，到 26 天为止，每晚服药 1 片，连服 22 天，不能间断。一般于停药后 2~4 天就可以发生撤退性出血，形成人工月经周期。下次服药仍从月经来潮第 5 天开始。如停药 7 天仍未来月经，应立即开始服下一周期的药物。漏服时，应于 24 小时内补服 1 片。

上述剂型为单相片，各药含

量固定，与内源性激素水平生理性变化不能同步。为了使服用者的激素水平近似月经周期水平，并减少出血发生率，可制成多相片剂。多相片模拟正常性激素周期性变化，更符合人体生理规律，效果更好，很少发生突破性出血。例如，炔诺酮双相片，前 10 天（片内含炔诺酮 0.5mg 和炔雌醇 0.035mg）孕激素与雌激素的比值较低，使子宫内膜达到较大的增殖期变化；后 11 天（片内含炔诺酮 1.0mg 和炔雌醇 0.035mg）的孕激素与雌激素的比值较高，使增生的子宫内膜达到足够的分泌相变化。炔诺酮三相片前 7 天、中间 7 天、后 7 天，炔诺酮分别为 0.5、0.75、1.0mg，炔雌醇均为 0.035mg；左炔诺孕酮三相片，前 6 天、中间 5 天、后 10 天，左炔诺孕酮分别为 0.05、0.075、0.125mg，炔雌醇分别为 0.03、0.04、0.03mg，其孕激素含量随着周期的前、中、后 3 个时相而递增，模拟生理性周期的孕激素释放变化；而雌激素含量固定或接近固定。

长效避孕药　长效口服避孕药是以长效雌激素类药物炔雌醇与孕激素类药物如炔诺孕酮或氯地孕酮等配伍而成的复方片剂。从月经来潮当天算起，第 5 天服第 1 片，最初两次间隔 20 天，以后每月服 1 次，每次 1 片。长效注射避孕药，如复方己酸孕酮注射液（避孕针 1 号）和复方甲地孕酮注射液，第一次于月经周期的第 5 日深部肌内注射 2 支，以后每隔 28 日或于月经周期的第 11～12 天注射 1 次，每次 1 支。注射后一般于 14 天左右月经来潮。如发生闭经，仍应按期给药，不能间断。埋植剂，以己内酮小管（约 Φ2mm×30mm）装入炔诺孕酮 70mg，形成棒状物，植入臂内侧或左肩胛部皮下。

不良反应　少数妇女在用药初期出现头晕、恶心、择食、乳房胀痛等轻微的类早孕反应。一般坚持用药 2～3 个月后可减轻或消失。突破性出血为常见不良反应，在服药期间发生出血，轻者表现为点滴出血，重者为月经样出血，常发生于用药后最初几个周期，可加服炔雌醇，并要减少漏服的发生。有 1%～2% 服药妇女发生闭经，原月经史不正常者较易发生，如连续 2 个月闭经，应停药。少数哺乳妇女用药可使乳汁减少。有报道甾体避孕药可引起血栓性静脉炎和血栓栓塞，可能与其中雌激素成分有关，须注意观察。可轻度损害肝功能，应定期检查肝功能。还可能出现痤疮、皮肤色素沉着，个别可能血压升高。

禁忌证及注意事项　充血性心力衰竭或有其他水肿倾向者慎用。急慢性肝病及糖尿病需用胰岛素治疗者不宜使用。避孕药可减少子宫内膜癌、卵巢癌、子宫肌瘤，以及乳腺纤维囊性和纤维腺性病变的发生率，而增加子宫颈癌和乳腺癌的发病率。如长期用药出现乳房肿块，应立即停药。宫颈癌患者禁用。肝药酶诱导药，如苯巴比妥、苯妥英钠，可加速该类避孕药在肝内代谢，影响避孕效果，甚至导致突破性出血。

(魏尔清)

fùfāng quēnuòtóng

复方炔诺酮（norethisterone compound）

以炔诺酮为孕激素成分的复合型女性口服避孕药。炔诺酮能抑制下丘脑分泌促黄体释放激素，并降低垂体前叶对促黄体释放激素的敏感性，从而阻断促性腺激素的释放，产生排卵抑制作用，主要与雌激素配伍制成多种复方制剂，用于女性避孕。单独应用较大剂量炔诺酮，可作为速效探亲避孕药，亦可用于治疗功能性子宫出血等妇科疾病。

炔诺酮口服吸收良好，服药后 0.5～4 小时血药浓度可达峰值，生物利用度为 47%～73%。血浆蛋白结合率约 80%，大部分从尿液排泄，消除半衰期为 5～14 小时。单次口服炔诺酮的清除率，并不会因配伍使用炔雌醇而发生改变。

炔诺酮主要与炔雌醇合用，作为短效口服避孕药，包括：①炔诺酮单相片，复方炔诺酮片（或膜、纸片）：含炔诺酮 0.625mg 和炔雌醇 0.035mg，用作短效口服避孕药，从月经周期第 5 天开始服药，每天 1 片，晚饭后服用为宜（上夜班者早饭后服用），连服 22 天，不能间断，服完等月经来后的第 5 天继续服药。②炔诺酮双相片（ortho-novuml 011），开始 10 天每日服 1 片，每片含炔诺酮 0.5mg 和炔雌醇 0.035mg；后 11 天每日服 1 片，每片含炔诺酮 1mg 和炔雌醇 0.035mg。③炔诺酮三相片（ortho-novum 777），开始 7 天每日服 1 片，每片含炔诺酮 0.5mg 和炔雌醇 0.035mg；中期 7 天每日服用 1 片，每片含炔诺酮 0.75mg 和炔雌醇 0.035mg 的片剂；最后 7 天每日服用 1 片，每片含炔诺酮 1mg 和炔雌醇 0.035mg。其效果较双相片更好。服药 22 天后，一般过 3～4 天即来月经；如第 7 天仍未见月经，应开始下一个月的服药。若连续发生 2～3 个月闭经，应予停药；也可考虑加服炔雌醇每天 0.005～0.01mg。

少数妇女服药后可有恶心、呕吐、头晕、乏力、嗜睡等类早孕反应，以及不规则出血、闭经、乳房胀、皮疹等，一般可自行消失。哺乳期妇女服药后可能乳汁减少，故应于产后半年开始服用；人工流产者应在来第一次月经第 5 天开始服药。漏服或迟服时，避孕会失败，故必须每天定时服药；如漏服应在 24 小时内补服 1 次。服药期间可能发生突破性出血，可每天加服炔雌醇 0.005 ~ 0.015mg。肝病、肾炎、乳房肿块患者忌用。有子宫肌瘤、高血压及肝、肾病史者慎用。服避孕药妇女应停止吸烟，或吸烟妇女（特别是年龄超过 35 ~ 40 岁者）不宜服避孕药。

苯巴比妥、苯妥英钠等肝药酶诱导药，与炔诺酮和炔雌醇同服，可加速体内代谢，导致避孕失败、突破性出血发生率增加。维生素 C 可提高炔雌醇的生物利用度。

（魏尔清）

kàngzhuóchuáng bìyùnyào

抗着床避孕药 （anti-implantation contraceptive） 通过干扰生殖过程不同环节使子宫内膜发生各种功能和形态变化，不利于孕卵着床，从而达到避孕目的的女用避孕药。又称探亲避孕药。应用时间不受月经周期的限制，适用于分居两地夫妇在探亲期间的避孕。该类药物的作用机制随用药种类、剂量、用药次数及用药时的月经周期天数各异而不同；在排卵期前给药可抑制排卵。中国多用大剂量炔诺酮、甲地孕酮、炔诺孕酮（18-甲基炔诺酮）、炔酮肟、孕三烯酮或双炔失碳酯。

甲地孕酮可与奎孕酮组合成口服甲醚抗孕丸或口服甲醚抗孕膜［均含甲地孕酮 0.5mg，奎孕酮（醋炔醚）0.8mg］。不良反应主要不规则出血、闭经。偶有恶心、头晕、头痛、乏力等。不规

则出血多发生在月经周期第 12 ~ 16 天，但血量不多，一般 3 天左右干净；亦可加服炔雌醇 0.0125mg，每天 1 ~ 2 次，连服 3 天，可止血。肝、肾病及高血压患者慎用。

炔诺孕酮为口服强效孕激素，其孕激素作用为炔诺酮的 5 ~ 10 倍，并有雄激素、雌激素和抗雌激素活性。抗排卵作用较炔诺酮强，还能改变宫颈黏液黏稠度和抑制子宫内膜发育等作用。口服易从胃肠道吸收，经 4 ~ 6 小时血浓度达峰值，半衰期为 27 ~ 35 小时，主要代谢产物经尿排泄。临床主要与炔雌醇组成复方作为短效或探亲口服避孕药，也可通过剂型改变用作长效避孕药，还可用于治疗痛经、月经不调。用药者可能会有恶心、呕吐、头昏、乏力、嗜睡等类早孕反应及不规则出血；偶有乳房胀、皮疹、痤疮、体重增加、高密度脂蛋白降低。肝、肾病患者忌用；子宫肌瘤、高血压患者以及肝、肾病史者慎用。

炔酮肟为炔诺酮类孕激素，口服具有显著的抗着床作用，比炔诺酮强 12.5 倍，而毒性较小。能抑制子宫内膜的发育和分泌，加快受精卵的运行速度，使其与子宫内膜发育不同步，从而导致受精卵不能着床。用作探亲避孕药，使用方便，停药后子宫内膜能恢复正常，比较安全。服药后月经变化较轻微，少数有突破性出血、恶心、呕吐、食欲减退、皮疹、腰酸等，一般可自行消除。肝功能不全者慎用。

（魏尔清）

shuāngquēshītànzhǐ

双炔失碳酯 （anorethindrane dipropionate） 属于具有抗着床作用的避孕药，并无孕激素活性，

其雌激素活性约为炔雌醇的 1/36。又称 53 号抗孕片（anordrin）。该药小剂量与孕激素有协同作用，大剂量则有抗孕激素活性。能抑制子宫内膜腺体的发育，同时影响受精卵的运行速度，使其与内膜发育不同步，从而不利于着床。如在月经周期前期服药，有排卵抑制作用。

该药为肠溶糖衣片，每片含双炔失碳酯 7.5mg、咖啡因 20mg 及维生素 B_6 30mg。应用不受月经周期的限制，每次房事后，立即口服本药 1 片，但第一次房事后次日清晨加服 1 片；以后每天最多 1 片，每月不少于 12 片。如果探亲结束时还未服完 12 片，则需每天服用 1 片，直至服满 12 片。适用于探亲或新婚夫妇使用，特别是探亲 2 周以上，多次房事的妇女。服药初期常见有恶心、呕吐、头晕、乏力、嗜睡等类早孕反应，必要时可对症处理，每天服用维生素 B_6 20mg 或维生素 C 100mg。偶有阴道出血、白带增多、乳胀、乳头色深、腹胀、食欲不振、口干等。少数妇女有月经不调、经量有不同程度改变。对月经周期延长或闭经者，可加服甲羟孕酮和炔雌醇。肝、肾病患者，人工流产未满半年者，以及哺乳期或腹泻妇女忌用。如必须在房事前服药者，可在事前 1 小时内服用。

（魏尔清）

jǐnjí bìyùnyào

紧急避孕药 （emergency oral contraceptive） 在无防护性生活或避孕失败后的一段时间内，为了防止妊娠而采用的避孕药。又称事后避孕药。性生活后 72 小时内有效，如果在服药期间又有性生活，时间要重新推算。

作用机制 该类药物越早服

用效果越好，超过 72 小时失败率较高。紧急避孕药的作用环节是多方面的，包括：抑制排卵；影响子宫颈黏液的量和黏稠度，干扰精子穿透上行；影响输卵管运动，受精卵的发育、运行与子宫内膜的发育不能同步；影响子宫内膜发育，干扰受精卵着床；干扰早期胚胎发育的不同环节。随药物种类、服药所处月经周期时间、用药剂量、次数不同，作用机制也不同。在排卵前给药，主要抑制排卵；在排卵后给药，则可通过其他多种环节发挥作用。频繁使用紧急避孕药对内分泌影响较大，不作为常规避孕方式，只作为偶尔使用的补救措施。

分类　可用于紧急避孕的药物包括：单一孕激素类药物，如左炔诺孕酮等；复合型紧急避孕药，如左炔诺孕酮合并炔雌醇等；孕激素受体阻断药米非司酮，小剂量米非司酮（10～25mg）可用于紧急避孕，较大剂量则用于终止早期妊娠；单一雌激素类药物，如己烯雌酚或炔雌醇，连续给药 5 天，避孕成功率较高，但不良反应发生率也高。其他可用于紧急避孕的药物，如口服甲醚抗孕丸（膜），含高效孕激素类药物甲地孕酮和奎孕醇，具有抑制排卵，影响宫颈黏液黏稠度和子宫内膜正常发育，从而阻止精子穿透、孕卵不易着床。炔酮肟为炔诺酮类孕激素，并有雌激素、抗雌激素和抗孕激素活性，能抑制子宫内膜的发育和分泌，加快受精卵的运行速度，使其与子宫内膜发育不同步，从而导致受精卵不能着床。孕三烯酮可改变宫颈黏液黏稠度、干扰子宫内膜发育、影响卵子运行速度以及拮抗子宫内膜孕激素受体，可用作事后避孕。此外，雌激素类或雌激素/孕激素

复合型药物，例如，已烯雌酚事后避孕片、炔雌醇事后避孕片、复合型事后避孕药（含炔雌醇 0.05mg 和炔诺孕酮 0.5mg），也有紧急避孕作用。

左炔诺孕酮（levonorgestrel）是口服强效孕激素炔诺孕酮的活性光学异构体，通过负反馈作用于下丘脑而抑制排卵，还能提高宫颈黏液黏稠度，降低精子穿透，改变子宫内膜而损害孕卵着床。该药口服吸收迅速，口服后经 0.5～2 小时血浆浓度达峰值，生物利用度 100%，血浆蛋白结合率 93%～95%，消除半衰期 10～24 小时。较大剂量左炔诺孕酮（0.75mg）口服制剂作为紧急避孕药，已经批准为非处方药。越早服用避孕效果越好。偶有轻度恶心、呕吐、乳房触痛、头痛、眩晕、疲劳等症状，一般不需处理，可在 24 小时后自行消失。可见月经改变，多数表现为服药当月的月经提前或延后。乳腺癌、生殖器官肿瘤、肝功能异常或近期有肝病及黄疸史、静脉血栓病、脑血管意外、高血压、心血管病、糖尿病、高脂血症、抑郁症患者及 40 岁以上妇女禁用。该药亦可与雌激素类药物组成复合型口服避孕药，如该药 0.15mg 和炔雌醇 0.03mg 组成的复方左炔诺孕酮片，作为常规短效口服避孕药；也可调节剂量，制成双相片和三相片；还能与其他药物配伍制成长效口服避孕药（如左炔诺孕酮炔雌醚片）；还是皮下埋植剂的成分（如左炔诺孕酮皮下埋植剂）。

米非司酮（mifepristone）是孕激素受体拮抗剂，一般在妊娠早期使用，可破坏子宫蜕膜，使子宫平滑肌的收缩作用增强，宫颈发生软化、扩张，从而诱发流产。能阻断孕激素对子宫等器官

的作用，具有抗着床、抗早孕等作用，用于紧急避孕、终止早期妊娠等。

（魏尔清）

nánxìng bìyùnyào

男性避孕药（male contraceptive）　能干扰男性生殖活动的神经内分泌调节、干扰精子生成和成熟等过程，可用于男性避孕的药物。男性生殖功能包括精子生成、精子成熟和精子排出等一系列过程。与女性一样，男性生殖活动也受到神经内分泌调节，凡能干扰男性生殖活动的神经内分泌调节、干扰精子生成和成熟等的药物，理论上均可达到避孕目的。但是，男性生殖生理学及男性避孕药的发展，远远落后于女用避孕药的有关研究，截至 2016 年底尚无临床实际可用的男性避孕药。

激素类干扰精子生成的药物　包括单一雄激素或雄激素合并孕激素。人类精子生成受促性腺激素黄体生成素和促卵泡激素调节，黄体生成素促进睾丸间质细胞合成睾酮，促卵泡激素与睾酮协同作用于生精细胞使精子发生。外源性甾体激素通过负反馈作用于下丘脑和垂体，抑制垂体促性腺激素释放，使得血黄体生成素、促卵泡激素及睾酮水平降低，抑制精子生成。每周注射雄激素十一酸睾酮后，可使某些人群中 90% 以上男子产生可逆性无精子症，从而达到避孕效果。采用雄激素合用孕激素左炔诺酮或去氧孕烯植入剂，两者均可负反馈作用于下丘脑-垂体-性腺轴，抑制精子生成。这类药物还包括促性腺激素释放激素激动药、阻断药合并雄激素。天然促性腺激素释放激素可促进垂体释放黄体生成素和促卵泡激素，引起精子生成

和雄激素合成，但合成的强效长效促性腺激素释放激素激动药大剂量多次给药，能负反馈抑制垂体和性腺的功能，抑制精子生成和雄激素合成。此外，促性腺激素释放激素阻断药合用雄激素，可使大多数男性用药者达到无精子。

非激素类干扰精子生成的药物　棉酚是从锦葵科植物中分离得到的酚类化合物，有明确的抗精子生成作用，但是，可能引起严重低血钾或不可逆性不育，限制了其临床应用。

作用于附睾精子的药物　直接作用于睾丸，损害生精细胞、抑制精子生成的药物，起效及停药后恢复时间均较长，且可引起有些个体不可逆性不育，而直接作用于附睾内精子功能或影响精子成熟的药物，作用起始及停药后恢复均较迅速，为可逆性药物。该类药物有 α-氯丙二醇类、6-氯代去氧糖类、磺胺水杨嗪等；雷公藤多苷也有减少精子的作用。

甾体性激素男性避孕药及氯丙二醇类男性功能性不育剂，先后都曾受到重视和较为深入的研究，但都因存在难以克服的不良反应，截至 2016 年底尚不能发展为可以推广应用的男用避孕药。1978 年，中国首先研制并在临床取得肯定避孕效果的男性避孕药棉酚，曾被国际科学家认为是男性生育调节的里程碑，但由于棉酚可能引起的低血钾及部分服药者停药后生育力不可恢复等问题，使得棉酚也一直未能成为可供实际使用的男性避孕药。

(魏尔清)

miánfēn

棉酚（gossypol）　自锦葵科植物草棉、树棉或陆地棉成熟种子、根茎及粗制棉籽油中提取的一种能抑制精子生成的酚类物质。中国科研人员证明棉酚直接作用于睾丸，可用于男性避孕，但在某些个体可导致不可逆性不育，故并未在中国上市。

棉酚的左旋体为活性成分，可引起雄性动物精子数量减少、精子畸形（断尾或弯曲）、丧失生育能力，但停药后可以恢复生育能力。作用部位在睾丸生精上皮，主要损害生精细胞，不同发育阶段的生精细胞对棉酚的敏感性不同，以精子细胞及精母细胞最为敏感，其中以变态中、后期和接近成熟的精子最为敏感。用棉酚后，最早出现精细胞核空泡形成和肿胀，随给药时间延长，可见次级精母细胞核固缩和破裂，精子数减少，直至无精子。

棉酚可用作男性避孕药。停药后，药效可持续 3~5 周，以后逐渐恢复。长期用药后，通常在停药后 6 个月恢复生育能力。常见不良反应为低血钾、乏力、恶心、呕吐、食欲减退、肌无力、嗜睡和性欲减退。应密切观察，出现严重乏力者，立即停用；检测血钾，如发生低钾血症，可口服或静脉补充钾盐。个别用药者血清谷丙转氨酶活性增高，肝功能不全和血钾偏低者慎用。服药时间过长，偶有可能产生对睾丸功能的不可逆性影响，生育能力不易恢复。精索曲张患者服用棉酚后，特别容易发生生精上皮长期或永久性损伤，因此需要恢复生精功能的服药者，应预先检查诊断。

(魏尔清)

wàiyòng bìyùnyào

外用避孕药（external contraceptive）　能在阴道内杀灭精子，达到避孕目的的药物。又称杀精子药（spermicide）或阴道杀精子药。该类药物具有使用方便、有效、不影响性功能的特点。无论长期或短期使用对身体无害，对阴道黏膜和阴茎无刺激性，对胚胎和胎儿发育无不良影响。不仅适用于一般育龄妇女，也适用于不宜口服、注射避孕药或采用宫内避孕器的育龄妇女。该类药物包括：重金属离子，如醋酸苯汞；表面活性剂，可分为阳离子型、阴离子型、非离子型，其中非离子型表面活性剂应用最广，如壬苯醇醚、孟苯醇醚和烷苯醇醚、醋酸苯汞等；其他药物，如鱼脂酸（鱼肝油酸）和右旋普萘洛尔。

壬苯醇醚　非离子型表面活性剂，主要通过降低精子脂膜表面张力、改变精子渗透压而杀死精子，或导致精子不能运动，从而使精子不能进入宫颈口，无法使卵子受精，达到避孕目的。该药避孕薄膜放入阴道深处后，溶解成凝胶体，作用维持 2 小时；栓剂经 10 分钟生效，作用维持 2~10 小时；含药海绵放置后，即可生效，作用维持 24 小时以上，它作为一种宫颈口的机械屏障，当精液与海绵接触即被吸收，同时海绵释放杀精剂，故避孕效果较好。不良反应主要有阴道局部刺激反应，产生阴道分泌物增多及烧灼感。房事后 6~8 小时内，不要冲洗阴道。

孟苯醇醚　非离子型表面活性剂，具有较强的杀精子作用。该药能降低精子脂膜表面张力，改变精子渗透压，进而杀死精子；或破坏精子的运动，使精子不能进入子宫而使卵子受精。实验证明，该药 0.2% 溶液能使精子瞬即死亡；人 1 次全量精液仅需该药 2mg 就被全部杀灭，对阴道杆菌无不良影响。药膜进入阴道后，能迅速溶解发挥杀精子作用，同时形成黏稠液，又能阻碍精子的运动,增强避孕效果。环形片放入阴道后,即产生浓厚泡沫,阻挡精子运动,也有利于提高避孕效果。阴道内使用时,每次同房前使用。初用时,男女双方生殖器可有发热感,使用几次后,即能习惯。环形片较疏松,使用时注意折裂;应将瓶塞盖紧,防止吸潮。该药有效时间为1小时,如放入超过1小时,须再放1片。

烷苯醇醚 非离子型表面活性剂,有很强的杀精子作用,其活性与壬苯醇醚相当。局部外用能损害精子顶体,破坏精子的膜结构,使其失去穿透卵子的能力,从而发挥避孕效应。不良反应常见有阴道分泌物增多,局部烧灼感、外阴瘙痒等,随着用药次数增加而逐渐减少。

醋酸苯汞 有杀灭精子的作用,毒性小,常配成软膏、栓剂或片剂,作为外用避孕药。该药效力受体液影响,在酸性环境中稳定,在碱性环境下(pH>7.2)效力略减。对汞过敏者忌用,片剂不可口服。

(魏尔清)

xióngjīsùlèiyào

雄激素类药 (androgens; androgenic hormones)

睾酮等男性性激素及其人工合成的睾酮衍生物。属于生殖系统药物。天然雄激素主要是由睾丸间质细胞分泌的睾酮。肾上腺皮质、卵巢和胎盘也可分泌少量的睾酮。临床上使用的雄激素类药物多为人工合成的睾酮衍生物,如甲睾酮、丙酸睾酮和苯乙酸睾酮等。同化激素也属于雄激素类药物,如男性化作用较弱的睾酮的衍生物,如苯丙酸诺龙、司坦唑醇(康力龙)及美雄酮(去氢甲睾酮)等。

药理作用 雄激素类药物的生理及药理作用广泛。对生殖系统,可促进男性器官及副性器官的发育和成熟,促进男性第二性征形成,促进精子的生成及成熟。大剂量反馈抑制垂体前叶分泌促性腺激素,对女性可减少雌激素分泌,并有直接抗雌激素作用。同时,具有促进蛋白质合成的同化作用,并减少蛋白质分解,造成正氮平衡,从而促进肌肉增长、体重增加,减少尿氮排泄(称为同化作用),同时有水、钠、钙、磷潴留作用。此外,骨髓造血功能低下时,大剂量雄激素可促进肾分泌促红细胞生成素,也可直接刺激骨髓造血功能,使红细胞生成增加。

临床应用 用于以下疾病的治疗:①睾丸功能不全,对无睾症(先天或后天两侧睾丸缺损)或类无睾症(睾丸功能不足)、男子性功能低下者,可用作替代疗法。②功能性子宫出血,通过对抗雌激素作用,使子宫平滑肌和子宫血管收缩,子宫内膜萎缩而止血。更年期患者较适用。对严重出血病例,注射己烯雌酚、黄体酮和丙酸睾酮等三药混合物,可达止血目的,停药后易出现撤退性出血。③晚期乳腺癌,雄激素可缓解部分患者的病情,这可能与其抗雌激素活性有关,也可能与其抑制垂体前叶分泌促性腺激素,因而减少雌激素的分泌有关;还可对抗催乳素对癌组织的刺激作用。其治疗效果与癌细胞中的雌激素受体含量有关,含量高者,疗效较好。④贫血,丙酸睾酮或甲睾酮能改善骨髓造血功能,可用于再生障碍性贫血及其他贫血。⑤虚弱,由于雄激素的同化作用,可用小剂量的雄激素治疗各种消耗性疾病、骨质疏松、生长延缓、长期卧床、损伤、放疗等虚弱情况,使患者食欲增加,

加快体质恢复。同化激素以同化作用为主,用于女性或非性腺功能不全的男性,常出现女性男性化现象或雄激素功能过强,使其临床应用受到一定限制。同化激素临床上主要用于蛋白质同化或吸收不良,以及蛋白质分解亢进或损失过多的病例,如营养不良、严重烧伤、术后恢复期、老年骨质疏松及恶性肿瘤晚期等。

不良反应 包括性功能改变,女性长期应用后,可出现痤疮、多毛、声音变粗、闭经、乳腺退化等男性化改变;男性患者可发生性欲亢进;也可出现女性化,这是由于雄激素在性腺外组织转化为雌激素所致,长期用药后的负反馈作用使睾丸萎缩,精子生成减少。还可诱发胆汁淤积性黄疸,17α位有烷基取代的睾酮类药物干扰肝内毛细胆管的排泄功能,引起胆汁淤积性黄疸,如发现黄疸应立即停药。孕妇及前列腺癌患者禁用。因雄激素有水、钠潴留作用,对肾炎、肾病综合征、肝功能不良、高血压及心力衰竭患者也应慎用。同化激素用药时,应同时增加食物中的蛋白质成分。长期应用可引起水、钠潴留,女性患者男性化,偶可见胆汁淤积性黄疸。肾炎、心力衰竭和肝功能不良患者慎用,孕妇及前列腺癌患者禁用。

(魏尔清)

gāotóng

睾酮 (testosterone)

在睾丸间质细胞内形成的主要雄激素。临床多用人工合成的睾酮衍生物,包括17羟基酯化衍生物及17羟基烷化衍生物。前者在肌内注射后缓慢吸收具有长效特点,有丙酸睾酮、十一酸睾酮、环戊丙酸睾酮等;后者具有口服有效的特点,有甲睾酮等。

睾酮类药物可激活雄激素受体，促进男性器官及副性器官的发育和成熟，促进男性第二性征形成，促进精子的生成及成熟。大剂量反馈抑制垂体前叶分泌促性腺激素，对女性可减少雌激素分泌，并有直接抗雌激素作用。还能明显促进蛋白质合成（同化作用），促进骨髓造血功能，促进红细胞生成。

从胃肠道吸收的睾酮，在进入血液循环前几乎完全在肝内代谢，故一般用其油溶液肌内注射或植入皮下。但是，甲睾酮不易被肝破坏，可口服，也可舌下给药。睾酮的血浆半衰期范围为10～100分钟；大部分在肝内代谢，17位羟基氧化成雄烯二酮和无活性的苯胆烷醇酮，后者进而代谢成雄激素活性更低的雄酮和无活性的苯胆烷醇酮。睾酮酯类药物肌内注射后，缓慢吸收，并在吸收后被水解为睾酮发挥作用。睾酮在某些靶器官转化成活性更高的双氢睾酮发挥作用。

睾酮的口服制剂有甲睾酮，其作用与天然睾酮相同，但易从胃肠道及口腔黏膜吸收，口服有效，舌下含服时，其作用增加约2倍。与睾酮相比，不容易在肝代谢，故半衰期较长，约2.7小时。甲睾酮用于治疗男性性功能低下，女性月经过多或子宫肌瘤、子宫内膜异位症、绝经后妇女晚期乳腺癌，老年性骨质疏松，小儿再生障碍性贫血等。大剂量（每月300mg以上）可引起女性男性化、水肿、肝损害、胆汁淤积性黄疸、头晕、痤疮等；舌下给药可致口腔炎、表现为疼痛、流涎等。对该药过敏者、肝功能不良者避免使用，前列腺癌患者、孕妇及哺乳期妇女禁用。

（魏尔清）

kàngxióngjīsùlèiyào

抗雄激素类药（anti-androgen drugs）

能减弱或对抗雄激素生理效应的药物。该类药物包括雄激素合成抑制药、5α还原酶抑制药和雄激素受体阻断药。

雄激素合成抑制药 亮丙瑞林（leuprorelin）是促黄体生成素释放激素类似物，活性约为促黄体生成素释放激素的100倍，抑制垂体-性腺系统的作用强于促黄体生成素释放激素。持续给药时，首次给药后能立即产生一过性的垂体-性腺系统兴奋作用（急性作用）；然后，抑制垂体生成和释放促性腺激素，有效地降低卵巢和睾丸的反应，降低雌二醇和睾酮的生成（慢性作用）。对男性和女性均有抑制性激素合成的作用，前列腺癌患者皮下注射亮丙瑞林每4周1次，可使血清睾酮浓度降至去势水平之下；对子宫内膜异位症、子宫肌瘤或绝经前乳腺癌患者，每4周1次皮下注射亮丙瑞林，可使血清中雌二醇下降到接近绝经期的水平。

亮丙瑞林用于治疗男性前列腺癌，还用于女性子宫内膜异位症、子宫肌瘤、闭经前乳腺癌；此外，还可用于中枢性性早熟症。不良反应有发热、颜面潮红、发汗、性欲减退、阳痿；男子女性化、乳房增大、睾丸萎缩、会阴不适等表现；恶心、呕吐、食欲不振、排尿障碍、血尿、骨疼痛、肩腰四肢疼痛、心电图异常、心胸比例增大等。对该药有过敏史者、孕妇或有可能怀孕的妇女、哺乳期妇女、有性质不明的异常阴道出血者（有可能为恶性疾病）禁用。

5α还原酶抑制药 睾酮在生殖器官、骨、皮肤等靶器官，首先在5α还原酶的作用下转化为5α双氢睾酮，才能与雄激素受体结合而发挥效应。非那雄胺（finasteride）是5α还原酶抑制药，在体内竞争性抑制5α还原酶，使得睾酮转化为5α双氢睾酮的量减少，进而使睾酮在靶器官的作用减弱。非那雄胺口服后吸收不规则，平均生物利用度约63%，口服后1～2小时血浆浓度达到高峰，血浆蛋白结合率约为90%。主要在肝内代谢，代谢产物经尿和粪便排泄。消除半衰期在60岁患者平均为6小时，而70岁以上患者可延长到8小时。非那雄胺可用于治疗良性前列腺肥大，使肥大的前列腺退化、缩小，症状改善。常见不良反应有性欲降低、男子乳房增大、阳痿和射精量减少。有妊娠潜在可能的妇女不应接触该药；使用该药的男性患者应采取避孕工具，以免受药物影响的精子造成男性胎儿的生殖器发育异常。

雄激素受体阻断药 能竞争性阻断雄激素受体，使内源性睾酮不能与雄激素受体相互作用，拮抗睾酮等雄激素的生理效应。典型药物有环丙孕酮和氟他胺。氟他胺是一种非甾体抗雄激素药物。氟他胺缺乏激素活性，在体内转化为α羟基氟他胺发挥拮抗雄激素受体的作用，每天给药可使男性雄激素靶器官（前列腺、精囊等）萎缩。但是，因阻断雄激素对下丘脑-垂体的抑制性反馈作用，导致血浆黄体生成素和睾酮水平明显增高，可限制其抗雄激素作用。氟他胺可用于前列腺癌的治疗，对初治及复治患者都有效；对良性前列腺增生也有一定的疗效。不良反应包括男性乳房女性化，乳房触痛，有时伴有溢乳，减少剂量或停药则可消失。少数患者可有腹泻、恶心、呕吐、食欲增加、失眠和疲劳。罕见性欲减低、一过性肝功能异常及精子计数减少。

（魏尔清）

huánbǐngyùntóng

环丙孕酮（cyproterone）

具有抗雄激素活性的 17α 羟孕酮类化合物。可抑制雄激素的作用，并有较强孕激素活性。

环丙孕酮能与雄激素受体结合，但本身没有雄激素活性，因而阻断了内源性雄激素与其受体的相互作用。并且，其强大的孕激素活性能反馈性抑制下丘脑-垂体轴，使血浆黄体生成素、促卵泡激素水平降低，血浆睾酮水平亦下降。因此，其作用包括阻断睾酮的作用以及减少睾酮的生成。对男性还能抑制精子生成，明显减少精子数及其活动度，降低精液生化组成及精子穿透宫颈黏液的能力，但一般是可逆的。环丙孕酮口服后容易从胃肠道吸收，3~4 小时血浆达到峰值，血浆消除半衰期约 38 小时。原型药物和代谢产物经粪便及尿液排泄。该药可用于：抑制男子严重性功能亢进；不宜手术的晚期前列腺癌；女性严重痤疮；女性多毛症；女性雄激素源性脱发。该药在男性可抑制精子生成，也可能产生异常精子，导致不育，停药后可缓慢逆转。还可能产生男子乳房增大及永久性肥大、镇静和抑郁的情绪变化、毛发分布改变、皮肤反应和贫血，偶见骨质疏松症。大剂量使用可引起肝功能改变、肝炎、黄疸、肝功能衰竭，严重时可以致命。口服环丙孕酮可有恶心、头痛、性欲减退、抑郁、不规则子宫出血、乳房痛、面部色素斑等。

环丙孕酮禁用于肝病、恶性肿瘤（前列腺癌除外）、严重慢性抑郁、镰状细胞贫血、有血栓史者及孕妇。因该药能延缓骨成熟和睾丸发育，禁用于未发育成年的青年。用药期间不可饮酒，严密观察肝功能、血糖、血常规和肾上腺功能。

（魏尔清）

kànggǎnrǎn yàowù yàolǐ

抗感染药物药理（pharmacology in anti-infective drug）

研究治疗病原体引起感染的各种药物与机体间的相互作用及作用规律的药理学分支学科。主要研究抗感染药物的药理作用机制、药物代谢动力学、药物效应动力学、药物毒理及药物筛选等内容。

简史 医学上的感染，是指细菌、病毒、真菌、寄生虫等病原体侵入机体所引起的局部组织甚至全身性的炎症反应。抗感染药物是指治疗各种病原体（病毒、细菌、衣原体、支原体、立克次体、螺旋体、真菌、原虫、蠕虫病等）所致感染的药物。1874 年，英国学者威廉·罗伯茨（William Roberts）在英国《皇家学会报》上发表了真菌生长能抑制细菌生长的微生物拮抗现象。1881 年，法国微生物学家、化学家路易斯·巴斯德（Louis Pasteur）认识到微生物产品有可能成为治疗药物，给动物接种普通的微生物能抑制尿中炭疽杆菌的生长。1910 年，德国医生保罗·埃尔利希（Paul Ehrlich）发明阿斯凡纳明，它既能杀死侵入人体内的梅毒螺旋体，又不伤害机体。阿斯凡纳明的问世，开创了化学药物疗法的新纪元。1940 年，保罗·埃尔利希的这个伟大发明被搬上银幕，片名叫《埃尔利希医生的魔弹》。以后的抗生素都是按照"埃尔利希魔弹"已经达到的安全性标准来开发的。

青霉素开始于英国学者弗莱明（Fleming）在 1922 年的一个伟大发现。当时弗莱明从人体鼻腔分泌物中观察到一种酶，即"溶菌酶"，具有抵抗微生物的能力。1928 年，弗莱明又发现了青霉素的抗生作用，即一种微生物能够抑制另一种微生物生长的这种作用。这一年被视为"抗生素元年"。然而这个重大发现被埋没了 10 年，在这 10 年中青霉素仅作为一种选择培养基来使用。在第二次世界大战期间，另外两位英国学者弗洛里（Florey）和钱恩（Chain）经过艰苦的努力，终于把青霉素提取出来制成了控制细菌感染的药品。因为防止战伤感染的药品在战争期间是十分重要的战略物资，所以美国把青霉素研制放在与原子弹研制同等重要的地位。直到 1944 年青霉素投入临床应用，开启了人类对细菌治疗的新纪元。青霉素的出现成为许多细菌感染性疾病的"克星"，被认为扭转了人和细菌大战的局势。

1932 年，德国生物化学家多马克（Dogmak）进行用化学合成物治疗病原菌感染的开拓性动物实验，发现了能杀死锥虫、对梅毒螺旋体有效、但对人体无害的"百浪多息"，即磺胺的前身。杜马克因此研究在 1939 年获得了诺贝尔医学与生理学奖。1943 年美国微生物学家赛尔曼·瓦克斯曼（Selman Abraham Waksman），发现并成功地应用于结核病治疗的药物——链霉素问世。链霉素的发现引起了人们在世界范围内寻找土壤微生物所产生的其他抗生素的热潮，许多科研工作者纷纷来到污水沟旁、垃圾堆上、沃野中采集样本，筛选菌种。在短短的一二十年间，相继发现了金霉素（1947 年）、氯霉素（1948 年）、土霉素（1950 年）、制霉菌素（1950 年）、红霉素（1952 年）、卡那霉素（1958 年）等。这些抗生素的问世，使细菌性疾病与立克次体病得以成功的治疗，使人的寿命显著延长。也正是在这一时期，抗生素研究进入了有目的、有计划、系统化的阶段，并建立了大规模的抗生素制药工业，生产方法亦工业化。20 世纪 50、60 年代后，人们从微生物中寻找到新抗生素的速度明显放慢，取而代之的是半合成抗生素的出现。20 世纪 50 年代末，分离出青霉素主核 6-氨基青霉烷酸，并对其经结构修饰获得了耐酸可口服的丙匹西林，耐青霉素酶的甲氧西林、苯唑西林、氯唑西林，广谱的氨苄西林、阿莫西林，对铜绿假单胞菌有效的羧苄西林、磺苄西林、哌拉西林，以及抗革兰阴性细菌的美西林等多个有特色的半合成青霉素，有效地弥补了天然青霉素抗菌谱窄的缺陷。20 世纪 70~80 年代，发现并报道的生物活性物质如酶抑制药、免疫调节药、受体结合抑制药等的数量逐渐增多，并已有数十种用于临床、畜兽医或农业生产中。

1990 年，这类由微生物产生的活性物质被命名为生物药物素。其实，生物药物素在培养及分离过程中其生物合成机制和分离纯化工业与抗生素基本相同。一些已知的抗生素除有"抗菌"作用外，还具有其他生物活性；而部分生物药物素亦具有一定的"抗菌"活性。两者之间并无泾渭分明的界限。1992 年，一些学者建议把抗生素和生物药物素统称微生物药物。抗生素研究的领域已不单纯局限于"抗菌"抗生素，抗生素研究进入一个开发微生物产生的有实用价值的生理活性物质的新阶段。

自抗生素问世以来，人类在预防和治疗感染性疾病方面掌握了强有力的武器。随着病原生物学和生物化学研究的进展，各种新的筛选模型和方法不断出现，为寻找新型抗生素打下了坚实的基础。各种药理活性物质使抗生素的应用范围不断扩大，为解决人类生存和发展所遇到的医疗、保健、工农业生产等一系列重大问题提供新的途径。当然，抗生素也有不良反应，如患者使用后常伴随精神不振、疲乏无力，有的患者还会产生过敏现象，滥用抗生素甚至有生命危险。因此，患者必须在医生指导下使用，切勿滥用抗生素。

药理研究　主要集中在发现抗感染药物，进行抗感染药物评价，包括药物效应动力学研究和药物代谢动力学研究，以及针对耐药性进行的研究等领域。

抗感染药物的发现首先要经过药物的体内外筛选。体外筛选是用培养基筛选具有抗感染作用的化合物的最低抑菌浓度，抗菌活性测定常用实验方法包括琼脂二倍稀释法、肉汤二倍稀释法、菌落计数法、纸片扩散法、E-实验法。体内抗菌筛选方法是采用感染致病菌的哺乳动物模型，进行抗菌药物实验治疗或预防，对抗菌药效作定量评价，主要以药物半数有效量表示。其中最常用的动物是大鼠、小鼠、兔、犬、豚鼠等，常用的感染动物模型包括腹腔/败血症模型、中性粒细胞减少鼠大腿感染模型、肺炎模型、肾脏感染模型及心内膜炎模型。

进行抗病毒药物药效学评价的细胞培养模型针对不同病毒而有所区别，主要包括人或易感动物原代细胞、传代细胞、转染细胞或生物工程方法构建的细胞系。

细菌耐药的检测方法，截至 2016 年底，有纸片琼脂扩散（Kirby-Bauer）法、聚合酶链式反应技术法、酶动力学参数测定法、生物膜中的细菌耐药性检测方法、VBNC 状态细菌的检测法、快速原位测定法和生物传感器测定法等检测方法。耐药性研究模型常用的有诱导的体外多重耐药模型。

药物分类　抗感染药物按作用对象及作用机制分类，主要分为 6 类：抗菌药物、抗病毒药物、抗真菌药物、抗结核病药物、抗麻风病药物和抗寄生虫药物。

发展现状　细菌的耐药性日益严重，多重耐药菌出现频率越来越高，新的抗菌药物的研发速度远远赶不上细菌耐药性产生的速度。进入 21 世纪全球科学家致力于深入研究细菌耐药性产生和传播的分子机制，努力研发对抗细菌耐药性的新药。

（周黎明　张媛媛）

kàngjūn yàowù

抗菌药物（antibacterial drugs）

能抑制或杀灭细菌，用于预防和治疗细菌性感染的药物。属于抗感染药物。仅能抑制病原菌生长繁殖而无杀菌作用的抗菌药物，称为抑菌药，如大环内酯类抗菌药和磺胺类抗菌药等。不仅能抑制病原菌生长繁殖，还能杀灭细菌的抗菌药物称为杀菌药，如 β-内酰胺类抗生素、氨基糖苷类抗生素和喹诺酮类抗菌药等。但将某种抗菌药简单定义为杀菌药或抑菌药并不十分科学，因为同一种药物对不同细菌的作用可能不同，例如：通常被认为是杀菌药的青霉素对肠球菌则仅发挥抑菌作用。同样，氯霉素对绝大多数肠杆菌是抑菌药，但对大多数流感嗜血杆菌却是杀菌药。

药物分类 按照不同的来源和结构特征，抗菌药物包括抗生素和人工合成抗菌药。抗生素是微生物（细菌、真菌和放线菌属）的代谢产物，能杀灭或抑制其他病原微生物，可以分为β-内酰胺类抗生素、大环内酯类抗生素、林可霉素类抗生素、多黏菌素类抗生素、氨基糖苷类抗生素、四环素类抗生素、氯霉素类抗生素。人工合成抗菌药包括喹诺酮类抗菌药、磺胺类抗菌药、硝基呋喃类抗菌药、硝基咪唑类抗菌药和甲氧苄啶。其中喹诺酮类抗菌药发展迅速，抗菌作用强、抗菌谱广、组织分布广、毒性低，通过抑制细菌的DNA螺旋酶和拓扑异构酶而发挥抗菌作用，代表药物有环丙沙星、氧氟沙星等。磺胺类抗菌药是氨苯磺胺的衍生物，通过抑制细菌的叶酸代谢而发挥抗菌作用，代表药物有磺胺甲噁唑、磺胺嘧啶等。甲氧苄啶的抗菌谱与抗菌机制与磺胺类抗菌药类似，因与磺胺类抗菌药合用时能增强磺胺类抗菌药的疗效，又被称为"磺胺增效剂"。硝基呋喃类抗菌药主要通过影响DNA合成而发挥抗菌作用，不易产生耐药性，代表药物有呋喃妥因。

评价指标 抗菌药物有最低抑菌浓度（minimum inhibitory concentration，MIC）和最低杀菌浓度（minimum bactericidal concentration，MBC）两个表示药物功效的指标。最低抑菌浓度是测定抗菌药物体外抗菌活性大小的一个指标，指在培养细菌 $18\sim24$ 小时后能抑制培养基内病原菌生长的最低药物浓度。能抑制50%或者90%受试病原菌的最低药物浓度，分别以 MIC_{50} 和 MIC_{90} 表示。最低杀菌浓度是指能够杀灭培养基内细菌或使细菌数减少99.9%的最低药物浓度。能将50%或者90%受试菌株的活菌总数杀灭减少99.9%所需的最低药物浓度，分别以 MBC_{50} 和 MBC_{90} 表示。抗菌药物作用于细菌一定时间后，血药浓度已经低于最低抑菌浓度时，细菌生长仍有可能受到持续抑制，这种效应称为抗生素后效应。

用抗菌药物对病原微生物和寄生虫进行抑制或杀灭，从而恢复机体健康，属于化学治疗，简称化疗。化疗指数是评价化疗药物安全性的重要指标。理想的抗菌药物应具备干扰细菌的重要功能，而不影响宿主（人体）细胞的特性。科学家在研制抗菌药物时，力图提高药物对病原体的选择性，降低对宿主的毒性。使用抗菌药物时，必须注重恢复和提高宿主自身的防御功能，充分发挥药物的治疗作用。

注意事项 长期应用抗菌药物，细菌对抗菌药物产生的耐受性，称为耐药性。耐药性会严重降低抗菌药物的抗菌效果。细菌有可能对多种抗菌药物产生耐受性，称为多重耐药，已成为全球关注的热点。抗菌药物为临床应用最广泛的药物之一。在抗菌药物治愈并挽救患者生命的同时，也出现了由于抗菌药物不合理应用导致的不良后果，如不良反应的增多，细菌耐药性的增长，以及治疗失败等，给患者健康乃至生命造成重大损害，因此应注意合理使用。

（周黎明　张媛媛）

kàngshēngsù

抗生素（antibiotics） 由细菌、真菌、放线菌属微生物产生、能抑制或杀灭其他微生物的物质。属于抗菌药物。抗生素分为天然抗生素和人工半合成抗生素，前者由微生物产生，后者是对天然抗生素进行结构改造获得的半合成产品。

简史 很早以前，人们就发现某些微生物对另外一些微生物的生长繁殖有抑制作用，把这种现象称为抗生。随着科学的发展，人们终于揭示出抗生现象的本质，从某些微生物体内找到了具有抗生作用的物质，并把这种物质称为抗生素，如青霉菌产生的青霉素，灰色链丝菌产生的链霉素都有明显的抗菌作用。所以人们把由某些微生物在生活过程中产生的，对某些其他病原微生物具有抑制或杀灭作用的一类化学物质称为抗生素。由于最初发现的一些抗生素主要对细菌有杀灭作用，所以一度将抗生素也称为抗菌素。但是随着抗生素的不断发展，陆续出现了抗病毒、抗衣原体、抗支原体，甚至抗肿瘤的抗生素，并纷纷用于临床，显然称为抗菌素已不妥，还是称为抗生素更符合实际。抗肿瘤抗生素的出现，说明微生物产生的化学物质除了抑制或杀灭某些病原微生物的作用之外，还具有抑制癌细胞的增殖或代谢的作用，因此现代抗生素的定义应当为：抗生素是由某些微生物产生的、能抑制微生物和其他细胞增殖的化学物质。

1928年英国细菌学家弗莱明（Fleming）在培养皿中培养细菌时，发现从空气中偶然落在培养基上的青霉菌长出的菌落周围没有细菌生长，他认为是青霉菌产生了某种化学物质，分泌到培养基里抑制了细菌的生长。这种化学物质是最先发现的抗生素——青霉素。在第二次世界大战期间弗莱明和另外两位英国学者——弗洛里（Florey）和钱恩（Chain）

经过艰苦的努力，终于把青霉素提取出来制成了制服细菌感染的物资药品。因为在战争期间，防止战伤感染的药品是十分重要的战略物资，所以，美国把青霉素的研制放在同研制原子弹同等重要的地位。1943 年，这个消息传到中国，当时还在抗日后方从事科学研究工作的微生物学家朱既明，也从长霉的皮革上分离到了青霉菌，并且用这种青霉菌制造出了青霉素。1947 年，美国微生物学家赛尔曼·瓦克斯曼（Selman Abraham Waksman）又在放线菌中发现、并且制成了治疗结核病的链霉素。

自 20 世纪 70 年代以来，已经发现了近万种抗生素，不过它们之中的绝大多数毒性太大，适合作为治疗人类或牲畜传染病的药品还不到百种。后来发现，抗生素并不是都能抑制微生物生长，有些是能够抑制寄生虫的，有的能够除草，有的可以用来治疗心血管病，还有的可以抑制人体的免疫反应而用在器官移植手术中。20 世纪 90 年代以后，抗生素的范围扩大了，叫作生物药物素。

1928 年，英国科学家弗莱明发现了能杀死致命的细菌的青霉素。青霉素治愈了梅毒和淋病，而且在当时没有任何明显的副作用。1936 年，磺胺的临床应用开创了现代抗微生物化疗的新纪元。1944 年在新泽西大学分离出来第二种抗生素链霉素，它有效治愈了另一种可怕的传染病——结核。1947 年出现氯霉素，它主要针对痢疾、炭疽病菌，治疗轻度感染。1948 年四环素出现，这是最早的广谱抗生素，当时在还未确诊的情况下就已有效地使用了。21 世纪初，四环素基本上只被用于家畜饲养。1956 年礼来公司发明了

万古霉素，因为它具有对革兰阳性细菌细胞壁、细胞膜和 RNA 有三重杀菌机制，不易诱导细菌对其产生耐药，被称为抗生素的最后武器。20 世纪 80 年代喹诺酮类抗菌药出现，和其他抗菌药不同，它们可以破坏细菌染色体，不受细菌因基因交换产生耐药性的影响。1983 年转基因工程菌成为生产抗生素的主要手段，大大提高了初级样品的纯度。

重复使用一种抗生素可能会使致病菌产生耐药性，之所以提出杜绝滥用抗生素，就是为了减少致病菌产生耐药性。科学地使用抗生素应有的放矢。通常建议做细菌培养并作药敏试验，根据药敏试验的结果选用极度敏感药物，这样就避免了盲目性，而且也能收到良好的治疗效果。

药物分类　按照不同的来源和结构特征，抗生素可以分为 β-内酰胺类抗生素、大环内酯类抗生素、林可霉素类抗生素、多黏菌素类抗生素、氨基糖苷类抗生素、四环素类抗生素、氯霉素类抗生素。

根据作用特点，抗生素可分为浓度依赖性抗生素和时间依赖性抗生素。浓度依赖性抗生素对致病菌的杀菌作用取决于血药峰浓度，而与作用时间关系不密切，即血药峰浓度越高，清除致病菌的作用越强。浓度依赖性抗生素可以提高血药峰浓度来增强抗菌作用，但在使用中应注意不能超过药物最低毒性剂量，保证疗效的同时又降低不良反应。判定该类抗生素能否达到满意疗效的指征可采用以下指标：血药浓度-时间曲线下面积（AUC）/最低抑菌浓度（MIC）≥ 125，血药峰浓度/最低抑菌浓度（MIC）≥ 10。此类药物的代表有氨基糖苷类抗

生素和喹诺酮类抗菌药。浓度依赖性抗生素具有较长的抗生素后效应。这类抗生素即使经过 $4\sim5$ 个半衰期已在体内清除，由于对细菌的抑制作用仍持续存在，故可适当延长给药间隔时间，减少给药次数，从而优化抗生素的给药方案。时间依赖性抗生素对致病菌的杀菌作用取决于血药浓度超过所针对细菌最低抑菌浓度的时间，而与药物的血药峰浓度关系不密切，即细菌与抗菌药物接触时间越长，杀灭致病菌的作用越强。时间依赖性抗生素可以延长抗菌药物接触时间来增强抗菌作用，达到最小有效浓度后再增加药物浓度也不会提高其抗菌效果，所以不需要过高的血药浓度，甚至可以适当降低血药浓度。此类药物的代表有大环内酯类和 β-内酰胺类抗生素。

（周黎明　张媛媛）

kàngjūnpǔ

抗菌谱（antibacterial spectrum）　抗菌药物的抗菌范围。抗菌药物根据抗菌谱的大小可分为广谱抗菌药和窄谱抗菌药。广谱抗菌药指对多种病原微生物有效的抗菌药物，如四环素、氯霉素、第三代及第四代氟喹诺酮类抗菌药、广谱青霉素和广谱头孢菌素；利福平也为广谱抗生素，对结核杆菌有强大的杀灭作用，抗结核杆菌作用与异烟肼相似，常与异烟肼和其他抗结核病药物合用治疗各型结核病，对麻风杆菌、革兰阳性球菌特别是耐药金黄色葡萄球菌都有很强的抗菌作用，对革兰阴性菌、某些病毒和沙眼衣原体也有抑制作用。窄谱抗菌药指仅对一种细菌或局限于某类细菌有抗菌作用的药物，如异烟肼对结核杆菌具有显著的杀菌作用和高度的选择性，而对其他细菌

无效。抗菌药物的抗菌谱是临床选药的基础，不同的抗菌药物抗菌谱不同。

青霉素类抗生素抗菌谱 青霉素类抗生素对大多革兰阳性菌，如革兰阳性球菌（对溶血性链球菌、肺炎球菌作用强，对肠球菌作用较差）、革兰阳性杆菌（白喉杆菌、炭疽杆菌、革兰阳性厌氧杆菌、产气荚膜杆菌、破伤风杆菌、难辨梭菌、丙酸杆菌、真杆菌及乳酸杆菌等）、革兰阴性球菌（脑膜炎球菌和淋球菌）、螺旋体（梅毒螺旋体、钩端螺旋体、回归螺旋体及鼠咬热螺菌等）和放线杆菌有效。

头孢菌素类抗生素抗菌谱 头孢菌素类抗生素的第一代对革兰阳性菌作用强，对耐青霉素的金黄色葡萄球菌有效，但肾毒性大。第二代对革兰阴性菌作用强。第三代对厌氧菌及革兰阴性菌作用强，对革兰阳性菌的作用不及第一、二代强；但对β-内酰胺酶更稳定，无肾毒性。第四代为广谱、高效抗菌剂。

大环内酯类抗生素抗菌谱 大环内酯类抗生素中的红霉素对革兰阳性菌抗菌作用强，与青霉素无交叉耐药性，主要用于对青霉素耐药的革兰阳性菌（尤其是金黄色葡萄球菌）引起的感染，对青霉素过敏患者的军团菌肺炎，包括白喉杆菌、肺炎支原体、沙眼衣原体等感染。

氨基糖苷类抗生素抗菌谱 氨基糖苷类抗生素属静止期杀菌剂，抗菌谱广，对包括铜绿假单胞菌、不动杆菌属在内的各种革兰阴性杆菌和包括耐甲氧西林的金葡菌在内的革兰阳性菌均有良好抗菌活性，特别是对需氧革兰阴性杆菌作用强，部分产品对结核杆菌有效，但对厌氧菌无效。

氯霉素类抗生素抗菌谱 氯霉素类抗生素为速效抑菌剂，对某些细菌可以产生杀菌作用。抗菌谱广，可有效对抗各种需氧和厌氧菌感染，对革兰阴性杆菌作用强，也能有效抑制立克次体、螺旋体、支原体等病原微生物。

磺胺类抗菌药抗菌谱 磺胺类抗菌药通过影响核酸的生成产生抑菌作用，抗菌谱广，对革兰阳性菌、革兰阴性菌、诺卡菌属、沙眼衣原体和某些原虫均有良好抑制活性，对肠道细菌如大肠埃希菌、克雷伯杆菌、志贺菌属等也有抑制作用。

喹诺酮类抗菌药抗菌谱 临床广泛应用的喹诺酮类抗菌药第三代产品，如诺氟沙星、氧氟沙星、左氧氟沙星、依诺沙星、培氟沙星、环丙沙星，对大多数需氧革兰阴性菌有良好的抗菌活性，对厌氧菌、分枝杆菌、军团菌及衣原体也有良好作用。

（周黎明 张媛媛）

nàiyàoxìng

耐药性（resistance） 长期应用化学治疗药物后，病原体对化学治疗药物产生的耐受性。耐药性一旦产生，药物的化学治疗作用明显下降。细菌耐药性是细菌在自身生存过程中的一种特殊表现形式。天然抗生素是细菌产生的代谢产物，是用以抵御其他微生物，保护自身安全的化学物质。人类将细菌产生的这种物质制成抗菌药物用于杀灭致病微生物，微生物接触到抗菌药，也会通过改变代谢途径或制造出相应的灭活物质等多种方式，使其避免被抗菌药物抑制或杀灭，形成耐药性。

种类 病原体包括微生物、寄生虫对某种药物耐药后，对于结构近似或作用性质相同的药物

也可显示耐药性，称为交叉耐药。病原体对多种化疗药物的敏感性降低称为多重耐药。

耐药性可分为固有耐药性和获得性耐药性。固有耐药性又称天然耐药性，是由细菌染色体基因决定的，代代相传，不会改变，如链球菌对氨基糖苷类抗生素天然耐药；肠道革兰阴性杆菌对青霉素天然耐药；铜绿假单胞菌对多数抗生素均不敏感。获得性耐药性是由于细菌与抗生素接触后，由质粒介导，通过改变自身的代谢途径，使其不被抗生素杀灭。如金黄色葡萄球菌产生β-内酰胺酶而对β-内酰胺类抗生素耐药。细菌的获得性耐药性可因不再接触抗生素而消失。临床上由于抗菌药物的滥用面对的不断增长的耐药性主要是获得性耐药。

产生机制 细菌可以通过多种机制产生耐药性：①产生灭活酶，使抗菌药物失活。这是微生物产生耐药的最重要机制之一。这些灭活酶可由质粒和染色体基因表达，包括：β-内酰胺酶由染色体或质粒介导，可破坏抗生素的β-内酰胺环裂解，从而使β-内酰胺类抗生素丧失抗菌作用。在用β-内酰胺类抗生素治疗细菌感染的过程中，可诱导细菌产生由质粒介导的广谱、超广谱β-内酰胺酶，亦可诱导细菌产生染色体介导的头孢菌素酶，所以科学家们研发出了β-内酰胺酶抑制剂来抑制其作用。氨基糖苷类抗生素钝化酶：细菌在接触氨基糖苷类抗生素后产生钝化酶使其失去抗菌作用，常见的氨基糖苷类钝化酶有乙酰化酶、腺苷化酶和磷酸化酶，这些酶可以将乙酰基、腺苷酰基和磷酰基连接到氨基糖苷类的氨基或羟基上，使氨基糖苷类的结构改变而失去抗菌活性。

其他酶类：细菌可产生氯霉素乙酰转移酶灭活氯霉素；产生酯酶灭活大环内酯类抗生素；金黄色葡萄球菌产生核苷转移酶灭活林可霉素。②抗菌药物作用靶位改变。由于改变了细菌细胞内膜上与抗生素结合部位的靶蛋白，降低与抗生素的亲和力导致抗菌的失败。靶蛋白结构改变或细菌与抗生素接触之后产生一种新的、原来敏感菌没有的靶蛋白，使抗生素不能与新的靶蛋白结合，产生高度耐药。如耐甲氧西林金黄色葡萄球菌（methicillin-resistant strains of staphylococcus aureus，MRSA）比普通的金黄色葡萄球菌的青霉素结合蛋白组成多 1 个青霉素结合蛋白-2a（PBP-2a），且青霉素结合蛋白-2a 与抗生素的亲和力极低，而形成高度的多药耐药。靶蛋白数量的增加，可以使药物存在时，仍有足够量的靶蛋白可以维持细菌的正常功能和形态，使细菌继续生长、繁殖，从而对抗菌药物产生耐药。③降低细菌外膜通透性。很多广谱抗菌药都对铜绿假单胞菌无效或作用很弱，主要是由于抗菌药物不能进入铜绿假单胞菌菌体内，而产生天然耐药。细菌接触抗生素后，可以通过改变通道蛋白的性质和数量，来降低细菌细胞膜的通透性，阻止抗菌药进入菌体内而产生获得性耐药。④其他机制。如细菌代谢途径的改变，金黄色葡萄球菌对磺胺类的耐药，是由于细菌对药物具有拮抗作用的底物——对氨基苯甲酸自身的生产量增多所致，耐药菌的对氨基苯甲酸生产量约为敏感菌的 20 倍。此外，细菌的相关代谢状态的改变、营养缺陷以及外环境的某些变化，都可能造成细菌的耐药。

（周黎明　张媛媛）

duōchóng nàiyào

多重耐药（multi-drug resistance，MDR）

病原体对多种化学治疗药物敏感性降低的现象。细菌、真菌、病毒和肿瘤细胞都能发生多重耐药。其中细菌的多重耐药问题已成为全球关注的热点，也是 21 世纪初研究和监测的重点。一种细菌对 3 类或 3 类以上抗生素同时耐药，即为细菌的多重耐药。

产生多重耐药的主要细菌及机制　在对细菌耐药机制的研究中，发现了整合子这一可移动基因元件的存在，它通过捕获基因盒使细菌产生多重耐药。基因盒所携带的基因多为抗菌药物耐药基因，整合子的水平传播则是耐药基因传播最有效的方式，也是临床多重耐药株出现的主要原因。临床常见的多重耐药菌如下。

耐甲氧西林金黄色葡萄球菌与耐甲氧西林凝固酶革兰阴性葡萄球菌（包括凝固酶阴性，耐甲氧西林的表皮葡萄球菌和溶血葡萄球菌）：金黄色葡萄球菌不仅可产生 β-内酰胺酶，对 β-内酰胺类抗生素耐药，更可改变青霉素结合蛋白（PBPs），产生新的 PBP-2a，对 β-内酰胺类抗生素高度耐药，并且对万古霉素以外的所有抗金黄色葡萄球菌的抗菌药物形成多重耐药。敏感的金黄色葡萄球菌有 5 个青霉素结合蛋白（PBP-1、2、3、3'、4），并无分子量为 78 000 的 PBP-2a，细菌在 β-内酰胺类抗生素的诱导下，由结构基因 mecA 表达产生新的 PBP-2a，它不仅具有敏感菌株 5 个青霉素结合蛋白全部功能，而且与抗生素的亲和力极低，因此 β-内酰胺类抗生素即使与其他青霉素结合蛋白结合，产生 PBP-2a 的金黄色葡萄球菌依然可以存活，

而且这个新的 PBP-2a 不与青霉素结合蛋白结合，而形成高度耐药的多重耐药性。

耐青霉素肺炎链球菌：对青霉素耐药肺炎链球菌的 PBP-1a、PBP-2a、PBP-2x 及 PBP-2b 等分子量较大的青霉素结合蛋白（分子量为 78000~100000）与青霉素的亲和力明显降低。肺炎链球菌对大环内酯类的耐药性由主动排出泵系统形成，由耐药菌中一种专门编码表达 14-元大环内酯类与 15-元大环内酯类外排泵膜蛋白基因 mef（A）介导，该基因表达的产物会将进入细胞内的抗菌药物排出菌体外，从而降低菌体内药物浓度，从而耐药。

耐万古霉素肠球菌（vancomycin-resistant enterococcus，VRE）：包括对万古霉素耐药的粪肠球菌与屎肠球菌（vancomycin-resistant enterococcus faecium，VREF）。肠球菌对不同抗生素的耐药机制亦不相同。

对第三代头孢菌素耐药的革兰阴性杆菌：包括产生超广谱 β-内酰胺酶（extended spectrum β-lactamases，ESBL）与产生 I 类染色体介导的 β-内酰胺酶（class I chromosone mediated β-lactamases）的革兰阴性杆菌。

耐碳青霉烯铜绿假单胞菌：其耐药机制主要是细菌通透性改变。亚胺培南进入铜绿假单胞菌体内需通过铜绿假单胞菌的一种特异的外膜通道即 Opr D porin 蛋白通道，铜绿假单胞菌可使 Opr D 的基因缺损，导致 Opr D 蛋白通道丢失，使亚胺培南无法进入铜绿假单胞菌体内，形成铜绿假单胞菌对碳青霉烯类耐药。铜绿假单胞菌产生金属 β-内酰胺酶也是其对碳青霉烯耐药的机制之一。

喹诺酮类耐药大肠埃希菌

(quinolone-resistantescherichia coli, QREC)：大肠埃希菌对所有喹诺酮类抗菌药有交叉耐药性，在中国耐药率已高达 50%～60%（国外报道低于 5%），主要原因除了中国自 20 世纪 80 年代以来长期大量仿制、生产及不加限制的广泛临床应用喹诺酮类抗生素，与农业、畜牧业、水产业、家禽饲养业把这种治疗药物用于动物的保健、疾病防治有关。大肠埃希菌对喹诺酮耐药机制主要为非特异的主动外排泵机制，同时改变结合部位、减少摄取、降低膜通道的通透性等都起一定作用。大肠埃希菌对喹诺酮出现耐药性时也同时对许多常用抗生素呈现多重耐药性。

多重耐药的后果　多重耐药菌的出现决定了联合用药的必然，其高频出现宣告了抗微生物药物时代即将结束。

（周黎明　张媛媛）

huàliáo zhǐshù

化疗指数（chemotherapeutic index，CI）

化学治疗药物引起的实验动物半数致死量（LD_{50}）与动物治疗实验的半数有效量（ED_{50}）的比值，或 5% 实验动物致死量（LD_5）与 95% 实验动物有效量（ED_{95}）的比值。化疗指数是评价化疗药物安全性的重要指标。化疗指数越大，表明该化疗药物的治疗效果越好，药物毒性越小，相对较安全，临床应用的价值也越高。但并非化疗指数大的化学治疗药物就绝对安全，如化疗指数高的青霉素也有可能导致患者过敏性休克。

化学治疗指用药物对病原微生物、寄生虫、肿瘤所致的疾病以及某些自身免疫病进行治疗，简称化疗。对于病原微生物和寄生虫主要是利用化学药物抑制或杀灭病原体，从而恢复机体健康。对于肿瘤，化疗是指利用化学药物阻止肿瘤细胞的增殖、浸润、转移，直至最终杀灭肿瘤细胞的一种治疗方式，是一种全身性治疗手段，和手术治疗、放射治疗一起，并称为癌症的三大治疗手段。1905 年引起梅毒的病原微生物被发现，德国科学家保罗·埃尔利希（Paul Ehrlich）用他的化合物来试验对这种新微生物的治疗作用，并发现 606 号化合物有效果。1909 年，606 号化合物第一次运用于梅毒的治疗，为梅毒患者解除了痛苦。1910 年保罗·埃利希开创了化学治疗理论。作为化学疗法的先驱，1912 年和 1913 年两度获诺贝尔化学奖提名，虽未获奖，但他仍被公认为是化学治疗之父。

化疗药物指用于化学治疗的药物，包括抗菌药物、抗病毒药物、抗真菌药物、抗寄生虫药物、抗肿瘤药和治疗某些自身免疫病（如类风湿型关节炎、多发性硬化症等）的药物。这些药物能在病原微生物、肿瘤致病的各个阶段发挥作用，其中某些还能对机体免疫系统产生影响，从而起到治疗自身免疫病的作用。许多化疗药物来源于植物或微生物，而另一些则是人工合成品。化疗药物给药途径包括口服、肌内注射、静脉注射、皮下注射和脊髓腔内注射。一些抗肿瘤的药物在应用中会出现患者恶心、呕吐等不良反应，给患者带来不适感。化疗药物种类繁多，而且新药还在不断地发现中，但欲取得好的疗效，还必须有合理的治疗方案，包括用药时机、药物的选择与配伍、给药的先后次序、剂量、疗程及间隔时间等。通常联合化疗方案的组成要考虑到：使用不同作用机制的药物，以便发挥协同作用；药物不应有相似的毒性，以免毒性相加，患者不能耐受；单一用药必须有效。

（周黎明　张媛媛）

kàngshēngsù hòuxiàoyìng

抗生素后效应（post antibiotic effct，PAE）

抗菌药物作用于细菌一定时间后停止给药，血药浓度已低于最低抑菌浓度时，细菌生长仍受到持续抑制的效应。

1986 年冰岛微生物学家韦格曼（Vogelman B）和克雷格（Craig WA）在研究亚胺培南、头孢哌酮及头孢哌酮钠在中性粒细胞减少症小鼠模型中的杀菌作用时发现，在小鼠血药浓度低于最低抑菌浓度时，抗菌药物仍对金黄色葡萄球菌有抑制作用，但对革兰阴性菌却没有这样的效应，而亚胺培南可对铜绿假单胞菌产生类似的效应。韦格曼和克雷格将此现象定义为抗生素后效应。

抗生素后效应是抗生素对其作用靶细菌特有的效应，它可被看作为病原体接触抗生素后复苏所需要的时间。抗生素后效应通常以时间表示：

$$PAE = T - C$$

式中 T 表示接触过抗生素的细菌培养基，在去除抗生素之后菌落数增加 10 倍所需的时间；C 表示没有接触过抗生素的对照组菌落数增加 10 倍的时间。药物作用机制、与作用靶点的亲和力、对细菌损伤程度、靶点功能恢复时间等是抗生素后效应的决定因素，药物种类与浓度、细菌种类、药物和细菌接触时间等也是抗生素后效应的重要影响因素。虽然药物的血浆半衰期可影响药物和细菌的接触时间，对于某些药物体内抗生素后效应可能有一定影响，但不是决定因素。

抗生素后效应产生的机制尚未完全明确。国际上对抗生素后效应这一理论进行了深入研究，并将其作为评价新抗生素药物效应动力学的重要参数。研究抗生素后效应是为了更合理地使用抗生素，制订合理给药方案。如对于氨基糖苷类抗生素、阿奇霉素、喹诺酮类抗菌药等具有较长抗生素后效应的药物，可结合其药物代谢动力学特点，适当延长给药间隔时间，制订更为合理的给药方案。

（周黎明　张媛媛）

β-nèixiān'ànlèi kàngshēngsù

β-内酰胺类抗生素（β-lactam antibiotics）

化学结构中具有β-内酰胺环的抗生素。基本上所有在其分子结构中包括β-内酰胺核的抗生素均属于β-内酰胺类抗生素。

分类　已有抗生素中使用最广泛的一类，化学结构中都含有1个β-内酰胺核，侧链改变后可形成许多不同抗菌谱和抗菌作用以及各种临床药理学特性的抗生素。此类抗生素具有共性，杀菌活性强，毒性低，适应证广，临床疗效好。根据结构特点可分为：①青霉素类抗生素，代表药物有青霉素、甲氧西林、阿莫西林。②头孢菌素类抗生素，代表药物有头孢他啶、头孢唑林。③碳青霉烯类抗生素，代表药物有亚胺培南。④头霉素类抗生素，代表药物为头孢西丁。⑤β-内酰胺酶抑制剂，代表药物有舒巴坦、克拉维酸、三唑巴坦。⑥氧头孢烯类抗生素是头孢菌素母核7-氨基头孢烷酸（7-ACA）1位上的硫（S）被氧（O）取代而形成的抗生素。对拟杆菌属等厌氧菌也有较强的抗菌活性，是广谱抗生素，包括拉氧头孢等。⑦单环β-内酰胺类抗生素是指仅有一个β-内酰胺环的抗生素，由土壤中多种增殖细菌产生，对革兰阴性菌有较强的抗菌活性，对革兰阳性菌和厌氧菌无抗菌活性，但该类抗生素不良反应小，包括氨曲南等。

作用机制　已证实细菌胞壁上特殊蛋白即青霉素结合蛋白是β-内酰胺类抗生素的作用靶位。各种β-内酰胺类抗生素的作用机制相似，都能抑制胞壁黏肽合成酶，即青霉素结合蛋白，从而阻碍细胞壁黏肽合成，使细菌胞壁缺损，菌体膨胀裂解。除此之外，对细菌的致死效应还应包括触发细菌的自溶酶活性，缺乏自溶酶的突变株则表现出耐药性。哺乳动物细胞结构中无细胞壁，β-内酰胺类抗生素不能对其产生影响，因而该类药物具有对细菌的选择性杀菌作用，对宿主毒性小。

耐药机制　细菌对β-内酰胺类抗生素的耐药性在临床非常普遍，其耐药机制可概括为：①细菌产生的β-内酰胺酶可以水解带有β-内酰胺环的分子而灭活易感抗生素。对革兰阴性菌产生的β-内酰胺酶有稳定性的广谱青霉素，以及第二、三代头孢菌素，其耐药发生机制不是由于药物分子被β-内酰胺酶水解，而是由于抗生素分子与大量的β-内酰胺酶迅速、牢固地结合，使其停留于细菌胞膜外间隙中，因而不能进入靶位发生抗菌作用。此种β-内酰胺酶的非水解机制又称为"牵制机制"。②靶蛋白与抗生素亲和力降低，青霉素结合蛋白增多或产生新的青霉素结合蛋白均可使抗生素失去抗菌作用。③细菌的细胞壁或外膜的通透性改变，或者细菌具有的主动外排机制，使抗生素不能或很少能进入细菌体内到达作用靶位。革兰阴性菌的外膜是限制β-内酰胺类抗生素透入菌体的第一道屏障。④由于细菌缺少自溶酶而出现细菌对抗生素的耐药性，即抗生素具有正常的抑菌作用，但杀菌作用差。

（周黎明　张媛媛）

qīngméisùlèi kàngshēngsù

青霉素类抗生素（penicillins）

主要用于革兰阳性菌、革兰阴性球菌、螺旋体和放线菌感染，对革兰阴性杆菌不敏感的β-内酰胺类抗生素。青霉素是人类历史上发现的第一种抗生素，且应用非常广泛。中国早在唐朝时，长安的裁缝会把长有绿毛的糨糊涂在被剪刀划破的手指上来帮助伤口愈合，就是因为绿毛产生的物质有杀菌的作用，这也就是人们最早使用青霉素。1928年，英国微生物学家弗莱明（Fleming）在实验研究中最早发现了青霉素，但由于当时技术不够先进，认识不够深刻，他并没有单独分离出青霉素。1929年，弗莱明发表了他的研究成果，遗憾的是，这篇论文发表后一直没有受到科学界的重视。1938年，英国化学家钱恩（Chain）看到了弗莱明的论文，开始做提纯实验。1940年冬，钱恩提炼出了少量青霉素，这虽然是一个重大突破，但离临床应用还差得很远。英国病理学家弗洛里（Florey）和钱恩在1940年用青霉素重新做了实验。他们给8只小鼠注射了致死剂量的链球菌，然后给其中的4只用青霉素治疗。几个小时内，只有那4只用青霉素治疗过的小鼠还健康活着。1941年前后弗洛里与钱恩实现对青霉素的分离与纯化，并发现其对传染病的疗效，但是青霉素会使个别人发生严重的过敏反应，所以在应用前必须做皮试。美国制药企业于 1942 年开始对青霉素进行大批量生产。到了 1943 年，制药公司已经发明了批量生产青霉素的方法。1944 年 9 月 5 日，中国第一批国产青霉素诞生，揭开了中国生产抗生素的历史。1959 年开始采用酰胺酶水解羰基侧链，形成中间体 6-氨基青霉烷酸（6-APA），再以化学合成方法接上各种基团，得到耐酸、耐酶、广谱、抗铜绿假单胞菌、抗革兰阴性菌等多种半合成青霉素。

分类及抗菌作用 青霉素类抗生素根据其来源可分为天然青霉素与半合成青霉素两大类。

天然青霉素 从青霉菌培养液中提得，含 G、K、X、F 和双氢 F 等，其中 G 产量高，性质较稳定，抗菌作用强，毒性低，价格低廉，是治疗敏感菌所致各种感染的首选天然抗生素。但是天然青霉素抗菌谱窄、不耐酸、不耐酶，因而不能口服，且金黄色葡萄球菌也易对其产生耐药，限制了其临床应用。

半合成青霉素 在中间体 6-氨基青霉烷酸的侧链上加入不同基团得到的各种不同性质的青霉素半合成品。由于天然青霉素抗菌谱窄、不耐酸、不耐酶等缺点的限制，科学家利用酰胺酶水解羰基侧链，形成中间体 6-氨基青霉烷酸，再以化学合成方法接上各种基团，从而得到耐酸、耐酶、广谱、抗铜绿假单胞菌、抗革兰阴性菌等多种半合成青霉素。主要包括以下几类。①耐酸口服青霉素类：抗菌谱与青霉素 G 相同，抗菌作用不及青霉素 G 强，但因为耐酸可以口服，属于苯氧青霉素类，如青霉素 V、非奈西林等。②耐青霉素酶青霉素类：用苯甲异噁唑基团取代青霉素侧链上的苄基而得，通过其空间位阻效应保护了 β-内酰胺环，使其不易被青霉素酶水解。包括甲氧西林、苯唑西林、奈夫西林、氯唑西林、双氯西林和氟氯西林等。共同特点是耐酸、耐酶。主要用于耐青霉素酶的金黄色葡萄球菌感染，其中氯唑西林和双氯西林作用较强。可口服，也可注射给药，主要以原型经肾排泄，排泄速度较青霉素慢，不良反应较少，除与青霉素有交叉反应外，少数患者口服后可出现嗳气、恶心、腹胀、腹痛、口干等不良反应。③抗铜绿假单胞菌广谱青霉素类：对铜绿假单胞菌具有显著的抗菌活性，对多数革兰阴性菌也有较好的作用。主要包括哌拉西林、磺苄西林、呋布西林、替卡西林、阿洛西林、美洛西林、阿帕西林和羧苄西林等。④广谱青霉素类：对革兰阴性和革兰阳性菌均有杀菌作用，耐酸，可以口服，但是因不耐酶，所以对耐酶金黄色葡萄球菌感染无效。主要包括氨苄西林、阿莫西林、海他西林、美坦西林、酞氨西林、匹氨西林、巴氨西林等。

作用机制 主要为：①抑制细菌胞壁黏肽合成酶，即青霉素结合蛋白（PBPs），使细菌胞壁缺损，水分渗入细胞质，菌体膨胀破裂死亡。革兰阳性菌等敏感菌的细胞壁主要由黏肽组成；革兰阴性杆菌的胞壁外膜为脂蛋白，青霉素不能透过故不敏感。哺乳动物细胞无细胞壁，故青霉素毒性小。②触发细菌的自溶酶活性。

临床应用 青霉素类抗生素临床上主要用于：①革兰阳性球菌感染：由溶血性链球菌、草绿色链球菌感染引起的咽炎、扁桃体炎、中耳炎、蜂窝组织炎、败血症、心内膜炎、猩红热等。肺炎链球菌感染引起的大叶性肺炎、中耳炎、急慢性气管炎、脓胸等呼吸系统感染，以及敏感葡萄球菌感染引起的疖、痈、脓肿、骨髓炎、败血症等。②革兰阳性杆菌感染：破伤风杆菌引起的破伤风、白喉杆菌引起的白喉、产气荚膜梭菌引起的气性坏疽等。使用过程中主要通过灭菌减少外毒素的产生，但因为不能对抗外毒素，必须与抗毒素合用。③革兰阴性球菌感染：脑膜炎链球菌感染引起的脑膜炎（罕见耐药）、淋球菌感染淋病（多已耐药）。④螺旋体病：梅毒螺旋体感染引起的梅毒、钩端螺旋体感染引起的钩端螺旋体病、回归热螺旋体感染引起的回归热。⑤放线菌感染引起的慢性化脓性感染。

不良反应 青霉素类抗生素的毒性很小，是化疗指数最大的抗生素。但其过敏反应在各种药物中居首位，发生率最高可达 $0.5\% \sim 1\%$。常见过敏性皮肤反应，表现为皮疹、血管性水肿，最严重者为过敏性休克，多在注射后数分钟内发生，症状为呼吸困难、发绀、血压下降、昏迷、肢体强直，最后惊厥，抢救不及时可造成死亡。因此在使用青霉素类抗生素之前必须询问患者过敏史；做皮试（特别是初用或停药 3 日以上、更换药品批号时），皮试结果阳性者禁用。抢救青霉素类抗生素引起的过敏性休克首选肾上腺素，皮下或肌内注射；严重病例可稀释后加推注氢化可的松；对症治疗可采用人工呼吸、吸氧、抗休克等方法。即使是皮试阴性也应备好抢救药品。掌握适应证，避免局部使用。青霉素钾盐静脉滴注过快时，可引起心搏骤停。

（周黎明 张媛媛）

qīngméisù

青霉素（penicillin）

由青霉菌培养液中提取获得的侧链结构为苄基的天然青霉素。又称苄青霉素（benzylpenicillin）、青霉素 G（penicillin G）。是青霉素类抗生素中的一种常用药物。其结构式见图 1。常用其钠盐或钾盐，其晶粉在室温中稳定，易溶于水，水溶液在室温中不稳定，放置 24 小时，抗菌活性会迅速下降，且可生成有抗原性的降解产物，故应在临用前配成水溶液，现配现用。

抗菌作用 主要作用于革兰阳性菌、革兰阴性球菌、嗜血杆菌属及各种致病螺旋体等。青霉素对溶血性链球菌、草绿色链球菌、肺炎球菌等作用强，对肠球菌作用弱。不产生青霉素酶（β-内酰胺酶的一种，可裂解青霉素而使其失活）的金黄色葡萄球菌及多数表皮葡萄球菌对青霉素敏感，但产生青霉素酶的金黄色葡萄球菌对其高度耐药。革兰阳性杆菌、白喉杆菌、炭疽杆菌及革兰阳性厌氧杆菌如产气荚膜杆菌、破伤风杆菌、难辨梭菌、短棒菌苗、真杆菌、乳酸杆菌等皆对青霉素敏感。革兰阴性球菌中脑膜炎球菌对青霉素高度敏感，耐药者罕见。对青霉素敏感的淋球菌日益少见。百日咳杆菌也对青霉素敏感。致病螺旋体，如梅毒螺旋体、钩端螺旋体对其高度敏感。

耐药机制 青霉素发生耐药的机制主要有：①细菌产生青霉素酶，使青霉素水解而灭活，或该酶与青霉素形成快而牢固的结合，使药物不能进入靶位，即与青霉素结合蛋白（PBPs）结合，发生抗菌作用。②青霉素结合蛋白发生突变，从而与青霉素亲和力降低，或青霉素结合蛋白增多，在与青霉素结合后还有青霉素结合蛋白可以发挥转肽酶活性，均可使青霉素失去抗菌作用。③细菌的细胞壁或外膜的通透性改变，使青霉素不能或很少到达作用靶位。④细菌缺少自溶酶。

体内过程 青霉素遇酸易分解，口服吸收差，肌内注射 100 万单位后吸收快且完全，0.5 小时达血药浓度峰值，约为 20U/ml，消除半衰期为 0.5 小时。6 小时内静脉滴注 500 万单位青霉素钠，2 小时后能达到 20～30U/ml 的血药浓度。青霉素主要分布于细胞外液、淋巴液、胎盘、肝、肾、肺、横纹肌、中耳液等。青霉素的脂溶性低，进入细胞量较少，房水与脑脊液中含量也较低，但大脑或眼部有炎症时青霉素透入脑脊液和眼的量可略提高，能达有效浓度。青霉素几乎全部以原形迅速经肾排泄，约 10% 经肾小球过滤。90% 经肾小管分泌。

临床应用 青霉素为治疗 A 组和 B 组溶血性链球菌感染、敏感葡萄球菌感染、气性坏疽、梅毒、鼠咬热等的首选药。肺炎球菌感染和脑膜炎时也可采用，当病原菌耐药时，可改用万古霉素或利福平。青霉素也是治疗草绿色链球菌心内膜炎的首选药；还可作为放线菌病、钩端螺旋体病、梅毒、回归热等，以及预防感染性心内膜炎发生的首选药。破伤风、白喉患者采用青霉素治疗时应与抗毒素合用。

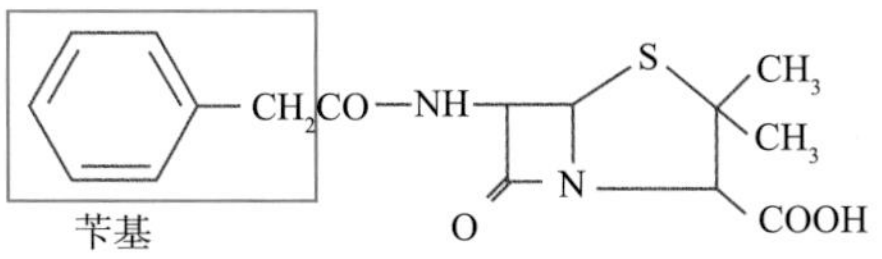

不良反应 青霉素的毒性很低，最常见的为过敏反应，包括过敏性休克、药疹、血清病型反应、溶血性贫血及粒细胞减少等，严重者可致过敏性休克。发生率占用药人数的 0.7%～10%。青霉素制剂中的青霉噻唑蛋白、青霉烯酸等降解物、青霉素或 6-氨基青霉烷酸高分子聚合物均可成为致敏原。

用青霉素治疗螺旋体引起的感染时，患者可出现症状加重的现象，表现为全身不适、寒战、高热、咽痛、肌痛、心率加快等现象，称为赫氏反应（Herxheimer reaction）。可能系青霉素杀死大量螺旋体释放入体内引起的免疫反应，这种反应持续时间不超过 24 小时，一般不引起严重后果。

（周黎明　张媛媛）

āmòxīlín

阿莫西林（amoxicillin）

一种常用的半合成青霉素类广谱 β-内酰胺类抗生素。又称安莫西林或安默西林。其制剂有胶囊、片剂、颗粒剂、分散片等，常与克拉维酸合用制成分散片。半合成青霉素的发现源于对天然青霉素 N 的研究，人们从头孢霉菌发酵液中分离得到青霉素 N，在其侧链结构上含有 D-a-氨基己二酸单酰胺。青霉素 N 侧链氨基是产生对革兰阴性菌活性的重要基团，由此在保留其结构特点的基础上，通过化学半合成修饰，从中发现了活性较好的氨苄西林和阿莫西林。阿莫西林的结构式见图 1。

抗菌作用 口服后阿莫西林中的内酰胺环立即水解生成肽键，迅速和菌体内的转肽酶结合使该酶失活，由此切断了菌体依靠转肽酶合成糖肽用来建造细胞壁的

图 1　青霉素结构式

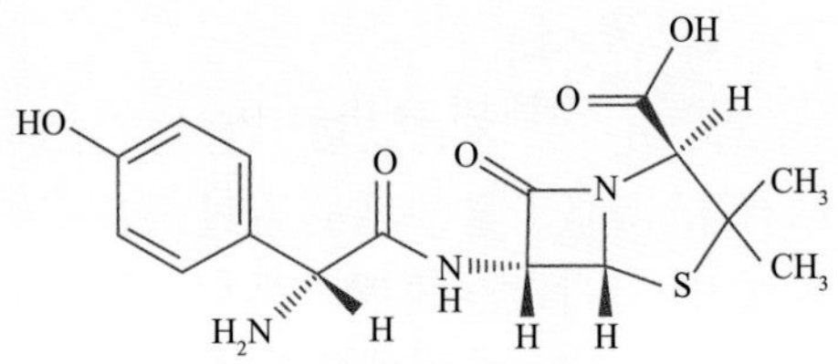

图1 阿莫西林结构式

唯一途径，使细菌细胞迅速成为球形而破裂溶解，菌体最终因细胞壁损失、水分不断渗透而胀裂死亡。阿莫西林对大多数致病的革兰阳性菌和革兰阴性菌（包括球菌和杆菌）均有强大的抑菌和杀菌作用。

体内过程 阿莫西林口服后迅速吸收，75%～90%可自胃肠道吸收，食物对药物吸收影响不显著。口服0.25g和0.5g后血药峰浓度分别为3.5～5.0ml/L和5.5～7.5mg/L，达峰时间为1～2小时。阿莫西林在多数组织和体液中分布良好，可通过胎盘屏障，在脐带血中浓度为母体血药浓度的1/4～1/3，在乳汁、汗液中和泪液中也含微量。血浆消除半衰期为1～1.3小时，服药后24%～33%的给药量在肝代谢，6小时内45%～68%给药量以原形药自尿中排除，尚有部分药物经胆道排泄，严重肾功能不全患者消除半衰期可延长至7小时。血液透析可清除该药物，腹膜透析则无清除作用。

临床应用 阿莫西林用以治疗伤寒、其他沙门菌感染和伤寒带菌者可获得满意疗效。对敏感细菌不产β-内酰胺酶的菌株所致的尿路感染也获得良好疗效，对下尿路感染的患者和不产酶淋病奈瑟菌尿道炎、宫颈炎，口服单次剂量3g即可获得满意疗效。肺炎链球菌、不产青霉素酶金葡、

溶血性链球菌和不产β-内酰胺酶的流感嗜血杆菌所致的耳、鼻、喉感染、呼吸道感染和皮肤软组织感染等皆为适应证。阿莫西林可用于钩端螺旋体病；亦可用于敏感大肠埃希菌、奇异变形杆菌和粪肠球菌所致泌尿生殖系统感染。与克拉霉素和兰索拉唑联合治疗幽门螺杆菌感染有良好疗效。阿莫西林与β-内酰胺酶抑制剂如克拉维酸合用时，抗菌作用明显增强。克拉维酸不仅可以不同程度地增强产β-内酰胺酶的菌株对阿莫西林的敏感性，还可增强阿莫西林对某些非敏感菌株（包括拟杆菌、军团菌等）的作用。

不良反应 阿莫西林主要不良反应有：过敏反应症状，可出现药物热、荨麻疹、皮疹和哮喘等，尤易发生于传染性单核细胞增多症者。少见过敏性休克。长期使用该药可出现由念珠菌或耐药菌引起的二重感染。

（周黎明　张媛媛）

tóubāojūnsùlèi kàngshēngsù

头孢菌素类抗生素（cephalosporin antibiotics） 以7-氨基头孢烷酸（7-ACA）为母核，连接不同侧链而成的半合成抗生素。头孢菌素类抗生素和青霉素类抗生素同属β-内酰胺类抗生素，不同的是头孢菌素类的母核是7-氨基头孢烷酸，而青霉素类的母核则是6-氨基青霉烷酸，这一结构上的差异使头孢菌素类抗生素能耐受青霉素酶。头孢菌素类与青霉素类相比，对β-内酰胺酶的稳定性更高，抗菌谱更广，抗菌作用强，变态反应少，毒性低。

头孢菌素类抗生素均为头孢烷酸的衍生物，其钾盐、钠盐易溶于水，所以临床应用的注射剂型主要制作成钠盐或钾盐。且因为头孢菌素类含有不稳定的β-内酰胺环，在有水分子存在的条件下易被水解，所以注射剂型多制成粉针剂。口服用头孢菌素类是一些化学稳定性稍高并且能耐受胃酸的品种，如头孢氨苄、头孢羟氨苄等多制成游离酸的片剂或胶囊。

抗菌作用及机制 根据头孢菌素类的抗菌谱、对β-内酰胺酶的稳定性及抗革兰阴性杆菌活性的不同，以及对肾毒性和临床应用的差异，可将头孢菌素分为四代。①第一代头孢菌素：主要代表药物有头孢唑啉、头孢氨苄、头孢羟氨苄、头孢噻吩等。第一代头孢菌素对革兰阳性球菌包括肺炎球菌、链球菌、葡萄球菌敏感，但对耐甲氧西林的金黄色葡萄球菌不敏感；对金黄色葡萄球菌产生的β-内酰胺酶的稳定性优于第二代和第三代，对革兰阴性杆菌的作用弱于第二代和第三代，对革兰阴性菌产生的β-内酰胺酶不稳定；对铜绿假单胞菌、耐药肠杆菌和厌氧菌无效；对肾有一定毒性。②第二代头孢菌素：主要代表药物有头孢呋辛、头孢克洛、头孢孟多、头孢雷特等。对多数β-内酰胺酶稳定，对革兰阴性菌如大肠埃希菌、克雷伯菌属、痢疾志贺菌、阴沟杆菌等的作用比第一代强，而对革兰阳性菌的作用比第一代弱，对某些肠杆菌科细菌和铜绿假单胞菌作用仍较差，肾毒性低于第一代。③第三代头孢菌素：主要代表药物有头孢噻肟、头孢他啶、头孢唑肟、头孢曲松、头孢地嗪等。对革兰阴性菌产生的β-内酰胺酶高度稳

定，对革兰阴性菌的作用强于第一代和第二代，对革兰阳性菌的作用弱于第一代和第二代；具有很强的组织穿透力，体内分布广泛；抗菌谱广，对铜绿假单胞菌和厌氧菌有不同程度的抗菌作用，对肾基本无毒性。④第四代头孢菌素：主要代表药物有头孢匹罗、头孢吡肟等。对各种 β-内酰胺酶高度稳定，对铜绿假单胞菌、大肠埃希菌、金黄色葡萄球菌的抗菌效果好，对肠杆菌的作用超过第三代。对大多数厌氧菌有抗菌活性。

头孢菌素类抗生素与青霉素类抗生素的抗菌机制相同，以青霉素结合蛋白（PBPs）为靶点，与之结合后通过抑制转肽酶活性而干扰细菌细胞壁肽聚糖的合成，导致细胞壁缺损，从而显示杀菌作用。

临床应用 第一代头孢菌素主要用于需氧菌引起的中度感染和部分敏感菌引起的严重感染，如敏感菌引起的呼吸系统、泌尿生殖系统、胆道、皮肤软组织等感染。第二代头孢菌素可用于与第一代相同适应证的轻、中度感染患者，也可以作为一般革兰阴性菌感染的治疗药物，用于敏感菌引起的呼吸道、泌尿道、皮肤及软组织、骨组织及骨关节、妇科等感染以及耐青霉素的淋病治疗。第三代头孢菌素主要用于治疗重症耐药菌引起的感染或以革兰阴性杆菌为主要致病菌、合并厌氧菌和革兰阳性菌的混合感染。第三代头孢菌素的组织穿透力强，分布广，一般用于重症感染。较轻的感染，可用其他抗菌药治疗时，不宜使用第三代头孢菌素，否则易导致耐药性的增加。第四代头孢菌素一般用于对第三代头孢菌素耐药的革兰阴性杆菌引起

的严重感染。

不良反应 ①过敏反应：头孢菌素类抗生素使用过程中可发生不同程度的过敏反应，如皮疹、皮肤瘙痒、药物热等轻微过敏反应，极少数患者也有可能发生过敏性休克。②双硫仑样反应：在服用含有甲硫四氮唑基团的头孢菌素类抗生素，如头孢哌酮、头孢唑林、头孢拉啶等药物期间饮酒，或服用含酒精的药物如藿香正气水，食物如酒精巧克力，会发生双硫仑样反应，表现为胸闷、气短、喉头水肿、口唇发绀、呼吸困难、心率增快、血压下降、四肢乏力、面部潮红，甚至发生过敏性休克，血压下降至 60～70/30～40mmHg（1mmHg = 0.133 kPa），并伴有意识丧失。

（周黎明 张媛媛）

tóubāozuòlín

头孢唑林（cefazolin）

属于第一代注射用头孢菌素类抗生素。曾称先锋霉素 V。是一种 β-内酰胺类广谱抗生素，其化学结构式见图1，其制剂有注射用头孢唑林钠和注射用五水头孢唑林钠两种。

抗菌作用及机制 头孢唑林抗菌谱广，除肠球菌属、耐甲氧西林葡萄球菌属外，对其他革兰阳性球菌均有良好的抗菌活性，肺炎链球菌和溶血性链球菌对该药高度敏感。白喉杆菌、炭疽杆菌、李斯特菌和梭状芽胞杆菌对该药亦敏感。对部分大肠埃希菌、

奇异变形杆菌和肺炎克雷伯菌具有良好的抗菌活性，但对金黄色葡萄球菌作用较差。伤寒杆菌、志贺菌属和奈瑟菌属对头孢唑林敏感，其他肠杆菌科细菌、不动杆菌和铜绿假单胞菌大多耐药。产酶淋球菌耐药，流感嗜血杆菌仅中度敏感。革兰阳性厌氧菌和某些革兰阴性菌多敏感。脆弱拟杆菌耐药。

头孢唑林通过与细菌细胞壁上的青霉素结合蛋白（PBPs）结合，使转肽酶酰化，影响细胞壁黏肽成分的交叉连接，抑制细菌中隔和细胞壁的合成，使细胞分裂和生长受到抑制，使细菌膨胀发生形态变化，最后溶解和死亡。

体内过程 头孢唑林只有注射剂。肌内注射 500mg 后，血药峰浓度经 1～2 小时达 38mg/L，6 小时血药浓度尚可测得 7mg/L。20 分钟内静脉输注 500mg，血药峰浓度为 118mg/L，有效浓度维持 8 小时。难透过血脑屏障，脑脊液中不能检测出血药浓度。头孢唑林在胸水、腹水、心包液和滑囊液中可达较高浓度，炎症渗出液中的药物浓度基本与血清浓度相等，胆汁中浓度等于或略超过同期血药浓度。在体内不代谢，原形药通过肾小球滤过，部分通过肾小管分泌自尿液中排出。24 小时内可排出给药量的 80%～90%。

临床应用 头孢唑林用于治疗敏感细菌所致的中耳炎、支气

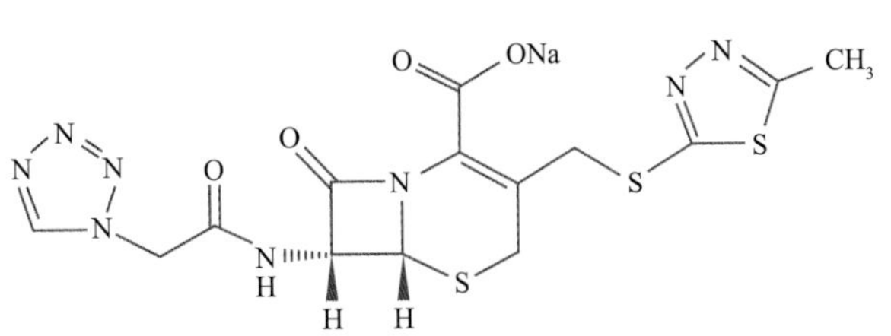

图 1 头孢唑林钠结构式

管炎、肺炎等呼吸道感染，尿路感染，骨和关节感染，败血症，感染性心内膜炎，肝胆系统感染，以及眼、耳、鼻、喉科等感染。不宜用于中枢神经系统感染，对慢性尿路感染，尤其伴有尿路解剖异常者的疗效较差，不宜用于治疗淋病和梅毒。头孢唑林广泛用于需氧菌引起的中度感染和部分敏感菌引起的严重感染。头孢唑林属于时间依赖性抗菌药物，其抗菌效果主要取决于血药浓度超过所针对细菌的最低抑菌浓度（MIC）的时间，血药浓度在体内代谢达到最高后慢慢下降，当降至无效浓度时就进行下一次用药，可尽量延长药物在体内的有效浓度时间，起到较好的治疗作用。头孢唑林达到最小有效浓度后再增加药物浓度也不会提高其抗菌效果，如1次即给予1日总用药量，不仅会使药效降低，还会造成血药浓度过高，增加代谢负担，导致用药风险增加。

不良反应 注射头孢唑林后，患者偶可出现皮疹、瘙痒、心悸、胸闷，甚至过敏性休克，与青霉素有交叉过敏，发生率约为20%。静脉注射偶发生血栓性静脉炎和肌内注射区疼痛。偶有药物热。个别患者可出现暂时性的血清氨基转移酶、碱性磷酸酶升高。肾功能减退患者应用高剂量（每日12g）时可出现脑病反应。大剂量使用易造成肾功能障碍。

药物相互作用 头孢唑林与庆大霉素或阿米卡星联合应用，在体外能增强抗菌作用；与强利尿药合用有增加肾毒性的可能，与氨基糖苷类抗生素合用可能增加后者的肾毒性。丙磺舒可使该药血药浓度提高，血浆消除半衰期延长。

（周黎明 张媛媛）

tóubāotādìng

头孢他啶（ceftazidime） 一种广谱的第三代β-内酰胺类头孢菌素类抗生素。别称头孢噻甲羧肟、头孢齐定。只有注射用头孢他啶一种剂型。分子式 $C_{22}H_{22}N_6O_7S_2$。其化学结构式见图1。

抗菌作用及机制 头孢他啶对大肠埃希菌、肺炎杆菌等肠杆菌科细菌和流感嗜血杆菌、铜绿假单胞菌等有高度抗菌活性。对硝酸盐阴性杆菌、产碱杆菌等亦有良好的抗菌活性。头孢他啶对细菌产生的大多数β-内酰胺酶高度稳定，所以其对上述革兰阴性杆菌中多重耐药菌株仍可具有抗菌活性。对肺炎球菌、溶血性链球菌等革兰阳性球菌高度敏感，但对葡萄球菌仅具中度活性，肠球菌和耐甲氧西林葡萄球菌则往往对头孢他啶耐药。对消化球菌和消化链球菌等厌氧菌具一定抗菌活性，但对脆弱拟杆菌抗菌作用差。对铜绿假单胞菌具有高度活性。

头孢他啶通过与细菌细胞壁上的青霉素结合蛋白（PBPs）结合，使转肽酶酰化，影响细胞壁粘肽成分的交叉连接，抑制细菌中隔和细胞壁的合成，使菌体膨胀，改变细菌形态，最后细菌溶解和死亡。

体内过程 成人单次静脉滴注和静脉注射头孢他啶1g后，血药峰浓度分别可达70~72mg/L和120~146mg/L。药物消除半衰期为1.5~2.3小时。给药后在骨、心、胆汁、痰、眼房水、胸膜液及腹膜液等多种组织和体液中分布良好，易透过胎盘，少量可透过血脑屏障。血浆蛋白结合率低，为5%~23%。该药不经过代谢，主要以原形自肾小球滤过排出，静脉给药24小时内以原形自尿中排出给药量的84%~87%，胆汁中排出量少于给药量的1%。中、重度肾功能损害者该药的消除半衰期延长。

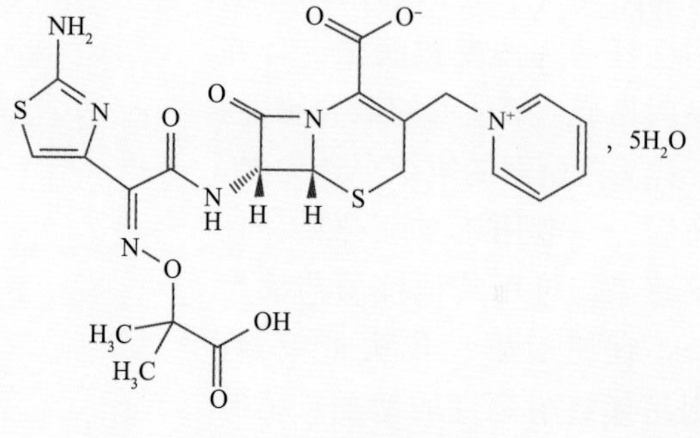

临床应用 静脉注射或静脉输注头孢他啶，用于敏感革兰阴性杆菌所致的败血症、下呼吸道感染、腹腔和胆道感染、复杂性尿路感染和严重皮肤软组织感染等。对于因多种耐药革兰阴性杆菌引起的免疫缺陷感染、医院内感染以及革兰阴性杆菌或者铜绿假单胞菌所致中枢神经系统感染尤为适用。

不良反应 少见而轻微。少数患者可发生皮疹、皮肤瘙痒、药物热；恶心、腹泻、腹痛；注射部位轻度静脉炎；偶可发生一过性的血清氨基转移酶、血尿素氮、血肌酐值的轻度升高；白细胞、血小板减少，嗜酸性粒细胞增多等。此外，还可以引起神经系统的异常。因为是广谱抗生素，可发生肠球菌属和念珠菌的二重感染。

药物相互作用 头孢他啶与以下药物有配伍禁忌：硫酸阿米卡星、庆大霉素、卡那霉素、妥

图1 头孢他啶结构式

布霉素、新霉素、盐酸金霉素、盐酸四环霉素、盐酸土霉素、黏菌素甲磺酸钠、硫酸多黏菌素B、葡萄糖酸红霉素、乳糖酸红霉素、林可霉素、磺胺异噁唑、氨茶碱、可溶性巴比妥类、氯化钙、葡萄糖酸钙、盐酸苯海拉明和其他抗组胺药、利多卡因、去甲肾上腺素、间羟胺、哌甲酯、氯琥珀胆碱等。不可以与氨基糖苷类抗生素在同一容器中给药。与万古霉素混合可发生沉淀。与氨基糖苷类抗生素或呋塞米等强利尿剂合用时需严密观察肾功能情况。

衍生剂 头孢他啶-阿维巴坦。阿维巴坦是一新型β-内酰胺酶抑制剂，该衍生剂为复方产品，2015年经美国食品药品管理局批准用于复杂性腹腔内感染（联合甲硝唑）及复杂性尿路感染的治疗，主要针对革兰阴性菌感染。

（周黎明　张媛媛）

tànqīngméixīlèi kàngshēngsù

碳青霉烯类抗生素（carbapenems）　经对硫霉素的结构修饰得到的一类活性最强、抗菌谱最广的β-内酰胺类抗生素。通常用于治疗疑似或确诊的严重耐药菌感染。代表药物为亚胺培南、美罗培南（meropenem）。碳青霉烯类抗生素与青霉素类抗生素结构类似，不同之处为噻唑环上的硫原子被碳原子取代，并且 C_2 和 C_3 之间存在不饱和双键，此外，C_6 键上的反式 α-羟乙基侧链，大大提高了此类抗生素的抗菌活性和对β-内酰胺酶的稳定性。若构象变为顺式或无此结构，则失去耐β-内酰胺酶作用。临床上使用的碳青霉烯类都具有此结构，而青霉素和头孢菌素该位置的取代基为β-顺式构象，易被β-内酰胺酶水解。碳青霉烯类抗生素的结构式见图1。

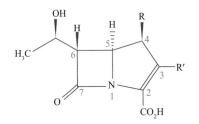

图1　碳青霉烯类抗生素结构式

第一个碳青霉烯类抗生素甲砜霉素于1976从链霉菌 *Streptomyces cattleya* 发酵液中提取，虽然其抗菌谱广、作用力强、耐β-内酰胺酶，但终究由于其水溶液稳定性差没有应用于临床。此后，通过对甲砜霉素的结构修饰得到了一系列的碳青霉烯类抗生素，主要有亚胺培南、美罗培南、帕尼培南等，均为注射剂。

碳青霉烯类抗生素的特点是抗菌谱广，对革兰阳性需氧菌、厌氧菌和革兰阴性需氧菌、厌氧菌均有抗菌作用。抗菌作用强，对多数细菌产生的β-内酰胺酶高度稳定且本身也具有抑酶作用。碳青霉烯类抗生素通过与青霉素结合蛋白（PBPs）结合而杀菌，具有极强的抗菌活性，其最低抑菌浓度（MIC）与最低杀菌浓度（MBC）非常接近，对铜绿假单胞菌外膜的透过性大，抗铜绿假单胞菌活性强。与其他β-内酰胺类抗生素之间几乎无交叉耐药性，对一些耐药的致病菌也有较强的抗菌作用。

此类药物在临床上用于各种严重感染，可用于脑膜炎、发热性中性粒细胞减少症、下呼吸道感染、腹内感染、皮肤和软组织感染、败血症及尿路感染等。

碳青霉烯类抗生素不良反应较少。可能会伴有消化道反应，如恶心、呕吐；皮疹、发热，与青霉素交叉过敏等；有一定的神经毒性，表现为头痛、惊厥、癫痫，肌阵挛和意识障碍等；可改变神经突触传递兴奋性和抑制性的平衡，增加癫痫发生的危险性。

（周黎明　张媛媛）

yà'ānpéinán

亚胺培南（imipenem）　在对硫霉素的结构修饰中含有亚胺基团的碳青霉烯类抗生素。属于β-内酰胺类抗生素。截至2016年底只有注射剂一种剂型。分子式 $C_{12}H_{17}N_3O_4S \cdot H_2O$，化学结构式见图1。

抗菌作用及机制 亚胺培南具有广谱杀菌作用，抗菌机制是通过与细菌细胞壁上的青霉素结合蛋白（PBPs）结合，抑制参与细菌细胞壁黏肽合成的内肽酶和糖苷酶的合成，导致细菌形成无壁球状体，并迅速肿胀、溶解而死亡。其具有强大的抑制细菌细胞壁合成的能力，可杀灭绝大部分革兰阳性和革兰阴性的需氧和厌氧病原菌。与新一代头孢菌素类抗生素和青霉素类抗生素一样对革兰阴性细菌具有广谱的抗菌作用，对革兰阳性细菌也有强效杀灭能力，而此种特性只有在较早期窄谱β-内酰胺类抗生素才具有。抗菌谱包括铜绿假单胞菌、

图1　亚胺培南结构式

金黄色葡萄球菌、粪肠球菌和脆弱拟杆菌等不同种类的病原体，而这些病原体通常易对其他抗生素产生耐药性。亚胺培南的抗菌谱基本包括了所有在临床上有意义的病原菌。对大多数细菌产生的 β-内酰胺酶相对稳定，但可被某些脆弱类杆菌产生的金属 β-内酰胺酶水解。这是次要的耐药机制。主要耐药机制是外膜通道的缺失所致。

体内过程 亚胺培南静脉输注给药。血浆蛋白结合率约为 20%，血浆消除半衰期为 1 小时。静脉给药后 1~4 小时，在玻璃体、房水、肺组织、痰、胸膜、腹膜、胆汁、脑脊液等均有分布。亚胺培南主要经肾被脱氢肽酶代谢。

临床应用 亚胺培南为广谱抗生素，特别适用于多种病原体所致和需氧、厌氧菌引起的混合感染，以及在病原菌未确定前的早期治疗。适用于由敏感细菌所引起的下列感染：腹腔内感染、下呼吸道感染、泌尿生殖道感染、败血症、骨关节感染、皮肤软组织感染、心内膜感染。适用于治疗由敏感的需氧菌、厌氧菌株所引起的混合感染。对许多耐头孢菌素类的细菌，包括需氧和厌氧的革兰阳性及革兰阴性细菌所引起的感染仍具有强效的抗菌活性，不适用于脑膜炎的治疗。可用于院内获得性肺炎伴免疫缺陷者的感染。

不良反应 亚胺培南的不良反应一般少而轻微，主要有：过敏反应症状，可出现药物热、皮疹、瘙痒、荨麻疹等；可引起恶心、呕吐、腹泻；局部可出现红斑、局部疼痛和硬；可有嗜酸细胞增多症、白细胞减少症、中性白细胞减少症等；偶有血清转氨酶、胆红素和/或血清碱性磷酶升高。罕见有肝衰竭和肝炎，极罕见暴发性肝炎。可有少尿、无尿、多尿等急性肾功能衰竭。大剂量可引起惊厥、意识障碍等严重的中枢神经系统不良反应，因此中枢神经系统感染和 3 个月以下婴儿不宜使用。

衍生剂 因为亚胺培南可被肾脱氢肽酶降解，所以截至 2016 年底临床使用的亚胺培南药物为亚胺培南和西司他丁 1∶1 的复方制剂。西司他丁并无抗菌作用，因其为肾中脱氢肽酶的抑制剂，能够减少亚胺培南的代谢，从而提高泌尿道中亚胺培南原形药的浓度。

（周黎明　张媛媛）

tóuméisùlèi kàngshēngsù

头霉素类抗生素 （cephamycins）

含有头孢菌素母核 7-氨基头孢烷酸（7-ACA）、且母核上均存在反式甲氧基结构的 β-内酰胺类抗生素。性质与头孢菌素类似。该类药物的化学结构与头孢菌素类抗生素相似，抗菌谱和抗菌活性与第二代头孢菌素类似，且抗厌氧菌作用强于所有的第三代头孢菌素。6 抗生素的研发历经了三代。第一代头霉素因其抗菌活性弱，且临床应用价值低，早已被淘汰；第二代头霉素类抗生素主要包括头孢替坦、头孢美唑和头孢西丁，其中头孢西丁和头孢替坦在临床应用广泛而长久；第三代包括头孢拉宗和头孢米诺，这两种头霉素类药物的临床优势明显。

头霉素类抗生素因其各自侧链结构的不同而体现出不同的抗菌活性和抗菌谱。在第二代和第三代头霉素类抗生素中，头孢替坦和头孢拉宗的作用与第三代头孢菌素相近，但在临床使用较少；

而头孢西丁、头孢美唑和头孢米诺是临床上常用的药物，其中头孢西丁和头孢美唑的作用类似于第二代头孢菌素，而头孢米诺的性质类似于第三代头孢菌素。

头霉素类抗生素对大肠埃希菌、流感嗜血杆菌、奇异变形杆菌、沙门菌属、志贺菌属、肺炎克雷伯菌、产气杆菌等革兰阴性杆菌，卡他莫拉菌、淋球菌、脑膜炎球菌等革兰阴性球菌，以及甲氧西林敏感的葡萄球菌、链球菌、白喉杆菌等革兰阳性菌均具良好的抗菌作用。头霉素类还对各种厌氧菌有良好的抗菌能力。此外，对细菌产生的 β-内酰胺酶，包括对部分超广谱的 β-内酰胺酶很稳定。头霉素类抗生素通过抑制细菌细胞壁的合成来杀灭细菌。其结构中的 7-氨基头孢烷酸可以与细菌的青霉素结合蛋白和转肽酶进行共价结合，对细菌细胞壁中肽聚糖合成有阻断作用，故可以使细菌死亡。

头霉素类抗生素主要用于腹腔、盆腔、妇科的需氧和厌氧菌混合感染。临床应用可出现意识不清、头痛、头晕、烦躁、机体麻木、突发昏厥、牙关紧闭和心悸、胸闷、血压下降或升高等不良反应。此外，过敏反应也是头霉素类抗生素常见的不良反应，可表现为皮疹、荨麻疹、哮喘、药物热、血管神经性水肿、过敏性休克等甚至死亡。

（周黎明　张媛媛）

tóubāoxīdīng

头孢西丁 （cefoxitin）

第二代头霉素类抗生素的代表药物。别称头霉噻吩、先锋美吩。使用的剂型为其钠盐的粉针剂。分子式 $C_{16}H_{17}N_3O_7S_2$，头孢西丁钠的化学结构式见图 1。

头孢西丁抗菌谱广，包括革

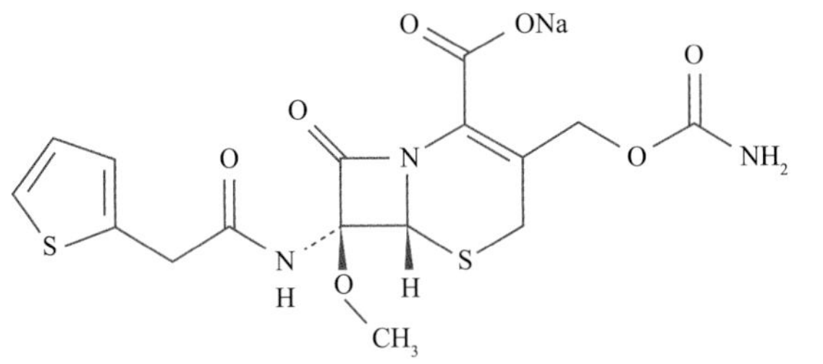

图1 头孢西丁结构式

兰阳性需氧球菌如葡萄球菌、A组乙型溶血性链球菌、B组乙型溶血链球菌、肺炎链球菌、其他链球菌中D组链球菌，革兰阴性球菌如淋病奈瑟球菌、脑膜炎奈瑟菌，革兰阴性需氧杆菌如大肠埃希菌、克雷伯菌属、奇异变形杆菌、变形杆菌、流感杆菌、黏质沙雷菌、普鲁威登菌、沙门杆菌及志贺菌。除此之外，对以下细菌也有杀菌作用：革兰阳性厌氧球菌如肠球菌、粪肠球菌、微需氧链球菌，革兰阳性厌氧杆菌如产气荚膜梭状芽胞杆菌、梭状芽胞杆菌、真杆菌、痤疮丙酸杆菌，以及革兰阴性厌氧球菌、韦容球菌。

头孢西丁的作用机制与β-内酰胺类抗生素一致，通过与青霉素结合蛋白结合后抑制细菌细胞壁合成而杀灭细菌，该药化学结构上的特点，使其对染色体和质粒编码的β-内酰胺酶具有很高的抵抗性。

头孢西丁在体内分布广泛，给药后可迅速进入各种体液，包括胸水、腹水、胆汁，但脑脊液穿透率较低，蛋白结合率约为80.7%。注射用头孢西丁钠主要以原形从肾排泄，给药后6小时相当于所给剂量85%经肾从尿液中排出，血浆消除半衰期为1小时。头孢西丁适用于对敏感的细菌引起的上下呼吸道感染，泌尿道感染包括无并发症的淋病，腹膜炎，以及其他腹腔内、盆腔内感染，败血症，妇科感染，骨、关节组织感染，心内膜炎。患者耐受性良好。最常见的不良反应为静脉注射或肌内注射后的局部反应，静脉注射后可发生血栓性静脉炎，肌内注射后可发生肌肉局部疼痛、硬结。偶可出现过敏反应如皮疹、荨麻疹、瘙痒、嗜酸性粒细胞增多、药物热、呼吸困难、间质性肾炎、血管神经性水肿等，可有腹泻、肠炎、恶心、呕吐等消化道反应，高血压、重症肌无力患者加重等。注意事项：青霉素过敏者慎用；肾功能损害者及有胃肠疾病史（特别是结肠炎）者慎用；与氨基糖苷类抗生素配伍时，会增加肾毒性。

（周黎明 张媛媛）

β-nèixiān'ànméi yìzhìyào

β-内酰胺酶抑制药（β-lactamase inhibitors） 可让β-内酰胺类抗生素免遭β-内酰胺酶水解，从而保持其抗菌活性的新型抗菌药物。作用对象包括多种革兰阳性和革兰阴性细菌所产生的β-内酰胺酶，对金黄色葡萄球菌产生的β-内酰胺酶也有一定作用。代表药物有克拉维酸、舒巴坦、三唑巴坦。

β-内酰胺环是环状的酰胺结构，环的元数在命名的时候用希腊字母表示，β-内酰胺环为四元酰胺环。广义上讲，所有含有β-内酰胺环的抗生素都可以称为β-内酰胺类抗生素，其作用机制是抑制细菌细胞壁的合成，使细菌失去其渗透屏障从而起到杀菌作用。但是在抗生素对抗细菌的过程中，由于抗生素的加入导致细菌生存环境改变，细菌自身会由染色体和质粒介导产生一类对β-内酰胺环有催化水解作用的β-内酰胺酶，可以与含有β-内酰胺环的抗生素结合并催化水解β-内酰胺环，使之丧失抗菌活性。最终导致可产生β-内酰胺酶的细菌对β-内酰胺类抗生素产生耐药性。β-内酰胺酶抑制药具有β-内酰胺酶抑制作用，作用方式是以生成可逆或不可逆结合物的形式与细菌产生的β-内酰胺酶活性部位牢固结合，从而破坏β-内酰胺酶催化水解β-内酰胺环的能力，对抗多种细菌产生的抗生素耐药。

分类 该类药物按作用形式，可为3类。

可逆的竞争性抑制药 可以竞争性地与细菌产生的β-内酰胺酶活性部位结合，以减少该酶与β-内酰胺类抗生素的结合及破坏作用。该结合过程是一个可逆的过程。当抑制药效果消除后，酶的活性仍然可以适度恢复。此类抑制药对耐青霉素G葡萄球菌有良好的杀灭作用，代表药物有邻氯西林、双氯西林等。

不可逆的竞争性抑制药 不仅可与细菌产生的β-内酰胺酶活性部位结合，还可通过不可逆的化学反应牢固结合于酶上而使酶失活，因而相对可逆的竞争抑制药具有较强的β-内酰胺酶抑制作用。此类抑制药不仅对葡萄球菌产生的β-内酰胺酶有作用，对多种革兰阴性菌产生的β-内酰胺酶也起作用，使得青霉素类抗生素、头孢菌素类抗生素的最低抑菌浓度（MIC）明显下降，药物可增效几倍至几十倍，并可恢复产酶菌株对药物的敏感。此外，在作用于β-内酰胺酶的过程中抑制药本身会遭到破坏，因而亦被称为"自杀性酶抑制药"。代表药物有克拉维酸、舒巴坦、他唑巴坦等。在药理中β-内酰胺抑制药通常指的是这一类药物。

非竞争性抑制药 作用部位并非β-内酰胺酶的催化活性部位，而是在非催化活性部位与酶结合，使酶变性进而丧失其水解β-内酰胺环的能力。代表药物有甲氧西林等。

临床应用 不可逆的竞争性抑制药一般以复合制剂形式用于临床。例如：阿莫西林-克拉维酸复合制剂适用于产β-内酰胺酶的流感嗜血杆菌、卡他莫拉菌、大肠埃希菌等肠杆菌科细菌，甲氧西林敏感金黄色葡萄球菌所致的鼻窦炎、中耳炎、下呼吸道感染、泌尿生殖系统感染、皮肤软组织感染、骨及关节感染、腹腔感染，以及败血症等；头孢哌酮-舒巴坦、替卡西林-克拉维酸和哌拉西林-他唑巴坦适用于产β-内酰胺酶的大肠埃希菌、肺炎克雷伯菌等肠杆菌科细菌、铜绿假单胞菌和拟杆菌属等厌氧菌所致的各种严重感染。β-内酰胺酶抑制药与相应抗生素联合用药能有效对抗临床耐药性的产生，其抗菌谱依赖于β-内酰胺类药物固有活性，以及各种酶抑制药对不同β-内酰胺酶的作用特点。临床应用中常用的复方制剂还有替卡西林-克拉维酸、氨苄西林-舒巴坦等。使用此类复合制剂仍要做皮试，以避免变态反应的发生。

（周黎明　张媛媛）

shūbātǎn

舒巴坦（sulbactam） 人工合成、应用较为广泛的不可逆的竞争性β-内酰胺酶抑制药。别称舒巴坦酸、青霉砜、青霉烷砜、青霉烷砜酸。中国生产的舒巴坦产品主要为β-内酰胺类抗生素/舒巴坦钠联合制剂。1978年青霉烷砜酸被报道可以抑制β-内酰胺酶，是人工合成品，也是第二种用于临床的β-内酰胺酶抑制药。在舒巴坦问世之后，结构改良后的舒巴坦复合制剂相继上市。

作用机制 β-内酰胺酶抑制药在结构上与β-内酰胺类抗生素的结构极为相似，因此可以造成β-内酰胺酶的识别困难，进而导致β-内酰胺酶错误地与β-内酰胺酶抑制药结合，而不再攻击β-内酰胺类抗生素。有些β-内酰胺酶抑制药也具有一定的杀菌能力。舒巴坦为不可逆的竞争性β-内酰胺酶抑制药，可与β-内酰胺酶发生不可逆的化学反应，进而使酶失活，抑制药清除后也不能使酶的活性得到恢复。对革兰阳性及阴性菌（除铜绿假单胞菌外）所产生的β-内酰胺酶均有抑制作用，而且由于细胞膜的穿透能力弱，对金黄色葡萄球菌产生的胞外酶极易显示强大的抑酶活性。该药作用于酶的过程中本身不可避免地遭到破坏，故称自杀性药；抑制酶作用随着时间的延长而增强，所以也称进行性抑制药。但对肠杆菌属、枸橼酸杆菌、吲哚阳性变形杆菌、普罗菲登菌属等产生的染色体介导的β-内酰胺酶无效。

体内过程 舒巴坦静脉给药后可在各组织体液中检出，包括女性生殖器官、肠黏膜、腹腔液、组织间液等。细菌性脑膜炎患者静脉给予舒巴坦和氨苄西林，1～4小时后可在脑脊液中检测出舒巴坦。舒巴坦还可透过胎盘屏障，亦可在乳汁中被检出。其排泄方式主要是随尿排出。

抗菌作用及临床应用 单独使用舒巴坦除了对淋病奈瑟球菌和脑膜炎奈瑟球菌的周围感染有效，对其他细菌并不具备较强的抗菌活性，故临床上很少对其单独使用。舒巴坦的钠盐（舒巴坦钠）对青霉素酶和头孢菌素酶有较强的不可逆抑制作用，与一些β-内酰胺类抗生素联合使用有明显的抗菌协同作用，而且这种联合使用对多数耐药菌均有效。舒巴坦可与氨苄西林、头孢哌酮、哌拉西林、美洛西林等制成联合制剂，适应证包括敏感细菌所致的呼吸道、泌尿生殖道、腹腔内、皮肤软组织、眼耳鼻喉部位和骨关节感染，以及败血症、脑膜炎等。

不良反应 舒巴坦一般能很好地为患者耐受。可能引起过敏反应：皮疹，药物热，面部潮红或苍白，气喘，心悸，胸闷，腹痛，过敏性休克。与氨苄西林联合应用时，不良反应发生率约10%，常见的有注射区疼痛、腹泻、静脉炎、瘙痒、皮疹、头痛、头晕等，此外还有氨基转移酶、碱性磷酸酶、乳酸脱氢酶升高等。

药物相互作用 舒巴坦钠与青霉素类抗生素和头孢菌素类抗生素合用时有协同抗菌作用。可使对青霉素类和头孢菌素类抗生素耐药的金黄色葡萄球菌、流感杆菌、大肠埃希菌、脆弱类杆菌等的最低抑菌浓度（MIC）降到敏感范围。丙磺舒可减少舒巴坦经肾的排泄，所以与舒巴坦合用时将增高和延长舒巴坦血药浓度。别嘌醇与舒巴坦钠合用可使皮疹反应发生率增高。舒巴坦/氨苄西林不能与双硫仑合用。舒巴坦钠与氨基糖苷类抗生素合用时，有协同抗菌作用。

衍生剂 舒巴坦与氨苄西林、头孢哌酮、哌拉西林、美洛西林等制成联合制剂。

（周黎明　张媛媛）

dàhuánnèizhǐlèi kàngshēngsù
大环内酯类抗生素（macroli-des antibiotics）

由微生物产生的或人工半合成的，以多元碳的内酯大环为母体，通过羟基和1~3分子的脱氧糖相联结缩合成苷的抗菌药物。大环内酯类抗生素一般为无色的碱性化合物，碱性较弱，pH在8左右。在水中溶解度较小，在有机溶剂中易溶，可与多种酸成盐，形成的葡萄糖酸盐和乳糖酸盐易溶于水。在酸性的环境中，大环内酯类抗生素的苷键易发生水解。大环内酯类抗生素包括一般大环内酯、多烯大环内酯、安莎大环内酯与酯肽等结构特点的抗生素。

分类 大环内酯类抗生素按化学结构的不同分为3类。

14元大环内酯类抗生素 主要代表药物包括红霉素、竹桃霉素、克拉霉素、罗红霉素、地红霉素等。红霉素之外其他的14元大环内酯类抗生素多是对红霉素进行结构修饰改造后的产物，目的在于提高稳定性、水溶性和抗菌活性。如克拉霉素是红霉素6位羟基上的H被甲基取代的半合成衍生物；罗红霉素的合成是以红霉素为原料，与盐酸羟胺成肟，再与卤代烷缩合得到。克拉霉素的化学结构式见图1。

15元大环内酯类抗生素 包括阿奇霉素。将一个甲基取代的氮原子加入到红霉素内酯大环中形成15元环大环内酯类。

16元大环内酯类抗生素 临床应用的天然16元环大环内酯抗生素主要代表药物有吉他霉素、交沙霉素、麦迪霉素与螺旋霉素等。半合成的主要代表药物有乙酰螺旋霉素、美欧卡霉素、罗他霉素等，较天然的16元环大环内酯抗生素药物动力学性能有所改善。

抗菌作用及机制 红霉素对需氧的革兰阳性球菌和杆菌有强大的抗菌作用，但是对大多数需氧革兰阴性杆菌无效，对其他革兰阴性菌如奈瑟淋球菌、流感嗜血杆菌等有抑制作用，其抗菌谱和青霉素很相似，故常作为青霉素过敏患者的替代用药。15元大环内酯类抗生素对革兰阳性细菌的抗菌活性一般较红霉素低，但是对革兰阴性细菌的抗菌活性增强。16元大环内酯类抗生素抗菌谱与红霉素等14元大环内酯相同，抗菌活性稍低，并有交叉耐药性，但对细菌无诱导耐药性，临床适应证与红霉素相同。

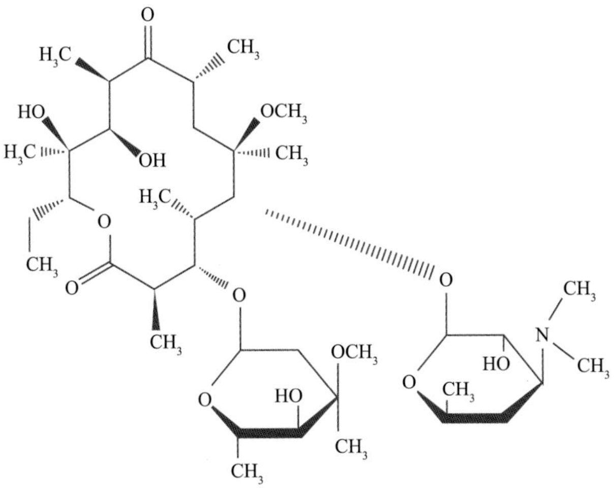

大环内酯类抗生素属于静止期抑菌药，主要作用是抑制细菌蛋白质的合成。其机制为在细菌细胞蛋白质合成的过程中，不可逆地结合到细菌核糖体50S亚基的靶位上，阻断肽酰基t-RNA移位，抑制肽酰基的转移反应，从而影响核糖核蛋白体的移位过程，妨碍肽链增长，选择性抑制细菌蛋白质合成。

耐药性细菌大多通过以下机制对大环内酯类药物产生耐药性。①核糖体保护：通过染色体基因突变或诱导合成甲基化酶，使细菌核糖体50S亚基的23S rRNA上的一个腺嘌呤残基甲基化，使其不能与大环内酯类药物结合而产生耐药性。②灭活酶生成：通过质粒介导红霉素酯酶和大环内酯2-磷酸转移酶产生，水解内酯键而打开内酯环，使大环内酯类抗生素失活。③膜通透性降低或生成主动外排泵系统：使耐药菌细胞内的药物浓度明显低于敏感菌而产生耐药。

体内过程 大环内酯类抗生素在体内能分布广泛到除脑组织和脑脊液以外的各种组织和体液中，且在肝、肾、肺、脾、胆汁及支气管分泌物中的浓度均高于同期血药浓度，并可被多核粒细胞和巨噬细胞摄取。炎症可以促进大环内酯类抗生素的渗透。

临床应用 大环内酯类抗生素可用于治疗化脓性链球菌、溶血性链球菌、肺炎链球菌等引起的急性扁桃体炎、急性咽炎、鼻窦炎、猩红热、蜂窝组织炎。治疗嗜肺军团菌等引起的肺炎和社区获得性肺炎。治疗衣原体、支原体引起的眼部感染、呼吸系统

图1　克拉霉素结构式

感染、泌尿生殖系统感染等。也可用于棒状杆菌属感染，如白喉、红癣等。

不良反应 ①肝毒性：在正常剂量时，对肝的毒害较小，长期大量应用可引起胆汁郁积、肝酶升高等，一般停药后可恢复。②对前庭系统的影响：静脉给药时可发生耳鸣、听觉障碍等，停药或减量后可恢复。③过敏反应：主要表现为药物热、药疹、荨麻疹。④胃肠道反应：部分药物可引起腹痛、腹泻、恶心等。⑤局部刺激：注射给药可引起局部刺激，故此类药物不宜用于肌内注射。⑥部分药物易透过胎盘屏障：如克拉霉素、阿奇霉素等，因此，孕妇和哺乳妇女慎用，必要时宜暂停哺乳。⑦二重感染：大环内酯类为广谱抗生素，对位于口腔、肠道等的正常菌群可能产生影响而引起二重感染。

药物相互作用 大环内酯类抗生素可竞争性抑制卡马西平的代谢。卡马西平可通过微粒体氧化酶降低大环内酯类的作用，并通过抑制细胞色素 P450 酶而增加许多药物的血药浓度。

（周黎明 张媛媛）

hóngméisù

红霉素（erythromycin） 由微生物产生的、第一个用于临床的 14 元环大环内酯类抗生素。也是大环内酯类抗生素的代表药物。其制剂有胶囊、片剂、颗粒剂、软膏剂等。1952 年由美国礼来（EliLilly）公司从土壤样品中分离得到，礼来公司申请了红霉素的化合物专利保护并于 1953 年获得美国专利授权。1981 年，哈佛大学的化学家伍德沃德（Robert B. Woodward）的研究团队报道了第一个应用立体选择性不对称化学合成法合成的红霉素 A。

抗菌作用及机制 红霉素对需氧的革兰阳性球菌和杆菌有强大的抗菌作用，但对大多数需氧革兰阴性杆菌无效。对其他革兰阴性细菌如奈瑟淋球菌、流感嗜血杆菌、脑膜炎球菌、多杀巴氏菌、梅毒螺旋体、百日咳杆菌、空肠弯曲菌、嗜肺军团菌、肺炎支原体、沙眼衣原体有抑制作用。对病毒、酵母菌和霉菌无效。红霉素属快速抑菌药，但是在高浓度下，对非常敏感的细菌也有杀菌作用。

红霉素在细菌细胞在蛋白质合成的过程中不可逆地结合到细菌核糖体 50S 亚基的靶位上，阻止正在生长的细菌细胞核糖体 50S 大亚基的形成，由于对 50S 大亚基的作用特异性，红霉素一般不会影响到 30S 亚基。红霉素还可以通过结合于肽酰基转移酶底部影响肽酰基转移酶，抑制核糖体翻译。其效应一方面阻断肽酰基 tRNA 移位，促进肽酰基 tRNA 的脱落，另一方面妨碍肽链增长，抑制蛋白合成延伸，干扰细菌蛋白质的合成。

体内过程 红霉素容易被胃酸破坏，口服一般制成肠包衣片或肠包衣颗粒自十二指肠吸收，食物可增强胃肠道酸度使其吸收延长。红霉素容易扩散进细胞内液，在多数组织和体液中分布良好。除脑及脑脊液外，所有部位均可达到抗菌浓度。口服 2 小时血药浓度到高峰，可维持 6~12 小时。药物在体内大部分经肝破坏，活性形式浓集于肝，部分药物经胆汁排泄，胆汁中浓度甚高。

临床应用 红霉素主要用于对青霉素过敏的链球菌感染及耐青霉素的金黄色葡萄球菌感染，是治疗军团菌病、百日咳、空肠弯曲菌肠炎和支原体肺炎的首选药。亦用于治疗厌氧菌引起的口腔感染和肺炎支原体、肺炎衣原体等非典型病原体导致的呼吸道及泌尿生殖道感染。

不良反应 红霉素主要不良反应有：①刺激性强，口服或静脉给药均可引起胃肠道反应，如恶心、呕吐、胃痉挛、腹泻，有时患者不能耐受。不宜肌内注射。②肝损害，大剂量或长期应用可导致胆汁淤积、氨基转移酶升高、白细胞升高、发热、黄疸等，尤其在应用酯化红霉素时。孕妇及肝功能不全者不宜应用，婴幼儿慎用。③过敏反应，偶见药物热、皮疹。④静脉注射可能引起血栓性静脉炎。

药物相互作用 红霉素与氯霉素、林可霉素类抗生素相互拮抗。可抑制阿司咪唑、特非那定、西沙必利等药物的代谢，诱发尖端扭转性心律失常。可干扰茶碱的代谢，使茶碱血药浓度升高，毒性增加。β-内酰胺类抗生素与该药联用，一般认为可发生降效作用。红霉素可阻挠性激素类的肝肠循环，与口服避孕药合用可使之降效。

（周黎明 张媛媛）

āqíméisù

阿奇霉素（azithromycin） 第二代对肺炎支原体的作用最强的半合成大环内酯类抗生素。阿奇霉素首先由克罗地亚普利瓦（Pliva）公司研制合成，1988 年由 Sour Pliva 公司率先在南斯拉夫上市。阿奇霉素的制剂有胶囊、片剂、颗粒剂、软膏剂等。其化学结构式见图 1。

阿奇霉素对革兰阳性菌的抗菌活性一般较红霉素为低，但是对革兰阴性细菌的抗菌活性较红霉素有明显的改善，而且典型的红霉素抗菌谱在阿奇霉素中也得

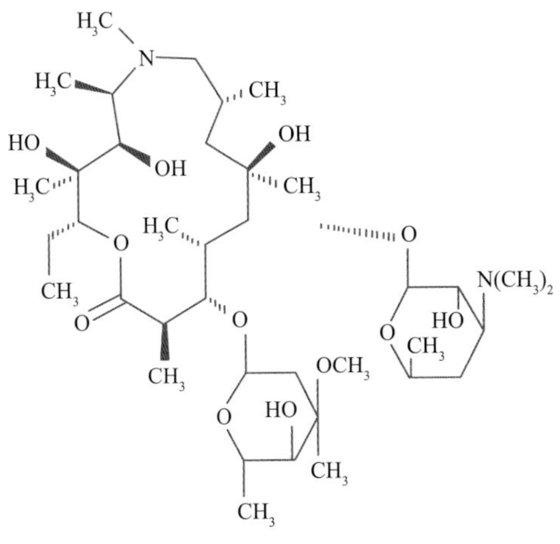

图1 阿奇霉素结构式

以保留。相比红霉素，阿奇霉素对流感嗜血杆菌和弯曲菌更为有效，对卡他莫拉菌、多杀巴斯德菌、肺炎衣原体、肺炎支原体、嗜肺军团菌、梭杆菌和淋病奈瑟球菌抗菌活性强。对包柔螺旋体的作用较红霉素强，对肺炎支原体的作用是大环内酯类中最强的。具有明显的抗生素后效应。阿奇霉素与红霉素相类似，在细菌细胞蛋白质合成的过程中通过与敏感微生物的50S核糖体的亚单位结合，阻止肽链延伸，从而干扰其蛋白质的合成。

阿奇霉素口服吸收很快，组织分布广（脑脊液除外），血浆蛋白结合率低，细胞内浓度高（约为同期血药浓度的10~100倍），半衰期长（68小时），经肝代谢失活，主要从胆汁进行排泄，部分跟随尿液排泄。其临床应用包括：①用于呼吸道感染。阿奇霉素治疗上呼吸道感染优于青霉素V，治疗下呼吸道感染优于头孢克洛，小剂量口服可预防球菌性肺炎。②用于幽门螺杆菌感染及其相关疾病。阿奇霉素是治疗幽门螺杆菌感染方案中备选的有效抗生素之一，与质子泵抑制药等药物组成的三联复合方案可有效清

除幽门螺杆菌。③皮肤软组织感染。阿奇霉素是1995年世界卫生组织公布的皮肤病及性病治疗的首选药。④其他。阿奇霉素是世界卫生组织根治致盲性沙眼策略的一个重要组成部分，还可以治疗中耳炎等疾病。

阿奇霉素主要的不良反应有：胃肠道不良反应，如恶心、呕吐、腹痛、腹泻、消化不良、胃肠胀气、黑便、胆汁淤积性黄疸。心血管系统不良反应，如心悸、胸痛。泌尿生殖系统不良反应，如念珠菌病、阴道炎及肾炎。偶见过敏反应，如皮疹、瘙痒、光敏反应。

阿奇霉素与氯霉素、林可霉素类抗生素相互拮抗。食物可降低阿奇霉素的生物利用度。同服铝镁氢氧化物可降低阿奇霉素的血药浓度峰值。

（周黎明 张媛媛）

línkěméisùlèi kàngshēngsù
林可霉素类抗生素（lincomy-cins）
从链丝菌 S. Linconlensis 的培养液中提取得到的林可霉素及其半合成衍生物克林霉素。两药抗菌谱相同，克林霉素抗菌活性更强，且口服吸收好，毒性低。

林可霉素类抗生素对革兰阳性菌，如金黄色葡萄球菌、耐青霉素的金黄色葡萄球菌、各种链球菌、肺炎球菌、白喉杆菌及破伤风杆菌等作用强大。对各类厌氧菌，包括梭状芽胞杆菌属、短棒菌苗属、双歧杆菌属、类杆菌属、奴卡菌属以及放线菌属等作用良好。所有革兰阴性杆菌、耐

甲氧西林金黄色葡萄球菌及肺炎支原体对该类药物耐药。此外，该类药物与大环内酯类抗生素间有不完全的交叉耐药性。林可霉素类的作用机制与红霉素相同，均为抑制肽链延伸阶段，也能与核糖体50S亚基结合，阻断转肽和rRNA位移作用而抑制细菌蛋白质合成。此外，克林霉素还能清除细菌表面的A蛋白和绒毛状外衣，使细菌易被吞噬和灭活。

克林霉素口服吸收快而完全，血药达峰时间约45分钟，半衰期2.4~3.0小时，且不受食物影响。林可霉素吸收差，血药达峰时间需2~4小时，消除半衰期4~6小时，并受食物影响。两药均广泛分布于大多数组织和体液中，尤其是在骨组织中浓度较高，其次是胆汁，在乳汁中的浓度与血浓度大致相等。但两药均较难透过血脑屏障，即使脑膜发炎时，也难进入脑脊液。两药均由肝代谢。经胆汁排入粪便，或经尿中排出。林可霉素类抗生素主要用于金黄色葡萄球菌引起的急慢性骨髓炎及关节感染，厌氧及需氧菌的混合感染，如腹膜炎、盆腔炎、吸入性肺炎及肺脓肿、中耳炎、鼻窦炎、化脓性扁桃体炎等；也可用于某些严重感染如败血症。克林霉素还可通过与伯氨喹合用治疗疟疾。

胃肠道反应常见，如恶心、呕吐、腹泻等，口服或注射均可引起，以口服较多见，克林霉素发生率较高，但较轻微。长期使用可致难辨梭状芽胞杆菌引起的假膜性肠炎，严重者可致死。变态反应多为轻度皮疹、药物热和瘙痒。此外，偶见中性粒细胞及血小板减少，肝、肾功能异常，神经肌肉阻滞及静脉炎等。林可霉素类与红霉素、氯霉素作用靶

部位完全相同，不宜同时使用。

林可霉素利多卡因复方制剂中，利多卡因为局部麻醉药，外用具有止痛、止痒作用，可用于轻度烧伤、创伤及蚊虫叮咬引起的各种皮肤感染。克林霉素与甲硝唑或过氧化苯酰制成的复方制剂，用于寻常性痤疮。

（周黎明　张嫒嫒）

línkěméisù

林可霉素（lincomycin）

由链丝菌 S. linconlensis 中分离而得，临床用于敏感葡萄球菌、链球菌和脆弱拟杆菌感染的林可霉素类抗生素。其化学结构式见图1。

抗菌作用及机制　林可霉素的抗菌谱与红霉素相似但较窄。对革兰阳性菌如葡萄球菌属（包括耐青霉素株）、链球菌属、白喉杆菌、炭疽杆菌等有较高抗菌活性，对革兰阴性厌氧菌也有良好抗菌活性，拟杆菌属包括脆弱拟杆菌、梭杆菌属、消化球菌、消化链球菌、产气荚膜杆菌等大多对该药高度敏感。革兰阴性需氧菌包括流感嗜血杆菌、奈瑟菌属及支原体属均对该药耐药。该药与青霉素、氯霉素、头孢菌素类抗生素和四环素类抗生素之间无交叉耐药，与大环内酯类抗生素有部分交叉耐药，与克林霉素有完全交叉耐药性。

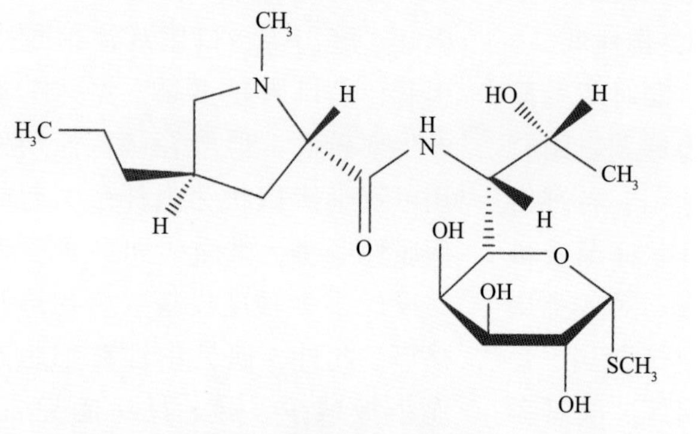

图1　林可霉素结构式

林可霉素能与细菌核糖体50S亚基结合，阻止肽链的延长，从而抑制细菌细胞的蛋白质合成。该药系抑菌药，但在高浓度时，对某些细菌也具有杀菌作用。

体内过程　林可霉素口服自胃肠道迅速吸收，空腹口服生物利用度为 20%～30%，进食后服用吸收减少。吸收后除脑脊液外，广泛迅速分布于各体液和组织中，包括骨组织。可迅速经胎盘进入胎儿循环，在胎血中的浓度可达母血药浓度的 25%。蛋白结合率为 28%～86%（均值 70%～75%）。在肝代谢，胆道是重要的排泄途径。半衰期为 4～6 小时，肝、肾功能减退时，半衰期可延长至 10～20 小时。

临床应用　林可霉素适用于敏感葡萄球菌属、链球菌属、肺炎链球菌及厌氧菌所致的呼吸道感染、皮肤软组织感染、女性生殖道感染和盆腔感染及腹腔感染等。此外，有应用青霉素指征的患者，如患者对青霉素过敏或不宜用青霉素者，林可霉素可用作替代药物。

不良反应　①胃肠道反应：常见恶心、呕吐、腹痛、腹泻等；严重者有腹绞痛、腹部压痛、严重腹泻（水样或脓血样），伴发热、异常口渴和疲乏（假膜性肠炎）。②造血系统毒性：偶可发生白细胞减少、中性粒细胞减少、嗜酸性粒细胞增多和血小板减少等。③过敏反应：可见皮疹、瘙痒等，偶见荨麻疹、血管神经性水肿和血清病反应等，罕见剥脱性皮炎、

大疱性皮炎、多形性红斑和史-约综合征（Stevens-Johnson）综合征。④肝、肾功能异常：如血清氨基转移酶升高、黄疸等。⑤其他：耳鸣、眩晕、念珠菌感染等。

药物相互作用　①林可霉素具神经肌肉阻断作用，可增强吸入性麻醉药的神经肌肉阻断现象，导致骨骼肌软弱或呼吸抑制或麻痹，在手术中或术后合用时应注意，避免与神经肌肉阻断药合用。②林可霉素与抗蠕动止泻药、含白陶土止泻药合用，在疗程中甚至在疗程后数周有引起伴严重水样腹泻的假膜性肠炎可能。③氯霉素或红霉素在靶位上均可与林可霉素拮抗，不宜合用。④与阿片类镇痛药合用，林可霉素的呼吸抑制作用与阿片类的中枢呼吸抑制作用可累加而有导致呼吸抑制延长或引起呼吸麻痹的可能。

衍生剂　林可霉素利多卡因复方制剂中，利多卡因为局部麻醉剂，外用具有止痛、止痒作用，可用于轻度烧伤、创伤及蚊虫叮咬引起的各种皮肤感染。

（周黎明　张嫒嫒）

kèlínméisù

克林霉素（clindamycin）

林可霉素第7位羟基由氯离子取代的衍生物。又称氯林可霉素。其化学结构式见图1。

抗菌作用及机制　克林霉素的抗菌谱与林可霉素相同，但克林霉素抗菌作用更强，口服吸收好，且毒性小。克林霉素对肺炎链球菌、化脓性链球菌、草绿色链球菌及大部分金黄色葡萄球菌（甲氧西林耐药株除外）、大多数厌氧菌（消化链球菌属、梭状芽胞杆菌、脆弱类杆菌、产气荚膜杆菌）以及多数放线菌属均有效。但对几乎所有的革兰阴性杆菌及肺炎支原体无效。外用时，可通

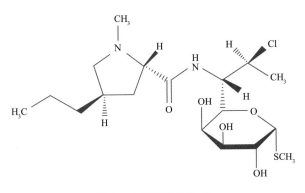

图 1 克林霉素结构式

过降低皮肤游离脂肪酸浓度而抑制痤疮棒状杆菌的生长。克林霉素能与细菌核糖体 50S 亚基结合，抑制肽酰基转移酶，而抑制蛋白质合成。

体内过程 克林霉素口服吸收迅速、完全，空腹口服生物利用度为 90%，且不受进食的影响，血药达峰时间约 45 分钟。吸收后广泛分布于组织和体液，尤其在骨组织及骨髓中浓度很高，是血药浓度的 1.5 倍，但不易透过血脑屏障。主要经肝代谢灭活，约 10% 给药量以活性成分由尿排出，3.6% 以活性成分由粪便排出，其余以不具抗菌活性的代谢产物排出。半衰期为 2.4~3 小时。

临床应用 克林霉素用于敏感的革兰阳性菌和厌氧菌引起的呼吸系统感染，如急慢性支气管炎、肺炎、肺脓肿、脓胸、厌氧菌性肺病、支气管扩张合并感染、化脓性中耳炎、鼻窦炎等；泌尿系统感染，如急性尿道炎、急性肾盂肾炎、前列腺炎；女性盆腔及生殖器感染，如子宫内膜炎、非淋球菌性输卵管及卵巢脓肿、盆腔蜂窝组织炎及妇科手术后感染等；皮肤软组织感染，如寻常性痤疮、疖、痈、脓肿、蜂窝组织炎、创伤和手术后感染等；骨、关节感染，如骨髓炎（是金黄色葡萄球菌引起的骨髓炎的首选治疗药物）、化脓性关节炎（对金黄色葡萄球菌性化脓性关节炎非常有效）；腹腔内感染，如腹膜炎、腹腔内脓肿、胆道感染等；其他，如心内膜炎、败血症、扁桃体炎和口腔感染等。克林霉素常需与氨基糖苷类抗生素联用以消除需氧病原菌。

不良反应 克林霉素口服、注射均可引起胃肠道反应，主要为不同程度恶心、腹泻，发生率为 2%~20%。少数患者由于正常肠道菌部分被抑制，而不敏感细菌过度繁殖出现假膜性肠炎（发生率 0.01%~10%），严重者可致死，可用万古霉素或甲硝唑治疗。

药物相互作用 克林霉素与红霉素、氯霉素作用靶部位完全相同，会互相拮抗，不宜同时使用。同样，细菌对这 3 种药物的耐药性亦有交叉。

衍生剂 克林霉素与甲硝唑或过氧化苯酰制成的复方制剂，用于寻常性痤疮。

（周黎明　张媛媛）

duōniánjūnsùlèi kàngshēngsù
多黏菌素类抗生素（polymixins） 从多黏杆菌培养液中提取得到的一类多肽类抗生素。包含 5 种不同化学结构的物质（多黏菌素 A、B、C、D、E），其中仅有多黏菌素 B、多黏菌素 E 应用于临床。多黏菌素（polymyxin）是结构相对简单的碱性环脂肽，由七肽阳离子环和带有脂肪酸尾链的三肽侧链构成，为阳离子型表面活性剂。

抗菌作用及机制 多黏菌素 B 和多黏菌素 E 对生长繁殖期及静止期的细菌均有效。对绝大多数革兰阴性菌如大肠埃希菌、铜绿假单胞菌、鲍曼不动杆菌属、克雷伯杆菌、沙门菌属、志贺菌属，以及少数革兰阴性厌氧菌如梭形杆菌属、普雷沃菌属等均有很好的抗菌活性，脑膜炎奈瑟球菌、淋病奈瑟球菌、弧菌属、幽门螺杆菌、卡他莫拉菌和布鲁菌属对多黏菌素类天然耐药。此外，多黏菌素对革兰阳性菌及大多数厌氧菌亦均耐药。对生长繁殖期及静止期的细菌均有效。

多黏菌素类抗生素通过环上游离氨基的静电吸附作用，能与革兰阴性杆菌细胞膜中磷脂上带负电荷的磷酸根结合，或直接与细菌外膜脂多糖上的脂质 A 相互作用，取代细胞膜赖以稳定的镁离子和钙离子，导致细胞膜构紊乱，细胞膜渗透性改变，细胞内物质渗漏，然后通过"自发摄取"通路摄取，最终使细胞裂解死亡。此外，多黏菌素还能通过中和革兰阴性菌的脂多糖中脂质 A 成分而发挥抗内毒素活性。

耐药性 多黏菌素在治疗过程中很少出现耐药菌株，一旦耐药则在多黏菌素 B 和多黏菌素 E 之间存在交叉耐药。

体内过程 多黏菌素类抗生素口服不吸收，肌内注射 2 小时血药浓度达到峰值。血浆蛋白结合率低，可在全身分布，但不易渗入胸腔、关节腔、感染病灶和脑脊液中。体内代谢较慢，主要经肾脏排泄，连续给药容易导致蓄积。

临床应用 多黏菌素类抗生素因具有较大的毒性而使用受限，只局部外用于敏感细菌引起的眼、耳、皮肤、黏膜感染及烧伤铜绿假单胞菌感染。随着全世界范围内细菌耐药现象的加剧，多黏菌素对多重耐药革兰阴性菌如鲍曼不动杆菌、铜绿假单胞菌、肺炎克雷伯菌仍具有的良好抗菌活性，开始作为一种有价值的治疗方案而重新被考虑。但是，在新抗生素出现之前，也必须注意该类抗生素的合理应用，尽可能减缓细菌对它们产生耐药。

不良反应 肾毒性和神经毒性为多黏菌素肠外应用的最常见毒性反应。20 世纪 70 年代开始陆续有多黏菌素肾毒性高发生率的报道，治疗期间应加强肾功能的监测，注意给药剂量及间隔时间的合理性，避免与其他有肾毒性的药物同时使用。其他毒性反应主要表现在面部及口周感觉异常、共济失调、神经肌肉阻滞等，以及超敏反应如皮疹、瘙痒、接触性皮炎、发热、耳毒性、胃肠道失调等。

药物相互作用 多黏菌素类抗生素可增强氨基糖苷类抗生素、万古霉素、甲氧西林等的肾毒性，增强箭毒、肌肉松弛药和麻醉药的神经肌肉阻滞作用。酸化尿液的药物可增强多黏菌素类的抗菌活性。

衍生剂 多黏菌素 B 以硫酸盐的形式经非胃肠道给药，而多黏菌素 E 则以多黏菌素 E 甲磺酸钠形式给药。多黏菌素 E 甲磺酸钠为多黏菌素 E 的一种不稳定前体物质，经过体外或体内水解后可形成有活性的多黏菌素 E 实体。

（周黎明　张媛媛）

duōniánjūnsù B

多黏菌素 B（polymyxin B）

从多黏芽胞杆菌菌液中提取得到的多肽类抗生素成分。该成分包含多黏菌素 B_1 和 B_2。以硫酸盐的形式经非胃肠道给药，其制剂有粉针剂、软膏剂等。其化学结构式见图。多黏菌素 B 由七肽阳离子环和带有脂肪酸尾链的三肽侧链构成，其氨基酸成分主要有 L-苏氨酸、L-α-γ-二氨基丁酸、D-苯丙氨酸。

多黏菌素 B 对绝大多数革兰阴性菌如大肠埃希菌、铜绿假单胞菌、鲍曼不动杆菌属、克雷伯杆菌、沙门菌属、志贺菌属、流感嗜血杆菌、百日咳杆菌等均有很好的抗菌活性，但所有革兰阳性菌、真菌、革兰阴性球菌如脑膜炎奈瑟球菌、淋病奈瑟球菌、弧菌属、幽门螺杆菌、卡他莫拉菌和布鲁菌属对多黏菌素 B 天然耐药。多黏菌素 B 是快速杀菌药，属两性分子，其作用机制与去污剂类似。多黏菌素 B 的阳离子脂肽含游离氨基，能与革兰阴性杆菌细胞膜中磷脂上带负电荷的磷酸根结合，或直接与细菌外膜脂多糖上的脂质 A 相互作用，取代细胞膜赖以稳定的镁离子和钙离子，导致细胞膜构紊乱，细胞膜通透性增加，胞内物质外漏而导致细菌死亡。此外，多黏菌素 B 还能通过中和革兰阴性菌的脂多糖中脂质 A 成分而发挥抗内毒素活性。

多黏菌素 B 口服经消化道不吸收。主要经肾缓慢排泄，半衰期约为 6 小时，给药剂量需根据患者肾功能调整。局部治疗敏感菌所引起的眼、耳、皮肤、黏膜感染，以及烧伤时铜绿假单胞菌感染。口服用于肠道术前准备。静脉注射用于治疗多重耐药病原菌如鲍曼不动杆菌、铜绿假单胞菌、肺炎克雷伯菌引起的重症患者院内感染，如菌血症、术后感染、尿路感染及腹腔感染等。主要用于铜绿假单胞菌杆菌感染或其他敏感菌所致的严重感染。

多黏菌素 B 毒性较大。主要表现为肾毒性和神经毒性，毒性大小呈剂量依赖性。肾毒性发生率高，主要表现在急性肾小管坏死引起血尿素氮和肌酐水平增高并出现血尿、蛋白尿、管型尿等。治疗期间应加强肾功能监测，注意给药剂量及间隔时间。神经毒性主要表现在面部及口周感觉异常、头晕、眩晕、共济失调、口齿迟钝、视物模糊、嗜睡、精神错乱、神经肌肉阻滞等。其他不良反应主要为超敏反应如皮疹、瘙痒、接触性皮炎、发热、耳毒性、胃肠道失调等。肌内注射疼痛明显。多黏菌素 B 避免与其他有肾毒性和/或神经毒性的药物同时使用。

（周黎明　张媛媛）

ānjītánggānlèi kàngshēngsù

氨基糖苷类抗生素（aminoglycoside antibiotics）

由氨基糖和氨基环醇以苷键相结合而形成的一类碱性抗生素。包括天然品和半合成产品两大类。天然的氨基糖苷类有链霉素、卡那霉素、妥布霉素、大观霉素、庆大霉素、西索米星等，半合成氨基糖苷类有阿米卡星、奈替米星等。氨基糖苷类抗生素易溶于水，化学性质稳定。

抗菌作用及机制 氨基糖苷类抗生素的抗菌谱广，对各种革兰阴性杆菌和包括耐甲氧西林的金黄色葡萄球菌在内的革兰阳性菌均具有良好的抗菌活性，尤其是对需氧革兰阴性杆菌的抗菌活性很强，部分产品甚至具有抗结核杆菌的作用，但是对厌氧菌无效。氨基糖苷类抗生素是浓度依赖性抗生素，浓度越高，杀菌速率越快，杀菌时程越长，且具有较长时间的抗生素后效应，其抗生素后效应的持续时间也是浓度依赖性的。氨基糖苷类抗生素具有初次接触效应，细菌首次接触时即被迅速杀死，但未被杀死的细菌再次接触氨基糖苷类抗生素时，其杀菌作用明显降低。氨基糖苷类抗生素是一种碱性抗生素，在碱性环境中抗菌活性增强。

氨基糖苷类抗生素是静止期杀菌药。其能够抑制蛋白质合成的全过程。在蛋白质合成的起始阶段，氨基糖苷类抗生素能阻碍甲硫氨酰基 tRNA 在 A 位的结合，抑制 30S 始动复合物的形成，或者使甲硫氨酰基 tRNA 从 A 位解离，抑制 70S 始动复合物的形成，干扰功能性核糖体的装配。在肽链延伸阶段，氨基糖苷类抗生素能选择性与 30S 核糖体亚基上 P10 蛋白相结合，导致错读遗传密码，使甲硫氨酰基 tRNA 与密码子错误匹配，插入错误的氨基酸，合成的蛋白质很可能是无功能的。在肽链合成的终止阶段，氨基糖苷类抗生素可以阻止终止因子与核糖体 A 位的结合，使合成的肽链无法释放而造成核糖体的耗竭。此外，氨基糖苷类抗生素能够通过离子吸附作用吸附于菌体表面，损伤细胞膜，从而使胞膜通透性增加，核苷酸、酶等重要内容物外漏，从而导致细菌死亡。

耐药性　细菌可以通过产生修饰酶或钝化酶，如乙酰化酶、腺苷化酶和磷酸化酶，可以对氨基糖苷类抗生素修饰而钝化，使其不能与核糖体结合而失去干扰核糖体功能的作用，这是细菌对氨基糖苷类抗生素产生耐药最主要的机制。此外，细胞膜的通透性改变、细胞内转运异常、核糖体 30S 亚基结构改变都可以引起细菌对氨基糖苷类抗生素的耐药。

体内过程　氨基糖苷类抗生素的极性和解离度较大，口服难以吸收，多采用肌内注射。为了避免血药浓度过高而导致不良反应，一般不采用静脉注射。其血浆蛋白结合率较低，可渗入大多数体液，在肾皮质和内耳淋巴液中高浓度聚集。氨基糖苷类不被代谢，主要经肾小球滤过，大多数不在肾小管重吸收而迅速排泄到尿中。肾衰竭患者的半衰期可显著延长而导致蓄积中毒，故应酌情减量。

临床应用　氨基糖苷类抗生素主要用于革兰阴性杆菌引起的严重感染，特别是铜绿假单胞菌、肺炎杆菌、大肠埃希菌等引起的全身感染。也可与耐酶青霉素、利福平或万古霉素联合用于革兰阳性菌的严重感染。其中链霉素、卡那霉素可以用于结核杆菌感染。

不良反应　氨基糖苷类抗生素的主要不良反应是肾毒性和耳毒性。耳毒性包括前庭功能障碍和耳蜗听神经损伤。氨基糖苷类抗生素常损伤患者的肾小管，而表现为管型尿、蛋白尿、血尿等。此外，氨基糖苷类抗生素还可引起神经肌麻痹，表现为心肌抑制、血压下降、肢体瘫痪。毒性与剂量和疗程有关，甚至在停药之后也有可能出现不可逆的毒性反应。

（周黎明　张媛媛）

liànméisù

链霉素（streptomycin）　1944 年从链霉菌获得并用于临床的第一个氨基糖苷类抗生素，也是第一个用于治疗结核病而且截至 2016 年底仍作为抗结核病的二线用药。其化学结构式见图 1，易溶于水，呈微酸性，在中性和酸性条件下稳定，碱性条件下易失效。

1946 年 2 月 22 日，美国罗格斯大学教授赛尔曼·瓦克斯曼（Selman Abraham Waksman）宣布其实验室发现了第二种应用于临

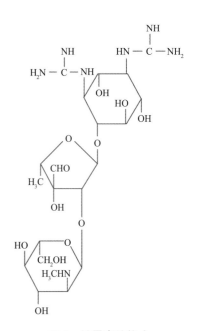

图 1　链霉素结构式

床的抗生素——链霉素，对结核分枝杆菌有特效。链霉素的发现不同于青霉素，是精心设计的、有系统的长期研究的结果。1940 年，赛尔曼·瓦克斯曼和同事伍德拉夫分离出了放线菌素。1942 年，赛尔曼·瓦克斯曼分离出链丝菌素。链丝菌素对包括结核分枝杆菌在内的许多种细菌都有很强的抵抗力，但是对人体的毒性太强。在研究链丝菌素的过程中，赛尔曼·瓦克斯曼及其同事开发出了一系列测试方法，这对以后发现链霉素至关重要。链霉素是由赛尔曼·瓦克斯曼的学生阿尔伯特·萨兹（Albert Schatz）在其指导下分离出来的。1952 年 10 月，瑞典卡罗林纳医学院宣布将诺贝尔生理学或医学奖授予赛尔曼·瓦克斯曼，以表彰他发现了链霉素。赛尔曼·瓦克斯曼此后继续研究抗生素，一生中与其学生一起发现了 20 多种抗生素，以链霉素和新霉素最为成功。

抗菌作用及机制　链霉素是氨基糖苷类抗生素中对铜绿假单

胞菌和其他革兰阴性杆菌的抗菌活性最低的抗生素，但对结核分枝杆菌有较强的抗菌效果。链霉素的抗菌机制与其他氨基糖苷类抗生素相同，也是一种静止期杀菌药。链霉素经过主动转运进入细胞膜后还能够抑制蛋白质合成的全过程，在蛋白质合成的起始、肽链延伸和肽链终止阶段均能发挥作用。此外，链霉素能够通过离子吸附作用吸附于菌体表面，损伤细胞膜，从而使胞膜通透性增加，核苷酸、酶等重要内容物外漏，从而导致细菌死亡。

体内过程　链霉素口服难以吸收，肌内注射吸收快，主要分布于细胞外液，容易渗入胸腔、腹腔和干酪化的结核脓腔并达到有效浓度。不易通过血脑屏障，但大脑有炎症时可以透过血脑屏障。主要经肾小球滤过而排出体外。肾衰竭患者的半衰期可以延长，应酌情减量。

临床应用　链霉素临床主要用于治疗土拉菌病，以及和四环素联合用于鼠疫。也作为二线用药联合用于结核和多药耐药的结核。与青霉素合用于治疗溶血性链球菌、草绿色链球菌和肠球菌等引起的心内膜炎。

不良反应　链霉素容易引起变态反应，如皮疹、药物热、血管神经性水肿等，甚至过敏性休克。此外，耳毒性和神经肌肉阻滞作用也较多见；肾毒性较少见。

（周黎明　张媛媛）

qìngdàméisù

庆大霉素（gentamicin）

1969年从小单胞菌发酵产生并用于临床的第二代氨基糖苷类抗生素。含有庆大霉素 C_1、庆大霉素 C_{1a} 和庆大霉素 C_2 3 种成分，常用其硫酸盐，易溶于水。

庆大霉素是中国独立自主研制成功的广谱抗生素，是中华人民共和国成立以来的伟大科技成果之一。它开始研制于 1967 年，成功鉴定在 1969 年底，取名"庆大霉素"。

庆大霉素是治疗各种革兰阴性杆菌感染的主要抗菌药，对沙雷菌属作用强。疗效确切，价格低廉，曾经是氨基糖苷类抗生素中的首选药物。庆大霉素的抗菌机制与其他氨基糖苷类抗生素相同，也是一种静止期杀菌药。庆大霉素经过主动转运进入细胞膜后，与细菌 50S 亚基的 P10 蛋白集合，在蛋白质合成的起始、肽链延伸和肽链终止阶段均能发挥抑制作用，阻断细菌蛋白质的合成。此外，庆大霉素能够通过离子吸附作用吸附于菌体表面，损伤细胞膜，增加胞膜通透性，核苷酸、酶等重要内容物外漏，导致细菌死亡。

庆大霉素口服吸收很少，肌内注射吸收快速而完全，主要分布于细胞外液，可在肾大量积聚，以原形形式从尿中排出体外。庆大霉素可与其他抗生素联合用于严重的肺炎球菌、铜绿假单胞菌、草绿色链球菌引起的感染。也可局部用于皮肤和黏膜感染，以及眼、耳、鼻部感染。庆大霉素是为数不多的热稳定性的抗生素，因而广泛应用于培养基配置。

庆大霉素常引起双侧的前庭损伤，表现为耳鸣、眩晕、共济失调等，大多于用药后 1~2 周发生，甚至停药后数周发生。耳鸣一般不伴随听力减退。一般与剂量和疗程有关，

儿童尤其容易受到损害，故庆大霉素禁用于儿童。庆大霉素常引起肾毒性，表现为蛋白尿、多尿，一般停药后可恢复。β-内酰胺类抗生素可降低庆大霉素的抗菌活性，二者不可在同一瓶内滴注。庆大霉素与卷曲霉素、顺铂、依他尼酸、呋塞米或万古霉素等合用或先后连续应用，可增加耳毒性与肾毒性的可能性。

（周黎明　张媛媛）

āmǐkǎxīng

阿米卡星（amikacin）

又称丁胺卡那霉素、阿米卡霉素。临床用其硫酸盐，在水中易溶，在乙醇中几乎不溶。结构式见图 1。

阿米卡星是抗菌谱最广的氨基糖苷类抗生素。对革兰阴性杆菌和金黄色葡萄球菌均有较强的抗菌活性，链球菌属对其耐药。对敏感菌的作用与卡那霉素相似。革兰阳性球菌中阿米卡星除对葡萄球菌属中甲氧西林敏感株有良好抗菌作用外，肺炎链球菌、各组链球菌及肠球菌属对之大多耐药。对厌氧菌无效。阿米卡星的抗菌机制与其他氨基糖苷类抗生素相同，也是一种静止期杀菌药。阿米卡星经过主动转运进入细胞膜，可与细菌的 50S 亚基的 P10 蛋白结合，抑制蛋白质合成的全过程，在蛋白质合成的起始、肽链延伸和肽链终止阶段均能发挥

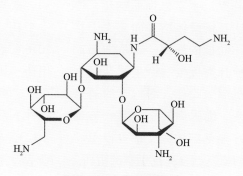

图 1　阿米卡星结构式

作用。此外,阿米卡星能够通过离子吸附作用吸附于菌体表面,损伤细胞膜,增加细胞膜通透性,使重要内容物外漏,从而导致细菌死亡。

阿米卡星口服吸收很少,肌内注射后吸收快速,主要分布于细胞外液,不易透过血脑屏障,以原形形式从尿中排出体外。肾功能减退患者的半衰期会显著延长,故应酌情减量。

阿米卡星对肠道革兰阴性杆菌和铜绿假单胞菌所产生的多种钝化酶稳定,所以是治疗对其他氨基糖苷类耐药的菌株引起的感染的首选药物。与其他氨基糖苷类抗生素有交叉耐药性。阿米卡星与β-内酰胺类抗生素合用时有协同效应,与羧苄西林合用对铜绿假单胞菌有协同作用,尤其是联合用于免疫缺陷患者合并严重革兰阴性杆菌感染。

阿米卡星常引起耳蜗神经损害,耳毒性和肾毒性与卡那霉素相近,故肾功能减退者、脱水者、老年患者及使用强效利尿药的患者慎用或减量。其他不良反应尚有恶心、呕吐、头痛、药物热、关节痛、贫血及肝功能异常等。个别患者出现过敏性休克。可引起胃肠道反应:恶心、呕吐、食欲不振、腹胀、腹泻,个别患者有药物热、皮疹、肌肉震颤、麻木、关节痛、嗜酸性粒细胞增多、肝损害、贫血、血压下降。长期使用可致二重感染。

(周黎明 张媛媛)

sìhuánsùlèi kàngshēngsù

四环素类抗生素(tetracyclines)

由链霉菌所产生或经半合成获得的具有并四苯母核结构的一类碱性广谱抗生素。属于抗菌药物。主要包括天然四环素类如四环素、金霉素、土霉素,以

及半合成的四环素类如多西环素、美他环素、米诺环素、替加环素等。金霉素是金色链丝菌的代谢产物,于1945年由美国莱德利实验室的植物生理学家本杰明·米格·达格尔(Benjamin Minge Duggar)博士发现,1948年作为第一个四环素类抗生素用于临床。1952年四环素被用于临床,最初是由金霉素催化加氢得到的半合成抗生素,后来通过链霉菌发酵直接生产。20世纪90年代末,美国惠氏药厂在研究四环素耐药机制过程中成功开发了替加环素,又称丁甘米诺环素(butane minocycline)。替加环素是以(4S, 4aS, 5aR, 12aS)-9-(2-叔丁基氨基乙酰氨基)-4,7-双二甲氨基1, 4, 4a, 5, 5a, 6, 11, 12a-八氢-3, 10, 12, 12a-四羟基-1, 11-二氧代-2-并四苯甲酰胺为结构的新型四环素类抗生素。替加环素与细菌核糖体的亲和力是四环素的5倍,对耐甲氧西林金葡菌、耐青霉素肺炎链球菌和耐万古霉素肠球菌等革兰阳性菌,以及多数革兰阴性杆菌均具良好的抗菌活性。替加环素克服了细菌对四环素类药物耐药的两个主要机制(外排机制和核糖体保护机制),对其他四环素类药物耐药的病原菌仍对替加环素敏感。替加环素口服难吸收,需静脉给药;药物消除半衰期约为36小时,59%的原形药物经胆汁由粪便排泄,22%的药物由尿液排出。2005年美国食品药品管理局批准替加环素用于治疗由革兰阳性菌、革兰阴性菌、厌氧菌、耐甲氧西林金葡菌和耐甲氧西林表葡菌导致的复杂性腹腔内感染,以及复杂性皮肤和软组织感染。

化学结构与分类 四环素类抗生素的化学结构中均具有菲烷的基本骨架,为酸、碱两性物质。

药物在干燥状态下稳定,但受光和热影响,在碱性溶液中易破坏,在酸性溶液中较稳定,临床一般用其盐酸盐。四环素、土霉素、金霉素和地美环素由菌液中提取得到,属于天然的四环素类抗生素,又称第一代四环素类抗生素。美他环素、多西环素和米诺环素是经过人工结构修饰的产物,属于半合成的四环素类抗生素,又称第二代四环素类抗生素。替加环素是在米诺环素母核的9位引入了叔丁基甘氨酰胺基团,成为甘氨酰环素类抗生素,又称第三代四环素类抗生素。

抗菌作用 四环素类抗生素对革兰阳性菌和革兰阴性菌具有快速抑菌作用,对立克次体、支原体和衣原体具有较强的抑制作用,对某些螺旋体和原虫也有抑制作用,属广谱抗生素。四环素类药物的抗菌谱相似,抗菌活性的强度序列依次为米诺环素、多西环素、美他环素、地美环素、四环素、土霉素。

作用机制 四环素类抗生素必须进入菌体内才能发挥抑菌作用。对于革兰阴性菌,药物先以被动扩散方式经细胞壁外膜的亲水孔道蛋白进行转运,再以主动转运方式经细胞膜的能量依赖系统泵入胞质内。药物进入革兰阳性菌的转运机制不十分清楚,但也是一种与革兰阴性菌相似的耗能过程。在细胞质内,药物与核糖体30S亚基的A位特异性结合,阻止氨基酰tRNA进入A位,从而阻碍肽链延长,抑制细菌蛋白质合成。四环素类抗生素尚可使细菌细胞膜通透性改变,导致胞内核苷酸及其他重要成分外漏,从而抑制细菌DNA复制。高浓度时也具有杀菌作用。哺乳动物细胞缺乏四环素类抗生素的主动转

运机制，同时其核糖体对药物的敏感性低，所以药物对细菌的蛋白质合成具有选择性抑制作用。

耐药性 细菌耐药的形成为渐进性，21 世纪初耐药菌株日渐增多，如金黄色葡萄球菌、化脓性链球菌、肺炎链球菌、大肠埃希菌、志贺菌属等。四环素、土霉素、金霉素之间为完全交叉耐药，但是对天然四环素耐药的细菌对半合成四环素可能仍敏感。细菌对四环素类产生耐药的机制有 3 种：①促进四环素的主动外排或减少四环素的吸收。②生成的核糖体保护蛋白 TetM，干扰药物的作用靶点。③产生灭活酶，灭活四环素类药物。

体内过程 四环素和土霉素口服吸收不完全，且受食物的影响。多西环素和米诺环素口服吸收快而完全，不受食物的影响。四环素类抗生素可与金属离子形成不吸收的络合物，避免与铁制剂、牛奶及含镁和铝的抗酸药等同服。抗酸药降低胃液酸度，不利于四环素类抗生素的吸收。该类药物的组织分布广泛，能很好地渗透到大多数组织和体液中，易进入细胞内，但除美他环素外，其他四环素类抗生素在脑脊液均难达到有效治疗浓度。该类药物能透过胎盘屏障。除多西环素和米诺环素主要在肝脏代谢外，其他四环素类抗生素主要以原形经肾小球滤过，从肾脏排泄。

临床应用 首选四环素类药物治疗立克次体感染（斑疹伤寒、Q 热和恙虫病等）、支原体感染（支原体肺炎和泌尿生殖系统感染等）、衣原体感染（鹦鹉热、沙眼和性病性淋巴肉芽肿等）及某些螺旋体感染（回归热等）。还可首选四环素类药物治疗鼠疫、布鲁菌病、霍乱、幽门螺杆菌感染引起的消化性溃疡、肉芽肿鞘杆菌感染引起的腹股沟肉芽肿及牙龈卟啉单胞菌引起的牙周炎。使用该类药物时首选多西环素。土霉素抗菌活性低于四环素，耐药菌株和不良反应多，已很少用于细菌感染性疾病；但是土霉素仍可用于治疗肠阿米巴病（对肠外阿米巴病无效），疗效优于其他四环素类药物。金霉素的不良反应发生率高于土霉素和四环素，金霉素的口服和注射制剂均被淘汰，仅保留外用制剂用于治疗结膜炎和沙眼等疾患。

不良反应及注意事项 不良反应包括：①消化道反应，如恶心、呕吐、腹痛、腹泻等，尚可引起食管溃疡。②影响牙和骨骼生长，四环素类抗生素可沉积于牙和骨中，造成儿童四环素牙和影响骨骼发育，故 8 岁以下儿童禁用。该类药物可透过胎盘影响胎儿，孕妇禁用。四环素类还可进入乳汁，乳汁中的钙虽可阻滞药物吸收，对乳儿仍可能有影响，故哺乳期妇女慎用。③造成菌群失调，正常人口腔、咽喉部和胃肠道存在完整的微生态系统，各菌群之间维持平衡的共生状态。长期使用四环素类等广谱抗生素时，敏感菌被抑制，不敏感菌乘机大量繁殖生长，造成新的感染，称为二重感染（superinfection）。较常见的二重感染有两种，其一是真菌感染，多由白假丝酵母菌引起，表现为鹅口疮、肠炎，立即停药同时进行抗真菌治疗；其二是对四环素耐药的艰难梭菌感染所致的假膜性肠炎，患者出现剧烈的腹泻、发热、肠壁坏死、体液渗出甚至休克、死亡，立即停药并口服万古霉素或甲硝唑。④肝损伤，可致恶心、呕吐、黄疸、氨基转移酶升高、呕血和便血等，重者可昏迷而死亡，在超剂量应用时可发生。⑤肾损伤，多见于原有肾功能受损者，可导致血尿素氮和肌酐酶升高。⑥过敏反应，主要是皮疹、荨麻疹、药物热、哮喘和光敏反应等。

（任雷鸣　卢海刚）

sìhuánsù

四环素（tetracycline）　以 6-甲基-4-（二甲氨基）-3, 6, 10, 12, 12a-五羟基-1, 11-二氧代-1, 4, 4a, 5, 5a, 6, 11, 12a-八氢-2-并四苯甲酰胺为结构的天然四环素类抗生素。通过链霉菌发酵直接生产。

抗菌作用及机制 四环素抗菌谱及抗菌作用机制与四环素类抗生素相同；此外，尚可通过抑制肠道内阿米巴原虫的共生菌丛，间接抑制阿米巴原虫。四环素对革兰阳性菌的抗菌作用不如青霉素类抗生素和头孢菌素类抗生素，对革兰阴性菌的抗菌作用不如氨基糖苷类抗生素及氯霉素类抗生素。极高浓度时具有杀菌作用。对伤寒杆菌、副伤寒杆菌、铜绿假单胞菌、结核分枝杆菌、真菌和病毒无效。

体内过程 四环素口服吸收不完全，2～4 小时血药浓度达到峰值，药物消除半衰期为 6～9 小时。碱性药物、食物和牛奶可减少四环素的吸收，故应在饭前 0.5～1 小时服药。空腹服用四环素的吸收率较高（60%～80%），但刺激胃肠道。酸性环境中药物溶解度高，碱性环境溶解度低，故不应与碱性药、H_2 受体阻断药或抗酸药合用。食物中的铁、钙、镁、铝等金属离子可与药物络合而影响四环素的吸收，与铁剂或抗酸药并用时，应间隔 2～3 小时。口服吸收具有饱和现象，1 次口服剂量大于 0.5g 时，血药浓度不再随剂量增加而增高。四环素体内分布广泛，可进入胎儿血液循环及乳汁中，但是脑脊液中的药物浓度仅为血药浓度的 10%。胆汁中四环素含量高，为血药浓度的 10~20 倍。四环素进入体内后，可沉淀在新形成的牙齿和骨骼中，与这些部位的钙离子结合并影响骨骼生长发育。口服四环素时，20%~60% 从肾排泄，可用于泌尿系统感染，碱化尿液可增加药物排泄。四环素存在药物肝肠循环，由胆汁排泄到肠道的药物，部分由肠道再吸收进入血液循环。

临床应用 四环素临床可用于治疗立克次体感染（斑疹伤寒、Q 热和恙虫病等）、支原体感染（支原体肺炎和泌尿生殖系统感染等）、衣原体感染（鹦鹉热、沙眼和性病性淋巴肉芽肿等）、某些螺旋体感染（回归热等）、鼠疫、布鲁菌病、霍乱、幽门螺杆菌感染引起的消化性溃疡、肉芽肿鞘杆菌感染引起的腹股沟肉芽肿，以及牙龈卟啉单胞菌引起的牙周炎等。由于其他高效抗菌药的不断出现，以及四环素耐药菌株日益增加和其特殊的不良反应，四环素不再作为首选药。

不良反应及注意事项 胃肠道反应多见，主要有恶心、呕吐、腹胀、腹泻等胃肠道刺激。长期使用四环素，可导致肠道内菌群失调，形成二重感染。四环素能与新形成的牙中所沉淀的钙相结合，造成恒齿永久性棕色色素沉着（即牙齿黄染），牙釉质发育不全，又称四环素牙。长期大剂量口服或静脉滴注四环素，可引起严重肝损伤，或加重原有的肾功能异常。偶见过敏反应如皮疹、药物热、剥脱性皮炎等，并有交叉过敏。也可引起光敏反应和前庭反应。

(任雷鸣　卢海刚)

duōxīhuánsù

多西环素（doxycycline）　以 6-甲基-4-(二甲氨基)-3, 5, 10, 12, 12a-五羟基-1, 11-二氧代-1, 4, 4a, 5, 5a, 6, 11, 12a-八氢-2-并四苯甲酰胺为结构的长效半合成四环素类抗生素。又称强力霉素。是四环素类药物中的首选药。

抗菌作用及机制 多西环素抗菌谱及抗菌作用机制与四环素相同，抗菌活性比四环素强 2~10 倍，具有强效、速效、长效的特点。对土霉素或四环素耐药的金黄色葡萄球菌对该药仍敏感，但多西环素与其他同类药物之间有交叉耐药。

体内过程 多西环素口服吸收迅速且完全，不易受食物影响，可吸收给药量的 90% 以上。口服和注射给药的血药浓度几乎相同。用药后约 3 小时血药浓度达到峰值，药物消除半衰期长达 12~22 小时，肾功能减退者药物消除半衰期延长不明显。多西环素吸收后广泛分布于体内组织和体液，组织穿透力较强，在胸导管淋巴液、腹水、肠组织、眼和前列腺组织中均有较高浓度，达同期血药浓度的 60%~75%；胆汁中浓度可达同期血药浓度的 10~20 倍；在乳汁中也能达到较高的药物浓度。肠道中的多西环素多以无活性的结合型或络合型药物存在，故对肠道菌群无影响（不易引起二重感染）。大部分药物由胆汁进入肠腔，随粪便排泄，存在显著的药物肝肠循环。少量药物由肾排泄，肾功能受损患者应用时，药物自胃肠道的排泄量增加，成为主要排泄途径。因此，该药是四环素类药物中可用于肾功能受损患者的药物，肾衰竭时也可以使用。

临床应用 对于应用四环素类抗生素的患者，应首选使用多西环素。此外，该药特别适合于肾外感染伴肾衰竭（其他多数四环素类药物可能加重肾衰竭）以及胆道系统感染的患者。多西环素在体内分布广泛，也用于酒渣鼻、痤疮、前列腺炎和呼吸道感染（如慢性气管炎和肺炎）等。

不良反应及注意事项 多西环素常见的不良反应是胃肠道刺激，如恶心、呕吐、腹泻、舌炎、口腔炎和肛门炎。应饭后服用，并以大量水送服，服药后保持直立体位 30 分钟以上，以避免引起食管炎。静脉注射时，可能出现舌麻木及口腔异味感。光敏反应系指患者用药后，在光照（紫外线）刺激下导致皮肤表面发生急性损伤性反应，使光照部位的皮肤出现瘙痒性红斑，严重者出现皮肤糜烂、脱落。服药期间不宜暴露在日光下，以防出现光敏反应。该药易致光敏反应。皮疹与二重感染少见，其他不良反应少于四环素。由于对骨骼和牙齿生长的影响，孕妇和 8 岁以下儿童及哺乳期妇女禁用。该药可抑制血浆凝血酶原的活性，增强华法林等抗凝作用，因此合用时需减少抗凝血药用量。巴比妥类、苯妥英或卡马西平等肝药酶诱导剂可使多西环素的血药浓度降低，合用时须调整多西环素的剂量。长期使用苯妥英或巴比妥类药物的患者，多西环素的药物消除半衰期可缩短至 7 小时。

(任雷鸣　卢海刚)

mǐnuòhuánsù

米诺环素（minocycline）　以 4, 7-双(二甲氨基)-1, 4, 4a, 5, 5a, 6, 11, 12a-八氢-3, 10, 12, 12a-四羟基-1, 11-二氧-2-并四苯甲酰胺为结构的长效半合成四环素类抗生素。又称二甲胺四环素。

抗菌作用及机制　米诺环素抗菌谱及抗菌作用机制与四环素相同。抗菌活性具高效和长效的特点。对金黄色葡萄球菌、链球菌、脑膜炎奈瑟菌、各种肠球菌、不动杆菌、拟杆菌、嗜血杆菌、奴卡菌和包括麻风分枝杆菌在内的一些分枝杆菌，其抗菌活性强于多西环素。米诺环素与其他四环素类抗生素之间存在部分交叉耐药，故这类抗菌药物不能随意交替使用。对其他药物耐药的一些菌株仍然对米诺环素敏感。

体内过程　米诺环素口服吸收迅速，不易受食物的影响，口服吸收率接近100%；但抗酸药或重金属离子可减少米诺环素的吸收。口服米诺环素0.2g后2~3小时，血药浓度达峰值。其脂溶性高于多西环素和其他四环素类抗生素，组织穿透力强，广泛分布于机体组织和体液。在肝胆系统、肺、扁桃体以及泪液、唾液、痰液中达到较高浓度，可长时间滞留于脂肪组织，能透过胎盘屏障，也能分泌到乳汁中。其在胆汁和尿中的浓度比血药浓度高10~30倍，在脑脊液的浓度高于其他四环素类抗生素。该药在体内代谢较多，尿中排泄的原形药物远低于其他四环素类抗生素。药物排泄较慢，大部分由肾和胆汁排出。药物消除半衰期为11~22小时，肾衰竭患者的消除半衰期略延长，但是肝衰竭对米诺环素的消除半衰期无影响。

临床应用　米诺环素临床主要用于治疗酒渣鼻、痤疮和沙眼衣原体所致的性传播疾病。此外，对四环素或青霉素类耐药的A群链球菌、B群链球菌、金黄色葡萄球菌和大肠埃希菌对米诺环素仍敏感，临床上也可用于上述耐药菌的感染。

不良反应及注意事项　米诺环素不良反应发生率高于多西环素。消化道反应主要表现为食欲减退、恶心、呕吐、腹痛、腹泻；偶见氨基转移酶升高，可加重肾功能受损者的肾损伤。药物沉积于牙齿和骨中，影响牙齿和骨骼发育。该药引起的菌群失调较为多见，轻者引起维生素缺乏，也常见白假丝酵母菌和其他耐药菌所致的二重感染和假膜性肠炎。维生素缺乏主要表现为舌炎、口腔炎、食欲减退、神经炎等B族维生素缺乏症状，偶有维生素K缺乏症状（出血倾向等）。除四环素类抗生素共有的不良反应外，米诺环素产生独特的前庭反应，系由药物聚集于内耳，刺激前庭器官所致，表现为恶心、呕吐、眩晕和运动失调等症状；首次服药可迅速出现，女性多于男性。高达12%~52%的患者因严重的前庭反应而停药，停药24~48小时后症状可消失。米诺环素还可致头晕、倦怠等，用药期间不宜从事高空作业、驾驶和机器操作。饮水不充分或者卧位服药时，药物滞留于食管会引起食管溃疡。因此，口服米诺环素时应服用至少半杯水并且采取站立姿势。该药能降低凝血酶原活性，与抗凝血药合用时应降低后者的剂量；应避免与抗酸药同时服用，避免与含铝、钙、镁、铁等金属离子的药物合用，以免减少米诺环素的吸收。米诺环素一般不作为首选药。

（任雷鸣　卢海刚）

lǜméisùlèi kàngshēngsù

氯霉素类抗生素（chlor amphenicols）　由委内瑞拉链丝菌产生或经合成获得的具有酰胺醇类结构的一类广谱抗生素。又称酰胺醇类抗生素。属于抗菌药物。

氯霉素类抗生素是革兰阳性菌和阴性菌的快速抑菌药，对立克次体、支原体和衣原体也有较强的抑制作用。其抗菌作用确切，在伤寒等疾病的治疗中仍是不可替代的首选药物。由于1950年发现氯霉素产生致死性不良反应以及其他抗生素的迅速发展，20世纪90年代以来氯霉素类抗生素的临床应用受到严格限制。直接服用氯霉素或食用含氯霉素的动物食品，都会对人体造成危害甚至死亡；因此中国农业部将氯霉素从2000年版《中国兽药典》中删除并列为禁药，2002年美国食品药品管理局也在肉类食品动物的饲料中禁止使用氯霉素。主要代表药物为氯霉素。

氯霉素　以D-苏式-(-)-N-[α-(羟基甲基)-β-羟基-对硝基苯乙基]-2,2-二氯乙酰胺为结构的氯霉素类抗生素。又称左旋氯霉素。是第一个用于临床的广谱抗生素，结构式见图1。1947年美国化学家约翰·埃尔利希（John Ehrlich）等从委内瑞拉加拉加斯附近的土壤微生物培养液中分离得到，1948年美国马里兰大学医生西奥多·伍德沃德（Theodore E Woodward）等报告氯霉素成功治愈急性伤寒，1949年美国化学家米尔德丽德·凯瑟琳·里布斯托克（Mildred Catherine Rebstock）等确定了氯霉素的化学结构并合成其左旋体。中国沈家祥院士于1954年

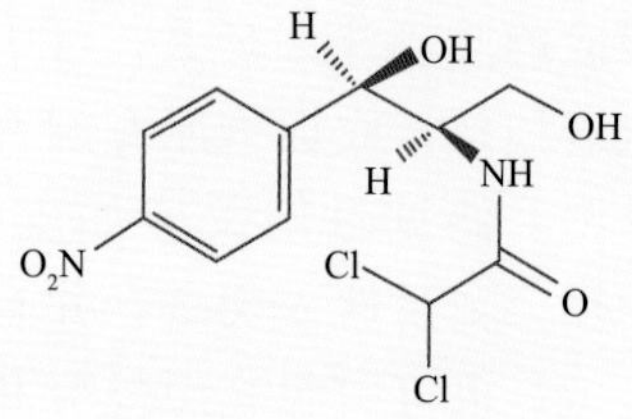

图1　氯霉素结构式

合成了消旋氯霉素（也称合霉素），1958 年开始生产氯霉素左旋体（氯霉素）。21 世纪初采用合成法生产该药。氯霉素对结核分枝杆菌、真菌和原虫无效。氯霉素类抗生素对革兰阴性菌的抗菌作用强于革兰阳性菌，属于抑菌药；但是对流感嗜血杆菌、脑膜炎奈瑟菌、肺炎链球菌具有杀灭作用；对革兰阳性菌的抗菌活性不如青霉素类抗生素和四环素类抗生素。

作用机制及耐药性　氯霉素与细菌核糖体 50S 亚基上的肽酰转移酶作用位点可逆性结合，阻碍细菌蛋白质合成。由于其结合位点与红霉素和林可霉素十分相近，联合应用这些药物时可能产生拮抗作用。革兰阳性菌和革兰阴性菌与氯霉素类抗生素多次接触后，均可通过突变、接合或转导等遗传物质的传递和重组机制，获得氯霉素耐药基因，最终使细菌对氯霉素类抗生素产生耐药。一般情况下，细菌的耐药性产生较慢。

体内过程　氯霉素口服吸收良好，药物消除半衰期约为 2.5 小时，有效血药浓度可维持 6~8 小时。氯霉素体内分布广泛，脑脊液中的浓度达血药浓度的45%~99%。体内 90% 的药物在肝与葡萄糖醛酸结合而失活。代谢产物和 10% 的原形药物由肾脏排泄，在泌尿系统能够达到有效抗菌浓度。

临床应用　氯霉素对造血系统可能产生致命的毒性，必须严格掌握适应证。感染原因不明或可选用其他抗菌药物时，禁止使用氯霉素。用药期间定期检查血常规。对于非流行期伤寒患者，伤寒杆菌对氯霉素一般较敏感，可选用，疗程 2~3 周。四环素类

药物过敏者或 8 岁以下儿童感染立克次体时，或立克次体重度感染的孕妇，均可选用氯霉素。也可用于多药耐药的流感嗜血杆菌感染患者、青霉素类药物过敏的脑膜炎患者，特别是病情严重甚至危及生命时。世界卫生组织建议在低收入的国家将氯霉素油剂作为脑膜炎的一线治疗药物。此外，可与其他抗菌药联合使用治疗腹腔或盆腔的厌氧菌感染。作为眼科局部用药治疗敏感菌所致的眼部感染。

不良反应　①可逆性血细胞减少：较常见，表现为贫血、白细胞减少症或血小板减少症，其中部分患者可能发展成致死性再生障碍性贫血或急性髓细胞性白血病。②再生障碍性贫血：发病率与用药剂量的大小、疗程的长短无关，1 次用药亦可发生。发生率低（1/3 万），但死亡率很高。女性发生率较男性高 2~3 倍，多在停药数周或数月后发生。③灰婴综合征：早产儿和新生儿的肝、肾功能不完善，对氯霉素的解毒能力差。氯霉素剂量过大可致早产儿和新生儿中毒，表现为循环衰竭、呼吸困难、进行性血压下降、皮肤苍白和发绀。

其他药物　除氯霉素外，氯霉素类抗生素还包括甲砜霉素、棕榈氯霉素、琥珀氯霉素、叠氮氯霉素等。

甲砜霉素　以 $[R\text{-}(R^*,R^*)]\text{-}$$N\text{-}[1\text{-}(羟基甲基)\text{-}2\text{-}羟基\text{-}2\text{-}[4\text{-}(甲基磺酰基)苯基]乙基]\text{-}2,2\text{-}二氯乙酰胺$ 为结构的氯霉素类抗生素。又称硫霉素。与氯霉素相比，其水溶性略高，性质更稳定，口服吸收完全。抗菌谱、作用机制、主要适应证与氯霉素相似。未见致死性再生障碍性贫血和灰婴综合征的报道。与氯霉素之间

完全交叉耐药，但是细菌对甲砜霉素的耐药性发展更慢。在肝内不与葡萄糖醛酸结合，血中游离型药物多，故抗菌活力较强。免疫抑制作用比氯霉素强 6 倍。甲砜霉素对血液系统毒性主要是可逆性血细胞减少，发生率高于氯霉素。

棕榈氯霉素　以 D-苏式-(－)-$N\text{-}[\alpha\text{-}(羟基甲基)\text{-}\beta\text{-}羟基\text{-}对硝基苯乙基]\text{-}2,2\text{-}二氯乙酰胺\text{-}\alpha\text{-}棕榈酸酯$ 为结构的氯霉素类抗生素。又称无味氯霉素。口服无苦味，适合儿童服用。口服后在十二指肠经胰脂酶水解释放氯霉素。由于婴幼儿胰脂酶活性低，且肠道吸收功能较差，血药浓度不宜控制，有些国家已不再使用。用途与氯霉素相同，仅供口服使用。

琥珀氯霉素　以 D-苏式-(－)-$N\text{-}[\alpha\text{-}(羟基甲基)\text{-}\beta\text{-}羟基\text{-}对硝基苯乙基]\text{-}2,2\text{-}二氯乙酰胺\text{-}\alpha\text{-}琥珀酸酯$ 为结构的氯霉素类抗生素。又称氯霉素琥珀酸钠。易溶于水，可供肌内注射、静脉注射或静脉滴注，该药进入体内经水解可游离出氯霉素而产生作用。用途与氯霉素相同。禁与氨茶碱、氯化钙、复合维生素 B、维生素 C、羧苄西林、庆大霉素、氯丙嗪、肝素、甲泼尼龙、普鲁卡因、水解蛋白及磺胺嘧啶钠等配伍混合，以免引起沉淀或降低药物疗效。禁与盐酸四环素、盐酸万古霉素以及新生霉素钠配伍，以免出现混浊。

叠氮氯霉素　以 2-叠氮-$N\text{-}[(1R,2R)\text{-}2\text{-}羟基\text{-}1\text{-}(羟基甲基)\text{-}2\text{-}(4\text{-}硝基苯)乙基]乙酰胺$ 为结构的氯霉素类抗生素。叠氮氯霉素只能外用，其制品（如滴眼液、软膏等）用于治疗敏感菌诱发的感染。

（任雷鸣　卢海刚）

kuínuòtónglèi kàngjūnyào

喹诺酮类抗菌药 (quinolones)

人工合成的具有 4-喹诺酮母核结构的一类抗菌药物。在 4-喹诺酮母核的 N_1、C_5、C_6、C_7、C_8 引入不同的化学基团，可形成各具特点的喹诺酮类抗菌药，化学结构见图。喹诺酮类抗菌药分为 4 代，第 3 代和第 4 代药物的结构中含有"氟"原子，而被称作氟喹诺酮类 (fluoroquinolones)。1962 年美国乔治·约埃·莱彻 (George Yohe Lesher) 博士在合成抗疟药氯喹时发现了第 1 代喹诺酮类抗菌药萘啶酸。1974 年研制的第 2 代药物吡哌酸，临床仅用于尿路感染和肠道感染。20 世纪 70 年代末～90 年代中期研制的氟喹诺酮类为第 3 代，包括诺氟沙星、环丙沙星、氧氟沙星、左氧氟沙星、洛美沙星、氟罗沙星、司帕沙星等。20 世纪 90 年代后期研制的氟喹诺酮类为第 4 代，用于临床的有莫西沙星、加替沙星、吉米沙星和加雷沙星等。氟喹诺酮类抗菌药属于广谱杀菌药，具有下述共同特点：①抗菌谱广，尤其对需氧革兰阴性杆菌的作用强大，对某些多重耐药菌具有抗菌活性。②分布广泛，药物在组织、体液中均有较高浓度。③药物消除半衰期较长，因而减少了给药次数，其中多数品种有口服及注射两种制剂，使用方便。

抗菌作用及机制　DNA 回旋酶是喹诺酮类抗菌药杀灭革兰阴性菌的重要靶点。一般认为，DNA 回旋酶的 A 亚基是喹诺酮类抗菌药的作用靶点，药物通过形成 DNA 回旋酶-DNA-喹诺酮三元复合物，干扰细菌的酶反应过程，阻碍 DNA 复制而达到杀菌作用。哺乳动物细胞内的拓扑异构酶 II 在功能上类似于细菌的 DNA 回旋酶，喹诺酮类抗菌药仅在很高浓度才能影响拓扑异构酶 II，故临床不良反应少。拓扑异构酶 IV 是喹诺酮类抗菌药杀灭革兰阳性菌的重要靶点。拓扑异构酶 IV 的功能是协助复制的子代染色质分配到子代细菌。喹诺酮类抗菌药抑制拓扑异构酶 IV，干扰细菌 DNA 复制。高浓度喹诺酮类抗菌药还可以抑制细菌 RNA 及蛋白质的合成。

耐药性　由于喹诺酮类抗菌药的广泛应用，临床病原菌对喹诺酮类抗菌药的耐药性已迅速增长，常见耐药菌包括金黄色葡萄球菌、肠球菌、大肠埃希菌和铜绿假单胞菌等。细菌对喹诺酮类抗菌药有交叉耐药，故喹诺酮类抗菌药不能交替使用。耐药性产生的机制包括：药物靶点发生基因突变、药物进入菌体受阻或药物被菌体泵出。

体内过程　氟喹诺酮类抗菌药口服吸收良好。多数药物如司氟沙星或左氧氟沙星口服 400mg 后 1～3 小时血药浓度达峰值。食物一般不影响药物的口服吸收，但可使达峰时间延迟。多数氟喹诺酮类药物的口服生物利用度接近或大于 90%，与富含铁、钙、镁的食物同服时，吸收减少。多数药物的血浆蛋白结合率较低，在组织和体液中分布广泛。肺、肾、前列腺、尿液、胆汁、粪便、巨噬细胞和中性粒细胞中的药物浓度均高于血药浓度，尚可分布到泪腺、唾液腺、泌尿生殖系统和呼吸道黏膜。诺氟沙星血药浓度偏低，主要用于泌尿系统感染。不同药物的消除方式互不相同，培氟沙星主要由肝代谢并通过胆汁排泄，氧氟沙星和洛美沙星主要（80%以上）以原形经肾排出。肝、肾消除这两种方式对其他多数氟喹诺酮类抗菌药均同等重要。

临床应用　氟喹诺酮类药物的抗菌谱广、抗菌活性强，与其他类别的抗菌药物之间无交叉耐药，临床主要用于：①泌尿生殖道感染，环丙沙星、氧氟沙星与 β-内酰胺类抗生素同为首选药，用于单纯性淋病奈瑟菌性尿道炎或宫颈炎，但对非特异性尿道炎或宫颈炎疗效差。环丙沙星是铜绿假单胞菌性尿道炎的首选药。氟喹诺酮类药物对敏感菌所致的急、慢性前列腺炎以及复杂性前列腺炎，均有较好的效果。②呼吸系统感染，对于青霉素高度耐药的肺炎链球菌感染患者，首选左氧氟沙星或莫西沙星与万古霉素联合治疗。氟喹诺酮类药物（除诺氟沙星）可替代大环内酯类抗生素用于支原体肺炎、衣原体肺炎、嗜肺军团菌引起的军团菌病。③肠道感染与伤寒，治疗志贺菌引起的急性菌痢、慢性菌痢和中毒性菌痢，以及治疗鼠伤寒沙门菌、猪霍乱沙门菌、肠炎沙门菌引起的胃肠炎（食物中毒）时，首选氟喹诺酮类药物。治疗沙门菌引起的伤寒或副伤寒时，首选氟喹诺酮类药物或头孢曲松。④氟喹诺酮类药物对脑膜炎奈瑟菌具有强大的杀菌作用，可用于鼻咽部带菌者的根除治疗。对其他抗菌药物无效的儿童重症感染，可选用氟喹诺酮类药物；囊性纤维化患儿感染铜绿假单胞菌时选用环丙沙星。

不良反应及注意事项　不良反应主要包括：①胃肠道反应，常见胃部不适、恶心、呕吐、腹痛和腹泻等，可耐受。②中枢神经系统毒性，轻症者表现失眠、头晕和头痛，重症者出现精神异常、抽搐和惊厥等，发生率 1.5%～9%。发生率顺序为氟罗沙星>诺氟沙星>司帕沙星>环丙沙星>依诺沙星>氧氟沙星>培氟沙星>左氧氟沙星。有精神病或癫痫病史者、合用茶碱或非甾体抗炎药者易出现中枢毒性。③光敏反应，指在紫外线的激发下，药物氧化生成活性氧，使光照部位皮肤出现瘙痒性红斑，严重者出现皮肤糜烂、脱落的一种药物不良反应。司帕沙星、洛美沙星、氟罗沙星诱发的光敏反应最常见。④软骨损害，药物沉积于关节软骨，造成软骨损伤，临床研究发现儿童用药后可出现关节痛和关节水肿，故不应常规用于儿童及孕妇。⑤心脏毒性，罕见但后果严重，可见心室除极与复极的总时间延长、尖端扭转型室性心动过速、室颤等。尖端扭转型室性心动过速的临床发生率顺序为司帕沙星>加替沙星>左氧氟沙星>氧氟沙星>环丙沙星。糖尿病患者慎用。避免与含金属离子的药物同服。不宜与Ⅰa类及Ⅲ类抗心律失常药和延长心室除极与复极总时间的药物如西沙必利，以及红霉素、三环类抗抑郁药合用。避光保存，应用环丙沙星、氟罗沙星、洛美沙星或司帕沙星的患者用药期间避免日照。

（任雷鸣　卢海刚）

huánbǐngshāxīng

环丙沙星（ciprofloxacin）

以1-环丙基-6-氟-1,4-二氢-4-氧代-7（1-哌嗪基）-3-喹啉羧酸为结构的第3代喹诺酮类抗菌药。又称丙氟哌酸。属于抗菌药物。环丙沙星由德国拜耳公司在1983年研发成功，1987年首次在美国、德国和智利上市。

抗菌作用及机制　环丙沙星抗菌谱与诺氟沙星相似，但抗菌活性增强了2~10倍，是该类药物中体外抗菌活性最强的药物。

环丙沙星对需氧革兰阴性杆菌抗菌活性高，体外抑菌实验研究结果表明，环丙沙星对铜绿假单胞菌、流感嗜血杆菌和大肠埃希菌等革兰阴性菌的抗菌活性高于多数氟喹诺酮类药物。对衣原体、支原体和军团菌有良好的抗菌作用，对肺炎链球菌、溶血性链球菌和粪肠球菌具有中等抗菌活性，对结核分枝杆菌和非结核性杆菌亦有抗菌活性。多数厌氧菌对环丙沙星不敏感，但对氨基糖苷类抗生素或第3代头孢菌素类抗生素耐药的菌株对环丙沙星仍敏感。作用机制与其他喹诺酮类抗菌药相同。

体内过程　环丙沙星口服吸收不完全，空腹口服后吸收迅速，生物利用度达70%~80%。食物可延缓药物吸收，但不影响口服生物利用度，必要时可静脉滴注以提高血药浓度。药物消除半衰期为3.5~5小时，与诺氟沙星接近。环丙沙星组织穿透力强，体内分布广泛，组织中的浓度常超过血药浓度。无炎症时脑脊液浓度仅为血药浓度的10%。药物能通过胎盘，并能从乳汁分泌。药物排泄受给药途经影响，口服给药时，24小时内以原形由肾排出给药量的29%~44%；静脉滴注时，尿中的原形药物排出量则为45%~60%。少量药物经胆汁排出，胆汁中浓度可达同期血药浓度的10倍。

临床应用　环丙沙星主要用于治疗对其他抗菌药产生耐药的革兰阴性杆菌所致的呼吸道、泌尿生殖道、消化道、骨与关节和皮肤软组织的感染。可与甲硝唑等抗厌氧菌药物合用，治疗复杂性腹腔感染。感染患儿需要使用氟喹诺酮类抗菌药时，国外多采用环丙沙星治疗。

不良反应及注意事项　胃肠道反应较为常见，多表现为腹部不适或疼痛、恶心、呕吐、腹泻或便秘等。中枢神经系统多表现为头晕、头痛、嗜睡或失眠，发生率仅次于胃肠道反应。过敏反应表现为皮疹、皮肤瘙痒等。偶可发生严重的中枢神经系统反应，如抽搐、癫痫样发作、精神异常。血尿、皮疹、关节疼痛、肿胀以及肌腱炎、肌腱断裂等亦少有发生。可分泌至乳汁中，哺乳期妇女应避免应用该类药物，必须应用时应停止哺乳。肝肾功能减退者易发生严重的中枢神经系统反应，应降低剂量。合用非甾体抗炎药患者、肾衰竭患者应用该药时，可增加肌腱炎及肌腱断裂的风险，老年人和运动员慎用。在避免日照条件下保存和应用环丙沙星，以防止发生光敏反应。碱化尿液的药物可使环丙沙星在尿中的溶解度降低，导致其结晶从尿中析出和肾毒性发生。含铝或镁的抗酸药可减少环丙沙星的口服吸收，避免同时服用；必须合用时，可在服抗酸药前2小时或服抗酸药后6小时口服。与华法林合用可增强后者的抗凝血作用，合用时严密检测患者凝血酶原时间。非甾体抗炎药与喹诺酮类抗菌药合用可能增加对中枢神经系统的刺激，增加癫痫发生的风险。

（任雷鸣　卢海刚）

zuǒyǎngfúshāxīng

左氧氟沙星（levofloxacin）

以（S）-（-）-9-氟-2,3-二氢-3-甲基-10-（4-甲基-1-哌嗪基）-7-氧代-7H-吡啶并［1,2,3-de］-［1,4］苯并噁嗪-6-羧酸为结构的第3代喹诺酮类抗菌药。又称左氟沙星。是消旋氧氟沙星（又称氧氟沙星，是左旋氧氟沙星与右旋氧氟沙星的1:1混合物）的左旋体，属于抗菌药物。左氧氟沙星 1993 年在日本上市。

抗菌作用及机制 左氧氟沙星抗菌谱广，抗菌作用强。对多数肠杆菌科细菌，如大肠埃希菌、克雷伯菌属、变形杆菌属、沙门菌属、志贺菌属，以及流感嗜血杆菌、嗜肺军团菌、淋病奈瑟菌等革兰阴性菌有较强抗菌活性。对金黄色葡萄球菌、肺炎链球菌、化脓性链球菌等革兰阳性菌和支原体、衣原体亦有抗菌作用；对厌氧菌和肠球菌作用较差。左氧氟沙星的抗菌活性是氧氟沙星的 2 倍；对表皮葡萄球菌、链球菌、肠球菌、厌氧菌、支原体和衣原体的体外抗菌活性明显强于环丙沙星；对铜绿假单胞菌的抗菌活性低于环丙沙星，但是仍可用于临床治疗铜绿假单胞菌感染。左氧氟沙星的作用机制与其他喹诺酮类抗菌药相同。

体内过程 左氧氟沙星口服吸收完全，口服生物利用度接近 100%。同时服用含金属阳离子的药物可降低该药的吸收。血浆蛋白结合率为 30%～40%。药物吸收入血后广泛分布至各组织、体液，肺组织中药物浓度可达血药浓度的 2～5 倍，皮肤组织、水疱液、扁桃体、前列腺组织、痰液中药物浓度约为血药浓度的 1～2 倍。该药在体内代谢甚少，主要以原形药经肾排出，给药 48 小时内排出给药量的 87%。药物消除半衰期为 5～7 小时，肾功能减退时，药物消除半衰期延长，清除缓慢，需调整剂量。血液透析和腹膜透析不能清除该药。

临床应用 左氧氟沙星对革兰阳性菌、革兰阴性菌、厌氧菌、衣原体、支原体、军团菌引起的感染均有效。主要用于敏感菌所致的慢性支气管炎、社区获得性肺炎、急性鼻窦炎、急性单纯性下尿路感染、复杂性尿路感染、急性肾盂肾炎及皮肤感染等。

不良反应及注意事项 在喹诺酮类抗菌药中，该药的不良反应发生率相对较少且轻微。主要不良反应包括：恶心、腹泻、腹痛、腹胀等胃肠道反应，失眠、头晕、头痛等中枢神经系统反应，皮肤瘙痒、皮疹等过敏反应，以及软骨损伤轻微。静脉注射给药时少数患者出现注射部位疼痛和注射部位炎症等局部反应。含镁、铝的抗酸药，含铁制剂和含锌的多种维生素制剂等均可干扰该药的口服吸收，不宜合用；必须合用时，应与左氧氟沙星的用药间隔在 2 小时以上。与非甾体抗炎药合用时，导致中枢神经系统兴奋，癫痫发作的风险增加。与降血糖药物合用时，可能出现高血糖或低血糖变化，需严密监测血糖水平，及时予以相应处理。与利多卡因、氟卡尼、妥卡尼、普罗帕酮等抗心律失常药，或者其他可使心室除极与复极总时间延长的药物如三环类抗抑郁药联合应用时，使心脏毒性发生的风险增加。

（任雷鸣　卢海刚）

mòxīshāxīng

莫西沙星（moxifloxacin）

以 1-环丙基-7-[S, S-2, 8-重氮-二环 [4.3.0] non-8-yl]-6-氟-8-甲氧-1, 4-二氢-4-氧-3-喹啉羧酸为结构的第 4 代喹诺酮类抗菌药。又称莫昔沙星。1999 年在德国上市，抗菌作用和用途与环丙沙星相似。

抗菌作用及机制 莫西沙星既保留了前 3 代喹诺酮类抗菌药抗革兰阴性菌的高活性，又明显增强了抗革兰阳性菌的活性。其对革兰阳性菌、革兰阴性菌、厌氧菌、抗酸菌以及支原体、衣原体和军团菌的抗菌活性，强于环丙沙星、氧氟沙星、左氧氟沙星和司氟沙星。对大多数革兰阴性菌的作用与诺氟沙星相近。与环丙沙星相比，莫西沙星对肺炎链球菌等革兰阳性菌有更强大的抗菌活性。体外抗菌试验结果显示，该药对肺炎链球菌的抗菌活性比环丙沙星强 4～16 倍；对金黄色葡萄球菌的活性比环丙沙星强 16 倍，比司氟沙星强 2 倍；对厌氧菌的抗菌活性比环丙沙星强 16 倍；对支原体和衣原体的抗菌活性比环丙沙星强 66～125 倍。莫西沙星治疗呼吸系统感染时，对与呼吸系统感染有关的细菌和绿色链球菌的抑制作用强于头孢呋辛和红霉素，而且不受 β-内酰胺酶的影响。

体内过程 莫西沙星口服吸收迅速，生物利用度约 90%，药物消除半衰期为 12～15 小时，血药浓度达峰值的时间为 1.5 小时，与食物同服或餐后给药可使血药浓度达峰的时间延长。血浆蛋白结合率 30%～50%，表观分布容积大于环丙沙星，该药广泛分布于机体组织。体内药物的 52% 在肝代谢，主要通过结合成硫酸盐和葡萄糖醛酸苷代谢，原形药和代谢物由尿液和粪便排泄，粪便和尿液中原形药物的排泄量分别为 25% 和 20%。

临床应用 莫西沙星可口服或静脉滴注给药。用于治疗敏感菌所致的急性支气管炎、慢性支气管炎、上呼吸道感染、社会获得性肺炎、急性鼻窦炎等；用于治疗淋球菌或衣原体所致的无并发症淋病、子宫颈炎、尿道炎；也可用于泌尿生殖系统和皮肤软组织感染等。

不良反应及注意事项 莫西沙星不良反应发生率低，未见严重过敏反应，几乎未见光敏反应。最常见的不良反应是轻度的一过性呕吐和腹泻。该药避免用于耐甲氧西林葡萄球菌的感染，也不适于铜绿假单胞菌所致的感染。与其他氟喹诺酮类药物和大环内酯类抗生素一样，莫西沙星在有些患者可能引起心室除极与复极总时间延长，避免用于心室除极与复极总时间延长的患者。有资料显示，莫西沙星可致严重皮肤反应、致死性肝损伤，女性或老年患者发生心脏衰竭等。欧洲药品管理局对口服莫西沙星产品进行了安全性评估，认为应限制性使用含莫西沙星的药品，只能在其他抗菌药无法使用的情况下应用。在药物相互作用方面，莫西沙星与环丙沙星类似；与环丙沙星不同的是，莫西沙星与茶碱、丙磺舒无明显相互作用。

（任雷鸣　卢海刚）

huáng'ànlèi kàngjūnyào

磺胺类抗菌药（sulfonamides）

最早用于临床的人工合成的具有对氨基苯磺酰胺母核结构的抗菌药物。磺胺类抗菌药属于广谱抗菌药，对大多数革兰阳性和革兰阴性菌均具有良好的抗菌活性，对支原体、立克次体和螺旋体无效。自 1932 年德国学者格哈德·多马克（Gerhard Domagk）发现百浪多息的抗菌作用后，一系列磺胺类抗菌药相继问世。磺胺类抗菌药在 20 世纪 70 年代以前广泛用于临床，使感染性疾病得到很好的医治。但是磺胺类抗菌药的不良反应发生率高，而且容易诱发细菌的耐药性，临床应用明显较少。由于磺胺类抗菌药对流行性脑脊髓膜炎、鼠疫等感染性疾病疗效显著，截至 2016 年底，其在抗感染治疗中仍占有一定的位置。

抗菌作用及机制　磺胺类药物是广谱抑菌药，对革兰阳性和革兰阴性菌、诺卡菌属、沙眼衣原体和某些原虫具有良好的抑制作用；也选择性抑制某些肠道细菌，如大肠埃希菌、克雷伯菌属、志贺菌属、沙门菌属和肠杆菌属等；对化脓性链球菌、肺炎球菌、嗜血流感杆菌、奇异变形杆菌、性病淋巴肉芽肿衣原体、放线菌、肺囊虫等亦有一定抑制作用。

对磺胺类抗菌药敏感的细菌在生长繁殖过程中，必须以蝶啶、对氨苯甲酸为原料，在二氢蝶酸合酶、二氢叶酸还原酶作用下生成四氢叶酸，后者经活化后参与核酸合成，供细菌生长需要。磺胺类抗菌药竞争性抑制对氨苯甲酸与二氢蝶酸合酶结合，阻止细菌二氢叶酸合成，从而发挥抑菌作用。

耐药性　细菌对磺胺药的耐药性包括固有耐药性和获得耐药性。细菌可通过基因突变和质粒转移而产生获得耐药性。此外，细菌亦可通过改变代谢途径，直接利用现成的叶酸而产生固有耐药性。细菌反复接触磺胺药后均可产生耐药性；各药物间存在完全交叉耐药性。

体内过程　治疗全身性感染的磺胺类抗菌药，口服后迅速由小肠上段吸收。用于肠道感染的药物很少吸收。药物吸收入血后广泛分布于全身组织及体液中，可透过胎盘屏障到达胎儿体内。各药的血浆蛋白结合率变化较大，波动在 25%～95%，磺胺嘧啶的血浆蛋白结合率低，易进入脑脊液，可用于治疗流行性脑脊髓膜炎。药物主要在肝被代谢为无抗菌活性的乙酰化代谢产物，以原形药、乙酰化代谢产物、葡萄糖醛酸结合物 3 种形式从肾排泄。

不良反应　①泌尿系统损害：尿液中的磺胺类抗菌药及其乙酰化物一旦在肾形成结晶，可产生尿道刺激和梗阻症状，如结晶尿、血尿、管型尿、尿痛和尿闭等，甚至造成肾损伤。服用磺胺嘧啶或磺胺甲噁唑时，应同服等量碳酸氢钠使尿液碱化，以增加药物的溶解度；同时应适当增加饮水量，保证每日尿量不少于 1500ml；服药超过 1 周的患者，定期检查尿液。②过敏反应：局部用药时易发生，药物热和皮疹分别多发生在给药后 5～10 天和 7～9 天，偶见多形性红斑、剥脱性皮炎，后者严重时可致死。该类药物有交叉过敏反应，有过敏史者禁用。③血液系统反应：长期使用时可抑制骨髓造血功能，导致白细胞减少症、血小板减少症，甚至发生再生障碍性贫血，发生率极低但可致死，用药期间应定期检查血常规。④神经系统反应：少数患者出现头晕、头痛、乏力和失眠等症状，用药期间避免高空作业和驾驶。⑤其他：口服引起恶心、呕吐、上腹部不适和食欲减退，餐后服用或同服碳酸氢钠可减轻这些反应。磺胺类抗菌药可致肝损伤甚至急性重型肝炎，肝功能受损者避免使用。新生儿、早产儿、孕妇和哺乳妇女不应使用该类药物，以避免药物竞争血浆白蛋白而置换出胆红素，使新生儿或早产儿血中游离胆红素增加导致黄疸，游离胆红素进入中枢神经系统导致胆红素脑病（核黄疸）。

常用药物特点及临床应用　磺胺类抗菌药分为 3 类：肠道易吸收类（全身用磺胺类抗菌药）、肠道难吸收类（肠道用磺胺类抗菌药）和外用类（局部用磺胺类抗菌药）。

肠道易吸收类 用于全身性感染，根据药物消除半衰期的长短，进一步分为短效类、中效类和长效类。①磺胺异噁唑属于短效类，口服吸收快，血药浓度2小时后达峰值，药物消除半衰期约8小时。可用于化脓性链球菌、肺炎链球菌、大肠埃希菌、沙门菌属等敏感菌引起的感染。单独应用时细菌耐药性极高。②磺胺嘧啶是以 N-2-嘧啶基-4-氨基苯磺酰胺为结构的磺胺类抗菌药。又称磺胺哒嗪。属于中效类。该药口服易吸收，药物消除半衰期为10~13小时。血浆蛋白结合率低，更易透过血脑屏障，在脑脊液中的药物浓度最高可达血药浓度的80%。临床预防流行性脑脊髓膜炎或治疗诺卡菌属引起的肺部感染、脑膜炎和脑脓肿时，首选磺胺嘧啶或磺胺甲噁唑。与乙胺嘧啶联合用药可治疗弓形虫病。还可用于敏感菌引起的泌尿道感染和上呼吸道感染。③磺胺甲噁唑是以 4-氨基-N-(5-甲基-3-异噁唑基）苯磺酰胺为结构的磺胺类抗菌药。又称新诺明。属于中效类。药物消除半衰期为10~12小时。可用于流行性脑脊髓膜炎的预防，也可用于大肠埃希菌等敏感菌诱发的泌尿道感染，如肾盂肾炎、膀胱炎、单纯性尿道炎等。④复方磺胺甲噁唑是磺胺甲噁唑与甲氧苄啶按5∶1的比例制成的复方制剂。又称复方新诺明。截至2016年底仍在临床广泛使用。甲氧苄啶是以 5-[（3,4,5-三甲氧基苯基)-甲基]-2,4-嘧啶二胺为结构的人工合成抗菌药。甲氧苄啶是细菌二氢叶酸还原酶抑制剂，抑制四氢叶酸的合成，本身有较强的抗菌活性，但易引起细菌耐药而无法单独使用。磺胺甲噁唑与甲氧苄啶合用后的抗菌活性是两药

单独等量应用时的数倍至数十倍，且抗菌谱扩大，甚至呈现杀菌作用，并减少细菌耐药的产生。对磺胺类抗菌药产生耐药的细菌如大肠埃希菌、伤寒沙门菌和志贺菌属，对复方磺胺甲噁唑仍敏感。复方磺胺甲噁唑广泛用于敏感菌引起的泌尿道感染、上呼吸道感染或支气管炎。药物不良反应及药物相互作用类似磺胺类抗菌药。⑤磺胺间甲氧嘧啶属于长效类抗菌药。药物消除半衰期为36~48小时，临床应用较少，可用于各种敏感菌引起的呼吸道、泌尿道及皮肤软组织感染，也可用于疟疾的预防和治疗。

肠道难吸收类 在肠道吸收很少，用于肠道感染。柳氮磺吡啶是以 5-[对-(2-吡啶胺磺酰基）苯] 偶氮水杨酸为结构的磺胺类抗菌药。口服很少吸收，药物大部分集中在小肠远端和结肠，本身无抗菌活性。该药在肠道分解成磺胺吡啶和5-氨基水杨酸盐，磺胺吡啶有较弱的抗菌作用，5-氨基水杨酸具有抗炎和免疫抑制作用。主要用于治疗溃疡性结肠炎、强直性脊柱炎、肠道或泌尿生殖道感染所致的关节炎；可与甲氨蝶呤合用治疗类风湿性关节炎。长期服药产生较多的不良反应，如恶心、呕吐、皮疹、溶血性贫血和粒细胞减少等。

外用类 以磺胺嘧啶银为代表药。磺胺嘧啶银（又称烧伤宁）具有磺胺嘧啶的抗菌作用和银盐的收敛作用。抗菌谱广，对多数革兰阳性和革兰阴性菌均有良好的抗菌活性，对铜绿假单胞菌具有强大的抗菌活性。临床用于预防和治疗Ⅱ度、Ⅲ度烧伤或烫伤的创面感染，并可促进创面干燥、结痂及愈合。治疗大面积伤口或长期使用时，机体吸收银可导致

皮肤变色和感觉运动性神经病，称为银质沉着病。

（任雷鸣　卢海刚）

xiāojīfūnánlèi kàngjūnyào
硝基呋喃类抗菌药 （ nitrofurans）
人工合成的具有 5-硝基呋喃环母核结构的一类抗菌药物。它们对大多数革兰阳性菌、革兰阴性菌、真菌和原虫等病原体具有杀灭作用。该类抗菌药具有抗菌谱广、抗菌机制独特、细菌不易产生耐药性和价格低廉的特点。临床使用的硝基呋喃类抗菌药包括呋喃妥因、呋喃唑酮、呋喃西林、呋喃它酮等。

1944 年美国两位学者马特·多德（Matt C Dodd）、威廉·斯蒂尔曼（William B Stillman）证明了硝基呋喃类化合物在体外具有良好的抗菌活性。1946 年呋喃西林用于临床，随后相继研制成功呋喃妥因（1953 年）、呋喃唑酮（1958 年）和呋喃它酮（1958年）等药物。除用于治疗人类疾病外，硝基呋喃类抗菌药因价格低、效果好，曾广泛应用于畜禽及水产养殖业，以治疗敏感菌、真菌和某些原虫引起的疾病。由于硝基呋喃类抗菌药及其代谢物对实验动物具有致畸和致癌作用，欧盟于 1995 年禁止在食用动物防治感染时使用硝基呋喃类抗菌药，中国于 2010 年将硝基呋喃类抗菌药列入《食品中可能违法添加的非食用物质名单》。

呋喃妥因 以 1-[[（5-硝基-2-呋喃基）亚甲基] 氨基]-2,4-咪唑烷二酮为结构的硝基呋喃类抗菌药。又称呋喃坦啶。在体外对大多数革兰阳性及革兰阴性菌具有杀菌作用，耐药菌株形成缓慢，与其他类别的抗菌药物之间无交叉耐药。呋喃妥因的抗菌作用机制独特而复杂，确切的作用

机制尚不清楚。有证据显示敏感菌含有硝基呋喃还原酶，该酶可将药物代谢为多种高活性的还原物质，后者可损伤菌体内的多种核糖体蛋白质，并干扰蛋白质、RNA 及 DNA 的合成，干扰病原体的代谢。多数大肠埃希菌菌株对其敏感，但肠杆菌属和克雷伯菌属对其敏感性较低且部分耐药。尿液 pH 值为 5.5 时，呋喃妥因的抑菌作用最佳，pH 值升至 8 以上抗菌活性明显减弱。除非延长疗程，呋喃妥因在使用过程中一般不产生耐药性。耐药性的产生主要是细菌缺失了硝基呋喃还原酶，该酶是呋喃妥因转化为活性中间产物的关键酶。

呋喃妥因口服吸收良好，但是药物在体内被快速代谢和排泄，难以形成有效的血药浓度，故不能用于治疗全身性感染。给药量的 40%~50% 以原形药形式自肾迅速排泄，药物消除半衰期约 30 分钟，棕色代谢产物使尿液变色。肾功能受损患者由于肾小球滤过和肾小管分泌功能降低，使药物难以经尿液排泄，从而可使血药浓度上升，甚至引起毒性反应。临床主要用于大肠埃希菌、肠球菌及葡萄球菌引起的泌尿道感染，如肾盂肾炎、膀胱炎、前列腺炎和尿道炎等。慢性泌尿道感染患者可口服呋喃妥因数月。酸化尿液（pH 值维持在 5.5 以下）可提高疗效。呋喃妥因毒性较低，最常见的是胃肠道不良反应，常见恶心、呕吐及腹泻，与食物同服可减少消化道反应。神经系统不良反应包括头痛、头晕和嗜睡。大剂量或长时间使用可造成周围神经炎，表现为末梢感觉异常、疼痛、乏力、肌肉萎缩和腱反射消失。偶见皮疹、荨麻疹、瘙痒、发热、唾液腺炎和血管性水肿等

过敏反应。有哮喘史的患者易诱发急性哮喘。长期使用也可造成肺损伤如肺浸润或肺纤维化。对硝基呋喃类抗菌药过敏者、葡萄糖-6-磷酸脱氢酶缺陷者、婴儿、肾功能受损者禁用呋喃妥因。老年人慎用。碳酸酐酶抑制剂等可碱化尿液的药物可降低呋喃妥因的抗菌活性，不能与碳酸氢钠同服。丙磺舒和磺吡酮可减少呋喃妥因的排泄，不能与之合用。

呋喃唑酮 以 3-(5-硝基糠醛缩氨基)-噁唑烷酮为结构的硝基呋喃类抗菌药。又称痢特灵。抗菌谱及抗菌作用机制与呋喃妥因相似，对消化道的多数细菌如大肠埃希菌、沙门菌属、志贺菌属和霍乱弧菌等有抗菌作用，此外，对蓝氏贾第鞭毛虫、滴虫也有抑制作用。口服吸收很少，主要在肠道发挥作用。临床用于治疗蓝氏贾第鞭毛虫病和治疗肠炎、痢疾、霍乱等肠道感染性疾病。尚可治疗胃、十二指肠溃疡，作用机制与抗幽门螺杆菌、抑制胃酸分泌和保护胃黏膜有关。栓剂可用于治疗阴道滴虫病。不良反应与呋喃妥因相同。

呋喃西林 该类药物中最早应用于临床的药物。口服毒性大，仅供局部消毒防腐用。抗菌活性不受 pH 值的影响，除对铜绿假单胞菌无效外，能杀灭大部分引起伤口感染的常见致病菌。临床用于预防和治疗伤口及烧伤创面的感染，治疗皮肤溃疡、皮肤感染以及植皮术前的创面准备。呋喃西林溶液可用于膀胱冲洗、浸泡导尿管以预防插导尿管引起的尿路感染。局部应用呋喃西林可能诱发过敏反应。葡萄糖-6-磷酸脱氢酶缺陷者用药后易出现溶血。

呋喃它酮 抗菌谱及抗菌作用机制与呋喃妥因相似。对大多

数革兰阳性菌、革兰阴性菌如金黄色葡萄球菌、大肠埃希菌、化脓性链球菌等均有抗菌作用。药物口服后在肠道不易吸收，曾作为口服制剂用于肠道感染，也常添加到动物饲料中以预防感染和促进动物生长。由于呋喃它酮的强致癌性，20 世纪 90 年代后逐渐被各国禁止使用。

（任雷鸣　卢海刚）

xiāojīmīzuòlèi kàngjūnyào

硝基咪唑类抗菌药（nitroimidazoles）

人工合成的具有 5-硝基咪唑环母核结构的一类抗菌药物。

一般将硝基咪唑类抗菌药分为三代。第一代药物甲硝唑于 1959 年研制成功，用于滴虫病和阿米巴病的治疗。20 世纪 60 年代后期美国研制出第二代硝基咪唑类药物替硝唑，1971 年在德国上市。第三代硝基咪唑类药物较多，包括奥硝唑、塞克硝唑，以及中国自主研发的左奥硝唑和吗啉硝唑等。奥硝唑为第三代的代表药，1977 年由瑞士研发，在德国上市。塞克硝唑于 1980 年由法国研发，在瑞士上市，临床用于治疗各种急慢性肠阿米巴病、肝阿米巴病及毛滴虫引起的尿道炎、阴道炎。2009 年，中国研发的一类新药左奥硝唑获得国家药品监督管理部门批准；左奥硝唑是奥硝唑的左旋体，其抗厌氧菌感染的临床疗效与奥硝唑相当，但不良反应发生率显著降低，临床应用更安全。2014 年，另一个一类新药吗啉硝唑通过中国国家药品监督管理部门审查，获得药品生产许可。吗啉硝唑具有抗菌活性高，安全性好的特点；临床用于链球菌、脆弱类杆菌、产气荚膜梭菌等引起的妇科盆腔炎。

药理作用及机制 硝基咪唑

类抗菌药对阿米巴、阴道滴虫等有独特的杀灭作用，对厌氧菌有较高抗菌活性。常与其他抗生素联合，临床应用广泛。硝基咪唑类化合物对实验动物有致癌作用，临床应用可能有潜在的致癌风险。

在敏感菌细胞内的无氧或少氧环境下，药物分子中的硝基被敏感菌的硝基还原酶还原成具有细胞毒性的活性中间产物（硝基被还原为氨基），由此抑制细菌DNA合成，并使已合成的DNA螺旋结构断裂，干扰细菌的新陈代谢从而使病原体死亡，发挥抗厌氧菌作用。硝基咪唑类抗菌药对脆弱类杆菌尤为敏感，对破伤风梭菌具有很强的杀灭作用。需氧菌也能摄入药物，但因无法将药物分子中的硝基还原致使药物无法发挥抗菌作用。该类药物也可抑制原虫的氧化还原反应，对阴道毛滴虫、阿米巴滋养体有良好的抗原虫作用。

耐药性 细菌 rdxA 是编码氧不敏感的 NADPH 硝基还原酶的基因，而 frxA 是编码 NADPH 黄素氧化还原酶的基因。多数研究表明，单独的 rdxA 基因发生突变，可导致细菌对甲硝唑产生中等程度的耐药；而单独的 fdxA 基因发生突变，一般不易产生耐药；当 rdxA 基因与 rdxA 基因同时突变时，细菌可产生高水平耐药。

体内过程 甲硝唑经肝脏代谢形成 5 种代谢产物，其中羟基代谢物具有一定的抗菌活性。替硝唑在健康受试者的消除半衰期是 12～13 小时，约为甲硝唑的 2 倍。奥硝唑是消旋体，在大鼠和人体内发现了 5 种代谢产物；在晚期肾疾病患者奥硝唑的消除半衰期与健康受试者相近，提示奥硝唑用于这类患者时可能不必调整剂量。

不良反应 硝基咪唑类抗菌药不良反应较轻，多数可自行缓解。消化道反应常见，如恶心、呕吐、食欲减退、腹泻、口中有金属味等；以甲硝唑、替硝唑常见。硝基咪唑类抗菌药能透过血脑屏障，用药时可能出现神经系统不良反应，如头痛、眩晕等；剂量大或疗程长时症状可能加重，甚至造成精神异常，使用过程中如出现神经系统症状应立即停药。过敏反应发生率低，但有时很严重，偶见皮疹、荨麻疹和瘙痒，罕见血管神经性水肿及过敏性休克。硝基咪唑类抗菌药可干扰酒精在体内的代谢，导致双硫仑样反应；以甲硝唑、替硝唑常见，用药期间应避免摄入酒精。偶见尿道不适、尿液变黑、白细胞减少和氨基转移酶升高等，停药后恢复。

常用药物特点及临床应用 临床使用的硝基咪唑类抗菌药主要包括：甲硝唑、替硝唑、奥硝唑等。

甲硝唑 对大多数厌氧菌有强大的抗菌作用，对需氧菌或兼性需氧菌无效。除用于抗滴虫和抗阿米巴原虫外，广泛用于抗厌氧菌感染。

替硝唑 以 2-甲基-1-[2-(乙基磺酰基）乙基]-5-硝基-1H-咪唑为结构的硝基咪唑类抗菌药。又称替尼达唑。作用机制与甲硝唑相同，但更易透入细菌内，有更强的抗厌氧菌作用。对大多数厌氧菌，如脆弱拟杆菌、梭状芽胞杆菌、真杆菌属、梭形梭杆菌有抗菌作用，对滴虫、阿米巴原虫、蓝氏贾第鞭毛虫等有抗虫作用。口服吸收迅速、完全，2 小时可达最高血药浓度，生物利用度高于甲硝唑，血浆蛋白结合率为 12%。体内分布广泛，能进入生殖器官、肠道、肌肉及乳汁中并达较高浓度，胆汁、唾液中的浓度与同期血药浓度相近。药物可透过胎盘，对血脑屏障的穿透性较甲硝唑高。药物在肝中代谢，原形药物及代谢产物主要由尿液排出，少量由粪便排出，药物消除半衰期为 12～14 小时。临床用于预防手术后厌氧菌所致的感染；治疗厌氧菌的全身与局部感染，如腹腔、盆腔、术后创口、皮肤软组织感染以及败血症等；也可用于牙龈炎与牙周炎、非特异性阴道炎、泌尿生殖道毛滴虫病、蓝氏贾第鞭毛虫病、肠道及肠外阿米巴病。作为甲硝唑的替代药用于幽门螺杆菌所致的胃窦炎及消化性溃疡。

奥硝唑 以 1-(3-氯-2-羟丙基)-2-甲基-5-硝基咪唑为结构的硝基咪唑类抗菌药。又称氯丙硝唑。口服易吸收，用药 2 小时后可达最高血药浓度，口服生物利用度达 90%，血浆蛋白结合率小于 15%。体内分布广泛，包括中枢神经系统在内的大多数组织中的浓度可达到同期血浆药物浓度的 60%～100%，但胎盘浓度较低。药物消除半衰期为 12～14 小时，主要在肝代谢，绝大部分以游离型或结合型代谢产物的形式经尿液排出，其余经粪便排泄。临床用于厌氧菌感染引起的多种疾病，毛滴虫、蓝氏贾第鞭毛虫感染引起的疾病，以及肠、肝阿米巴病的治疗。奥硝唑也可用于类风湿关节炎的治疗，应用 3 个月可改善患者的生活质量。

（任雷鸣 卢海刚）

jiǎxiāozuò

甲硝唑（metronidazole） 以 2-甲基-5-硝基咪唑-1-乙醇为结构的硝基咪唑类抗菌药。又称灭滴灵。甲硝唑 1959 年作为抗滴虫药用于临床，继而又发现对肠内外阿米巴有显著疗效，1962 年发现甲硝唑有抗厌氧菌作用，1978 年世界卫生组织将其定为抗原虫和抗厌氧菌基本药物，2013 年 4 月出版的第 18 版世界卫生组织基本药物目录中仍有收录。动物实验发现甲硝唑对大鼠和小鼠有致癌作用，临床仅限于治疗批准的适应证。

药理作用及机制 甲硝唑对厌氧菌作用强大，对需氧菌或兼性需氧菌无效，临床用于预防或治疗阿米巴病、滴虫病、厌氧菌感染。作用机制与其他硝基咪唑类抗菌药相同。

体内过程 甲硝唑口服吸收快而完全，1~2 小时可达最高血药浓度，生物利用度达 80% 以上。食物可延缓该药的吸收，但不减少吸收总量。血浆蛋白结合率低，体内分布广泛，脑脊液、胎盘、乳汁、胆汁中的药物浓度与同期血药浓度相近。该药在肝代谢，其羟基化代谢物也有活性，原形药物的消除半衰期为 7~8 小时，羟基化代谢物消除时间略长。甲硝唑及其代谢物主要由尿排泄，少量由粪便排出。

临床应用 甲硝唑临床主要用于治疗厌氧菌引起的口腔、腹腔、女性生殖器、下呼吸道、骨和关节等部位的感染。对幽门螺杆菌感染的消化性溃疡以及四环素耐药艰难梭菌所致的假膜性肠炎有特殊疗效。甲硝唑也是治疗阿米巴病、滴虫病和破伤风的首选药物。

不良反应及注意事项 甲硝唑常见不良反应为恶心、食欲减退等胃肠道反应，口服时可出现口干、苦味、金属味感。偶见腹泻、失眠、虚弱、头晕、皮疹、排尿困难和白细胞减少。治疗期间可诱发白假丝酵母菌病，必要时合用抗白假丝酵母菌药。甲硝唑可致眩晕、共济失调、发音困难、精神错乱等中枢神经系统症状；高剂量时可引起癫痫和周围神经病变，后者主要表现为指端麻木和感觉异常，出现时及时停药。药物可通过胎盘进入胎儿循环，孕妇仅在具有明确指征时才选用，妊娠 3 个月内禁用。乳汁中的浓度与血药浓度相近，避免用于哺乳期妇女。双硫仑样反应（又称戒酒硫样反应）指甲硝唑可干扰酒精代谢，用药过程中可引起恶心、呕吐、头痛、面部潮红等类似饮酒过量的症状。用药前 2 日及停药后 1 周内戒酒，禁用含酒精饮料、药品或食品，并减少钠盐摄入量。甲硝唑可延缓口服抗凝血药（如华法林等）的代谢而加强其抗凝作用；苯妥英钠、苯巴比妥等药酶诱导剂可加速甲硝唑代谢；西咪替丁等药酶抑制剂可延缓其代谢和排泄，延长药物消除半衰期。甲硝唑可加重头孢菌素类抗生素的双硫仑样反应，联合用药时应注意。应用时不应与含铝的针头和套管接触，静脉滴注速度宜慢，避免与其他药物同瓶滴注。与其他硝基咪唑类抗菌药可能有交叉过敏反应。

（任雷鸣　卢海刚）

kàngbìngdú yàowù

抗病毒药物（antiviral drugs）

用于预防和治疗病毒感染的一类药物。抗病毒药物药理主要研究其抗病毒的效应和作用机制、在人体内的代谢以及对人体的毒性等。

1886 年一位德国科学家将患花叶病的烟草植株上的汁液取下注射到正常烟草植株上，很快使之也患上了花叶病，但普通显微镜下根本看不到任何细菌。1892 年俄国科学家伊万诺夫斯基（D. I. Ivanovski）将患病烟草植株的汁液用细菌过滤器过滤处理，稀释 100 万倍后仍然能致病。因此，他认为这是一种致病因子而非细菌。1898 年荷兰年轻的细菌学家马丁·贝杰林克（M. W. Beijerinck）经过研究认为该致病因子是比细菌更小的微生物，其有 3 个特点：① 能通过细菌滤器。② 仅能在活组织内繁殖。③ 在体外不能生长。并将这种致病因子毒液称之为病毒（virus），确立了病毒学说概念，是人类认识病因上的又一次重要飞跃。

生物病毒（以区别计算机病毒）是一类个体微小（直径 20~500nm），结构简单（仅含单一核酸 DNA 或 RNA，少量蛋白质），必需在活细胞内寄生并以复制方式繁殖的非细胞型微生物。病毒的结构包括：① 蛋白质外壳，也称"衣壳（capsid）"。壳上有一层包膜，上有一些钉状突起，称为包膜子粒或棘突。② 内部遗传物质，即 DNA 或 RNA，据此将病毒分类为 DNA 病毒和 RNA 病毒两大类，前者包括 9 个家族，后者包括 13 个家族。病毒的形态有球形、杆形、子弹形、多面体形、蝌蚪形、链形和丝形等。病毒有 5500 多种，比较熟悉的能致人患病的有麻疹病毒、脊髓灰质炎病毒、带状疱疹病毒、腮腺炎病毒、出血热病毒、登革热病毒、西尼罗河病毒、狂犬病毒、（禽）流感病毒、严重急性呼吸综合征（severe acute respiratory syndrome, SARS）病毒、肝炎病毒、人类免疫缺陷病毒、埃博拉病毒和寨卡病毒等。

病毒对宿主细胞的感染及疾病特点 病毒感染宿主细胞的周期分为吸附、侵入、脱壳、复制、合成、组装和释放。第一步是入侵的亲本病毒（parental virion）通过外壳包膜上棘突，像"钉子"一样牢牢地附着在宿主细胞表面（吸附）。第二步，完整的病毒穿透外膜进入细胞内部（细胞质），或将病毒的遗传物质直接注入细胞内部，而蛋白外壳留在细胞表面。第三步，带着外壳的病毒利用细胞内的蛋白水解酶将外壳降解，游离出内部遗传物质。第四步，复制病毒基因组以形成后代基因组，并产生病毒 mRNA。第五步，按照病毒 mRNA 合成自身所需蛋白质。第六步，将新复制的子代基因组与结构蛋白组装成子代病毒。第七步，通过挤压或出芽的过程分解宿主细胞以释放子代病毒。一个感染细胞释放的病毒数约为 100~1000 个。新病毒又去寻找其他健康细胞开始了下一轮的感染和增殖。

病毒引起的疾病发病率高、传播快、危害大，居传染病之首（约占 60% 以上）。历史上每隔十几年就有一次世界范围的病毒性疾病大流行，每当瘟疫发作时，人类难于幸免，有的则是整个城市消失。1518~1634 年的数十年中，由西班牙人带到美洲的天花大流行，导致 2000 万~3000 万印第安人死亡，也导致了整个印第安文明的衰落。1918~1920 年的西班牙流感大流行造成全世界约 10 亿人感染（当时世界人口约 17 亿人），2500 万~4000 万人死亡，比第一次世界大战死亡人数还多，被称为人类历史上最大的瘟疫。2019~2020 年一种新型冠状病毒（COVID-19，SARS-CoV-2）引发的肺炎暴发于中国湖北武汉，而后全世界 200 多个国家和地区迅速传播，它与 2003 年的"非典"（即重症急性呼吸综合征）冠状病毒（severe acute respiratory syndrome-CoV，SARS-CoV）和 2015 年的中东肺炎（即中东呼吸综合征）冠状病毒（middle east respiratory syndrome-CoV，MERS-CoV）同属于冠状病毒科，其特点是传染性极强，呈几何数字传播，患病人数几天之内成倍增长，除一般急性呼吸道症状外，最典型的肺部 CT 表现是单发或多发斑片状毛玻璃影，当弥散至双肺后呈"白肺"时患者肺泡内充满黏稠液体，换气功能急剧下降，患者迅速窒息死亡。病毒引起的疾病总是与死亡紧密联系在一起，人们无不感到恐惧和无奈。

抗病毒药物的研究 天花早在公元前 2~3 世纪就出现在中国，人们发现接触过天花患者的人有的发病轻，有的甚至不发病，于是逐步发明了痘浆、痘衣、旱苗和水苗等多种预防接种方法。痘浆法是用棉花蘸取痘疮浆液塞入儿童鼻孔中；痘衣法是将患痘病孩的内衣脱下，着于健康儿童身上；旱苗法是将痘痂研细，用银管吹入儿童鼻孔内；水苗法是取豆痂研成细粉末，用 3~5 滴净水或人乳混合并调制均匀，用新棉布薄片包裹成枣状，将其塞入受治者的鼻孔里。到了公元 10 世纪宋真宗时代，就有接种人痘预防天花的记载了。人痘接种法的发明，可以说是中国对世界医学的一大贡献。

英国医生爱德华·琴纳（Edward Jenner）在医疗实践中，发现牧场挤奶女工从患牛痘的母牛上感染牛痘后，只有轻微的症状而不会再患天花，脸上也不长麻子。他认真研究了中国种痘术的报告，开始仔细地对家畜和患者进行观察，最后得出结论。不管是马患"水疱病"，牛患"牛瘟"，人患"牛痘"，都是天花的一种。得过一次天花而不死，就永远不再会得第二次天花，可能是身体内部获得了永久对抗天花的防护力量。琴纳决定试验一下这个想法，给人进行牛痘的人工接种来预防天花。1796 年 5 月的一天早晨，他用清洁的柳叶刀在一个叫杰米的 8 岁孩子的两条胳膊上划破儿道，接种上牛痘浆，随后孩子没有患天花。两年后重复实验也获得了成功，琴纳这才发表了自己的论文《牛痘的起因与结果》，宣布天花是可以征服的。事实证明，这是预防天花的正确而有效的途径，牛痘疫苗从此产生了。1980 年世界卫生组织在内罗毕庄严宣告："天花已经在世界上绝迹"。琴纳被后人称作"疫苗之父"和"免疫学之父"、"天花终结者"。

用疫苗可以预防某些疾病，也称预防用疫苗，是用病毒全细胞或者病毒的蛋白质等制成的疫苗，如脊髓灰质炎（小儿麻痹症）疫苗、麻疹疫苗、风疹疫苗、狂犬病疫苗、甲型肝炎疫苗以及水痘疫苗等，但是还不能战胜全部病毒性疾病。原因是有的病毒蛋白质外壳表面抗原不稳定，容易发生变异，使接种的疫苗或产生的抗体失效，如每次发生的流感病毒都不一样。还有的病毒没有包膜，甚至连外壳都没有，使得人们找不到这些病毒的"死穴"。

另一种天然抗病毒的物质为干扰素，是人体细胞产生的一种相关蛋白质，作为对病毒的防御反应，它们是免疫反应的重要调节剂，由英国细菌学家阿利克·艾萨克（Alick Isaacs）和瑞士微生物学家让·林登曼（Jean Lindenmann）于 1957 年发现。干扰素因其干扰病毒增殖而得名，有 3 种形式的干扰素 α、β 和 γ，各种形式的干扰素是人体最快速产生和最重要的病毒防御物质。干扰素还可以对抗细菌和寄生虫感染，抑制细胞分裂，促进或阻碍细胞分化。主要治疗病毒感染的乙肝、丙肝和生殖器疣（尖锐湿疣），但不良反应较大。

除了疫苗和干扰素以外，世界各国也在加紧研究有效的抗病毒新药。和抗菌药的发展相比，抗病毒药发展很慢。主要原因一是病毒侵入到细胞里面繁殖，很难找到一个药物既能杀死病毒，而又不损伤细胞；二是很多病毒只在人体中生存，不能在动物体内存活，没有动物模型，药物的研发就很困难。

药理研究 抗病毒药的药理学研究主要包括：建立病毒细胞模型和动物模型，病毒分子生物学标志物测定方法，高通量药物筛选，药效学计算和评价，药物作用机制研究等。

建立病毒细胞模型和动物模型 由于不同病毒的易感细胞不同，需要通过筛选建立每一种病毒的细胞模型，然后才能在这些模型上进行病毒的培养以及抗有关病毒药物的研究。如脊髓灰质炎病毒需要在原代人胚肾细胞或猴肾细胞上进行培养，流感病毒需要在人胚肺或鸡胚原代成纤维细胞上进行培养，宫颈癌病毒需要在人宫颈癌细胞的海拉（He-La）细胞上进行培养等。常用的病毒感染动物模型有：脊髓灰质炎病毒需要恒河猴或黑猩猩，单纯疱疹病毒需要家兔眼角膜，柯萨奇病毒需要新生小白鼠等。还有些病毒只对人敏感，对动物不敏感，因此，需要选择与目标病毒同种的、对动物敏感的病毒替代动物模型，如：人免疫缺陷病毒（HIV）对猴不敏感，只能选择猴免疫缺陷病毒（SIV）感染猴模型以模拟人感染人免疫缺陷病毒，还有鸭乙型肝炎模型也属于替代模型。如果动物模型和替代模型都不行，还可以使用转基因动物模型，直接转入病毒基因使之在动物体内表达或感染发病形成模型。

病毒分子生物学标志物测定方法 将药物给予病毒细胞和动物模型后，需要测定病毒活性和标志物的变化，以此确定药物有无效果和效果程度，常用的测定方法包括：①形态学观测，用电子显微镜观察病毒形态变化。②生物化学测定，采用核素或酶联免疫法（ELISA）测定病毒特异性酶活性变化。③免疫学测定，采用放射免疫方法或酶联免疫方法测定病毒抗原的滴度或浓度变化情况。④分子生物学测定，采用聚合酶链反应方法（polymerase chain reaction，PCR）测定病毒核酸有无复制和复制数量变化情况。每种药物都有程度不同的不良反应，在细胞模型实验中还要检测药物对细胞是否有毒性，常用的方法有组织染色法，如锥虫蓝（trypan blue，TB）染色法、四甲基偶氮比色法（MTT）等。

高通量药物筛选 在分子水平和细胞水平的基础上，以微孔板形式作为实验工具载体，将人工合成的、天然产物中分离纯化的或人工半合成的数以千计的化合物，与靶标物进行反应，以灵敏快速高效的检测仪器（如液闪计数器、化学发光检测计数器、宽谱分光光度仪、荧光光度仪等）采集实验数据，以计算机对实验数据进行分析处理得出结果。整个实验过程实行自动化操作，在同一时间内可以同时处理数以千万样品，并以相应的数据库支持运转的技术体系称为高通量药物筛选。

药效学计算和评价 采用药效学和药动学软件对药物实验获取的数据进行计算和绘图，通过比较和分析，得出初步结果，在结合文献和动物实验观察以及临床试验结果进行综合评价，最后得出是否可以成为药品的结论。

药物作用机制研究 药物抗病毒作用机制研究通常采用生物化学、分子生物学和细胞生物学方法研究药物作用靶点和环节，此为非常重要的研究内容，对确定临床药物配伍应用具有十分重要意义。很多病毒具有高度变异性，对环境变化、药物干预带来的压力可以快速突变产生抗药性，因此药物对抗药性病毒的研究同样是非常重要的，在药物研发早期的设计和评价中就应该考虑到。

药物分类 抗病毒药有若干种分类方法：①按病毒种类分类，有广谱抗病毒药、抗RNA病毒药、抗DNA病毒药。广谱抗病毒药的代表药物为利巴韦林。②按病毒所致疾病分类，有抗疱疹病毒药、抗流感病毒药、抗肝炎病毒药、抗人类免疫缺陷病毒药等。③按药物来源分类，有化学合成药、生物制剂（如疫苗）等。④按化学结构和性质分类，有核苷类、非核苷类、其他类。⑤按药物作用机制分类，有吸附侵入抑制药、脱壳抑制药、核酸合成抑制药、转录酶抑制药、蛋白合成抑制药、蛋白酶抑制药、病毒组装抑制药、病毒释放抑制药等。

发展现状 抗病毒药的发展主要集中在疫苗与合成药物的研发上。

病毒性疫苗 根据制备技术的不同，可以分为病毒灭活疫苗、病毒减毒活疫苗、病毒天然蛋白质疫苗、病毒重组蛋白质疫苗、重组病毒载体疫苗与核酸疫苗。截至 2015 年底，全球范围内得到应用的病毒性疫苗共有 27 个品种，可以预防 20 种病毒性传染病。中国已经可以生产甲型肝炎病毒灭活疫苗、脊髓灰质炎灭活疫苗、狂犬病毒灭活疫苗、肠道病毒 71 型灭活疫苗、森林脑炎病毒灭活疫苗、乙脑灭活疫苗、双价肾综合征出血热灭活疫苗、腮腺炎减毒活疫苗、风疹减毒活疫苗、水痘病毒减毒活疫苗、脊髓灰质炎减毒活疫苗、甲肝减毒活疫苗、轮状病毒减毒活疫苗、乙型脑炎减毒活疫苗等。生产技术方面，由于传统疫苗的局限性，如多为死疫苗和减毒疫苗，对人体有一定副作用；只能激发产生中和性抗体，不能激发免疫细胞；只能预防，不能治疗等，逐渐被新型疫苗所代替。新型疫苗是采用现代新型技术（如生物合成技术、人工变异技术、分子微生物技术、基因工程技术等）制造出来的疫苗，包括基因工程亚单位疫苗、重组疫苗、合成肽疫苗、基因工程载体疫苗、核酸疫苗、转基因疫苗等，既能预防也能治疗，既能产生抗体还能激发细胞免疫，且毒副反应少而轻。如病毒天然蛋白质类疫苗：流感病毒裂解疫苗，疫苗中的主要成分是流感病毒的神经氨酸酶和血凝素。又如病毒基因工程蛋白质疫苗，具有产量大、纯度高、免疫原性好及安全性高的特点，在美国上市的此类疫苗有：重组乙肝疫苗，重组人乳头瘤病毒疫苗，重组流感疫苗等；在中国，自主研发的重组戊肝疫苗 2011 年上市，用于预防戊型肝炎。在疫苗组合上，多联疫苗和多价疫苗种类越来越多，如百日咳-白喉-破伤风-乙肝四联疫苗、甲肝-乙肝联合疫苗、无细胞百白破-乙肝-流感嗜血杆菌-脊髓灰质炎联合疫苗、麻疹-腮腺炎-风疹联合疫苗等。多价疫苗有Ⅰ型+Ⅱ型+Ⅲ型三价脊髓灰质炎糖丸疫苗和液体疫苗，六价无细胞百白破-乙肝-流感嗜血杆菌-脊髓灰质炎联合疫苗。在疫苗种类上，针对变异病毒和新病毒的出现，新种类疫苗也随之跟上，如 SARS 病毒疫苗、寨卡病毒疫苗、黄热乙脑嵌合疫苗、宫颈癌病毒疫苗等。除了传统病毒感染性疫苗以外，一些重大疾病具有治疗性疫苗也应运而生，如乙肝疫苗、人免疫缺陷病毒疫苗、疟疾疫苗、恶性肿瘤疫苗、高血压疫苗、糖尿病疫苗等，少数已经上市，大部分正在临床试验阶段。

合成药物 焦点是寻找病毒增殖周期 7 个步骤中的关键性蛋白或酶，作为药物攻击病毒的"靶点"。比较成功的药物有"达菲"，药品通用名为奥司他韦，是治疗早期流感的特效药，作用的靶点是位于流感病毒包膜表面的神经氨酸酶。在细胞内该酶可以解除组装好的病毒与宿主细胞之间的联系，使之可以自由移动并侵入其他健康宿主细胞。奥司他韦可以抑制神经氨酸酶的活性，因而可以阻止病毒的释放，切断病毒的扩散链。该药在起病后 24 小时内服用，作为预防用药，保护率为 80%～90%。

历史实践证明，中国医药学在防治病毒感染性疾病中为世界做出了重要贡献。如口服脊髓灰质炎减毒活疫苗自 20 世纪 60 年代上市，使中国脊髓灰质炎发病率自 60 年代末的 0.00318% 下降到 1995 年后不再有野毒株引起的病例报告，为中国控制和消灭脊髓灰质炎并保持无脊灰状态做出了巨大贡献。2003 年中国在防治"非典"期间所取得的成就也得到了世界卫生组织的肯定和赞扬。若现代医学和中国传统医学共同合作，相互借鉴，兼容并蓄，发挥各自优势，在防治病毒感染性疾病中一定可为人类做出贡献。

（娄建石 吴红）

lìbāwéilín

利巴韦林（ribavirin） 化学名：1-[（2*R*, 3*R*, 4*S*, 5*R*）-二羟基-5-（羟甲基）草脲胺-2-基]-1, 2, 4-三唑-3-甲酰胺。因不仅对流感病毒敏感，对其他病毒也有抑制作用，故属于广谱抗病毒药。

利巴韦林是 1970 年由美国国际化学与核能公司（ICN）威特科夫斯基（J. T. Witkovski）和罗宾斯（R. K. Robins）合成。1971 年获得专利，1985 年 12 月 31 日美国批准上市。后被世界卫生组织列入基本药品目录，在美国也是最常用的药品。1999 年中国批准上市。

利巴韦林为次黄嘌呤核苷类似物。对甲、乙型流感病毒最敏感，对副流感病毒、呼吸道合胞病毒、沙粒病毒、副黏液病毒、麻疹病毒、甲型肝炎病毒、乙型脑炎病毒、流行性出血热病毒、腺病毒等多种病毒也有抑制作用，属于广谱抗病毒药。利巴韦林是一种前体药物，其作用机制是进入细胞后在腺苷激酶作用下转变成单磷酸利巴韦林（RMP）和三磷酸利巴韦林（RTP），后者能竞争性地抑制肌苷单磷酸脱氢酶，使细胞中病毒复制所必需的鸟嘌呤核苷减少，从而抑制病毒复制。可用于婴幼儿合胞病毒性肺炎、甲、乙型流感、副流感病毒、小儿腺病毒性肺炎，流行性出血热、甲型及丙型肝炎，皮肤单纯疱疹病毒感染、麻疹及上呼吸道病毒感染，流行性结膜炎，呼吸道病毒引起的鼻炎、咽峡炎，带状疱疹和生殖器疱疹，与 α-干扰素合用治疗丙型肝炎。口服吸收迅速，生物利用度约 50%，1～1.5 小时血药浓度达峰值。大部分以原型从尿中排出。消除半衰期为 27～36 小时。口服或静脉给药时可出现胃肠道反应；偶见皮疹、眩晕、头痛和血清胆红素增加等，停药后可自行消失。大剂量或长期用药可引起贫血、网织细胞增多和白细胞减少。有致畸作用，孕妇禁用。

（吴　红　娄建石）

kàngliúgǎnbìngdúyào

抗流感病毒药 （anti-influenza virus drugs）

预防和治疗由流感病毒引发的流行性感冒的药。

流行性感冒病毒（influenza virus）简称流感病毒，分类归为单链 RNA 病毒（Group Ⅲ），正黏液病毒科（Orthomyxoviridae），与严重急性呼吸综合征（severe acute respiratory syndrome，SARS）病毒、人获得性免疫缺陷病毒、埃博拉病毒等同属于 RNA 病毒，但不属于一个组，是亲缘关系。流感病毒包含人流感病毒和动物流感病毒，可引起人、禽、猪、马、蝙蝠等多种动物感染和发病，是人与动物疫病的病原。流感病毒呈球形，其直径约 80～120 nm。流感病毒结构自内而外可分为核心、基质蛋白以及包膜三部分。核心部分包含了存贮病毒信息的遗传物质以及复制这些信息必需的酶。根据蛋白的抗原性将人流感病毒分为甲（A）、乙（B）、丙（C）、丁（D）四型。包膜部分含有两种非常重要的糖蛋白：血凝素（hemagglutinin，HA）和神经氨酸酶（neuramidinase，NA）。这是区分病毒毒株亚型的依据。根据世界卫生组织命名法修正案，以 HnNn 的形式命名新亚型。H 可分为 17 个亚型（H1～H17），N 有 10 个亚型（N1～N10）。甲型流感病毒的血凝素和神经氨酸酶最容易发生抗原变异，几乎每隔十几年就会发生一个抗原大变异，产生一新毒株，一旦出现，人群普遍对其缺乏免疫力，因此容易引起大流行。如 21 世纪初流行的具有高致病性的 H5N1、H7N7、H7N9、H9N2 等禽流感病毒。

抗流感病毒药按照作用机制可分为四类。

神经氨酸酶抑制药　能够与病毒的神经氨酸酶特异性结合，阻断该酶的活性，使病毒不能轻易地从感染细胞表面释放，阻止和减少病毒在呼吸道内的扩散，从而发挥抗流感的作用。奥司他韦、扎那米韦和帕拉米韦为神经氨酸酶抑制药的代表。其中扎那米韦是世界上第一个神经氨酸酶抑制剂；奥司他韦是治疗和预防流感最常用的药物，但因上市较早已发现有抗药性出现，而帕拉米韦可用于对奥司他韦耐药患者的治疗。

基质 2 蛋白（M2）质子通道抑制药　M2 为甲型流感病毒所特有，以同源四聚体结构在甲型流感病毒包膜上发挥 pH 值依赖的选择性质子通道作用，其功能与氢离子进入病毒颗粒有关，当外界 pH 值较低时即可激活该通道使氢离子内流。抑制该通道可抑制病毒感染宿主。应用的代表性药物是金刚烷胺和金刚乙胺。金刚乙胺为金刚烷胺的衍生物，作用比金刚烷胺强 4～10 倍，且抗病毒谱广，毒性低。

病毒融合阻断药　作用机制主要发生在病毒复制周期的早期，即病毒与细胞相互作用阶段，通过激活体内 2,5-寡聚腺苷酸合成酶（抗病毒蛋白），特异性抑制病毒包膜与宿主细胞膜的接触、黏附及融合，阻断病毒基因穿入细胞核，从而抑制病毒复制。代表药有米非那韦。

RNA 聚合酶抑制药　通过竞争性抑制 RNA 聚合酶使病毒不能复制和转录，发挥抗病毒作用。代表药有法匹拉韦。

其他类　除了上述作用机制已明确的以外，还有的药物作用机制尚未明确，如利巴韦林，未按作用机制分类而是按其抗病毒谱分类，将其归为广谱抗病毒药。

（娄建石　吴　红）

àosītāwéi

奥司他韦 （oseltamivir）

化学名：(3R,4R,5S)-4-乙酰氨基-5-氨基-3（1-乙丙氧基）-1-环己烯-1-羧酸乙酯磷酸盐。属于抗流感病毒药，按其抗病毒的作用机制，属于神经氨酸酶抑制药。结构式见图 1。

奥司他韦于 1996 年前由美国吉利德科学公司（Gilead Sciences Inc.）的科学家利用中国植物八角茴香（Chinese star anise）提取物莽草酸（shikimic acid）作为起始物合成的。1996 年该公司将专利独家转让给了罗氏制药有限公司（Roche），1999 年 10 月 27 日美国食品药品管理批准了磷酸奥司他韦口服胶囊治疗流感，2002

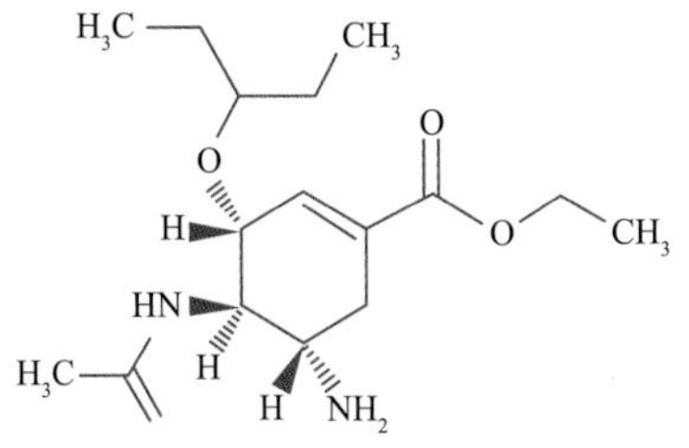

图 1　奥司他韦结构式

年6月20日获得欧盟批准，2001年9月6日获得中国批准，奥司他韦商品名为达菲（tamiflu）。

对甲型和乙型流感病毒均有抑制作用。它能够与病毒的神经氨酸酶特异性结合，阻断该酶的活性，使病毒不能轻易地从感染细胞表面释放，阻止和减少病毒在呼吸道内的扩散，从而发挥抗流感的作用。在临床试验中，患者从出现临床症状后开始用奥司他韦治疗，可显著缩短流感症状和体征持续时间，最多时减少45小时。已经确诊的流感患者服用奥司他韦，可使疾病的严重程度减轻大约40%。该药是治疗和预防流感最常用药物，也是抗禽流感、甲型H1N1病毒最有效的药物。在起病后24小时内服用，病程会减短30%~40%，病情会减轻25%。作为预防用药，保护率在80%~90%之间。最好不要超过48小时服用，否则可能导致发热等症状持续时间延长，病情会加重。奥司他韦是前体药物（prodrug），经肝脏转化的活性代谢产物，是强效的选择性神经氨酸酶抑制剂，并不再被进一步代谢，而是主要由尿排泄，少量由粪排泄。半衰期为6~10小时。不良反应可见恶心、呕吐、腹泻、头晕等。

（吴　红　娄建石）

zhànàmǐwěi

扎那米韦（zanamivir）

化学名：5-乙酰氨基-4-[（氨基亚氨基甲基）-氨基]-2,6-氢-3,4,5-三去氧-D-丙三醇基-D-半乳糖-2-烯醇酸，结构式见图1。属于抗流感病毒药，按其抗病毒的作用机制，属于神经氨酸酶抑制药。

扎那米韦是由澳大利亚的科尔曼（Peter Colman）和瓦基斯基（Joseph Varghese）于1989年合成

图1　扎那米韦结构式

的世界上第一个神经氨酸酶抑制剂，起始物为唾液酸的类似物。研究初期是由一家小公司资助，到了后期由于不能继续走向市场化而转让给了葛兰素史克公司（GSK）。1999年申报美国食品药品管理局时未获专家通过，但美国食品药品管理局高层推翻了专家结论并批评专家吹毛求疵，而后来居上的奥司他韦反到获得批准。1999年7月26日仅比奥司他韦早几个月获得美国食品药品管理局批准，2006年获得欧盟批准。

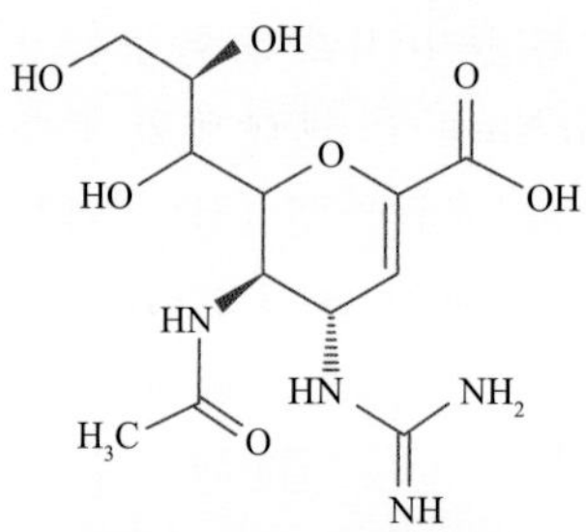

扎那米韦对甲、乙型流感病毒的神经氨酸酶有强而特异性抑制作用。作用机制与奥司他韦相同，用于流感的防治。临床用制剂为粉末状吸入剂，一般采用鼻内用药或干粉吸入给药，生物利用度约为20%，几乎不在体内代谢，肝肾毒性小。由于其为吸入剂，易引起支气管痉挛、哮喘等上呼吸道反应，患有哮喘或气道慢性阻塞性疾病的患者可出现肺功能状态恶化。对这样的患者要备好支气管扩张药，一旦出现问题应及时停药和止喘。

（吴　红　娄建石）

pàlāmǐwěi

帕拉米韦（peramivir）

化学名：（1S, 2S, 3R, 4R）-3-[（1S）-1-（乙酰氨基）-2-乙基丁酰基]-4-[（脒基）氨基]-2-羟基环戊烷羧

酸水合物。属于抗流感病毒药，按其抗病毒的作用机制，属于神经氨酸酶抑制药。

帕拉米韦是由美国BioCryst制药公司巴布（Y. S. Babu）博士领导的研发团队通过基于结构和药物化学方法设计和发现并合成的环戊烷衍生物，其分子结构和化学性质在2000年9月的《药物化学杂志》首次公布。2009年10月，该药通过静脉给药抢救了8例严重猪流感患者，美国食品药品管理局马上在23日宣布授权该药，允许用于其他药物无效或不便用药的住院患者静脉给药治疗流感。2013年BioCryst公司提交了新药审批，2014年12月19日获批。

帕拉米韦是一新型流感病毒神经氨酸酶抑制药，同奥司他韦和扎那米韦作用相同，所不同的是：①帕拉米韦是强效抑制剂，在分子结构上有多个基团可分别作用于流感病毒神经氨酸酶的多个活性位点，强烈抑制该酶的活性，阻止子代病毒颗粒在宿主细胞的复制和释放，从而有效地预防流感和缓解流感症状。②奥司他韦上市时间相对早，已发现有抗药性出现。帕拉米韦与奥司他韦结构不同，适用于对奥司他韦耐药的患者的治疗。③奥司他韦是口服制剂，不便于重症患者使用。而帕拉米韦是注射剂，半衰期长，具有起效快、持续时间长的特点。为流感重症患者、无法接受吸入或口服药品治疗的患者提供了新的治疗选择。

（吴　红　娄建石）

jīn'gāngyǐ'àn

金刚乙胺（rimantadine）

化学名：1-（1-金刚烷基）乙胺盐酸盐。1993年9月17日获得美国食品药品管理局批准上市。

金刚乙胺为金刚烷胺的衍生物，作用与金刚烷胺类似。抗甲型流感病毒的作用比金刚烷胺强4～10倍，且抗病毒谱广，毒性低。金刚乙胺对甲型 H1N1 流感的预防效率平均为 70%～80%，与流感疫苗的效率几乎相同，对甲型 H5N1、H5N2 等均有效。血浓度达 1mg/L 时，多数甲型流感病毒被抑制。金刚乙胺吸收完全，口服后达峰时间为 3～8 小时，血浆蛋白结合率为 40%。主要在肝中代谢，尿中仅排出原形药 25%，半衰期平均为 25 小时，肾功能不全者可延长。主要用于成人甲型流感的防治以及儿童甲型流感的预防，但不推荐用于儿童甲型流感的治疗。甲型流感病毒可对此药产生交叉抗药性。抗药病毒的传播主要为预防用药失败所造成。金刚烷胺、金刚乙胺对禽流感病毒疗效不如奥司他韦，但可以联合用药。金刚乙胺与奥司他韦联用比单用奥司他韦效果明显。两药抗病毒的机制不同联合应用会使疗效倍增。

（吴　红　娄建石）

mǐfēinàwěi

米非那韦（umifenovir）　化学名：6-溴-4-[（二甲氨基）甲基]-5-羟基-1-甲基-2-(苯磺胺基甲基)吲哚-3-羧酸乙酯。属于抗流感病毒药，按照抗病毒的作用机制，属于病毒融合阻断药。

米非那韦是苏联药物化学研究中心研制的非核苷类抗病毒药物，于 1993 年在俄罗斯获批首次上市，用于治疗流行性感冒。后逐渐得到国际专家的认可和青睐，且已在日本和欧洲一些国家上市，在中国亦已获准上市。

米非那韦在流感病毒和其他急性呼吸道病毒感染的预防和治疗方面均有明显的作用，可抑制甲型、乙型和丙型流感病毒，是抗丙型流感病毒的唯一药物。作用机制是通过抑制流感病毒脂膜与宿主细胞的融合而阻断病毒的复制。主要发生在病毒复制周期的早期，即病毒与细胞相互作用阶段，通过激活体内 2,5-寡聚腺苷酸合成酶（抗病毒蛋白），特异性抑制病毒包膜与宿主细胞膜的接触、黏附及融合，阻断病毒基因穿入细胞核，从而抑制病毒复制。此外，米非那韦还可诱导干扰素产生，具有免疫调节作用。口服米非那韦后达峰时间为 0.63 小时，半衰期为 6.1 小时。主要代谢物为葡糖醛苷酸米非那韦和葡糖醛苷酸亚磺酰基米非那韦。临床主要用于预防和治疗甲型、乙型和丙型流感，对耐金刚烷胺和奥司他韦的变异病毒株也有效。患者不良反应发生率低，主要为消化道症状、对光敏感和血清转氨酶升高，其安全性和耐受性良好。此外，米非那韦对多种病毒包括呼吸道合胞病毒、副流感病毒、人鼻病毒、柯萨奇病毒、腺病毒、非典型性肺炎病毒、汉坦病毒、丙肝病毒和乙肝病毒等均具有抑制作用。

（娄建石　吴　红）

fǎpǐlāwěi

法匹拉韦（favipiravir）　化学名：5-氟-2-氧-1*H*-吡嗪-3-甲酰胺属于抗流感病毒药，按照抗病毒药的作用机制，属于 RNA 聚合酶抑制药。

法匹拉韦是由日本福山化学有限公司（Toyama Chemical Co., Ltd.）于 1999 年研制，为吡嗪酰胺衍生物，2009 年被日本富士胶卷控股公司收购，2000 年 3 月获得日本专利，次年获得中国专利，2014 年 3 月 4 日在日本获批上市，用于新发或复发流感的治疗。

法匹拉韦不仅对季节性流感病毒有效，而且对猪源性流感病毒，以及高致病性禽流感的各种流感病毒均显示抗病毒活性，并且对现有的抗药株未显示明显的交叉抗药性。在 2014 年抗击埃博拉病毒疫情的战役中，法匹拉韦被紧急用来治疗埃博拉病毒并取得良好的效果。法匹拉韦是一种前药，本身没有抗病毒活性，在体内转化为法匹拉韦核苷三磷酸（M6），通过模拟鸟苷三磷酸（GTP）竞争性抑制病毒 RNA 依赖的 RNA 聚合酶，抑制病毒基因组复制和转录而发挥抗病毒作用。此外，M6 还可渗入病毒基因，通过诱发致命性的突变发挥抗病毒作用。法匹拉韦口服吸收良好，达峰时间为 0.5～1 小时，在 0.3～30μg/ml 浓度时与人血清蛋白结合率平均为 53.9%。该药不被细胞色素 P450 酶（CYP）所代谢，主要通过醛氧化酶，一部分通过黄嘌呤氧化酶代谢为氢化法匹拉韦经尿排出，原形药物排泄极少。临床用于治疗流感时应该尽早给药，也可用于其他抗流感药无效或效果不好的情况。该药主要不良反应为尿酸增高、腹泻、中性粒细胞减少、肝脏谷草转氨酶和谷丙转氨酶升高等。

（娄建石　吴　红）

kàng rénlèimiǎnyìquēxiànbìngdúyào

抗人类免疫缺陷病毒药（anti-human immunodeficiency virus drugs）　具有抑制人类免疫缺陷病毒生长和繁殖作用的药物。人类免疫缺陷病毒（human immunodeficiency virus，HIV），即艾滋病（acquired immunodeficiency syndrome，AIDS）病毒，分类归为双链 RNA 病毒（Group VI），反转录病毒科（Retroviridae）慢病毒属（*Lentivirus*），是一种感染人类

免疫细胞造成免疫系统崩溃的病毒。1981年，两名分别患肺孢子菌肺炎和卡波西肉瘤者首先在美国发现，随着患者越来越多，引起美国疾病控制中心的重视，1982年9月正式定名为艾滋病。1983年两个各自独立的研究团队，美国的伽罗（R. C. Gallo）和法国的巴尔-西诺西（F. Barré-Sinoussi）与孟塔尼耶（L. A. Montagnier）各自在同一期《科学》（Science）杂志上发文，分别从艾滋病患者体内分离到一种新的反转录病毒，并分别取了名称。1986年该病毒被统一称为"人类免疫缺陷病毒"，更准确地反映出病毒导致的是免疫缺陷而不是癌症。

HIV病毒分类及传播方式

已发现的HIV有两种类型，HIV-1和HIV-2。前者毒力和传染性都强，发病范围广（遍布全世界），传染源为非洲喀麦隆的黑猩猩；后者毒力和传染性均弱，发病范围窄（仅限于西非），传染源是白眉猴。随着世界人口流动，HIV的交叉感染越来越多，病毒外部和内部重组概率也越来越多，新的亚型和亚亚型不断涌现。HIV广泛存在于感染者的血液、精液、阴道分泌物中，浓度最高，其次是乳汁、脑脊液、有神经症状的脑组织液中。主要以3种方式传播：性接触和血液的横向传播以及母婴垂直传播。人免疫缺陷综合征潜伏期长短个体差异极大，2~12年不等，多数为6~10年。

HIV的致病机制

主要是攻击人体辅助T淋巴细胞、单核巨噬细胞、树突状细胞等，一旦侵入细胞内，病毒将会整合到细胞核DNA内，不断复制感染新的细胞，终生难以消除。当细胞被破坏殆尽，整个免疫系统就会遭到致命打击而失去对各种感染的抵抗力，死亡率极高。HIV基因组比已知任何一种病毒基因都复杂。

分类　按照作用机制，抗HIV病毒药物主要分为五类。

入胞抑制药（entry inhibitors）　又称融合抑制药（fusion inhibitors）。HIV是具有包膜的病毒，包膜的表层是磷脂双分子层，敷在HIV的蛋白质外壳上，包膜上的棘突蛋白是识别宿主细胞的重要工具，HIV侵入宿主细胞的方式是将自身的包膜与宿主细胞的细胞膜融合形成一个通道，而后遗传物质和反转录酶等一并进入宿主细胞。参与的蛋白质包括HIV棘突蛋白中的识别糖蛋白gp120和辅助糖蛋白gp41，宿主辅助T细胞表面的CD4（HIV靶蛋白），趋化因子共受体CCR5和CXCR4。当gp120和CD4结合后在其他蛋白辅助下完成病毒核心部分入胞过程。因此，HIV的gp120和gp41成为本类药物作用的靶点。代表药物如恩夫韦地、西夫韦肽和马拉韦罗等。

核苷类反转录酶抑制药（nucleoside analog reverse-transcriptase inhibitors，NARTIs／NRTIs）　这类药物为DNA类似物，在宿主细胞内激酶催化下转化为活性三磷酸衍生物，作为酶底物的竞争性抑制药，抑制酶活性，阻碍病毒DNA合成。如齐多夫定、司他夫定、拉米夫定、扎西他滨和去羟肌苷等。

非核苷类反转录酶抑制药（non-nucleoside reverse-transcriptase inhibitors，NNRTIs）　这类药物直接与HIV病毒反转录酶催化活性位点结合，使蛋白构象改变，酶失活，抑制病毒复制。奈韦平、地拉韦啶属于第一代，依非韦仑、利匹韦林为第二代，这两类抑制剂都已使用超过十年以上且产生了抗药毒株。而依曲韦林属于第三代，在临床治疗中占有重要地位。

蛋白酶抑制药（protease inhibitors）　HIV-1蛋白酶是病毒复制的关键酶之一，他的作用是裂解病毒的蛋白前体，使病毒成熟，变成具有感染能力的病毒。该酶属于天门冬氨酸蛋白酶家族。由两条相同的肽链构成，每条肽链有99个氨基酸。两条肽链卷曲折叠成中空的长孔道，张开时将底物蛋白包裹在孔道中。酶的催化中心位于孔道中央，便于切割蛋白前体。蛋白酶抑制药的作用机制是代替蛋白前体，与酶的催化中心牢固结合而难以分离，从而阻断酶的功能，进而阻止病毒繁殖。按照蛋白酶抑制药的抗病毒效果可以分为两代：第一代是2000年以前上市药物，如沙喹那韦、利托那韦、茚地那韦、奈非那韦，虽然有一定效果，但病毒易产生抗药性和生物利用度低，限制了其使用；第二代是2000年以后上市的，如洛匹那韦、阿扎那韦、福沙那韦、替拉那韦、达芦那韦，能够对抗具有抗药性的病毒感染，同时明显提高了生物利用度。

整合酶抑制药（integrase inhibitors）　整合酶是RNA病毒复制的必需酶，在人类细胞中不存在类似酶，因此成为治疗HIV的靶标。整合酶抑制药通过抑制整合酶抑制RNA病毒复制过程，阻断病毒DNA与宿主染色体DNA的整合。该类药是一种新型作用机制的抗HIV药物，其选择性较高，毒性较低，可与其他抗HIV药物联合应用，以提高疗效且不易产生抗药性。整合酶为HIV复制的关键酶，抑制该酶可防止未整合的单链DNA插入宿主细胞的基因内，从而抑制病毒复制。2018年底，已批准上市并进入临床应用的此类药物有：拉替拉韦、埃替拉韦和多替拉韦。

（娄建石 吴 红）

ēnfūwěidì
恩夫韦地（enfuvirtide） 又名

恩夫韦肽。化学名：N-乙酰氨基-酪-苏-丝-亮-异亮-组-丝-亮-异亮-谷-谷-丝-谷-门冬-谷-谷-谷-赖-门冬-谷-谷-谷-亮-亮-谷-亮-门冬-赖-色-丙-丝-亮-色-门冬-色-苯丙-甘-羟基，属于入胞抑制作用类的抗病毒药。

最初起源于美国杜克大学，几位研究者于1996年成立了一家制药公司（Trimeris）着手开发该药。1999年罗氏制药公司（Roche）加入后完成了恩夫韦地的开发。2003年3月13日美国食品药品管理局批准上市，这是第一个人免疫缺陷病毒融合抑制药。

恩夫韦地是含36个氨基酸的衍生肽，能与人免疫缺陷病毒包膜糖蛋白gp41亚单位的位点相结合，阻止病毒和宿主靶细胞膜融合，阻断病毒进入宿主细胞。恩夫韦地注射剂用于人类免疫缺陷综合征感染抢救治疗。可有失眠、焦虑、周围神经病变、疲乏、抑郁、皮肤注射部位反应等。

（吴 红 娄建石）

xīfūwěitài
西夫韦肽（sifuvirtide） 化学

名：H-丝-色-谷-苏-色-谷-精-谷-异亮-谷-门冬-酪-苏-精-谷-异亮-酪-精-异亮-亮-谷-谷-丝-谷-谷-谷-谷-门冬-精-门冬-谷-精-门冬-亮-亮-谷-羟基。

由天津扶素生物技术有限公司研发的抗人免疫缺陷病毒膜融合抑制剂，2003年2月获得中国

专利授权，7月获得美国专利授权，同时申请了国际专利，分别进入了欧洲、日本、俄罗斯等国家和地区。2005年4月获得中国药品监督管理部门批准进入Ⅰ期临床试验。2018年完成了Ⅱb期临床试验。

西夫韦肽是依据人免疫缺陷病毒包膜融合蛋白gp41的空间结构，全新设计并合成的新一代膜融合抑制剂，含有36个天然氨基酸。能更有效地针对gp41发挥阻断膜融合的作用。临床前和临床研究表明：西夫韦肽可有效地阻止人免疫缺陷病毒侵入人体正常细胞，从而更有效地阻断其繁殖，药效比恩夫韦地高20倍，并具有低抗药性和低毒性特点。

（吴 红 娄建石）

mǎlāwéiluó
马拉韦罗（maraviroc） 化学

名：4,4-二氟-N-[（1S）-3-[（1S,5R）-3-（3-甲基-5-丙-2-基-1,2,4-t三唑-4-基）-8-氮杂双环［3.2.1］辛烷-8-基]-1-苯丙基］环己烷-1-甲酰胺。

由美国辉瑞制药（Pfizer）研发，于2007年8月6日获美国食品药品管理局批准上市。后于2007年9月24日获得欧盟批准，2008年12月25日于日本获得批准。2014年3月获中国药品监督管理部门批准。

马拉韦罗是一种人免疫缺陷病毒入胞抑制药，该药与宿主辅助T细胞表面的CCR5结合，从而阻止人免疫缺陷病毒糖蛋白gp120与受体CD4结合。因此，人免疫缺陷病毒不能进入人巨噬细胞和辅助T细胞。马拉韦罗口服生物利用度低，仅23%，达峰时间0.83~1.33小时，血浆蛋白结合率约76%，经肝代谢，代谢物大部分经粪便排泄（76%），小

部分经尿排泄（20%），半衰期14~18小时。不良反应除了常见的消化系统和神经系统反应外，严重的有皮肤反应，过敏反应和肝损害等。

（吴 红 娄建石）

qíduōfūdìng
齐多夫定（zidovudine） 又称

叠氮胸苷、叠氮胸腺，为脱氧胸苷衍生物。化学名：1-[（2R,4S,5S)-4-叠氮基-5-（羟甲基）草脲胺-2-基]-5-甲基嘧啶-2,4-二酮,3'-叠氮基-3'-脱氧核苷，属于核苷类反转录酶抑制作用类的抗病毒药。结构式见图1。

美国芭芭拉·安·卡玛诺斯癌症研究所和韦恩州立大学医学院的霍维茨（J. P. Horwitz）在1964年合成了齐夫多定，1985年美国国家癌症研究所的科学家们发现它有很强的抗人免疫缺陷病毒作用，1987年3月19日获得美国批准用于人免疫缺陷病毒治疗。后被列入世界卫生组织基本药品目录，也是美国最常用抗人免疫缺陷病毒药物，价格低廉。1999年3月8日获中国批准上市。

该药可抑制人免疫缺陷病毒-1，具有很强的抑制病毒反转录酶的作用。对病毒反转录酶的亲和性比对正常细胞DNA聚合酶约强100倍，因此显示抗病毒的高选择性作用。用于获得性免疫缺陷综合征和获得性免疫缺陷综合征相关复合症的防治，为首选治疗药。齐夫多定口服吸收迅速，0.5~1

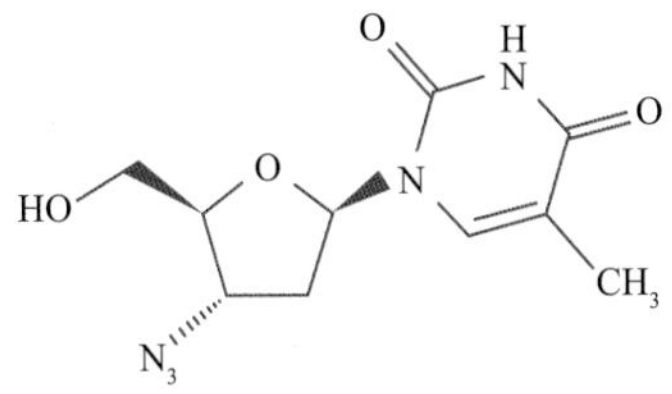

图1 齐多夫定结构式

小时血药浓度达高峰，生物利用度为 50%～75%。组织分布广，易通过血脑屏障，无积蓄作用。经肝代谢，其中葡糖苷酸代谢物为活性物，大部分从肾排出。半衰期为 1 小时。治疗初期常出现头痛、恶心、呕吐、肌痛，继续用药可自行消退。主要不良反应为骨髓抑制，可表现为全血细胞减少，还有肝功能异常，高乳酸血症，近端肌病变等。动物实验有致突变作用，孕妇慎用。

（吴 红 姜建石）

sītāfūdìng

司他夫定（stavudine；d4T）

化学名：1-[（2R,5S）-5-（羟甲基）-2,5-二氢呋喃-2-基]-5-甲基嘧啶-2,4-二酮，3′-脱氧-2′,3′-双脱氢胸苷。结构式见图 1。

司他夫定是霍维茨（J. P. Horwitz）在 1966 年合成的，普鲁索夫（W. H. Prusoff）和林泰顺（Tai-Shun Lin）博士在 20 世纪 80 年代中期发现它有抗人类免疫缺陷病毒特性，而后百时美施贵宝制药公司（Bristol-Myers Squibb，BMS）生产了该药，1994 年 6 月 24 日获得美国食品药品管理局批准用于人免疫缺陷病毒治疗。被列入世界卫生组织基本药品目录，也是美国最常用抗获得性免疫缺陷综合征药物，价格低廉。

司他夫定为脱氧胸苷衍生物，经细胞激酶磷酸化后形成有活性

图 1 司他夫定结构式

的代谢物三磷酸司他夫定，竞争性地抑制人免疫缺陷病毒反转录酶，终止 DNA 链的延长。可用于不能耐受齐多夫定或齐多夫定无效的患者。但不能与齐多夫定合用。口服吸收较好，血浆蛋白结合率小，脑脊液浓度较高。主要经肾脏消除，半衰期为 1.2 小时。主要不良反应为外周神经炎，乳酸酸中毒，也可见胰腺炎、肝损伤和关节痛等。孕妇和哺乳期妇女慎用。

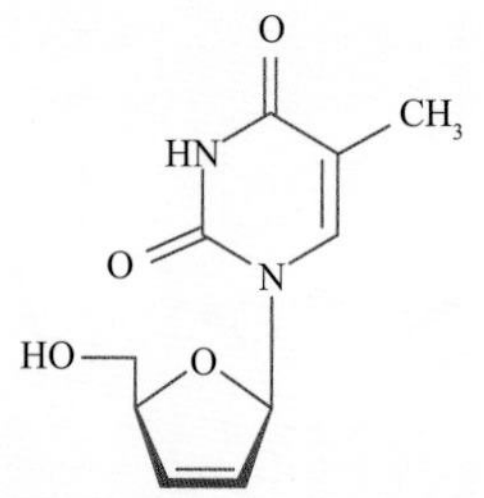

（吴 红 姜建石）

zhāxītābīn

扎西他滨（zalcitabine）

化学名：4-二氨基-1-[（2R,5S）-5-（羟甲基）草脲胺-2-基]嘧啶-2-酮,2′,3′-二脱氧胞苷。

霍维茨（J. P. Horwitz）在 20 世纪 60 年代合成扎西他滨，美国国立卫生研究院下属的美国国家癌症研究所的布罗德（S. Broder）、三井裕治（H. Mitsuya）和亚乔安（R. Yarchoan）共同发现该药具有抗人类免疫缺陷病毒作用，随后美国国家癌症研究所获得了许可证，因美国国家癌症研究所不能销售药物，随后美国国立卫生研究院授权给了罗氏制药（Roche），1992 年 6 月 19 日扎西他滨获得美国食品药品管理局批准上市。

扎西他滨为脱氧胞苷衍生物，单用时疗效不如齐多夫定，常与齐多夫定及一种蛋白酶抑制药三药合用。适用于获得性免疫缺陷综合征和获得性免疫缺陷综合征相关综合征。口服吸收较好，但与食物或抗酸药同服时可降低。主要经肾脏排泄。血浆半衰期为 2 小时，但细胞内半衰期可长达 10 小时。肾功能不全患者应减少服药剂量。主要不良反应是剂量依赖性外周神经炎，停药后能逐渐

恢复，应避免与引起神经炎的药物同服，还可引起胰腺炎。

（吴 红 姜建石）

qùqiāngjīgān

去羟肌苷（didanosine；DDI）

又称地达诺新、地丹诺辛，化学名：9-[（2R,5S）-5-（羟甲基）草脲胺-2-基]-3H-嘌呤-6-酮，2′,3′-双脱氧腺苷。结构式见图 1。

去羟肌苷在 1964 年由美国杨百翰大学的 M·罗宾斯（M. J. Robins）和 R·罗宾斯（R. K. Robins）最先合成，后来送到美国国家癌症研究所，发现体内体外实验能够抑制人免疫缺陷病毒的复制，因此获得了专利。随后授予了百时美施贵宝（Bristol-Myers Squibb，BMS）为期 10 年的独家许可。1991 年 10 月 9 日获美国食品药品管理局批准上市。

去羟肌苷为脱氧腺苷衍生物，是一前体药。可作为严重获得性免疫缺陷综合征的首选药，特别适合于不能耐受齐多夫定或齐多夫定治疗无效者。与齐多夫定或米多夫定合用，再加上一种蛋白酶抑制药或一种非核苷类反转录酶抑制药效果最好。口服给药后一般在 0.25～1.5 小时内达血药峰浓度，吸收易受食品干扰，与更昔洛韦同服可增加其吸收，却降低更昔洛韦吸收。可通过血脑脊液屏障进入脑脊液。主要经肾脏消除。血浆半衰期 0.6～1.5 小时，

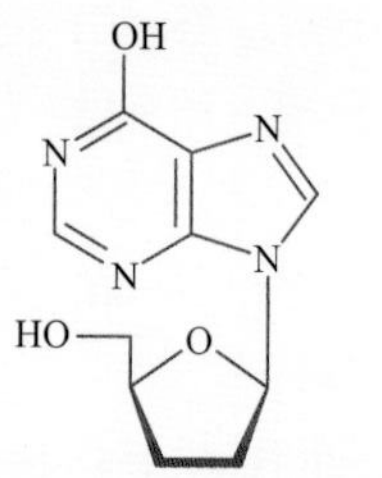

图 1 去羟肌苷结构式

但细胞内半衰期可长达 12~24 小时。常见的不良反应有腹泻、神经病变、皮疹或瘙痒、腹痛、胰腺炎、头痛、恶心、呕吐等。严重不良反应是胰腺炎、乳酸性酸中毒、脂肪变性重度肝大、视网膜病变和视神经炎、外周神经病变、心肌炎等。

（吴 红 娄建石）

nàiwéilāpíng

奈韦拉平（nevirapine） 化学名：11-环丙基-4-甲基-5H-二吡啶［2,3-e: 2′,3′-f］［1,4］二氮杂䓬-6-酮。属于非核苷类反转录酶抑制药（non-nucleoside reverse-transcriptase inhibitors，NNRTIs），结构式见图1。

奈韦拉平是在 1993 年由美国勃林格殷格翰制药有限公司（Boehringer Ingelheim Pharmaceuticals Inc.）的哈格雷夫（K. D. Hargrave）等人合成的，1994 年 11 月 22 日获得美国授权专利，同时也获得其他国家专利。1996 年 6 月 21 日获得美国食品药品管理局批准上市，用于成人抗免疫缺陷综合征，这是非核苷类反转录酶抑制药类中第一个批准上市的药物，1998 年 9 月 11 日批准用于儿童。1997 年，在欧洲获得批准上市。2018 年 5 月 14 日，在中国批准上市。

奈韦拉平在体内能直接与人类免疫缺陷病毒 1 型（HIV-1）的

图 1　奈韦拉平结构式

反转录酶的催化中心位点结合，抑制酶活性。单用会产生抗药病毒，因此，应与至少两种以上的其他抗反转录病毒药物联合使用。单用仅限于分娩时未使用抗反转录病毒治疗的孕妇，应用该药可预防 HIV-1 母婴传播。孕妇分娩时只需口服单剂量奈韦拉平，新生儿在出生后 72 小时内亦只需口服单剂量奈韦拉平即可。常见不良反应有恶心、疲劳、发热、头痛、嗜睡、呕吐、腹泻、腹痛和肌痛等。严重不良反应是史-约（Stevens-Johnson）综合征，中毒性表皮坏死溶解，重症肝炎/肝衰竭和过敏反应，其特征为皮疹，伴全身症状，如发热、关节痛、肌痛和淋巴结病变，以及内脏损害，如肝炎、嗜酸性粒细胞增多、粒细胞缺乏症和肾功能损害。

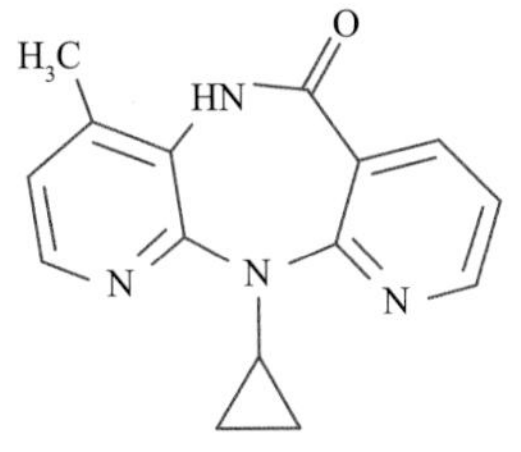

（吴 红 娄建石）

dìlāwéidìng

地拉韦啶（delavirdin；DLV）化学名：N-［2-［4-［3-（丙烷-2-基氨基）吡啶-2-基］哌嗪-1-羰基］-1H-吲哚-5-基］甲基磺酰胺。由美国欢悦医疗健康公司（ViiV Healthcare）推出，1997 年 4 月 4 日获美国食品药品管理局批准上市。

地拉韦啶作用机制与奈韦拉平相似。单独使用该药进行治疗，会很快诱导人类免疫缺陷病毒产生抗药株，若与其他抗人类免疫缺陷病毒药物联合使用，能使抗药性突变速度减缓。值得注意的是，地拉韦啶与奈韦拉平联用则可能产生交叉抗药性。与其他非核苷类反转录酶抑制药相比，地拉韦啶抗病毒活性较弱，故常与其他抗反转录病毒药联用。地拉韦啶口服吸收良好，生物利用率约为 85%，达峰时间 1.17 小时，血浆蛋白结合率约为 98%，不易

通过血脑屏障，主要在肝脏代谢，半衰期约 5.8 小时。地拉韦啶抑制 CYP3A、CYP2C9、CYP2D6 和 CYP2C19 活性，停药 1 周后可恢复。51% 的原形药转变成代谢物由尿液排出，44% 则由粪便排出，剩余 5% 原形药由尿排出。不良反应为头痛、疲乏、恶心、呕吐、腹痛、腹泻、消化不良、血细胞减少、肝功能损害、向心性肥胖、关节痛、肌痛、皮疹等。孕期应慎用。

（吴 红 娄建石）

yīfēiwéilún

依非韦伦（efavirenz） 化学名：（4S)-6-氯-4-(2-环丙基乙炔基)-4-(三氟甲基)-1H-3,1-苯并噁嗪-2-酮。由美国默沙东（MSD）研制和生产，1998 年 9 月 21 日获美国食品药品管理局批准上市，2015 年 4 月被列入世界卫生组织基本药品目录。

依非韦伦是首选的一线抗人类免疫缺陷病毒 1 型药物，通过非竞争性结合并抑制人类免疫缺陷病毒 1 型反转录酶活性，作用于模板、引物或三磷酸核苷，从而阻止病毒转录和复制。但对人类免疫缺陷病毒 2 型反转录酶和人细胞 DNA 多聚酶 α、β、γ 和 δ 无抑制作用。适用于与其他抗病毒药物联合治疗人类免疫缺陷病毒 1 型感染的成人、青少年及儿童。该药口服给药 5 小时后达峰，随剂量增加，吸收减少，6~7 天达到血浆稳态浓度。高脂或餐后的生物利用度较空腹分别增加 22% 和 17%，因而可以空腹服用或与食物同服。血浆蛋白结合率约 99.5%~99.75%，脑脊液药物浓度是血浆浓度的 0.26%~1.19%，是血中游离浓度的 4 倍。已证实依非韦伦诱导 P450 酶，导致自身代谢加快，多次给药后的

半衰期为 40~55 小时，而单剂量给药的半衰期相对较长为 52~76 小时。以原形排泄至尿中的依非韦伦小于 1%，代谢物约占 14%~34%。常见副作用包括皮疹、恶心、头痛、感觉疲劳和睡眠困难等。其他严重副作用包括抑郁症、肝脏损害和癫痫发作。孕期禁用。

（吴　红　娄建石）

lìpǐwěilín

利匹韦林（rilpivirine）　化学名：4-[[4-[4-[（E）-2-氰基乙烯基]-2,6-二甲基苯胺基]嘧啶-2-基]氨基]苯甲腈。由美国 Tibotec 公司开发的新型非核苷类反转录酶抑制药，该公司是强生（Johnson & Johnson，JNJ）下属的子公司，于 2011 年 5 月 20 日获美国食品药品管理局批准上市，具有易合成、抗病毒活性强、口服生物利用度高、安全性好等特点。

利匹韦林通过非竞争抑制人类免疫缺陷病毒 1 型反转录酶从而抑制病毒复制，但不会抑制人体细胞的 DNA 聚合酶 α、β 和 γ。在治疗人类免疫缺陷病毒 1 型感染患者中显示出与依非韦伦相当的疗效，一般和其他类型抗人免疫缺陷病毒药联合使用。若治疗失败后可产生更强的交叉抗药性，因此仅作为其他非核苷类反转录酶抑制药治疗失败后的替代药物。口服后达峰时间为 4 小时，血浆蛋白结合率为 99.7%，主要经 CYP3A4 代谢。利匹韦林 85% 经粪便排泄，其中原形占 25%，还有 6.1% 经尿排泄且全部为代谢产物。半衰期为 34~55 小时。空腹服用的生物利用度较餐后低 40%，所以本品应在饭中服用，以促进吸收。常见的不良反应如恶心、呕吐、腹痛、头痛、头晕，抑郁、失眠、谵妄，疲劳以及肌酐、丙氨酸转移酶、总胆红素、总胆固醇和低密度脂蛋白升高等。严重的不良反应包括精神障碍、皮疹等。母亲用药期间不能哺乳。

（吴　红　娄建石）

yīqūwěilín

依曲韦林（etravirine）　化学名：4-[6-氨基-5-溴-2-（4-氰基苯胺基）嘧啶-4-基]氧基-3,5-二甲基苄腈。由强生 & 强生（Johnson & Johnson）下属子公司 Tibotec 公司研发。2008 年 1 月 18 日获得美国食品药品管理局批准上市，2008 年 4 月 1 日获准在加拿大上市，以后陆续在以色列、俄国、澳大利亚和欧盟上市。

非核苷类反转录酶抑制药通过直接与病毒反转录酶催化活性部位结合使酶蛋白构象改变而失活，阻止了新的核苷酸结合和双链 DNA 聚合，最终干扰了病毒的复制，但不会抑制人 α、β 和 γ 型 DNA 聚合酶。依曲韦林可与其他抗反转病毒药物联合应用于出现耐药的获得性免疫缺陷病毒 1 型感染成年患者。该药口服后 2.5~4 小时达峰浓度，餐后给药比空腹给药的药物浓度-时间曲线下面积（AUC）升高约 50%，血浆蛋白结合率为 99.9%。该药 93.7% 经粪便，1.2% 经尿液排泄，粪便中测得的原形药物量占总给药量的 81.2%~86.4%。半衰期约为 41 小时。常见不良反应有皮疹、胃肠道反应、疲劳、手或足有麻刺感或疼痛感、麻木、头痛、尿量改变或黑尿、眼睛或皮肤黄染、精神或情绪改变、癫痫、高血压等。严重不良反应包括史-约（Stevens-Johnson）综合征、中毒性表皮坏死松解症、多形性红斑等严重甚至致命的皮肤反应。伴有轻度或中度肝功能损伤患者可照常服用依曲韦林。母亲用药期间避免哺乳。

（吴　红　娄建石）

shākúinàwěi

沙喹那韦（saquinavir；saquinavir）　又称沙奎那韦、双喹纳韦、沙奎那维，化学名：（2S）-N-[（2S,3R）-4-[（3S,4aS,8aS）-3-（叔丁基氨基）-3,4,4a,5,6,7,8,8a-八氢-1H-异喹啉-2-基]-3-羟基-1-苯丁-2-基]-2-（喹啉-2-羰基氨基）丁胺酰胺，属于蛋白酶抑制作用类的抗病毒药。

沙喹那韦是 1989 年合成的，由罗氏制药（Roche）生产，1995 年 12 月 6 日获美国食品药品管理局批准上市，这是第一个人类免疫缺陷病毒蛋白酶抑制药，从研发到上市仅用 6 年时间。其原因是在临床试验中显示，该药与扎西他滨联用可使人类免疫缺陷病毒感染患者的死亡数减少 2/3 以上，比单独使用扎西他滨可延迟与获得性免疫缺陷综合征相关疾病的进程 50% 以上。故美国食品药品管理局对该药采用了加速审批的程序，从申报到批准只用了 97 天。在获批后的 2 年内，美国每年死于获得性免疫缺陷综合征的人数从 50 000 人下降到大约 18 000 人。这样的疗效很快在巴西、瑞士、加拿大、法国、德国、英国等十来个国家陆续上市，并且在中国、法国等十多个国家申请了专利。

沙喹那韦单药治疗仅显示出有限、短暂的抗病毒活性。因此，必须与其他抗反转录病毒药联合使用，预防和治疗成人人类免疫缺陷病毒 1 型感染，也可与利托那韦或洛匹那韦/利托那韦一起使用，以增加其效果。沙喹那韦单次口服后（Invirase，硬胶囊）生物利用度很低，仅 4%，另一种剂型（Fortovase，软胶囊）可提高大约 8 倍。血浆蛋白结合率为98%，主要经肝脏 CYP3A4 代谢，半衰期 9～15 小时，代谢物主要经粪便排泄（81%），其余（3%）经尿排泄。最常见的不良反应是腹泻、恶心、腹部不适和头痛。

（吴 红 娄建石）

lìtuōnàwěi

利托那韦（ritonavir）

化学名：1,3-噻唑-5-基甲基 N-[（2S,3S,5S）-3-羟基-5-[[（2S）-3-甲基-2-[[甲基-[（2-丙烷-2-基-1,3-噻唑-4-基）甲基］氨基甲酰］氨基］丁酰基］氨基]-1,6-二苯己烷-2-基]氨基甲酸酯，结构式见图1。利托那韦由美国艾伯维（AbbVie Inc.）研发，1996 年 3 月 1 日获美国食品药品管理局批准上市，当年列入世界卫生组织基本药品目录，是蛋白酶抑制药药品中的第一个。

利托那韦可以单用或与其他抗反转录病毒药联合用于预防和治疗成人人类免疫缺陷病毒 1 型感染。该药具有多种晶型，因此各晶型的稳定性、溶解度和生物利用度大不相同。虽然改用冷冻凝胶帽代替胶囊，改用悬浮液，但最终还是与其他药组成复方解决上述问题。2000 年 9 月 15 日美国食品药品管理局批准了洛匹那韦和利托那韦复方胶囊和口服液制剂。2017 年 9 月 20 日中国批准奥比他韦、帕立瑞韦、利托那韦的复方片剂（奥比帕利）。

（吴 红 娄建石）

yìndì'nàwěi

茚地那韦（indinavir）

又称吲地纳韦，化学名：（2S）-1-[（2S,4R）-4-苄基-2-羟基-5-[[（1S,2R）-2-羟基-2,3-二氢-1H-茚-1-基]氨基]-5-氧戊基]-N-叔丁基-4-（吡啶-3-基甲基）哌嗪-2-甲酰胺，结

构式见图1。

茚地那韦由默沙东（MSD）研发，1996 年 3 月 13 日获美国食品药品管理局批准上市，获批速度比沙喹那韦还快，仅 42 天。原因是默沙东向美国食品药品管理局提交的"Study 035"结果显示该药抗人类免疫缺陷病毒的效果出奇的好。97 名患者随机分为 3组：茚地那韦组、齐多夫定+拉米夫定组，以及 3 种药物合用组。研究结果表明，三药合用疗法是最有效，治疗 24 周后，28 例中的24 例病毒载量低于 500 拷贝/毫升。茚地那韦组 28 例中的 12 例达到 500 拷贝/毫升，而在齐多夫定+拉米夫定组的 30 例中没有一例低于 500 拷贝/毫升。从那时起，蛋白酶抑制药与双抗反转录病毒药联合使用，为治疗人类免疫缺陷病毒树立了新标准。蛋白酶抑制药改变了人类获得性免疫缺陷综合征的性质，从绝症到可控。茚地那韦被新的更方便服用、

更不易使病毒抗药、毒性更小的药物所取代，如达芦那韦或阿扎那韦。2013 年 4 月茚地那韦被列入世界卫生组织基本药品目录。

（吴 红 娄建石）

nàifēinàwěi

奈非那韦（nelfinavir）

又称娜芙维亚，化学名：（3S,4aS,8aS）-N-叔丁基-2-[（2R,3R）-2-羟基-3-[（3-羟基-2-甲基苯甲酰基）氨基]-4-苯磺酰基丁基]-3,4,4a,5,6,7,8,8a-八氢-1H-异喹啉-3-甲酰胺。

奈非那韦由阿谷朗制药公司（Agouron Pharmaceuticals）开发[1999 年被华纳（Warner Lambert）收购，现在是辉瑞的子公司]，1997 年 3 月 14 日获美国食品药品管理局批准上市。

奈非那韦对人类免疫缺陷病毒 1 型有良好的抑制作用，且强于沙喹那韦，类似于茚地那韦、利托那韦。口服吸收良好但较慢，生物利用度为 40%～50%，若与

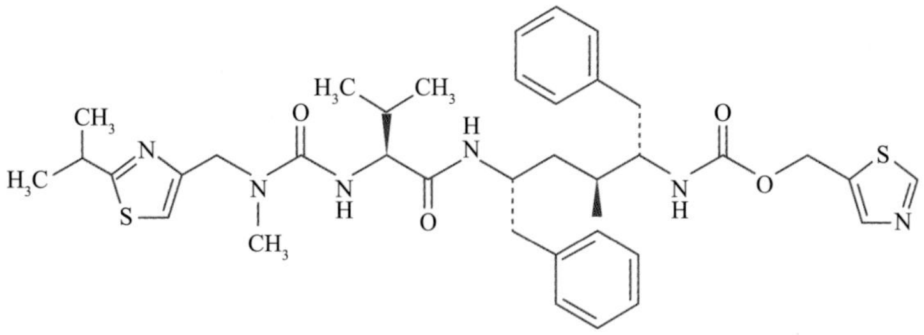

图1 利托那韦结构式

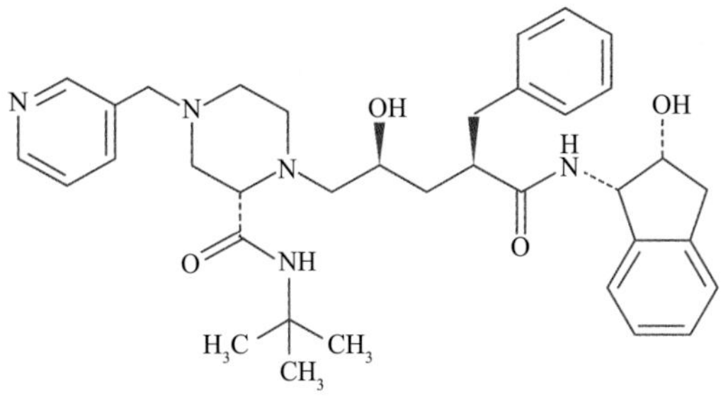

图1 茚地那韦结构式

食物同服吸收更好，达峰时间为2～4小时，血浆蛋白结合率为98%。体内分布广泛，多数组织中的浓度高于血浆浓度，尤以脾、肠系膜淋巴结浓度为最高。经肝CYP3A4和CYP2C19氧化代谢，代谢物主要由粪便中排出，其中代谢物占78%，原形药占22%。极少量由尿液中排出，多为原形药。常见不良反应为胃肠不适、呕吐、恶心、腹泻、腹痛、腹胀、稀便、味觉异常、乏力、疲劳、精神紧张、皮疹、衰弱、头痛、精神不集中和谷草转氨酶或谷丙转氨酶升高、肌酐激酶增加、中性粒细胞减少、肝炎等。患者的耐受性优于茚地那韦、利托那韦。过敏者和妊娠及哺乳妇女禁用。

(吴 红 娄建石)

lùopǐ'nàwěi

洛匹那韦 (lopinavir)

又称洛吡那韦、罗平拉韦，化学名：(2S)-N-[(2S, 4S, 5S)-5-[[2-(2,6-二甲苯氧基）乙酰］氨基]-4-羟基-1,6-二苯己烷-2-基]-3-甲基-2-(2-氧-1,3-二嗪酮-1-基）丁酰胺。

由艾伯维（AbbVie）研发，2000年9月15日获美国食品药品管理局批准上市。该药适用于与其他抗反转录病毒药联合使用，治疗成人和2岁以上儿童的人类免疫缺陷病毒1型感染。常用复方剂型为片剂、胶囊和口服液，含洛匹那韦200mg和利托那韦50mg。洛匹那韦血浆蛋白结合率为98%～99%，但可以进入脑脊液中。该药经肝脏代谢，绝大多数代谢物经粪便排出，半衰期为5～6小时。洛匹那韦一般易于耐受，最常见的不良反应为腹泻、恶心、无力或疲劳、头痛、粪便异常、呕吐、腹痛、皮疹、失眠和疼痛。极少数还有转氨酶活性

增高、甘油三酯和总胆固醇水平增高、高血糖症和身体脂肪分布改变等。个别有致命性胰腺炎和增加血友病患者出血的报道。禁用于过敏患者。

(吴 红 娄建石)

āzhā'nàwěi

阿扎那韦 (atazanavir；latazanavir)

化学名：甲基 N-[(2S)-1-[2-[[(2S, 3S)-2-羟基-3-[[(2S)-2-(甲氧基羰基氨基）-3,3-二甲丁酰基］氨基]-4-苯丁基]-2-[[(4-吡啶-2-基苯基）甲基］肼基]-3,3-二甲基-1-氧丁烷-2-基］氨基甲酸酯。

由百时美施贵宝（Bristol-Myers Squibb，BMS）研发，2003年6月20日获美国食品药品管理局批准上市。其抗人类免疫缺陷病毒效力与洛匹那韦相当，通常与其他抗反转录病毒药物合用预防人类免疫缺陷病毒感染，如针刺损伤或其他潜在接触后的伤害，以及治疗人类免疫缺陷病毒患者，还可用于有耐药性患者的抢救治疗。该药2015年4月被世界卫生组织列入基本药品目录。阿扎那韦吸收迅速，生物利用度为60%～68%，食物可增加其生物利用度，达峰时间为2.5小时。血浆蛋白结合率86%。经肝脏CYP3A4代谢，3种主要代谢产物均无活性，由粪便和尿液排出。常见不良反应包括头痛、恶心、皮肤发黄、腹痛、腹泻、周围神经症状、头晕、肌肉疼痛、睡眠困难和发热。严重不良反应包括皮疹，红斑和高血糖。对阿扎那韦过敏者和严重肝损害者禁用。

(吴 红 娄建石)

fúshā'nàwěi

福沙那韦 (fosamprenavir)

又称夫沙那韦，化学名：[(3S)-草脲胺-3-基] N-[(2S, 3R)-4-[[(4-

氨苯基）磺酸基-(2-甲基丙基）氨基]-1-苯基-3-磷酸正丁烷-2-基］氨基甲酸酯。

由葛兰素史克（Glaxo Smith Kline，GSK）研发，2003年10月20日获美国食品药品管理局批准上市，2004年7月12日获欧盟批准上市。福沙那韦是一前药，口服后在肠上皮细胞内水解释放出活性成分安普那韦（amprenavir），从而发挥药效。其疗效与洛匹那韦相当，而价格较之更便宜。可以单独用药治疗人类免疫缺陷病毒1型感染，也可低剂量利托那韦或其他抗病毒药物联合使用。口服后达峰时间1.3～2.1小时，血浆蛋白结合率90%，经肝脏CYP3A4代谢，两种主要代谢物绝大部分经粪便排出。最常见的不良反应是腹泻、头痛、头晕和发疹，通常是短暂的。严重的为过敏反应，但少见。

(吴 红 娄建石)

tǐlā'nàwěi

替拉那韦 (tipranavir)

化学名：N-[3-[(1R)-1-[(2R)-4-羟基-6-氧-2-(2-苯乙基）-2-丙基-3H-吡喃-5-基］丙基］苯基]-5-(三氟甲基）吡啶-2-磺酰胺。

由勃林格殷格翰（Boehringer Ingelheim）研发，2005年6月22日获美国食品药品管理局批准上市，2008年6月24日被批准用于儿童，是一非肽类人类免疫缺陷病毒蛋白酶抑制药。其特点是对多种人类免疫缺陷病毒以及抗药的人类免疫缺陷病毒有效，常与利托那韦合用。与洛匹那韦和阿扎那韦疗效相当，也用于耐药患者的抢救性治疗。常用剂型为口服液，口服后达峰时间为2.9～3小时，食物可降低生物利用度，血浆蛋白结合率为99.9%，经肝脏代谢，给药剂量的82.3%经粪

便排出，4.4%经尿液排出，半衰期为5.5~6小时。不良反应有总胆固醇和甘油三酯的增加，可导致高血糖和糖尿病，更严重的有颅内出血、肝炎、肝功能损害等。

（吴　红　娄建石）

dálú'nàwéi

达芦那韦（darunavir）

又称地瑞拉、地瑞那韦、地瑞纳韦、地瑞那伟，化学名：[（3aS,4R,6aR)-2,3,3a,4,5,6a-六氢呋喃［2,3-b]呋喃-4-基]N-[（2S,3R)-4-[（4-氨基苯基）磺酰基-(2-甲基丙基）氨基]-3-羟基-1-苯基丁烷-2-基]氨基甲酸酯。

芝加哥伊利诺伊大学高希（Arun K.Ghosh）发现了这种分子，达鲁那韦由蒂博泰克（Tibotec）公司研发，2002年该公司被强生（Johnson and Johnson,JNJ）公司收购。2006年6月23日达芦那韦获美国食品药品管理局批准上市。

达芦那韦对人类免疫缺陷病毒抗药相关的突变（RAM）具有一定的疗效，对13种人体细胞蛋白酶没有抑制作用。适用于成人和青少年人类免疫缺陷病毒感染的治疗，也用于有抗药性的人类免疫缺陷病毒感染治疗。常用制剂为普泽力（Prezcobix），每片含达芦那韦800mg和考比司他（cobicistat，肝CYP3A4抑制剂，减少达芦那韦代谢，提高疗效）10mg，由强生旗下子公司杨森制药（Janssen）研发，2015年1月29日获美国食品药品管理局批准上市。另一制剂是Symtuza，每片含达芦那韦800mg、考比司他10mg、恩曲他滨（emtricitabine）200mg、替诺福韦（tenofovir）10mg，也是由杨森制药研发，2018年7月17日获美国食品药品管理局批准上市。口服后快速吸

收，绝对生物利用度为37%，食物不影响吸收，若与利托那韦同服，可增加到82%。达峰时间为2.5~4.0小时，血浆蛋白结合率为95%。经肝脏CYP3A4氧化代谢，约79.5%经粪便排出，约13.9%经尿液排出。患者对达芦那韦耐受性很好。最常见不良反应是皮疹、头痛、腹泻、腹痛、便秘和呕吐。较严重的不良反应是过敏反应、血糖升高、糖尿病、肌肉疼痛、压痛、虚弱、出血和脂肪分布异常。

（吴　红　娄建石）

lātìlāwéi

拉替拉韦（raltegravir）

又称雷特格韦，化学名：N-[2-[4-[（4-氟苯基）甲基氨基甲酰基]-5-羟基-1-甲基-6-氧嘧啶-2-基]丙烷-2-基]-5-甲基-1,3,4-噁二唑-2-甲酰胺，属于整合酶抑制作用类的抗病毒药。拉替拉韦是整合酶抑制药中第一个上市的药物，由意大利P.安格利蒂分子生物学研究所（P.Angeletti）的克雷森齐（B.Crescenzi）等人研发，于2003年5月1日获得国际专利，美国默沙东（MSD）制药生产，2007年10月12日通过美国食品药品管理局批准。2007年12月20日获欧盟批准，2008年6月获日本批准，2013年10月9日获中国批准上市。

该药通过抑制整合酶的催化活性，防止未整合的单链人类免疫缺陷病毒DNA共价插入宿主细胞的基因内，从而抑制病毒复制。该药适用于有多重抗药性的成年患者，也适用4周以上的婴儿患者，但必须与人类免疫缺陷病毒敏感的其他药物联合应用。拉替拉韦并不能治愈人类获得性免疫缺陷综合征，患者须坚持连续用药，同时控制人类免疫缺陷病毒

感染和减少人类获得性免疫缺陷综合征相关疾病。拉替拉韦口服给药后迅速吸收，达峰时间约3小时，生物利用度约60%。血浆蛋白结合率为83%，脑脊液浓度平均较相应血浆浓度低3~6倍。半衰期约9小时，在体内拉替拉韦在肝脏经尿苷二磷酸葡萄糖醛酸转移酶（UGT）的结合反应，转变成拉替拉韦-葡萄糖苷酸结合物，约给药量的51%和32%分别经粪便和尿液排泄。可出现腹泻、恶心、疲倦、头晕、头痛、皮肤瘙痒、便秘、气胀、出汗、发热和肾结石等常见不良反应。严重不良反应包括以皮疹和全身性症状为特征的过敏反应以及少数器官功能障碍，一旦发生严重皮肤反应或过敏反应症状或体征，以及肝功能改变应立即停药。

（吴　红　娄建石）

āitìlāwéi

埃替拉韦（elvitegravir）

又称埃替格韦，化学名：6-[（3-氯-2-氟苯基）甲基]-1-[（2S)-1-羟基-3-甲基丁烷-2-基]-7-甲氧-4-氧喹啉-3-羧酸。

埃替拉韦由酮-烯醇酸类化合物发展而来，是第一个喹诺酮类的人类免疫缺陷病毒整合酶抑制药。由日本烟草产业株式会社（Japan Tobacco Inc）的佐藤（Motohide Satoh）等人研发，2008年3月授权给美国吉利德科学公司（Gilead Science Inc.）生产，2012年8月27日美国食品药品管理局批准上市，仅作为复方制剂Stribild中的一部分，2013年11月13日和2014年9月24日在欧盟和美国分别批准作为单药上市，2015年11月5日美国食品药品管理局再次批准作为复方制剂Genvoya中的一部分上市。

埃替拉韦的抗人类免疫缺陷

病毒作用和作用机制与拉替拉韦相同，用于治疗成人和儿童患者人类免疫缺陷病毒 1 型感染，对先前抗反转录病毒治疗失败的人类免疫缺陷病毒 1 型患者具有与拉替拉韦类似的疗效和安全性。因此，临床上埃替拉韦多与蛋白酶抑制药以及 1 个或多个反转录酶抑制药组成复方制剂，每日只需服用 1 次的治疗方案，可以提高疗效，减少抗药性产生，同时有助于提高患者的依从性和耐受性。例如 Stribild 片（每片含埃替拉韦 150mg＋可比斯他 150mg＋恩曲他滨 200mg＋富马酸替诺福韦酯 300mg），Genvoya 片（每片含埃替拉韦 150mg＋可比斯他 150mg＋恩曲他滨 200mg＋富马酸替诺福韦酯 10mg）。口服给药时与利托那韦以及餐食一起服用时，4 小时后血浆浓度达到最高，脂肪餐的生物利用度更好。在血液中与血浆蛋白结合率为 98%～99%。该药 93% 经肝代谢，7% 经肾排出，在肝脏主要由 CYP3A 氧化代谢，其次由尿苷二磷酸葡萄糖醛酸转移酶 1A1（UGT1A1）和 3-葡萄糖醛酸化代谢，近 95% 经粪便排出，其余通过尿液排出。合用利托那韦时血浆半衰期为 8.7～13.7 小时。最常见的副作用是腹泻（占 7%）和恶心（4%），超过 1% 的人出现的其他副作用包括头痛、疲劳、皮疹和呕吐，较严重的包括腹痛、消化不良、失眠、抑郁、自杀意念和企图。

（吴 红 娄建石）

dūotìlāwěi

多替拉韦（dolutegravir） 化学名：（4R, 12aS)-N-[（2, 4-二氟苯基）甲基]-7-羟基-4-甲基-6, 8-二氧-3, 4, 12, 12a-四氢-2H-吡啶［5, 6］吡嗪［2, 6-b］［1, 3］噁嗪-9-甲酰胺。

日本盐野义制药株式会社的吉田弘志等人研发了多替拉韦化合物，2006 年 8 月 24 日获得国际专利，最终专利权人变更为葛兰素史克（GSK）和盐野义制药株式会社。由葛兰素史克旗下公司欢悦医疗（ViiV Healthcare）生产多替拉韦钠片（10mg，25mg，50mg）于 2013 年 8 月 12 日获美国食品药品管理局批准上市，2013 年 11 月在加拿大获批，2014 年 1 月在欧盟获批，2015 年 3 月 16 日在日本获批，2015 年 12 月 30 日在中国获批上市。世界卫生组织推荐多替拉韦作为成人及青少年抗人类免疫缺陷病毒的一线首选治疗方案（多替拉韦+替诺福韦+拉米夫定或恩曲他滨）。

多替拉韦抗人类免疫缺陷病毒作用和作用机制与拉替拉韦相同，能够阻止人类免疫缺陷病毒进入细胞，可与其他抗反转录病毒药物联合使用，用于治疗人类免疫缺陷病毒感染首发或复发的成人和年满 12 岁的儿童患者（12 岁以下或体重在 40 kg 以下的儿童不推荐使用）。口服给药后 2～3 小时达高峰浓度，食物可增加多替拉韦的吸收程度，减缓吸收速度。低脂、中脂和高脂饮食分别使峰浓度增加 46%、52% 和 67%，并使达峰时间延长至 3、4 和 5 小时。多替拉韦的血浆蛋白结合率为 98.9%，表观分布体积约 17.4L。多替拉韦的半衰期为 14 小时，血浆清除率为 1.0 L/h，主要通过尿苷二磷酸葡萄糖醛酸转移酶 1A1（UGT1A1）代谢，部分通过细胞色素酶 CYP3A 代谢。给药量的 53% 由粪便排泄，31% 通过尿液排出。多替拉韦的常见不良反应包括失眠、疲劳和头痛，严重的副作用包括过敏反应和肝功能异常。妊娠妇女禁止服用，

有发生神经管缺陷风险，如脊柱裂。

（吴 红 娄建石）

kàngpàozhěnbìngdúyào

抗疱疹病毒药（anti-herpes virus drugs） 预防和治疗由疱疹病毒引发该病的药物。疱疹病毒（herpes virus，HSV）是一类有包膜的 DNA 病毒，分类归为双链 DNA 病毒（Group I），疱疹病毒科（Herpesviridae），已知有 130 多种。"herpes" 一词源于希腊文，意思是蛇样爬行，因代表性病毒单纯疱疹病毒能引起潜行性疱疹而得名，分为 α、β、γ 亚家族（属）。病毒颗粒直径 180～200nm，结构分为 3 层，最外层是 20 多个多肽的脂质包膜，中层是由 162 个有孔的子粒排列成二十面体的衣壳，最里层是病毒基因组，线状双链 DNA 分子，长 140 000 bp，有 100～200 个基因。

截至 2018 年底，发现有 9 种疱疹病毒能感染人类，包括：①单纯疱疹病毒 1 型。②单纯疱疹病毒 2 型。单纯疱疹病毒 1 型和单纯疱疹病毒 2 型，可引发唇疹、生殖器疱疹、脑炎、眼部感染、新生儿感染、外伤性疱疹等。③水痘-带状疱疹病毒，引发水痘、带状疱疹。④EB 病毒，引发单核细胞增多症、伯基特淋巴瘤、移植后淋巴增生综合征、鼻咽癌、NK/T 细胞淋巴瘤、霍奇金病等。⑤人类巨细胞病毒，引发单核增多症、结膜炎、视网膜炎、肺炎、食管炎、脑炎、新生儿先天畸形等。⑥人类疱疹病毒 6 型 A。⑦人类疱疹病毒 6 型 B。⑧人类疱疹病毒 7 型。人类疱疹病毒 6 型 B 和人类疱疹病毒 7 型引发幼儿急疹。⑨卡波西肉瘤相关病毒，引发卡波西肉瘤、原发性渗透性淋巴瘤、多中心卡曼病等。

疱疹病毒具有人群高携带性、易致病性及病症反复发作性等特点。流行病学调查显示90%成人携带一种或多种疱疹病毒，这些病毒大多数以潜伏形式终生存在。这与病毒本身的复制特点密切相关。疱疹病毒的生活周期分为典型的潜伏期复制和裂解期复制。在潜伏期复制过程中，病毒基因组随细胞基因组复制而复制，只有少量的病毒基因被表达，不产生成熟的病毒粒子，可在机体中终生潜伏，而不表现出任何疾病症状。疱疹病毒潜伏复制的特点是其在人群中具有高阳性率的原因，同时也是限制抗疱疹病毒药物研发的难点之一。截至2018年底，临床上还没有针对疱疹病毒潜伏复制的抗病毒药物。病毒进入到裂解期复制过程中时，大多数的病毒基因开始复制表达，产生大量成熟的病毒粒子，可诱发多种疾病的发生和传播。因而治疗疱疹病毒感染的抗病毒药物大多针对其裂解期复制阶段。

截至2018年底，临床使用的抗疱疹病毒药物，除了肿瘤相关疱疹病毒需要放射治疗、化学治疗、免疫调节治疗外，针对治疗疱疹病毒感染的药物主要是病毒聚合酶抑制类药物，如阿昔洛韦、更昔洛韦、泛昔洛韦（famciclovir）、伐昔洛韦（valaciclovir）、西多福韦（cidofovir）、喷昔洛韦（penciclovir）、缬更昔洛韦（valgancyclovir）、膦甲酸钠、溴呋啶（brivudin）、碘苷、曲氟尿苷（trifluridine）、阿糖腺苷、阿糖胞苷（cytarabine）、依度尿苷（edoxudine）及二十二醇（docosanol）等。按结构类型属于核苷类药物，大部分是经过化学改造的嘌呤、嘧啶核苷类似物。抗病毒机制主要是以"假核苷"的身份参与病毒DNA合成过程，与病毒DNA多聚酶、反转录酶结合，抑制酶活性，或渗入DNA链中，阻断复制，从而达到抑制病毒增殖，控制感染，进而杀死病毒的目的。

（姜建石 吴 红）

diǎngān

碘苷（idoxuridine，IDU；IDUR；5-iodo-2′-deoxyuridine） 又称5-碘去氧尿苷、碘去氧尿嘧、碘脱氧尿苷，化学名：1-[（2～{R}，4～{S}，5～{R}）-4-羟基-5-（羟甲基）草脲胺-2-基]-5-碘嘧啶-2,4-二酮，为病毒DNA多聚酶抑制类抗疱疹病毒药。

碘苷是第一个抗单纯疱疹病毒药物，为脱氧碘化尿嘧啶核苷，组分中的碘原子可以阻止碱基配对。1959年由威廉·普鲁索夫（William Prusoff）合成，最初作为抗癌药物开发，后来发现其具有抗病毒活性，由阿勒根（Allergan）制药公司开发，1963年11月6日美国批准0.1%滴眼剂上市，用于治疗疱疹病毒角膜炎。对浅层上皮角膜炎效果较好，对深层的基质感染无效。对单纯疱疹病毒Ⅱ型和水痘带状疱疹感染无效。因全身应用有严重毒性反应，仅限于局部用药。不良反应有眼部刺痛、眼睑充血、水肿，偶见过敏反应等。

（吴 红 姜建石）

ātángxiàn'gān

阿糖腺苷（vidarabine；ara-A；vira-A；adenine arabinoside）又称阿糖腺嘌呤、9-β-D-阿拉伯呋喃糖基腺嘌呤（9-β-D-arabinofuranosyladenine），化学名：（2～{R}，3～{S}，4～{S}，5～{R}）-2-(6-胺嘌呤-9-基)-5-（羟甲基）四氢呋喃-3,4-二醇，结构式见图1。

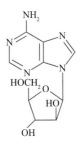

图1 阿糖腺苷结构式

在20世纪50年代，从加勒比海绵荔枝海绵（Tethya crypta）中分离出两种核苷：海绵胸苷（spongothymidine）和海绵尿苷（spongouridine），其中含有D-阿拉伯糖而不是D-核糖。这些化合物合成了新一代糖修饰核苷类似物阿糖腺苷和阿糖胞苷（cytarabine）。该化合物于1960年首次在斯坦福研究所的伯纳德·兰德尔·贝克实验室（Bernard Randall Baker Lab）合成，最初是准备开发成抗癌药物，1964年M·普利瓦·德·加里赫（M. Privat de Garilhe）和J·德·鲁德尔（J. De Rudder）发现阿糖腺苷有抗病毒活性。这是第一个核苷类似物抗病毒化合物，1976年，美国阿拉巴马大学伯明翰分校的研究员和医生理查德·惠特利（Richard J. Whitley）首次认识到阿糖腺苷的临床疗效，并将其用于许多病毒性疾病的治疗。1976年11月26日获美国食品药品管理局批准上市，成为第一个获得许可用于治疗人类系统性疱疹病毒感染的药物。

阿糖腺苷对单纯疱疹病毒Ⅰ和Ⅱ型、带状疱疹病毒、水痘病毒、巨细胞病毒、乙型肝炎病毒均具抗病毒活性，但对天花病毒、腺病毒、其他DNA或RNA病毒、细菌和真菌均无作用。阿糖腺苷眼膏用于单纯疱疹病毒性角膜炎，偶用于牛痘病毒性角膜炎，也可用于经碘苷治疗无效或对碘苷过敏的浅表性疱疹病毒性角膜炎。口服、肌注或皮下注射吸收差。静脉缓慢滴注给药后，75%～87%的药物在血液和细胞内迅速被腺苷脱氨酶脱氨基，生成阿拉伯糖次黄嘌呤，迅速分布进入一些组织中，可透过血脑屏障。代谢物活性仅为原形药的1/30～1/50，并能增加原型药的抗病毒活性。阿糖腺苷在肾、肝、脾浓度最高，主要自肾脏排出，阿糖腺苷血浆半衰期约1小时，但代谢物半衰期为3.3小时，肾功能不全者，代谢物可在体内蓄积。局部用药时本药和代谢物很少或少量进入全身。常见不良反应有恶心、呕吐、腹痛、腹泻、便秘、食欲减退和体重减轻，偶见震颤、眩晕、幻觉、共济失调、癫痫发作、精神症状、意识模糊等，可见皮疹、瘙痒、局部刺激、过敏、发热和乏力等。

（吴 红 娄建石）

āxīluòwěi

阿昔洛韦（aciclovir；ACV）

又称无环鸟苷、无环鸟嘌呤核苷、开链鸟嘌呤核苷、阿昔洛维、阿昔、阿昔罗韦，化学名：2-氨基-9-(2-羟乙氧基甲基)-3～｛H｝-嘌呤-6-酮，9-(2-羟乙氧甲基)鸟嘌呤，结构式见图1，为病毒DNA多聚酶抑制类抗疱疹病毒药。

1971年美国纽约州立大学的霍华德·谢弗（Howard Schaffer）与罗伯特·文斯（Robert Vince）、S·比特纳（S. Bittner）和S·古尔瓦拉（S. Gurwara）共同合作发现了腺苷类似物阿昔洛地诺（acycloadenoine）显示出了很好的抗病毒活性。后来，谢弗加入了伯罗夫斯·威康公司（Burroughs Wellcome，1995年合并为葛兰素威康公司，现为葛兰素史克），并与药理学家格特鲁德·B·艾利恩（Gertrude B. Elion，1988年与另外两人分享了诺贝尔生理学或医学奖）一起继续研发阿昔洛韦，1979年3月27日谢弗作为发明人获得美国专利。阿拉巴马大学伯明翰分校的研究员理查德·惠特利（Richard Whitley）是第一个成功地在人身上使用这种药物的人。自从20世纪70年代中期发现阿昔洛韦以来，被认为是有效抗病毒治疗新纪元的开始。1982年3月29日获美国食品药品管理局批准软膏外用制剂上市，10月22日又批准注射剂上市。

该药具有较强的选择性和较低的细胞毒性，主要对病毒DNA多聚酶呈强大的抑制作用，阻滞病毒DNA的合成。临床用于治疗单纯疱疹病毒、水痘和带状疱疹感染，也可预防移植后巨细胞病毒感染和人类疱疹病毒4型（简称EB病毒）感染的严重并发症。临床使用剂型有软膏剂、霜剂、注射剂、滴眼剂、眼膏剂、胶囊剂、口服液和片剂，该药口服吸收差，生物利用度为15%～20%，血浆蛋白结合率9%～33%。血浆游离浓度较高，易透过细胞膜分布至全身组织。经肝代谢和肾排泄，尿中原形药占62%～90%，半衰期2～4小时。与全身性治疗（口服或静脉注射）相关的常见不良反应包括恶心、呕吐、腹泻、脑病（仅静脉注射）、注射部位反应和头痛。不常见的不良反应包括躁动、眩晕、困惑、头晕、水肿、关节痛、咽喉痛、便秘、腹痛、脱发、皮疹和虚弱。罕见的副作用包括昏迷、癫痫、中性粒细胞减少、白细胞减少、结晶尿、厌食、疲劳、肝炎、史-约（Stevens-Johnson）综合征、中毒性表皮坏死松解、血栓性血小板减少性紫癜和过敏反应。局部用药出现轻度疼痛、灼痛和刺痛、瘙痒和皮疹等。静脉滴注速度过快能引发可逆性肾损害。

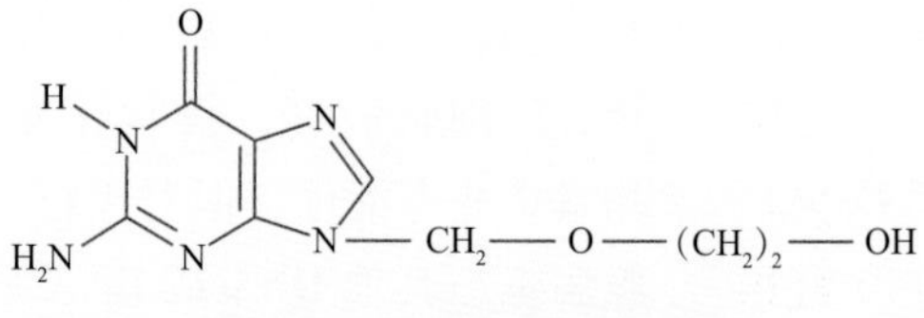

与阿昔洛韦相似作用的还有伐昔洛韦（valaciclovir）、喷昔洛韦（penciclovir）和泛昔洛韦（famciclovir）等。

（吴 红 娄建石）

gēngxīluòwěi

更昔洛韦（ganciclovir；GCV；hydroxyacyclovir）

化学名：2-氨基-9-(1,3-二羟基丙烷-2-基氧甲基)-3～｛H｝-嘌呤-6-酮。结构式见图1。

更昔洛韦1989年6月23日获美国食品药品管理局批准上市。临床常用剂型有注射剂、胶囊剂，主要用于免疫损伤引起巨细胞病毒感染的患者，如免疫功能损伤（包括获得性免疫缺陷综合征患者）发生的巨细胞病毒性视网膜炎的维持治疗。预防可能发生于器官移植受者的巨细胞病毒感染

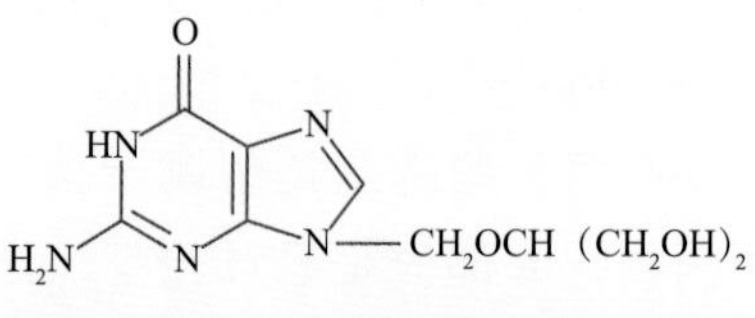

图1 阿昔洛韦结构式

图1 更昔洛韦结构式

以及预防晚期人类免疫缺陷病毒感染患者的巨细胞病毒感染。空腹口服后的绝对生物利用度约为5%，进食后为6%~9%。血浆蛋白结合率为1%~2%，中枢神经系统的浓度约为血浆浓度的50%。90%的原形药经尿排出，半衰期为2~6小时。常见的药物不良反应包括粒细胞减少症、中性粒细胞减少症、贫血、血小板减少症、发热、恶心、呕吐、消化不良、腹泻、腹痛、肠胃胀气、食欲不振、肝酶升高、头痛、精神错乱、幻觉、癫痫、注射部位疼痛和静脉炎（由于高pH值）、出汗、皮疹和瘙痒等。对更昔洛韦过敏者禁用。

缬更昔洛韦（valgancyclovir）为更昔洛韦的前药，口服后在肠黏膜及肝脏水解为更昔洛韦，其生物利用度是更昔洛韦的10倍。

（吴　红　娄建石）

kànggānyánbìngdúyào
抗肝炎病毒药（anti-hepatitis virus agents）
通过抑制病毒复制并最终清除病毒，能够控制病情进展的一类药物。

病毒性肝炎是由多种肝炎病毒引起的以肝脏病变为主的一种传染病。临床上以食欲减退、恶心、上腹部不适、肝区痛、乏力为主要表现。部分患者可有黄疸发热和肝大伴有肝功能损害。有些患者可慢性化，甚至发展成肝硬化，少数可发展为肝癌。已被公认的有甲、乙、丙、丁、戊五种肝炎病毒，分别写作HAV、HBV、HCV、HDV、HEV，除乙型肝炎病毒为DNA病毒外，其余均为RNA病毒。

药理作用及作用机制：①干扰素α是具有抗病毒和免疫调节的细胞因子，有双重治疗功效。它结合于细胞表面干扰素α受体，诱导细胞表达多种光谱抗病毒蛋白来抑制病毒感染，复制和运输过程，也可通过增强细胞毒杀伤作用，刺激自然杀伤细胞的活化。②核苷类似物在细胞内被细胞激酶代谢为三磷酸的形式，与自然核苷竞争性地结合于乙型肝炎病毒DNA中，从而抑制病毒DNA聚合酶活性，阻断乙型肝炎病毒DNA的合成。同时，也可抑制反转录酶活性，阻断乙型肝炎病毒反转录过程。尽管核苷类似物都是作用在乙型肝炎病毒多聚酶上，但是其具体的作用机制也存在不同。但由于病毒基因组合成过程中的高突变率，长期使用核苷类似物类药物就会诱导药物抗性突变病毒株的产生，引起停药后极易产生反跳现象。加之其不抑制共价闭环DNA，因此，使用核苷类似物类药物很难达到完全清除病毒的目的。

抗肝炎病毒药主要指抗乙肝病毒药物和急性丙型肝炎药物，包括干扰素和核苷类药物，它们均通过抑制病毒多聚酶活性来达到降低病毒复制的目的。干扰素是人体受各种诱导物刺激产生的一类具有多种生物活性的糖蛋白，具有抗病毒、免疫调节及抗增殖等作用，相关药物有普通干扰素、长效干扰素。核苷类药物包括拉米夫定、恩替卡韦、替比夫定、阿德福韦、恩替卡韦和替诺福韦，其中，恩替卡韦和替诺福韦为慢性乙型肝炎患者抗病毒治疗的一线药物。

（左建平）

gānrǎosù
干扰素（interferon）
不直接杀伤或抑制病毒，而主要是通过细胞表面受体作用使细胞产生抗病毒蛋白，从而抑制病毒复制的广谱抗病毒药。可分为3种类型，白细胞干扰素（IFN-α）、成纤维细胞干扰素（IFN-β）、淋巴细胞干扰素（IFN-γ）。白细胞干扰素是首个被美国食品药品管理局批准上市的抗乙肝病毒药物，具有抗病毒、抗肿瘤和免疫调节作用。白细胞干扰素的免疫调节作用很强，还有增强免疫对病毒感染细胞的免疫杀伤活性。聚乙二醇白细胞干扰素（Peg-IFN-α）是相对于常规干扰素在药物代谢动力学和用药频次上有很大改进的一种干扰素，进入人体后干扰素能缓慢释放，从而增长期半衰期，提高组织分布，延长给药间隔时间，避免1周多次注射。

药理作用及机制　①抗病毒作用：干扰素不直接灭活病毒，而是通过诱导细胞合成抗病毒蛋白发挥效应，对RNA和DNA病毒都有抑制作用。干扰素首先作用于细胞的干扰素受体，经一系列信号转导，激活细胞基因表达多种抗病毒蛋白，实现对病毒的抑制作用。抗病毒蛋白主要包括2'-5'A合成酶和蛋白激酶等。前者降解病毒mRNA、后者抑制病毒多肽链的合成，使病毒复制终止。在感染的起始阶段，体液免疫和细胞免疫发生作用之前，干扰素发挥重要作用。②选择性抑制细胞增殖：对肿瘤细胞分裂活性的抑制作用比对正常细胞分裂活性的抑制作用大500~1000倍。既可以直接抑制肿瘤细胞增殖，也可通过宿主机体的免疫防御机制限制肿瘤的生长。③诱导细胞凋亡：干扰素可以诱导肿瘤细胞凋亡。④免疫调节作用：对体液免疫、细胞免疫均有调节作用，对巨噬细胞及自然杀伤细胞也有一定的免疫增强作用。

体内过程　白细胞干扰素口服不吸收，经肌内注射或皮下注射后入血的速度较慢，需较长时间才能在血中测到。肌内注射后 5~8 小时达到最大血药浓度。1 次肌注：10^6 单位，血清浓度为 100 单位/ml。循环中的干扰素消除半衰期为 2~4 小时，而聚乙二醇白细胞干扰素的消除半衰期长达 40 小时，可以在乙肝患者体内持续作用 168 个小时。只有少量干扰素能进入血脑屏障，脑脊液内的浓度约为血内浓度的 1/30，只有在兔身上研究过排泄，排出量只有 0.2%~2.0%。

临床应用　干扰素能抵抗几乎所有病毒引起的感染，临床主要治疗对象是慢性乙型和丙型肝炎的患者，多采用皮下注射、肌注、脑脊髓腔内或腹腔内、局部灌注给药。一般剂量多用 1 次 $1×10^6$~$3×10^6$ 单位，每周 3 次，可连用数月或更长。长效干扰素 1 周只需要注射 1 次。干扰素治疗必须强调个体化，要结合患者的年龄、性别，剂量和疗程要因人而异，才能达到最佳疗效。在乙型肝炎患者中，有以下情况应用干扰素治疗反应较好：①治疗前血清谷草转氨酶或谷丙转氨酶有反复波动或酶的活力持续升高者。②治疗前血清乙型肝炎病毒 e 抗原的 P/N 值偏低（P/N 5~8）或乙型肝炎病毒 DNA 水平低（<100pg/ml）者。③肝脏病理有活动性炎症病变（如有碎屑样坏死）者。④无重叠感染者（如丙型肝炎病毒、人类免疫缺陷病毒等），或免疫抑制剂治疗者。⑤肝组织内含铁量低者。⑥治疗期间血清中无干扰素中和抗体产生者。⑦病程较短者，且女性患者疗效优于男性。

不良反应　①注射干扰素后 2~5 小时内会出现发热、恶心、浑身乏力、头晕、头痛等类似发热症状，体温可高达 38~40℃，多在 24 小时后症状消失。②影响消化道功能，出现恶心、呕吐、厌油腻、无食欲、腹胀腹痛等现象。③治疗 3 个月后，患者会出现不同程度的脱发，更为严重的可出现轻度皮疹等。④长期注射可抑制患者骨髓组织，使得血液中血小板以及白细胞含量降低，引发造血异常病症。

药物相互作用　①与阿糖腺苷合用，有协同抗病毒作用；与阿昔洛韦、熊去氧胆酸、小柴胡合用，治疗病毒性肝炎或慢性乙型肝炎，疗效优于单用。②可减低细胞色素酶 P450 的活性，因此西咪替丁、华法林、茶碱、地西泮、普萘洛尔等药物代谢受到影响。③与具有中枢作用的药物合用时，会产生相互作用。④泼尼松或其他皮质激素可降低干扰素生物活性的作用。

（左建平）

lāmǐfūdìng

拉米夫定（lamivudine；3-TC）

化学名为 2'3'-双脱氧-3'-硫代胞嘧啶（2'3'-deoxy-3'-thiocytidine）胞嘧啶核苷类似物。是第一个获得美国食品药品管理局（FDA）批准上市的乙肝病毒聚合酶和逆转录酶抑制剂，对病毒 DNA 链的合成和延长有竞争性抑制作用。用以治疗慢性乙型肝炎，降低病毒复制，改善肝脏坏死炎症性改变并减轻或阻止肝脏纤维化的进程。可化学合成的方法获得，其化学结构式见图 1。

药理作用及机制　拉米夫定在结构上模拟胞嘧啶结构，可在细胞内代谢生成拉米夫定三磷酸盐掺入病毒 DNA 合成过程，但因其结构中缺少 3'-羟基基团，因而导致 DNA 链终止而不能形成正常功能的核酸链。又因其结构与人

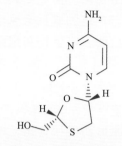

图 1　拉米夫定结构式

的天然胞嘧啶结构不同，所以只能抑制病毒 DNA 多聚酶和反转录酶活性，并对病毒 DNA 链的合成和延长有竞争性抑制作用，而对人体细胞 DNA 含量几乎无影响。在抑制乙肝病毒复制和 e 抗原转阴上的效果显著，同时可延缓疾病进展、减少肝硬化使肝癌发生。但长期服用会导致乙型肝炎病毒聚合酶的 YMDD 位点中的蛋氨酸（M）被缬氨酸（V）或异亮氨酸（D）替代，而产生耐药性。

体内过程　口服后吸收良好，成人口服拉米夫定 0.1 g 后 1 小时左右达血药峰浓度 1.1~1.5 μg/ml，生物利用度为 80%~85%。静脉给药平均分布容量为 1.3~1.5 L/kg，平均系统清除率为 0.3 L·kg/h，主要（>70%）经有机阳离子转运系统经肾脏清除，清除半衰期为 5~7 小时，其三磷酸化合物在肝细胞内消除半衰期为 17~19 小时。在治疗剂量范围内，拉米夫定的药物代谢动力学呈线性关系，血浆蛋白结合率为 16%~36%。

临床应用　适应于乙型肝炎病毒感染所致肝脏疾病的治疗，主要用于：①伴有丙氨酸氨基转移酶升高和病毒活动复制的、肝功能代偿的慢性乙型肝炎的治疗。用量依年龄而定。②防治乙型肝炎肝移植患者的乙型肝炎病毒复

发。移植前用拉米夫定，移植后拉米夫定与乙型肝炎免疫球蛋白联用，可明显降低肝移植后乙型肝炎病毒再感染，并可减少乙型肝炎免疫球蛋白剂量。

不良反应　①谷丙转氨酶升高：在临床试验中，拉米夫定治疗组的患者比安慰剂组的患者更易出现停药后的谷丙转氨酶升高。这些复发性肝炎事件与拉米夫定治疗或以前基础疾病之间的关系尚未确定。②肌酸磷酸激酶升高：在临床试验中，拉米夫定治疗组的患者比安慰剂组的患者肌酸磷酸激酶升高的发生率略高（美国人群中分别为9%和5%，），但没有显著性差异。然而，对上市后临床应用资料的分析显示，这一事件的发生与拉米夫定治疗有关。③最常见的不良事件为不适和乏力，呼吸道感染、头痛、腹部不适和腹痛、恶心、呕吐和腹泻，症状一般较轻并可自行缓解。其他不良事件还有非常罕见的血小板减少症和非常罕见的肌肉功能障碍，包括肌痛、痉挛和横纹肌溶解。

药物相互作用　①与具有相同排泄机制的药物（如甲氧苄啶、磺胺甲唑）同时使用时，拉米夫定血浓度可增加40%，无临床意义，但有肾脏功能损害的患者应注意。②与齐多夫定联合口服可用于人类获得性免疫缺陷综合征（艾滋病）的辅助治疗，可增加后者的血药峰浓度，但不影响两者的消除和药物浓度-时间曲线下面积。

（左建平）

lìnjiǎsuānnà

膦甲酸钠（foscarnet sodium）

无机焦磷酸盐的有机同系物。是非核苷类抗病毒药物，可抑制许多病毒的DNA聚合酶和反转录酶，其中包括乙肝病毒。可以用化学合成的方法获得，其化学结构式见图1。

药理作用及机制　可抑制所有疱疹病毒的复制，包括单纯疱疹病毒，以及乙型肝炎病毒和人类免疫缺陷病毒的复制。膦甲酸钠可非竞争性地与病毒RNA多聚酶的焦磷酸盐解离部位结合，阻止焦磷酸盐从三膦酸去氧核苷中分离及病毒的生长。在细胞内不需依靠病毒的胸腺嘧啶激酶激活，停用后病毒复制仍可恢复。

体内过程　给药后药物可浓集于骨和软骨组织中。脑脊液内药物浓度约为同时期血药浓度的43%。血清蛋白结合率为14%~17%。在体内不代谢，成人静脉滴注47~57mg/kg，每8小时1次后，血药峰浓度可达450~575mmol/L。其血浆消除半衰期为3.3~6.8小时，主要经肾小球过滤和肾小管分泌排泄，80%~87%自肾排出。

临床应用　①主要外用于疱疹病毒引起的感染。②治疗慢性乙型肝炎，但儿童不宜使用。③另有抑制人类免疫缺陷病毒反转录酶的作用，曾试用于并发鼻炎、肺炎、结肠炎或食管炎的人类获得性免疫缺陷综合征患者，以及人类获得性免疫缺陷综合征合并巨细胞病毒性视网膜炎。

不良反应　①最主要的不良反应是肾功能损害，引起急性肾小管坏死、肾源性尿崩症及出现膦甲酸钠结晶尿等。还可有低钙或高钙血症、血磷过高或过低、低钾血症等。②头痛、震颤、易激惹、幻觉、抽搐等神经系统症状。③其他不良反应：发热、乏力、疼痛、感染、恶心、贫血、皮疹、电解质失衡等多。

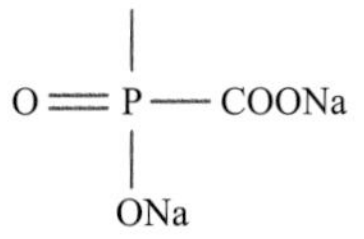

药物相互作用　①联合小柴胡汤治疗慢性乙型肝炎。②与其他肾毒性药如氨基糖苷类抗生素、两性霉素B等合用时可增加肾毒性。③与喷他脒注射剂（静脉）合用，可能有发生贫血的危险。引起低血钙、低血镁和肾毒性。④与齐多夫定合用可能加重贫血，但未发现加重骨髓抑制的现象。

（左建平）

ēntìkǎwéi

恩替卡韦（entecavir）

化学名为2-氨基-9-[（1S,3S,4S)-4-羟基-3-羟甲基-2-亚甲基环戊基]-1,9-二氢-6H-嘌呤-6-酮-水合物，是2-脱氧鸟嘌呤核苷类药物，为抗乙肝病毒的一线药物。在已经上市的几种抗肝炎病毒药物中，抑制病毒复制的活性最强，对乙肝病毒复制的3个阶段均有抑制作用。用于治疗病毒复制活跃的成人慢性乙型肝炎患者，对救治重症患者特别有利。可用化学合成的方法获得，其化学结构式见图1。

药理作用及机制　恩替卡韦通过磷酸化成为具有活性的三磷

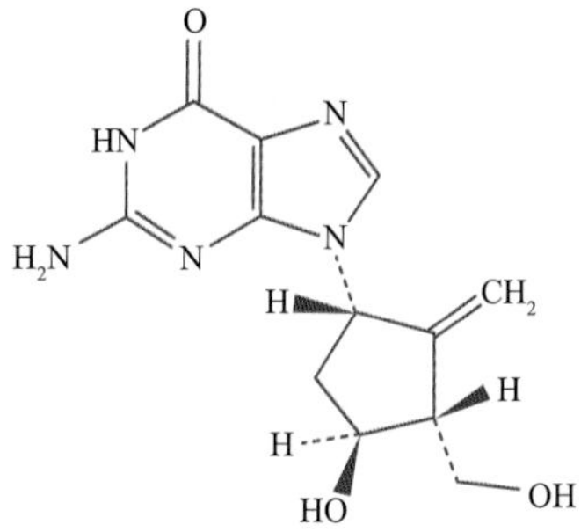

图1　膦甲酸钠结构式

图1　恩替卡韦结构式

酸盐，三磷酸盐与乙型肝炎病毒多聚酶的天然底物三磷酸脱氧鸟嘌呤核苷竞争，能抑制病毒多聚酶（反转录酶）的所有 3 种活性：①抑制乙型肝炎病毒多聚酶的启动。②抑制前基因组 mRNA 反转录负链的形成。③抑制乙型肝炎病毒 DNA 正链的合成。恩替卡韦三磷酸盐对乙型肝炎病毒 DNA 多聚酶的抑制常数（K_i）为 $0.0012\mu mol/L$，而对细胞的 α、β、δ DNA 多聚酶和线粒体 γ DNA 多聚酶抑制作用较弱。核苷类药物初治患者使用恩替卡韦耐药变异的发生率很低，对已经拉米夫定耐药的患者疗效会明显降低。

体内过程　口服吸收迅速，$0.5\sim1.5$ 小时达到血药峰浓度 C_{max}，之后血药浓度以双指数方式下降，达到终末清除半衰期约需 $128\sim149$ 小时。每天给药 1 次，$6\sim10$ 天后可达稳态，累积量约为 2 倍。广泛分布于各组织，与人血浆蛋白结合率为 13%。主要以原形通过肾脏清除，清除率为给药量的 $62\%\sim73\%$。肾清除率为 $360\sim471ml/min$，且不依赖于给药剂量。

临床应用　①适用于病毒复制活跃，血清转氨酶谷丙转氨酶持续升高或肝脏组织学显示有活动性病变的成人慢性乙型肝炎患者的治疗。肾功能不全肌酐清除率<50ml/min 的患者应调整用药剂量。②拉米夫定治疗时发生病毒血症或出现拉米夫定耐药突变的患者。③防治乙型肝炎肝移植患者的乙型肝炎病毒复发。长期应用预防再感染导致的移植肝排斥移植。

不良反应　基于 4 项全球的临床试验代号为 AI463014，AI463022，AI463026，AI463027 以及 3 项在中国进行的临床试验（代号为 AI463012，AI463023，AI463056），恩替卡韦与拉米夫定的不良反应情况相似。最常见的不良事件有：头痛、疲劳、眩晕、恶心。

药物相互作用　①同时服用恩替卡韦与拉米夫定、阿德福韦、特诺福韦不会引起明显的药物相互作用。②与降低肾功能或竞争性通过主动肾小球分泌的药物同时服用时，恩替卡韦可能增加这两个药物的血药浓度。同时服用恩替卡韦与其他通过肾脏清除或已知影响肾功能的药物的相互作用尚未研究。③同时服用通过抑制或诱导细胞色素 P450 系统而代谢的药物对恩替卡韦的药物代谢动力学没有影响。而且同时服用恩替卡韦对已知的 CYP 底物的药物代谢动力学也没有影响。

（左建平）

kàngzhēnjūn yàowù

抗真菌药物（antifungal drugs）

具有抑制真菌生长繁殖和杀灭真菌的药物。真菌（fungus）一词来自拉丁文，原意是蘑菇。原先归类为植物和动物，其实真菌是很大的一个类群，20 世纪 80~90 年代单独成界成门，共 4 门，已发现的真菌约有 1 万个属，12 万多个种。真菌的形态多样，一般分为单细胞和多细胞，酵母菌属于单细胞，而霉菌和蕈菌都属于多细胞的真菌，它们归属于不同的亚门。

真菌可引起动物、植物和人类的多种疾病，对人类有致病性的真菌约有 300 多种，除新型隐球菌和蕈菌外，几乎都是霉菌。引发的疾病为真菌感染、变态反应性疾病和中毒性疾病。根据侵犯人体部位的不同，临床上将致病真菌分为浅部真菌和深部真菌感染。浅部真菌（癣菌）仅侵犯皮肤、毛发和指（趾）甲，而深部真菌既能侵犯人体皮肤、黏膜、又能侵犯深部组织和内脏，甚至引起全身播散性感染。特别是获得性免疫缺陷综合征（艾滋病）的出现，新的致病真菌和条件致病性真菌引起的系统性真菌病日益增多，病情也日趋严重。浅部感染的常见真菌为糠秕马拉色菌、毛癣菌、表皮癣菌、小孢子癣菌等，皮下组织感染的常见真菌是孢子丝菌和着色真菌。深部组织感染的真菌常见的是白假丝酵母、新生隐球菌、曲霉菌、毛霉菌、根霉菌和卡式肺孢子菌等。

1955 年，第一个抗真菌抗生素两性霉素问世，1972 年氟胞嘧啶进入了人们的视线，到了 20 世纪 70 年代以后，抗真菌药的研发有了较大的进展，约有 80 多种抗真菌药用于临床。抗真菌药物按化学结构分为 5 类：①唑类，包括咪唑类和三唑类。前者为酮康唑、克霉唑、咪康唑、益康唑和舍他康唑等，多用于浅表真菌感染或皮肤黏膜感染用药；后者有氟康唑、伊曲康唑、伏立康唑等，用于治疗深部真菌感染。②多烯类，包括两性霉素 B 和制霉菌素，可用于浅部和深部真菌感染。③棘白菌素类，包括卡泊芬净、米卡芬净和阿尼芬净等，用于深部真菌感染。④烯丙胺类，包括阿莫罗芬、布替萘芬、萘替芬和特比萘芬，用于浅表真菌感染。⑤其他类，包括氟胞嘧啶、灰黄霉素等。

抗真菌药物作用机制大致可分为 3 种：①作用于真菌细胞膜中甾醇合成，使细胞通透性增加，包括酮康唑等咪唑类药物、多烯类抗生素、两性霉素等，以及烯丙胺类药物特比萘芬等。②作用于真菌细胞壁，抑制不同的合成酶，使细胞壁出现缺陷，包括棘白菌素类药物卡泊芬净。③作用于核酸，抑制 DNA 合成，如氟胞嘧啶。

（娄建石　吴红）

tóngkāngzuò

酮康唑（ketoconazole）　又称克多可那唑、酮亢唑，化学名称为：1-[4-[4-[[（2 ~ {R}，4 ~ {S}）-2-(2,4-二氯苯基)-2-(咪唑-1-基甲基)-1,3-二氧戊环-4-基]甲氧基]苯基]哌嗪-1-基]乙酮)，结构式见图 1，属于咪唑类抗真菌药物。

酮康唑是 1976 年首先由杨森制药公司（Janssen Pharmaceutica）人工合成的咪唑二噁烷衍生物，1981 年 6 月 12 日获美国食品药品管理局批准上市。2013 年，欧洲药品管理局的人类用药品委员会（CHMP）发出警示，口服酮康唑造成严重肝损伤的风险大于其益处后，随后在整个欧盟范围内停止使用口服酮康唑。澳大利亚于 2013 年停止使用口服酮康唑，中国于 2015 年 6 月 25 日停止使用口服酮康唑。

酮康唑是由顺式（2S,4R）-(−) 和顺式（2R,4S）-(+) 对映体组成的外消旋混合物，前者对孕酮 17α，20 裂合酶的抑制作用强于后者，对 11β-羟化酶的抑制作用强于后者。两种异构体都是人类胎盘芳香化酶的弱抑制剂。

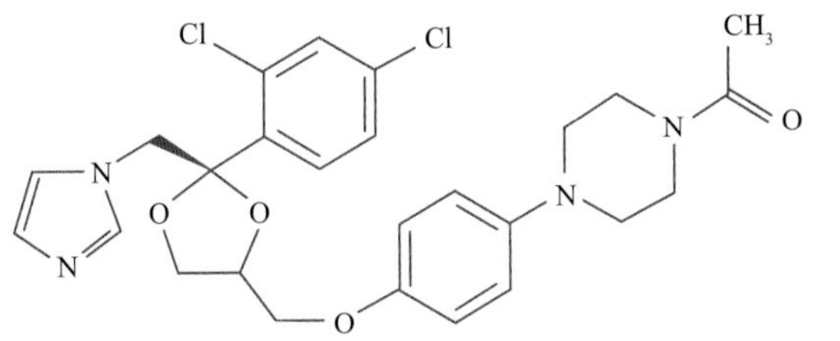

图 1　酮康唑结构式

酮康唑抗真菌的作用机制主要是通过抑制细胞色素 P450 依赖性酶——羊毛甾醇 $14-\alpha$-脱甲基酶而起效。该酶在羊毛甾醇向麦角固醇转化的过程中是必需的，麦角固醇是真菌细胞膜的极其重要的成分，缺少麦角固醇将对细胞膜造成重大损害，增加细胞膜通透性，导致真菌溶解和死亡。

酮康唑为广谱抗真菌药，对浅部、深部真菌感染均有效，既能抑制真菌生长，也能抑制孢子转变为菌丝体，防止进一步感染。低浓度抑菌，高浓度杀菌。对念珠菌属、着色真菌属、球孢子菌属、组织胞浆菌属、孢子丝菌属及毛发癣菌等均有抗菌作用。酮康唑的作用机制是通过高度选择性干扰真菌的细胞色素 P450 活性，从而抑制真菌细胞膜上麦角固醇的生物合成。常见外用制剂有乳膏剂、软膏剂和洗剂。临床上适用于治疗手癣、足癣、皮肤癣、体癣、股癣、鹅口疮、花斑癣及皮肤念珠菌病。常见不良反应为皮肤红斑、灼热、瘙痒、刺痛或其他刺激症状，毛囊炎、皮肤萎缩变薄、毛细血管扩张、皮肤干燥、萎缩纹、对感染的易感性增加等。长期用药可能引起皮质功能亢进症，表现为多毛、痤疮、满月脸、骨质疏松等症状。偶可引起变态反应性接触性皮炎。酮康唑在孕妇中应用属于 C 类，即动物实验研究有毒性，对人类研究缺乏充足的资料，建议避免应用。酮康唑可分泌至乳汁中，但尚未证实有问题存在。酮康唑可使新生儿发生核黄疸的可能性增加，哺乳期妇女有指征应用时应权衡利弊后决定是否应用。

（吴　红　娄建石）

mīkāngzuò

咪康唑（miconazole）　又称双氯苯咪唑，化学名：1-[2-(2,4-二氯苯基)-2-[（2,4-二氯苯基）甲氧基]乙基]咪唑。属于咪唑类抗真菌药物。1969 年由杨森制药公司（Janssen Pharmaceutica）的戈德弗鲁瓦（E. F. Godefroi）等人合成，申请了美国专利，并由杨森公司开发生产，再后由美国 Med-tech Products 公司生产，1974 年 1 月 30 日获美国食品药品管理局批准上市。

抗真菌的作用机制与酮康唑相同。作用特点是高效、安全、广谱，对致病性真菌几乎都有作用。适用于癣菌、酵母菌、念珠菌等引起的皮肤感染和指甲感染，如头癣、手癣、脚癣、体癣、股癣、花斑癣、甲沟炎、阴道、阴茎龟头等感染，以及眼部曲菌或其他真菌感染。对曾用过 1 种或 1 种以上的其他抗真菌无效的患者改用该品后仍可有效，而且治疗时间也较短。局部应用咪康唑对糜烂或光滑皮肤的真菌感染同样有效。咪康唑的稀释溶液（0.2%~0.5%）可安全地用于膀胱、气管内和创面真菌的冲洗。咪康唑的外用制剂有乳膏剂、霜剂、洗剂和栓剂。口服制剂吸收较差，可静脉滴注给药治疗严重病症。常见皮肤不良反应有皮疹、发红、水疱、烧灼感和其他皮肤刺激症候。静脉给药可引起静脉炎、瘙痒、药热、皮疹，血细胞比容下降、白细胞减少、低钠血症。口服给药可引起胃肠道反应，如恶心、呕吐、食欲不振、腹胀、腹泻。偶可引起过敏反应。

（吴　红　娄建石）

kèméizuò

克霉唑（clotrimazole）

化学名为1-[（2-氯苯基)-二苯甲基] 咪唑。属于咪唑类抗真菌药物。1969年发现克霉唑有抗真菌效果，由先灵葆雅制药公司（Schering Plough）研发，1975年2月3日获美国食品药品管理局批准上市，后被收录进入世界卫生组织基本药品目录。

克霉唑的作用机制与酮康唑相同。

克霉唑对毛癣菌、新型隐球菌、曲菌、藻菌、白色念珠菌和酵母菌等均有显著抑制作用。适用于治疗阴道酵母菌感染、口咽鹅口疮、尿布疹、斑纹糠疹和癣类，包括头癣、体癣、脚癣和股癣。多为外用，常见的外用制剂有乳膏剂、溶液剂、药膜、栓剂和含片等。当用于皮肤时，常见副作用包括皮疹、荨麻疹、水疱、灼伤、瘙痒、脱皮、发红、肿胀、疼痛或其他皮肤刺激症状。另外，怀孕期间在皮肤或阴道上使用是安全的。

（吴　红　娄建石）

yìkāngzuò

益康唑（econazole）

又称双氯甲氧苯咪唑，化学名：1-[2-[（4-氯苯基）甲氧基]-2-(2,4-二氯苯基）乙基] 咪唑。属于咪唑类抗真菌药物。

益康唑由美国 Alvogen Malta 公司研发生产，1982年12月23日获美国食品药品管理局批准上市。益康唑既能干扰真菌细胞膜的生物合成，破坏细胞膜形成，也能抑制核糖核酸合成。益康唑为广谱抗真菌药，对阴道白色念珠菌有较好疗效，对组织胞浆菌、曲霉菌及孢子丝菌也有较强的抗菌作用，此外对葡萄球菌、链球菌、破伤风杆菌等也有一定的抗菌作用。临床常用制剂有栓剂、

乳膏剂、软膏剂、霜剂、气雾剂、酊剂和溶液剂等，主要是外用治疗皮肤、黏膜、腔道的真菌感染等。如皮肤真菌感染的体癣、股癣，阴道念珠菌感染。口服或静脉制剂也可用于深部真菌病的治疗。常见不良反应包括局部用药可出现红斑、烧灼感和类湿疹样皮损，以及过敏反应等。孕妇、哺乳期妇女和过敏者禁用。

（吴　红　娄建石）

shětākāngzuò

舍他康唑（sertaconazole；sertaconazol）

化学名：1-[2-[（7-氯-1-苯并噻吩-3-基）甲氧基]-2-(2,4-二氯苯基）乙基] 咪唑。属于咪唑类抗真菌药物。

舍他康唑由卢森堡瓦兰特（Valeant）制药公司研发，2003年12月10日获美国食品药品管理局批准上市。作用机制与酮康唑相同。

舍他康唑对浅部真菌感染的病原菌均有抗菌作用，高浓度有杀菌作用。对酵母菌、白色念珠菌、其他念珠菌、皮肤真菌曲霉菌、毛孢子菌、组织胞浆菌、球拟酵母菌、某些镰刀菌等具有高度抗菌活性。对革兰阳性球菌和毛滴虫也有抗菌作用。对白色念珠菌的抗菌活性与咪康唑、克霉唑相似，比联苯苄唑、酮康唑及其他抗真菌药物强。外用制剂为乳膏剂、栓剂，临床用于皮肤真菌感染如股癣、脚癣、手癣、须癣、体癣、腹股沟癣、阴道念珠菌感染和花斑癣等。常见不良反应为局部刺激或过敏反应、疼痛、红肿、皮疹等。孕妇和肝功不良者慎用，过敏者禁用。

（吴　红　娄建石）

fúkāngzuò

氟康唑（fluconazole）

化学名：2-(2,4-二氟苯基)-1,3-双

(1,2,4-三唑-1-基)-2-丙醇。结构式见图1，属于三唑类抗真菌药物。

氟康唑由辉瑞制药公司（Pfizer）研发，1981年获得英国专利，1990年1月29日获美国食品药品管理局批准上市，2015年列入世界卫生组织基本药品目录。

氟康唑的作用机制与酮康唑相同。氟康唑为第一代三唑类抗真菌药，抗真菌谱较广。对人和各种动物真菌感染，如念珠菌、新型隐球菌、糠秕马拉色菌、小孢子菌属、毛癣菌属、表皮癣菌属、皮炎芽生菌、粗球孢子菌及荚膜组织胞浆菌、斐氏着色菌、卡氏枝孢霉菌感染等有效。氟康唑的体外抗菌活性明显低于酮康唑，但体内抗菌活性明显高于体外作用。临床应用制剂为口服片剂和静脉注射剂。空腹口服吸收良好，生物利用度达90%以上，且不受食物、抗酸药等影响。达峰时间1~2小时，血浆蛋白结合率11%~12%。在体内广泛分布于皮肤、水疱液、腹腔液、痰液等组织体液中，脑膜炎症时，脑脊液中浓度可达血药浓度的54%~85%。氟康唑少量在肝脏代谢（11%），大部分自肾排泄（61%~88%），半衰期为27~37小时，肾功能减退时明显延长，血液透析或腹膜透析可部分清除该品。常见不良反应包括恶心、呕吐、腹痛或腹泻、头痛、头昏、皮疹、轻度一过性肝脏转氨酶升高、渗出性多形红斑等。偶发严

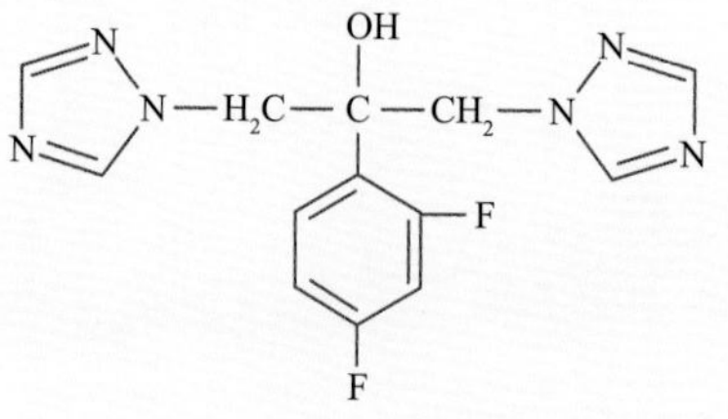

图1　氟康唑结构式

重的剥脱性皮炎、肝毒性症状、肾功能异常、外周血细胞一过性减少等。

（吴　红　娄建石）

yīqǔkāngzuò

伊曲康唑（itraconazole；itra-conazol）

又称依他康唑。化学名：2-丁烷-2-基-4-[4-[4-[[2-(2,4-二氯苯基)-2-(1,2,4-三唑-1-基甲基)-1,3-二氧戊环-4-基]甲氧基]苯基]哌嗪-1-基]苯基]-1,2,4-三唑-3-酮。属于三唑类抗真菌药物。由杨森制药公司（Janssen Pharmaceutica）研发生产，1992年9月11日获美国食品药品管理局批准上市，2002年7月25日中国药品监督管理部门批准上市，2017年列入世界卫生组织基本药品目录。

伊曲康唑的作用机制与酮康唑相同。

伊曲康唑为三唑类高效广谱抗真菌药，对皮肤癣菌、念珠菌属、新生隐球菌、糠秕孢子菌属、曲霉菌属、组织胞浆菌属、巴西副球孢子菌、申克孢子丝菌、着色真菌属、枝孢霉属、皮炎芽生菌等感染有效。伊曲康唑的临床应用制剂为口服胶囊、片剂、口服液和静脉注射剂，主要应用于深部真菌引起的感染。口服后生物利用度约55%，2~5小时达血浓峰值，血浆蛋白结合率99.8%。该药主要经肝脏 CYP3A4 代谢，主要代谢产物为无活性的羟基伊曲康唑，给药量的35%经尿排出，54%经粪便排出，半衰期为21小时。常见不良反应包括恶心、腹泻、腹痛、皮疹和头痛，严重有肝功受损、心力衰竭、史-约（Stevens-Johnson）综合征和过敏反应。孕妇、哺乳期妇女慎用，过敏者禁用。

（吴　红　娄建石）

fúlìkāngzuò

伏立康唑（voriconazole；voriconazol）

化学名：2~{R}，3~{S}-2-(2,4-二氟苯基)-3-(5-氟嘧啶-4-基)-1-(1,2,4-三唑-1-基)-2-丁醇。属于三唑类抗真菌药物。由辉瑞制药公司（Pfizer）生产，2002年5月24日获美国食品药品管理局批准上市，2004年10月21日中国药品监督管理部门批准上市，2017年列入世界卫生组织基本药品目录。

作用机制　伏立康唑的作用机制与酮康唑相同。

药理作用　伏立康唑对曲霉属，包括黄曲霉、烟曲霉、土曲霉、黑曲霉、构巢曲霉；念珠菌属，包括白色念珠菌以及部分都柏林念珠菌、光滑念珠菌、平常假丝酵母菌、克柔念珠菌、近平滑念珠菌、热带念珠菌和吉利蒙念珠菌；足放线病菌属，包括尖端足分支霉和多育足分支霉和镰刀菌属有较好疗效。对其他真菌感染包括链格孢属、皮炎芽生菌、头分裂芽生菌、支孢霉属、粗球孢子菌、冠状耳霉菌、新型隐球菌、喙状明脐菌、棘状外瓶霉菌、裴氏着色霉菌、足菌肿马杜拉菌、拟青霉属、青霉菌属，包括马尼弗氏青霉菌、烂木瓶霉菌、短帚霉菌和毛孢子菌属，包括白色毛孢子菌感染有效。

临床应用　制剂为口服片剂和静脉注射剂。主要治疗侵袭性曲霉病，对氟康唑耐药的念珠菌引起的严重侵袭性感染，足放线病菌属和镰刀菌属引起的严重感染，免疫缺陷患者进行性的、可能威胁生命的感染。

伏立康唑口服吸收迅速而完全，给药后1~2小时达血药峰浓度，生物利用度约为96%，高脂饮食影响药物吸收。血浆蛋白结合率约为58%，组织分布广泛，脑脊液中也有分布。伏立康唑经肝脏 CYP2C19 代谢，主要代谢产物为 N-氧化物，在血浆中约占72%，有微弱抗菌活性，对原形药无显著影响。代谢物和少于2%的原形药经尿排出。

不良反应及注意事项　常见不良反应为视觉障碍、发热、皮疹、恶心、呕吐、腹泻、头痛、败血症、周围性水肿、腹痛以及呼吸困难等。孕妇、哺乳期妇女慎用，过敏者禁用。特别需要注意的是：该药代谢具有可饱和性，其药物代谢动力学呈非线性，易引起药物在体内蓄积。CYP2C19具有基因多态性，弱代谢者的体内药量是强代谢者的4倍，应调整给药剂量。

（吴　红　娄建石）

liǎngxìngméisù B

两性霉素 B（amphotericin B；amphotericine B；amfotericina B）

又称二性霉素B、节丝霉素B、两性霉素乙、芦山霉素、庐山霉素、异性霉素。化学名：1~{R},3~{S},5~{R},6~{R},9~{R},11~{R},15~{S},16~{R},17~{R},18~{S},19~{E},21~{E},23~{E},25~{E},27~{E},29~{E},31~{E},33~{R},35~{S},36~{R},37~{S}-33-[(2~{R},3~{S},4~{S},5~{S},6~{R})-4-氨基-3,5-二羟基-6-甲氧-2-基]氧-1,3,5,6,9,11,17,37-八羟基-15,16,18-三甲基-13-氧-14,39-二氧双环 [33.3.1] 壬三十烷-19,21,23,25,27,29,31-庚烯-36-羧酸。属于多烯类抗真菌药物，结构式见图1。

1955年，施贵宝（Squibb）医学研究所从委内瑞拉奥里诺科河（Orinoco River）地区土壤分离

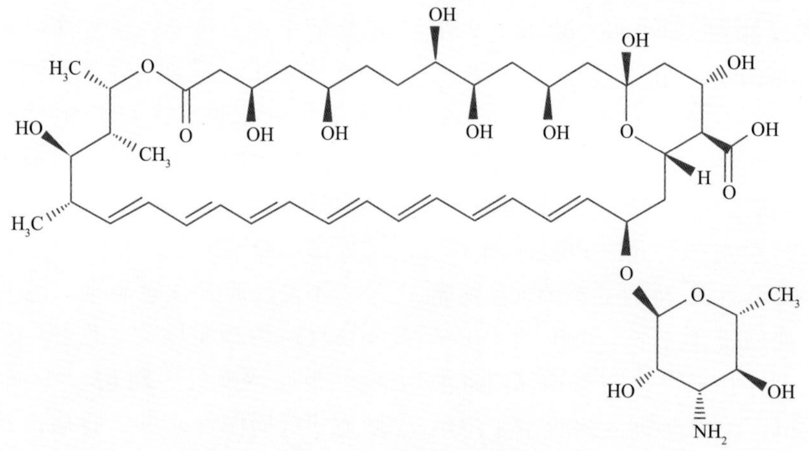

图1 两性霉素B结构式

出的结节链霉菌（*Streptomyces nodosus*）中提取出两性霉素A和两性霉素B两种抗真菌物质，其中B具有较好的抗真菌活性。几十年来一直是治疗深部真菌感染的有效药物。1970年测定出其完整的立体结构，1987年尼古拉奥（K. C. Nicolaou）首次合成了该化合物的天然对映体。1966年2月7日获美国食品药品管理局批准上市，2015年列入世界卫生组织基本药品目录。

由于两性霉素B的化学结构中含有一系列共轭双键，可以与真菌细胞膜上的麦角固醇结合，使细胞膜上形成微孔，改变了细胞膜通透性，使细胞内离子、小分子和大分子物质外渗，导致细胞内成分不可逆丢失而致真菌死亡。

两性霉素B对新型隐球菌、皮炎芽生菌、组织胞浆菌、球孢子菌属、孢子丝菌属、念珠菌属等敏感，部分曲菌属对两性霉素B耐药，皮肤和毛发癣菌则大多耐药。另外，对细菌、立克次体、病毒等无抗微生物活性。常用治疗量所达到的药物浓度对真菌仅具抑菌作用。临床应用制剂多为局部注射和静脉注射剂，主要应用于深部真菌引起的感染。静脉给药后血浆蛋白结合率91%~95%，肌肉、胰腺、脑和骨，脑脊液中浓度约为血药浓度的2%~4%。两性霉素B经肾脏缓慢排出，每天约有给药量的2%~5%以原形药排出，停药后排泄至少持续7周，半衰期约为24小时。在碱性尿中药物排泄增多。本药毒性较大，可见发热、寒战、头痛、食欲不振、恶心、呕吐等反应，静脉用药可引起血栓性静脉炎，鞘内注射可引起背部及下肢疼痛。肾功能损害可见蛋白尿、管型尿，应定期检查，严重时降低剂量或停药。血液毒性可见白细胞下降、贫血，其他不良反应可见血压下降或升高、肝损害、复视、周围神经炎、皮疹等。开始用药期间可出现心率加快，甚至心室颤动，多与注入药液浓度过高、速度过快、用量过大，以及患者低血钾有关。两性霉素B在酸性较强的药液中易降解，所用葡萄糖注射液的pH值为5.5。两性霉素B不易为透析所清除。对两性霉素B过敏者、严重肝病患者禁用。肝肾功能不全者慎用。

（吴 红 娄建石）

zhìméijūnsù

制霉菌素（nystatin；fungicidin；nilstat） 又称制霉素。化学名：（1~{S}，15~{S}，16~{R}，17~{R}，18~{S}，19~{E}，21~{E}，25~{E}，27~{E}，29~{E}，31~{E}）-33-[（2~{S}，3~{S}，4~{S}，5~{S}，6~{R}）-4-氨基-3，5-二羟基-6-甲氧-2-基]氧-1，3，4，7，9，11，17，37-八羟基-15，16，18-三甲基-13-氧-14，39-二氧双环[33.3.1]壬三十烷-19，21，25，27，29，31-己烯-36-羧酸。属于多烯类抗真菌药物。

1950年，纽约州立卫生研究实验室的伊丽莎白·李·哈森（Elizabeth Lee Hazen）和瑞秋·富勒·布朗（Rachel Fuller Brown）从哈森一个朋友的奶牛场的土壤中发现了一种有前途的微生物，便以农场主妻子的名字命名为诺尔斯链霉菌（*Streptomyces noursei*），后从中分离出该化合物。1954年将该化合物命名为奈斯汀（nystatin）。两位发现者据此申请了专利，然后捐赠了1300万美元的利润给一个基金会用以资助类似的研究。1971年4月14日获美国食品药品管理局批准上市，2015年列入世界卫生组织基本药品目录。

制霉菌素的抗真菌作用机制与两性霉素B相同，并具广谱抗真菌作用，对念珠菌属的抗菌活性高，新型隐球菌、曲菌、毛霉菌、小孢子菌、荚膜组织浆胞菌、皮炎芽生菌及皮肤癣菌通常对制霉菌素亦敏感。临床常用制剂为口服片剂和外用制剂，主要口服治疗消化道念珠菌肠炎，局部应用治疗口腔念珠菌感染，皮肤黏膜念珠菌感染和阴道念珠菌病，也用于长期服用广谱抗生素所致的真菌性二重感染。制霉菌素口服后胃肠道不吸收，血药浓度极低，对全身真菌感染无治疗作用。几乎全部服药量自粪便排出，局部外用亦不被皮肤和黏膜吸收。常见不良反应包括恶心、呕吐、腹泻等，减量或停药后迅速消失。局部应用后可能引起过敏性接触性皮炎，个别患者阴道应用后可引起白带增多。对制霉菌素过敏的患者禁用。

（吴 红 娄建石）

kǎbófēnjìng

卡泊芬净（caspofungin） 化学名：1-[（4R，5S）-5-[（2-氨乙基）氨基]-N²-(10，12-二甲基-1-氧十四烷)-4-羟基-L-鸟氨酸]-5-[（3R）-3-羟基-L-鸟氨酸] 纽莫康定 B0 醋酸盐。属于棘白菌素类抗真菌药物。

卡泊芬净是由美国默克（Merck & Co.，Inc.）制药公司的詹姆斯·巴尔科维奇（James Balkovec）、雷吉纳·布莱克（Regina Black）和弗朗西斯·布法德（Frances A. Bouffard）在1994年合成和发现，同年申请了多国专利，2001年1月26日获美国食品药品管理局批准上市，这是第一个上市的棘白菌素类抗真菌药物。

卡泊芬净通过非竞争性抑制真菌细胞壁 β-1,3-葡萄糖合成酶，干扰 β-1,3-葡萄糖的合成，导致真菌细胞壁渗透性改变，其中对曲霉属是抑菌作用，对念珠菌属是杀菌作用，最终使真菌细胞受抑制或溶解死亡。因人类细胞无细胞壁，故卡泊芬净是安全性较高的抗真菌药物。

卡泊芬净对曲霉菌和念珠菌引起的真菌感染有较好的治疗效果，对所有念珠菌具有广谱的活性。对副伤寒梭菌和桂林梭菌也有较高的抑菌效果。适用于成人

患者和儿童患者（3个月及3个月以上），包括经验性治疗中性粒细胞减少、伴发热的可疑真菌感染患者。治疗念珠菌引起的菌血症、腹腔脓肿、腹膜炎、胸膜腔感染和食管念珠菌病，以及其他治疗无效的患者。临床用制剂为静脉注射液，血浆蛋白结合率为97%，主要经肝脏代谢，经尿排出给药量的41%，经粪便排出约为35%，消除半衰期为9~11小时。常见不良反应有发热、头痛、腹痛、疼痛、寒战、恶心、腹泻、呕吐等，较少见但较严重的有肝功能受损、肾功能受损、贫血、心动过速、呼吸困难、静脉炎、皮疹瘙痒、发汗等。对卡泊芬净过敏者禁用，不建议孕妇慎用，老年患者应适当减量。

（娄建石 吴 红）

mǐkǎfēnjìng

米卡芬净（micafungin；FK-463） 又称咪克芬净，化学名：纽莫康定 A0, 1-[（4R,5R）-4,5-二羟基-N²-[4-[5-[4-（戊氧基）苯基]-3-异噁唑基] 苯甲酰基]-L-鸟氨酸]-4-[（4S）-4-羟基-4-[4-羟基-3-(亚砜) 苯基]-L-苏氨酸]-，谷氨酸钠盐。属于棘白菌素类抗真菌药物。

米卡芬净由日本安斯泰来制药株式会社（Astellas）研发生产，2005年3月16日获美国食品药品管理局批准上市，2006年4月20日获日本独立行政法人医药品及医疗器械综合管理机构批准上市，2008年4月25日获欧盟批准上市。

米卡芬净的抗真菌作用机制同卡泊芬净，为广谱抗真菌药，对念珠菌属、曲菌属具有广泛抗真菌作用，对耐氟康唑与伊曲康唑的念珠菌亦有作用，对临床分离的多种假丝酵母菌及曲霉菌有

较强的杀灭作用，但对新型隐球菌无效。各种真菌对米卡芬净的敏感性顺序为：白色假丝酵母>平滑假丝酵母>热带假丝酵母>葡萄牙甲丝酵母>克鲁丝化假丝酵母>近平滑假丝酵母。米卡芬净与两性霉素 B 联合给药，可以显著增加药物对新型隐球酵母菌的抗菌活性，还可以使两性霉素 B 的抗菌谱增宽。适用于曲霉菌和念珠菌引起的真菌血症、呼吸道真菌病、胃肠道真菌病，对其他抗真菌药不能耐受或已产生耐药菌的真菌感染患者，以及预防造血干细胞移植患者的真菌感染。

临床用制剂为静脉注射液，血浆蛋白结合率为99.8%，主要经儿茶酚氧位甲基转移酶代谢，经尿排出给药量的40%，经粪便排出约为15%，半衰期为11~17小时。不良反应主要有静脉炎、血管疼痛、关节炎、寒战、头痛、高血压、心悸、腹泻、稀便、皮疹和斑丘疹等，实验室检查值异常有碱性磷酸酶（ALP）、血尿素氮（BUN）、γ-谷氨酰转肽酶（γ-GT）、谷丙转氨酶（ALT）、肌酐等。中性粒细胞减少，血小板减少或溶血性贫血。可发生过敏反应或休克。过敏者禁用，肝功能不全者慎用。

（娄建石 吴 红）

ānífēnjìng

阿尼芬净（anidulafungin；V-echinocandin；VER-002） 化学名：（4R,5R）-4,5-二羟基-N²-[[4″-(戊氧基)-p-三苯-4-基] 羰基]-L-鸟氨酰基-L-三烯基-反式-4-羟基-L-脯氨酰基-（S）-4-羟基-（p-羟苯基）-L-苏氨酰基-L-苏氨酰基-(3S,4S)-3-羟基-4-甲基-L-脯氨酸环（6→1）-肽。属于棘白菌素类抗真菌药物。

阿尼芬净最初由美国维库隆

制药公司（Vicuron Pharmaceuticals）生产并提交给美国食品药品管理局审批。2005 年秋，辉瑞制药公司（Pfizer）在收购维库隆后获得了该药，2006 年 2 月 17 日获美国食品药品管理局批准上市。阿尼芬净为半合成的棘白菌素，对念珠菌、曲霉菌有抗真菌活性，对隐球菌、镰孢霉菌、毛孢子菌无效。

阿尼芬净的抗真菌作用机制同卡泊芬净。

适用于念珠菌性败血症、口咽和食管念珠菌病、念珠菌引起的腹腔脓肿及念珠菌性腹膜炎以及曲霉菌感染。临床所用制剂均为静脉注射用制剂。与其他抗真菌药的显著不同之处在于，它在人体酸碱度和温度下会发生化学降解，变成无活性的开环肽。由于不经肝代谢或肾排泄，因此对任何程度的肝或肾损害患者使用该药物是安全的。该药体内分布容积为 30~50L，消除半衰期约为 27 小时，近 30% 经由粪便排泄（10% 作为未改变的药物），不到 1% 经尿液排出。不良反应主要有恶心、呕吐、腹泻、消化不良等。可出现静脉炎、深静脉血栓等。因对线粒体有毒性，可致心脏功能障碍和肥厚型心肌病。可见白细胞减少、粒细胞减少。还可见皮疹、荨麻疹、面部潮红、瘙痒、呼吸困难、低血压、低血钾、发热和头痛等。实验室检查可有谷草转氨酶（AST）、谷丙转氨酶（ALT）、碱性磷酸酶（ALP）、γ-谷氨酰转肽酶（γ-GT）升高。静脉输液时速率不应超过 1.1 毫克/分钟。过敏者禁用。

（娄建石 吴红）

tèbǐnàifēn

特比萘芬（terbinafine）

又称特比萘芬碱基、特比萘酚、疗霉素，化学名：$(\sim\{E\})$-$\sim\{N\}$,6,6-三甲基-$\sim\{N\}$-(萘乙酰胺-1-基甲基)-2-庚烯-4-基-1-胺，属于烯丙胺类抗真菌药物。

特比萘芬由瑞士诺华制药公司（Novartis）研发生产，于 1991 年首次在欧洲上市，1992 年 12 月 30 日获美国食品药品管理局批准外用乳膏剂上市，1996 年 5 月 10 日批准口服片剂上市，是烯丙胺类抗真菌药物第一个上市口服制剂，2007 年 9 月 28 日批准用于 4 岁及以上儿童。2000 年 3 月 29 日中国批准上市，2015 年列入世界卫生组织基本药品目录。特比萘芬是丙烯胺类广谱抗真菌药，它的抑制真菌的角鲨烯环氧化酶，该酶是真菌细胞膜中麦角固醇合成的关键酶，可干扰麦角固醇的生物合成，使真菌细胞内角鲨烯过度堆积，从而起到杀菌或抑菌的作用。对皮肤真菌有杀菌作用，对白色念珠菌则起抑菌作用。适用于浅表真菌引起的皮肤、指甲感染，如体癣、股癣、足癣、甲癣以及皮肤白色念珠菌感染。临床常用制剂有外用乳膏剂、霜剂、凝胶剂和溶液剂，口服片剂和胶囊剂。口服吸收迅速，生物利用度为 70%~90%，口服后 2 小时达峰，血浆蛋白结合率 99%。具有亲脂性和亲角质性，在皮肤、毛发和指（趾）甲角质层中浓度较高，停药后在皮肤角质层中能保持有效抑菌浓度 1 个月，在甲板中保持有效浓度约 2~3 个月。外用霜剂，其吸收率不超过 5%。在肝脏代谢成无活性的代谢物，后随尿排出体外，半衰期约 17 小时。不良反应少，少数患者服药后有轻度恶心、胃部不适、腹胀、食欲欠佳、腹痛、腹泻等消化道反应。偶见转氨酶升高或粒细胞减少，一般停药后均能恢复。罕见味觉改变。外用可出现局部轻度烧灼感、瘙痒感等刺激症状或局部皮肤干燥，有时伴有关节痛和肌痛。不推荐 2 岁以下儿童使用，孕妇、哺乳妇女、过敏者和严重肝肾功能不全者禁用。

（吴红 娄建石）

nàitìfēn

萘替芬（naftifine；naftifin；naftifina）

又称桂萘甲胺、萘夫替芬，中文化学名：$(\sim\{E\})$-$\sim\{N\}$-甲基-$\sim\{N\}$-(萘乙酰胺-1-基甲基)-3-苯基丙-2-烯-1-胺。英文化学名 $(\sim\{E\})$-$\sim\{N\}$-methyl-$\sim\{N\}$-(naphthalen-1-ylmethyl)-3-phenylprop-2-en-1-amine。属于烯丙胺类抗真菌药物。

1981 年澳大利亚学者阿帕斯托洛斯·乔治波洛斯（Apostolos Georgopoulos）等合成并发现萘替芬具有较高抗真菌作用，1985 年相继在法国、奥地利、马来西亚和新加坡等国上市，1990 年 6 月 18 日获美国食品药品管理局批准上市。这是该类药物中第一个批准上市的药物。

萘替芬为烯丙胺衍生物，作用机制是通过抑制真菌细胞的角鲨烯环氧化酶，阻断麦角固醇合成，造成角鲨烯的积累和麦角固醇的缺乏，破坏其细胞膜的生成，使细胞膜通透性增加，胞内分子外漏，导致真菌细胞死亡。真菌与哺乳动物中角鲨烯环氧化酶的氨基酸序列有明显差异，这是药物选择性的分子基础。

对发癣菌、小孢子菌和絮状表皮癣菌有较强的抗菌活性，对曲霉菌、孢子丝菌和念珠菌属有中等的抗菌活性。另外，该药还具有抗炎作用。适用于局部真菌病，如体股癣、手足癣、头癣、甲癣、花斑癣、浅表念珠菌病等。

萘替芬的临床常用制剂为外用制剂，完整皮肤外用后有3%~6%的剂量被吸收到体内，至少可转化成3种代谢产物，吸收入体内的药物有40%~60%以原形药物和代谢产物的形式由尿液排出，其余部分经粪便排出。皮肤外用的半衰期为2~3天，作用持久。不良反应有局部一过性烧灼感和刺痛感，干燥、红斑、瘙痒和局部刺激症状，个别患者可有接触性皮炎发生。使用时避免与眼、耳、口腔黏膜接触。对萘替芬过敏者、儿童、妊娠及哺乳妇女禁用。

（吴　红　娄建石）

bùtìnàifēn

布替萘芬（butenafine；butenafina）

中文化学名：1-(4-~{tert}-叔丁基苯基)-~{N}-甲基-~{N}-(萘乙酰胺-1-基甲基)甲胺。

布替萘芬由日本科研制药株式会社（Kaken Pharmaceutical Co.，LTD）研发，于1992年在日本首次上市。1996年10月18日获得美国食品药品管理局批准上市。

布替萘芬与萘替芬的作用机制相同，具有抗菌谱广、抗菌活性高、复发率低、副作用小等特点，主要对皮肤癣菌如须癣毛癣菌、犬小孢子菌、红色毛癣菌及絮状表皮癣菌等有杀菌作用，对白念珠菌有抑菌作用。广泛应用于临床，主要适用于治疗体癣、股癣、足癣及花斑癣等皮肤真菌感染，对真菌感染还有预防作用。临床常用制剂为外用制剂，乳膏剂、溶液剂和喷雾剂。不良反应可有接触性皮炎、红斑、刺激、干燥、瘙痒、烧灼感及症状加重等。儿童、孕妇、哺乳妇女慎用，过敏者禁用。

（吴　红　娄建石）

fúbāomìdìng

氟胞嘧啶（flucytosine）

又称5-氟胞嘧啶（5-fluorocytosine，5-FC），化学名：6-氨基-5-氟-1~{H}-嘧啶-2-酮，结构式见图1，是人工合成的广谱抗真菌药物。

氟胞嘧啶最早在1957年合成，1971年11月26日获美国食品药品管理局批准上市。2015年列入世界卫生组织基本药品目录。氟胞嘧啶对隐球菌属和念珠菌属有较高抗菌活性，对着色真菌、少数曲霉属有一定抗菌活性，对其他真菌作用差。该药为抑菌剂，高浓度时具有杀菌作用。其作用机制是在真菌细胞内转变成氟尿嘧啶，掺入核酸合成过程，影响真菌核酸和蛋白质的合成。氟胞嘧啶对真菌有选择性作用，在人体细胞内并不能大量地转变为氟尿嘧啶。临床常用剂型为口服片剂。适用于隐球菌属以及念珠菌属所致的感染。由于这些真菌对氟胞嘧啶较易产生耐药，因此，临床上通常与其他抗真菌药合用，如与两性霉素B合用以增强疗效。该药口服吸收良好，生物利用度为70%~90%，6小时达峰浓度，食物可延缓吸收速度，但不影响吸收总量，血浆蛋白结合率为2.9%~4%。可广泛分布于肝、肾、心、脾、肺组织和脑脊液中，其浓度大于或等于同期血药浓度。可进入感染的腹腔、关节腔和房水中，炎性脑脊液中药物浓度可达同期血药浓度的50%~100%。

口服剂量的90%以原形由尿液排出，其余经粪便排出，半衰期为2.5~6小时。不良反应常见有恶心、呕吐、厌食、腹泻、皮疹、发热、头痛、转氨酶升高等。偶见肝坏死、全血细胞减少、骨髓抑制和再生障碍性贫血、肾损害、视力减退、幻觉、听力下降、运动障碍、血清钾、钙磷值下降和过敏反应等。对氟胞嘧啶过敏者、严重肝肾功能不全者禁用。孕妇和哺乳妇女慎用。

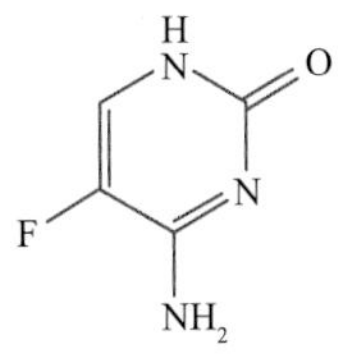

（吴　红　娄建石）

huīhuángméisù

灰黄霉素［griseofulvin；(+)-griseofulvin；grisovin］

又称灰霉素、微晶灰黄霉素。化学名：(2~{S},5'~{R})-7-氯-3',4,6-三甲氧基-5'-甲基螺［1-苯并呋喃-2,4'-环己-2-烯]-1',3-二酮，结构式见图1。属于非多烯类抗生素抗真菌药物。

灰黄霉素于1939年从一种灰黄色青霉霉菌（Penicillium griseo-fulvum）中发现，后由惠氏药厂（Wyeth Ayerst）研发生产，1962年8月22日获美国食品药品管理局批准上市，2015年列入世界卫生组织基本药品目录。

灰黄霉素主要对毛发癣菌、小孢子菌、表皮癣菌等浅部真菌有良好抗菌作用。对念珠菌属、隐球菌属、组织胞浆菌属、孢子丝菌属、芽生菌属、球孢子菌属以及细菌等无抗菌作用。其作用

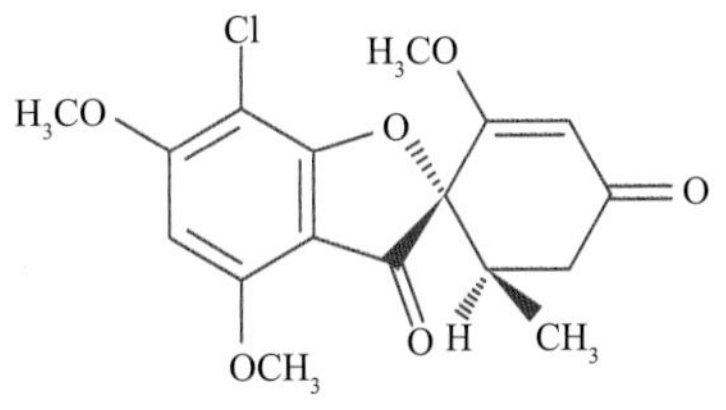

图1　氟胞嘧啶结构式

图1　灰黄霉素结构式

机制是通过能量依赖性转运过程进入皮肤细胞,并与真菌细胞内微管蛋白结合,干扰微管功能,从而抑制真菌细胞有丝分裂,达到抗真菌作用。临床常用制剂为口服片剂,适用于各种癣病的治疗,包括头癣、须癣、体癣、股癣、叠瓦癣、手足甲癣等。灰黄霉素口服吸收不规则,差异较大,与颗粒大小有关,微粒后吸收25%~75%,超微粒后几乎全部吸收,高脂饮食可促进吸收,24小时内血药浓度达峰值,数小时后可在皮肤角质层中测出,少部分分布在体液和组织中,可进入胎儿循环和乳汁中。主要在肝内代谢为6-去甲灰黄霉素和葡萄糖醛酰化物,随尿排出,仅有1%以原形从尿中排出,16%~36%以原形经粪便排出,半衰期为9~21小时。不良反应常见的有头痛,初时较重,继续用药可减轻,其他尚有嗜睡、乏力、上腹不适、恶心、腹泻和皮疹等。偶见眩晕、共济失调、周围神经炎、血管神经性水肿、持续性荨麻疹、剥脱性皮炎、光感性皮炎、血白细胞减少、肝毒性及蛋白尿等。卟啉症、肝功能衰竭、孕妇及过敏者禁用。

(吴 红 娄建石)

抗结核病药物 (antituberculous drugs)

能抑制或杀灭结核杆菌,用来治疗结核病的药物。属于抗感染药物。结核病是由结核杆菌引起的慢性传染病,可累及全身多个脏器,如肺、肾、骨、脑、胸膜和睾丸等,其中以肺结核最多见。结核病的治疗较一般细菌感染的治疗困难得多。结核杆菌生长、繁殖十分缓慢,对治疗药物大多不敏感。大部分致病菌存在于细胞内,感染病灶病变

复杂,结核杆菌通过呼吸道排出体外后,极具有传染性。20世纪80年代以来,一度销声匿迹的结核病再度活跃起来,尤其在一些不发达国家,结核病已成为威胁人们健康的主要疾病。

20世纪40年代,链霉素的发现使结核病得到了有效的治疗,因此链霉素是最早用于结核病治疗的药物,但其不良反应多,易耐药。此后,异烟肼和对氨水杨酸钠等被广泛应用于临床。在临床应用中发现,异烟肼与对氨水杨酸钠合用的治疗效果优于单用异烟肼或对氨水杨酸钠,而且可以延缓结核杆菌产生耐药性。于是在此基础上产生了结核病标准化疗方案,即链霉素加异烟肼加对氨水杨酸钠,其中对氨水杨酸钠可替换为乙胺丁醇或氨硫脲。随着利福平的发现并进入临床,以及对吡嗪酰胺的重新认识,短程化疗成为结核病治疗研究的热点。同时,抗结核病药物研究也获得了进一步的发展,其中最引人注目的是氟喹诺酮类(包括氧氟沙星、环丙沙星、左氧氟沙星和洛美沙星)以及利福霉素类(如利福布汀和利福喷汀)这两大类药物。

结核病的治疗以药物治疗为主,常用抗结核病药物包括异烟肼、利福平、对氨水杨酸、乙胺丁醇、吡嗪酰胺、乙硫异烟胺、链霉素等。其他抗结核病药物还有氨基糖苷类抗生素(如阿米卡星、巴龙霉素)、β-内酰胺类抗生素(阿莫西林)、β-内酰胺酶抑制剂(克拉维酸)、结核放线菌素N-吩嗪类药物(氯法齐明)以及一些固定剂量复合制剂。其中疗效高、不良反应少、患者较易接受的列为"一线药",包括异烟肼、利福平、乙胺丁醇、吡嗪酰

胺、链霉素等;其余为"二线药",包括对氨水杨酸、丙硫异烟胺、卡那霉素等,它们一般抗菌作用弱,毒性较大,在细菌对"一线药"耐药时使用。

不同药物具体的作用机制不同:如异烟肼是通过抑制分枝菌酸的合成而起作用;利福平是通过抑制细菌依赖DNA的RNA多聚酶,阻碍RNA合成而起作用;乙胺丁醇是通过干扰细菌RNA合成而起作用;链霉素则通过抑制细菌蛋白的合成而具有抗结核作用。

(罗大力 郑元元)

yiyānjīng

异烟肼 (isoniazid)

异烟酸的酰肼。又称雷米封(rimifon)。化学名称为4-吡啶甲酰肼。是一线抗结核病药物。异烟肼具有疗效高、毒性小、易吸收、穿透性强、价廉等特点,用于各种类型的结核病。单用容易产生抗药性,常与对氨基水杨酸盐或链霉素合用。

异烟肼是由德国布拉格查尔斯大学化学系的研究生莫里(Josef Mally)和梅耶尔(Hans Meyer)于1912年做博士课题时合成,但他们没有意识其巨大的药用价值。在40年后,美国斯坦福大学的研究人员欣肖(H Corwin Hinshaw)和康奈尔的麦克德莫特(Walsh McDermott)发现吡啶类酰胺的抗结核菌活性,于是开始大规模地测试吡啶类酰胺衍生物。德国拜耳公司和美国罗氏公司及施贵宝公司的研究人员同时找到了异烟肼,并于1951年开始临床试验。次年,异烟肼在美国上市。

异烟肼对细胞内外结核杆菌都有强大作用,其中对静止期结核杆菌有抑制作用,对繁殖期结核杆菌有杀灭作用。体外最低抑菌浓度为0.025~0.05mg/L。单用

时结核杆菌易产生耐药性，但与其他抗结核病药物无交叉耐药性。抗菌机制可能是与抑制分枝杆菌细胞壁特有的重要成分——分枝菌酸的合成有关，因使细菌丧失耐酸性、疏水性和增殖力而死亡。

异烟肼口服吸收快而完全，1~2小时后血药浓度达高峰。吸收后广泛分布于全身体液和组织中，包括脑脊液、胸腔积液、腹水，以及纤维化或干酪样病灶及淋巴结等。异烟肼在肝中被代谢为乙酰异烟肼和异烟酸等。其乙酰化速率受遗传基因控制，因此按乙酰化的速度分为快代谢型和慢代谢型。慢代谢型患者服药后异烟肼血药浓度高，尿中游离异烟肼较多。异烟肼是治疗各种类型结核病的首选药。除早期轻症肺结核或预防应用外，均宜与其他一线药联合应用。对粟粒性结核和结核性脑膜炎应加大剂量，必要时注射用药。常见的不良反应有周围神经炎，系继发于维生素 B_6 缺乏，表现为手、脚震颤，步态不稳等。中枢神经系统毒性反应常因用药过量所致，出现头痛、头晕，甚至惊厥、神经错乱，偶见有中毒性精神病。可发生药物性肝损害，多数出现氨基转移酶升高，极少数可发生黄疸。可发生胃肠反应，偶见过敏反应等。

异烟肼为肝药酶抑制剂，可影响抗凝血药、苯妥英钠等药的代谢，合用时应调整用量。异烟肼与肼屈嗪合用时，其代谢受阻，毒性增加。

（罗大力 郑元元）

lìfúpíng
利福平（rifampicin）

经改造利福霉素 B 结构得到的半合成抗生素。又称甲哌力复霉素。利福霉素是从地中海链霉菌中获取的一组结构相似的复杂的大环内酯类抗生素。利福平为砖红色结晶性粉末。是一线抗结核病药物。有高效低毒、口服方便等特点。利福平合成于 1965 年，在使用 50 多的历史中，出现的不良反应并不多，主要是肝氨基转移酶升高，肝炎患者可能会出现黄疸。

利福平具有广谱抗菌作用，对革兰阳性菌和革兰阴性菌均有作用，对结核杆菌和麻风分枝杆菌作用强。低浓度抑菌，高浓度杀菌。对静止期和繁殖期细菌均有效，抗结核病作用与异烟肼相当。对结核杆菌、麻风分枝杆菌和革兰阳性球菌特别是耐药金黄色葡萄球菌都有很强的抗菌作用。利福平的抗菌机制是特异性地抑制细菌依赖于 DNA 的 RNA 多聚酶的 β 亚单位，阻碍 mRNA 合成，对动物细胞的 RNA 多聚酶无影响。对结核杆菌的最低抑菌浓度平均为 0.018mg/L，可发挥杀菌作用。单独使用易产生抗药性，与其他抗结核病药物合用产生协同作用，延缓耐药产生。

利福平吸收完全，1~2小时血药浓度达峰值，个体差异大。半衰期约为 4 小时，有效血药浓度可维持 8~12 小时，穿透力强，能进入细胞、结核空洞、痰液及胎儿内。可分布于体内各组织体液，胸腔渗出液、腹水，包括脑脊液可达有效浓度。脑膜炎时，脑脊液中浓度可达血浓度的 20%。主要在肝内代谢形成去乙酰基利福平。从胆汁排泄，形成肝肠循环。因药物及其代谢物是橘红色，患者尿、粪、泪液、痰等均染成橘红色。连续用药可诱导肝药酶，加快自身及其他药物代谢。利福平临床主要用于治疗各种结核病及重症患者。还用于治疗麻风病；也用于耐药金黄色葡萄球菌及其他敏感细菌所致感染，如胆道感染。常见的不良反应为胃肠道刺激症状；少数患者可见肝损害而出现黄疸，有肝病或与异烟肼合用时较易发生。过敏反应如皮疹、药热、血小板和白细胞减少等多见于间歇疗法，出现过敏反应时应停药。大剂量间隙疗法偶见"流感综合征"，表现为发热、寒战、头痛，发生频率与剂量大小及间隙时间有明显关系。

利福平与异烟肼合用肝毒性增加。对氨基水杨酸盐可影响该药的吸收，导致其血药浓度减低；如必须联合应用时，两者服用间隔至少 6 小时。氯苯酚嗪可减少利福平的吸收，达峰时间延迟且半衰期延长。饮酒可致利福平性肝毒性发生率增加，并增加利福平的代谢。

（罗大力 郑元元）

lìfúdìng
利福定（rifandin）

一种对结核分枝杆菌和部分非结核分枝杆菌（如麻风分枝杆菌）有明显杀菌作用，并常与其他抗结核药联合用于结核病治疗的抗结核病药物。又称异丁哌利福霉素。利福定对结核分枝杆菌和部分非结核分枝杆菌（包括麻风分枝杆菌等）有明显的杀菌作用。其机制是与依赖于 DNA 的 RNA 多聚酶的 β 亚单位牢固结合，抑制细菌 RNA 的合成，防止该酶与 DNA 连接，从而阻断 RNA 转录过程，使 DNA 和蛋白的合成停止。

利福定在胃肠道中吸收良好，吸收后可弥散至全身大部分组织和体液中，当脑膜有炎症时脑脊液内药浓度增加，亦可透过胎盘屏障。口服后 1.5~4 小时血药浓度可达高峰，消除半衰期为 1.5~5 小时。在肝中由于自身诱导微粒体氧化酶的作用而迅速去乙酰化，成为具有抗菌活性的代谢物 25-O-去乙酰利福霉素，进一步水解后形成无活性的 3-酰利福霉素随尿排出。该药主要经胆道和肠道排泄，可进入肝肠循环，但其去乙酰活性代谢物则无肝肠循环。该药亦可经乳汁排出。利福定适用于与其他抗结核病药物联合用药，可治疗结核性脑膜炎。亦适用于无症状脑膜炎球菌带菌者。亦可与其他药物联合用于麻风、不典型分枝杆菌感染的治疗。不良反应发生率较少，主要包括畏寒、头晕、发热、头痛、肌肉骨骼疼痛、寒战。

利福定与肾上腺皮质激素类药、抗凝血药、促皮质素、口服降血糖药、洋地黄毒苷类药物等合用时，其对肝微粒体酶活性有诱导作用，可降低上述药物药效。对氨基水杨酸盐可影响利福定的吸收，导致血药浓度减低，两药之间给药间隔至少 6 小时。每日饮酒可导致利福定性肝毒性发生率增加。利福定可刺激雌激素的代谢，降低口服避孕药的作用。

(罗大力　郑元元)

lìfúpēntīng

利福喷汀（rifapentine）　一种临床广泛应用的广谱利福霉素类半合成抗结核病药物。又称环戊去甲利福平。利福喷汀为杀菌剂，对结核分枝杆菌有很强的抗菌活性，对麻风分枝杆菌、金黄色葡萄球菌、某些病毒、衣原体等有抗菌作用。利福喷汀 1998 年 6 月获美国食品药品管理局（FDA）批准上市。

利福喷汀的作用机制为与依赖 DNA 的 RNA 多聚酶的亚单位牢固结合，抑制细菌 RNA 的合成，防止该酶与 DNA 连接，从而阻断 RNA 转录过程。对结核分枝杆菌、麻风分枝杆菌、金黄色葡萄球菌、某些病毒、衣原体等有

抗菌作用。利福喷汀为半合成广谱杀菌剂，体外对结核分枝杆菌有很强的抗菌活性，最低抑菌浓度（MIC）为 0.12 ~ 0.25mg/L。麻风分枝杆菌和部分其他分枝杆菌也对该药敏感。另外利福喷汀对多数革兰阳性球菌有高度抗菌活性。

利福喷汀口服后迅速吸收，能分布到全身组织和体液中，以肝浓度为最高。口服利福喷汀 6 ~ 9 小时即达血药浓度高峰，清除半衰期为 14.1 ~ 24.5 小时。因此具有长效特点，每周只需服药 3 次；利福喷汀的毒性低，半数致死量（LD_{50}）为利福平的 2 ~ 5 倍。它在体内主要经胆道排泄。

利福喷汀抗菌谱与利福平相似，对结核分枝杆菌、麻风分枝杆菌、金黄色葡萄球菌、某些病毒、衣原体等抗菌作用，其抗结核分枝杆菌的作用比利福平强 2 ~ 10 倍。不良反应的发生率低于利福平，少数病例可出现白细胞和血小板减少，以及丙氨酸氨基转移酶升高，少见胃肠道反应。

利福喷汀与异烟肼合用可致肝毒性增加。苯巴比妥类药会抑制该药的吸收。对氨基水杨酸盐可影响利福喷汀吸收，导致其血药浓度减低；两者服用间隔至少 6 小时。利福喷汀与口服抗凝血药同时应用时会降低抗凝血药的效果。每日饮酒可导致该药肝毒性增加。

(罗大力　郑元元)

yǐàndīngchún

乙胺丁醇（ethambutol）　人工合成的一线抗结核病药物。又称乙二胺丁醇。乙胺丁醇选择性对结核分枝杆菌有较强抑制作用，对异烟肼或链霉素耐药的结核分枝杆菌也有效，对其他细菌无效。乙胺丁醇为抑菌抗结核病药物，

可渗入分枝杆菌体内，干扰 RNA 的合成，从而抑制细菌的繁殖，只对生长繁殖期的分枝杆菌有效。

乙胺丁醇口服吸收良好，口服 2 ~ 4 小时血药浓度可达峰值，消除半衰期为 3 ~ 4 小时，广泛分布于全身各组织和体液中（除脑脊液）。肾、肺、唾液和尿液的浓度很高。不能渗入正常脑膜，但结核性脑膜炎患者脑脊液中可有微量。红细胞内药物浓度与血浆浓度相等或为其 2 倍，并可持续 24 小时。口服后经胃肠道的吸收 75% ~ 80%。蛋白结合率 10% ~ 30%。口服 2 ~ 4 小时血药浓度可达峰值，半衰期为 3 ~ 4 小时，肾功能减退者可延长至 8 小时。主要经肝代谢，约 15% 的给药量代谢成为无活性代谢物。经肾小球滤过和肾小管分泌排出：给药后约 80% 在 24 小时内排出，至少 50% 以原形排泄，约 15% 为无活性代谢物。在粪便中以原形排出约 20%。在乳汁中的药物浓度约相当于母体血药浓度。相当量的乙胺丁醇可经血液透析和腹膜透析从体内清除。

乙胺丁醇对结核分枝杆菌和其他分枝杆菌有较强的抑制作用，可用于其他抗结核病药物治疗无效的病例，常与其他抗结核病药物联合应用。与其他抗结核病药物间无交叉耐药性。对细胞内结核无效。结核分枝杆菌对该药可缓慢产生耐药性。不良反应较少见。发生率较多者为视物模糊、眼痛、红绿色盲或任何视力减退。严重毒性反应包括球后视神经炎：引起弱视，视野缩小，红绿色盲或分辨能力减退等（每日按体重剂量 25mg/kg 以上时易发生）。截至 2016 年底应用治疗剂量已较少见。应定期检查视力和视野。此外，发生率较少者为畏寒、关节

肿痛、病变关节表面皮肤发热拉紧感（急性痛风、高尿酸血症）。可引起胃肠道反应：恶心、呕吐、食欲不振、腹胀、腹泻。个别病例有抑郁、头痛、皮疹、氨基转移酶升高、肝损害、幻觉、不安、失眠等精神症状。剂量过大，会引起直立性低血压、高尿酸血症、剥脱性皮炎、视物模糊、抽搐，甚至出现失明。

乙胺丁醇与乙硫异烟胺合用可增加不良反应；与氢氧化铝合用可降低吸收；与神经毒性药物合用可增加神经毒性，如视神经炎或周围神经炎。

（罗大力 郑元元）

bǐqínxiān'àn

吡嗪酰胺（pyrazinamide）

化学结构类似烟酰胺，对分枝杆菌有效，与其他抗结核病药物联合用于治疗结核病的一种一线抗结核病药物。又称异烟酰胺。吡嗪酰胺对人型结核分枝杆菌有较好的抗菌作用，在 pH 5~5.5 时，杀菌作用最强，截至 2016 年底是对处于酸性环境中缓慢生长的吞噬细胞内的结核菌的最佳杀菌药物。作用机制可能与吡嗪酸有关，吡嗪酰胺渗透入吞噬细胞后并进入结核分枝杆菌菌体内，菌体内的酰胺酶使其脱去酰胺基，转化为吡嗪酸而发挥抗菌作用。另外，吡嗪酰胺在化学结构上与烟酰胺相似，可以干扰结核分枝杆菌内的脱氢酶，阻止脱氢作用，妨碍结核分枝杆菌对氧的利用，而影响细菌的正常代谢，造成死亡。该药在体内抑菌浓度 12.5μg/ml，达 50μg/ml 可杀灭结核分枝杆菌。

吡嗪酰胺口服后在胃肠道内吸收迅速而完全。广泛分布于全身组织和体液中，包括肝、肺、脑脊液、肾及胆汁。口服 2 小时后血药浓度可达峰值，消除半衰期为 9~10 小时，肝、肾功能减退时可能延长。主要在肝中代谢，水解生成吡嗪酸后仍具有抗菌活性，继而羟化生成无活性代谢物，经肾小球滤过排泄。

吡嗪酰胺仅对分枝杆菌有效，与其他抗结核病药物联合用于一线抗结核病药物（如链霉素、异烟肼、利福平及乙胺丁醇）治疗无效的结核病。经大量临床研究表明，含该药的短程治疗方案适用于痰菌阳性的初治病例，一般应用 2~3 个月，此种方案可使治疗结束后，痰菌的复阳率明显降低。该药已被公认为短程化疗中三联或四联方案的组成之一。常见不良反应包括食欲减退、发热、异常乏力或软弱、眼或皮肤黄染。高剂量常见严重的肝毒性，表现为氨基转移酶升高、黄疸、肝大，甚至肝坏死，减少用量可降低毒性反应。此外，能抑制尿酸盐排泄，可诱发痛风。可引起过敏反应：发热、皮疹、光过敏。偶见贫血、诱发溃疡病发作、排尿困难等。

吡嗪酰胺与秋水仙碱、丙磺舒、磺吡酮合用，可增加血尿酸浓度而降低上述药物对痛风的疗效。环孢素与吡嗪酰胺同用时前者的血浓度可能减低。吡嗪酰胺与乙硫异烟胺合用时可增强不良反应。

（罗大力 郑元元）

duì'ānshuǐyángsuān

对氨水杨酸（para-aminosali-cylic acid）

一种对氨基苯甲酸（PABA）的同类物，对结核分枝杆菌有抑制作用，通常同其他抗结核病药物合用的二线抗结核病药物。又称对氨柳酸。对结核分枝杆菌的作用弱于异烟肼、利福平、乙胺丁醇和链霉素等，但耐药性产生较慢。不良反应较多，常见胃肠反应及过敏反应。

对氨水杨酸对结核分枝杆菌有抑菌作用，与异烟肼、链霉素并用治疗各种类型活动性结核病，还可用于治疗溃疡性结肠炎。仅作用于吞噬细胞外的结核分枝杆菌，最低抑菌浓度（MIC）为 1μg/ml，在有对氨苯甲酸的环境中（如干酪病灶内）其抑菌作用减小。抗菌谱较窄，除结核分枝杆菌外对其他分枝杆菌和细菌、病毒等均无作用。多与其他抗结核病药物联用。该药对分枝杆菌有效，但对不典型分枝杆菌无效。

对氨水杨酸口服吸收快而完全，血药浓度高峰 1.5~2 小时。脑膜炎症患者可在脑脊液中达到治疗浓度，经肝乙酰化代谢，80% 经尿排泄，清除半衰期为 45 分钟。对氨水杨酸用于各型结核病。单独应用疗效差、见效慢，常与链霉素、异烟肼联合应用。不良反应常见消化道刺激症状。偶见结晶尿、蛋白尿。大剂量抑制凝血酶原的合成；偶有过敏性皮炎、药物热、关节痛等；静脉注射可引起静脉硬化，寒战、高热。有轻度抗甲状腺作用可引起甲状腺肿大，甚至发生黏液样水肿。还可能使凝血酶原时间延长、维生素 B 吸收不良、再生障碍性贫血、白细胞减少、蛋白尿。消化道溃疡、肝功能不全、肾功能不全者慎用。禁用于正在咯血的患者。该药静脉滴注时必须新鲜配制，滴注时药液应避光，变色不可用。该药可引起结晶尿、蛋白尿、管型尿及血尿等，口服可与氢氧化铝或碳酸氢钠同服以碱化尿液，减少对肾的刺激和毒性反应。孕妇、哺乳期妇女、对其他含有对氨基苯基团（如磺胺药和染料）和水杨酸类的药物过敏的患者、充血性心力衰竭患者、胃溃疡患者、葡萄糖-6-磷酸脱氢酶（G-6-PD）缺乏者、严重肝功能损害者、严重肾功能损害者应慎用。

（罗大力　郑元元）

yǐliúyìyān'àn

乙硫异烟胺（ethionamide）

化学结构为异烟酸衍生物，对结核分枝杆菌有抑菌作用，通常与其他药物合用的二线抗结核病药物。口服易吸收，体内分布广，可渗入全身体液（包括脑脊液），在体内全部代谢为无效物。乙硫异烟胺抗菌活性仅为异烟肼的1/10，对渗出性及浸润性干酪病变疗效较好。其机制可能是对肽类合成具有抑制作用。

乙硫异烟胺口服迅速吸收，广泛分布于全身组织体液中，在各种组织中和脑脊液内浓度与血药浓度接近。可穿过胎盘屏障。服药后1~3小时血药浓度可达峰值，消除半衰期约3小时。主要在肝内代谢。经肾排泄，1%为原形，5%为有活性代谢物，其余均为无活性代谢产物。临床上较少单独应用，常与其他抗结核病药物合用以增强疗效并避免病菌产生耐药性。较常见的不良反应有恶心、呕吐、腹泻、胃部不适等症状。较少数患者有精神抑郁、末梢神经炎、视力紊乱和头痛、经期紊乱、脱发、关节痛、皮疹、痤疮等。可对肝功能有影响，引起氨基转移酶升高，并可发生黄疸。大剂量可引起直立性低血压。孕妇和12岁以下儿童禁用。

乙硫异烟胺与其他抗结核病药物合用可能加重其不良反应；与环丝氨酸同服可使中枢神经系统反应发生率增加，尤其是全身抽搐症状。乙硫异烟胺为维生素B_6拮抗剂，可增加其肾排泄。不宜与链霉菌合用，因其可加重对前庭的毒性作用。不宜与氨基比林、氯霉素等同时使用，以防增加造血系统毒性。与丙硫异烟胺有单向交叉耐药性，即耐该药者对丙硫异烟胺仍敏感，而耐丙硫异烟胺时则对该药不再敏感。与异烟肼合用，可防止结核分枝杆菌对异烟肼产生耐药性。

（罗大力　郑元元）

kàngmáfēngbìng yàowù

抗麻风病药物（anti-leprosy agents）

用于治疗由麻风分枝杆菌引起的各种类型麻风和疱疹样皮炎的药物。属于化学治疗药物。麻风病是由麻风分枝杆菌引起的以侵犯皮肤和周围神经为主的一种慢性传染病，可引起皮肤、神经、四肢和眼的进行性和永久性损害。要控制和消灭麻风病，必须坚持预防为主，积极控制传染源，切断传播途径，同时提高周围自然人群的免疫力，对流行地区的儿童、患者家属以及麻风菌素及结核菌素反应均为阴性的密切接触者给予卡介苗接种，或者给予有效的化学药物进行预防性治疗。

由于长期以来缺乏有效的预防治疗方法，麻风病一直被视为"不治之症"，20世纪40年代砜类药物被发现，此类药物最常用的是氨苯砜，此外还包括苯丙砜、醋氨苯砜，它们与氨苯砜作用相似。砜类药物发现后麻风病成为一种可治愈的疾病。1982年以前，麻风病主要采用氨苯砜单一药物治疗。因为麻风分枝杆菌对砜类药物可产生耐药性，所以需采用联合疗法，以减少或延缓耐药性的发生，减少复发和较快消除其传染性。20世纪80年代，随着世界卫生组织推荐采用麻风病联合化学治疗（MDT）方案，以麻风病联合化学治疗方案为核心的现代麻风病控制策略的广泛实施，麻风病的控制取得了巨大成绩，麻风病在许多国家的患病率控制在1/10 000以下。世界卫生组织推荐的麻风病联合化学治疗方案：多菌型麻风病患者方案（成人）为，利福平600mg每月1次监服，氨苯砜每天100mg自服，氯法齐明300mg，每月1次监服或每天50mg自服，疗程为24个月；少菌型麻风病患者方案（成人）为，利福平600mg每月1次监服，氨苯砜每天100mg自服，疗程为6个月。

常用抗麻风病药物包括氨苯砜、氯法齐明、麻风宁、利福平、氨硫脲、氧氟沙星等。麻风宁是新型抗麻风病药物，适用于治疗各种类型麻风病及砜类药物过敏者，疗效较砜类药物好。优点是毒性小、疗程短、不易蓄积。可产生耐药性，不良反应为局限性皮肤瘙痒和诱发"砜综合征"。利福平为半合成广谱杀菌剂，其杀灭麻风分枝杆菌的速度非常快，是截至2016年底对麻风分枝杆菌最有效的杀菌药物。利福平杀灭麻风分枝杆菌作用较氨苯砜快，毒性小，一般与氨苯砜联合应用。氧氟沙星有温和的抗麻风分枝杆菌作用，可能是通过抑制细菌DNA合成而起作用。作用靶位为DNA旋转酶及拓扑异构酶，两者均参与了DNA复制。氧氟沙星作为联合化学治疗的药物之一，可连续或间歇用药。虽然1次剂量对麻风分枝杆菌可产生中度杀菌作用，但治疗22天后才可杀灭瘤型患者体内99.99%的活菌。

（罗大力　郑元元）

ānběnfēng

氨苯砜（dapsone）

对麻风分枝杆菌有较强抑菌作用的最常用的砜类抗麻风病药物。又称二氨基二苯砜。氨苯砜为抑菌剂，对麻风分枝杆菌有较强的直接抑制作用，大剂量时有杀菌作用，为首选的抗麻风病药物。

氨苯砜作用于细菌的二氢叶酸合成酶，干扰叶酸的合成。此外，氨苯砜具免疫抑制作用，可能与抑制疱疹样皮炎的作用有关。该药易致耐药，需联合用药，常与利福平或氯法齐明合用，以减少耐药性的发生。其抗麻风作用可被对氨基苯甲酸（PABA）拮抗，因此有人认为其抗菌机制可能与磺胺相同。

氨苯砜口服吸收缓慢完全，4~8 小时达峰值，可分布全身组织和体液中。经肝乙酰化，可分为慢乙酰化型和快乙酰化型。在血中存留时间长，消除半衰期10~50 小时，多数以代谢物从尿排出。可单用或与其他抗麻风病药物联合应用治疗各类麻风病。氨苯砜常见的不良反应是溶血性贫血和发绀，葡萄糖-6-磷酸脱氢酶（G-6-PD）缺乏者尤易发生。偶尔会出现胃肠刺激症状、溶血性贫血。剂量过大可致发热、肝损害和剥脱性皮炎。治疗早期或剂量增加过快，可发生麻风反应，即麻风症状加重，表现为发热、剥脱性皮炎、肝坏死伴黄疸、淋巴结肿大、贫血等。一般认为是机体对菌体裂解产生的磷脂类颗粒的过敏反应，多认为是预后良好的现象。氨苯砜禁用于对砜类药物过敏、葡萄糖-6-磷酸脱氢酶缺乏者。

丙磺舒可减少氨苯砜从肾小管分泌，合用时需调整剂量。利福平可诱导肝微粒体酶的活性，使氨苯砜血药浓度降低。氨苯砜不宜与能引起骨髓抑制的药物合用，因可加重白细胞和血小板减少的程度；与其他可引起溶血的药物合用可加重其溶血不良反应；与甲氧苄啶合用时，两者的血药浓度均会增高。

（罗大力　郑元元）

lùfǎqímíng

氯法齐明（clofazimine）　一种对麻风分枝杆菌有杀菌作用，并可抑制分枝杆菌生长的抗麻风病药物。又称氯苯吩嗪。氯法齐明的作用机制为干扰核酸代谢，抑制菌体蛋白合成，作用较氨苯砜缓慢。氯法齐明还具抗炎作用，可控制红斑结节性麻风反应。

氯法齐明口服吸收率个体差异大，为45%~62%。吸收后在组织中浓度高于血浓度，自组织中缓慢释放，排泄极缓慢，消除半衰期约 70 天，由于药物的高亲脂性，容易沉着于脂肪组织和网状内皮系统的细胞内，被全身的巨噬细胞摄取，分布至肠系膜淋巴结、肾上腺、皮下脂肪、肝、胆、胆汁、脾、小肠、肌肉、骨和皮肤中。每日口服 100mg 和300mg，平均血药浓度分别为0.7μg/ml 和 1μg/ml。口服单剂量300mg，24 小时后以原形及代谢产物经尿排泄仅微量，占0.01%~0.41%。3 天内，11%~66% 的药物经粪、胆汁排泄。少量由痰、皮脂、汗液排泄，乳汁中也含有药物。

氯法齐明为抗分枝杆菌药。对于瘤型麻风和其他型麻风均有一定疗效，对耐砜类药物麻风分枝杆菌感染也有效。可用于因用其他药物而引起急性麻风反应的患者。此外，尚对慢性盘状红斑狼疮、掌跖脓疱角化病、皮肤溃疡、坏疽性脓皮病有一定疗效。为防止耐药性的产生，可与一种或多种其他抗麻风病药物联合应用。氯法齐明也用于有红斑结节性麻风反应的瘤型麻风。

氯法齐明治疗伴红斑结节麻风反应的瘤型麻风时，如有神经损害或皮肤溃疡症状，可与肾上腺皮质激素合用。多种杆菌性（界线型和瘤型麻风）麻风疗程可持续 2 年，甚至终生给药。每日剂量超过 100mg 时，在密切观察下疗程应尽可能短。氯法齐明蓄积于皮肤及角膜，可显红色或棕色，并使尿、痰、汗液显红色，少数患者并可发生光敏反应。可发生恶心、呕吐和腹泻症状，与剂量大小密切有关。氯法齐明可通过胎盘并进入乳汁，使新生儿和哺乳儿皮肤染色。

（罗大力　郑元元）

ānliúniào

氨硫脲（thioacetazone）　结构为硫脲类的抗麻风病药物。对结核分枝杆菌作用弱，可代替对氨水杨酸钠与异烟肼和链霉素合用治疗肺结核和淋巴结核等。不良反应为皮疹、白细胞减少及肝肾损害，用药期间应定期查血常规、尿常规及肝功能。

氨硫脲主用于淋巴结结核，黏膜结核如支气管、喉及肠等结核，以及浸润型肺结核等，常与异烟肼、链霉素及对氨基水杨酸钠合用。并用于不宜用氨苯砜治疗的麻风病患者或结核样麻风病患者。该药对结核分枝杆菌具有抑菌作用，最低抑菌浓度为1mg/L，单用4~6 个月约有 30%的结核分枝杆菌菌株可产生耐药。

氨硫脲口服后吸收良好。成人口服单剂量 150mg 后，4~5 小时血药峰浓度达到 1~2mg/L。当每日 150mg 多剂量给药达稳态后，服药后 4 小时的血药浓度为1.76mg/L，而 24 小时的谷浓度为0.6mg/L，消除半衰期约为 12 小时，约 20%以原形随尿排出，肾衰竭者该药可在体内蓄积。临床用于对异烟肼等耐药的结核病患者，多用于淋巴结核。还可治麻风病，多用于结核样型麻风神经炎者。

氨硫脲不良反应较多。胃肠道症状如食欲不振、恶心、呕吐等较多见。肝损害。血液系统症状如贫血、白细胞减少。过敏反应如药物热、麻疹样皮疹及荨麻疹等不多见。神经系统反应如可致头痛、头晕、眩晕、共济失调及视物模糊。肾损害，尿中出现蛋白质、红细胞及血中尿素氮升高。肝肾疾患、糖尿病贫血患者忌用。避免用于结核病合并人类免疫缺陷病毒感染/获得性免疫缺陷综合征患者，以免发生致死性剥脱性皮炎。

氨硫脲不宜与氯霉素等同时使用，以防增加造血系统毒性；不宜与链霉素合用，因其可加重对前庭的毒性作用；加用小量硫酸铜能增加疗效；与乙硫异烟胺或丙硫异烟胺有单向交叉耐药性，即耐该药者对乙硫异烟胺或丙硫异烟胺仍可能敏感，而耐乙硫异烟胺或丙硫异烟胺时则对该药不再敏感；与异烟肼合用，可防止耐异烟肼菌的发生。

(罗大力　郑元元)

kàngjìshēngchóng yàowù

抗寄生虫药物 （antiparasitic agents）

具有破坏或抑制人或动物寄生虫的生长和繁殖作用，用来治疗寄生虫病的药物。寄生虫可以在宿主身上或宿主体内生存。寄生虫感染严重威胁人类健康和畜牧业生产。寄生虫病可分为原虫病和蠕虫病，原虫病包括疟疾、阿米巴病、利什曼病等，蠕虫病包括吸虫病、丝虫病和线虫病等，因此抗寄生虫病药可分为抗原虫药（antiprotozoal drugs）和抗蠕虫药（antihelminthic drugs）。

研发简史：远在 2000 多年前，中国的第一部本草《神农本草经》共列了 30 多种驱虫药物。抗疟药常山及楝实、雷丸、贯众等成为世界上最早记载的驱虫药物。芜荑、茱萸、石榴根、狼牙、槟榔、南瓜子、榧子等是一直在使用的驱虫中药。17 世纪 30 年代，西班牙人在秘鲁发现金鸡纳（cinchona）树皮能治疗疟疾。此后 200~300 年间，世界各地都是用金鸡纳治疗疟疾。1820 年，药学家分离出金鸡纳树皮的主要生物碱奎宁。在之后的近两个世纪中，奎宁在治疗和预防疟疾中起到了重要作用。1945 年奎宁化学合成成功，这与磺胺等近代化学合成药物一起揭开了抗寄生虫药物的新时代。1925 年，扑疟喹啉（plasmochin）开辟了疟疾化学治疗的新纪元，随着奎宁、磺胺等化学合成抗寄生虫药物的出现，化学合成抗寄生虫药物成为化学治疗药物中发展最早的一类药物。随着现代医药学的发展，新技术和方法的应用，使抗寄生虫病药物不断更新换代，化学合成及半合成药物成为抗寄生虫药物主流和研究方向。由于种种原因，抗寄生虫药疫苗在临床上还很难发挥有效作用，在相当长的时期内化学药物仍是治疗寄生虫病的主要手段。2015 年 3 位研制出抗寄生虫药物的科学家荣获诺贝尔生理学或医学奖，他们是美国德鲁大学微生物学家威廉·C. 坎贝尔（William C. Campbell）、日本北里大学微生物学家大村智和中国中医科学院的药学专家屠呦呦。威廉·C. 坎贝尔和大村智发现了抗丝虫病药伊维菌素。屠呦呦发现了抗疟药青蒿素。

分类：临床常用的抗寄生虫药物包括抗疟药、抗阿米巴病药、抗滴虫病药、抗血吸虫病药、抗丝虫病药、抗肠蠕虫病药。

(胡长平)

kàngnüèyào

抗疟药 （antimalarial drugs）

用于预防和治疗疟疾的药物。是防治疟疾的重要手段。

研发简史　疟疾是以间歇性寒战、高热、出汗为特征的传染性疾病。截至 2019 年，全球每年有至少 5 亿人感染疟疾，非洲占 90%，死亡超过 300 万人。1880 年，法国军医拉弗朗（Charles Louis Alphonse Laveran）首先确定疟疾由寄生在患者红细胞中的疟原虫引起。英国医生罗斯（Ronald Ross）随后于 1897 年 8 月 20 日在按蚊的胃里找到了疟原虫。1898 年，罗斯成功地用按蚊胃里的疟原虫引发鸟类的疟疾，并且证实只有雌性按蚊才会传播疟疾。随后进一步证实，雌性按蚊在吸吮疟疾患者的血液时，把疟原虫吸到胃里，在叮咬健康人时，又把疟原虫注入健康人的血液里，使健康人患疟疾。基于他们的杰出贡献，罗斯和拉弗朗分别于 1902 年和 1907 年获得了诺贝尔生理学或医学奖。

金鸡纳树皮是南美洲印第安人发现的第一种有效治疗疟疾的天然药物。到 17 世纪，西班牙人将金鸡纳树皮带回欧洲制成了金鸡纳霜。17 世纪末，金鸡纳霜由欧洲传入中国。清代康熙皇帝患了疟疾，服用金鸡纳霜后，很快被治愈，自此金鸡纳霜作为秘方收藏。直到 18 世纪中叶以后，金鸡纳霜在中国才进一步广泛应用，药学家赵学敏将其收入了《本草纲目拾遗》一书。1820 年，法国药学家培尔艾迪（Pierre-Joseph Pelletier）和卡芳杜（Joseph-Bienaime Caventou）从金鸡纳树皮中提取了有效生物碱成分奎宁（quinine）。"奎宁"这个词在秘鲁文字中是树皮的意思。1944年，哈佛大学化学家伍德沃德（Robert B. Woodward）和德林（William von E. Doering）实现了奎宁的人工合成。疟疾患者服药后，症状迅速改善，疟原虫迅速从血液中消失，但停药数周后，许多患者症状复发。第二次世界大战期间研制成许多新药如氯喹（chloroquine）、氯胍（chloroguanide）等，能根治疟疾和防止疟疾复发，几乎完全取代了金鸡纳霜和奎宁。1934年美国拜尔（Bayer）实验室首先发现了氯喹，但认为对人体毒性大而被忽视了10年，二战期间美国政府才组织临床试验证实了其有效的抗疟作用，并于1947年开始应用于临床。氯胍及其活性代谢物环氯胍（cyclochloroquanide）于1945年由英国科学家发现，能杀灭红细胞外期速发型子孢子，曾作为病因性预防的药物使用，但作用效力较差。随着对这类药物抑制二氢叶酸还原酶作用机制的认识，1949年发现了二氢叶酸还原酶抑制药乙胺嘧啶（pyrimethamine）。磺胺类药物能抑制二氢蝶酸合酶，阻止二氢蝶酸合成，最终减少二氢叶酸生成，与二氢叶酸还原酶抑制药合用，能双重阻断叶酸代谢，增强抗疟原虫作用。随着氯喹的广泛使用，疟原虫特别是恶性疟原虫普遍对氯喹等多种抗疟药产生了抗药性，为此寻找新结构类型的抗疟药一直是研究的热点和难点。1971年，中国中医科学院以屠呦呦为组长的抗疟科研组在低温条件下，利用有机溶剂乙醚萃取出菊科艾属植物黄花蒿（Artemisia annua Lima）中的抗疟有效单体，命名为青蒿素（artemisinin），其对鼠疟

和猴疟的抑制率达到了100%。2011年9月，屠呦呦"因为发现青蒿素——一种用于治疗疟疾的药物，挽救了全球特别是发展中国家的数百万人的生命"获得拉斯克奖和葛兰素史克中国研发中心"生命科学杰出成就奖"。2015年10月，屠呦呦获得诺贝尔生理学或医学奖，理由是她发现了青蒿素，这种药品可以有效降低疟疾患者的死亡率。2017年1月9日，屠呦呦获得2016年度中国国家最高科学技术奖。菊科艾属植物用于治疗疟疾，中国东晋葛洪所著《肘后备急方》早有记载。20世纪70年代初期，中国考古学家在开掘湖南省马王堆汉墓时发现了第一例记载艾蒿退热药效的古代文献。之后中国相继半合成了青蒿素衍生物双氢青蒿素以及蒿甲醚、蒿乙醚和青蒿琥酯，并发现其抗疟效果较青蒿素强数十倍。用来提取青蒿素的灌木——香苦蒿的产量十分有限。2006年美国加利福尼亚大学伯克利分校的化学工程师杰伊·科斯林（Jay Keasling）课题组在香苦蒿中发现了一种能够合成青蒿酸的酶，于是将该酶的基因导入大肠埃希菌，成功利用转基因酵母制造出了青蒿素的前体物质青蒿酸。青蒿酸可通过化学方法进行改造，变成活性青蒿素衍生物。至此，通过基因工程方法有望大幅增加青蒿素类药物产量，从而降低治疗疟疾的费用。

分类和作用特点　寄生于人体的疟原虫有间日疟原虫、恶性疟原虫、三日疟原虫和卵形疟原虫，分别引起间日疟、恶性疟、三日疟和卵形疟。间日疟和三日疟属良性疟。中国以间日疟最常见，恶性疟次之，三日疟较少，但恶性疟病情较严重，甚至危及

生命。疟原虫的生活史可分为人体内的无性生殖阶段（包括红细胞内期和红细胞外期）和雌性按蚊体内的有性生殖阶段。现有抗疟药中尚无一种能对疟原虫生活史的各个环节都有作用。因此，必须了解各种抗疟药对疟原虫生活史不同环节的作用，以便根据不同目的正确选择药物。抗疟药作用于疟原虫生活史的不同环节，从而抑制或杀灭疟原虫。根据用药的目的，将抗疟药分为三类：①主要用于控制症状的药物，代表药为氯喹、奎宁、甲氟喹（mefloquine）、青蒿素等，均能杀灭红细胞内期的裂殖体，控制临床症状和预防性抑制临床症状发作。②主要用于控制复发和传播的药物，代表药为伯氨喹，能杀灭肝脏中迟发型子孢子（休眠子），控制间日疟的复发；亦能杀灭配子体，有效控制疟疾传播。③主要用于病因性预防的药物，代表药为乙胺嘧啶，对红细胞外期速发型子孢子发育、繁殖而成的裂殖体有杀灭作用，用于病因性预防。

合理应用　抗疟药的使用应遵循安全、有效、合理和规范的原则。根据流行地区的疟原虫虫种及其对抗疟药的敏感性和患者的临床表现，合理选择药物，严格掌握剂量、疗程和给药途径，以保证疗效和延缓耐药性的产生。

抗疟药的选择　①控制症状：对氯喹敏感疟原虫选用氯喹。②脑型疟：可用青蒿素类、二盐酸奎宁注射给药以提高脑内药物浓度。③耐氯喹的恶性疟：选用青蒿素类、奎宁、甲氟喹。④休止期：乙胺嘧啶和伯氨喹合用。⑤预防用药：乙胺嘧啶预防发作和阻止传播，氯喹能预防性抑制症状发作。

联合用药　氯喹与伯氨喹合

用于发作期的治疗，既控制症状，又防止复发和传播。乙胺嘧啶与伯氨喹合用于休止期患者，可防止复发。不同作用机制的药物联合应用，可增强疗效，减少耐药性发生，如乙胺嘧啶与磺胺可协同阻止叶酸合成；对耐氯喹的恶性疟使用青蒿素与甲氟喹联合治疗。

（胡长平）

lǜkuí

氯喹 （chloroquine）

人工合成的 4-氨基喹啉衍生物，属于主要用于控制症状的抗疟药，也具有抗肠道外阿米巴病和免疫抑制作用。1934 年美国拜尔（Bayer）实验室首先发现了氯喹，但认为对人体毒性大而被忽视了 10 年，二战期间美国政府才组织临床试验证实了其有效的抗疟作用，并于 1947 年开始应用于临床。

体内过程　口服吸收快而完全，血药浓度达峰时间为 3~5 小时，血浆消除半衰期为数日至数周，并随用药剂量增大而延长。抗酸药可干扰其吸收。血浆蛋白结合率为 55%。广泛分布于全身组织，在肝、脾、肾、肺组织中的浓度常达血浆浓度的 200~700 倍，红细胞内的浓度比血浆浓度高 10~20 倍，而在被疟原虫入侵的红细胞中的浓度又比在正常红细胞中高出 25 倍。药物大部分在肝脏代谢，原形药及其代谢产物主要从尿中排出，酸化尿液可促进其排泄。

药理作用和临床应用　①抗疟作用：氯喹浓集于红细胞内，对红细胞内期裂殖体有杀灭作用，能迅速有效地控制临床发作，通常用药后 24~48 小时内临床症状消退，48~72 小时血中疟原虫消失；大量分布于内脏组织，停药后缓慢释放入血，加之在体内代谢与排泄缓慢，因而作用持久，也能预防性抑制疟疾症状发作，在进入疫区前 1 周和离开疫区后 4 周期间，每周服药 1 次即可；对间日疟和三日疟的配子体也有效，有益于防止良性疟传播，但对恶性疟的配子体无效；对红细胞外期疟原虫无效，不能用于病因性预防，也不能根治良性疟。②抗肠道外阿米巴病作用：氯喹在肝脏中的浓度高，能杀灭阿米巴滋养体，可用于治疗阿米巴肝脓肿。

作用机制　氯喹的抗疟机制可能如下：①疟原虫生长发育所需的氨基酸主要来自宿主红细胞的血红蛋白。疟原虫摄取血红蛋白，在酸性食物泡内被蛋白酶分解，释放出氨基酸供虫体利用。氯喹为弱碱性药物，升高食物泡内 pH 值，影响蛋白酶的活性，从而降低疟原虫利用血红蛋白的能力。②疟原虫在消化血红蛋白时释放血红素（高铁原卟啉Ⅸ），后者具有膜溶解作用。正常时，疟原虫血红素聚合酶催化血红素转变为无害的疟色素。氯喹能抑制该酶活性，可致血红素堆积，从而使疟原虫细胞膜溶解破裂而死亡。血红素对喹啉类（氯喹、奎宁、甲氟喹）有很高的亲和性，形成血红素-喹啉复合物，血红素-喹啉复合物能掺入血红素聚合链，进一步干扰血红素非酶聚合反应，导致血红素在疟原虫体内堆积，从而杀灭疟原虫。③氯喹可插入疟原虫 DNA 双螺旋结构中，形成稳固的 DNA-氯喹复合物，影响 DNA 复制和 RNA 转录，从而抑制疟原虫的生长繁殖。

不良反应和禁忌证　氯喹用于治疗疟疾时，不良反应较少，常见的不良反应有头痛、头晕、胃肠道反应、耳鸣、烦躁、皮肤瘙痒等，停药后可消失。长期大剂量应用时角膜浸润，表现为视物模糊，少数影响视网膜，可引起视力障碍。大剂量或快速静脉给药时，可致低血压、心功能受抑、心电图异常、心搏骤停等，给药剂量大于 5 g 可致死，心搏病患者禁用。有致畸作用，孕妇禁用。

药物相互作用　与保泰松或金属制剂合用易引起药物性皮炎。与氯丙嗪合用，可加重肝损害。对神经肌肉接头有直接抑制作用，与氨基苷类抗生素合用，可加重此不良反应。与肝素或青霉胺合用可加重出血危险。服用洋地黄药物后应用本药易引起心脏传导阻滞。

用药注意事项　重型多型性红斑患者、血卟啉病患者、银屑病患者、精神病患者慎用。长期用药前及用药期间，应定期作眼科检查。禁止静脉注射，老人和儿童患者慎用静滴。不宜肌注，尤其是儿童，易致心肌抑制。长期使用可产生耐药性。白细胞减到 $4 \times 10^9/L$ 以下应停药。长期维持剂量以 250 mg/d 或以下为宜，疗程不超过 1 年。

（胡长平）

kuíníng

奎宁 （quinine）

从金鸡纳树皮中提取的奎尼丁的左旋体。是最早用于控制症状的抗疟药。金鸡纳树皮是南美洲印第安人发现的第一种有效治疗疟疾的天然药物。到 17 世纪，西班牙人将金鸡纳树皮带回欧洲制成了金鸡纳霜。17 世纪末，金鸡纳霜由欧洲传入中国。清代康熙皇帝患了疟疾，服金鸡纳霜后，很快被治愈，自此金鸡纳霜作为秘方收藏。直到 18 世纪中叶以后，金鸡纳霜在中国才进一步广泛应用，药学家赵学敏将其收入了《本草纲目拾遗》

一书。1820 年，法国药学家培尔艾迪（Pierre-Joseph Pelletier）和卡芳杜（Joseph-Bienaime Caventou）从金鸡纳树皮中提取了有效生物碱成分奎宁。"奎宁"这个词在秘鲁文字中是树皮的意思。1944 年，哈佛大学化学家伍德沃德（Robert B. Woodward）和德林（William von E. Doering）实现了奎宁的人工合成。疟疾患者服药后，症状迅速改善，疟原虫迅速从血液中消失，但停药数周后，许多患者症状复发。第二次世界大战期间研制成许多新药如氯喹、氯胍（chloroguanide）等，能根治疟疾和防止疟疾复发，几乎完全取代了金鸡纳霜和奎宁。

体内过程 口服吸收迅速，血药浓度达峰时间约 3 小时，消除半衰期约 8.5 小时。主要在肝中被氧化分解而失效，其代谢物及原形药均经肾快速排泄，无蓄积性。在严重疟疾患者血中 α-糖蛋白水平增高，奎宁与蛋白结合率增加，消除减慢，可延长半衰期。

药理作用和临床应用 抗疟作用及机制与氯喹相似，但疗效不及氯喹。由于奎宁控制临床症状较氯喹作用弱，且毒性较大，故一般疟疾症状控制不作首选。主要用于耐氯喹或耐多药的恶性疟，尤其是脑型疟，危急病例静脉滴注给予负荷量，之后口服维持血药浓度。除了抗疟作用外，奎宁还可减弱心肌收缩力、减慢传导、延长不应期，兴奋子宫平滑肌，抑制中枢神经系统，并有微弱的解热镇痛作用。

不良反应 ①金鸡纳反应：奎宁以及从金鸡纳树皮中提取的其他生物碱，治疗剂量时可引起一系列不良反应，称为金鸡纳反应（cinchonism），表现为耳鸣、头痛、恶心、呕吐、腹痛、腹泻、视力和听力减退等，多见于重复给药时，停药可恢复，个别患者对奎宁具有高敏性，小剂量单用即可出现上述反应。②心血管反应：用药过量或滴注速度过快时可致严重低血压和致死性心律失常。③特异质反应：少数恶性疟患者尤其是缺乏葡萄糖-6-磷酸脱氢酶者，应用很小剂量也能引起急性溶血，发生寒战、高热、血红蛋白尿（黑尿）和急性肾功能衰竭，甚至死亡；某些过敏患者可出现皮疹、瘙痒、哮喘等。④其他：刺激胰岛 B 细胞，可引起高胰岛素血症和低血糖；对妊娠子宫有兴奋作用。

禁忌证 对奎宁过敏者、心肌病患者、葡萄糖-6-磷酸脱氢酶缺乏者、重症肌无力患者、孕妇禁用。

药物相互作用 尿液碱化药如碳酸氢钠等，可增加肾小管对奎宁的重吸收。维生素 K 可增加奎宁的吸收。与硝苯地平合用，可使奎宁游离血药浓度增加。与奎尼丁合用，金鸡纳反应增强。制酸药及含铝制剂能减缓或减少奎宁吸收。肌松药与奎宁合用，可致呼吸抑制。抗凝药与奎宁合用，抗凝作用增强。

用药注意事项 与奎尼丁之间存在交叉过敏。肝病患者使用奎宁时应密切监测心电图，检查有无 Q-T 间期延长等。静滴时监测血压变化，严禁静脉注射。治疗儿童严重疟疾时，建议监测血药浓度。

（胡长平）

qīnghāosù

青蒿素（artemisinin） 1971 年，中国屠呦呦教授课题组在低温条件下，利用有机溶剂乙醚从菊科艾属植物黄花蒿（*Artemisia annua L.*）中萃取分离出来的一种倍半萜内酯类过氧化物。根据中国东晋葛洪所著《肘后备急方》中"青蒿截疟"的记载而发掘出了一种新型抗疟药，即青蒿素，具有高效、速效、低毒的特点。之后中国相继半合成了青蒿素衍生物双氢青蒿素（dihydroartemisinin）以及蒿甲醚（artemether）、蒿乙醚（arteether）和青蒿琥酯（artesunate），并发现其抗疟作用较青蒿素高数十倍。蒿甲醚和蒿乙醚是青蒿素的脂溶性衍生物，而青蒿琥酯是青蒿素的水溶性衍生物，后者可经口、静脉、肌肉、直肠等多种途径给药。双氢青蒿素是上述青蒿素及其衍生物的活性代谢产物。2011 年 9 月，屠呦呦"因为发现青蒿素——一种用于治疗疟疾的药物，挽救了全球特别是发展中国家的数百万人的生命"获得拉斯克奖和葛兰素史克中国研发中心"生命科学杰出成就奖"。2015 年 10 月，屠呦呦获得诺贝尔生理学或医学奖，理由是她发现了青蒿素，这种药品可以有效降低疟疾患者的死亡率。2017 年 1 月 9 日，屠呦呦获得 2016 年度中国国家最高科学技术奖。

体内过程： 口服、肌内注射及肛门给药均吸收快，口服 1 小时后血药浓度达高峰，分布广泛，肝、肠及肾组织中分布较多。青蒿素为脂溶性，易透过血脑屏障。在体内代谢很快，排泄也快，消除半衰期为 4~11 小时。主要经肠道和肾排泄，24 小时可以排出 84%。

药理作用和临床应用： 能快速、有效杀灭各种红细胞内期疟原虫裂殖体中环行体和早期滋养体，因而可迅速控制临床症状，48 小时内疟原虫从血中消失；对红细胞外期无效。青蒿素抗疟作用机制尚未完全阐明，可能是血红素或二价铁催化青蒿素形成的自由基干扰疟原虫表膜和线粒体结构，导致疟原虫死亡。因有效血药浓度维持时间短，主要用于耐氯喹的恶性疟，包括脑型疟的抢救。青蒿素与奎宁合用抗疟作用相加，与甲氟喹合用有协同作用，与氯喹或乙胺嘧啶合用则表现为拮抗作用。杀灭疟疾原虫不彻底，复发率高达 30%，与伯氨喹合用，可使复发率降至 10%。

不良反应和禁忌证：不良反应少见，少数患者出现轻度恶心、呕吐、腹泻等，偶有血清转氨酶轻度升高；罕见一过性心脏传导阻滞、白细胞减少和短暂发热。动物实验发现有胚胎毒性，孕妇慎用。

(胡长平)

bó'ānkuí

伯氨喹 (primaquine)

人工合成的 8-氨基喹啉类衍生物，截至 2019 年是唯一用于根治间日疟和卵形疟的药物。20 世纪 40 年代合成了一系列 8-氨基喹啉类化合物，包括帕马喹 (pamaquine)、喷他喹 (pentaquine)、普拉莫西 (plasmocid) 及伯氨喹 (primaquine)，前 3 种药物抗疟作用弱、毒性大，已被伯氨喹所取代。这类药物能杀灭红细胞外期迟发型子孢子与血中配子体，故能控制复发和防止传播。

体内过程：口服吸收完全，1~3 小时内血药浓度达峰值，消除半衰期约 3~8 小时，广泛分布于组织，肝脏中浓度较高。大部分在肝脏代谢，其主要代谢物为 6-羟衍生物，代谢物排泄较慢，消除半衰期达 22~30 小时，仅小部分以原形从尿排泄。

药理作用和临床应用：对间日疟红细胞外期迟发型子孢子

（休眠子）有较强的杀灭作用，与血液裂殖体杀灭剂（如氯喹）合用，能根治良性疟，减少耐药性的发生。能杀灭各种疟原虫的配子体，阻止各型疟疾传播。对红细胞内期无效，不能控制疟疾临床症状的发作。

作用机制：伯氨喹抗疟作用机制尚未明确。该药在体内转化为有抗疟活性的喹啉二醌，其结构与辅酶 Q 相似，能抑制辅酶 Q 的活性，阻断疟原虫线粒体内的电子传递，从而抑制疟原虫的氧化磷酸化过程。另外，伯氨喹的代谢产物具有很强的氧化作用，可干扰烟酰胺腺嘌呤二核苷酸磷酸还原，从而影响红细胞外期疟原虫的代谢。

不良反应：毒性较大，治疗量即可引起头晕、恶心、呕吐、腹痛等，停药后可恢复。偶见轻度贫血、发绀、白细胞增多等。大剂量（60~240 毫克/天）时上述症状加重，多数患者可致高铁血红蛋白血症。少数特异质者在小剂量时也可发生急性溶血性贫血和高铁血红蛋白血症，是因特异质者红细胞内缺乏葡萄糖-6-磷酸脱氢酶。葡萄糖-6-磷酸脱氢酶通过烟酰胺腺嘌呤二核苷酸磷酸的递氢作用，使红细胞内氧化型谷胱甘肽还原为还原型谷胱甘肽。还原型谷胱甘肽能保护红细胞膜、血红蛋白和红细胞内某些含巯基的酶，免受伯氨喹氧化代谢产物所致的损害。缺乏葡萄糖-6-磷酸脱氢酶的患者，还原型烟酰胺腺嘌呤二核苷酸磷酸缺乏，影响红细胞内的氧化型谷胱甘肽转变为还原型谷胱甘肽，红细胞保护作用减弱，易受伯氨喹代谢产物氧化而发生溶血；另外，因还原型烟酰胺腺嘌呤二核苷酸磷酸减少，伯氨喹氧化代谢产生的高铁血红

蛋白不能还原为血红蛋白，引起高铁血红蛋白血症。

禁忌证：孕妇、葡萄糖-6-磷酸脱氢酶缺乏者、系统性红斑狼疮患者、类风湿性关节炎患者禁用。

用药注意事项：应注意葡萄糖-6-磷酸脱氢酶缺乏患者的筛查，监测红细胞和血红蛋白。糖尿病患者，肝脏、肾脏、血液系统疾病患者，急性细菌和病毒感染患者，以及哺乳期妇女慎用。一旦发生急性溶血性贫血应停药并进行适当的对症治疗，严重者可输血；如发生高铁血红蛋白血症，可静脉注射亚甲蓝 1~2 mg/kg，以迅速改善症状。

(胡长平)

yǐ'ànmìdìng

乙胺嘧啶 (pyrimethamine)

用于病因性预防的首选抗疟药。20 世纪 40 年代出现的二胍类衍生物如氯胍 (chloroguanide) 及其活性代谢物环氯胍 (cyclochloroquanide) 能杀灭红细胞外期速发型子孢子，但作用效力较差。随后对这类药物抑制二氢叶酸还原酶作用机制的认识，促进了其他二氢叶酸还原酶抑制剂乙胺嘧啶的发现。磺胺类药物能抑制二氢蝶酸合酶，阻止二氢叶酸合成，与二氢叶酸还原酶抑制药合用，能双重阻断叶酸合成，增强抗疟原虫作用。

体内过程：口服吸收慢而完全，4~6 小时血药浓度达峰，主要分布于肾脏、肺、肝脏、脾脏等。消除缓慢，血浆半衰期 80~95 小时，服药 1 次有效血药浓度可维持约 2 周。可经乳汁分泌，其代谢物经尿液排泄。

药理作用和临床应用：能杀灭各种疟原虫红细胞外期速发型子孢子发育、繁殖而成的裂殖体，

用于病因性预防。其作用持久，服药 1 次，可维持 1 周以上。对红细胞内期疟原虫仅能抑制未成熟的裂殖体，对已发育成熟的裂殖体则无效，常需在用药后第二个无性增殖期才能发挥作用，故控制临床症状起效缓慢。不能直接杀灭配子体，但含药血液随配子体被按蚊吸食后，能阻止疟原虫在蚊体内的发育，起阻断传播的作用。

作用机制：疟原虫不能利用环境中的叶酸和四氢叶酸，必须自身合成叶酸并还原成四氢叶酸，才能在合成核酸的过程中被利用。乙胺嘧啶与二氢叶酸还原酶分子镶合性结合，抑制二氢叶酸还原酶活性，可阻止二氢叶酸转变为四氢叶酸，阻碍核酸的合成，从而抑制疟原虫的繁殖。

不良反应：治疗剂量毒性小，偶可致皮疹、血细胞减少。长期大剂量服用可能干扰人体叶酸代谢，引起巨细胞性贫血，及时停药或用甲酰四氢叶酸治疗可恢复。过量急性中毒表现为恶心、呕吐、发热、发绀、惊厥，甚至死亡。

禁忌证：动物实验发现有致畸作用，孕妇禁用。

药物相互作用：与磺胺类药物、砜类或甲氧苄啶合用，可增强其抗疟的预防效果并延缓耐药性的发生，但也可导致巨幼细胞贫血或全血细胞减少。

用药注意事项：意识障碍者、葡萄糖-6-磷酸脱氢酶缺乏者、巨细胞性贫血患者、肾功能不良者慎用。大剂量治疗时每周应检测 2 次白细胞和血小板计数。

（胡长平）

kàng'āmǐbābìngyào

抗阿米巴病药 （antiamoebic drugs）

能杀灭阿米巴滋养体，用于治疗阿米巴病的药物。阿米巴病由溶组织内阿米巴原虫（*Entamoeba histolytica*）感染所引起。溶组织内阿米巴存在包囊和滋养体两个发育时期。包囊是其传播的根源，人体经消化道感染阿米巴包囊，在肠腔内脱囊并迅速分裂成小滋养体，寄居在回盲部，与细菌共生。在宿主环境不适时，滋养体转变为包囊，随粪便排出体外，形成重要的传染源。滋养体为致病因子，小滋养体侵入肠壁组织，发育成大滋养体，破坏肠壁黏膜和黏膜下层组织，引起肠阿米巴病。滋养体也可随肠壁血液或淋巴迁移至肠外组织（肝、肺、脑等），引起肠外阿米巴病。肠内感染可表现为急、慢性阿米巴痢疾，肠外感染则以阿米巴肝脓肿常见。已有的抗阿米巴病药物主要作用于滋养体，而对包囊无直接作用。

研发简史 阿米巴病临床常见阿米巴痢疾，又称肠阿米巴病，是由致病性溶组织内阿米巴原虫侵入结肠壁后所致的以痢疾症状为主的消化道传染病。阿米巴痢疾分布遍及全球，以热带和亚热带地区多见，呈稳定的地方性流行，感染率与社会经济水平、卫生条件、人口密度等有关。夏秋季发病较多，多呈散发性。中国古代医书《伤寒论》《内经素问》《诸病源候论》早就记载有"下痢""疫痢""赤痢"等症，其中就包括阿米巴病。1875 年，俄国外科医师菲德·勒施（Feder Losch）在一位农民痢疾患者的粪便和大肠肠壁的溃疡中发现了可以运动的、形状不规则的、含有人体红细胞的原虫。后来，人们就将这种原虫定名为"阿米巴"，全名又称"溶组织内阿米巴"。已有 9 个不同种属的阿米巴原虫被先后发现，易感动物达 30 多种。

该类原虫多寄生于人和动物的肠道和肝脏，以滋养体形式侵袭机体，引发阿米巴痢疾或肝脓肿。迪斯帕内阿米巴（*Entamoeba dispar*）与溶组织内阿米巴原虫在形态上非常相似，但无致病性。为了减少药物滥用引起的耐药性，对于无症状的阿米巴病患者在用药前一定要进行正确的病原学诊断。对于迪斯帕内阿米巴原虫携带者不宜使用抗阿米巴病药。

1912 年伦纳德·罗杰斯（Leonard Rogers）首先使用依米丁（emetine）治疗阿米巴病，随后发现喹碘方（chiniofon）、卡巴砷（carbarsone）、氯喹（choroquine）、米帕林（alebrine）、泛喹酮（phanquinone）、巴龙霉素（paromomycin）等也有抗阿米巴作用，相继应用于临床。20 世纪 80 年代，开始使用美舒方（mexaforme）、肠用慰欧方（enteroviofome）、滴比露（tibeval）、大蒜（allium）、白头翁、鸦胆子、甲硝唑及其衍生物以及二氯尼特等药物治疗阿米巴病。由于一些药物毒副作用大，过敏反应强，易产生耐药性，疗程长，价格昂贵，因而没能广泛应用于临床或已被淘汰。甲硝唑对肠内、肠外阿米巴滋养体有强大杀灭作用，疗效好、毒副作用小，廉价安全，使用方便，且具抗厌氧菌作用，是治疗阿米巴病的首选药物。二氯尼特是最有效的肃清包囊药，可根治和预防阿米巴病复发。

分类和作用特点 ①作用于肠内、外阿米巴病的药物。该类药物对肠内、肠外阿米巴滋养体有强大杀灭作用，因此可用于肠内、外阿米巴病的治疗，但由于在肠腔内的药物浓度低，对肠腔内阿米巴滋养体无效，为了根治阿米巴病，需合用作用于肠内阿米巴病的药物。依米丁和去氢依米丁曾是治疗肠内、外阿米巴病的主要药物，由于毒副作用大，已在临床限制使用。甲硝唑是治疗肠内、外阿米巴病的首选药物。甲硝唑的同类药物包括替硝唑（tinidazole）、尼莫唑（nimorazole）、奥硝唑（ornidazole）、塞克硝唑（secnidazole）等。②作用于肠内阿米巴病的药物。该类药物可直接杀灭阿米巴小滋养体，从而间接肃清包囊，对包囊无直接杀灭作用，包括二氯尼特、卤化喹啉类药物和巴龙霉素。③作用于肠腔外阿米巴病的药物。主要是指氯喹，其对肝内阿米巴滋养体有杀灭作用。

合理应用 ①无症状排包囊者，首选二氯尼特，次选巴龙霉素。②轻中度阿米巴痢疾，甲硝唑加二氯尼特或巴龙霉素。③急性阿米巴痢疾，甲硝唑加二氯尼特，病重不能口服者可静脉滴注甲硝唑，甲硝唑禁用者可用依米丁治疗。④肠外阿米巴病，阿米巴肝脓肿、脑阿米巴病或其他肠外阿米巴病首选甲硝唑加二氯尼特。

（胡长平）

yīmǐdīng

依米丁（emetine） 茜草科吐根属植物提取的异喹啉生物碱。又名吐根碱。去氢依米丁（dehydroemetine）为其衍生物，药理作用相似，毒性略低。

体内过程：依米丁和去氢依米丁口服引起强烈恶心、呕吐，只能深部肌内注射。吸收良好，主要分布于肝脏、肾脏、脾脏和肺，以肝脏内浓度最高，在肠壁中分布少。经肾脏缓慢排泄，停药1~2月后仍可在尿中检出，连续用药可引起蓄积中毒。

药理作用和临床应用：依米丁和去氢依米丁对溶组织内阿米巴滋养体均有直接杀灭作用，可用于治疗急性阿米巴痢疾与阿米巴肝脓肿，能迅速控制临床症状。因毒性大，仅限于甲硝唑治疗无效或禁用者。对肠腔内阿米巴滋养体无效，不适用于症状轻微的慢性阿米巴痢疾及无症状的阿米巴包囊携带者。

作用机制：抑制肽酰基tRNA的移位，从而抑制肽链的延伸，阻碍蛋白质合成，干扰滋养体的分裂与繁殖。

不良反应：依米丁和去氢依米丁的选择性均低，也能抑制真核细胞蛋白质的合成，且易蓄积，毒性大。不良反应有：①心脏毒性，常表现为心前区疼痛、心动过速、低血压、心律失常，甚至心力衰竭；心电图改变表现为T波低平或倒置，Q-T间期延长。②神经肌肉阻断作用，表现为肌无力、疼痛、震颤等。③局部刺激，注射部位可出现肌痛、硬结或坏死。④胃肠道反应，恶心、呕吐、腹泻等。

禁忌证：孕妇、儿童和有心、肝、肾疾病者禁用。

用药注意事项：因为有心脏毒性，治疗应在医生监护下进行。

（胡长平）

èrlǜnítè

二氯尼特（diloxanide） 二氯乙酰胺类衍生物，通常用其糠酸酯（diloxanide furoate），是21世纪初最有效的抗阿米巴病肃清包囊药。

体内过程：口服吸收迅速，约1小时血药浓度达峰值，在6小时内降到低水平。60%~90%的药物经尿液排泄，仅4%~9%由粪便中排出，但有足够的药量达到肠腔内，以清除肠腔内的阿米巴原虫。在组织包括肠黏内的药物浓度低于有效浓度，不能杀灭组织内的阿米巴原虫。

药理作用和临床应用：可直接杀灭阿米巴小滋养体，从而间接肃清包囊，对包囊无直接杀灭作用。单用对无症状的排包囊者有效，也可用于治疗慢性阿米巴痢疾。单用对急性阿米巴痢疾疗效差，用甲硝唑控制症状后，再用二氯尼特可直接杀灭小滋养体从而肃清肠腔内包囊，可有效防止复发。对肠外阿米巴病无效。

不良反应和禁忌证：不良反应轻微，可有轻度胃肠胀气、恶心、呕吐和腹泻，偶可致瘙痒和皮疹等。大剂量时可致流产，但无致畸作用，孕妇的治疗宜推迟到孕期3个月以后。

（胡长平）

bālóngméisù

巴龙霉素（paromomycin） 用于抗阿米巴病的氨基苷类抗生素。与新霉素和卡那霉素（与30S核糖体亚基结合）具有相同的作用机制，具有相同的抗菌谱。

体内过程：口服基本不吸收，肠道浓度高。

药理作用和临床应用：巴龙霉素抑制蛋白质合成，直接杀灭阿米巴滋养体；间接作用为抑制肠内阿米巴共生菌，影响阿米巴生存与繁殖。临床用于治疗急性阿米巴痢疾。与甲硝唑合用，也可用于治疗阿米巴肝脓肿。患者禁用甲硝唑或甲硝唑耐药时，也可用于治疗贾第鞭毛虫病。

不良反应：口服时不良反应很少，包括腹痛和痉挛、上腹部疼痛、恶心呕吐、脂肪痢疾和腹泻。偶有皮疹和头痛。

用药注意事项：毒性大，不作全身用药。肌内注射吸收好，毒性很强，可造成肾脏和听神经损害。

（胡长平）

shuāngdiǎnkuílín

双碘喹啉（diiodohydroxyquino-line） 卤化喹啉类抗阿米巴病药，为8-羟基喹啉类的衍生物。同类抗阿米巴病药物还包括喹碘方（chiniofon）和氯碘羟喹（clioquinol）。

体内过程：口服仅小部分经肠黏膜吸收，绝大部分直接由粪便排出，在肠腔内可在较高浓度。在组织器官中分布较少，进入血液中的药物大部分以原形经尿排泄，小部分分解释放出碘。

药理作用和临床应用：可直接杀灭肠腔内阿米巴滋养体，对包囊无效。曾广泛用作肠腔内抗阿米巴病药，用于治疗轻症阿米巴痢疾或无症状的阿米巴包囊携带者，急性阿米巴痢疾宜与甲硝唑合用，对肠外阿米巴病无效。

作用机制：具有广谱抗微生物作用，可能通过抑制虫体内酶活性和肠内共生菌丛，从而抑制阿米巴原虫的分裂和繁殖。

不良反应和禁忌证：不良反应有恶心、腹泻，大剂量可引起肝功能减退等。喹碘方疗效较差，已少用。氯碘羟喹在日本曾见引起亚急性脊髓-视神经病，可致视神经萎缩和失明，许多国家已禁止或限制其使用。碘过敏者、甲状腺肿大以及严重肝、肾功能不全患者禁用。

用药注意事项：重复治疗需间隔15~20日。在治疗期间可使血清蛋白结合碘的水平增高，能干扰某些甲状腺功能试验。

（胡长平）

kàngdīchóngbìngyào

抗滴虫病药（antitrichomonals）

用于治疗阴道毛滴虫所引起的阴道炎、尿道炎和前列腺炎的药物。阴道毛滴虫（trichomonas vaginalis）是寄生在人体阴道和泌尿道的鞭毛虫，主要引起的滴虫性阴道炎、尿道炎和前列腺炎是以性传播为主的一种传染病。

甲硝唑是治疗滴虫病最有效的药物，因效果显著而被称为灭滴灵，并且简便、经济、安全，适合集体治疗。甲硝唑口服剂量即可杀死精液及尿液中阴道毛滴虫，但不影响阴道内正常菌群的生长，对感染阴道毛滴虫的男女患者均有较高的治愈率。也可口服其同类药物如替硝唑、尼莫唑、奥硝唑、塞克硝唑等。

乙酰胂胺为五价胂剂，能直接杀灭滴虫。偶遇耐甲硝唑株滴虫感染时，可考虑改用乙酰胂胺局部给药。

阴道毛滴虫也可寄生于男性尿道，应性伴侣同时治疗，以保证疗效。治疗过程中也必须注意个人卫生，每日洗换内裤，消毒洗具。

（胡长平）

yǐxiānshèn'àn

乙酰胂胺（acetarsol） 五价胂剂，属于抗滴虫病药。药理作用和临床应用：能直接杀灭阴道毛滴虫，但毒性大，且在体内蓄积，故已较少口服应用。偶遇耐甲硝唑株滴虫感染时，可考虑改用乙酰胂胺阴道局部给药。不良反应：局部用药刺激性较大，可使阴道分泌物增多。用药注意事项：月经期间忌用。用药期间禁止性交。

（胡长平）

kàngxuèxīchóngbìngyào

抗血吸虫病药（anti-schistoso-miasis drugs） 能杀灭血吸成虫或童虫，杜绝虫卵产生，从而治疗血吸虫病的药物。通过这类药物治疗不仅可使患者健康恢复还可消除传染源。血吸虫病是继疟疾之后的全球第二大寄生虫病，全球至少有76个国家发现血吸虫，主要分布在非洲、南美洲和亚洲，约有2亿多人感染，每年估计有20万人死于血吸虫病。血吸虫有日本血吸虫、曼氏血吸虫、埃及血吸虫等。在中国流行的血吸虫病是日本血吸虫所致，1846年藤田首次在日本山梨县甲府市发现此病，故名日本血吸虫病；疫区曾分布于中国长江流域和长江以南13个省、直辖市、自治区。截至2019年，湖南、湖北、江西、安徽、江苏、四川和云南等7省尚未达到传播控制标准，疫情最重的是湖南省岳阳市和湖北省荆州市。

研发简史：血吸虫病严重危害人类健康，药物治疗是消灭该病的重要措施之一。自1918年克里斯托弗森（J. B. Christopherson）开创了用酒石酸锑钾治疗埃及血吸虫病以来，因其杀虫效果佳、疗效稳定，在血吸虫病防治工作中曾被广泛使用。然而，由于锑剂对心脏与肝脏的毒副作用大、疗程长、必须静脉注射等缺点，已被淘汰。此后的50年，先后又发展了硫杂蒽酮类化合物、奥沙尼喹、尼立达唑、硝基呋喃类化合物、六氯对二甲苯、美曲膦酯和奥替普拉等非锑剂药物。1972年，联邦德国伊默克（E. Merch）和拜耳（Bayer）药厂合成了一种杂环异喹啉嗪衍生物吡喹酮。1975年合成的广谱抗蠕虫药硝硫氰胺对日本血吸虫病也有较好的治疗效果。中国学者于20世纪80年代以来发现青蒿素及其衍生物也具有抗日本血吸虫作用，可用于预防和早期治疗血吸虫病。

分类和作用特点：吡喹酮具有高效、低毒、疗程短、口服有效等优点，开创了血吸虫病药物治疗的新阶段，是治疗血吸虫病的首选药物。硝硫氰胺属于广谱抗蠕虫药，对日本血吸虫病也有较好的治疗效果。青蒿素衍生物蒿甲醚和青蒿琥酯对血吸虫童虫，特别是对 5~21 日虫龄的童虫有明显杀灭作用，在雌虫产卵前将其杀死，可保护宿主免受虫卵所致免疫反应损伤，可用于预防和早期治疗血吸虫病。

(胡长平)

bǐkuítóng

吡喹酮（praziquantel；pyquiton）

人工合成的吡嗪异喹啉衍生物，是广谱抗血吸虫病药和驱绦虫药。

体内过程 口服吸收迅速，1~3 小时血药浓度达峰值。首过消除明显，生物利用度低。原药血浆蛋白结合率达 80%，主要分布于肝、脾等组织，可通过血脑屏障，但脑脊液中浓度低，为血浆浓度的 15%~20%。消除半衰期为 0.8~1.5 小时，血中代谢物浓度高于原药 100 余倍。在严重肝脏疾病（包括肝、脾血吸虫病）患者中，消除半衰期明显延长，可达 4~6 小时，24 小时内吡喹酮口服量的 70% 以羟化代谢物形式从尿排泄，余下大部分被肝脏代谢后从胆汁排泄。亦可随乳汁排泄。

药理作用和临床应用 对各种血吸虫的成虫有显著的杀灭作用，对童虫也有作用，但是作用较弱。对其他吸虫如华支睾吸虫、姜片吸虫、肺吸虫也有显著杀灭作用，对各种绦虫感染和其幼虫引起的囊虫症、包虫病也都有不同程度的疗效。可治疗各型血吸虫病，适用于慢性、急性、晚期及有合并症的血吸虫病患者。也可用于肝脏华支睾吸虫病、肠吸虫病（如姜片虫病、异形吸虫病、横川后殖吸虫病等）、肺吸虫病等的治疗。

作用机制 在体外实验中，吡喹酮能为血吸虫迅速摄取。在最低有效浓度（0.2~1.0 μg/ml）时，可使虫体兴奋、收缩和痉挛。略高浓度时，则可使血吸虫体被形成空泡和破溃，粒细胞和吞噬细胞浸润，终至虫体死亡。整体动物实验结果表明，用药后数分钟内，肠系膜静脉内 95% 的血吸虫向肝转移，并在肝内死亡。吡喹酮的上述作用可能与其可增加虫体体被对 Ca^{2+} 的通透性，干扰虫体内 Ca^{2+} 平衡有密切关系。除去培养液中的 Ca^{2+} 或加入 Mg^{2+}，则可取消上述作用。由于虫体发生痉挛性麻痹，使其不能附着于血管壁，被血流冲入肝，即出现肝移。在肝内由于失去完整体被的保护，更易被吞噬细胞所消灭。吡喹酮损伤虫体表膜也可引起一系列生化变化，如谷胱甘肽 S-转移酶、碱性磷酸酶活性降低，抑制葡萄糖的摄取、转运等。吡喹酮的作用有高度选择性，对哺乳动物细胞膜则无上述作用。

不良反应和禁忌证 不良反应少且短暂。口服后可出现腹部不适、腹痛、腹泻、头痛、眩晕、嗜睡等。偶见发热、瘙痒、荨麻疹、关节痛、肌痛等，与虫体杀死后释放异体蛋白有关。少数出现心悸、胸闷等变化，心电图显示 T 波改变和期外收缩，偶见室上性心动过速、心房纤颤。少数病例可出现一过性转氨酶升高。偶可诱发精神失常、消化道出血。未发现该药有致突变、致畸和致癌作用，但大剂量时可使大鼠流产率增高，因而孕妇宜禁用。禁止与强效的细胞色素 P450 诱导药合用，如利福平。

用药注意事项 严重心、肝、肾病患者，有精神病史者和哺乳期妇女慎用。吡喹酮宜吞服，不宜嚼碎。合并眼囊虫病时，须先行手术摘除虫体，而后进行药物治疗。脑囊虫病患者需住院治疗，并辅以防治脑水肿和降低颅内压（使用地塞米松和脱水药）或防治癫痫持续状态的治疗措施，以防发生意外。服药期间避免驾车和高空作业。4 岁以下儿童用药安全性未确定。

(胡长平)

xiāoliúqíng'àn

硝硫氰胺（amoscanate）

二苯胺异硫氰酯类化合物，是一种抗血吸虫病药。

体内过程： 口服吸收快，2 小时后血药浓度达峰值，在组织中分布广泛。主要由胃肠道排出，24 小时粪中排出量为摄入量的 65.6%。尿中排出量甚微，主要为葡萄糖醛酸结合物。

药理作用和临床应用： 硝硫氰胺对血吸虫成虫有杀灭作用，麻醉虫体吸盘和体肌，给药后第 2 日可见虫体全部肝移。硝硫氰胺可干扰虫体三羧酸循环，致虫体缺乏能量供应，在肝内逐渐死亡。对童虫作用较成虫弱，较大剂量才能阻止童虫发育为成虫。对成熟虫卵无抑制或杀灭作用。适用于各型血吸虫病包括脑型血吸虫病。

不良反应： 以神经系统和消化系统反应为主，反应轻重与剂量、疗程、年龄、性别有关。神经系统反应为头昏、头痛、记忆力减退、共济失调等，一般出现于治疗开始的第 2~3 日，持续 3~7 日消失，一般不影响治疗。其次为消化系统反应，约有 30%~50% 患者出现转氨酶升高，8%~12% 患者可出现黄疸，一般出现于治疗后 7~15 日，肝活检提示肝内淤胆。此外，尚有发热、皮疹等副反应。

禁忌证： 精神病患者绝对禁用。妊娠、哺乳期妇女禁用。有功能眩晕史（如癔症、神经衰弱）者相对禁用。

（胡长平）

kàngsīchóngbìngyào

抗丝虫病药（anthelmintic drugs）

治疗由寄生于淋巴系统的丝虫引起的疾病的药物。已知寄生在人体的丝虫共 8 种，在中国流行的主要是班氏丝虫（Wuchereria bancrofti）和马来丝虫（brugia malayi）两种，前者主要由库蚊传播，后者由中华按蚊传播。两者生活史相似，主要寄生于淋巴系统，早期表现为淋巴管炎和淋巴结炎，晚期出现淋巴管阻塞症状。

乙胺嗪为 20 世纪 40 年代发现的有效抗丝虫病药，兼有杀微丝蚴和成虫的作用，为较常用的药物。20 世纪 70 年代中国研制的呋喃嘧酮（furapyrimidone），其治疗班氏丝虫病的疗效优于乙胺嗪，治疗马来丝虫病的疗效与乙胺嗪相似，可引起变态反应，大剂量引起肝脏毒性。20 世纪 90 年代，伊维菌素可用于治疗人盘尾丝虫病，对班氏丝虫病也有一定疗效。

（胡长平）

yǐ'ànqín

乙胺嗪（diethylcarbamazine）

哌嗪衍生物，其枸橼盐称海群生（hetrazan），是抗丝虫病药。

体内过程：口服吸收迅速，1~2 小时血药浓度达峰值，消除半衰期为 8 小时。均匀分布各组织，大部分在体内氧化失活，30 小时内大部分原形药及代谢物经肾脏排泄，约 4%~5% 经肠排泄。反复给药无蓄积性，酸化尿液可促进其排泄。

药理作用和临床应用：对班氏丝虫、马来丝虫、罗阿丝虫的成虫和微丝蚴均有杀灭作用。治疗马来丝虫病的疗效优于班氏丝虫病。对盘尾丝虫的成虫无效。

因乙胺嗪对成虫作用弱，必须数年内反复用药才能治愈。

作用机制：在体外，对丝虫的微丝蚴和成虫并无直接杀灭作用，表明其杀虫作用依赖于宿主防御机制参与。能改变虫体肌细胞膜对离子的通透性，引起膜超极化，使微丝蚴弛缓性麻痹而脱离寄生部位，迅速"肝移"，并易被单核吞噬细胞系统拘捕。也可破坏微丝蚴表膜的完整性，暴露抗原，易遭宿主防御机制的破坏。对成虫杀灭作用的机制不清。

不良反应：药物本身引起的不良反应轻微，常见厌食、恶心、呕吐、头痛、乏力等，通常在几天内均可消失。但因成虫和微丝蚴死亡释出大量异体蛋白引起的过敏反应明显，表现为皮疹、淋巴结肿大、血管神经性水肿、畏寒、发热、哮喘、肌肉关节酸痛、心率加快以及胃肠功能紊乱等，用地塞米松可缓解症状。成虫死亡尚可引起局部淋巴结炎和淋巴管炎。

禁忌证：对乙胺嗪过敏者禁用。孕妇和哺乳期妇女禁用。肝脏病患者暂缓治疗。肾功能不全者慎用。

药物相互作用：与卡巴肿合用，可增强对成虫的杀灭作用。

用药注意事项：应用乙胺嗪前，宜先驱蛔虫，以免引进胆道蛔虫病。肾功能不全和持续碱性尿的患者宜适当减少剂量。

（胡长平）

yīwéijūnsù

伊维菌素（ivermectin）

放线菌所产生大环内酯阿维菌素 B$_1$ 的部分合成同类物，具有抗多种寄生虫作用。

体内过程：口服后，4 小时血药浓度达峰值，在肝脏和脂肪组织中浓度高，表观分布容积约

47L，血浆蛋白结合率达 93%。主要在肝脏经 CYP3A4 代谢，消除半衰期为 10~57 小时。原形药和代谢产物主要经粪便排泄，仅有 1%~2% 经尿液排泄。

药理作用和临床应用：对盘尾丝虫成虫无作用，可影响盘尾丝虫微丝蚴在雌虫子宫内的正常发育，并抑制微丝蚴从孕虫宫内释放，使皮肤和眼组织内微丝蚴快速而显著减少。也可使血中班氏丝虫微丝蚴快速转阴。与乙胺嗪比，疗效高，起效快。主要用于盘尾丝虫病。对粪类圆线虫、蛔虫、鞭虫及蛲虫感染也有很好的疗效，但对钩虫病疗效差。

作用机制：可能通过增强或直接激活谷氨酸门控 Cl$^-$ 通道，促进 Cl$^-$ 进入肌细胞，引起虫体肌肉松弛性麻痹而死亡。

不良反应：主要不良反应是微丝蚴死亡所致，表现为瘙痒、淋巴结肿痛等。偶见心动过速、低血压、虚脱、眩晕、头痛、肌痛、关节痛、乏力、腹泻、水肿等。常见白细胞减少、嗜酸性粒细胞增多。可出现血红蛋白增高、凝血酶原时间延长。也可出现视觉异常、眼睑水肿、前眼色素层炎、结膜炎、角膜炎、脉络膜视网膜炎或脉络膜炎，症状轻微，可自行缓解。

禁忌证：动物实验发现，大剂量有致畸作用，因此妊娠期妇女禁用。由于伊维菌素对中枢神经系统 γ-氨基丁酸（GABA）受体有影响，因此在血脑屏障受损的情况下禁止使用（如非洲锥虫病和脑膜炎）。在体重低于 15kg 的儿童或哺乳期妇女也禁用，主要是担心药物透过儿童未发育成熟的血脑屏障。

药物相互作用：与阿苯达唑合用，可增强对马来丝虫病和班

氏丝虫病的疗效。与左旋咪唑合用时，血浆伊维菌素水平升高。

用药注意事项：在乳汁中浓度较低，哺乳期妇女使用时应权衡利弊。对 5 岁以下儿童的安全性和有效性未确定，不推荐使用。粪类圆线虫病治疗期间，宜多次检查虫体感染是否彻底清除。对盘尾丝虫成虫无作用，因此对盘尾丝虫病宜持续治疗。过量使用时，可出现共济失调、呼吸缓慢、震颤、眼睑下垂、活动减少、呕吐、瞳孔散大等，宜进行药物中毒的常规处理。

(胡长平)

kàngchángrúchóngbìngyào

抗肠蠕虫病药（anti-helminthiasis drugs）

驱除或杀灭肠道蠕虫的药物。肠道蠕虫分为肠道线虫和绦虫两大类，肠道线虫包括蛔虫、蛲虫、钩虫和鞭虫等。在中国肠蠕虫病以肠道线虫感染最为普遍。随着高效、低毒、广谱抗肠蠕虫药的不断问世，使多数肠蠕虫病得到了有效治疗和控制。

抗肠蠕虫药的合理选用除根据药品的疗效、安全性外，还宜考虑药品的价格、来源，以及病情特点等因素。常用抗肠蠕虫药的选用见表 1。

(胡长平)

jiǎběndázuò

甲苯达唑（mebendazole）

苯并咪唑类衍生物，属于广谱驱肠虫药。

体内过程：服吸收量为 5%～10%，首过消除明显，生物利用度为 22%。血药浓度达峰时间为 2～5 小时。血浆蛋白结合率约 95%，在肝脏代谢生成极性强的羟基及 2-氨基代谢物，大部分通过胆汁由粪便排泄，5%～10% 随尿液排泄。未吸收部分在 24～48 小时内以原形从粪便排泄。健康人体内消除半衰期为 2.5～5.5 小时，肝功能不全者体内消除半衰期可长达 35 小时。

药理作用和临床应用：能杀灭蛔虫、钩虫、鞭虫、蛲虫的成虫和幼虫以及蛔虫和鞭虫的虫卵。对蛔虫、钩虫、蛲虫、鞭虫、绦虫和粪类圆线虫等肠道蠕虫均有效。用于治疗上述肠蠕虫单独感染或混合感染，显效缓慢，给药后数日才能将虫排尽。

作用机制：影响虫体多种生化代谢途径，与虫体 β-微管蛋白结合抑制微管聚集，从而抑制分泌颗粒转运和其他亚细胞器运动。对寄生虫 β-微管蛋白的亲和力远高于哺乳动物，是其对虫体具有选择性毒性的原因。可抑制虫体线粒体延胡索酸还原酶的活性，抑制葡萄糖的转运，并使氧化磷酸化脱偶联，减少 ATP 生成，抑制虫体生存、繁殖而死亡。

不良反应和禁忌证：不良反应少，驱虫后由于大量虫体排出

可引起短暂的腹痛和腹泻。大剂量偶见转氨酶升高、粒细胞减少、血尿、脱发等。极少数患者可引起脑炎综合征，多为迟发性反应，逐渐出现神经和精神方面的症状和体征。动物实验有胚胎毒性和致畸作用，孕妇禁用。肝、肾功能不全者禁用。2 岁以下儿童不宜使用。

药物相互作用：西咪替丁可减慢其代谢，增加其血药浓度；卡巴西平、苯妥英钠可加速其代谢，减低其效力。

用药注意事项：少数病例特别是蛔虫感染较重的患者服药后可引起蛔虫游走，造成腹痛或吐蛔虫，此时加用噻嘧啶等驱蛔虫药以避免上述情况发生；腹泻者因虫体与药物接触少，因此治愈率低，应在腹泻停止后服药；食物（特别是脂肪性食物）可以促进药物吸收。

(胡长平)

pàiqín

哌嗪（piperazine）

常用驱蛔虫药，临床常用其枸橼酸盐，称驱蛔灵。

体内过程：口服后胃肠道吸收迅速，一部分在体内代谢，其余部分随尿液排泄。排泄率个体差异较大。

药理作用和临床应用：对蛔虫、蛲虫具有较强的驱虫作用，对钩虫、鞭虫作用不明显。对虫体无刺激性，可减少虫体游走移行，主要用于驱除肠道蛔虫，治疗蛔虫所致的不完全性肠梗阻和早期胆道蛔虫。对蛲虫病有一定疗效，但用药时间长，已少用。

作用机制：体外实验证明，哌嗪能阻断乙酰胆碱对蛔虫肌肉的兴奋作用。能改变虫体肌细胞膜对离子的通透性，引起膜超极化，导致虫体弛缓性麻痹，虫体

表 1　肠蠕虫病治疗药物的选择

	首选药物	次选药物
蛔虫感染	甲苯达唑、阿苯达唑	噻嘧啶、哌嗪、左旋咪唑
蛲虫感染	甲苯达唑、阿苯达唑	噻嘧啶、哌嗪、恩波吡维铵
钩虫感染	甲苯达唑、阿苯达唑	噻嘧啶
鞭虫感染	甲苯达唑	
绦虫感染	吡喹酮	氯硝柳胺
囊虫病	吡喹酮、阿苯达唑	
包虫病	阿苯达唑	吡喹酮、甲苯达唑

随粪便排出体外；也能抑制琥珀酸合成，干扰虫体糖代谢，使肌肉收缩的能量供应受阻。

不良反应和禁忌证：不良反应轻，大剂量时可出现恶心、呕吐、腹泻、上腹部不适等，甚至可见神经症状如嗜睡、眩晕、眼球震颤、共济失调、肌肉痉挛等。动物实验有致畸作用，孕妇禁用。有肝肾功能不良和神经系统疾病者禁用。

药物相互作用：与噻嘧啶有拮抗作用，不宜合用；合用氯丙嗪可引起抽搐；与亚硝酸盐合用可在胃内转变为具有致癌性的 N, N-二硝基哌嗪或 N-单硝基哌嗪。

用药注意事项：用药前应纠正营养不良和贫血；便秘者用药时可加服泻药；可影响血清尿酸检测结果，使数值降低；对骨髓白细胞有分裂活性。

（胡长平）

zuǒxuánmīzuò

左旋咪唑（levamisole） 四咪唑的左旋异构体。是一种广谱驱虫药。

体内过程：口服后 2~4 小时血药浓度达峰值。主要在肝内代谢，原形经肾排泄的药量低于 5%；代谢物可自尿、粪便及呼吸道迅速排泄，也可经乳汁分泌。原药及其代谢产物的消除半衰期分别为 4 小时和 16 小时。

药理作用和临床应用：对多种线虫有杀灭作用，其中对蛔虫的作用较强。可用于治疗蛔虫、钩虫、蛲虫和粪类圆线虫感染，对丝虫病和囊虫病也有一定疗效。单剂量有效率高，可用于集体治疗。

作用机制：抑制虫体琥珀酸脱氢酶活性，阻止延胡索酸还原为琥珀酸，减少能量生成；具有拟胆碱作用，对 L 亚型烟碱受体

有激动作用，使虫体肌肉去极化而收缩痉挛性麻痹，失去附着能力而排出体外。

不良反应和禁忌证：治疗剂量偶有恶心、呕吐、腹痛、头晕等症状。大剂量或多次用药，个别病例出现血小板减少、粒细胞减少、肝功能减退等不良反应。严重的不良反应为脱髓鞘脑病，表现为嗜睡、意识模糊、定向力障碍、昏迷、表情淡漠、认识障碍、记忆力下降、口齿不清、共济失调、肢体感觉异常、瘫痪等神经精神症状，机制未明，可能是其毒性或免疫介导反应的结果。可用激素治疗，能改善症状和体征。妊娠早期及肝肾功能不全者禁用。

药物相互作用：与噻嘧啶合用治疗严重钩虫感染；与恩波吡维铵合用治疗肠线虫感染；与乙嗪胺先后序贯使用治疗丝虫感染。使华法林代谢减少，合用华法林可增加出血风险。

（胡长平）

sāimìdìng

噻嘧啶（pyrantel） 人工合成四氢嘧啶衍生物。为广谱抗肠蠕虫药，临床上常用其枸橼酸盐，称驱虫灵。

体内过程：口服吸收少，血浆药物浓度达峰时间为 1~3 小时，大约 7% 以原形或代谢物经尿液排泄，50% 以上的药物自粪便排泄。

药理作用和临床应用：对钩虫、绦虫、蛲虫、蛔虫等均有抑制作用，用于蛔虫、钩虫、蛲虫单独或混合感染，常与另一种抗肠蠕虫药奥克太尔（oxantel）合用可增强疗效。

作用机制：具有去极化神经肌肉阻滞作用，有明显的烟碱样活性，使虫体痉挛；同时能持久

抑制虫体胆碱酯酶，使神经肌肉接头处乙酰胆碱堆积，神经肌肉兴奋性增强，肌张力增高，随后虫体痉挛性麻痹，不能附壁而排出体外。噻嘧啶对 L 亚型烟碱受体有激动作用，而奥克太尔对 N 亚型烟碱受体有激动作用，因此两药合用可增强疗效。

不良反应和禁忌证：治疗剂量时不良反应较少，偶有发热、头痛、皮疹和腹部不适。少数患者出现血清转氨酶升高，故肝功能不全者慎用。孕妇及 2 岁以下儿童禁用。

药物相互作用：噻嘧啶与阿苯达唑合用，可增强驱虫效果，并避免用药后因虫体移动而造成的吐虫、腹痛、胆道蛔虫症等不良反应；与哌嗪有拮抗作用，故不宜合用。

用药注意事项：冠心病、严重溃疡病患者慎用；营养不良、贫血的患者应先给予支持治疗，然后再用。

（胡长平）

ēnbōbǐwéi'àn

恩波吡维胺（pyrvinium embonate） 青铵染料，为蛲虫单一感染首选治疗药物。又称扑蛲灵。

体内过程：口服不吸收，胃肠道药物浓度高，全部随粪便排泄。

药理作用和临床应用：具有杀蛲虫作用，首选用于蛲虫单一感染的治疗。

作用机制：选择性干扰虫体呼吸酶系统，抑制虫体需氧代谢，减少能量生成，并阻碍虫体对葡萄糖的吸收，导致虫体逐渐衰弱和死亡。

不良反应与用药注意事项：不良反应少，仅见恶心、呕吐、腹痛、腹泻、荨麻疹等。服药后粪便呈红色，需事先告知患者。

胃肠道有炎症时不宜服用，以免吸收而造成严重反应。

（胡长平）

lǜxiāoliǔ'àn

氯硝柳胺（niclosamide） 水杨酰胺类衍生物。又称灭绦灵。是广谱驱绦虫药。

体内过程：口服不易吸收，胃肠道药物浓度高，主要随粪便排泄。

药理作用和临床应用：口服不易吸收，在肠中保持较高浓度。对多种绦虫成虫有杀灭作用，对牛肉绦虫、猪肉绦虫、鱼绦虫、阔节裂头绦虫、短膜壳绦虫感染均有效。对钉螺和日本血吸虫尾蚴亦有杀灭作用，可防止血吸虫传播。对虫卵无效。

作用机制：抑制虫体细胞内线粒体氧化磷酸化过程，减少能量物质 ATP 生成，阻碍葡萄糖吸收，使绦虫的头节和邻近节片变质，虫体从肠壁脱落随粪便排出体外。

不良反应：不良反应少，仅见胃肠不适、腹痛、头晕、乏力、皮肤瘙痒等。

禁忌证：妊娠期及哺乳期妇女禁用。

用药注意事项：绦虫死亡节片易被肠腔内蛋白酶消化分解，释放出虫卵，有致囊虫病的危险，故在服用氯硝柳胺前先服镇吐药，服用氯硝柳胺 2 小时后再服用硫酸镁导泻，促进虫卵排泄。

（胡长平）

kàngzhǒngliú yàowù yàolǐ

抗肿瘤药物药理（pharmacology of oncology） 研究抗肿瘤药物与机体相互作用及其规律和作用机制的药理学分支学科。主要研究抗肿瘤药物的药理作用机制、药物代谢动力学、药物效应动力学、药物毒理及药物筛选等

内容。肿瘤在医学上是指细胞的异常病变，这种病变使机体部分细胞有不受控制的增生，许多时会集结成为肿块，肿瘤分为良性肿瘤、恶性肿瘤。抗肿瘤药物则是指可以阻止和抑制肿瘤发生发展的化合物（化学治疗药物）、生物制剂等。

肿瘤疾病及药物治疗进展
希腊学者希波克拉底曾经描述过一些肿瘤的症状，他把良性肿瘤称为膨胀、肿块，恶性肿瘤则称"cancer"意为螃蟹或小龙虾。这样的命名可能来自于恶性肿瘤的表面形状：恶性肿瘤通常有一个坚实的中心，然后向周边伸出一些分支，就像螃蟹的形状。而治疗的方式也是根据其所提出的人类健康是由 4 种体液（黑胆汁、黄胆汁、血液、痰）所达成平衡的理论来进行（体液学说）。根据患者的 4 种体液平衡状态不同，有饮食、放血、使用泻药等治疗方法。而在中国早在唐代就在《千金方》和《外台秘要》中记载了各种治疗肿瘤的方药。

18 世纪，外科医生们开始采用手术切除方法治疗肿瘤；19 世纪随着居里夫妇发现放射性元素，放射线治疗肿瘤的方法逐步建成；20 世纪中叶，肿瘤治疗的第三大疗法——化学药物治疗法逐渐浮出水面。1946 年，美国药理学家阿尔弗雷德·吉尔曼（Alfred Gilman）和路易·桑福德·古德曼（Louis Sanford Goodman）报道用氮芥治疗淋巴瘤，受到学术界的关注，被认为是近代肿瘤化学药物治疗的开端。但氮芥、甲氨蝶呤、巯嘌呤在当时只用于治疗血液肿瘤，疗效十分有限。1957 年，美国化学家阿诺德·M·塞利格曼（Arnold M. Seligman）合成环磷酰胺，美国化学家罗伯特·杜

辛斯基（Robert Duschinsky）合成氟尿嘧啶，这些合成药物在肿瘤的临床治疗中取得了成功，对多种实体瘤具有一定的疗效，自此肿瘤化疗药物受到广泛关注。虽然后来的研究证实，这些药物的作用机制与最初的设想不完全相符，但这都是基于一定理论进行的初步探索，因此被认为是抗肿瘤药物研发的一个里程碑。

20 世纪 70 年代初发现的顺铂和阿霉素（多柔比星）是肿瘤药物治疗的又一个里程碑。由于它们的适应证更广、疗效更好，到 21 世纪初仍然是肿瘤治疗的一线药物。使用这些药物治疗睾丸肿瘤、滋养叶细胞肿瘤和儿童白血病可取得较好疗效，甚至根治。虽然这些药物还不能治愈多数晚期肿瘤患者，但根治的概念已被普遍接受，而且成为指导临床治疗取得成功的原则之一。

20 世纪 90 年代，几种全新作用机制的肿瘤治疗药物进入临床，其中最重要的是微管蛋白解聚抑制药紫杉醇类和拓扑异构酶 I 抑制药喜树碱类衍生物，以及诱导肿瘤细胞分化的维 A 酸类化合物，它们将抗肿瘤药物的开发和药理研究带入了一个新时期。其中，紫杉醇是红豆杉属植物中的一种代谢产物，它可以结合到细胞正在形成的骨架，不仅可以促进微管聚合，还可稳定已聚合的微管。细胞中微管大量积累后就会干扰细胞的各种功能，使细胞分裂停滞于有丝分裂期。临床上紫杉醇单独或与多种药物联合可用于治疗卵巢癌、乳腺癌、非小细胞肺癌等多种肿瘤。

2000 年以后，靶向治疗药物逐渐成为抗肿瘤药物研究的热点和重点。2001 年开发的伊马替尼，是第一个批准上市的分子靶向抗

肿瘤药物。作为非受体酪氨酸激酶抑制药的代表药物，伊马替尼可以解除白血病细胞中的激酶 BCR-ABL 的持续活化状态，阻止其过度增殖，临床用于治疗慢性粒细胞性白血病、胃肠道间质瘤。随着靶向药物（作用于肿瘤的基因、受体、激酶等靶点的药物）的不断发展，药物疗效有了较大幅度提高，而且针对不同患者的个体化治疗方案也逐渐进入人们的视线。

随着分子生物学技术的飞速发展、对肿瘤的研究逐步深入，同时大规模快速筛选、组合化学、基因工程等先进技术的发明和应用加速了肿瘤治疗药物发现与开发的进程，肿瘤治疗药物的研发已进入一个崭新的时代。有研究发现，在恶性肿瘤细胞中，细胞周期、细胞凋亡、信号转导通路、血管生成、胞外基质相互作用等均处于调节失控状态。因此研究者逐渐将注意力转移到癌症病理进程中起关键作用的特异靶点上，致力于寻找高选择性靶点药物、细胞凋亡诱导药、信号转导阻断药、血管生成抑制药、放化疗保护药。这几类药物是抗癌药物发展的新方向。

多年来，伴随着肿瘤药物治疗，始终存在着肿瘤耐药的问题，无论是肿瘤化学治疗的多药耐药性产生，还是分子靶向药物治疗导致的基因位点突变，以及进入 21 世纪以来肿瘤免疫治疗药物出现的耐药，发生肿瘤耐药都是肿瘤药物治疗失败的主要原因之一。因此克服肿瘤耐药是抗肿瘤药物研究中亟待解决的难题。多药耐药性是肿瘤化疗治疗的主要障碍，其形成机制复杂，肿瘤细胞可通过不同途径导致多药耐药性的产生，同时，单个多药耐药性细胞可同时存在多种抗药性的机制，任何一种或多种机制联合作用均可导致多药耐药性产生。分子靶向药物尤其是单一靶点药物易产生基因位点突变，从而对原来靶点药物产生耐药。自 2010 年以来，随着肿瘤免疫治疗药物的较广泛应用，也出现了耐药现象，认为与靶外其他靶点的相对占优势有关。因此克服肿瘤耐药永远在路上。

药理研究　抗肿瘤药物药理作用机制的研究主要集中在细胞毒类抗肿瘤药、非细胞毒类抗肿瘤药、靶向治疗抗肿瘤药及生物治疗抗肿瘤药四大类上。首先要通过大规模在分子水平上的基于靶点和基于非靶点的药物筛选，筛选模型包括受体、酶和细胞水平的模型及实验动物模型，发现具有抗肿瘤的活性分子。其中整体动物病理筛选模型，如移植性肿瘤动物模型 Lewis 肺癌、S180 肉瘤、L1210 小鼠淋巴细胞白血病、患者来源的小鼠异体移植瘤等模型，以及抗肿瘤药物研究使用的裸鼠、人乙肝病毒转基因小鼠、细胞色素 P450 基因敲除小鼠、人源化的免疫哨卡检查点小鼠等，可以从整体水平上直观地反映出药物的治疗作用及不良反应。基于这些筛选模型和体内药效评价模型，发现的抗肿瘤药物既有天然产物，也有化学合成的小分子。另外，癌细胞生物学的研究也为抗肿瘤药物研究提供了许多新靶点和新思路，如 DNA 拓扑异构酶Ⅱ，在几乎所有真核生物中的 DNA 代谢过程中发挥着重要作用，肿瘤细胞具有快速增殖的特性，其 DNA 拓扑异构酶Ⅱ的含量远远高于正常体细胞，因此抑制该关键酶能起到阻止肿瘤细胞快速增殖，进而杀死肿瘤细胞的目的。因此该酶已成为抗肿瘤药物研究的重要靶点。同时，随着蛋白激酶三维结构的解析，蛋白激酶抑制剂已经是药物研发的主流靶点。随着肿瘤免疫治疗的兴起，针对肿瘤免疫耐受相关靶点开发的抗肿瘤药物大大改变了肿瘤药物治疗的观念，使患者带瘤长期生存成为可能。此外，以基因为靶点的反义寡核苷酸药物也是抗肿瘤新药研究的重要方向之一。已知的与肿瘤相关的基因有 500 多种，随着肿瘤发生分子机制研究的不断深入，一些与肿瘤相关的基因逐渐被发现，截至 2020 年，选择性的抗肿瘤反义寡核苷酸药物的靶点主要有：①癌基因类靶点，如 c-myc、c-myb、K-Ras、 c-fos、 p53/MDM2 等。②宿主基因类靶点，如多药耐药基因、细胞周期素、前胸腺素、T 淋巴细胞受体、表皮生长因子受体、蛋白激酶 C、蛋白激酶 A、RAS/RAF 激酶、DNA 甲基转移酶、核苷酸还原酶等。③细胞因子类靶点，如白介素 2、白介素 1α、白介素 β 等。有近 10 种反义寡核苷酸抗肿瘤药物已完成了实验研究，正在进行Ⅱ～Ⅲ期临床试验。

药物分类　根据药理作用机制的不同，可分为几类。

细胞毒类抗肿瘤药　肿瘤细胞一般会快速地分裂生长，因此细胞毒类药物一般通过多种药理机制干扰细胞的分裂和增殖，包括：①通过烷化 DNA 分子中的鸟嘌呤或腺嘌呤等，引起单链断裂，双螺旋链交联，因而改变 DNA 的结构进而损害其功能的药物，甲氨蝶呤、烷化剂、拓扑异构酶抑制剂都属于此类。②干扰和阻断 DNA 转录为 RNA 过程的药物，如放线菌素 D。③抑制肿瘤细胞蛋白的合成和功能的药物，如长春碱和紫杉醇类。这类药物对于肿瘤细胞和人体正常细胞的选择性不强，对生长较快的正常细胞（如造血细胞）、免疫细胞等也具有较强的杀伤，因此治疗时通常伴有明显的不良反应，包括血液系统、免疫系统、生殖系统、泌尿系统、肝肾等的毒性，此外还有致畸作用。

非细胞毒类抗肿瘤药　与细胞毒类抗肿瘤药的药理作用不同，此类抗肿瘤药物通过以下方式发挥疗效：①通过调节激素水平治疗相关肿瘤，如可以调节乳腺癌和前列腺癌的患者体内激素分泌情况和激素水平的药物，如他莫昔芬。②通过光化学反应杀死肿瘤细胞，如卟吩姆钠。③诱导低分化的肿瘤细胞再分化进行治疗，如维A酸。

靶向治疗抗肿瘤药　靶向治疗药物是基于肿瘤组织较为特异的生物学特性，作用于与肿瘤发生、发展密切相关的受体、信号传导系统、蛋白激酶等靶点，从而达到阻断肿瘤增殖、侵袭转移、血管生成、促进细胞凋亡等目的的一类药物，包括小分子药物和大分子生物药物。其中酪氨酸激酶抑制药就是通过特异性抑制激酶的活性，进而抑制肿瘤细胞增殖的药物，可分为受体型和非受体型。受体型酪氨酸激酶包括表皮生长因子受体（EGFR）、血管内皮细胞生长因子受体（VEGFR）、血小板衍生生长因子受体（PDGFR）等，它们的抑制药如吉非替尼、拉帕替尼、索拉菲尼、曲妥珠单抗；非受体型酪氨酸激酶包括融合蛋白 BCR-ABL、原癌基因 Src、Janus 激酶 JAK，抑制药如伊马替尼、达沙替尼、博舒替尼。

生物治疗抗肿瘤药　肿瘤生物治疗是一种新兴的、具有显著疗效的肿瘤治疗模式，包括肿瘤免疫治疗和肿瘤基因治疗。肿瘤免疫治疗是应用免疫学原理和方法，通过生物技术和生物制剂提高肿瘤细胞的免疫原性和对效应细胞杀伤的敏感性，激发和增强机体抗肿瘤免疫应答，近年来，肿瘤免疫哨卡细胞毒性 T 淋巴细胞抗原 4、程序性死亡受体和配基的单克隆抗体已应用于临床，取得了良好的治疗效果，同时，并应用免疫细胞和效应分子输注宿主体内，协同机体免疫系统从而达到治疗肿瘤的目的。肿瘤基因治疗是应用基因转移技术将外源基因导入体内，直接修复和纠正肿瘤相关基因的结构和功能缺陷，或间接通过增强宿主的防御机制和杀伤肿瘤能力，从而达到抑制和杀伤肿瘤细胞的治疗目的。80年代初，安德森（Anderson）首先将基因治疗应用于临床，1990年开始了世界上首例真正用于人类疾病的基因治疗，1 例因腺苷脱氨酶所致联合免疫缺陷的女孩经济因治疗而获救，且至今仍然健康地存活。这一工作把基因治疗从理论和动物实验真正地带入临床应用，开辟了基因治疗的新时代。中国基因治疗领域的研究工作开展得比较早，1991 年首例B 型血友病基因治疗临床试验获得成功，2004 年全球第一个基因治疗药物今又生在中国上市，标志着中国基因治疗产业开发已达到国际先进水平，基因治疗被认为是未来医药领域极具潜力的发展领域。

发展现状　抗肿瘤药物的发展战略有以下特点：①以占恶性肿瘤 90%以上的实体瘤为研究的主攻对象。②开始从天然产物中寻找具有抗肿瘤的活性成分。③针对肿瘤发生发展的机制寻找新的抗肿瘤分子作用靶点，如端粒酶、法尼基蛋白转移酶、表皮生长因子受体、血管生长因子受体、肿瘤癌基因和抑癌基因等。④大规模快速筛选，以发现具有抗肿瘤的活性分子，如美国国立肿瘤研究所于 1982 年建立的病因及化学预防部就组织了相当规模的癌症化学预防药的体内外筛选，每年可以筛选上万种化合物。⑤新技术的引入和应用，如组合化学、结构生物学、计算机辅助药物设计、基因工程、DNA 芯片、药物基因组学等新技术的引入与应用。⑥肿瘤免疫治疗药物研究，针对免疫哨卡开发单克隆抗体、融合蛋白和小分子免疫哨卡抑制药或激动药。

抗肿瘤药物研究开发工作使肿瘤化疗取得了有成效地进步，特别是使血液系统恶性肿瘤患者生存时间明显延长，如急性白血病患儿的生存期由 2~3 个月可延长到 5 年以上，一些晚期肿瘤患者的生存期也明显延长。2013 年以来，肿瘤免疫哨卡抑制药在肿瘤治疗中取得了突破性的进展，延长了肿瘤患者的生存期，提高了患者的生活质量。但占恶性肿瘤 90%以上的严重威胁人类生命健康的实体瘤，比如肺癌、肝癌、结肠癌及胰腺癌的治疗尚未达到满意的疗效，仍有半数肿瘤患者对治疗无反应或耐药而最终导致治疗失败，而且部分化学治疗药物还存在严重的不良反应。

（陈晓光）

xìbāodúlèi kàngzhŏngliúyào

细胞毒类抗肿瘤药（cytotocixity antitumor drug）　直接抑制或杀死肿瘤细胞的抗肿瘤药物。此类药物在杀死肿瘤细胞的同时，或多或少对正常细胞也有损伤作用，通常在药效剂量下就会导致不良反应的发生。恶性肿瘤是严重威胁人类健康的常见病、多发病，已经成为人类死亡的第二位原因。恶性肿瘤是机体正常细胞在各种外源因素（如物理性因素、化学性因素、致瘤性病毒和霉菌感染）与内源因素（如遗传素质、机体的免疫状态、体内激素失衡等）长期作用下所产生的增生和异常分化的新生物，具有增殖失控、浸润性生长和直接蔓延、淋巴或血行转移、种植转移等特点。治疗手段包括手术治疗、化学治疗、放射治疗、免疫治疗，其中应用细胞毒类抗肿瘤药进行的化学治疗是治疗恶性肿瘤的主要手段之一。

作用机制 细胞毒类抗肿瘤药通过影响核酸生物合成，直接破坏 DNA 影响其复制和转录，嵌入 DNA 干扰 RNA 转录，影响蛋白质合成等方面抑制杀伤肿瘤细胞。根据药物对细胞增殖周期中 DNA 合成前期（G1 期）、DNA 合成期（S 期）、DNA 合成后期（G2 期）、有丝分裂期（M 期）各时相的作用不同，可以分为细胞周期特异性药物和细胞周期非特异性药物两大类。细胞周期特异性药物只作用于细胞增殖周期的某一个时相，对肿瘤细胞的作用往往较弱，需要一定时间才能发挥其杀伤作用，常采用小剂量持续给药疗法，包括作用于 G1 期的 L-门冬酰胺酶，作用于 S 期的氟尿嘧啶、甲氨蝶呤，以及作用于 M 期的长春碱、紫杉醇、喜树碱等。细胞周期非特异性药物则是无选择地作用于细胞增殖周期的各个时相，甚至能杀死非增殖细胞群（处于 G0 期的细胞），对恶性肿瘤细胞的作用往往较强，

能迅速杀死肿瘤细胞，其剂量与疗效呈正相关，常采用大剂量间歇疗法，包括烷化剂、铂类及抗肿瘤抗生素类等，如氮芥、环磷酰胺、顺铂、多柔比星、放线菌素 D 等。

分类 细胞毒类抗肿瘤药根据作用机制分为四大类，各大类又根据作用位点、结构、来源等分成几小类。

影响核酸生物合成的药物 属于细胞周期特异性药物，可分别在不同环节阻止 DNA 合成，抑制细胞的分裂与增殖。根据其干扰的生化过程不同又可分为以下几类：①影响嘧啶核苷酸合成的药物，可通过影响嘧啶核苷酸的合成而阻止 DNA 的合成，如氟尿嘧啶。②影响嘌呤核苷酸合成的药物，可通过影响嘌呤核苷酸的合成而阻止 DNA 的合成，如巯嘌呤。③二氢叶酸还原酶抑制药，可抑制二氢叶酸还原酶，阻止 DNA 合成，如甲氨蝶呤。④DNA 多聚酶抑制药，可抑制 DNA 多聚酶，阻止 DNA 合成，如阿糖胞苷。⑤核苷酸还原酶抑制药，可阻止核苷酸转变为脱氧核苷酸，抑制 DNA 的合成，如羟基脲。

直接破坏 DNA 并阻止 DNA 合成的药物 属于细胞周期非特异性药物，根据作用方式和结构又可分为几类。

烷化剂 具有活泼的烷化基团，可使细胞中的亲核基团发生烷化反应，导致 DNA 在复制中发生碱基错误配对，引起密码解释错乱。同时双功能烷化剂常与 DNA 双链上各一鸟嘌呤结合，形成交叉联结，妨碍 DNA 复制，也可使染色体断裂。DNA 结构功能的破坏可导致细胞的分裂、增殖停止或死亡。这类药物有氮芥、环磷酰胺、塞替派、白消安、达

卡巴嗪，以及亚硝脲类烷化剂如卡莫司汀等。

白消安又称马利兰，属于磺酸酯类，为双功能烷化剂，在体内解离后释放出磺化甲烷基团，产生活化碳离子使 DNA 烷基化。口服吸收良好，迅速分布到各组织中，血浆消除半衰期为 2~3 小时。在体内代谢为甲烷磺酸，自尿中缓慢排出，反复用药可引起蓄积。小剂量即可明显抑制粒细胞生成，对慢性粒细胞白血病疗效显著，但对慢性粒细胞白血病急性病变及急性白血病无效。常见不良反应为骨髓抑制，可致粒细胞缺乏、血小板减少，长期用药可致再生障碍性贫血。久用可致闭经或睾丸萎缩、皮肤色素沉着、高尿酸血症、肺纤维化。

达卡巴嗪在体内分解释出活性碳离子，发挥烷化作用；同时又能转变成与嘌呤生物合成的中间产物相似的物质，可干扰嘌呤的生物合成。达卡巴嗪口服吸收不完全，个体差异大，均静脉注射。不能透过血脑屏障。主要在肝中代谢为氨基咪唑羧基酰胺和重氮甲烷。重氮甲烷是活性的碳离子的来源。静脉注射后很快由肾小管分泌而排出，6 小时内约 40% 以原形排出，其余为氨基咪唑羧基酰胺。主要用于治疗恶性黑色素瘤，也用于软组织肉瘤恶性淋巴瘤等。不良反应中消化道反应常见，还抑制骨髓，可致白细胞和血小板下降、贫血，大剂量时更明显。注射部位可有血管刺激反应。少数患者可有"流感"样症状，出现全身不适、发热、肌肉疼痛等，发生于给药后 7 日，持续 1~3 周。还可见面部麻木、脱发、肝肾功能损害。

卡莫司汀又称卡氮芥，具有 β-氯乙基亚硝基脲结构，在体内

分解生成亲电性基团，通过烷化作用与核酸交链，破坏 DNA 的结构，阻碍 DNA 复制。静脉注射后迅速分解，由于脂溶性好，易于透过血脑屏障，脑脊液中的药物浓度为血浆中的 50% 或以上。由肝代谢，代谢物可在血浆中停留数日，造成延迟骨髓毒性。主要由肾排出，约 10% 以 CO_2 形式由呼吸道排出。适用于脑瘤、转移性脑瘤、中枢神经系统肿瘤和恶性淋巴瘤的治疗。主要不良作用为迟发性骨髓抑制，经常发生在用药后 4~6 周。长期应用可产生肺间质或肺纤维化。静脉注射部位可产生血栓性静脉炎。大剂量可产生脑脊髓病。其他还可导致肝肾功能损伤、畸胎，并有继发白血病的风险。

抗生素类 可使 DNA 单链断裂，阻止 DNA 的合成，如丝裂霉素、博来霉素。博来霉素又称争光霉素，能与铜或铁离子络合，使氧分子转变成氧自由基，从而使 DNA 单链断裂，阻止 DNA 复制，干扰细胞分裂繁殖。给药后广泛分布到各组织，以肺及鳞癌较多，并且在该处不易被灭活，而其他组织的水解酶能使之迅速灭活。主要由肾排泄。主要用于鳞状上皮癌（头、颈、口腔、食管、阴茎、外阴、宫颈等），也用于淋巴瘤的联合治疗。胃肠道反应及对骨髓和免疫的抑制均不严重，约 1/3 患者用药后出现发热、脱发等。少数患者可有皮肤色素沉着。严重的不良反应是肺纤维化，呈剂量依赖性。

金属化合物 可与 DNA 结合，进而破坏其结构与功能，如顺铂、卡铂、奥沙利铂。卡铂的抗癌作用与顺铂相似，但不良反应不同，卡铂主要引起骨髓抑制。奥沙利铂通过产生水化衍生物作用于 DNA，形成链内和链间交联，从而抑制 DNA 的合成，干扰肿瘤细胞分裂增殖。以 $130mg/m^2$ 的剂量连续滴注 2 小时后，50% 的铂与红细胞结合，而另外 50% 存在于血浆中。25% 的血浆铂呈游离态，另外 75% 血浆铂与蛋白质结合。蛋白质结合铂逐步升高，于给药第 5 天后稳定于 95% 的水平。多达 50% 的药物在给药 48 小时内由尿排出。但与红细胞结合的铂清除很慢。适用于治疗转移性结直肠癌和辅助治疗原发肿瘤完全切除后的Ⅲ期（Duke's C 期）结肠癌。不良反应有胃肠道反应，常见恶心、呕吐、腹泻，还可抑制骨髓，引起中性粒细胞减少、血小板减少，亦可见神经系统毒性反应，呈剂量依赖性，主要为外周感觉神经病变，表现为肢体末端感觉障碍、感觉异常。其他还可引起脱发、发热、肝功能异常等。

嵌入 DNA 干扰 RNA 转录的药物 由微生物所产生的非特异性抗肿瘤药，为细胞周期非特异性药物，这类药物嵌入 DNA 碱基对之间，干扰转录过程，阻止 mRNA 的形成，如放线菌素 D，以及蒽环类抗肿瘤药如多柔比星。

影响蛋白合成的药物 属于细胞周期特异性药物，根据作用方式和结构又可分为四类：①作用于微管蛋白的药物。可阻止微管蛋白装配，从而阻止有丝分裂，如长春碱类、紫杉醇。②干扰核蛋白体功能的药物。可阻止蛋白质合成，如三尖杉酯碱，其是从三尖杉属植物的枝、叶和树皮中提取的抗肿瘤药物。抑制蛋白质合成的起步阶段，并使核蛋白体分解，释出新生肽链，但对 mRNA 或 tRNA 与核蛋白体的结合并无阻抑作用。静脉注射 15 分钟后分布于肾、肝、骨髓、肺、心、胃肠等脏器，2 小时后各脏器中药物浓度下降很快，但骨髓中下降较慢。它对急性粒细胞白血病疗效较好，对急性单核细胞白血病也有效。不良反应有白细胞减少及胃肠道反应，以及心率加快、心肌缺血等。③干扰氨基酸供应的药物。可通过干扰肿瘤生长所需的氨基酸抑制肿瘤生长，如 L-门冬酰胺酶，其降解血液中的门冬酰胺，使细胞缺乏此氨基酸，影响氨基酸供应，阻止蛋白质合成。④抑制拓扑异构酶的药物。可直接抑制拓扑异构酶，阻止 DNA 的复制和 RNA 的合成。属于细胞周期特异性药物。包括拓扑异构酶Ⅰ抑制药，如喜树碱类和拓扑异构酶Ⅱ抑制药如依托泊苷。依托泊苷又称鬼臼乙叉苷、VP-16，为盾叶鬼臼的根茎中提取的鬼臼脂进行结构改造开发的具有抗肿瘤作用的药物。作用于 DNA 拓扑异构酶Ⅱ，形成药物-酶-DNA 稳定的可逆性复合物，阻碍 DNA 修复。作用于晚 S 期或 G2 期。延长给药时间，可延缓复合物的逆转，提高抗肿瘤活性。依托泊苷口服吸收后血中浓度在给药后 1~2 小时达最高值，主要分布在胆汁、腹水、尿、胸腔积液和肺组织中，74%~90% 的药物与血浆蛋白结合，少量可透过血脑屏障。主要经尿排出。对小细胞肺癌疗效好，对急性白血病、恶性淋巴瘤、胃癌、绒毛膜上皮癌、睾丸肿瘤、膀胱癌、前列腺癌、卵巢癌、恶性葡萄胎等也有效。不良反应有骨髓抑制，白细胞减少、血小板减少及贫血，胃肠道反应有恶心、呕吐、食欲不振等，也可致口腔炎、腹泻。可引起过敏反应，出现皮疹、红斑、瘙痒等症状。具有神经毒性，导致手足麻木、头痛等。其他可导致脱发、发热、低血压等。

（陈红专 邱瑜）

jiǎ'āndiélìng

甲氨蝶呤（methotrexate） 最早应用于临床并取得成功的抗叶酸制剂，不但对白血病有效，而且对实体瘤也有良好的疗效，属于细胞毒类抗肿瘤药。又称氨甲蝶呤、氨甲基叶酸。20 世纪 40 年代，科学家发现具有抗叶酸作用的蝶呤三谷氨酸可抑制小鼠移植性肿瘤肉瘤和自发性乳癌，缺乏叶酸可抑制骨髓，而叶酸则促进白血病发展。1947 年美国儿科学家西德尼·法伯（Sidney Farber）成功应用印度生物化学家亚乐帕拉科达·萨巴罗（Yellapragada Subbarow）合成的氨蝶呤治疗儿童淋巴细胞性白血病。1950 年甲氨蝶呤开始应用于临床，发现其安全性高于氨蝶呤，从而取代氨蝶呤。1951 年美国癌症学家简·赖特（Jane C Wright）成功将甲氨蝶呤用于治疗乳腺癌，开始应用于实体肿瘤的治疗。

药理作用及机制 四氢叶酸是在体内合成嘌呤核苷酸和嘧啶脱氧核苷酸的重要辅酶，甲氨蝶呤的化学结构与叶酸相似，对二氢叶酸还原酶具有强大而持久的抑制作用，使二氢叶酸不能被还原为四氢叶酸，使脱氧尿嘧啶核苷酸转变为脱氧胸腺嘧啶核苷酸受阻，也影响嘌呤合成，从而抑制和干扰 DNA 和 RNA 合成。该药为细胞周期特异性药物，主要作用于 S 期细胞，对 G1/S 期的细胞也有延缓作用。

体内过程 甲氨蝶呤口服吸收良好，剂量 ≤30mg/m² 体表面积时生物利用度为 60%，1~5 小时血药浓度达最高峰，剂量 >80mg/m² 体表面积时由于饱和而吸收率显著下降。肌内注射血药浓度达峰时间为 0.5~1 小时。药物血浆消除半衰期为 2 小时。血浆蛋白结合率为 50%。吸收后主要分布在肝、肾，亦可分布在骨髓。不易透过血脑屏障。但鞘内注射后可有相当药量到达全身循环。鞘内注射药物消失缓慢，脑脊液中浓度可维持 6 天左右。部分可经肝细胞代谢转化为谷氨酸盐。主要以药物原形经肾排泄，48 小时内尿中排出量可达 90%，不到 10% 通过胆道排出。少量甲氨蝶呤及其代谢物可以结合型形式贮存于肾脏和肝脏等组织中达数月。清除率个体差别极大，老年患者更甚。

临床应用 甲氨蝶呤适用于急性白血病（特别是急性淋巴细胞白血病）的治疗，对儿童患者疗效更佳。对恶性葡萄胎、绒毛膜上皮癌疗效较好。对乳腺癌、恶性淋巴瘤（特别是非霍奇金恶性淋巴瘤）、多发性骨髓瘤、头颈部癌、卵巢癌、宫颈癌、睾丸癌、支气管肺癌、蕈样真菌病和各种软组织肉瘤也有效。鞘内注射可用于预防和治疗脑膜白血病以及恶性淋巴瘤的神经系统转移。还可以用于严重、致残性的银屑病、严重活动性的类风湿性关节炎、天疱疮、类天疱疮、皮肌炎与多发性肌炎、毛发红糠疹等。眼科多用于交感性眼炎和中间葡萄膜炎。

不良反应 甲氨蝶呤的不良反应较多。消化道反应常见食欲减退，有口腔黏膜糜烂、溃疡，呕吐、腹泻，消化道出血，偶见假膜性或出血性肠炎。骨髓抑制，主要引起白细胞和血小板减少，甚至出现贫血以及血小板下降而致出血。肝功能损伤，出现丙氨酸氨基转移酶、γ-谷氨酰转肽酶等增高和黄疸，长期口服可导致肝细胞坏死、脂肪肝、肝纤维化甚至肝硬化。大剂量应用可由于甲氨蝶呤及其代谢产物在肾小管沉积而损伤肾功能，出现血尿、蛋白尿、氮质血症甚至尿毒症。长期用药可引起间质性肺炎、间质纤维化和可逆性肺部嗜酸细胞浸润症，偶有慢性间质性阻塞性肺疾病和肺泡炎，表现为发热、干咳、呼吸困难、胸痛、间质性肺炎、慢性间质性阻塞性肺病、低氧血症。可出现头痛、迟钝、视觉障碍、失语、偏瘫、惊厥等中枢神经系统症状。鞘内注射或头颈部动脉注射剂量过大时可引起视物模糊、眩晕、头痛、蛛网膜炎、麻痹、抽搐等。此外，尚有脱发、皮疹、色素沉着，也可发生剥脱性皮炎，可为急性过敏反应的表现；少数生殖功能减退、月经不调，妊娠前半期可致畸胎或流产。

药物相互作用 水杨酸类、保泰松、磺胺类、苯妥英钠、四环素、氯霉素及氨苯甲酸等药物可与甲氨蝶呤竞争结合血浆蛋白，可增强该药的药效和毒性。叶酸可降低该药的药效。甲氨蝶呤（通常为大剂量）与某些非甾体抗炎药，如阿司匹林、二氯芬酸、吲哚美辛和酮洛芬同时使用时可出现严重的骨髓抑制和胃肠道毒性。与酒精或其他对肝有损害药物合用时可增加对肝的毒性。青霉素、丙磺舒可减少甲氨蝶呤自肾的排泄而增加甲氨蝶呤毒性。可增加抗凝血作用，甚至引起肝凝血因子的缺少或/和血小板减少症，与其他抗凝血药同时使用时宜谨慎。与放射治疗或其他骨髓抑制药同用可加重骨髓抑制。可增高血尿酸水平，痛风或高尿酸血症患者应相应增加抗痛风药剂量。先锋霉素、博来霉素、卡那霉素、羟基脲、巯嘌呤可降低甲氨蝶呤疗效。使用 L-天冬酰胺酶 10 天后给予甲氨蝶呤或于使用甲氨蝶呤后 1 天内给予 L-天冬酰胺酶，可增效并减少胃肠道及骨髓不良反应。在使用甲氨蝶呤前 24 小时或 10 分钟后用阿糖胞苷，可增加抗癌活性。

（陈红专　邱　瑜）

fúniàomìdìng

氟尿嘧啶（fluorouracil）　尿嘧啶 5 位上的氢被氟取代的衍生物。又称 5-氟尿嘧啶。属于细胞毒类抗肿瘤药，是第一个根据一定设想而合成的嘧啶类抗代谢抗肿瘤药物。1954 年，美国生化学家亚伯拉罕·坎塔罗（Abraham Cantarow）和卡尔·帕施克斯（Karl Paschkis）发现肝癌细胞比正常肝细胞更容易吸收放射性尿嘧啶。美国肿瘤学家查尔斯·海德尔伯格（Charles Heidelberger）发现氟乙酸中的氟原子具有酶抑制作用，因此他邀请美国霍夫曼－拉（Hoffman-La）公司的罗伯特·杜辛斯基（Robert Duschinsky）和罗伯特·施尼策尔（Robert Schnitzer）合成氟尿嘧啶，并于 1957 年获得美国专利。

药理作用及机制　在细胞内氟尿嘧啶可转变为 5-氟尿嘧啶脱氧核苷酸，与胸苷酸合成酶的活性中心共价结合，抑制此酶的活性，阻止脱氧尿苷酸甲基化为脱氧胸苷酸，从而影响 DNA 的合成。氟尿嘧啶还可以转化为 5-氟尿嘧啶核苷，掺入到 RNA 中，干扰蛋白质合成。主要作用于 S 期，对其他各期细胞也有作用。

体内过程　氟尿嘧啶口服吸收不规则，常静脉给药。静脉注射后血药浓度迅速下降，24 小时后大部分消失，血浆消除半衰期

15~20 分钟。分布于全身各组织，肿瘤组织中的浓度较高，易进入脑脊液，并产生具有毒性的代谢产物——氟枸橼酸盐。给药 1 小时内约 15% 以原形经肾排出体外，其余主要在肝代谢灭活，变为二氧化碳和尿素分别由肺和尿排出。

临床应用　氟尿嘧啶主要用于消化道肿瘤如胃癌、肠癌、肝癌等，对其他肿瘤如乳腺癌、卵巢癌、肺癌、膀胱癌、皮肤癌、绒毛膜上皮癌、恶性葡萄胎等也有效。单独或与其他药物联合应用于乳腺癌和胃肠道肿瘤手术辅助治疗，也用于一些无手术指征的恶性肿瘤的姑息治疗，尤其是胃肠道、乳腺、头颈部、肝、泌尿系统和胰腺的恶性肿瘤。还用于难治性牛皮癣、眼增殖性疾病如增生性玻璃体视网膜病变。

不良反应　氟尿嘧啶最常见不良反应为胃肠道反应，可有食欲减退、恶心、呕吐、口腔炎、口腔溃疡、胃炎、腹痛、腹泻，严重者可导致暴发性腹泻、消化道出血引起休克和死亡。腹泻每天 5 次以上或血性腹泻者应停药。抑制骨髓致白细胞下降，最低点为每次用药后 7~14 天。大剂量可引起肝细胞坏死，出现肝功能异常、黄疸。约 1.7% 患者出现心脏毒性，表现为心电图异常，少数患者出现心绞痛或心肌梗死。心脏病史者心脏毒性反应的发生率明显增高。少数患者可出现小脑变性、共济失调等神经系统损害。此外还可引起脱发、皮炎、色素沉着、甲床变黑、视神经病、肾功能损害。

药物相互作用　甲氨蝶呤增加细胞内磷酸核糖焦磷酸含量，先用甲氨蝶呤再用氟尿嘧啶可增加 5-氟尿嘧啶核苷酸的形成，增强氟尿嘧啶的抗癌能力。别嘌醇

降低氟尿嘧啶的毒性。亚叶酸钙增强氟尿嘧啶的治疗效果。

后续进展　为提高疗效，降低不良反应的发生，一大批氟尿嘧啶衍生物被研制开发，有替加氟、卡莫氟、卡培他滨等。替加氟在体内需经肝活化转变为氟尿嘧啶而起抗肿瘤作用，化疗指数为氟尿嘧啶的 2 倍，毒性为氟尿嘧啶的 1/7 ~ 1/4。卡莫氟为口服抗肿瘤药，口服后经肠道迅速吸收，在体内缓缓释放出氟尿嘧啶，从而发挥抗肿瘤作用。卡培他滨在体内转变成氟尿嘧啶，主要用于晚期原发性或转移性乳腺癌、直肠癌、结肠癌和胃癌的治疗。

（陈红专　邱　瑜）

qiúpiàolíng

巯嘌呤（mercaptopurine）　属于抑制嘌呤合成途径的细胞毒类抗肿瘤药。又称 6-巯基嘌呤、6-巯嘌呤、巯唑嘌呤。1951 年，美国诺贝尔生理和医学奖获得者伊莱昂（Elion）和葛兰素史克公司的希钦斯（Hitchings）合成了巯嘌呤，并通过对 100 多种嘌呤类似物试验发现了巯嘌呤抑制干酪乳杆菌的生长。其后发现巯嘌呤的抗肿瘤作用。1953 年美国食品药品管理局批准了巯嘌呤上市。

巯嘌呤在体内被次黄嘌呤-鸟苷酸转移酶催化为硫代肌苷酸才发挥抗肿瘤作用。硫代肌苷酸可抑制肌苷酸转变为腺苷酸和鸟苷酸，干扰嘌呤代谢，阻碍核酸的合成。还能以伪代谢物的形式，形成硫代鸟苷酸掺入 DNA。对 DNA 和 RNA 合成都有一定的抑制作用。主要作用于 S 期细胞，属于细胞周期特异性药物，对其他各期细胞也有杀伤作用。与其他常用抗肿瘤药物无交叉耐药性。口服吸收快而不完全（约 50%），在肝有首过消除，口服生物利用

度为 5%~37%，个体差异大。吸收后广泛分布于各组织，但极少进入脑脊液。在肝内经黄嘌呤氧化酶催化为硫尿酸而失去活性，24~48 小时内有 60% 自尿中排出。静脉注射时血浆半衰期为 20~50 分钟。

巯嘌呤主要用于治疗急性白血病，对儿童急性淋巴细胞性和髓性白血病效果好。起效慢，多作维持药使用。对绒毛膜上皮癌、恶性葡萄胎有一定疗效。也用于肾病综合征、红斑狼疮等自身免疫性疾病以及克罗恩病、溃疡性结肠炎和器官移植。常见不良反应为胃肠道反应和骨髓抑制。成人约 25% 出现食欲减退、恶心、呕吐，胃炎及腹泻少见。儿童胃肠道反应比成人少见。骨髓抑制表现为白细胞、血小板下降，严重者可全血减少，但发生比叶酸拮抗药类缓慢。可出现肝功能损伤，成人约 1/3 出现黄疸，停药可恢复。还可发生高尿酸血症及肾功能障碍。此外可有脱发、皮疹等。

别嘌醇可抑制巯嘌呤的代谢，同时使用时明显增加巯嘌呤的效能与毒性。巯嘌呤与有肝毒性的药物同时使用可增加肝细胞毒性。其他具有骨髓抑制作用的抗肿瘤药物或放射治疗可增强巯嘌呤的效应。巯嘌呤可减弱香豆素类抗凝药华法林的抗凝作用。

（陈红专 邱 瑜）

qiǎngjīniào
羟基脲 （hydroxycarbamide）

具有核苷二磷酸还原酶抑制作用的细胞毒类抗肿瘤药。又称氨甲酰羟基胺、氨甲酰基脲、羟基脲素、羟脲。1869 年，德国化学家德雷斯勒（Dressler）和斯坦因（Stein）合成了羟基脲，1 个世纪之后才开始临床试验用于治疗实体肿瘤。1967 年，美国食品药品管理局批准用于治疗肿瘤。

羟基脲能抑制核苷二磷酸还原酶，阻止核苷酸转变为脱氧核苷酸，从而抑制 DNA 的合成，对 RNA 及蛋白质无阻断作用。为细胞周期特异性药物，选择性地杀伤 S 期细胞，并使癌细胞同步化于 G1 期。口服吸收快，血药浓度达峰时间为 1~4 小时，血浆半衰期为 3~4 小时。能透过血脑屏障，聚集于红细胞和白细胞。在肝内代谢为 CO_2 和尿素，主要经肾排泄，使用后 12 小时内经肾排出 80%，其中 50% 以原形排泄。该药易透过红细胞膜。

羟基脲临床主要用于治疗慢性髓细胞白血病、黑色素瘤、真性红细胞增多症、多发性骨髓瘤。对头颈部原发性鳞状细胞癌、复发性转移性卵巢癌、肾细胞癌等也有一定疗效。与放射治疗同时应用可治疗宫颈癌。与抗反转录病毒药合用治疗人类获得性免疫缺陷综合征。还可用于治疗银屑病、镰刀形红细胞贫血症和全身性肥大细胞增多症。不良反应主要为抑制骨髓，有白细胞减少、贫血或红细胞形态异常、血小板减少。白细胞减少通常在治疗开始后约 10 天发生，可因此合并感染；红细胞可出现巨幼红样变，形态类似恶性贫血，但其发生与维生素 B_{12} 或叶酸缺乏无关。可有胃肠道反应，有食欲减退、恶心、呕吐、腹泻、便秘。偶有神经系统症状，可见头痛、头晕、嗜睡、幻觉、惊厥等，还有药物性发热，其他还可见脱发、皮疹、不育、痛风等。

羟基脲提高血尿酸浓度，与抗痛风药物合用时需调整后者用量，与别嘌醇合用时可预防并逆转羟基脲所致的高尿酸血症。已经放射治疗或其他具有骨髓抑制、胃肠道反应的抗肿瘤药治疗的患者，需注意骨髓抑制、胃肠道反应更易发生或更严重。羟基脲可增加核苷酸反转录酶抑制药的药效和毒性。

（陈红专 邱 瑜）

ātángbāogān
阿糖胞苷 （cytarabine）

主要作用于细胞 S 增殖期的嘧啶类抗代谢药物。又称胞嘧啶阿拉伯糖苷、阿糖胞嘧啶。属于细胞毒类抗肿瘤药。阿糖胞苷最早在 1959 年由加州大学伯克利分校的化学家理查德·沃里克（Richard Walwick）、瓦尔登·罗伯特（Walden Roberts）和查尔斯·德克（Charles Dekker）合成。美国食品药品管理局在 1969 年 6 月批准阿糖胞苷上市。

阿糖胞苷在体内经脱氧胞苷激酶转为二磷酸或三磷酸胞苷，前者能抑制二磷酸胞苷转变为二磷酸脱氧胞苷，后者能抑制 DNA 聚合酶的合成，进而抑制 DNA 合成。也可以掺入 DNA 中干扰其复制。S 期细胞对之最敏感，属细胞周期特异性药物。口服因代谢被破坏，须经静脉给药。静脉注射后能广泛分布于体液、组织及细胞内。主要在肝被胞苷酸脱氨酶催化为阿糖尿嘧啶而失活并迅速由尿排出。静脉注射后 24 小时内 90% 的代谢物从肾排出，血浆半衰期为 2~2.5 小时。为维持血药浓度，需要静脉持续滴注、分次注射或皮下注射。易透过血-脑脊液屏障，脑脊液中浓度可达血浆浓度的 40%~60%。由于脑脊液中脱氨酶水平低，药物代谢慢，消除半衰期相对较长，可达 2~11 小时。

阿糖胞苷对急性粒细胞白血病疗效最好，对急性单核细胞白血病和急性淋巴细胞白血病也有效，对恶性淋巴瘤、肺癌、消化道癌、头颈部癌有一定疗效。一般与其他药物合并应用。还可用于病毒性角膜炎及流行性结膜炎。不良反应常见胃肠道反应，可有食欲减退、恶心、呕吐、腹泻，有时可发生口腔炎、食管炎。抑制骨髓，且随剂量增加而增加，表现为白细胞、血小板减少，最低值于用药后 7~14 天，严重者可发生再生障碍性贫血或巨幼细胞性贫血。部分患者可出现轻度肝功能异常，大剂量可出现肝功能异常及黄疸。鞘内注射可引起头痛、下肢瘫痪等，大剂量用药可发生可逆或不可逆的小脑毒性，导致运动失调。还可引起发热、脱发、皮疹等。大剂量可引起肺水肿、肺功能衰竭。

四氢尿苷可抑制脱氨酶，延长阿糖胞苷血浆半衰期，提高血中浓度，有增效作用。胞苷也有类似增效作用。阿糖胞苷可使细胞部分同步化，增强柔红霉素、多柔比星、环磷酰胺及亚硝脲类药物的疗效。阿糖胞苷能阻止氟胞嘧啶的抗真菌作用，降低氟胞嘧啶的效应。与活疫苗合用时，可增加活疫苗感染的危险性，至少停用 3 个月，才可接种活疫苗。

(陈红专　邱　瑜)

dànjiè

氮芥 (chlormethine)

最早用于临床的具有双氯乙胺结构的烷化剂。是取得了突出疗效的抗肿瘤药物，常用其盐酸盐，又称盐酸氮芥，属于细胞毒类抗肿瘤药。早在 1919 年，科学界即发现了芥子气可以抑制机体的造血功能。美国宾夕法尼亚州立大学的团队通过在第一次世界大战中因芥子气丧生的 75 名士兵进行尸检后发现，血液中的白细胞数量下降明显。其后耶鲁大学的药理学家古德曼 (Goodman) 和吉尔曼 (Gilman) 将通过芥子气的硫变换为氮而得到的氮芥用于淋巴瘤小鼠，发现氮芥确实可以杀死快速增长的非正常细胞，而不会杀死正常细胞。并发现氮芥对于霍奇金淋巴瘤和其他淋巴瘤以及白血病都有治疗作用。1942 年 12 月，耶鲁大学进行了氮芥类物质治疗淋巴瘤的人体临床试验。氮芥的成功临床应用开启了肿瘤的化学治疗。

药理作用及机制　氮芥为双氯乙胺类烷化剂的代表。氮芥在体内通过分子内成环作用形成高度活泼的乙烯亚胺离子，与细胞内多种分子包括核苷酸结合，进行烷基化作用，还可造成 DNA 分子形成交叉联结，从而阻止 DNA 复制，造成细胞损伤或死亡。此外可导致核苷酸错配而造成突变。氮芥为细胞周期非特异性药物，但 G1 期和 M 期细胞对氮芥最敏感。对增殖细胞的各期和暂时静止的 G0 期都有杀伤作用，但对迅速分裂的细胞作用最强。

体内过程　氮芥静脉注射后，迅速分布于肺、小肠、脾、肾和肌肉中，脑中含量最少。进入体内后迅速被代谢或与其他分子结合，给药数分钟后血中活性药物即消失，血浆消除半衰期很短。由于药物变化较快，原形药从尿中排出不到 0.01%。

临床应用　氮芥主要用于恶性淋巴瘤、淋巴肉瘤、慢性髓细胞性和淋巴细胞性白血病、真性红细胞增多症、支气管癌，以及癌性胸膜、心包及腹腔积液。可迅速缓解压迫静脉、呼吸道、脊髓及脑转移的肿瘤所产生的严重症状。腔内注射给药用于胸、腹及心包腔内的恶性积液效果较好。氮芥外用对蕈样真菌病疗效较好，

可使 49%~80% 的斑块期患者缓解。

不良反应　氮芥的不良反应主要为骨髓抑制，可有明显的白细胞及血小板减少，严重者全血细胞减少。可有胃肠道反应，食欲减退、恶心、呕吐或腹泻，其中呕吐较突出。氮芥对注射局部组织有较强刺激性，多次注射可引起静脉炎和血栓性静脉炎，药物外溢可致局部组织坏死。其他可引起生殖系统功能紊乱，包括月经不调、卵巢功能衰竭、睾丸萎缩、精子减少及不良。少见的不良反应有头晕、乏力及脱发等。有致突变或致畸作用。有致癌性，长期应用可出现继发性肿瘤。

药物相互作用　氮芥与氯霉素、磺胺药、保泰松等可能影响骨髓造血功能的药物联用，可加重骨髓损害。

后续研究进展　抗肿瘤药物环磷酰胺和异环磷酰胺是以该药结构为基础设计的，是本身无活性、在体内转运入细胞后经代谢成为有活性的氮芥的"前药"。苯丁酸氮芥是芳香族氮芥类衍生物，其氮原子上的孤对电子和苯环产生共轭作用，减弱了氮原子的碱性，使其烷基化能力较弱，但毒性也有所降低。苯丁酸氮芥口服吸收良好，生物利用度大于 70%，临床用于慢性淋巴细胞白血病、淋巴肉瘤、霍奇金病、卵巢癌、乳腺癌、绒毛上皮瘤、多发性骨髓瘤等。苯达莫司汀是为结合 2-氯乙胺的烷化作用和苯并咪唑的抗代谢作用而合成的，常用其盐酸盐，单独应用或与其他抗肿瘤药物联合应用治疗恶性淋巴瘤、慢性淋巴细胞白血病、多发性骨髓瘤、乳腺癌。美法仑即左旋苯丙氨酸氮芥，适用于多发性骨髓瘤、卵巢癌、恶性淋巴瘤等。此

外还有将 1 分子雌二醇和 1 分子氮芥结合起来的雌莫司汀。

（陈红专　邱　瑜）

huánlínxiān'àn

环磷酰胺（cyclophosphamide）

具有免疫抑制作用的氮芥衍生物类抗肿瘤药。又称环磷氮芥。环磷酰胺是截至 2015 年底应用的各种免疫抑制剂中作用最强的药物之一，属于细胞毒类抗肿瘤药。20 世纪 50 年代，药理学家诺伯特·布罗克（Norbert Brock）和他的团队根据氮芥的"转运形式"设计、合成了 1000 多个氮芥的前药，即本身是无药物活性，在体内转运入细胞后代谢为有活性的化合物。后经筛选获得了环磷酰胺和异环磷酰胺两种药物。20 世纪 50 年代末成功进行了环磷酰胺的临床试验，1959 年由美国食品药品管理局批准使用，成为第 8 个获批的细胞毒类抗肿瘤药。

药理作用及机制　环磷酰胺是一种前药，在体外无抗肿瘤活性，进入体内后先在肝中经微粒体功能氧化酶转化成醛磷酰胺，而醛磷酰胺不稳定，在细胞内分解成磷酰胺氮芥及丙烯醛，磷酰胺氮芥对肿瘤细胞产生毒性作用，与 DNA 发生交叉联结，抑制 DNA 合成，亦可干扰 RNA 功能。环磷酰胺是双功能烷化剂，为细胞周期非特异性药物，但对 S 期细胞作用最明显。

体内过程　环磷酰胺口服吸收良好，1 小时血中药物浓度达高峰，静脉注射剂量为 6 ~ 8 mg/kg 时，血浆药物浓度半衰期为 6 小时。药物可分布到全身组织中，在肝及肝癌组织中分布较多。可透过血脑屏障。17% ~ 31% 的药物以原形由粪排出，30% 以活性型经肾排泄，对肾和膀胱有刺激性。

临床应用　环磷酰胺临床主要用于恶性淋巴瘤、急性淋巴细胞性白血病尤其是儿童患者、多发性骨髓瘤、儿童神经母细胞瘤，对慢性淋巴细胞性白血病、肺癌、乳腺癌、卵巢癌、宫颈癌、前列腺癌、结肠癌、支气管癌等有一定疗效。也适用于自身免疫病如系统性红斑狼疮、儿童肾病综合征、天疱疮、类天疱疮、类风湿性关节炎、多发性肌炎、肉芽肿性血管炎、坏疽性脓皮症、白塞病等的治疗，尤其适用于糖皮质激素无效或不能耐受者。也可用于自身免疫疾病的治疗。

不良反应　环磷酰胺的不良反应骨髓抑制最常见，对粒细胞的影响最明显，血小板减少较其他烷化剂少见。胃肠道反应较轻，有食欲减退、恶心等，但大剂量静脉注射时可引起呕吐。脱发发生率较其他烷化剂高 30% ~ 60%，多发生于服药 2 ~ 4 周后。对膀胱黏膜刺激可致血尿、蛋白尿。偶可影响肝功能，导致黄疸。高剂量可导致心肌坏死。久用可致闭经或精子减少，增加继发肿瘤风险。妊娠初期使用可致畸胎。

药物相互作用　环磷酰胺可以增加血清尿酸水平，与抗痛风药物同时使用时需调整抗痛风药剂量。别嘌醇可增加环磷酰胺的骨髓抑制作用，应尽量避免合用。与多柔比星合用可增加心脏毒性。与大剂量巴比妥或糖皮质激素合用可增加急性毒性。环磷酰胺降低血浆假性胆碱酯酶的浓度，可增加琥珀胆碱的神经-肌肉阻滞作用，使呼吸暂停。

（陈红专　邱　瑜）

sāitìpài

塞替派（thiotepa）

第一个合成的具有烷化基团的抗肿瘤药物。属于细胞毒类抗肿瘤药。20 世纪

50 年代早期，美国氰胺（Cyanamid）公司首先合成塞替派，1953 年报道其抗肿瘤作用，到了 60 年代开始应用于临床。

塞替派为多功能烷化剂，药理作用与氮芥相似。其结构中含 3 个乙烯亚胺基，与细胞内 DNA 核碱基如鸟嘌呤结合，破坏 DNA 结构和功能，从而抑制细胞增殖。为细胞周期非特异性药物。该药遇酸不稳定，不宜口服。静脉给药后迅速分布于各组织，易于透过血脑屏障。药物进入人体后，在各组织中均有分布。在肝中代谢，给药 1 小时后即可在尿中检出代谢产物。经肝微粒体混合功能酶系统 CYP450 主要代谢为活性产物三亚乙基磷酰胺。药物消除半衰期为 1.5 ~ 4.7 小时，主要经肾排泄。

塞替派临床用于血液系统疾病造血干细胞移植前的预治疗，用于淋巴瘤、中枢神经系统淋巴瘤、卵巢癌、乳腺癌、脑瘤、膀胱癌、原发性肝癌、宫颈癌、恶性黑色素瘤等。不良反应包括骨髓抑制，引起白细胞和血小板减少，但较氮芥轻。胃肠道反应一般较轻，可有食欲减退，少数有恶心、呕吐。可引起头晕、头痛、视物模糊等中枢神经系统症状。还可引起皮疹、肝功能损害等。也有继发肿瘤的风险。

噻氯匹定和大环内酯类抗生素可升高塞替派的血药浓度，降低血浆活性代谢产物的浓度。利福平、卡马西平、苯巴比妥则增加塞替派血浆活性代谢产物的浓度。塞替派可增加异环磷酰胺、他莫昔芬、抗抑郁药安非他酮、抗免疫缺陷病毒药依法韦仑和环磷酰胺的血浆浓度，并降低环磷酰胺转化为活性代谢产物。塞替派与活疫苗合用时，可增加活疫

苗感染的危险性，在使用塞替派3个月内不宜接种活疫苗。

（陈红专　邱　瑜）

shùnbó

顺铂（cisplatin）　用于抗肿瘤的第一个结构中心以二价铂与两个氯原子和两个氨分子结合的无机铂金属络合物。又称顺氯氨铂、顺二氯二氨铂。属于细胞毒类抗肿瘤药。1845年，意大利化学家米歇尔·佩罗内（Michele Peyrone）就合成了顺铂。直到20世纪60年代，美国密西根州立大学化学家巴涅特·罗森堡（Barnett Rosenberg）和同事偶然发现可溶性的含铂复合物明显抑制大肠杆菌分裂，其后他们发现顺铂能更有效地抑制分裂。对肿瘤细胞的研究也证实了这一作用。1978年美国食品药品管理局批准顺铂用于治疗睾丸癌和卵巢癌。

顺铂进入细胞后其分子中1个氯原子由水分子取代，然后与DNA上的碱基鸟嘌呤、腺嘌呤或胞嘧啶结合，然后分子中另一氯原子也可发生相似反应，从而形成DNA单链内两点的交叉联结，也可能形成双链间的交叉联结，从而破坏了DNA的结构和功能，阻止了DNA复制。顺铂属于细胞周期非特异性药物。口服无效，静脉注射后开始在肝、肾、肠、皮肤中分布最多，18~24小时后肾内积蓄最多。药物血浆清除曲线呈双相型，第一个时相和药物迅速分布到组织有关药物排泄，消除半衰期为25~49分钟；后一个时相和药物从组织回流到血液循环有关，消除半衰期为58~73小时。静脉注射后1小时血浆含量为10%左右，90%与血浆蛋白等大分子结合。排泄较慢，主要通过肾排泄，1日内尿中排出19%~34%，4日内尿中仅排出

25%~44%。腹腔给药时腹腔器官的药物浓度为静脉给药的2.5~8倍。

顺铂抗瘤谱广、作用强，与多种抗肿瘤药有协同作用，并且无交叉耐药性。对睾丸癌、卵巢癌疗效显著。对其他生殖系统肿瘤如绒癌、宫颈癌疗效好。对肺癌、鼻咽癌、淋巴瘤、膀胱癌等也有效。也用于癌性胸、腹腔积液的治疗。不良反应常见消化道反应，可出现食欲减退、恶心、呕吐、腹泻等，是致吐性最强的化学治疗药物之一。肾毒性也很常见，是最严重的毒性反应，呈剂量依赖性，出现血尿、血清肌酐升高及清除率降低，严重者发生肾衰竭，甚至导致死亡。有骨髓抑制作用，主要为白细胞减少，血小板减少相对较轻。可产生神经毒性作用，导致耳鸣、耳聋、不可逆的高频听力丧失等。少数患者有心电图ST-T改变、肝功能损害等。

顺铂与氨基糖苷类抗生素合用可发生致命性的肾衰竭，并可能加重耳毒性。与呋塞米或依他尼酸合用可增加对耳的损害。抗组胺类、吩噻嗪类药物等可能会掩盖顺铂的耳毒性。

（陈红专　邱　瑜）

sīlièméisù

丝裂霉素（mitomycin）　具有与烷化剂类似作用的抗肿瘤抗生素。又称丝裂霉素C、自力霉素、密吐霉素、嘧吡霉素。属于细胞毒类抗肿瘤药。1956年日本微生物学家从链霉菌中提取出丝裂霉素，1957年报道了丝裂霉素的抗肿瘤作用。1961年首先在日本获得批准用于临床。

丝裂霉素在体内经酶作用活化为双功能或三功能烷化剂，有苯醌、乙酰亚胺及氨甲酰3个活

性基团，与DNA可形成交叉连接，使细胞中DNA解聚，抑制DNA复制，也能使部分DNA断裂。高浓度时对RNA、蛋白质合成也有抑制作用。丝裂霉素属于细胞周期非特异性药物。静脉注射后迅速从血浆消失，静脉注射30mg 17分钟后血浆浓度下降50%。静脉注射后迅速进入细胞，以肺、皮肤、肾与肌肉中浓度较高，不易透过血脑屏障。主要经肝代谢，约10%以原形自肾排泄。

丝裂霉素抗瘤谱广，临床适用于消化道肿瘤，如胃癌、肠癌、肝癌及胰腺癌等，疗效较好。对肺癌、乳腺癌、宫颈癌、绒毛膜癌、恶性淋巴瘤、癌性胸腹腔积液也有一定疗效。不良反应骨髓抑制常见，以白细胞和血小板下降最明显。也常有食欲不振、恶心、呕吐、腹泻等胃肠道症状，但一般较轻。注射局部刺激性较大，严重者可发生静脉炎，如漏出血管外，可引起组织坏死破溃。少数患者可出现肝、肾功能障碍。也可发生口腔炎、乏力、脱发等，但一般不严重。偶可发生支气管痉挛、水肿、高血压等。

丝裂霉素与其他抗肿瘤药或放射治疗合用时，骨髓抑制作用可加重。与长春碱类药物合用时，气短、支气管痉挛作用可加重。氯丙嗪可加强或延长丝裂霉素的作用，但使毒性增加。丝裂霉素与维生素C、维生素B、维生素B$_6$等配伍使用可显著降低其疗效，与他莫昔芬合用可增加肾毒性，与多柔比星合用可增加心脏毒性。

（陈红专　邱　瑜）

xǐshùjiǎn

喜树碱（camptothecin）　从植物喜树萃取物中获得的具有抗肿瘤作用的喹类吲哚生物碱。属于

细胞毒类抗肿瘤药。1957 年美国癌症中心的乔纳森·哈特韦尔（Jonathan Hartwell）在美国加州大学圣地亚哥分校化学家门罗（Monroe Wall）提供的 1000 种植物萃取物中筛选出中国特有的珙桐科植物喜树的萃取物具有非常强的抗肿瘤活性。1965 年门罗与美国化学家瓦尼（Mansukh Wani）终于纯化出有效物质喜树碱。经过对其结构改造和疗效优化的研究，1996 年美国食品药品管理局批准两种喜树碱衍生物拓扑替康（topotecan）和伊立替康（irinotecan）临床使用。

喜树碱具有抗肿瘤和免疫抑制作用。该药可选择性抑制拓扑异构酶 I，与拓扑异构酶 I-DNA 形成的复合物结合，阻止拓扑异构酶 I 离开 DNA，从而使断裂的 DNA 链不能重新接合，阻止了 DNA 复制，作用于 S 期细胞，为细胞周期特异性药物。对多种肿瘤细胞有抑制作用，与其他常用抗肿瘤药无交叉耐药性。静脉注射后大部分与血浆蛋白结合，血浆半衰期长，血中可存留 6 天以上。在胃肠道、肝、骨髓及肾中含量较高，其中胃肠道浓度最高。主要以原形经肾排泄。

喜树碱对胃肠道和头颈部肿瘤疗效较好，对原发性肝癌也有一定疗效。也用于急性和慢性粒细胞性白血病、绒毛膜上皮癌、肺癌、膀胱癌等治疗。喜树碱对泌尿系统毒性大，可引起血尿、尿频、尿急等。应多饮水、碱化尿液以减少刺激。可抑制骨髓，主要导致白细胞下降。可导致胃肠道反应，有食欲不振、恶心、呕吐等，可引起腹泻，严重者可致水电解质紊乱。

为提高疗效，降低不良反应的发生，一大批喜树碱衍生物正在被研制开发，截至 2016 年底，临床应用的有羟喜树碱、拓扑替康、伊立替康。这些衍生物对泌尿系统的毒性大为减小。羟喜树碱主要用于肝癌、大肠癌、肺癌和白血病的治疗；拓扑替康适用于小细胞肺癌、晚期转移性卵巢癌经一线化疗失败者；伊立替康适用于直肠结肠癌。

（陈红专 邱 瑜）

fàngxiànjūnsù D

放线菌素 D（dactinomycin）

第一个被发现的具有抗肿瘤作用的含有苯氧环结构的抗生素。又称更生霉素、更新霉素、新福霉素。属于细胞毒类抗肿瘤药。1940 年，美国化学和微生物学家瓦克斯曼（Waksman）和伍德拉夫（Woodruff）从土壤链霉菌中分离出放线菌素 D，其后发现其具有抗肿瘤作用。1964 年 12 月 10 日，美国默克（Merck）公司申请，由美国食品药品管理局批准使用。

放线菌素 D 可选择性地与 DNA 中鸟嘌呤结合，嵌入到 DNA 双螺旋链中，与 DNA 结合成复合体，阻碍 RNA 多聚酶沿 DNA 分子前进，阻止 RNA 特别是 mRNA 的合成，妨碍蛋白质合成而抑制肿瘤细胞生长。放线菌素 D 为细胞周期非特异性药物，对 G1 前半期细胞作用尤其明显，可阻止细胞由 G1 向 S 期的转变，放线菌素 D 还有免疫抑制作用。口服吸收差，静脉注射后 2 分钟内迅速分布到组织内，肝、肾中药物浓度较高，但不能透过血脑屏障。血药浓度下降很快，血浆半衰期很短，静脉注射后 30 分钟自血中消失，但组织中浓度较高，消除很慢。在体内代谢很少，缓慢自尿及粪排泄，原形药 50% 经胆道由粪便排出，10% 由尿排出，用药

1 周后仅排出用药量的 30%。

放线菌素 D 抗瘤谱较窄，对恶性葡萄胎、绒毛膜上皮癌、恶性淋巴瘤、肾母细胞瘤、横纹肌肉瘤、睾丸肿瘤及神经母细胞瘤等的疗效较好。与放射治疗合用，可妨碍放射修复，提高肿瘤对放射治疗的敏感性。不良反应包括胃肠道反应，出现恶心、呕吐、食欲减退、腹痛、腹泻、口腔炎、口角炎等亦常见。抑制骨髓，多发生在治疗后 1 周，先呈血小板减少，后即出现全血细胞减少。有局部刺激作用，静脉注射可引起静脉炎，漏出血管可引起疼痛、局部硬结及溃破。还可导致脱发、皮肤红斑、脱屑、色素沉着、肝肾损害等。长期应用可抑制睾丸或卵巢功能，引起闭经和精子缺乏。对妊娠者可引起畸胎。

放线菌素 D 与放射治疗同时应用，可加重胃肠道反应、骨髓抑制和局部组织损害作用。可减弱维生素 K 的作用。

（陈红专 邱 瑜）

duōróubǐxīng

多柔比星（doxorubicin）

具有抗肿瘤作用的蒽环类抗生素。又称阿霉素、14-羟基柔红霉素、14-羟基正定霉素、14-羟柔红霉素、14-羟正定霉素、阿得里亚霉素、阿霉素-威力、多索柔比星、羟基红比霉素、羟基柔红霉素、亚德里亚霉素。呈红色，常用其盐酸盐，即盐酸多柔比星。属于细胞毒类抗肿瘤药。20 世纪 50 年代，意大利 Farmitalia 研究公司从一座 13 世纪的城堡周围的土壤中的一株链霉菌中分离得到具有抗肿瘤作用的抗生素——柔红霉素，另一法国研究小组也同时发现了这一化合物。到了 20 世纪 60 年代开始进行临床试验，1967 年发现其可产生致命的心脏毒性。Farmitalia 研究公司的研究人员于 1969 年发现链霉菌的另一变种株可产生另一种具有抗肿瘤作用的抗生素，即多柔比星，其具有比柔红霉素更强的抗肿瘤作用和更高的安全性。

药理作用及机制 多柔比星既含有脂溶性的蒽环配基结构，又有水溶性的柔红糖胺结构，并有酸性酚羟基和碱性氨基。其结构中的蒽环可插入双链 DNA 的碱基对之间并与之平行，形成较稳定的蒽环-DNA 复合物，改变了 DNA 的模板性质，抑制了 DNA 聚合酶从而抑制了 DNA 合成，也抑制了 RNA 合成。此外，多柔比星还能形成超氧自由基，直接作用于 DNA、细胞膜等，破坏它们的结构和功能。该药为细胞周期非特异性药物，对各期肿瘤细胞都有杀伤作用，但对 S 期早期细胞最为敏感，M 期次之，而对 G1 期最不敏感，对 G1、S 和 G2 期有延缓作用。多柔比星抗瘤谱广，对无氧代谢细胞亦有效。

体内过程 多柔比星仅静脉给药，进入体内迅速分布于心、肾、肝、脾、肺组织中，不能透过血脑屏障，但可进入乳汁。血浆蛋白结合率为 74%~76%，药物消除半衰期为 43 小时。主要在肝脏内代谢，主要代谢产物为阿霉素醇和配氧糖基，后者可能与其心脏毒性有关。主要经胆汁排泄，50% 为原形药物，23% 为仍具活性的阿霉素醇，仅 5%~10% 经尿液排泄。

临床应用 多柔比星用于治疗急性淋巴细胞白血病、急性粒细胞性白血病、霍奇金和非霍奇金淋巴瘤、乳腺癌、肺癌、卵巢癌、软组织肉瘤、成骨肉瘤、横纹肌肉瘤、肾母细胞瘤、神经母细胞瘤。对膀胱癌、甲状腺癌、绒毛膜上皮癌、前列腺癌、睾丸癌、胃癌、肝癌等也有一定疗效。

不良反应 多柔比星不良反应主要为心脏毒性，可导致严重的心肌损伤和心力衰竭，有时可在停药 6 个月后发生。有心肌损害时可出现心率增快、心律失常、传导阻滞或心力衰竭，这些情况偶可突然发生而常规心电图无异常迹象。心肌毒性与给药累积量密切相关，总量在 $500mg/m^2$ 以上者发生率明显增加。可抑制骨髓，造成白细胞减少、血小板减少和贫血，常见粒性和淋巴性细胞减少。可引起胃肠道反应，出现食欲减退、恶心、呕吐、口腔炎。敏感肿瘤在初次应用多柔比星时，可因大量瘤细胞破坏而致高尿酸血症，引起关节疼痛或肾功能损害。常见脱发，发生率 90%，少数还可出现色素沉着和皮疹。还可引起静脉炎、发热、肝功能异常，用药不慎外漏而引起局部组织坏死等。

药物相互作用 多柔比星与环磷酰胺、氟尿嘧啶、甲氨蝶呤、达卡巴嗪、顺铂、亚硝脲类药物合用，有良好的协同作用。与 β 肾上腺素受体阻断药、放射治疗、丝裂霉素合用，可加重心脏毒性。与链佐星同用，可延长多柔比星的半衰期。与阿糖胞苷合用可导致坏死性结肠炎。各种骨髓抑制药，特别是亚硝脲类、大剂量环磷酰胺或甲氨蝶呤、丝裂霉素或放射治疗与多柔比星同用时，应减少多柔比星用量。与具有肝功能损害的药物合用可增加肝毒性。与柔红霉素、长春新碱和放线菌素 D 有交叉耐药性。

后续研究进展 为提高疗效，降低不良反应的发生，以多柔比星和柔红霉素为原形药物，进行了大量的结构改造和活性筛选，一大批蒽环类抗肿瘤化合物被研制开发，截至 2016 年底，已合成了 2000 多种蒽环类衍生物，但仍未发现无心脏毒性的化合物。已上市的蒽环类药物有表柔比星、阿柔比星、伊达比星、吡柔比星、戊柔比星、米托蒽醌、氨柔比星等。表柔比星在心脏中的浓度低于多柔比星，不良反应较多柔比星轻，极少患者出现心脏毒性。阿柔比星对胃癌、肺癌、卵巢癌、恶性淋巴瘤、白血病等有效，不良反应与多柔比星相近，但对心脏损伤较轻，心肌急性毒性比多柔比星小 1/10。伊达比星适用于急性淋巴细胞性白血病和急性非淋巴细胞性白血病，主要不良反应是心脏毒性和骨髓抑制。吡柔比星主要用于恶性淋巴瘤、急性白血病、乳腺癌、泌尿道上皮癌（膀胱癌及输尿管癌）和卵巢癌，也可用于子宫颈癌、胃癌和头颈部癌，主要不良反应是骨髓抑制和心脏毒性。戊柔比星仅局部应用治疗膀胱癌。米托蒽醌的抗肿瘤活性相当于或略高于多柔比星，心脏毒性低，适用于乳腺癌、恶性淋巴瘤、白血病、消化管癌，对膀胱癌、卵巢癌、原发性肝癌、多发性骨髓瘤及恶性间皮瘤也有一定疗效。氨柔比星用于治疗肺癌。

(陈红专 邱瑜)

chángchūnjiǎn

长春碱（vinblastine） 具有抗肿瘤作用的双吲哚型生物碱。又称长春花碱。常用其硫酸盐，属于细胞毒类抗肿瘤药。19 世纪 50 年代，加拿大化学家诺贝尔（Noble）和比尔（Beer）从夹竹桃科植物长春花中分离获得了长春碱和长春新碱。长春花具有控制糖尿病的作用，在研究其降血糖的有效成分中，发现长春花提取物具有降低白细胞的作用，提示可能对白血病具有治疗作用，从而发现长春碱和长春新碱的抗肿瘤作用。

长春碱与纺锤丝微管蛋白结合，使其变性，从而抑制微管蛋白聚合，妨碍纺锤体微管形成，最终使肿瘤细胞停止于有丝分裂中期（M期）。在高浓度，长春碱作用于核酸并干扰蛋白质合成。长春碱抑制细胞利用谷氨酸，从而抑制嘌呤合成，还可抑制三羧酸循环和尿素的生成。该药为细胞周期特异性抗肿瘤药。主要作用于M期细胞，对G1、S期细胞也有作用。长春碱还具有一定的免疫抑制作用。口服吸收差，需静脉注射给药。静脉注射后迅速分布至体内各组织，但很少透过血脑屏障。血浆蛋白结合率为75%。主要在肝代谢为仍有活性的脱乙酰长春碱。经胆汁和尿液缓慢排泄。

长春碱对何杰金淋巴瘤和绒毛膜上皮癌疗效较好，对急性白血病、肺癌、乳腺癌、卵巢癌、睾丸癌、肾母细胞瘤、淋巴肉瘤、网状细胞肉瘤、神经母细胞瘤和皮肤癌等也有一定疗效。骨髓抑制是长春碱最常见的毒性反应，可见白细胞减少、血小板减少和贫血。胃肠道反应一般较轻，有食欲下降、恶心、腹泻等，少数可有腹痛、口腔炎。长春碱有神经毒性，表现为指（趾）端麻木、感觉异常、腱反射消失，周围神经炎，少数患者可有精神抑郁、头痛和肌肉震颤。极少数患者可能出现眩晕、眼球震颤。长春碱对局部具有刺激性，注射部位可引起血栓性静脉炎，外漏可引起局部组织坏死。还可引起头晕、脱发、失眠、直立性低血压、皮疹等。

长春碱与顺铂合用可增加长春碱的血药浓度。与同为胆汁排泄的药物如红霉素合用可增加长春碱的毒性作用。与丝裂霉素合用可能导致急性呼吸窘迫综合征和肺浸润。长春碱、博莱霉素、顺铂联合抗肿瘤时可能导致心肌梗死等心血管事件的发生。

上市的结构同系药物还有长春新碱、长春瑞滨、长春地辛。长春新碱主要用于治疗急性淋巴细胞性白血病、何杰金淋巴瘤。长春瑞滨浓集于肺，主要用于非小细胞性肺癌，也用于乳腺癌、卵巢癌、淋巴瘤等。长春地辛适用于非小细胞肺癌、小细胞肺癌、恶性淋巴瘤、乳腺癌、食管癌及恶性黑色素瘤等。

（陈红专 邱 瑜）

zǐshānchún

紫杉醇（paclitaxel） 从太平洋红豆杉树皮中获得的具有抗微管作用的二萜类化合物。又称泰素、紫素、特素。属于细胞毒类抗肿瘤药。在1958年美国国家癌症协会发起的历时20余年的筛选3.5万多种植物提取物的计划中，美国化学家瓦尼（Wani）和华尔（Wall）于1963年从太平洋红豆杉的树皮中获取了紫杉醇，1964年用细胞毒性实验证明了紫杉醇的生物活性，1971年他们与美国杜克大学的化学家麦克费尔（McPhail）确定了紫杉醇的化学结构。1979年，美国分子药理学家霍维茨（Horwitz）等确定了紫杉醇的作用机制。此后，紫杉醇的临床试验得以开展，1992年12月29日，美国食品药品管理局批准将紫杉醇用于治疗晚期卵巢癌。

药理作用及机制 紫杉醇可催化微管蛋白双聚体装配成微管，而后防止去多聚化过程而使微管稳定，防止微管解聚。而微管网

的重组对于细胞生命间期和分裂功能是必要的，因此紫杉醇"冻结"了有丝分裂纺锤体，从而使肿瘤细胞停止在G2期和M期，直至死亡。紫杉醇还可导致整个细胞周期微管的排列异常和细胞分裂期间微管多发性星状体的产生。紫杉醇也作用于巨噬细胞上的肿瘤坏死因子受体，促使释放白介素、肿瘤坏死因子、干扰素，对肿瘤细胞起杀伤或抑制作用。

体内过程 紫杉醇静脉给药后，血浆浓度呈双相性。第一个时相为药物分布到组织和清除过程所产生，后一个时相是药物从组织回流到血液循环所产生。血浆蛋白结合率为89%~98%，组织分布广。在肝代谢，主要经胆道排泄，很少从肾排出。

临床应用 紫杉醇主要用于治疗卵巢癌和乳腺癌，对非小细胞肺癌、大肠癌、黑色素瘤、头颈部癌、淋巴瘤等也有效。

不良反应 紫杉醇最常见的毒性反应是骨髓抑制，近30%的患者可出现严重的中性粒细胞减少，10%的患者出现血小板减少，严重的贫血少见。使用细胞集落刺激因子可有效地预防严重骨髓抑制的发生。可导致过敏反应，常见皮肤潮红、皮疹，少数患者可发生严重过敏反应，出现呼吸困难、低血压、休克，甚至出现血管神经性水肿，可致死亡。可出现神经毒性，主要为周围神经炎，高剂量时尤易发生。最常见的表现为轻度麻木，少数患者可有严重的神经系统症状。恶心、呕吐等胃肠道反应也较常见，一般不严重。约60%的患者可出现关节痛、肌肉痛。可导致心血管毒性，出现低血压、心动过缓。此外脱发几乎可发生于所有患者，少数患者可出现肝功能异常。

药物相互作用 紫杉醇与细胞色素 CYP3A4 酶抑制剂奎奴普丁/达福普汀同用，可增加紫杉醇血药浓度。使用顺铂后再用紫杉醇可产生严重的骨髓抑制。紫杉醇可降低多柔比星的清除和代谢。

后续研究进展 紫杉醇难溶于水，需聚氧乙烯蓖麻油和无水乙醇作为助溶剂助溶，但助溶剂本身也有生物学效应，并可产生过敏反应。多西紫杉醇是紫杉醇的衍生物，水溶性比紫杉醇好，抑制微管解聚的能力比紫杉醇大 2 倍，对许多肿瘤模型的细胞毒活性也高于紫杉醇，适用于乳腺癌、非小细胞肺癌、头颈部癌、胃癌、前列腺癌、卵巢癌等。紫杉醇脂质体制剂解除了由助溶剂引发的过敏反应风险，可减弱对骨髓的抑制作用，提高机体对紫杉醇的耐受性，适用于卵巢癌、乳腺癌、非小细胞肺癌、胃癌、肝癌、前列腺癌、头颈部癌等。白蛋白结合型紫杉醇制剂不含聚氧乙烯蓖麻油、以人血白蛋白作为药物载体与稳定剂的新型紫杉醇白蛋白冻干剂，提高了紫杉醇的溶解性，并且白蛋白受体介导的紫杉醇转运可使紫杉醇更多地到达潜在的肿瘤组织中，适用于联合化学治疗失败的转移性乳腺癌的治疗或辅助化学治疗后 6 个月内复发的乳腺癌。

(陈红专　邱　瑜)

L-méndōngxiān'ànméi

L-门冬酰胺酶 (asparaginase)

第一个用于治疗癌症的具有水解门冬酰胺作用的酶。属于细胞毒类抗肿瘤药。1922 年意大利生理学家克莱门蒂 (A Clementi) 发现豚鼠血清具有抗淋巴瘤作用。直到 1953 年美国病理学家约翰·基德 (John G Kid) 再次证实了豚鼠血清抑制淋巴瘤生长的作用。

1963 年美国病理学家布鲁姆 (JD Broome) 发现是豚鼠血清中的 L-门冬酰胺酶赋予了血清具有抗淋巴瘤的作用。1966 年进行了第一个 L-门冬酰胺酶治疗白血病的临床试验。截至 2016 年底，临床上所用制剂为大肠杆菌重组合成和/或经聚乙二醇化学修饰以及菊欧文菌重组合成的制品。

药理作用及机制 L-门冬酰胺是细胞合成蛋白质所必需的氨基酸，白血病细胞和其他恶性肿瘤细胞不能合成该氨基酸，需从细胞外摄取。L-门冬酰胺酶可将血清中的 L-门冬酰胺水解为 L-门冬氨酸和氨，使血清中 L-门冬酰胺缺失，使肿瘤细胞不能从血中获得足够的 L-门冬酰胺，因亦不能自身合成，从而使其蛋白质合成受阻，导致细胞死亡。而正常细胞能自身合成 L-门冬酰胺，受影响少。

体内过程 L-门冬酰胺酶经肌肉或静脉途径吸收，血浆蛋白结合率约 30%。肌内注射的药物消除半衰期为 39～49 小时，经 12～24 小时血药浓度达高峰。静脉注射的药物消除半衰期为 8～30 小时。每日用药可引起血浆药物浓度蓄积性增加。停用后 23～33 天仍可在血浆中检测出 L-门冬酰胺酶。该酶不能通过血脑屏障，但可进入淋巴液，尿中仅含微量。主要通过血清蛋白酶分解和单核吞噬细胞清除。

临床应用 L-门冬酰胺酶对急性淋巴细胞性白血病疗效最好，尤其适用于治疗儿童急性淋巴细胞性白血病。对急性粒细胞性白血病、急性单核细胞性白血病、恶性淋巴瘤等也有一定疗效。L-门冬酰胺酶单独应用易产生耐药性，多与其他抗肿瘤药联合应用，以提高疗效。

不良反应 L-门冬酰胺酶可引起过敏反应，大肠杆菌重组合成制品有内毒素，可导致发热。常有食欲减退、恶心、呕吐、腹泻，部分患者出现头痛、头晕、嗜睡、精神错乱。由于影响蛋白质合成和干扰脂质代谢，可引起血浆蛋白低下、血脂过高或过低、氮质血症、贫血、凝血障碍等。至少有 1/4 患者使用后可出现肾损害。肝功能损伤通常在使用后 2 周内发生。还可引起高血糖、高尿酸血症。极少数患者可发生胰腺炎。抑制免疫系统，可诱发感染。

药物相互作用 泼尼松、促皮质素、长春新碱可增强 L-门冬酰胺酶致高血糖作用，并可能增加神经病变及红细胞生成紊乱的危险性。由于增加血尿酸浓度可减弱别嘌醇等抗痛风药的作用。L-门冬酰胺酶与硫唑嘌呤、苯丁酸氮芥、环磷酰胺、环孢素、巯嘌呤、单克隆抗体 CD_3 或放射疗法合用时，可提高疗效，应考虑减少这些药物或放射疗法的剂量。L-门冬酰胺酶可通过抑制细胞复制的作用而阻断甲氨蝶呤的抗肿瘤作用。在给甲氨蝶呤 9～10 天前或在给甲氨蝶呤后 24 小时内应用 L-门冬酰胺酶可避免抑制甲氨蝶呤的抗肿瘤作用，并减少甲氨蝶呤对胃肠道、血液系统的不良反应。L-门冬酰胺酶与活疫苗合用时，可增加活疫苗感染的危险性，在使用 L-门冬酰胺酶 3 个月内不宜接种活疫苗。

(陈红专　邱　瑜)

fēixìbāodúlèi kàngzhǒngliúyào

非细胞毒类抗肿瘤药 (non-cytotocixity antitumor drugs)

通过非直接干扰细胞分裂和增殖作用方式发挥抗肿瘤作用的药物。通常不会对正常细胞产生杀伤作用。根据作用机制非细胞毒类抗肿瘤药可分为三大类。

激素治疗药物 以人体或动物激素（包括与激素结构、作用原理相同的有机物）为有效成分的药物。多数为抗雌激素或雄激素药物，雌激素或雄激素的受体竞争或非竞争性拮抗药。因为许多种类的肿瘤如乳腺癌、卵巢癌、前列腺癌等都是激素依赖性肿瘤，通过拮抗激素的作用而改变肿瘤基因表达、分泌生长因子、诱导细胞凋亡等机制抑制依赖激素生长的肿瘤的发展。这类药物包括芳香化酶抑制药、雌激素和抗雌激素、雄激素和抗雄激素、孕激素、促黄体激素释放激素拮抗药等，如他莫昔芬、来曲唑、氟他胺等。

肿瘤治疗光敏剂 光动力学疗法（photodynamic therapy，PDT）是 20 世纪 70 年代发展起来的一种肿瘤新疗法，已在美、英、法、德、日等 20 多个国家获得政府药品管理部门的正式批准。光敏剂和与之相匹配的特定波长光构成光动力效应的两个关键因素。光敏剂进入人体后，在一个时间窗里会在肿瘤组织中形成相对高浓度的积聚，此时用特定波长激光照射肿瘤组织，将激活其中的光敏剂分子，在肿瘤组织内引发一系列光化学反应，生成活性很强的单态氧，进而和生物大分子发生氧化反应，直接杀死肿瘤细胞；同时，光动力反应还广泛破坏肿瘤组织内的微血管，进一步导致病变组织的缺血性坏死。后者在肿瘤治疗过程中常起着关键性作用。

光敏药物一直是光动力学疗法研究的核心问题。截至 2016 年底已有 3 种光敏药物获得美国食品药品管理局批准，即卟吩姆钠、维替泊芬和 5-氨基乙酰丙酸。后两种主要用于非肿瘤性疾病（老年性眼底黄斑病变、非恶性疾病光化学性角质病）的治疗，美国食品药品管理局批准卟吩姆钠可应用于多种实体恶性肿瘤治疗，其早期试验用品卟吩姆钠是美国罗斯维尔帕克癌症研究所于 1984 年以牛血为原料，从制取的血卟啉中分离出的高效组分，该药在 1993 年首次被加拿大政府批准治疗膀胱癌和晚期食管癌，并于 1996 年和 1997 年先后被美国食品药品管理局批准治疗食管癌和支气管肺癌，该药已相继被日本、法国、荷兰、德国、韩国等批准用于治疗肺癌、食管癌、宫颈癌、膀胱癌、胃癌等实体肿瘤。

肿瘤细胞分化诱导药物 利用某些化合物，可诱导去分化的肿瘤细胞重新向正常细胞分化，表现为生物学特性均向正常细胞接近，甚至转变成正常细胞，这些化合物称为肿瘤细胞分化诱导剂。早在 1971 年美国病毒学家弗雷德（Charlotte Friend）已发现二甲亚砜（DMSO）可诱导小鼠红白血病细胞分化为正常红系细胞。1978 年以色列分子生物学家萨克斯（Leo Sachs）报道，有些小鼠白血病细胞株在诱导分化剂的作用下，增殖受到阻遏，分化得到促进。美国医学家雷特曼（Theodore R. Breitman）等先后在 1980 年及 1983 年报道，在体外人类髓性白血病细胞株 HL-60、U937 和有的人类新鲜白血病细胞在 13-顺式维 A 酸（13-CRA）及其异构体全反式维 A 酸（AT-RA）诱导作用下可以分化。之后，又有许多恶性肿瘤和畸胎瘤、鳞状细胞癌、神经母细胞瘤、黑色素瘤及白血病等可在体外被一些化学物质诱导分化为正常细胞或近似正常的细胞，这就为抗肿瘤药物研究开辟了一条新的途径。截至 2016 年底，批准上市的肿瘤细胞分化诱导剂主要用于白血病的治疗，如维 A 酸。

（陈晓光 周秦季鸣）

tāmòxīfēn

他莫昔芬（tamoxifen） 化学名称为（Z）-N,N-二甲基-2-[4-(1,2-二苯基-1-丁烯基)]苯氧基-乙胺的抗雌激素类药物。用于治疗晚期乳腺癌和卵巢癌，属于非细胞毒类抗肿瘤药。

他莫昔芬为合成的雌激素部分激动药，结构类似雌激素，具有雌激素样作用，但作用强度仅为雌二醇的 1/2。动物实验表明，它能促使阴道上皮角化和子宫重量增加，并能防止受精卵着床，延迟排卵。它与雌二醇竞争与雌激素受体结合，该药的受体复合物可转位入细胞核内，阻止染色体基因的开放与活化，从而抑制肿瘤细胞生长。他莫昔芬口服后迅速被吸收，口服 4~7 小时后血中浓度达高峰。消除半衰期为 7 天。连续给药 7 天后血浆浓度稳定在高水平。其代谢产物为 N-去甲基他莫昔芬和 4-羟他莫昔芬。大部分以结合物的形式由粪便排出，少量从尿中排出，代谢产物 N-去甲基他莫昔芬的排出时间为 14 天。

他莫昔芬用于治疗晚期乳腺癌和卵巢癌。临床治疗乳腺癌，有效率一般在 30% 左右，雌激素受体阳性患者疗效较好，阴性患者疗效差。绝经前和绝经后患者均可使用，而绝经后和 60 岁以上的人较绝经前和年轻患者的效果为好。从病灶部位来看，皮肤、淋巴结和软组织的疗效好，骨和内脏转移的效果差。可用于乳腺癌和卵巢癌的术后辅助治疗。他莫昔芬不良反应有胃肠道反应，如食欲减退、恶心、呕吐、腹泻；有继续性抗雌激素作用，如面部潮红、月经失调、闭经、阴道出血等；有神经精神症状，如头痛、眩晕、抑郁等；有视力障碍、骨髓抑制；其他如皮疹、脱发、体重增加、肝功能异常等。孕妇及有血栓栓塞性疾病者、有深部静脉血栓史者和有肺栓塞史者忌用他莫昔芬。

他莫昔芬与华法林或香豆素类抗凝药联合应用时可使抗凝作用显著增强，故联合应用时应密切监测患者。他莫昔芬与细胞毒药物联合使用时，血栓栓塞的风险增加。骨转移患者使用该药治疗初期，如同时使用能够降低肾脏钙排泄的药物如噻嗪类利尿药，可能增加高钙血症的风险。他莫昔芬与多柔比星、长春新碱、甲氨蝶呤、环磷酰胺、氟尿嘧啶等抗肿瘤药合用可增强活性和疗效，但是应注意合用剂量。苯巴比妥可降低他莫昔芬的稳态血药浓度。雌激素可影响他莫昔芬治疗效果，不宜与雌激素药物合用。他莫昔芬可能增加环孢霉素的血药浓度。依托泊苷可增加他莫昔芬的毒性。他莫昔芬可以通过诱导细胞色素P450酶而降低来曲唑的血药浓度。

（陈晓光　周奏季鸣）

láiqǔzuò

来曲唑（letrozole）　化学名称为 4,4'-(1H-1,2,4-三氮唑-1-基-亚甲基)-二苯腈的非甾体类芳香化酶竞争性抑制药。来曲唑通过抑制芳香化酶，使雌激素水平下降，从而消除雌激素对肿瘤生长的刺激作用。属于非细胞毒类抗肿瘤药。

体内外研究显示，来曲唑能有效抑制雄激素向雌激素转化，而绝经后妇女的雌激素主要来源于雄激素前体物质在外周组织的芳香化，故特别适用于绝经后的乳腺癌患者。来曲唑的体内活性比第一代芳香化酶抑制药氨鲁米特强 150～250 倍。该药选择性较高，不影响糖皮质激素、盐皮质激素和甲状腺功能，大剂量使用对肾上腺皮质类固醇类物质分泌无抑制作用，因此具有较高的治疗指数。临床前研究表明，来曲唑对全身各系统及靶器官没有潜在的毒性，具有耐受性好、药理作用强的特点。与其他芳香化酶抑制药和抗雌激素药物相比，来曲唑的抗肿瘤作用更强。来曲唑口服后，很快在胃肠道完全吸收，1 小时达最高血浆浓度，并很快分布到组织间。血浆蛋白结合率低，仅 60%，血浆终末消除半衰期约 2 天。其清除主要通过代谢成无药理作用的羟基代谢产物。几乎所有代谢产物和约 5% 原药经肾排泄。

来曲唑临床主要用于：①治疗绝经后早期乳腺癌（雌激素受体、孕激素受体阳性者或受体状况不明者），多用于抗雌激素治疗失败后的二线治疗。②用于局部晚期或扩散的绝经后乳腺癌的一线治疗。③用于接受过他莫昔芬标准辅助疗法 5 年的绝经后乳腺癌患者的延伸性辅助治疗。④用于激素阳性的乳腺癌早期患者的术后辅助治疗。在所有晚期乳腺癌患者一线治疗和二线治疗，以及早期患者辅助治疗和接受他莫昔芬标准治疗后的后续强化辅助治疗试验中，来曲唑都显示良好的安全性。大多数不良反应是由雌激素缺乏所致。来曲唑的不良反应多为轻度或中度，以恶心、头痛、骨痛、潮热和体重增加为主要表现，其他少见的还有便秘、腹泻、瘙痒、皮疹、关节痛、胸痛、腹痛、疲倦、失眠、头晕、水肿、高血压、心律不齐、血栓形成、呼吸困难、阴道流血等。来曲唑最严重的不良反应为骨反应和胆固醇升高。

来曲唑与三苯氧胺或其他芳香化酶抑制剂联合用药，疗效并无提高。用西咪替丁进行的药物代谢动力学相互作用研究表明，西咪替丁对来曲唑药物代谢动力学没有显著的临床影响。用华法林进行的相互作用研究表明，来曲唑对华法林药物代谢动力学没有显著的临床影响。

（陈晓光　周奏季鸣）

fútā'àn

氟他胺（flutamide）　化学名称为 2-甲基-N-[4-硝基-3-(三氟甲基)苯基]丙酰胺的口服非甾体类抗雄激素药物。除抗雄激素作用外，无任何其他激素的作用。属于非细胞毒类抗肿瘤药。

氟他胺代谢产物羟基氟他胺是其主要活性形式，能在靶组织内与雄激素受体结合，阻断二氢睾丸素（雄激素的活性形式）与雄激素受体结合，抑制靶组织摄取睾丸素，从而起到抗雄激素作用，进而抑制依赖性雄激素的肿瘤细胞生长。但此作用可反馈性地引起卵泡刺激激素（FSH）和黄体生成素（LH）释放增加，使睾酮的血浆浓度上升。当该药与促性腺激素释放激素（GnRH）如亮丙瑞林（leuprolide）一起使用时，可完全阻断雄激素而且防止代偿性增加。氟他胺口服吸收迅速而完全。大部分在首次通过肝时转变为活性代谢物 α-羟基氟他胺。单次口服 250mg 1 小时后，血药浓度达峰值，10～20μg/L，服药后 2 小时，α-羟基氟他胺的血药浓度达峰值，约 1.3mg/L。该药和其主要活性代谢物都广泛与血浆蛋白结合，血浆半衰期为 5~6 小时；通常 250mg，3 次/天的给药方案，血浆中羟基氟他胺浓度在 3.4~8.5μmol/L。原药及其主要代谢产物不在性器官（前列腺和睾丸）内聚集。给药后 24 小时内，从尿排泄 28%。

氟他胺临床用于治疗晚期前列腺癌，用于未经治疗或激素治疗无效或复发的患者。疗效与己烯雌酚相当或略高，对初治及复治患者都可有效。与亮丙瑞林合用（宜同时开始和同时持续使用）治疗转移性前列腺癌，可明显增加疗效。合并睾丸切除的应用疗效和生存率均有提高，可作为晚期前列腺癌姑息治疗的一线药物。最主要不良反应为男子乳房女性化（34%~100%）乳房触痛，有时伴有溢乳，如减少剂量或停药则可消失。胃肠道不适、恶心、呕吐、食欲增加、失眠和疲劳，其他可有肝功异常、性功能减退、瘙痒、带状疱疹及精子数减少等。

促性腺激素释放激素类似物如醋酸亮丙瑞林等可抑制睾酮分泌，与氟他胺合用可增加疗效。氟他胺与华法林合用可增加出血倾向。

（陈晓光　周秦季鸣）

wéi A suān

维 A 酸（retinoic acid）

化学名称为（13E)-3,7-二甲基-9-（2,6,6-三甲基环己烯基)-2,4,6,8-壬四烯酸。又称维甲酸、全反式维 A 酸。是体内维生素 A 代谢中间产物。维 A 酸属于类视黄醇类化合物，是细胞的繁殖、增殖和分化的重要调节剂，主要影响骨的生长和促进上皮细胞增生、分化、角质溶解等代谢作用。用于治疗寻常痤疮、银屑病、鱼鳞病、扁平苔藓、毛发红糠疹、毛囊角化病、鳞状细胞癌及急性早幼粒细胞白血病，黑色素瘤等疾病。属于非细胞毒类抗肿瘤药。

药理作用及机制　维 A 酸是一种肿瘤细胞诱导分化剂，不仅能维持正常上皮细胞的分化作用，而且可使白血病细胞分化为具有正常表型功能的血细胞，体外可抑制癌细胞增殖。用维 A 酸成功地治疗急性早幼粒细胞白血病是该病疗法的一大突破。大多数急性早幼粒细胞白血病涉及染色体 15 位和染色体 17 位的易位，导致早幼粒细胞白血病基因（PML）和维 A 酸受体 α（RARα）基因发生融合。产生的融合 PML-RARα 蛋白负责阻止未成熟骨髓细胞分化为成熟细胞，该种分化阻滞被认为可导致白血病。维 A 酸作用于 PML-RAR，可解除该阻滞作用，导致未成熟的早幼粒细胞分化为正常成熟血细胞从而减少早幼粒细胞。

体内过程　维 A 酸活性主要源于母体药物。在人体药物代谢动力学研究中，口服给药吸收良好，进入全身循环，约 2/3 放射性标记的药物回收入尿。急性早幼粒细胞白血病患者初次给予维 A 酸的末端消除半衰期（即末端相血药浓度下降一半所需的时间）是 0.5~2 小时。有证据表明，维 A 酸诱导其自身的代谢。血浆维 A 酸浓度在 1 周连续治疗过程中平均降至第 1 天浓度值的 1/3。维 A 酸的表观分布容积尚未确定。大于 95% 的维 A 酸与血浆蛋白结合，主要是与白蛋白结合。血浆蛋白结合保持在 10~500ng/ml。血浆和尿液中的维 A 酸代谢物已确定。细胞色素 P450 酶与维 A 酸的氧化代谢有关。代谢物包括 13-顺视黄酸、4-氧代反式视黄酸、4-氧代顺式视黄酸和 4-氧代反式视黄酸葡糖苷酸。在急性早幼粒细胞白血病患者，连续给药 2~6 周每日 45mg/m² 剂量的维 A 酸导致尿排泄中 4-氧代反式视黄酸葡糖苷酸较基础值增加约 10 倍。已用放射性标记的药物研究证明，2.75mg 和 50mg 剂量的维 A 酸的口服给药后，大于 90% 的放射性物质被回收在尿和粪便。

临床应用　维 A 酸不仅可应用于急性早幼粒细胞白血病，还可用于痤疮及感染性皮肤病。

不良反应及禁忌证　在用于治疗白血病时，维 A 酸治疗急性早幼粒细胞白血病的特殊并发症，包括呼吸困难、发热、体重增加、外周性水肿，可用地塞米松治疗。维 A 酸综合征的病因被认为是分化中的早幼粒细胞释放细胞因子导致的毛细血管渗漏综合征。维 A 酸是一种致畸物，可能导致出生缺陷。测试表明，维 A 酸增加大鼠胎儿颅骨畸形的发生。妊娠或备孕妇女禁用。该致畸作用由外源性维 A 酸与内源性维 A 酸的信号干扰引起，这种信号干扰在胚胎发育过程中发挥作用。而外用维 A 酸对胎儿的风险似乎很小。

（陈晓光　吕元晤　金晶）

yàshēnsuān

亚砷酸（arsenious acid）

主要成分为三氧化二砷（As₂O₃）的非细胞毒类抗肿瘤药。又称砒霜。由于对人体的毒性，亚砷酸成为在肿瘤治疗领域中被高度争议的药物之一。亚砷酸最早在中药中使用，被命名为砒霜，至今仍用于治疗肿瘤以及其他疾病。20 世纪 70 年代哈尔滨医科大学第一附属医院的张亭栋等证明了传统中药三氧化二砷可用于治疗急性早幼粒细胞白血病。在此基础上，药物 TRISENOX（As₂O₃）于 2000 年通过美国食品药品管理局的新药申请，被批准用于治疗白血病，主要用于治疗复发或顽固的急性早幼粒细胞白血病。

药理作用及机制 亚砷酸对急性早幼粒细胞白血病有一定疗效，其作用机制尚不明确。有研究显示，染色体易位（15：17）是急性早幼粒细胞性白血病的重要细胞遗传学特征，该易位导致早幼粒细胞白血病基因（PML）和维A酸受体α（RARα）基因融合，表达 PML-RARα 蛋白，这种融合蛋白的过度表达是急性早幼粒细胞性白血病发病的主要机制之一，过度表达的 PML-RARα 可抑制细胞的分化凋亡。实验发现，三氧化二砷通过调节人急性早幼粒细胞白血病 NB4 细胞内 PML-RARα 的水平，可使细胞重新纳入程序化死亡的正常轨道。

体内过程 亚砷酸静脉给药，组织分布较广，停药时检测组织中砷含量由高到低依次为皮肤、卵巢、肝、肾、脾、肌肉、睾丸、脂肪、脑组织等。停药 4 周后检测，皮肤中砷含量与停药时基本持平，脑组织中含量有所增加，其他组织中砷含量均有所下降。

该药治疗急性早幼粒细胞性白血病患者的药物代谢动力学检测：持续 2 小时静脉滴注 10mg 亚砷酸注射液，最高血药浓度为 (0.94 ± 0.37) mg/L，达峰时间为 4 小时，达峰后血浆砷被迅速清除，血浆浓度半衰期为 (0.89 ± 0.29) 小时；清除半衰期为 (12.13 ± 3.31) 小时；系统清除率为 (1.43 ± 0.17) 升/小时，分布容积为 (3.83 ± 0.45) L，血药浓度－时间曲线下面积为 (7.25 ± 0.97) mg/h。在持续用药过程中，药物代谢动力学参数基本保持一致。治疗中，24 小时尿排砷量为每日给药量的 1%～8%。

指（趾）甲和毛发砷蓄积明显增加，可高达治疗前 5～7 倍。停药后，尿排泄的砷和末梢蓄积的砷则逐渐下降，结果表明，亚砷酸是治疗急性早幼粒细胞性白血病较安全有效的药物。

在肝癌患者中使用亚砷酸的药物代谢动力学研究：通过原子荧光法来测定血浆中砷的浓度，13 例原发性肝癌患者持续 4 小时内静滴亚砷酸 10mg，14 天为 1 个疗程。血浆分布半衰期为 (0.07 ± 0.02) 小时，血浆清除半衰期为 (23.93 ± 18.38) 小时，浓度－时间曲线下面积为 (1551.57 ± 980.38) 纳克·小时/毫升，与治疗早幼粒细胞性白血病时的血浆清除半衰期相比明显延长，而且个体差异大，增加剂量或延长时间能否引起砷蓄积中毒尚待进一步研究。

临床应用 亚砷酸作为抗肿瘤药物，可用于急性早幼粒细胞白血病、原发性肝癌晚期的治疗。

不良反应及禁忌证 亚砷酸的不良反应与患者个体对砷化物的解毒和排泄功能以及对砷的敏感性有关。临床观察表明，亚砷酸不良反应轻，较少出现骨髓抑制和外周血常规（主要是白细胞）的下降，较常见的不良反应为：食欲减退、腹胀或腹部不适、恶心、呕吐及腹泻等；皮肤干燥、红斑或色素沉着；肝功能改变（谷草转氨酶、谷丙转氨酶、γ-谷氨酰转肽酶及血清胆红素升高等）；其他，如关节或肌肉酸痛、水肿、轻度心电图异常、尿素氮升高、头痛等。极少见精神及精神症状等。有肝、肾功能损害者慎用，亚砷酸在肝癌患者中的半衰期延长，因此临床应用中应关注砷蓄积及相关不良反应。

药物相互作用 在亚砷酸的

使用过程中，避免使用含硒药品及食用含硒食品。

（陈晓光　吕元晓　金晶）

bǔfēnmǔnà

卟吩姆钠（porfimer sodium）

以卟啉二盐酸盐为原料合成的卟啉醚及酯结合的聚合物。是对肿瘤具有亲和力的光敏物质，与特定波长激光并用。是第一个可用于治疗恶性肿瘤的光动力治疗药，属于非细胞毒类抗肿瘤药。

光动力治疗肿瘤的药物作用机制主要有两个方面：一是对肿瘤细胞的直接杀伤作用；二是通过作用于肿瘤组织的微血管造成血管完全闭合，从而使肿瘤组织缺氧和营养枯竭，导致肿瘤坏死。两种作用中何种作用为主，依不同的光敏剂而异。静脉给予卟吩姆钠后，肿瘤细胞比正常细胞摄取的更多，而且滞留性也好。对卟吩姆钠滞留的肿瘤部位进行光照，卟吩姆钠吸收光能而被激活，形成卟啉激活状态，产生自由基反应，形成超氧化物和氢氧自由基，进而抑制线粒体的酶系统从而抑制细胞内呼吸，引起肿瘤细胞变性坏死。卟吩姆钠引起细胞损伤是自由基反应的结果。肿瘤死亡也会通过继发于血管闭塞的缺血性坏死产生，部分是由血栓素 A_2 释放介导。

卟吩姆钠临床用于：①食管癌，适用于完全阻塞性食管癌的姑息治疗患者，或部分使用 Nd：YAG 激光治疗不能令人满意的阻塞患者。②支气管癌，适用于治疗手术和放射治疗不能控制的微创支气管内非小细胞肺癌患者，减少完全或部分阻塞支气管肺癌患者阻塞以及缓解其症状。③重度异型巴雷特（Barrett）食管增生，适用于不接受食管切除术的巴雷特食管高度异型增生患者的消融。常见不良反应（>10%）有食管癌，表现为贫血、胸腔积液、发热、便秘、恶心、胸痛、疼痛、腹痛、呼吸困难、光敏反应、肺炎、呕吐、失眠、腰痛、咽炎；阻塞性支气管癌，表现为呼吸困难、光敏反应、咯血、发热、咳嗽、肺炎；浅表支气管肿瘤，表现为渗出物、光敏反应、支气管阻塞、水肿、支气管狭窄；重度异型巴雷特食管增生，表现为光敏反应、食管狭窄、呕吐、胸痛、恶心、发热、吞咽困难、腹痛、胸腔积液、脱水。

（陈晓光 吕元晧 金晶）

bǎxiàng zhìliáo kàngzhǒngliúyào

靶向治疗抗肿瘤药（targeted therapy for antitumor agents）

作用于与肿瘤发生、发展密切相关的受体、信号转导系统、蛋白激酶等靶点，从而达到阻断肿瘤增殖、侵袭转移、血管生成，促进肿瘤细胞凋亡等目的的药物。靶向治疗抗肿瘤药既有小分子药物也有大分子生物药物。

特点 与传统的细胞毒类抗肿瘤药相比，靶向治疗抗肿瘤药的优点包括：①靶向性好，具有高度特异性和选择性。②非细胞毒性，不良反应轻。③疗效/毒性比高。④可实现个体化治疗。⑤对肿瘤细胞具有调节和稳定作用。但分子靶向治疗药物也存在一些缺点：①根据机体内靶点表达的差异，治疗个体差异大。②因为作用靶点明确，所以具有明显的靶点副作用，如索拉非尼作用于血管内皮细胞生长因子受体和血小板衍生生长因子受体，其具有明确的高血压、心肌梗死、血栓性疾病等血管不良反应。③易产生耐药性。

分类 根据药物的作用靶点和作用机制，靶向治疗药物可以分为 4 类。

信号转导阻断药 通过选择性阻断肿瘤细胞信号传导通路，破坏其自控性生长调节机制的抗肿瘤药物。尤其对晚期肿瘤或转移癌可能具有独特的疗效，其中针对肿瘤信号转导通路中关键分子酪氨酸激酶的抑制药已成功应用于临床。该类药物包括受体酪氨酸激酶抑制药吉非替尼、索拉非尼、曲妥珠单抗，以及非受体酪氨酸激酶类药物伊马替尼、达沙替尼。受体酪氨酸激酶抑制药通过抑制受体酪氨酸激酶活性（可逆或不可逆），阻断细胞表面受体与配体结合后活化的胞内区信号，从而抑制信号转导通路；而非受体酪氨酸激酶抑制药与细胞质内的参与信号转导的激酶结合，从而抑制下游信号通路和相关生物学功能。

蛋白酪氨酸激酶是一组催化蛋白质酪氨酸残基磷酸化的酶，通过底物蛋白中酪氨酸残基磷酸化，从而激活各种底物酶，通过一系列反应影响细胞的生长、增殖和分化。表皮生长因子受体、血管内皮细胞生长因子受体、血小板衍生生长因子受体等都具有酪氨酸激酶活性，受体酪氨酸激酶抑制药通过与三磷酸腺苷竞争结合细胞内受体酪氨酸激酶，阻止受体酪氨酸激酶的自身磷酸化，抑制受体酪氨酸激酶激活，从而抑制肿瘤细胞周期进程、加速肿瘤细胞凋亡、抑制血管生成、抑制侵袭和转移。受体酪氨酸激酶抑制药按分子结构分为小分子化合物和单克隆抗体两类，已在临床研究中取得良好的疗效，如表皮生长因子受体家族抑制药。受体酪氨酸激酶抑制药尤其是小分子抑制剂药物多为单一靶点或多靶点的激酶抑制剂，也成为"替尼"类药物，但由于在临床上"替尼"类药物的作用靶点氨基酸极易发生突变，故这类药物容易出现耐药。为了克服该类药物的耐药，制药公司针对同一作用靶点的不同突变位点研发了不同类型的抑制药物，如针对 EGFT T790M 突变位点研发的抑制剂奥希替尼。

肿瘤新生血管生成抑制药 20 世纪 70 年代，美国医学家犹大·福克曼（Judah Folkman）提出肿瘤生长依赖于血管新生的假说，他认为肿瘤初期生长没有新血管的生成，该期成为无血管期；当肿瘤生长到 1~2mm 后，就需要血管的生成提供足够的营养素，以维持肿瘤的进一步生长。肿瘤从无血管期向血管新生的转换是肿瘤发展、转移的关键步骤。已有的证据显示，肿瘤的这种依赖于血管新生的生长不仅见于实体瘤，而且也见于许多血液系统的恶性病变。因此，阻断肿瘤生长所依赖的血管生成是抑制肿瘤生长的重要策略之一。截至 2016 年底已经发现许多分子作为活化因子或抑制因子参与血管生成过程，如血管内皮细胞生长因子、碱性成纤维细胞生长因子、表皮生长因子、血小板衍生生长因子、金属基质蛋白酶等均为促血管生成因子，其中血管内皮细胞生长因子是最重要的血管活化因子。血管内皮细胞生长因子通过与其受体结合启动血管生成的过程被认为是血管生成过程中关键的分子机制。绝大多数的肿瘤细胞都可以分泌血管内皮细胞生长因子，促进血管生成，为肿瘤细胞的生长提供充足的氧、营养素，并带走代谢产物。该类药物包括贝伐珠单抗、血管内皮抑素。

单抗药物，即单克隆抗体药

物，是利用生物工程技术开发的针对某一特定靶点的药物。1986年，世界上首个单抗药物——用于治疗器官移植出现的排斥反应的鼠源化抗 CD3 单抗 OKT3 获得美国食品药品管理局的上市批准，由此拉开了单抗药物发展的序幕。1997 年，美国食品药品管理局批准基因泰克公司的嵌合抗体利妥昔单抗，成为第一个治疗肿瘤的抗体药物，用于非霍奇金淋巴瘤。由于抗体药物具有特异性强、疗效显著、半衰期长及毒性低等特点，在临床中已被广泛应用，但由于其分子结构的特殊性，需要静脉给药。

血管内皮抑素最初是从鼠的成血管细胞瘤株培养液中分离提纯得到的一种内源性糖蛋白，它是细胞外基质 XVIII 型胶原蛋白的羧基末端剪切产物，分子量为 20，具有抗血管生成作用。有研究表明，血管内皮抑素特异性地作用于新生血管的内皮细胞迁移，同时诱导其凋亡，从而发挥抗血管生成作用；另外，还通过调节肿瘤细胞表面血管内皮细胞生长因子的表达及蛋白水解酶的活性，多靶点发挥抗血管生成作用，间接导致肿瘤休眠或退缩。自 1999 年底美国食品药品管理局批准了毕赤酵母表达的重组人内皮抑素作为肿瘤治疗药物，血管内皮抑素开始了临床试验，中国采用大肠杆菌作为蛋白表达体系生产出了人重组血管内皮抑素，于 2001 年 7 月进入临床试验并率先完成了 III 期临床试验，于 2006 年初新药恩度（endostar）上市，成为治疗肿瘤的生物制剂新药，用于治疗初治或复治的 III/IV 期非小细胞肺癌。

基因表达调节药物 如组蛋白去乙酰酶抑制药西达苯胺。西达苯胺是全球首个获准上市的亚型选择性组蛋白去乙酰化酶口服抑制剂，也是中国首个授权美国等发达国家专利使用的原创新药，主要用于复发或难治的外周 T 淋巴细胞瘤的治疗。

其他 包括泛素-蛋白酶体抑制药、极光激酶 Aurora 抑制药、细胞周期蛋白抑制药、法尼基蛋白转移酶抑制药、细胞凋亡诱导药、DNA 损伤修复蛋白抑制药等。

(陈晓光 陈 菊 薛妮娜)

yīmǎtíní

伊马替尼（imatinib） 苯胺嘧啶的衍生物，是作用于融合蛋白 BCR-ABL 的新型蛋白酪氨酸激酶抑制药。属于靶向治疗抗肿瘤药。

正常人体 9 号和 22 号染色体长臂相互交换、移位导致 9 号染色体上的 Abelson 原癌基因（ABL）和 22 号染色体上的断点断裂点丛集区（BCR）融合，导致异常的蛋白酪氨酸激酶 BCR-ABL 活性增高，它可引起白细胞无法控制的增殖且凋亡减少，导致慢性髓细胞白血病的发生。伊马替尼与酪氨酸激酶的三磷酸腺苷（ATP）结合位点结合，可以阻止磷酸由 ATP 向酪氨酸基团的转移，从而抑制其激酶活性。其靶点有 3 种：BCR-ABL、干细胞生长因子受体（c-kit）和血小板衍生生长因子受体，通过抑制 BCR-ABL 的酪氨酸激酶活性，阻断 BCR-ABL 阳性的慢性髓性白血病患者新生白血病细胞的增殖并诱导其凋亡。

伊马替尼口服吸收迅速，血浆浓度达峰时间为 2~4 小时，平均生物利用度约 98%，脂肪餐对其药物代谢动力学参数无明显影响。在体内主要由代谢酶 CYP3A4、CYP1A2、CYP2D6、CYP2C9、CYP2C19 将伊马替尼结构上 N-去甲基后形成有活性的 N-去甲基哌嗪类衍生物，伊马替尼消除半衰期约为 18 小时，而活性代谢物的消除半衰期长达 40 小时。放射标记测定，该药口服后 7 小时从粪便可排除 81%，从尿排出 13%，其中 25% 为原形，剩余为代谢物。

伊马替尼临床主要用于治疗费城染色体阳性的慢性髓性白血病的慢性期患者、加速期或急变期患者；也可用于治疗不能切除和/或发生转移的恶性胃肠道间质瘤的成人患者；还用于嗜酸细胞过多综合征和/或慢性嗜酸粒细胞白血病伴有 FIPILI-PDGFRα 融合激酶的成年患者、骨髓增生异常综合征/骨髓增生性疾病伴有血小板衍生生长因子受体基因重排的成年患者，以及不能切除、复发的或发生转移的隆突性皮肤纤维肉瘤的治疗。

伊马替尼血液系统不良反应有中性粒细胞减少、血小板减少和贫血等；消化系统异常如恶心、呕吐、腹泻、消化不良、腹痛等很常见，可导致肝转氨酶升高，此外，头痛、乏力、发热、畏寒、全身水肿、寒战、僵直不良反应也常见。

CYP3A4 抑制剂或诱导剂可明显改变伊马替尼的血药浓度，伊马替尼与酮康唑、依曲康唑、红霉素、克拉霉素等并用，可使其平均最大血药浓度增加 26%，血药浓度-时间曲线下面积增加 40%。诱导剂如地塞米松、苯妥英钠、卡马西平、利福平、巴比妥类可明显降低伊马替尼的血药浓度。此外，CYP3A4 代谢的底物，如辛伐他汀、环孢素、匹莫齐特等可因竞争药酶而被伊马替尼增加血药浓度。

(陈晓光 陈 菊 薛妮娜)

jífēitíní

吉非替尼（gefitinib）

苯胺喹唑啉化合物，是口服的选择性表皮生长因子受体酪氨酸激酶抑制药。属于靶向治疗抗肿瘤药。

吉非替尼作为一种受体阻断药，它通过竞争细胞表面的表皮生长因子受体酪氨酸激酶 EGFR-TK 催化区域 Mg-ATP 结合位点，阻断表皮生长因子受体生成信号传递至细胞内，抑制表皮生长因子受体发生磷酸化，抑制与其他受体分子形成各种同源或异源二聚体，抑制下游一系列信号转导通路如 PI3K/AKT 和 RAS/RAF/MAPK 等的活化，从而阻碍肿瘤的生长、转移和血管生成，并可诱导肿瘤细胞的凋亡。肿瘤表皮生长因子受体突变情况是吉非替尼抗肿瘤活性的预测因素。

吉非替尼静脉给药后，分布广泛，平均消除半衰期为 48 小时；吉非替尼口服后，吸收缓慢，最大血药浓度出现在给药后的 3~7 小时，随后血药浓度逐渐呈二相降低（半衰期为 27.8~79.7 小时，平均为 50.1 小时），并表现为剂量依赖性药物代谢动力学，即随着多次给药，血药浓度-时间曲线下面积和最大血药浓度成比例增加；而当与食物同服时，其血药浓度-时间曲线下面积和最大血药浓度却无显著性降低。单次口服生物利用度为 59%，血浆蛋白结合率约为 90%，在体内主要经 CYP3A4 酶的代谢作用产生 *O-*去甲基吉非替尼代谢物，也可有限地经 CYP2D6 酶代谢。

吉非替尼临床适用于治疗既往接受过化学治疗或不适于化疗的局部晚期或转移性非小细胞肺癌。最常见的药物不良反应为腹泻和皮肤反应（皮疹、瘙痒、皮肤干燥和痤疮），一般见于服药后的第 1 个月，通常是可逆性的，可能出现轻中度的呕吐、厌食、腹泻，轻中度的转氨酶升高等。对该药严重过敏者禁用。

细胞色素 CYP3A4 抑制剂或诱导剂可影响吉非替尼的血药浓度，如 CYP3A4 抑制药伊曲康唑等能使吉非替尼的血药浓度-时间曲线下面积显著增加，而 CYP3A4 强诱导药利福平类、苯妥英钠、卡马西平、巴比妥类等药物能显著降低其血药浓度-时间曲线下面积。吉非替尼与 CYP2D6 酶底物美洛托尔、华法林、长春瑞滨等药物联用，可能会升高后者的血药浓度。

（陈晓光　陈菊　薛妮娜）

dáshātíní

达沙替尼（dasatinib）

作用于多种激酶的第二代酪氨酸激酶抑制药。属于靶向治疗抗肿瘤药。2010 年，美国食品药品管理局批准达沙替尼作为慢性髓细胞白血病治疗的一线药物。Abelson 原癌基因（ABL）和断点断裂点丛集区（BCR）。

达沙替尼是替尼类的酪氨酸激酶断点断裂点丛集区-Abelson 原癌基因（BCR-ABL）和 Src 双重抑制剂，其与伊马替尼结合于 BCR-ABL 相同的 ATP 结合位点。但是只有当 BCR-ABL 处于非活化构象、活化环闭合时，伊马替尼才能与 BCR-ABL 的 P 环结合，使其稳定于无生物活性的非活化状态。而达沙替尼能与 BCR-ABL 激酶的多种构象结合，它与 BCR-ABL 的结合对构型的要求并不严格，能够与 BCR-ABL 的活化或非活化构象结合。研究表明，BCR-ABL 的 P 环发生突变是造成伊马替尼产生耐药性的主要形式。而达沙替尼与 BCR-ABL 的 P 环结合的特点使其能够有效克服 BCR-ABL 的耐药性突变。它还能够有效抑制血小板衍生生长因子受体和干细胞生长因子受体。

达沙替尼口服后可被快速吸收，最大血药浓度在口服后 0.5~6 小时。在每天 15~240mg 内血药浓度-时间曲线下面积及体内消除参数与剂量存在线性相关，总体平均终末半衰期为 3~5 小时。其表观分布容积为 2505L，表明达沙替尼可以广泛地分布于血管外。体外试验中，达沙替尼在临床相关的浓度下与血浆蛋白结合率为 96%。达沙替尼在人体内被广泛代谢，主要代谢酶为细胞色素 CYP3A4。

达沙替尼用于治疗包括对甲磺酸伊马替尼耐药或不能耐受的慢性髓性白血病所有病期（慢性期、加速期、淋巴细胞急变期和髓细胞急变期）的成人患者。不良反应大部分为轻度到中度。最常见的不良反应包括体液潴留（包括胸腔积液）、腹泻、头痛、恶心、皮疹、呼吸困难、出血、疲劳、肌肉骨骼疼痛、感染、呕吐、咳嗽、腹痛和发热。与药物相关发热性中性粒细胞减少症的发生率为 5%。

达沙替尼是 CYP3A4 的底物，与强效抑制 CYP3A4 的药物（如酮康唑、伊曲康唑、红霉素、克拉霉素、利托那韦、泰利霉素）同时使用可增加达沙替尼血浆浓度的活性成分；当给予强效 CYP3A4 诱导药（如利福平）可能降低达沙替尼血浆浓度的活性成分；长期使用 H_2 阻断药或质子泵抑制药（如法莫替丁和奥美拉唑），抑制胃酸分泌很有可能会降低达沙替尼的活性；达沙替尼的溶解度依赖于 pH 值，因此抗酸药需在达沙替尼给药前 2 小时或给药后 2 小时服用；达沙替尼与

CYP3A4 的底物同时使用可能会增加 CYP3A4 底物的活性。

（陈晓光 陈 菊 薛妮娜）

suǒlāfēiní

索拉非尼（sorafenib）

作用于多种细胞表面和细胞内激酶的多靶点口服抑制药。属于靶向治疗抗肿瘤药。2005 年 12 月 20 日美国食品药品管理局批准索拉非尼用于晚期肾细胞癌的治疗，是近十多年来被批准的治疗晚期肾癌的第一个新药，在晚期肾癌治疗方面取得了重大进展。此后，2006 年 9 月 12 日中国药品监督管理部门批准索拉非尼在中国上市，2007 年 11 月 16 日美国食品药品管理局批准索拉非尼用于无法切除治疗的肝细胞癌的治疗，2008 年 5 月中国药品监督管理部门批准其在中国用于晚期肝癌的治疗。

作用机制 索拉非尼不仅能抑制信号转导通路 RAF-MEK-ERK，还能抑制血管内皮细胞生长因子受体、血小板衍生生长因子受体、FMS 样酪氨酸激酶、干细胞生长因子受体等多种受体型酪氨酸激酶的活性，通过抗细胞增殖、促进细胞凋亡、抑制血管生成等机制，达到抑制肿瘤细胞增殖和肿瘤新生血管生成的作用。研究证实，索拉非尼一方面通过抑制激酶 c-RAF 及下游信号传导、阻碍 MEK、ERK 的磷酸化过程、降低 ERK 的磷酸化水平，发挥抗细胞增殖的作用。另一方面索拉非尼可有效地抑制血管内皮细胞生长因子受体 2/3、血小板衍生生长因子受体 β、FMS 样酪氨酸激酶和干细胞生长因子受体等酪氨酸激酶活性，抑制血管内皮细胞生长因子 A 介导的血管内皮细胞生长因子受体 2 自身磷酸化、血管内皮细胞生长因子 C 介导血管内皮细胞生长因子受体 3 自身磷酸化以及血小板衍生生长因子介导的血小板衍生生长因子受体 β 自身磷酸化过程，从而阻断肿瘤新生血管的形成，切断肿瘤细胞的营养供应，发挥其抗肿瘤生长及转移的作用。

体内过程 Ⅰ 期临床试验中发现，索拉非尼口服的平均相对生物利用度为 38%～49%，平均消除半衰期为 24～48 小时。高脂饮食可使索拉非尼生物利用度降低 29%。索拉非尼在血液中的达峰时间为 4～8 小时，血浆蛋白结合率为 99.5%。索拉非尼主要通过肝代谢酶 CYP3A4 进行氧化代谢，以及通过尿苷二磷酸葡糖醛酸转移酶 UGT1A9 进行葡萄糖苷酸化代谢。索拉非尼主要经粪便排泄占 77%，尿液排泄占 19%，其中粪便排出物中原药占给药剂量的 50.7%。

临床应用 索拉非尼临床用于治疗不能手术的晚期肾细胞癌，也用于治疗无法手术或远处转移的肝细胞癌。

不良反应和禁忌证 索拉非尼的不良反应虽然大多属于轻度，但是涉及范围较广。①皮肤毒性反应，这是索拉非尼最突出的一种不良反应，包括皮疹与手足综合征。②消化道反应，主要出现胃肠道反应，如腹泻、恶心、呕吐、腹胀、口腔溃疡等症状。③肝功能损伤也是临床上常见的不良反应之一，主要表现为转氨酶、胆红素、脂酶、淀粉酶等的升高。④血管系统毒性反应，其中高血压是较易出现的不良反应之一。此外也有心脑血管方面的不良反应，如血栓性疾病。⑤全身反应，包括虚弱、发热、疲劳、疼痛、声音嘶哑等流感样症状。⑥服用索拉非尼还可能出现毛发脱落、贫血、中性粒细胞减少、血小板减少、淋巴细胞减少、胎儿出生缺陷或死亡等现象。大多数不良反应可通过减少药物用量或停药而得到缓解。

药物相互作用 索拉非尼与多柔比星或伊利替康合用时，后两者的血药浓度-时间曲线下面积将分别增加 21% 和 26%～42%，索拉非尼与上述两种药物合用时注意密切观察。索拉非尼与酮康唑合用时较安全。从理论上说，任何能够诱导 CYP3A4 的药物均能加快索拉非尼的代谢，降低其血药浓度和临床疗效。索拉非尼是 CYP2C9 的竞争性抑制药，因此，它有可能会升高其他经 CYP2C9 代谢的药物的血药浓度。当索拉非尼与其他治疗范围较窄的 CYP2C9 底物（如塞来昔布、双氯芬酸、屈大麻酚、四氢大麻酚、苯妥英或磷苯妥英、吡罗昔康、舍曲林、甲苯磺丁脲、托吡酯和华法林等）合用时应注意观察，以防出现严重不良反应。

（陈晓光 唐 克）

bèifázhūdānkàng

贝伐珠单抗（bevacizumab）

重组的人源化 IgG1 单克隆抗体，可与人血管内皮生长因子结合并阻断其生物活性的人源化单克隆抗体药物。贝伐珠单抗结构中包括人类抗体的框架区及其可结合血管内皮生长因子的人源化鼠抗体的抗原结合区。采用重组 DNA 技术在哺乳动物细胞表达系统中国仓鼠卵巢细胞中产生贝伐珠单抗，然后采用包括病毒灭活和去除步骤在内的工艺进行纯化。贝伐珠单抗中含有 214 种氨基酸，属于大分子靶向治疗抗肿瘤药。

贝伐珠单抗可以抑制血管内皮生长因子与其位于内皮细胞上的受体 Flt-1 和 KDR 相结合。通过使血管内皮生长因子失去生物活性而减少了肿瘤的血管形成，从而抑制了肿瘤的生长。将贝伐珠单抗或其鼠亲本抗体给予裸鼠肿瘤异种移植模型后，可以对包括结肠癌、乳腺胰和前列腺癌在内的多种人类肿瘤产生广泛的抗肿瘤作用，抑制肿瘤转移的进展，减少微血管的浸润。

静脉给药后，平均清除半衰期为 20 天（范围 11~50 天），预测达到稳态的时间为 100 天。根据人群用药资料，没有发现稳态血药浓度与患者的年龄、性别之间有相关性。采用剂量为 10mg/kg，每 2 周 1 次的贝伐珠单抗治疗时，其血清蓄积率为 2.8。贝伐珠单抗的血清清除与患者的体重、性别和肿瘤负荷的不同而有所不同。通过体重较正后，男性较女性有较高的清除率（0.262 升/天对 0.207 升/天）和较大的清除体积（3.25L 对 2.66L）。肿瘤负荷大的（大于或等于肿瘤体表面积中位值）患者较肿瘤负荷小的（小于肿瘤体表面积中位值）患者有较高的清除率（0.249 升/天对 0.199 升/天）。在一项 813 名患者参加的临床随机试验研究中，没有证据证明，在应用贝伐珠单抗时，相对于女性和肿瘤负荷小的患者，男性或肿瘤负荷大的患者的疗效差。截至 2016 年底，临床疗效与贝伐珠单抗暴露量之间的关系还没有定论。

贝伐珠单抗联合以氟尿嘧啶为基础的化学治疗适用于转移性结直肠癌患者治疗。联合卡铂与紫杉醇用于不可切除的晚期、转移性或复发非鳞状细胞小肺癌患者的一线治疗。

贝伐珠单抗最严重的不良反应为胃肠穿孔/伤口并发症、出血、高血压危象、肾病综合征、充血性心力衰竭。最常见的不良反应为无力、疼痛、腹痛、头痛、高血压、腹泻、恶心、呕吐、食欲下降、口腔炎、便秘、上呼吸道感染、鼻出血、呼吸困难、剥脱性皮炎、蛋白尿。

根据群体药物代谢动力学分析的结果，没有观察到合用的化学治疗与贝伐珠单抗代谢之间存在具有临床意义的相互作用。贝伐珠单抗单药治疗与贝伐珠单抗联合其他化学治疗（如使用伊立替康、氟尿嘧啶、亚叶酸钙，氟尿嘧啶、甲酰四氢叶酸，卡铂、紫杉醇，卡培他滨或多柔比星，顺铂、吉西他滨）相比，对贝伐珠单抗清除率的影响既不具有统计学意义，也不具有临床方面的相关差异。

（陈晓光 陈越 来芳芳）

qūtuǒzhūdānkàng
曲妥珠单抗（trastuzumab）

重组 DNA 人源化的抗 p185 糖蛋白单克隆抗体，是第一个以人表皮生长因子受体-2（human epidermalgrowth factor receptor-2，HER-2）为靶点的单克隆抗体药物。属于大分子靶向治疗抗肿瘤药。1998 年，美国食品药品管理局批准用于治疗 HER-2 过度表达的转移性乳腺癌。

曲妥珠单抗是一种人源化单克隆抗体，特异性地作用于 HER-2 的细胞外部位。此抗体含人 IgG_1 框架，互补决定区源自鼠抗 p185 HER-2 抗体，能够与 HER-2 结合。HER-2 原癌基因或 C-erbB2 编码一个单一的受体样跨膜蛋白，分子量 185000，其结构上与表皮生长因子受体相关。在原发性乳腺癌患者中观察到有 25%~30% 的患者 HER-2 过度表达。HER-2 基因扩增的结果是这些肿瘤细胞表面 HER-2 蛋白表达增加，导致 HER-2 受体活化。曲妥珠单抗在体外及动物实验中均显示可抑制 HER-2 过表达的肿瘤细胞的增殖。另外，曲妥珠单抗是抗体依赖性细胞介导的细胞毒反应（antibody-dependent cell-mediated cytotoxi-city，ADCC）的潜在介质。在体外研究中，曲妥珠单抗介导的 ADCC 被证明在 HER-2 过度表达的肿瘤细胞中比 HER-2 非过度表达的肿瘤细胞中更优先产生。

乳腺癌患者短时间静脉输入 10、50、100、250 和 500mg 曲妥珠单抗每周 1 次，结果呈非线性药物代谢动力学，且随着剂量增加清除率降低。消除半衰期为 28~38 天，后续清洗期达 25 周（约为 5 倍的消除半衰期）。曲妥珠单抗典型清除率（体重 68kg）为 0.241 升/天。所有临床研究中，典型患者的中央（Vc）和外周（Vp）室分布容积分别为 3.02L 和 2.68L。特殊临床情况下的药物代谢动力学患者特性（如年龄、血浆肌酐浓度）对曲妥珠单抗分布的影响也进行了评价。数据显示，曲妥珠单抗的体内分布在不同亚群患者中均无变化。

曲妥珠单抗临床应用于：①转移性乳腺癌，用于 HER-2 过表达的转移性乳腺癌，作为单一药物治疗已接受 1 个或多个化疗方案的转移性乳腺癌；与紫杉醇或多西他赛联合，可用于未接受化学治疗的转移性乳腺癌患者。②乳腺癌辅助治疗，单药用于接受了手术、含蒽环类抗生素辅助化学治疗和放射治疗（如果适用）后的 HER-2 过表达乳腺癌的辅助治疗。③转移性胃癌，联合卡培他滨或氟尿嘧啶和顺铂用于既往未接受过针对转移性疾病治疗的 HER-2 过表达的转移性胃腺癌或胃食管交界腺癌患者。

曲妥珠单抗最常见的不良反

应有发热、恶心、呕吐、输注反应、腹泻、感染、咳嗽加重、头痛、乏力、呼吸困难、皮疹、中性粒细胞减少、贫血和肌痛。需要中断或停止曲妥珠单抗治疗的不良反应包括充血性心力衰竭、左心室功能明显下降、严重的输注反应和肺毒性。

(陈晓光 陈越 来芳芳)

shēngwù zhìliáo kàngzhǒngliúyào

生物治疗抗肿瘤药（biological agents for cancer） 通过调动宿主的天然或获得性防卫机制以取得抗肿瘤效应的治疗药物或治疗方法。包括肿瘤免疫治疗和肿瘤基因治疗的抗肿瘤药物。肿瘤生物治疗是一种新兴的、具有显著疗效的肿瘤治疗模式，其中肿瘤免疫治疗是应用免疫学原理和方法，通过生物技术和生物制剂提高肿瘤细胞的免疫原性和对效应细胞杀伤的敏感性，激发和增强机体抗肿瘤免疫应答，并/或应用免疫细胞和效应分子输注宿主体内，协同机体免疫系统从而达到治疗肿瘤的目的。肿瘤免疫治疗是继手术治疗、放射治疗和化学治疗之后的第四大肿瘤治疗方法。肿瘤基因治疗主要是将目的基因用基因转移技术导入靶细胞，使其表达此基因而获得特定的功能，继而执行或介导对肿瘤的杀伤和抑制作用。肿瘤基因治疗的主要治疗策略集中在免疫基因治疗、直接杀灭或抑制肿瘤细胞的基因治疗、改善肿瘤化学治疗疗效的基因治疗、抗肿瘤血管生成的基因治疗等方面，截至2018年4月尚无肿瘤基因治疗药物上市。肿瘤免疫治疗按照作用特点的不同，可分为三大类。

非特异性免疫治疗 应用免疫调节剂非特异性地增强机体的免疫功能，激活抗肿瘤免疫反应，包括免疫刺激剂（immunostimulant）、细胞因子（cytokines）等。

免疫刺激剂 通过使用能够激活机体免疫系统的物质从而达到治疗目的的方法和手段。现行使用的免疫刺激剂均不具有肿瘤特异性，它们大多来自病原微生物本身或部分成分的粗提物。Coly毒素是最早采用的非特异性免疫刺激剂，此后出现了卡介苗、棒状杆菌、内毒素、海藻糖、胸腺素、钥孔戚血蓝蛋白（keyhole lim-pet hemocyanin，KLH）、左旋咪唑等。

细胞因子 在肿瘤治疗方面的应用：既可以作为免疫反应的调节剂，通过在免疫细胞之间传递信息来调节机体的体液免疫和细胞免疫功能，也可以作为免疫效应分子直接作用于靶细胞，从而促进肿瘤细胞的凋亡，或者使一些肿瘤细胞丧失恶性增殖特性。常用的细胞因子有干扰素-α、白介素2、肿瘤坏死因子α等。①白介素2可增加杀伤型淋巴细胞的细胞毒性，诱导淋巴因子激活的杀伤细胞的生成，促进B细胞增殖和分泌免疫球蛋白，诱导其他细胞因子的分泌，包括白介素1、白介素6、肿瘤坏死因子和干扰素-γ等。②肿瘤坏死因子α不仅有直接的抗肿瘤细胞的毒性，而且可以诱导其他细胞因子的产生。

被动免疫治疗 基于机体对抗原的特异性免疫功能，给机体输入外源性的免疫效应物质或免疫细胞并在体内发挥治疗肿瘤的作用，包括过继性免疫治疗、单克隆抗体药物等。

过继性免疫治疗 给肿瘤患者输注经过生物技术改造的具有抗肿瘤活性的免疫效应细胞，使其在肿瘤患者体内发挥抗肿瘤作用。截至2016年底，过继性免疫细胞治疗包括自然杀伤细胞、CD3单抗激活的杀伤细胞、肿瘤浸润性淋巴细胞、淋巴因子激活的杀伤细胞、细胞因子诱导的杀伤细胞、树突状细胞和细胞毒性T淋巴细胞和B淋巴细胞等。其中，淋巴因子激活的杀伤细胞由外周血分离出来的淋巴细胞，经外源性白介素2处理后培养形成的，不但可直接攻击肿瘤细胞，还可分泌细胞因子如肿瘤坏死因子、干扰素，从而加重肿瘤细胞的损伤。肿瘤浸润淋巴细胞是从患者外科手术切除后的肿瘤细胞或癌性胸、腹水中分离驯化的淋巴细胞。肿瘤浸润淋巴细胞对肿瘤细胞显示细胞毒性，但仅限于供体的肿瘤，主要是因为人组织相容复合体HLA限制性。树突状细胞是所知的功能最强的、也是唯一能激活初始性T淋巴细胞的专职抗原提呈细胞，具有强大的激活CD8$^+$T淋巴细胞及CD4$^+$T淋巴细胞的能力，控制着体内免疫反应的过程，在免疫应答中处于中心地位。树突状细胞在肿瘤免疫治疗研究进展主要包括树突状细胞疫苗和以树突状细胞为基础的基因治疗。

单克隆抗体药物 随着生物技术的不断发展，单克隆抗体在肿瘤免疫治疗中发挥着越来越重要的作用。肿瘤免疫治疗的单克隆抗体通过识别并结合肿瘤特异性抗原或免疫细胞表面分子，调动机体免疫细胞，发挥抗肿瘤作用。1997年11月美国食品药品管理局批准针对CD20抗原的人鼠嵌合型单克隆抗体利妥昔单抗用于治疗B细胞非霍奇金淋巴瘤，揭开了单克隆抗体介导的分子靶向治疗的序幕。此后，吉妥珠单抗（gemtuzumab）、双特异性抗体

BiTE（blinatumomab）等单克隆抗体药物先后上市并用于临床。吉妥珠单抗是一种人源化抗-CD33抗体和细胞毒性抗生素卡奇霉素（calicheamicin）的结合物。卡奇霉素是一种芳香族的抗生素，能与 DNA 结合，导致双链断裂，致细胞死亡。双特异性抗体 BiTE 是一种人源化的单克隆抗体，可同时识别肿瘤细胞表面的 CD19 抗原和 T 淋巴细胞表面的 CD3 抗原，用于治疗费城染色体阴性急性淋巴细胞白血病。

主动免疫治疗 利用肿瘤细胞或肿瘤抗原物质诱导机体针对肿瘤的特异性免疫反应，或解除肿瘤对免疫的耐受作用，使免疫细胞重新认识肿瘤细胞，从而杀伤肿瘤，包括免疫哨卡抑制剂、肿瘤疫苗等。免疫哨卡抑制剂属于肿瘤免疫治疗，是通过抑制免疫细胞或肿瘤细胞上的抑制型受体（哨卡）阻断免疫耐受从而激活自身免疫系统来对抗恶性肿瘤的免疫治疗策略，截至 2017 年底，共有 5 个单抗药物获得上市批准，分别为针对细胞毒性 T 淋巴细胞抗原 4（CTLA4）的易普利伊匹单抗（ipilimumab），针对细胞程序化死亡受体 1（PD-1）的派姆单抗（pembrolizumab）和纳武单抗（nivolumab），针对细胞程式死亡-配体 1（PD-L1）的阿特珠单抗（atezolizumab）、度伐鲁单抗（durvalumab）和 Avelumab。肿瘤疫苗是利用肿瘤细胞或肿瘤抗原物质诱导机体的特异性细胞免疫和体液免疫反应，增强机体的抗癌能力，阻止肿瘤的生长、扩散和复发。截至 2016 年底，针对肿瘤治疗的疫苗主要包括肿瘤细胞疫苗、肿瘤多肽疫苗、肿瘤基因工程疫苗等。

（陈晓光 陈越 来芳芳）

gānrǎosù-α

干扰素-α（interferon-α） 由短的寡糖链与蛋白质共价相连构成的具有抗病毒和抗肿瘤等多种功能的细胞因子类药物。是由白细胞产生的一种 I 型干扰素。干扰素由英国病毒学家阿利克·艾萨克斯（Alick Isaacs）和瑞士病毒学家约翰·林德曼（Jean Lindenmann）于 1957 年利用鸡胚绒毛尿囊膜研究流感病毒干扰现象时首先发现，因其具有干扰病毒感染和复制的功能而得名，是一种细胞因子，具有抑制细胞分裂、调节免疫、抗病毒、抗肿瘤等多种作用。药用干扰素-α 制剂包括重组型干扰素和聚乙二醇化干扰素，属于生物治疗抗肿瘤药。

药理作用及机制 干扰素-α 药理作用包括：①抗病毒作用。其抗病毒活性不是杀灭而是抑制病毒，为一广谱病毒抑制剂，对 RNA 和 DNA 病毒都有抑制作用。病毒感染的恢复期可见患者体内干扰素的存在，用外源性干扰素亦可缓解感染。②抑制细胞增殖。干扰素在抑制细胞分裂的活性上有明显的选择性，对肿瘤细胞的活性抑制率比对正常细胞抑制率大 500~1000 倍。干扰素抗肿瘤效果可以是直接抑制肿瘤细胞增殖，或通过宿主机体的免疫防御机制限制肿瘤的生长。③诱导细胞凋亡。干扰素可以诱导肿瘤细胞凋亡，从而杀灭肿瘤细胞。④干扰素对体液免疫、细胞免疫均有免疫调节作用，对巨噬细胞以及自然杀伤细胞也有一定的免疫增强作用。

体内过程 干扰素-α 在肌内注射或皮下注射后入血的速度较慢，需较长时间才能在血中测到。肌内注射后达峰时间为 5~8 小时。1 次肌内注射 10^6 U，血清浓度为 100 U/ml，这比在病毒感染时患者体内自然产生的干扰素量为高。循环中的干扰素消除半衰期为 2~4 小时。只有少量干扰素能透过血脑屏障，脑脊液内的浓度约为血内浓度的 1/30，只有在兔身上研究过排泄，排除量只有 0.2%~2.0%。

临床应用 干扰素-α 的临床应用：①用于多种恶性肿瘤，包括毛细胞白血病、慢性白血病、非霍奇金淋巴瘤、骨髓瘤、膀胱癌、卵巢癌、晚期转移性肾癌及胰腺恶性内分泌肿瘤、黑色素瘤和卡波西肉瘤等治疗。②与其他抗肿瘤药物并用。③作为放射治疗、化学治疗及手术的辅助治疗剂。④病毒性疾病的防治。

不良反应 ①全身反应：主要表现为流感样症状，即寒战、发热和不适。剂量超过 $44×10^4$ U/m^2 时，注射 2~6 小时后即可出现发热。随着疗程延长，发热可逐渐减轻，一般 7 天后可停止发热。为避免发热，可先使用对乙酰氨基酚。若仍发热，与干扰素-α 含杂质有关，不宜再用。②骨髓抑制：在用药中可出现，表现为白细胞、血小板和网织红细胞减少。减少剂量在 $8.5×10^4$ U/m^2 以下，可减轻骨髓抑制发生。③局部反应：部分患者在注射部位可出现红斑，并有压痛，24 小时后即可消退。④其他：脱发、皮疹、血沉加快、嗜睡、一过性肝损伤。偶见过敏性休克，用药前作过敏试验。

药物相互作用 泼尼松或其他皮质激素有降低干扰素生物活性的作用，应予注意。

（陈晓光 吕元晓 金晶）

lìtuǒxīdānkàng

利妥昔单抗（rituximab） 能特异性地与跨膜抗原 CD20 结合的人鼠嵌合型单克隆抗体药物。是一种广泛应用于治疗非霍奇金淋巴瘤和一些其他淋巴瘤，以及自身免疫性疾病的单克隆抗体抗肿瘤药物；也是第一个通过美国食品药品管理局批准的单抗类抗肿瘤药物，属于生物治疗抗肿瘤药。

药理作用及机制 利妥昔单抗是一种人鼠嵌合性单克隆抗体，能特异性地与跨膜抗原 CD20 结合。CD20 抗原位于前 B 和成熟 B 淋巴细胞的表面，而造血干细胞、前 B 细胞、正常浆细胞或其他正常组织不表达 CD20。95% 以上的 B 淋巴细胞性非霍奇金淋巴瘤细胞表达 CD20。抗原抗体结合后，CD20 不会发生内在化，或从细胞膜上脱落进入周围的环境。CD20 不以游离抗原的形式在血浆中循环，因此不可能与抗体竞争性结合。利妥昔单抗与 B 淋巴细胞上的 CD20 抗原结合后，可以启动介导 B 淋巴细胞溶解的免疫反应。B 淋巴细胞溶解的可能机制包括：补体依赖性细胞毒作用，抗体依赖性细胞毒作用。

体内过程 对于皮下注射和肌内注射，利妥昔单抗在血液中的达峰时间需要几天，这是因为利妥昔单抗吸收进入体循环的速度较慢。由于分子量大，利妥昔单抗从血液向外周组织扩散分布的能力非常有限。外渗作用主要包括血流中的药物对流传送和内皮细胞的内吞和胞饮。抗体原型不能被排泄到尿液中，而是被代谢成多肽和氨基酸，由机体重新利用合成蛋白质，或者通过尿液排泄到体外。抗体药物的消除途径主要包括：肝和单核吞噬细胞系统的蛋白质降解，靶抗原介导的清除和非特异性细胞内吞作用。

临床应用 利妥昔单抗可用于复发或耐药的滤泡性中央型淋巴瘤（国际分类 B、C 和 D 亚型的 B 淋巴细胞非霍奇金淋巴瘤）的治疗。先前未经治疗的 CD20 阳性Ⅲ～Ⅳ期滤泡性非霍奇金淋巴瘤，患者应将利妥昔单抗与标准的 CVP 化学治疗方案（即使用环磷酰胺、长春新碱和泼尼松）8 个周期联合起来用于治疗。CD20 阳性弥漫大 B 淋巴细胞性非霍奇金淋巴瘤患者应将利妥昔单抗与标准的 CHOP 化学治疗方案（即使用环磷酰胺、多柔比星、长春新碱、泼尼松）8 个周期联合起来治疗。

利妥昔单抗最初被用来治疗淋巴瘤，随着研究的不断深入，其在风湿性疾病治疗中也得到广泛应用，包括系统性红斑狼疮、类风湿关节炎、干燥综合征、血管炎等。

不良反应及禁忌证 利妥昔单抗不良反应为轻至中度，绝大多数患者能较好耐受或仅需门诊治疗。常见不良反应为输液反应，主要发生在第一次滴注时，通常在 2 小时内。轻度输液反应包括发热、头痛、寒战、皮疹、面色发红或苍白、恶心、呕吐、心动过速、呼吸急促和胸背疼痛。严重时可有低氧血症、严重心血管事件、血管神经性水肿、支气管痉挛、肺部浸润、急性呼吸窘迫综合征。少见的不良反应有细胞因子释放综合征，表现为发热、寒战与偶有低血压。

药物相互作用 截至 2015 年底尚未见该药与其他药物相互作用的报道。当患者存在人抗鼠抗体或人抗嵌合抗体滴度时，若使用其他诊断或治疗性单克隆抗体，会产生过敏或高敏反应。

（陈晓光　陈　越　来芳芳）

mǐfámùtài

米伐木肽（mifamurtide） 人工合成的胞壁酰三肽磷脂酰乙醇胺药物。是亲脂性胞壁酰二肽类似物，为一种天然免疫刺激剂。米伐木肽最初由瑞士汽巴嘉基制药有限公司（Ciba-Geigy）公司开发，而后于 2003 年由 IDM 制药公司购得开发权，2009 年日本武田制药公司收购 IDM 获得米伐木肽。米伐木肽是全球第一个改善骨肉瘤长期存活的新药，属于生物治疗抗肿瘤药。

米伐木肽是单核细胞、巨噬细胞和树突状细胞上受体 NOD2 的特异性配体，是单核细胞、巨噬细胞的强效激动药。米伐木肽作为天然免疫刺激剂，具有多种生物学反应调节活性，可刺激宿主防御机制，抑制肿瘤转移，可增强肿瘤患者体内外周淋巴细胞和肿瘤浸润淋巴细胞的运动迁移能力，且可致黑色素瘤患者受损的肿瘤浸润淋巴细胞运动迁移能力恢复。米伐木肽通过刺激巨噬细胞等某些白细胞来杀灭肿瘤细胞。该药制成球形脂质体，囊泡内是胞壁酰三肽，此脂质体触发巨噬细胞去吞噬米伐木肽，一旦米伐木肽被吞噬完，胞壁酰三肽就刺激巨噬细胞去寻找肿瘤并杀灭。而脂质体制剂易被组织尤其是肺中巨噬细胞摄取，肺为骨肉瘤的常见转移部位。

米伐木肽临床用于治疗儿童、青少年和成人的非转移性、可切除的骨肉瘤，也可在术后与多种化学治疗药物联用。患者术前化学治疗，随后手术切除，而后再化学治疗。在患者接受术后化学治疗的同时，静脉注射给予该药进行免疫治疗。

米伐木肽静脉注射后可被机体迅速清除。健康成年人静脉注射 4mg 米伐木肽后体内药物半衰期为（2.05±0.40）小时，平均药物浓度－时间曲线下面积为

（17.0±4.86）小时·纳摩尔/升，峰值浓度为（15.7±3.72）nmol/L；骨肉瘤患者静脉注射 2mg/m² 米伐木肽后体内药物半衰期为（2.04±0.456）小时，与健康成年人结果基本一致。

米伐木肽在血液、淋巴系统中常见不良反应有贫血、白细胞减少、血小板减少、粒细胞减少、中性粒细胞减少；营养代谢方面常见不良反应有厌食、脱水、低钾血症、食欲下降；神经系统常见不良反应有头痛、头晕、感觉异常、触觉减退、震颤、困倦、嗜睡；心血管常见不良反应有心动过速、高血压、低血压；胃肠道常见不良反应有呕吐、腹泻、便秘、腹痛、恶心；其他常见不良反应有发冷、发热、疲劳、多汗等。此外，超剂量使用米伐木肽时（最高人体耐受剂量为 4～6mg/m²）可出现与剂量相关非致命的不良反应，常见不良反应有发热、发冷、疲劳、恶心、呕吐、头痛和高血压。

米伐木肽不可与钙调磷酸酶抑制剂或高剂量非甾体抗炎药联用；米伐木肽与化疗药物联合使用可使死亡率降低约 30%，78% 经治疗的患者存活长达 6 年以上。

（陈晓光　王丽嫒　张　森）

kàngyán miǎnyì yàowù yàolǐ

抗炎免疫药物药理 （anti-inflammatory and immunological pharmacology）　抗炎药物药理与免疫药物药理的统称。是药理学的重要分支学科之一，亦是药理学、免疫学、病理学、临床医学等多学科交叉形成的新兴学科，在中国已形成特色和优势，其研究内容涉及影响炎症的药物和影响免疫功能的药物及其作用机制、炎症和免疫性疾病的发病机制及寻找新型抗炎免疫药物作用靶点，

以及建立新的体内外药物筛选模型和方法等。

发展简史　炎症是最早发现且被确诊的疾病之一。早在 2000 多年前，罗马的内科医生兼百科全书编者赛尔瑟斯（Aulus Cornelius Celsus）即描述了炎症的典型症状，1880 年出现的阿司匹林可能是第一个对炎症有效的药物。免疫学也是一门非常古老的学科。中国唐代开元年间，将天花痂粉吹入正常人鼻孔预防天花在民间广为流传，这是世界上最早的原始疫苗，从而形成免疫学雏形。进入 20 世纪，白喉的抗血清治疗于 1901 年获得诺贝尔奖，1908 年梅奇尼科夫发现了吞噬现象，1960 年布鲁斯巴特勒阐述了免疫耐受现象，基于抗原抗体特异性结合的放射免疫分析也在 1977 年获得了诺贝尔奖。20 世纪 70 年代随着现代工业和科技的进步免疫学发展迅速并逐渐渗透到相近专业，免疫药理学应运而生。尽管传统观点认为炎症与免疫是机体的两种独立病理过程，但大量研究提示，炎症和免疫反应涉及许多共同的细胞和分子，在多个层面具有交互作用（cross-talk）。中国以周金黄教授等为代表的老一辈药理学家敏锐地联想到免疫治疗、维持机体内环境与中国千百年来的中医"以人为本、注重机体内部平衡"的治疗理论有很多共同之处，提出"炎症与免疫是疾病的两个侧面、相互重叠不可分割"的学术观点，并于 1982 年并创办了中国抗炎免疫药理专业委员会（也是中国药理学会最早成立的专业委员会，中国药理学会于 1985 年正式成立），成为中国抗炎免疫药理学研究起步的重要标志。经过三十多年的发展，中国在该领域已形成鲜明的特色

和优势。

药理研究　抗炎免疫药物的药理研究包括药物的药效学、药动学及作用机制研究。此类药物药理研究的核心在于对免疫系统及其产生的炎症反应的干预作用，故在进行抗炎免疫药理学研究时，选择合理的研究手段尤为重要。又由于此类药物可作用于炎症免疫过程的多个环节，同时受到机体神经内分泌系统的相互影响，作用及其机制非常复杂。此外，不同品种、性别、年龄的实验动物，以及同一动物的不同病理模型、同一模型的不同时相对抗炎免疫药物的反应也会不同，因此需要综合评估研究结果的可靠性和准确性。

药物分类　抗炎药物是用于治疗机体受到伤害刺激后发生的过度炎症的药物，主要分为非甾体抗炎药和甾体抗炎药（steroidal anti-inflammatory drug，SAID）两大类，糖皮质激素类药属于甾体抗炎药。

免疫药物是一类通过影响免疫应答和免疫病理反应，进而防治机体免疫功能失衡所致疾病的药物，传统可分为免疫抑制药和免疫增强药。其中免疫抑制药物主要包括糖皮质激素类药物、抗增殖和抗代谢类药物、钙调磷酸酶抑制药、免疫球蛋白、抗体类药物等，可用于器官移植排斥反应以及自身免疫性疾病等的治疗。免疫增强剂主要包括免疫佐剂，如卡介苗、短小棒状杆菌等；类免疫系统产物，如胸腺素、白介素、干扰素、免疫核糖核酸等；化学合成药物，如左旋咪唑、异丙肌酐等；多糖类，如香菇多糖、灵芝多糖、黄芪多糖等；中药及其他类，如人参、黄芪、枸杞、白芍、淫羊藿等中药的有效成分、

植物血凝素、刀豆素 A 等。该类药物用于严重感染、免疫缺陷和肿瘤等疾病的辅助治疗。

发展趋势 尽管国际免疫药理或是中国的抗炎免疫药理学均取得了诸多新的进展，但在抗炎或免疫调节的干预思路和理论方面尚待根本性突破。非甾体抗炎药通过抑制环氧化酶发挥解热、镇痛和抗炎作用，但因抑制胃肠道等部位环氧化酶影响正常的生理功能，同时促进脂氧酶产物的生成，产生一系列的不良反应；甾体抗炎药因显著抑制脂氧酶具有强大的抗炎作用和免疫抑制作用，又可导致严重的不良反应；用于治疗移植排斥反应的各种免疫抑制剂同时也会造成机体的免疫低下，如此等等。分析认为过去的干预思路主要是基于炎症免疫反应在疾病发生中的病理作用，少有考虑其生理意义；据此提出，未来在炎症免疫性疾病治疗时应采用一种平衡调节（非失衡调节，non imbalance regulation）的策略，也就是在干预炎症介质/因子/反应在某一组织的病理作用时，同时应尽可能地保留在其他组织的正常生理功能。随着各种组学、基因编辑及单细胞生物学等新技术的出现及广泛应用，不仅使精确解析单个细胞间细微的差异、加深对细胞表型及功能异质性的认识成为可能，而且也将极大地促进该领域的发展。抗炎免疫药理学未来的工作重心除了传统的基础免疫、炎症的新机制和新靶点之外，将更加关注心脑血管、代谢、神经退行性疾病和肿瘤等的炎症免疫学机制与防治药物等转化医学研究，创立和发展新的抗炎免疫药理学研究方法和技术。

（李晓辉 贾乙）

miǎnyì tiáojiéyào

免疫调节药 （immunomodula-tors）

用来增强或抑制机体免疫应答、调节免疫功能，以达到预防和治疗疾病目的的药物。免疫系统的主要功能是识别"自体"和"异己"，能帮助机体清除入侵的病原体及异常的自身细胞（如肿瘤细胞），同时保持健康细胞和组织不受损害。免疫系统的紊乱会导致多种疾病发生如系统性红斑狼疮和类风湿性关节炎。而免疫功能异常如免疫功能过强时，免疫系统会将正常组织作为"异己"进行攻击，从而引起自身免疫性疾病。常见的自身免疫性疾病包括类风湿性关节炎、系统性红斑性狼疮、系统性血管炎、硬皮病、慢性淋巴细胞性甲状腺炎、胰岛素依赖型糖尿病、重症肌无力、溃疡性结肠炎、恶性贫血伴慢性萎缩性胃炎、肺出血肾炎综合征、寻常天疱疮、类天疱疮、多发性脑脊髓硬化症等。根据发病原因不同，由免疫功能低下引起的疾病可分为原发性和继发性两类。原发性免疫功能低下是先天发育不良所致，大多数与遗传有关，多发生于儿童；继发性免疫功能低下常由严重感染、药物、恶性肿瘤等引发。

作用机制 免疫调节药通过免疫应答来调节免疫功能，根据启动机制和效应途径的不同，免疫应答有两种类型，即天然免疫应答（又称非特异性免疫应答）和获得性免疫应答（特异性免疫应答）。临床应用的免疫增强剂大多是非特异性免疫增强剂。随着免疫应答调控机制研究地不断深入，研发能够调节/恢复机体免疫平衡的免疫调节剂，具有重要临床价值和应用前景。免疫抑制剂毒副作用的产生主要与其靶点分布广泛、药物选择性不高等有关，因此，研发选择性高、针对特定免疫过程或免疫细胞特定活化阶段的新型免疫抑制剂可望进一步提高疗效、减小毒副作用。

药物分类 作用于免疫系统的药物，根据其作用性质可分为免疫抑制药和免疫增强药两大类。免疫抑制药用于预防和治疗器官移植排斥反应、自身免疫性疾病和恶性肿瘤等疾病。免疫增强药用于严重感染、免疫缺陷和恶性肿瘤等疾病的辅助治疗。

发展现状 自 20 世纪 80 年代以来，随着新型免疫抑制剂环孢素、他克莫司等临床大量使用，器官移植术后急性排斥反应的发生率大大降低。由于免疫抑制剂不良反应多且较重，因此临床通常采用联合给药的方式应用。

（张永祥 肖智勇）

miǎnyì yìzhìyào

免疫抑制药 （immunosuppre-ssants）

对机体免疫应答具有抑制作用的药物。临床主要用于治疗、防治器官移植的排斥反应以及自身免疫性疾病和恶性肿瘤等疾病。1960 年首次报道 6-巯基嘌呤延长犬移植肾的存活时间，1962 年硫唑嘌呤与肾上腺糖皮质激素联合应用防治移植器官的排斥反应。虽然当时异体肾移植的存活率低于 50%，但免疫抑制剂的使用对器官移植的成功起了决定性作用。20 世纪 80 年代初环孢素的问世，是免疫抑制剂发展史上具有"里程碑"意义的重大突破。随着对自身免疫性疾病发病机制认识的不断深化，免疫抑制剂亦开始用于治疗自身免疫性疾病。他克莫司、西罗莫司及吗替麦考酚酯等新药以及多种抗体药物的研制成功，使免疫抑制剂的发展进入了新阶段。

免疫应答的类型及分期 机体的免疫应答有两种类型，即天然免疫应答和获得性免疫应答（又称特异性免疫应答）。天然免疫应答又称非特异性免疫应答，是机体遇到病原体后迅速产生的反应，主要执行者是肥大细胞、粒细胞、单核/巨噬细胞、自然杀伤细胞以及血液和体液中存在的具有抗病原体作用的补体等。获得性免疫应答又称特异性免疫应答，主要执行者是 T 淋巴细胞、B 淋巴细胞和抗原提呈细胞，在天然免疫应答之后发挥作用，并在最终清除病原体、促进疾病治愈及防止再感染中发挥重要作用。

机体免疫应答分为感应期、增殖分化期和效应期三期。感应期是巨噬细胞和免疫活性细胞处理、识别抗原的阶段；增殖分化期是淋巴细胞被抗原激活，进而分化增殖并产生免疫活性物质的阶段；效应期是活化 T 淋巴细胞或抗体与相应靶细胞或抗原接触，产生细胞免疫或体液免疫的阶段。

药物分类 根据其作用方式免疫抑制药可分为以下几类。

糖皮质激素类药 可影响免疫级联反应中多个环节，包括抗原识别和淋巴因子的产生，如泼尼松、甲泼尼龙等。

抗增殖和抗代谢类药 抗增殖药包括损伤 DNA 的烷化剂类（根据化学结构可分为氮芥类如环磷酰胺、苯丁酸氮芥；乙酰亚胺类如塞替派；甲烷磺酸酯类如白消安；三氮烯咪唑类如达卡巴嗪）；破坏 DNA 的铂类配合物如顺铂、卡铂、奥沙利铂等；干扰转录过程和阻止 RNA 合成的蒽醌类药物如多柔比星、米托蒽醌等；拓扑异构酶抑制药如羟喜树碱、伊立替康、依托泊苷等。抗代谢药影响核酸的生物合成，其作用机制主要有两种：一是部分抗代谢药的化学结构与核酸生物合成所必需的物质如嘌呤、嘧啶等相似，这些碱基类似物在 DNA 合成过程中与天然碱基竞争，掺入 DNA 分子中，使 DNA 复制模板发生错误，影响 DNA 的正常复制；二是部分抗代谢药可抑制核酸合成途径中的关键酶，进而抑制细胞增殖。常用抗代谢药有干扰叶酸类合成的甲氨蝶呤、培美曲塞、普拉曲沙等；干扰嘌呤核苷酸合成的巯嘌呤、硫唑嘌呤、吗替麦考酚酯、咪唑立宾等；干扰嘧啶核苷酸合成的氟尿嘧啶、来氟米特、特立氟胺等。

环磷酰胺 抗增殖药物中烷化剂的典型代表。为前药，本身无生物活性，在肝脏内代谢为醛磷酰胺，进而在肿瘤细胞内转化为酰胺氮芥和丙烯醛，酰胺氮芥可使 DNA 鸟嘌呤 N_7 烷基化，进而使 DNA 发生突变、断裂，导致细胞增殖抑制或死亡。可杀伤增殖期淋巴细胞，对某些静止期细胞亦有影响，使循环中的淋巴细胞数目减少，B 淋巴细胞较 T 淋巴细胞对该药更为敏感。临床用于防治器官移植排斥反应和移植物抗宿主反应以及长期应用糖皮质激素不能缓解的多种自身免疫性疾病。不良反应主要包括骨髓抑制、出血性膀胱炎、心肌毒性、致癌作用等。

甲氨蝶呤 干扰叶酸合成的抗代谢药，可竞争性抑制二氢叶酸还原酶，阻断二氢叶酸还原成四氢叶酸，从而使 N_5,N_{10}-甲烯四氢叶酸减少，脱氧胸苷酸（dTMP）合成受阻，DNA 合成障碍。甲氨蝶呤也干扰蛋白质合成。临床用于类风湿性关节炎、银屑病等自身免疫性疾病的治疗。常见不良反应主要有骨髓抑制、胃肠道反应（口腔炎、胃炎、腹泻等）、脱发、皮疹等。应用甲酰四氢叶酸多可逆转上述不良反应（甲酰四氢叶酸可在细胞内转化为 N_5,N_{10}-甲烯四氢叶酸，更易被正常细胞摄取利用）。

钙调磷酸酶抑制药 包括环孢素、他克莫司和吡美莫司等。可减少活化 T 淋巴细胞核因子（nuclear factor of activated T lymphocyte，NFAT）向细胞核转运，影响白介素-2 等多种细胞因子基因转录，从而抑制 T 淋巴细胞生长与分化。

他克莫司（tacrolimus；FK506）1987 年从筑波链霉菌（*Streptomyces tsukubaensis*）的发酵液中分离得到的一种新型大环内酯类免疫抑制药。他克莫司进入细胞后先与亲免素家族成员 FK506 结合蛋白（FK506 binding protein，FKBP）结合为 FK506-FKBP，此复合物再与钙调磷酸酶（calcineurin）高亲和性结合并抑制其活性，最终抑制白介素-2、白介素-4、肿瘤坏死因子 α 及干扰素 γ 等一系列细胞因子的转录，阻断钙离子（Ca^{2+}）依赖性 T 淋巴细胞活化途径，发挥强效免疫抑制作用。临床用于肝、肾、骨髓移植等免疫排斥反应。与环孢素相比，其在减少急性排斥反应的发生率、增加移植物存活率和延长患者生存期方面具有更大的优势。主要不良反应有神经毒性、糖耐量降低和肾功能减退，一般减少剂量后症状可缓解。

吡美莫司（pimecrolimus）临床常用吡美莫司乳膏。美国食品药品管理局批准 1% 吡美莫司乳膏用于 2 岁以上无免疫抑制的轻至中度特应性皮炎及湿疹患者，可作为二线药物进行短期和非持续治疗。吡美莫司为子囊霉素大环内酰胺衍生物，可与细胞内 FK 结合蛋白-12 结合形成复合物，该复合物可抑制钙调磷酸酶活化，使神经钙蛋白去磷酸化受阻，从而阻断活化 T 淋巴细胞核因子（NFAT）去磷酸化及其细胞核转位，抑制多种细胞因子的转录。此外，吡美莫司还可抑制肥大细胞释放炎症介质如组胺、5-羟色胺、β-氨基己糖苷酯酶等，从而发挥非 T 淋巴细胞介导的抗炎作用。与糖皮质激素的多靶向作用不同，吡美莫司不会影响成纤维细胞、内皮细胞以及胶原蛋白合成，所以较少导致皮肤萎缩和毛细血管扩张。由于吡美莫司亲脂性高，分子量较大，其穿入、渗透完整皮肤受到限制，因此药物绝大部分透过角质层蓄积在表皮和真皮之间，进一步渗透进入血液循环并导致系统性吸收的药量极少。临床用于特应性皮炎、湿疹、白癜风、脂溢性皮炎等多种免疫性和炎症性皮肤病。常见不良反应是局部用药反应，但仅在早期有暂时的轻度刺激，如烧灼感、红斑及瘙痒等。局部不良反应多持续 24~72 小时，被迫中止治疗者少。造成烧灼感或刺激的原因是吡美莫司刺激传入神经末梢释放 P 物质和降钙素基因相关肽，这些神经肽进而与肥大细胞受体结合引发反应。

免疫球蛋白 以人的淋巴细胞或胸腺细胞为抗原免疫马、羊、兔等动物，然后从其血清中分离球蛋白，制成含有抗人淋巴细胞或胸腺细胞抗体的蛋白制剂。包括抗淋巴细胞球蛋白和抗胸腺细胞球蛋白。它们的免疫抑制机制可能是通过与淋巴细胞表面受体结合，进而导致淋巴细胞溶解，或封闭淋巴细胞表面受体，使受体失去识别抗原的能力。抗淋巴

细胞球蛋白和抗胸腺细胞球蛋白主要用于肾、心、肝、肺等移植，防止排斥反应。与其他免疫抑制药合用可减少各药的用量并提高疗效。亦可用于自身免疫性疾病如系统性红斑狼疮、类风湿性关节炎、重症肌无力、脉管炎等治疗。

抗体类药物 抗体是机体对抗原刺激发生反应，由浆细胞产生的一种免疫球蛋白，它能特异性地识别相应的抗原物质并与之反应。1975 年杂交瘤技术问世，开创了抗体技术的新时代。但由于鼠源单克隆抗体（鼠单抗）会使机体产生人抗鼠抗体反应，使其临床应用受到很大限制。20 世纪 80 年代以来，随着分子生物学技术的发展和抗体基因结构的阐明，DNA 重组技术开始应用于抗体的改造，先后出现了嵌合抗体和人源化抗体，成为解决鼠单抗问题的有效途径。20 世纪 90 年代，伴随聚合酶链反应技术、抗体库技术和转基因技术的快速发展，治疗性单抗实现了全人源化制备。抗体类药物以其高特异性、有效性和安全性正在发展成为药品市场上一类新型治疗手段。已获美国食品药品管理局批准上市的部分抗体类药物见表 1。

莫罗单抗-CD3（muromonab-CD3，OKT3） 首个获得美国食品药品管理局批准的单抗药物，1986 年在美国上市，为鼠源单克隆抗体，能特异性地与人 T 淋巴细胞表面的 CD3 分子结合，阻断抗原与 T 细胞受体复合物的结合，抑制 T 细胞的增殖及功能。临床应用于肾、肝、心脏移植的急性排斥反应。由于是非人源抗体，不良反应较多，限制了临床使用。

英利昔单抗（infliximab） 抗肿瘤坏死因子 α 的人鼠嵌合 IgG_1 抗体，由人 IgG_1 的恒定区和

鼠 IgG_1 的可变区组成，75% 为人源性，25% 为鼠源性。又称英夫利西单抗、因福利美。1998 年获美国食品药品管理局批准用于中重度活动性克罗恩病的治疗。英利昔单抗可与肿瘤坏死因子 α 以高亲和力结合，抑制肿瘤坏死因子 α 与其受体结合，使其失去活性。单次静脉输注给药 3~20 mg/kg，血浆药物峰浓度与给药剂量呈线性关系。稳态时药物分布容积与剂量无关，说明主要分布于血管腔内。消除半衰期为 8.0~9.5 天。用于治疗活动性强直性脊柱炎、常规治疗效果不佳的中重度克罗恩病、瘘管性克罗恩病。与甲氨蝶呤合用治疗中至重度活动性类风湿关节炎。美国食品药品管理局还批准其用于治疗中重度慢性斑块型银屑病和关节病型银屑病以及常规治疗效果不佳的溃疡性结肠炎。不良反应主要包括输注反应、迟发型过敏反应、加重或诱发充血性心力衰竭、肌肉关节痛、自身抗体和狼疮样综合征、中枢神经系统脱髓鞘性疾病（如多发性硬化症和视神经炎）、恶心、呕吐、消化不良、中性粒细胞减少等。此外，尚可增加患者出现严重机会性真菌感染、细菌、病毒及其他病原体感染的风险。可能导致结核分歧杆菌感染或活动。

中药有效成分 雷公藤中有效成分以二萜和三萜类居多，如雷公藤内酯醇、雷公藤内酯二醇、雷公藤内酯酮、雷公藤红素等。截至 2015 年底，中国临床广泛应用的雷公藤有效成分主要是雷公藤多苷，在治疗类风湿性关节炎、系统性红斑狼疮及强直性脊柱炎等自身免疫性疾病中取得了良好效果。昆明山海棠与雷公藤同属卫矛科植物，其粗提物的免疫抑

表1 美国食品药品管理局批准上市的部分抗体类（含融合蛋白）免疫抑制剂

通用名	作用靶点	适应证	抗体类型	上市时间/年
莫罗单抗-CD3 （muromonab-CD3）	白细胞分化抗原3	异体移植	小鼠源性	1986
达利珠单抗 （daclizumab）	白细胞分化抗原25	抗肾移植排斥反应	人源化	1997
巴利昔单抗 （basiliximab）	白细胞分化抗原25	抗器官移植排异反应	嵌合型	1998
依坦西普 （eternacept）	肿瘤坏死因子α受体	类风湿性关节炎	融合蛋白	1998
英利昔单抗 （infliximab）	肿瘤坏死因子α	克罗恩病/类风湿性关节炎	嵌合型	1998
阿达木单抗 （adalimumab）	肿瘤坏死因子α	类风湿性关节炎	全人源	2002
阿法赛特 （alefacept）	白细胞分化抗原2	银屑病	融合蛋白	2003
奥马珠单抗 （omalizumab）	免疫球蛋白E	过敏性哮喘	人源化	2003
依法利珠单抗 （efalizumab）	白细胞分化抗原11a	银屑病	人源化	2003
那他珠单抗 （natalizumab）	整合素α	多发性硬化症	人源化	2004
阿巴西普 （abatacept）	细胞毒性T淋巴细胞相关抗原4	类风湿性关节炎	融合蛋白	2005
单克隆抗体 （eculizumab）	补体5	阵发性睡眠性血红蛋白尿	人源化	2007
赛妥珠单抗 （certolizumab pegol）	肿瘤坏死因子α	克罗恩病	人源化	2008
戈利木单抗 （golimumab）	肿瘤坏死因子α	类风湿性关节炎	全人源	2009
康纳单抗 （canakinumab）	白介素-1β	隐热蛋白相关周期综合征	全人源	2009
优斯它单抗 （ustekinumab）	白介素-12/23	银屑病	全人源	2009
妥珠单抗 （tocilizumab）	白介素-6受体	类风湿性关节炎	人源化	2010
贝利单抗 （belimumab）	B细胞活化因子	系统性红斑狼疮	全人源	2011
伊曲珠单抗 （itolizumab）	白细胞分化抗原$_6$	银屑病	人源化	2013
司妥昔单抗 （siltuximab）	白介素-6	卡斯特雷曼氏症	嵌合型	2014
维多珠单抗 （vedolizumab）	整合素α4β7	溃疡性结肠炎/克罗恩病	人源化	2014
苏金单抗 （secukinumab）	白介素-17A	强直性脊柱炎	人源化	2015
美泊利单抗 （mepolizumab）	白介素-5	哮喘	全人源	2015
依克珠单抗 （ixekizumab）	白介素-17A	斑块型银屑病	人源化	2016
瑞替珠单抗 （reslizumab）	白介素-5	哮喘	人源化	2016
柏达鲁单抗 （brodalumab）	白介素17受体A	斑块型银屑病	全人源	2017
杜匹单抗 （dupilumab）	白介素-4受体α	特应性皮炎	全人源	2017
奥瑞珠单抗 （ocrelizumab）	白细胞分化抗原20	多发性硬化症	人源化	2017
萨瑞鲁单抗 （sarilumab）	白介素-6受体	类风湿性关节炎	全人源	2017
古塞库单抗 （guselkumab）	白介素-23	斑块型银屑病	人源化	2017
贝纳利珠单抗 （benralizumab）	白介素-5受体α	哮喘	人源化	2017

制作用较温和。抗疟药青蒿素及其衍生物亦有一定免疫抑制作用，如青蒿琥酯、蒿甲醚对动物T、B淋巴细胞增殖及抗体生成均有抑制作用，临床曾用于治疗红斑狼疮等自身免疫病。

其他 如哺乳动物西罗莫司靶蛋白（mammalian target of rapamycin，mTOR）抑制剂西罗莫司，影响淋巴细胞归巢的免疫抑制药芬戈莫德，调节抗氧化反应的富马酸二甲酯，Janus激酶抑制药托法替尼等。

托法替尼（tofacitinib） Janus激酶（just another kinase，Janus kinase，JAK）抑制剂，于2012年11月获美国食品药品管理局批准上市，2013年3月在日本获批上市。Janus在罗马神话中是掌管开始和终结的两面神，JAK之所

以被称为两面神激酶是因为它既能磷酸化与其相结合的细胞因子受体，又能磷酸化多个含特定SH2结构域的信号分子。JAK属于细胞内非受体酪氨酸激酶家族，包括JAK1、JAK2、JAK3、Tyk2四个成员。JAKs介导细胞因子或生长因子（如白介素2~7、粒细胞/巨噬细胞集落刺激因子、生长激素、表皮生长因子、血小板源

性生长因子以及干扰素等）受体信号，与配体结合后发生二聚化而激活，进而活化信号转导子和转录激活子（signal transducer and activator of transcription，STAT）。STAT 被 JAK 磷酸化后发生二聚化，然后穿过核膜进入核内调节相关基因的表达，影响细胞的增殖、分化、凋亡以及免疫调节等许多重要的生物学过程。托法替尼通过干扰 JAK-STAT 信号通路而影响 DNA 的转录过程，其对 JAK3 的抑制强度是对 JAK1、JAK2 的 5～100 倍。口服给药后 0.5 小时血药浓度达峰值。每日给药 2 次，给药后 24～48 小时内达稳态血药浓度。口服给药生物利用度为 74%。约 70% 药物经肝脏代谢，30% 以原形经肾脏排泄。主要通过细胞色素 P450 CYP3A4 和 CYP2C19 代谢，消除半衰期约为 3 小时。托法替尼可单用或与其他改善症状的抗风湿药（DMARD）包括甲氨蝶呤等联用，治疗对甲氨蝶呤治疗应答不充分或不耐受的中度至重度活动性类风湿性关节炎。口服给药，1 次 5 mg，1 日 2 次。不良反应包括高血脂、上呼吸道感染、肺炎、关节肿胀疼痛、头痛、感觉异常、失眠、丙氨酸氨基转移酶升高、恶心、呕吐、淋巴细胞减少、贫血、皮疹、红斑、瘙痒等。可增加发生严重感染的风险，多发于合用免疫抑制剂（如甲氨蝶呤或糖皮质激素）的患者。增加淋巴瘤和其他恶性肿瘤以及活动性肺结核的发病风险。与细胞色素 P450 CYP3A4 强效抑制药（如酮康唑）合用可增加本药暴露量，可将用药剂量降为 1 次 5 mg，1 日 1 次。与 CYP3A4 强效诱导药（如利福平）合用可降低药物暴露量。与强效免疫抑制药（如硫唑嘌呤、他克莫司、环孢素）合用可增加免疫抑制风险。

不良反应 免疫抑制药共同的不良反应有：①加重感染。由于其对机体免疫功能的抑制，可能诱发或加重感染。呼吸系统、神经系统及泌尿生殖系统等易出现致命性感染，且多为机会性感染。②实质器官功能损害。长期大量应用免疫抑制剂易致肝肾功能损害、骨髓抑制等。糖皮质激素、细胞毒类药物、钙调磷酸酶抑制剂及雷公藤多苷等均有可能导致肝损害。钙调磷酸酶抑制剂及甲氨蝶呤对肾脏功能损害较明显。几乎所有细胞毒类药物均可出现骨髓抑制，硫唑嘌呤、环磷酰胺、吗替麦考酚酯等较多见。③诱发肿瘤。长期用药可增加恶性肿瘤的发病率，尤以器官移植患者为著。④致畸及不育。以细胞毒类药物最为严重。妊娠期用药可能导致胎儿发育异常、畸形，也可能引起卵巢功能降低、闭经、男性精子减少、无精症等而导致不育。此外，该类药物均具有特殊的不良反应，宜采用多种药物小剂量合用，以期能增效减毒。

（张永祥 肖智勇）

liúzuòpiàolíng

硫唑嘌呤（azathioprine） 结构为 6-巯基嘌呤的咪唑衍生物抗代谢类免疫抑制药。又称硫唑呤、咪唑硫嘌呤、依木兰。主要通过其代谢产物影响活化淋巴细胞的嘌呤合成并诱导 T 细胞凋亡。1961 年硫唑嘌呤作为免疫抑制药用于临床，提高了同种肾移植手术的成功率，使移植肾的存活时间明显延长。此后普遍用于自身免疫性疾病的治疗。

药理作用及机制 硫唑嘌呤在体内谷胱甘肽转移酶等作用下转变为 6-巯嘌呤，6-巯嘌呤在次黄嘌呤鸟嘌呤磷酸核糖转移酶（hypoxanthine-guanine phosphoribosyltransferase，HGPRT）的作用下转化为 6-硫基次黄嘌呤核苷一磷酸（6-thio-inosine monophosphate，6-TIMP），6-TIMP 在次黄嘌呤单核苷酸脱氢酶（inosine 5′-monophosphate dehydrogenase，IMPDH）和鸟嘌呤单磷酸合成酶（guanosine monophosphate synthetase，GMPS）的作用下转化成 6-硫基鸟嘌呤单磷酸（6-thioguanine monophosphate，6-TGMP），6-TGMP 在核苷二磷酸激酶（nucleoside diphosphate kinases，NDPK）的作用下转化为 6-硫基鸟嘌呤三磷酸（6-TGTP）及 2-脱氧-6-硫基鸟嘌呤三磷酸（2-deoxy-6-TGTP）。6-TGTP 与 2-deoxy-6-TGTP 掺入细胞 RNA、DNA，通过错配修复途径抑制嘌呤的生物合成，抑制淋巴细胞增殖反应。此外，6-TGTP 可取代 GTP 与 Rac1 酶结合，抑制 Rac1 下游 MEK、核因子 κB 等表达，诱导活化 T 淋巴细胞凋亡。硫唑嘌呤主要作用于处于增殖阶段的 T、B 淋巴细胞，对 T 淋巴细胞的抑制作用更加明显。

体内过程 口服易吸收，1～2 小时内血药浓度达到峰值。生物利用度为 47.4%，血浆蛋白结合率为 30%。在红细胞和肝内通过氧化和甲基化降解，少量原形和代谢物可分泌至乳汁中。肾清除率为 57 毫升/（分钟·千克），50%～60% 原形药物于 24 小时内随尿液排泄，小部分经粪便排泄，口服半衰期约为 3 小时。该药可被血液透析清除。

临床应用 用于异体器官移植时抑制免疫排异反应，多与糖皮质激素合用；也广泛用于类风湿性关节炎、系统性红斑狼疮、自身免疫性溶血性贫血、特发性血小板减少性紫癜、慢性活动性肝炎、溃疡性结肠炎、甲状腺功能亢进、重症肌无力、硬皮病等自身免疫性疾病的治疗。不良反应较多且较严重，对上述疾病的治疗不作为首选药物，通常在单用糖皮质激素不能控制时使用。

不良反应及禁忌证 最主要的不良反应是骨髓抑制，常见白细胞减少，其次为血小板减少，贫血较少见。其他不良反应包括易诱发感染（尤其是水痘和单纯疱疹病毒）、肝毒性、脱发、胃肠道毒性、胰腺炎。可增加肿瘤发生的危险性。巯基嘌呤甲基转移酶（TPMT）缺乏患者由于编码 TPMT 基因异常，服药后不能正常代谢硫唑嘌呤而出现严重不良反应。肝功能损伤者禁用。孕妇慎用。

药物相互作用 硫唑嘌呤与其他具有骨髓抑制作用的药物或血管紧张素转换酶抑制药合用时，可增加白细胞减少的风险。硫唑嘌呤可阻碍抗凝血药的抗凝作用。别嘌呤醇可阻断黄嘌呤氧化酶（硫唑嘌呤代谢产物分解代谢过程中的关键酶），因此最好不要同时应用，合用时硫唑嘌呤的剂量应减至原剂量的 25% ~ 33%。甲氨蝶呤可增加硫唑嘌呤的血药浓度。硫唑嘌呤可减弱非去极化神经肌肉接头阻断药如筒箭毒碱的神经肌肉阻滞作用。

（张永祥　肖智勇）

mǎtìmàikǎofēnzhǐ

吗替麦考酚酯（mycopheno-late mofeil）

吗替麦考酚酸的 2-吗啉基乙酯化产物。又称霉酚酸吗啉乙酯、麦考酚酸酯、霉酚酸酯。属于抗代谢类免疫抑制药，能特异性地抑制淋巴细胞嘌呤从头合成途径中次黄嘌呤单核苷酸脱氢酸的活性，抑制淋巴细胞增殖。1995 年获美国食品药品管理局批准上市，1997 年在中国获准上市。

药理作用及机制 吗替麦考酚酯是一个前药，在体内迅速代谢转化为吗替麦考酚酸（myco-phenolic acid, MPA），MPA 可抑制鸟嘌呤核苷酸从头合成途径的限速酶次黄嘌呤单核苷酸脱氢酶的活性，阻断鸟嘌呤核苷酸从头合成。由于 T、B 淋巴细胞的增殖主要依靠此途径，而其他细胞大多依赖于补救途径合成嘌呤，因此 MPA 选择性抑制淋巴细胞的增殖、抗体生成、细胞黏附、迁移等功能。体外试验结果表明，鸟嘌呤核苷和脱氧鸟嘌呤核苷可逆转 MPA 对淋巴细胞的抑制作用。

体内过程 口服吸收迅速且完全，口服或静脉给药后迅速并完全代谢为活性代谢产物 MPA，MPA 继而在肝内代谢形成失活的葡萄糖醛麦考酚酸（MPAG）。口服吗替麦考酚酶的平均绝对生物利用度约为 94%，静脉注射和口服时 MPA 的平均表观分布容积分别为（3.6 ± 1.5）L/kg 和（4.0±1.2）L/kg。MPA 的血浆蛋白结合率为 97%，MPAG 的血浆蛋白结合率为 82%，且 MPAG 和 MPA 可竞争性与白蛋白结合。MPAG 通过肝肠循环被转化成 MPA，因此服药后 6 ~ 12 小时可观察到血浆 MPA 浓度的第二个峰值。口服给药时半衰期为（17.9±6.5）小时，血浆清除率为（193±48）毫升/分钟，静脉给药时半衰期为（16.6±5.8）小时，血浆清除率为（177±31）毫升/分钟。MPA 主要（约 87%）以 MPAG 的形式从尿中排泄，少量从粪便中排出。MPA 和 MPAG 通常不能通过血液透析清除，肾功能不全的患者血浆 MPA 的药物浓度-时间曲线下面积明显升高。

临床应用 用于预防急性器官移植排异反应，治疗同种异体肾移植后难治性排异反应；亦用于治疗系统性红斑狼疮、肾病综合征、银屑病、天疱疮等自身免疫性疾病。

不良反应及禁忌证 常见腹泻和白细胞减少，伴随贫血、恶心、腹痛、败血症、呕吐、消化不良等。可增加感染机会，并使淋巴瘤、皮肤癌等恶性肿瘤的发生风险增高。可能生育的女性患者使用该药必须采取避孕措施，妊娠期使用该药可增加流产和先天性畸形的风险。孕妇和哺乳期妇女禁用。

药物相互作用 干扰肝肠循环的药物（如考来烯胺）可能会降低 MPA 的药物浓度-时间曲线下面积，减弱药效。吗替麦考酚酯与硫唑嘌呤合用可能引起骨髓抑制。与丙磺舒、阿昔洛韦、更昔洛韦合用时，因能与 MPAG 竞争从肾小管分泌可使这些药物和 MPAG 的血浆浓度均较单独用药时有所升高。在肾移植患者中，与环孢素合用可使 MPA 血药浓度降低 30% ~ 50%；与他克莫司合用对 MPA 的药物浓度-时间曲线下面积及血药峰浓度没有影响。应避免与减毒活疫苗同时使用。

（张永祥　肖智勇）

mīzuòlìbīn

咪唑立宾（mizoribine; bred-nin）

由土壤霉菌 *Eupenicillium brefeldianum* M-2166 菌中分离得到的嘌呤类似物，能特异性抑制嘌呤核苷酸从头合成途径。又称布雷青霉素（bredinin）、布累迪宁、咪唑糖苷、优青糖苷。日本于 1984 年批准其用于预防和治疗肾移植术后排异反应以及狼疮性肾炎、类风湿性关节炎、肾病综合征的治疗。咪唑立宾在日本应用广泛，已基本取代硫唑嘌呤，主要用途是与其他免疫抑制药合用治疗肾移植后的免疫排斥反应。中国也有少量肾移植患者使用咪唑立宾与其他免疫抑制药组合的治疗方案。

药理作用及机制 咪唑立宾是一种前药，进入细胞后在腺苷激酶的作用下发生磷酸化，生成有活性的 5-磷酸咪唑立宾。后者是次黄嘌呤单核苷酸脱氢酶和鸟苷酸合成酶的竞争性抑制物，因此咪唑立宾能竞争性抑制嘌呤核苷酸的从头合成途径，抑制淋巴细胞增殖和各种有丝分裂原引起的母细胞化反应。增殖旺盛的淋巴细胞鸟苷酸合成主要依赖于从头合成途径，几乎不经过补救合成途径；而中性粒细胞的鸟苷酸合成却可同时通过两种途径进行，所以咪唑立宾对淋巴细胞的增殖有特异性抑制作用。

体内过程 口服吸收迅速，肾功能良好的肾移植患者药物达峰时间约需 2 小时，半衰期为 2.2 小时，血药峰浓度为 2.38μg/ml。大鼠单次口服给药时，肾及胃组织药物分布浓度最高，肝、膀胱、小肠、脾及胸腺组织内药物浓度也较血中高，但几乎不能进入脑内。咪唑立宾不在肝代谢，因此无肝毒性。主要以原形经尿液排出，肾功能良好的患者 6 小时内尿中排泄率约为 80%，仅 1% 经胆道排出。肾功能对咪唑立宾的清除有明显影响，肾功能障碍患者药物排泄会延迟。

临床应用 用于抑制肾移植时的排斥反应，也可用于治疗狼疮性肾炎、类风湿性关节炎及肾病综合征等自身免疫性疾病。

不良反应及禁忌证 轻度胃肠道反应及骨髓抑制作用，且与用药剂量呈相关性。偶有药热、脱毛、恶心、呕吐、肝功能损害、血尿素氮上升、消化道出血和出血性膀胱炎等。对该药过敏、白细胞计数在 $3 \times 10^9/L$ 以下者以及妊娠、哺乳期妇女禁用。骨髓抑制、术后伴有细菌或病毒感染、有出血倾向以及肝肾功能不全者应慎用。

（张永祥　肖智勇）

láifúmǐtè

来氟米特（leflunomide） 噁唑结构抗代谢类免疫抑制药。又称爱若华、关平、赫派、妥抒、优通。其主要作用是通过抑制二氢乳清酸脱氢酶活性影响活化淋巴细胞的嘧啶合成。1998 年获美国食品药品管理局批准上市，用于类风湿性关节炎的治疗。中国还批准其用于治疗狼疮性肾炎。

药理作用及机制 主要通过其活性代谢产物 A77 1726 发挥免疫抑制作用。A77 1726 的作用机制是抑制二氢乳清酸脱氢酶的活性，影响嘧啶核苷酸的从头合成途径，进而抑制细胞增殖，抑制作用的强弱取决于靶细胞对嘧啶从头合成途径的依赖程度。增殖旺盛的淋巴细胞嘧啶核苷酸合成主要依赖于从头合成途径，因此对来氟米特的抑制作用较为敏感。

体内过程 口服吸收迅速，在胃肠道及肝迅速转变为活性代谢产物 A77 1726 及其他微量代谢物。口服后 6~12 小时血浆 A77 1726 浓度达峰值，生物利用度约 80%，稳态表观分布容积为 0.13 L/kg，血浆蛋白结合率为 99.3%。A77 1726 在体内进一步代谢后经肾及胆汁排出，其中肾排泄在给药后早期（96 小时）排泄中占主要地位。A77 1726 存在肝肠循环，其半衰期较长（约 2 周）。因此临床常采用负荷剂量 100mg 连用 3 天的给药法，以使 A77 1726 快速达到稳态血药浓度，然后给予维持剂量 20 毫克/天。非负荷剂量给药法使 A77 1726 达到稳态血药浓度所需给药时间约为 2 个月。

临床应用 适用于成人类风湿性关节炎的治疗，可减轻症状与体征，缓解关节损害（X 射线检查所见侵蚀性表现和关节前缩窄）。2009 年 4 月，中国国家药品监督管理部门批准了来氟米特治疗狼疮性肾炎的新适应证，为中国首个正式获批治疗狼疮性肾炎的药物。

不良反应及禁忌证 常见不良反应有腹泻、肝酶升高、脱发、皮疹等，较少见不良反应包括心绞痛、偏头痛、牙龈炎、口腔炎、糖尿病、甲状腺功能亢进、缺铁性贫血、焦虑、抑郁、呼吸困难、痤疮等。来氟米特具有生殖毒性，能引起胚胎损伤，孕妇及哺乳期妇女禁用。准备生育的男性亦应考虑中断服药。对该药及其代谢产物过敏者、严重肝肾损害者禁用。年龄小于 18 岁的患者，建议不要使用该药。

药物相互作用 来氟米特与甲氨蝶呤合用无药物代谢动力学相互作用，但有增加肝毒性的风险。多种剂量的利福平与单剂量来氟米特联合应用时血中游离 A77 1726 较单独使用来氟米特提高 40%，随着利福平的剂量增加，A77 1726 浓度可能继续升高，因此来氟米特和利福平合用时要慎重。来氟米特与口服避孕药、西咪替丁无明显相互作用。用药剂量过大或出现毒性时，可给予考来烯胺或活性炭以加速药物清除。肾透析不能清除 A77 1726。

（张永祥　肖智勇）

huánbāosù

环孢素（cyclosporin） 从真菌中分离获得、含有 11 个氨基酸的环形多肽。又称环孢素A、新赛斯平、新山地明。1978年英国科学家将环孢素应用于肾移植患者术后抗排异反应并获得成功。环孢素问世大大提高了器官移植患者的存活率，被誉为免疫抑制治疗的"基石"和"金标准"。

药理作用及机制　环孢素能特异性抑制辅助性T淋巴细胞的活性，但对抑制性T淋巴细胞的活性无抑制作用，反而会促进其增殖。抑制辅助性T淋巴细胞分泌白介素-2（IL-2）、干扰素-γ等细胞因子。在明显抑制细胞免疫的同时，对体液免疫亦有抑制作用，能够抑制抗移植物抗体的产生，因而具有抗排斥反应的作用。

环孢素为钙调磷酸酶抑制药，能与靶细胞胞质受体亲环素（cyclophilin）形成复合物，再与钙调磷酸酶结合，抑制钙离子引发的活化T淋巴细胞核因子（nuclear factor of the activated T cell，NFAT）去磷酸化。NFAT去磷酸化后可移位至细胞核，与胞核成分结合使T细胞完全活化，促进白介素-2产生及其他细胞因子基因的表达。环孢素-亲环素复合物与钙调磷酸酶相互作用后使酶活性受到抑制，NFAT去磷酸化受阻，胞质中的NFAT无法进入细胞核，不能促使T淋巴细胞活化和激活基因转录，因此使T淋巴细胞不能对特异性抗原刺激产生应答。

体内过程　可静脉或口服用药。口服吸收不规则，个体差异较大，2~3.5小时血药浓度达峰值。血浆蛋白结合率约90%，广泛分布于血管腔以外的组织中，表观分布容积为3~5 L/kg。主要经肝微粒体混合功能酶系统CYP3A代谢，代谢产物多，部分代谢物仍有免疫抑制活性。大部

分代谢产物经胆汁分泌，由粪便排出。健康志愿者的血浆半衰期为5~6小时，肾移植患者为7~16小时，严重肝病患者超过20小时。可透过胎盘，进入乳汁。

临床应用　主要用于肾、肝、心脏等器官移植及骨髓移植时排斥反应的预防和治疗。亦可用于预防和治疗移植物抗宿主病及内源性、非感染性葡萄膜炎，干燥性角结膜炎、类风湿性关节炎、经其他免疫抑制药治疗无效的狼疮性肾炎、难治性肾病综合征、重度溃疡性结肠炎、严重银屑病、异位性皮炎等自身免疫性疾病。

不良反应及禁忌证　用药期间可增加机会感染、恶性肿瘤发生的风险。还可导致系统性高血压和肾毒性，严重时可致肾功能不全，因此用药期间必须监测肾功能。其他常见不良反应包括震颤、头痛、高脂血症、厌食、恶心、呕吐、牙龈增生、疲劳等。1岁以下婴儿及过敏者禁用。

药物相互作用　环孢素与多种药物之间存在相互作用。微粒体酶尤其是CYP3A的抑制药能减少环孢素代谢进而提高其血药浓度；葡萄及葡萄汁均可阻断CYP3A酶系统，提高环孢素的血药浓度，因此用药期间应避免服用。相反，能诱导CYP3A系统的药物可促进环孢素代谢，降低其血药浓度。环孢素与导致肾功能损害的药物如氨基糖苷类抗生素、非甾体抗炎药等合用会增加肾毒性。环孢素与保钾药合用可能导致血钾升高。

（张永祥　肖智勇）

dákèzhūdānkàng

达克珠单抗（daclizumab）　将鼠单抗的互补决定区（CDR）移植到人Eu骨髓瘤抗体可变区，并与人IgG₁恒定区组合的重组人源

化IgG1单克隆抗体。又称达昔单抗、达利珠单抗、抗Tac单抗、赛尼哌（zenapax）。达克珠单抗90%序列为人源，10%为鼠源，可特异性识别人白介素-2受体α链，用于预防肾移植后急性排斥反应，1998年4月在美国上市，1999年在欧洲上市。2016年美国食品药品管理局批准应用新工艺生产的达克珠单抗皮下注射剂用于治疗成人复发缓解型多发性硬化症。

药理作用及机制　白介素-2又称T细胞生长因子，主要由活化的T细胞产生，是调控免疫应答的重要细胞因子。白介素-2受体由3个亚基组成，分别为α链（即CD25，又称T细胞活化抗原，简写为Tac）、β链和γ链。静息T细胞较少表达CD25。当细胞表面的T细胞受体被抗原活化时，T细胞迅速表达CD25，CD25与β链和γ链形成受体复合物，可显著增加白介素-2受体的亲和力。白介素-2受体激活能促进T淋巴细胞的分化和成熟，是移植排斥反应过程中的早期步骤。达克珠单抗与活化T细胞表面白介素-2受体的CD25具有较高亲和力，与之结合后可阻断白介素-2介导的T淋巴细胞活化。

体内过程　达克珠单抗注射液不可直接注射，应使用生理盐水稀释后静脉滴注给药。肾移植患者每隔14天静脉滴注给予1mg/kg，共5次，可使移植后白介素-2受体完全阻断达120天，血药峰浓度从（21±14）μg/ml（第1次）逐步增加至（32±22）μg/ml（第5次）。在肾移植患者，该药的消除半衰期为270~919小时，平均为480小时，表观分布容积为6 L，全身清除率15毫升/小时。

临床应用　达克珠单抗临床

用于预防肾移植后急性排斥反应，也可用于治疗急性难治性移植物抗宿主病、心脏移植排斥反应。该药与糖皮质激素类药、钙调磷酸酶抑制药、硫唑嘌呤或吗替麦考酚酸合用时可用于预防急性器官排斥反应。对于多发性硬化患者，仅可用于对先前 1 种或 2 种药物治疗无响应的患者。

不良反应及禁忌证 达克珠单抗可引起严重致死性肝损伤及超敏反应（包括过敏性反应和血管性水肿）。常见不良反应为恶心、便秘、胃肠功能紊乱。其他不良反应有高血压、低血压、心动过速、呼吸困难、肺水肿等。

药物相互作用 达克珠单抗与环孢素、吗替麦考酚酸、他克莫司、硫唑嘌呤、糖皮质激素、阿昔洛韦、更昔洛韦、抗胸腺细胞球蛋白等合用不增加不良反应的发生率。避免与增强免疫功能的药物如松果菊等合用。

(张永祥 肖智勇)

yīnàxīpǔ

依那西普（etanercept） 重组人 II 型肿瘤坏死因子受体-IgG$_1$ Fc 片段融合蛋白。注射用依那西普，1998 年 11 月获美国食品药品管理局批准用于其他药物治疗无效的类风湿性关节炎。中国首个同类品种于 2005 年获批上市。

药理作用及机制 肿瘤坏死因子 α 是由活化单核-巨噬细胞产生的细胞因子，可激活淋巴细胞释放其他细胞因子、前列腺素及金属蛋白酶，也可促进血管新生等。类风湿性关节炎患者滑膜液中肿瘤坏死因子 α 水平升高，且在病理性炎症和关节破坏中发挥重要作用。肿瘤坏死因子 α 受体分为肿瘤坏死因子 α 受体 1 和肿瘤坏死因子 α 受体 2 两种，分子量分别为 55 000 和 75 000。依那

西普是将人肿瘤坏死因子 α 受体 2 的配体结合部分与人 IgG$_1$ 的 Fc 片段融合而成的一种新型免疫调节蛋白。其作用机制为特异性地与肿瘤坏死因子 α 结合，阻断肿瘤坏死因子 α 与细胞表面 TNFR2 受体结合，降低肿瘤坏死因子 α 活性，从而对肿瘤坏死因子 α 介导的炎性反应产生显著抑制作用。依那西普单独使用或与甲氨蝶呤联用时能够减轻类风湿性关节炎患者的关节损害，改善关节功能。

体内过程 皮下注射给药吸收缓慢，单次给药后约 48 小时血药浓度达峰值，绝对生物利用度为 76%。依那西普的药物浓度-时间曲线为双指数曲线，表观分布容积中间值为 7.6 L，而稳态表观分布容积为 10.4 L。体内清除缓慢，半衰期长，约 70 小时。类风湿关节炎患者的清除率约为 0.066 升/小时，低于健康志愿者（0.11 升/小时）。依那西普在类风湿性关节炎、强直性脊柱炎患者体内的药物代谢动力学过程相似。

临床应用 依那西普临床用于治疗中至重度类风湿性关节炎。对应用甲氨蝶呤等改善病情的抗风湿药治疗无效的类风湿性关节炎患者，可用依那西普与甲氨蝶呤联合治疗。还可用于治疗强直性脊柱炎，适用于对常规治疗无效的重度活动性强直性脊柱炎患者。此外，亦可用于银屑病性关节炎、斑块型银屑病、儿童特发性关节炎的治疗。

不良反应及禁忌证 最常见的不良反应为注射局部反应（如红斑、瘙痒、疼痛、肿胀）、感染（如上呼吸道感染、支气管炎、膀胱感染和皮肤感染）、变态反应（如血管性水肿、荨麻疹）和发热。使用依那西普的患者发生严重感染（包括活动性结核感染、

静止性结核复发、侵袭性真菌感染、机会致病菌导致的感染等）的风险增高。极少数儿童和青少年患者使用依那西普治疗后发生淋巴瘤和其他恶性肿瘤。

药物相互作用 依那西普与阿那白滞素（人白介素-1 受体拮抗药）、阿巴他塞（CTLA-4 胞外部分与人 IgG$_1$ 的 Fc 段融合蛋白）联用时未能证实能增加临床疗效，但使严重感染的发生率增高。依那西普与糖皮质激素、水杨酸盐类药物（柳氮磺胺吡啶除外）、非甾体抗炎药、镇痛药或甲氨蝶呤合并使用时未见药物相互作用。

(张永祥 肖智勇)

ādámùdānkàng

阿达木单抗（adalimumab） 在中国仓鼠卵巢细胞中表达的重组全人源抗肿瘤坏死因子 α 的单克隆抗体。2002 年获美国食品药品管理局批准上市，用于治疗中度至重度类风湿性关节炎，是全球首个上市的全人源抗体。截至 2016 年底，注射用阿达木单抗在全球范围内已拥有 13 个适应证，类风湿性关节炎和强直性脊柱炎两个适应证已在中国获批。

药理作用及机制 肿瘤坏死因子 α 是由活化的单核-巨噬细胞产生的细胞因子，可激活淋巴细胞释放其他细胞因子、前列腺素及金属蛋白酶等，也可促进血管新生。在强直性脊柱炎、类风湿性关节炎及克罗恩病患者的相关组织和体液中均可检测出高浓度的肿瘤坏死因子 α。阿达木单抗能阻断肿瘤坏死因子 α 与细胞表面肿瘤坏死因子受体（p55 和 p75）的相互作用，抑制或中和肿瘤坏死因子 α 的生物活性。阿达木单抗还能调节由肿瘤坏死因子介导或调控的生物学效应，如改变对白细胞游走具有重要作用的

黏附分子的水平（包括内皮细胞白细胞黏附分子-1，血管内皮细胞黏附分子-1和细胞间黏附分子-1）。此外，阿达木单抗对C反应蛋白、红细胞沉降率、血清细胞因子白介素-6、基质金属蛋白酶1和基质金属蛋白酶3等指标也有改善作用。

体内过程　单剂量40mg皮下注射后吸收和分布缓慢，给药后5天方可达到血药峰浓度，绝对生物利用度约为64%，可分布至关节滑膜液中。类风湿性关节炎患者每2周皮下注射40mg，稳态血药浓度分别为5 μg/ml（单独使用）和8~9 μg/ml（联合使用甲氨蝶呤）。静脉给药时血浆清除率为11~15毫升/小时，消除半衰期约为2周。

临床应用　阿达木单抗与甲氨蝶呤合用，治疗对改善病情抗风湿药（DMARD）包括单用甲氨蝶呤疗效不佳的成年中重度活动性类风湿性关节炎。联合用药可减缓患者关节损伤的进展（X射线显示）并改善机体功能。亦用于常规治疗效果不佳的成年重度活动性强直性脊柱炎。此外，美国食品药品管理局还批准阿达木单抗于治疗对常规治疗反应不佳的中至重度克罗恩病、银屑病性关节炎、中至重度慢性斑块型银屑病、多关节型幼年特发性关节炎、中至重度活动性溃疡性结肠炎、中至重度化脓性汗腺炎等。

不良反应及禁忌证　最常见的不良反应为注射局部反应（如红斑、瘙痒、疼痛、肿胀）和感染（如上呼吸道感染、鼻咽部炎症、鼻窦炎）。可增加严重感染的风险，在接受阿达木单抗治疗的患者中出现了结核（通常在临床上为播散型或肺外型）、侵袭性真菌感染及其他机会性感染。可能

增加淋巴瘤和非黑色素皮肤癌的发病率。充血性心力衰竭、慢性乙型肝炎或乙肝病毒携带者、中枢神经系统脱髓鞘疾病患者慎用。

药物相互作用　阿达木单抗用药后体内可产生对抗该药的抗体，部分患者出现抗核抗体。与甲氨蝶呤同时使用时产生的抗体量较少，不联用甲氨蝶呤则抗体形成量增加，加快阿达木单抗的清除，使疗效降低。与阿那白滞素（人白介素-1受体拮抗药）、阿巴他塞（CTLA-4胞外部分与人IgG_1的Fc段融合蛋白）联用时，未证实能增加疗效，但严重感染的发生率增高。

（张永祥　肖智勇）

āfǎsàitè

阿法赛特（alefacept）

由白细胞功能相关抗原-3胞外区和人IgG_1的Fc段（铰链区、CH2、CH3结构域）融合构成的人源重组二聚体融合蛋白药物。又称阿来法舍、阿来塞普。阿法赛特能特异性结合记忆性T细胞表面的CD2分子，阻止T细胞活化并诱导其发生选择性凋亡。2003年获美国食品药品管理局批准上市，用于治疗中至重度慢性斑块型银屑病。

药理作用及机制　阿法赛特通过特异性与淋巴细胞CD2结合并抑制白细胞功能相关抗原-3与CD2的相互作用，从而影响淋巴细胞活化。银屑病皮肤损害中的浸润细胞主要为记忆性T细胞（$CD45RO^+$细胞），表达活化标志分子如CD25、CD69，释放干扰素-γ等炎性细胞因子。阿法赛特可能通过诱导自然杀伤细胞的细胞毒作用，剂量依赖性地降低循环淋巴细胞总数，减少银屑病损伤的主要相关细胞表型——记忆性$CD4^+$（$CD4^+CD45RO^+T$细胞）

和$CD8^+T$细胞（$CD8^+CD45RO^+T$细胞）数量。对初始T细胞、自然杀伤细胞数目影响较小，对B淋巴细胞数目几乎无影响。

体内过程　中度至重度斑块型银屑病患者静脉注射阿法赛特7.5 mg，平均表观分布容积为94 ml/kg，平均清除率为0.25毫升/（小时·千克），平均消除半衰期约为270小时。肌内注射的生物利用度为63%。

临床应用　用于治疗中至重度慢性斑块型银屑病。

不良反应及禁忌证　严重不良反应为白细胞减少，人类免疫缺陷病毒感染、恶性肿瘤发生的机会增加，需住院治疗的严重感染及过敏反应。其他不良反应有咽炎、头昏、咳嗽、恶心、瘙痒、肌痛、寒战，注射部位疼痛及炎症反应。极少数患者出现心血管不良反应包括冠心病、心肌梗死等。对该药过敏者、人类免疫缺陷病毒感染者禁用，有全身性恶性肿瘤病史者或恶性肿瘤高危人群、慢性复发性感染患者、哺乳期妇女慎用。阿法赛特不与其他免疫抑制药同时使用。

（张永祥　肖智勇）

léigōngténgduōgān

雷公藤多苷（glucoside tripterygium total）

从卫矛科植物雷公藤（*Tripterygium Wilfordii*）的去皮根部提取的总苷。又称雷公藤总苷、雷公藤苷、雷公藤内酯。雷公藤是免疫抑制作用最明确的中药之一，雷公藤多苷片是最常用的雷公藤制剂。其生物活性是由所含多种成分如二萜内酯、生物碱、三萜等所产生的综合作用，主要有效成分为雷公藤内酯醇。雷公藤多苷能祛风解毒、除湿消肿、舒筋活络，具有抗炎及抑制细胞免疫和体液免疫等作用。

药理作用及机制 雷公藤多苷免疫抑制作用广泛，能抑制 T 淋巴细胞、B 淋巴细胞、巨噬细胞和树突状细胞等活性；降低 T 淋巴细胞增殖能力，减少 $CD3^+$ T 淋巴细胞、辅助性 T 淋巴细胞及诱导性 T 淋巴细胞亚群及 B 淋巴细胞百分比；抑制巨噬细胞的杀伤活性，减少促炎性细胞因子的产生；下调树突状细胞表面分子 CD1a、CD40、CD80、CD86 和 HLA-DR 等的表达，抑制树突状细胞的分化和成熟。此外，雷公藤多苷能下调多种促炎性细胞因子（如肿瘤坏死因子 α、白介素-6 等）和趋化因子（如 CCL5、单核细胞趋化蛋白 1 等）的表达，上调抑炎性细胞因子白介素-10 的表达，降低炎性介质环氧化酶-2、诱导型一氧化氮合酶过度表达，减少前列腺素 E2、一氧化氮的过量产生。因此，雷公藤多苷对炎性细胞浸润、滑膜组织异常增生、新生血管翳形成及关节肿胀退变等均有缓解作用。

体内过程 雷公藤多苷的主要有效成分雷公藤内酯醇的口服生物利用度约为 75%，半衰期约为 2.5 小时，体内代谢过程符合一级动力学消除的二室模型。组织分布广泛，可分布到脑和睾丸组织。血药浓度在 5~15 分钟内迅速达到峰值，消除半衰期较短。雷公藤内酯醇的代谢主要依赖细胞色素 P450 酶系，由细胞色素 P4503A4 和细胞色素 P4502C19 介导，其中细胞色素 P4503A4 是其羟基化的主要代谢酶。雷公藤内酯醇的羟基化代谢产物毒性明显降低。

临床应用 主要用于多种自身免疫性疾病的治疗，如类风湿性关节炎、肾病综合征、原发性肾小球肾炎、狼疮性肾炎、自身免疫性肝炎等；亦可用于治疗银屑病性关节炎、强直性脊柱炎、白塞病等。

不良反应及禁忌证 雷公藤多苷可引起肝、肾、胃肠道反应，血液系统和生殖系统等多系统损害，如药物性肝炎、肾功能不全、食欲不振、上腹不适、恶心、呕吐、粒细胞减少、血小板减少、闭经、精子数量减少等。其他不良反应主要有胸闷、心悸、心律不齐等，皮肤黏膜损伤可见皮疹、溃疡、色素沉着等。用药过程中应密切观察不良反应的发生，定期检查肝、肾功能，血常规，尿常规及心电图。一旦发现不良反应，应立即停药。对伴有肝、肾、心脏损害，有生育要求的患者，孕期或哺乳期妇女及婴幼儿禁用。

药物相互作用 地塞米松可诱导细胞色素 P4503A4 的活性，加速雷公藤内酯醇代谢生成单羟基化代谢产物，降低雷公藤多苷的毒性。

(张永祥 肖智勇)

xīluómòsī

西罗莫司（sirolimus） 从太平洋 Easler 岛土壤样品中分离获得的链霉菌属 *hygroscopicus* 中提取的三烯大环内酯类抗生素。又称雷帕霉素。西罗莫司具有免疫抑制作用，1999 年获得美国食品药品管理局批准用于防治肾移植排斥反应。

药理作用及机制 西罗莫司抑制由抗原和细胞因子（如白介素-2 等）激发的 T 淋巴细胞活化与增殖。与他克莫司相同，西罗莫司发挥治疗作用也需与 FK506 结合蛋白 FKBP-12 形成复合物。但西罗莫司-FKBP-12 复合物并不影响钙调磷酸酶的活性，而是抑制哺乳动物细胞中一个关键调控激酶——哺乳动物雷帕霉素靶蛋白（mammalian target of rapamycin, mTOR）。mTOR 是一种保守的丝-苏氨酸蛋白激酶，属于 PI3K 激酶相关激酶超家族成员。在哺乳动物细胞内，它与相关蛋白组成两种复合物，即 mTORC1 和 mTORC2。mTORC1 对雷帕霉素敏感，是调节细胞生长和代谢的核心，受细胞外生长因子、能量及营养因子等信号激活，直接作用于下游底物 S6K1 和 4EBP1，促进蛋白质、脂肪和细胞器等合成，抑制分解代谢如自吞噬作用，调节细胞的生长、增殖和衰老。抑制 mTOR 可抑制细胞从 G1 期进入到 S 期。

体内过程 西罗莫司口服给药吸收迅速，健康人单次给药后约 1 小时血药浓度达到峰值，肾移植患者多次口服给药后血药浓度达峰时间约为 2 小时。病情稳定的肾移植患者多次给药后其半衰期约为 62 小时。片剂与口服液的生物利用度分别为 27% 和 14%。为尽可能减少西罗莫司血药浓度的差异，服药时应固定地与食物同服或不与食物同服。该药广泛分布于血液有形成分中，血浆蛋白结合率约为 92%。西罗莫司可被肠壁和肝中的细胞色素 P4503A4 同工酶广泛代谢，并且可被 P 糖蛋白从小肠上皮细胞逆转运至肠腔。大部分药物代谢产物（约91%）经粪便排泄，仅少量（约 2.2%）经尿排泄。

临床应用 西罗莫司用于预防肾移植患者的器官排斥反应。建议与环孢素和糖皮质激素联合使用。西罗莫司具有明显抗增殖作用，美国食品药品管理局批准该药作为冠状动脉支架的涂层用于冠脉介入治疗。

不良反应 可能引起需要治疗的血清胆固醇和甘油三酯升高。

与环孢素或他克莫司联合使用时应监测肾功能。与血管紧张素转换酶抑制药联合使用易导致血管神经性水肿。其他不良反应包括贫血、白细胞减少、血小板减少、低血钾或高血钾、发热和胃肠道症状。可能增加对感染的易感性，以及发生淋巴瘤和其他恶性肿瘤（尤其是皮肤癌）的概率。

药物相互作用 西罗莫司是细胞色素 P450 3A4 的底物，并由 P 糖蛋白转运，与通过上述酶代谢和蛋白转运的药物合用时需密切注意药物间的相互作用。细胞色素 P450 3A4 和 P 糖蛋白的诱导药可降低西罗莫司的血药浓度，而细胞色素 P450 3A4 和 P 糖蛋白的抑制药可增加西罗莫司血药浓度。不推荐西罗莫司与细胞色素 P450 3A4 和/或 P 糖蛋白的强效抑制药（如酮康唑、伏立康唑、伊曲康唑、红霉素、泰利霉素和克拉霉素等）或细胞色素 P450 3A4 和（或 P 糖蛋白）的强效诱导药（如利福平和利福布汀等）同时使用。环孢素也是细胞色素 P450 3A4 作用的底物和 P 糖蛋白抑制药，能增加西罗莫司的血药浓度，因此两药合用时要有时间间隔。西罗莫司与阿昔洛韦、地高辛、格列本脲、硝苯地平、炔诺孕酮/炔雌醇、泼尼松龙、阿托伐他汀、磺胺甲噁唑/甲氧苄啶（复方新诺明）合用时无须调节剂量。西柚汁可能减缓由细胞色素 P450 3A4 介导的药物代谢，并加强由 P 糖蛋白介导的自小肠上皮细胞向肠腔的逆转运，因此不宜用西柚汁送服西罗莫司。

（张永祥 肖智勇）

fēngēmòdé

芬戈莫德（fingolimod） 人工合成的小分子免疫抑制药，是在从子囊菌冬虫夏草中分离获得的嗜热菌杀酵母素的烃链上引入苯环和羟烷基而成的衍生物。又称 FTY720。嗜热菌杀酵母素（又称多球壳菌素、ISP-1、myriocin）于 1994 年首次分离获得。芬戈莫德于 2010 年 9 月获美国食品药品管理局批准上市，成为首个口服给药用于治疗复发缓解型多发性硬化症的新型免疫抑制药。

药理作用及机制 芬戈莫德为一种亲脂性前药，可透过血脑屏障。在体内经鞘氨醇激酶-2 作用转化成单磷酸酯（芬戈莫德磷酸盐）后与 1-磷酸-鞘氨醇（sphingosine 1-phosphate，S1P）受体（主要为 S1P1，S1P3~S1P5 等受体亚型）作用，其中 S1P1 受体是芬戈莫德，影响淋巴细胞归巢的主要受体。S1P 是鞘磷脂分解产生的鞘氨醇的磷酸化产物，S1P 浓度梯度是导致淋巴细胞、树突状细胞和自然杀伤细胞等迁移的重要因素。在血液循环中，由于 S1P 的浓度较高，淋巴细胞表面的 S1P1 受体内化，细胞失去趋向高浓度 S1P 的能力；当淋巴细胞进入淋巴器官时，由于局部 S1P 浓度比较低，淋巴细胞表面的 S1P1 表达会逐渐恢复，淋巴细胞重新获得趋向高浓度 S1P 的能力，从而使淋巴细胞流出淋巴器官进入血液。芬戈莫德磷酸盐为 S1P1 受体激动药，可导致细胞膜上的 S1P1 持续内化进入胞质，使淋巴细胞不再对 S1P 梯度产生反应，从而被阻断在次级淋巴器官内。此外，芬戈莫德能够抑制炎性细胞因子的合成，减少其渗透进入中枢神经系统引发炎性反应和神经损害，促进轴突增生。

体内过程 口服血药浓度的达峰时间为 12~16 小时，绝对生物利用度为 93%，进食对其吸收无明显影响。主要分布在红细胞内，通过细胞色素 P450 4F2 同工酶的作用和随后的脂肪酸样降解代谢为无活性代谢物。血浆清除率约（6.3±2.3）升/小时，消除半衰期为 6~9 天。

临床应用 芬戈莫德为多发性硬化症的一线治疗药物，疗效优于干扰素 β。通常多发性硬化症患者的用药剂量为每日 1 次性口服 0.5 mg，可减轻脑部的炎性反应并降低复发率。

不良反应 患者对芬戈莫德耐受性较好，主要不良反应为心动过缓和/或房室传导阻滞，可能是由于芬戈莫德作用于心肌的 S1P3 受体所致。当患者同时使用 I a 类或 III 类抗心律失常药、β 肾上腺素受体阻断药、钙通道阻滞药，或存在心动过缓、昏厥史、病窦综合征、二级或更高级传导阻滞、缺血性心脏病或充血性心力衰竭时，发生心动过缓风险增加。其他常见不良反应主要有流感样症状、头痛、背痛、咳嗽、腹泻及肝功能异常。严重不良反应为感染、黄斑水肿、肝酶水平升高、呼吸困难等。

药物相互作用 酮康唑与芬戈莫德同时使用会增加芬戈莫德的体内暴露量，使芬戈莫德不良反应发生的概率增加。芬戈莫德可增加感染的风险，因此用药期间应避免同时使用减毒活疫苗。

（张永祥 肖智勇）

fùmǎsuān'èrjiǎzhǐ

富马酸二甲酯（dimethyl fumarate，DMF） 化学名称为 (E)-2-丁烯二酸二甲酯。该药原是一种抑菌、防潮防霉的化工原料，经药物重定位研究，于 2013 年 3 月获美国食品药品管理局批准上市，用于治疗复发缓解型多发性硬化症。其剂型为肠溶衣微型片明胶胶囊。多发性硬化症为中枢神经系统炎性脱髓鞘疾病，其病理改变为髓鞘脱失、神经元及轴索损伤、炎症细胞浸润，病变可累及大脑白质、脊髓、脑干、小脑、视神经等。多发性硬化症患者病变部位多发，临床症状和体征多样，85%患者在疾病早期出现复发和缓解交替的状态（复发缓解型多发性硬化症）。

药理作用及机制 大量研究表明，富马酸二甲酯可作用于多种免疫细胞、上皮细胞和神经胶质细胞，主要通过激活核转录因子 E2 相关因子 2（nuclear factor-erythroid-related factor 2，Nrf2）而发挥作用。Nrf2 是一种含有亮氨酸拉链的转录因子，生理状态下 Nrf2 在细胞质中与其抑制蛋白 keap1 相结合。Nrf2 被活性氧激活后与 keap1 解偶联，转移入核并与抗氧化反应元件（anti-oxidant response element，ARE）结合，从而启动一系列基因表达，进而发挥抗氧化应激作用。富马酸二甲酯能激活 Nrf2-ARE 抗氧化信号通路，增强抗氧化酶如还原型辅酶Ⅱ、血红素氧合酶 1 以及谷氨酸半胱氨酸连接酶催化亚基等表达，减轻活性氧对细胞的损害。

体内过程 口服后经酯酶快速水解为活性代谢产物富马酸单甲酯，后者可与血液循环中的免疫细胞相互作用。富马酸单甲酯在小肠吸收完全，但吸收率受食物影响而下降。口服富马酸二甲酯 5~6 小时后，富马酸单甲酯血药浓度达到峰值。富马酸二甲酯的半衰期约为 12 分钟，而富马酸单甲酯的半衰期约为 36 小时，其生物学效应可持续更长时间。富马酸单甲酯经三羧酸循环大部分被进一步代谢为二氧化碳和水，其余部分经尿和粪便排泄。

临床应用 富马酸二甲酯是复发缓解型多发性硬化症患者的一线治疗药物。

不良反应及禁忌证 不良反应包括胃肠道反应（如腹泻、恶心、腹痛和呕吐）、面部发红、头痛、鼻咽炎和血清肝酶水平轻度升高。

（张永祥 肖智勇）

miǎnyì zēngqiángyào

免疫增强药（immunopotentiators）

可激活一种或多种免疫细胞、增强机体非特异性或特异性免疫应答的药物。临床主要用于免疫缺陷性疾病、恶性肿瘤及难治性细菌或病毒感染的辅助治疗。免疫增强药依据来源不同可分为 5 类。

微生物来源产物 微生物以及从微生物提取的某些成分具有非特异性刺激免疫功能的作用，可激活单核-吞噬细胞系统或具有免疫佐剂的作用，如卡介苗、短小棒状杆菌等。

类免疫系统产物 包括胸腺素、胸腺五肽、阿地白介素、干扰素、免疫核糖核酸等。

1957 年英国病毒生物学家亚历克·艾萨克斯和瑞士研究人员琼·林德曼利用鸡胚绒毛尿囊膜研究流感病毒时发现一种能够干扰病毒繁殖、具有较强生物活性的糖蛋白，即干扰素（interferon，IFN）。干扰素是人和动物受到特定刺激时产生的一种具有较强生物活性的微量糖蛋白，它不能直接杀伤病毒，但可通过诱导宿主细胞产生多种酶，干扰病毒的基因转录或病毒蛋白组分的翻译。此外，干扰素还是一类重要的细胞因子，对机体免疫功能具有调节作用。干扰素蛋白家族基于它们的基因序列、染色体定位和受体特异性分为 3 型，即Ⅰ型、Ⅱ型和Ⅲ型干扰素。Ⅰ型干扰素包括干扰素-α、β、ω、ε、κ、δ、τ、ζ 等；Ⅱ型干扰素由单基因家族干扰素-γ 构成，又称免疫干扰素；Ⅲ型干扰素包括干扰素-λ。重组人干扰素（recombinant human interferon，rhIFN）是一类具有广泛生物活性的蛋白质，已普遍应用于人类病毒性疾病（如慢性乙型肝炎、慢性丙型肝炎等）、肺结核、白血病及其他肿瘤的治疗，具有明显的抗病毒、抗肿瘤及免疫调节作用。重组人干扰素有 5 种，分别为重组人干扰素 α1b、重组人干扰素 α2a、重组人干扰素 α2b、重组人干扰素 β 和重组人干扰素 γ。

重组人干扰素 α1b 为基因工程类药物，1989 年由中国自主研制成功并获批准上市，拥有自主知识产权。由于重组人干扰素 α1b 克隆自中国健康人群的脐血白细胞，所以不同于西方人的重组人干扰素 α2a 和重组人干扰素 α2b 亚型。其抗病毒机制主要为重组人干扰素 α1b 与细胞表面受体结合后被细胞核摄取，激活 2′,5′-寡聚腺苷酸合成酶降解病毒 RNA，阻断病毒蛋白合成。另外还可通过启动与调节免疫应答、激活巨噬细胞与自然杀伤细胞、调节免疫球蛋白合成与细胞因子产生等免疫调节机制而发挥抗病毒作用。健康志愿者单次皮下注射给药 60 μg，注射后 4 小时血药浓度达最高峰，吸收半衰期为 1.86 小时，消除半衰期 4.53 小时。吸收后分布于各脏器，注射局部药物浓度最高，其次依次为肾、脾、肺、肝、心脏、脑及脂肪组织，少量随尿、粪、胆汁排泄。临床用于治疗病毒性疾病如慢性乙型肝炎、慢性丙型肝炎、毛细胞白血病以及某些恶性肿瘤。滴眼制剂用于眼部病毒性疾病的治疗，包括单纯疱疹性眼病、带状疱疹性眼病、腺病毒性角膜结膜炎、流行性出血性结膜炎等。常见不良反应为发热、疲劳等，常在用药初期出现，多为一过性。其他不良反应有头痛、肌痛、关节痛、食欲不振、恶心等，少数患者可能出现白细胞减少、血小板减少等血常规异常，停药后可恢复。已知对干扰素制品过敏者，有心绞痛、心肌梗死及其他严重心血管病史者，以及癫痫及其他中枢神经系统功能紊乱者禁用。滴眼制剂与阿昔洛韦或碘苷、安西他滨合用有协同作用，适合用于单纯疱疹病毒性眼病。

重组人干扰素 α2a 由高效表达人干扰素 α2a 基因的大肠杆菌经发酵、分离和高度纯化后制成。与细胞表面受体结合后刺激细胞产生 2′,5′-寡聚腺苷酸合成酶、dsRNA 依赖性蛋白激酶和 Mx 蛋白，抑制病毒蛋白质合成和核酸转录，降解病毒 RNA。肌内注射 3600 万单位（U）重组人干扰素 α2a 后其吸收率超过 80%，平均达峰时间为 3.8 小时，血药峰浓度为 1.5~2.8 ng/ml。皮下注射后平均达峰时间为 7.3 小时，血药峰浓度为 1.25~2.32 ng/ml。主要经肾脏分解代谢，其次经肝脏代谢与胆汁分泌。健康人静脉滴注后，消除半衰期为 3.7~8.5 小时，消除率为 2.14~3.62 毫升/（千克·分钟）。用于治疗病毒性疾病，如伴有 HBV-DNA 多聚酶阳性或乙型肝炎 e 抗原（HBeAg）阳性等病毒复制标志的成年慢性活动性乙型肝炎；伴有丙型肝炎病毒抗体阳性和丙氨酸氨基转移酶增高，但不伴有肝功能代偿失调（肝功能分级 A）的成年急慢性丙型肝炎以及尖锐湿疣、带状疱疹、小儿病毒性肺炎

及上呼吸道感染、慢性宫颈炎、丁型肝炎等。亦用于治疗肿瘤性疾病，如多毛细胞白血病、多发性骨髓瘤、非霍奇金淋巴瘤、慢性白血病、卡波西肉瘤、肾癌、喉乳头状瘤、黑色素瘤、蕈样肉芽肿、膀胱癌、基底细胞癌等。2007 年 10 月，该药从美国撤市。可引起或加重致死性或危及生命的神经精神症状、自身免疫性疾病、局部缺血或感染性疾病。不良反应有发热、寒战、乏力、肌痛、厌食等，多在注射 48 小时后消失。其他不良反应有头痛、关节痛、食欲不振、恶心、粒细胞减少、血小板减少等。对本药有过敏史、严重心脏疾病患者或有心脏病史者、严重肾功能或骨髓功能不全者、癫痫等中枢神经系统疾病患者、伴有晚期失代偿性肝病或肝硬化的肝炎患者、即将接受同种异体骨髓移植的人体白细胞抗原（HLA）抗体识别相关的慢性髓性白血病患者禁用本品。聚乙二醇干扰素 α-2a 是重组干扰素 α2a 经聚乙二醇化修饰之后的长效干扰素，皮下注射 180 μg 后，24~48 小时内血药浓度可达峰值的 80%，消除半衰期为 50~130 小时。对慢性丙型肝炎患者，每周给药 1 次，连续 6~8 周后，其血药浓度可达单次给药的 2~3 倍，但 8 周后血药浓度则无进一步蓄积提高。

化学合成药物 包括左旋咪唑、异丙肌酐等。左旋咪唑（levamisole，LMS）原是一种广谱驱虫药。1971 年法国学者发现它可增强小鼠接种布氏菌苗的预防效果，其后人们对其免疫促进作用进行了广泛研究。LMS 是第一个化学结构明确的免疫增强药，结构中的咪唑环与含硫部分为主要活性基团。LMS 能使受抑制的巨

噬细胞和 T 淋巴细胞功能恢复正常，其作用机制可能与激活磷酸二酯酶，从而降低淋巴细胞和巨噬细胞内 cAMP 含量有关。口服、肌内或皮下注射给药吸收良好，成人口服 2~4 小时血药浓度达峰值。主要在肝内代谢，其原形及代谢产物的消除半衰期分别为 4 小时和 16 小时。作为辅助治疗用药，临床可用于肺癌、乳腺癌术后或急性白血病、恶化淋巴瘤化学治疗的辅助治疗。此外，尚可用于自身免疫性疾病如类风湿性关节炎、红斑狼疮以及感染性疾病如小儿呼吸道感染、肝炎、细菌性痢疾、疮疖、脓肿等。不良反应发生率较低，主要有消化系统（如恶心、呕吐、腹痛、食欲不振）、神经系统（如头晕、嗜睡、乏力、失眠）和变态反应（如发热、皮疹）等，停药后能自行缓解。个别患者有白细胞减少症、剥脱性皮炎及肝功能异常。妊娠早期、肝功能异常以及肾功能减退的患者慎用，肝炎活动期禁用。

真菌多糖类 包括香菇多糖、灵芝多糖、黄芪多糖等。此类药物大多能增强单核吞噬细胞系统对肿瘤细胞的吞噬作用，促进淋巴细胞转化，激活 T 淋巴细胞和 B 淋巴细胞，并能促进抗体生成，但是对肿瘤细胞并无直接的杀伤作用。

中药及其他类 包括人参、黄芪、枸杞、白芍、淫羊藿等中药的有效成分、植物血凝素、刀豆素 A 等。

（张永祥 肖智勇）

duǎnxiǎobàngzhuànggǎnjūn

短小棒状杆菌（corynebacterium parvum） 以肽聚糖、脂多糖和分泌蛋白及酶等成分为其主要致病成分、能刺激机体产生炎

症反应的革兰阳性厌氧杆菌。无芽胞、无荚膜、无鞭毛，属于正常寄生菌群。体外培养时生长缓慢，菌落为橙红色带有波浪状的边缘。在皮脂腺分泌增加、外伤、手术等条件下，短小棒状杆菌的某些菌株可引起皮肤感染、颅内感染、心内膜炎、骨髓炎、眼科感染等感染性疾病。此外，还与结节病、肉芽肿性疾病等非感染性疾病有关。临床应用制剂为短小棒状杆菌的死菌悬液，是一种非特异性免疫增强药。

药理作用及机制 其作用可能主要通过激活巨噬细胞，刺激白介素-12 和白介素-18 在肝中分泌，诱导单核巨噬细胞分泌干扰素 γ，诱导趋化因子表达，产生Th1 型免疫应答。也有研究提示，其作用与刺激 B 细胞增殖、促进高效价免疫球蛋白 M 及免疫球蛋白 G 合成有关。

体内过程 短小棒状杆菌制剂主要经肝脏代谢。直肠癌术后患者静脉给予短小棒状杆菌后，血糖、乳酸、酮体水平显著升高，丙氨酸水平显著降低。血浆胆红素、谷草转氨酶、尿素在给药 24 小时内即升高，血浆白蛋白、胆固醇则降低。以上改变表明存在肝实质细胞的损害和合成功能的降低。对肝细胞色素 P450 酶系的影响不明显。

临床应用 短小棒状杆菌制剂可用于恶性黑色素瘤、乳腺癌及小细胞型未分化肺癌。腹腔注射对癌性腹水具有一定治疗作用。

不良反应及禁忌证 不良反应有寒战、发热、转氨酶升高、血压波动、局部疼痛、恶心、呕吐及肝肾损害等。妊娠及哺乳期妇女禁用。在胸腔和腹腔手术后10 天内不得应用该药，因可导致全身吸收量增加而使不良反应更

为严重。短小棒状杆菌制剂可使安替比林的半衰期延长，对苯妥英的代谢影响不明显。

(张永祥 肖智勇)

xiōngxiànsù

胸腺素（thymosin） 胸腺组织分泌的具有生理活性的一组多肽。又称胸腺肽。临床常用的胸腺肽是从小牛胸腺分离制备、具有非特异性免疫增强作用的多肽制剂。胸腺肽在中国临床应用已有 30 余年时间，过去因各种制剂制备方法和质量标准与控制方法不统一，临床试验不够规范，因此其疗效难以确认。胸腺肽的主要活性成分是由 28 个氨基酸组成的胸腺肽 α1（Tα1），已有化学合成的产品上市。

药理作用及机制 血中胸腺素水平与年龄和胸腺的重量有关，在幼儿时最高，青春期后开始逐渐下降，到老年时则处于较低水平。老年人疾病发生率的增加可能与胸腺素水平降低、继而导致细胞免疫功能减退有关。胸腺素可促进胸腺内 T 淋巴细胞分化成熟，即诱导前 T 淋巴细胞（淋巴干细胞）转变为 T 淋巴细胞，并进一步分化成熟。胸腺素还可调节和增强机体细胞免疫功能，促使有丝分裂原激活后的外周血中 T 淋巴细胞成熟，增加 T 淋巴细胞在各种抗原或有丝分裂原激活后细胞因子的分泌，增加 T 淋巴细胞上细胞因子受体的数量。

体内过程 动物肌内注射胸腺素后很快吸收入血，小鼠在注射后 1 小时血药浓度达峰值，以后逐渐降低，12 小时可达最高浓度的 50%，第 3 日残留量小于5%。家兔的代谢较小鼠缓慢，血药浓度峰值出现在注射后 1~2 小时，降至最高值的 50% 需 3 天左右，降至 5% 以下约需 14 天。给

药后脑、心、肺、肝、胸腺、脾等组织器官分布高峰均在 1 小时左右，但肾的分布高峰则出现在注射后约 2 小时。72 小时多数组织器官的药物水平均降到 0，仅肾和肝有少量残留。胸腺素主要经肾排泄。

临床应用 用于治疗各种原发性或继发性 T 细胞缺陷病、某些自身免疫性疾病、各种细胞免疫功能低下性疾病以及肿瘤的辅助治疗。包括各型重症肝炎、慢性活动性肝炎、慢性迁延性肝炎及肝硬化等；带状疱疹、生殖器疱疹、尖锐湿疣等；支气管炎、支气管哮喘、肺结核、预防上呼吸道感染等；红斑狼疮、风湿性及类风湿性疾病、强直性脊柱炎、急性炎症性脱髓鞘性多发性神经病（简称格林-巴利综合征）等；再生障碍性贫血、白血病、血小板减少症等；病毒性角膜炎、病毒性结膜炎、过敏性鼻炎等；老年性早衰、妇女更年期综合征等；多发性疖肿及面部皮肤痤疮等、银屑病、扁平苔藓、鳞状细胞癌及上皮角化症等；儿童先天性免疫缺陷症等；各种恶性肿瘤前期及与化学治疗、放射治疗合用。

不良反应及禁忌证 胸腺素的耐受性良好，个别患者用药后可出现恶心、发热、头晕、胸闷、无力等不良反应，少数患者偶有嗜睡感。慢性乙型肝炎患者用药后可能出现丙氨酸氨基转移酶水平短暂升高，如没有肝衰竭预兆出现，仍可继续使用。部分患者可出现过敏反应，主要表现为全身性损害，如过敏样反应、过敏性休克、高热等；少数为呼吸系统症状，包括呼吸困难、喉头水肿、哮喘、胸闷、窒息；皮肤及其附件损害较少见，主要为严重皮疹。对该药有过敏反应者或者

器官移植者禁用。

药物相互作用 胸腺素与干扰素合用对于改善免疫功能有协同作用。与抗生素合用可增强抗菌作用。与化学治疗药合用可减少化学治疗药的不良反应。与糖皮质激素类药、镇痛药、降压药、利尿药、心血管疾病治疗药物、中枢神经系统治疗药物以及避孕药等合用无相互影响。

（张永祥 肖智勇）

xiōngxiànwǔtài

胸腺五肽（thymopentin） 由精氨酸、赖氨酸、天门冬氨酸、缬氨酸、酪氨酸5种氨基酸组成的五肽。又称胸腺喷丁。是化学合成的促胸腺生成素第32~36位氨基酸组成的五肽，属于免疫增强药。

药理作用及机制 胸腺五肽诱导前T细胞分化、成熟，调节成熟T细胞的免疫活性。对多种免疫缺陷或功能障碍如先天无胸腺、胸腺切除、老年胸腺萎缩性功能减退、感染、肿瘤以及自身免疫性疾病中因不同T细胞亚群的比例和功能改变而引起的免疫功能低下等，可使免疫反应趋于正常状态。

体内过程 在人血浆中较快被蛋白酶和氨肽酶降解，消除半衰期约为30秒，在腹腔中存留时间比在血浆中时间长，为3.5~7分钟。给药10分钟后，人唾液中能保留约25%的原形药不被降解。尽管代谢较快，但能够较快作用于靶细胞，其作用能维持数日至数周。

临床应用 用于慢性乙型肝炎、原发性或继发性T细胞缺陷病（如儿童先天性免疫缺陷病）、某些自身免疫性疾病（如类风湿性关节炎、系统性红斑狼疮等）；亦可用于肿瘤的辅助治疗。

不良反应及禁忌证 可见心动过速、轻度血压降低，个别患者可有头晕、无力、恶心、发热、头晕、胸闷、白细胞减少等不良反应。慢性乙型肝炎患者使用时可能致丙氨酸氨基转移酶水平短暂上升，如无肝衰竭预兆出现，仍可继续使用。18岁以下患者慎用。正接受免疫抑制治疗的患者慎用。

药物相互作用 胸腺五肽与干扰素合用对改善免疫功能具有协同作用。与糖皮质激素类药、镇痛药、降压药、利尿药、心血管疾病治疗药物、中枢神经系统治疗药物、避孕药等合用无相互影响。

（张永祥 肖智勇）

ādìbáijièsù

阿地白介素（aldesleukin） 采用基因工程技术制备的化学结构为1-去丙氨酰，125-丝氨酸的人白介素-2（interleukin-2，IL-2）。又称重组人白介素-2、白介素-2。属于免疫增强药。阿地白介素与天然白介素-2的区别在于缺乏糖基化修饰、N端无丙氨酸、125位由丝氨酸残基代替半胱氨酸，因此阿地白介素的空间结构可能不同于天然白介素-2，但其生物活性基本与天然白介素-2相当。

药理作用及机制 阿地白介素体外应用可促进淋巴细胞有丝分裂，刺激白介素-2依赖细胞系的长时程增殖、增强杀伤性T淋巴细胞的细胞毒性、诱导淋巴因子活化的杀伤细胞和自然杀伤细胞活性，并能诱导干扰素γ产生。体内给药可产生多种剂量依赖性免疫调节效应，包括刺激淋巴细胞、嗜酸性粒细胞增殖，减少血小板数量，增强细胞免疫功能，促进肿瘤坏死因子、白介素-1、干扰素γ等细胞因子产生等。在

小鼠模型上可抑制肿瘤生长。阿地白介素的确切药理作用机制尚不清楚。

体内过程 阿地白介素静脉输注后形成具有生物活性的、平均大小为27个重组白介素-2的非共价结合微团，快速分布至血管外间隙，通过肾脏代谢清除。输注结束后约占给药量30%的药物可在血浆中检出，主要分布在肺、肝、肾和脾。肿瘤患者静脉输注后分布半衰期为13分钟，消除半衰期为85分钟，平均清除率为268毫升/分钟。

临床应用 用于转移性肾细胞癌、转移性黑色素瘤等恶性肿瘤及免疫功能低下的综合治疗；亦可用于癌性胸、腹腔积液的控制以及由耐药菌株引起的难治性肺结核的辅助治疗。

不良反应及禁忌证 不良反应常见，常严重甚至致命。常见不良反应有低血压、腹泻、呕吐、高胆红素血症、呼吸困难、少尿等。有心、肺疾病史的患者慎用。可引起毛细血管渗漏综合征、增加感染风险，出现中至重度嗜睡时应停药，继续用药可能导致昏迷。加剧潜在或初发的自身免疫性及炎症性疾病，出现神经系统的症状和体征。对该药过敏者禁用。铊应激试验或肺功能测试异常者、器官移植者禁用。

药物相互作用 阿地白介素对中枢神经系统功能有影响，因此与精神类药物（如麻醉药、镇痛药、止吐药、镇静药、催眠药）同时使用可产生相互作用。与肾毒性药物（如氨基糖苷类抗生素、吲哚美辛）、骨髓毒性药物（如细胞毒类化疗药）、心毒性药物（如多柔比星）或肝毒性药物（如甲氨蝶呤、天冬酰胺酶）同时应用会增强对靶器官系统的毒性作用。

与其他抗肿瘤药联合应用的安全性和有效性尚未得到确认。与干扰素 α 合用时，心脏损害如心肌梗死、心肌炎、室性心动过缓、严重的横纹肌溶解等发生率增加，且能加剧自身免疫性疾病的发展。尽管糖皮质激素能够减轻该药引起的不良反应，包括发热、肾功能不全、高胆红素血症、意识模糊、呼吸困难等，但同时给药会减弱其抗肿瘤作用，因此应避免合用。与 β 肾上腺素受体阻断药及其他抗高血压药同时使用时可能引起低血压。

(张永祥 肖智勇)

chóngzǔ réngānrǎosù α 2b

重组人干扰素 α2b（recombinant human interferon α2b, rhIFN-α2b） 应用基因工程技术、由假单胞菌表达制备的重组蛋白，是 I 型干扰素中干扰素 α2 的一个亚类。I 型干扰素中干扰素 α 和干扰素 β 分别由白细胞和成纤维细胞分泌，均可与相同的受体结合并激活受体。干扰素 α 共包括 6 个亚族分别是 α1、α2、α4、α5、α6 和 α7，干扰素 α2b 是干扰素 α2 的一个亚类。属于免疫增强药。

药理作用及机制 重组人干扰素 α2b 具有抗病毒、识别和抵御肿瘤细胞以及调节免疫功能等作用。可通过蛋白激酶 R 通路、核糖核酸酶（RNASE L）通路、增强 p53（肿瘤抑制蛋白）活性以及促进主要组织相容性复合体分子表达等途径和机制减少病毒复制，识别并杀死被感染细胞。此外，还能增强自然杀伤细胞的杀伤作用，增强巨噬细胞对抗原的处理提呈作用，激活 T、B 淋巴细胞。

体内过程 重组人干扰素 α2b 肌内或皮下注射给药，血药浓度达峰时间较长。慢性乙型肝炎患者皮下注射后达峰时间为 4~12 个月，慢性丙型肝炎患者为 4~6 个月，尖锐湿疣病灶内给药后为 4~8 周。其稳态分布容积为 25~31L，清除率为 100~200 毫升/分钟，消除半衰期为 2~3 小时。主要在肾脏被降解，血液透析不可清除该药。

临床应用 用于急慢性病毒性肝炎（乙型、丙型、丁型等）、尖锐湿疣、带状疱疹、毛细胞白血病、肾细胞癌、卡波西肉瘤、慢性粒细胞白血病、非霍奇金淋巴瘤、多发性骨髓瘤、恶性黑色素瘤等疾病的治疗。此外，其栓剂可用于治疗病毒感染引起的宫颈糜烂，滴眼液用于治疗单纯疱疹性病毒性角膜炎，凝胶、软膏等可用于治疗宫颈糜烂、尖锐湿疣、生殖器疱疹、带状疱疹等。

不良反应及禁忌证 该药可引起或加重神经精神性疾病、自身免疫性疾病、缺血性疾病和感染性疾病。常见不良反应有感冒样症状如发热、头痛、寒战、乏力、肌肉酸痛、关节痛等，部分患者可出现厌食、恶心、腹泻、呕吐、白细胞和血小板减少、丙氨酸氨基转移酶增高，停药后多可恢复正常。偶见有失眠、皮疹、脱发、血压升高或降低、耳鸣、视力下降、神经系统功能紊乱等。一旦发生过敏反应，应立即停止用药。

药物相互作用 重组人干扰素 α2b 与高剂量阿地白介素合用可增加发生过敏反应的风险；与齐多夫定合用有增加造血系统毒性的风险；能抑制醋硝香豆素、苯巴比妥等在肝脏的代谢，增强其活性；与活疫苗（如轮状病毒疫苗）合用可使被活疫苗感染的风险增加。

(张永祥 肖智勇)

chóngzǔ réngānrǎosù β

重组人干扰素 β（recombinant human interferon β, rhIFN-β） 在细菌、病毒、多聚肌苷酸多聚胞苷酸（Poly IC）、核苷酸等刺激物诱导下，主要由成纤维细胞、白细胞等产生的糖蛋白。属于免疫增强药。

药理作用及机制 具有广谱抗病毒作用，可抑制某些病毒的吸附，增强自然杀伤细胞、单核巨噬细胞对病毒的吞噬作用。抑制细胞生长，可抑制成纤维细胞、上皮细胞、内皮细胞和造血细胞等增殖。能够促进大多数细胞表达主要组织相容性复合体 I 类抗原，活化自然杀伤细胞和抑制性 T 细胞。通过增强或改善机体免疫功能，提高巨噬细胞、自然杀伤细胞和细胞毒性 T 淋巴细胞的杀伤活性，抑制和杀伤肿瘤细胞。可延缓复发缓解型多发性硬化症的进展，降低复发率，减少磁共振检查显示的活动病灶数及新发病灶数，降低患者对激素的依赖及住院率。

重组人干扰素 β 的作用机制可能与减少 T 细胞进入中枢神经系统有关。重组人干扰素 β 能增强抑制性 T 细胞活性，下调趋化因子受体 CCR5 和 CXCR3 的表达，下调 B7-1 并增加 B7-2 而影响 T 细胞活化，下调黏附分子细胞间黏附分子-1、血管内皮细胞黏附分子-1 及其配体的表达，影响 T 细胞穿透血管壁进入中枢神经系统。

体内过程 健康志愿者静脉注射重组人干扰素 β 后，血药浓度以多指数方式与注射剂量呈比例地迅速下降。肌内注射或皮下注射后，血药浓度保持在低水平。单次静脉注射 60 μg，平均 3 小时后血药浓度达到峰值。单次肌内和皮下注射的消除半衰期分别为10小时和70小时。每48小时皮下注射1次，连续4次后可引起中度蓄积。重组人干扰素β主要在肝脏代谢，经肾脏排泄。

临床应用 已有重组人干扰素β制剂在欧美、澳大利亚、加拿大等国家和地区批准上市。例如，干扰素β1b的上市产品均为细菌的非糖基化产品，17位半胱氨酸由丝氨酸替代，分子量为18 500。1993年由美国食品药品管理局批准用于治疗多发性硬化症，是第一个获批用于治疗多发性硬化症的免疫调节药物。干扰素β1a的上市产品均为源于哺乳类动物细胞的重组糖基化产品，其氨基酸序列与天然结构相似，分子量为22 500。广泛应用于复发缓解型多发性硬化症的治疗，亦应用于继发性系统多发性硬化症、病毒性肝炎等病毒性疾病的治疗。重组人干扰素β也广泛应用于各种肿瘤的治疗。

不良反应及禁忌证 以流感样症状及注射部位的反应最为常见，其他不良反应有发热、肌痛、头痛、寒战、转氨酶升高、白细胞减少等。

药物相互作用 可降低肝细胞色素P450酶活性，与某些药物同时应用时可能会影响它们的清除；可降低齐多夫定的清除率，增加其毒性，如嗜睡、疲劳、贫血等。

（张永祥　肖智勇）

chóngzǔréngānrǎosù γ

重组人干扰素 γ（recombinant human interferon γ, rhIFN-γ）

由含有高效表达人干扰素γ基因的大肠杆菌经发酵、分离和高度纯化后冻干制成的免疫增强药。分子量约为16 800。

药理作用及机制 干扰素γ又称免疫调节型干扰素，主要是由抗原、有丝分裂原等刺激活化的 $CD4^+$、$CD8^+T$ 细胞及自然杀伤细胞等分泌的一类可溶性糖蛋白。能够促使辅助性T细胞（Th）向Th1细胞极化，并刺激白介素2、白介素12、肿瘤坏死因子α等细胞因子产生，激活免疫系统。干扰素γ的生物学效应具有高度种属特异性，即人干扰素γ对动物没有生物学活性，反之亦然。干扰素γ具有抗病毒、影响细胞生长分化、抗肿瘤和免疫调节等多种生物活性。与I型干扰素相比，干扰素γ具有较强的免疫调节作用，而抗病毒活性和抗肿瘤活性较弱。

体内过程 重组人干扰素γ口服不吸收，肌内或皮下注射的生物利用度较高。肌内和皮下注射后血药浓度达峰时间分别为4~13小时和6~7小时，消除半衰期为2~8小时。

临床应用 用于类风湿性关节炎、慢性肉芽肿性疾病、重度恶性骨硬化病等疾病的治疗。

不良反应及禁忌证 不良反应常见发热（多为低热）并伴有头痛、肌痛、关节痛等流感样症状，白细胞、血小板一过性减少，丙氨酸氨基转移酶一过性升高，可见皮疹、食欲减退、抑郁等。大剂量用药时可出现心力衰竭、心肌梗死、高血糖、呼吸急促等。对干扰素、来源于大肠埃希菌制品过敏者，有心绞痛、心肌梗死病史、其他严重心血管疾病史者，患有癫痫及其他中枢神经系统功能紊乱者禁用。过敏体质、骨髓抑制、儿童及老年患者以及哺乳期妇女慎用。给予对乙酰氨基酚可减轻该药引起的头痛、肌痛、发热等不良反应。

（张永祥　肖智勇）

yìbǐngjīgān

异丙肌苷（isoprinosine）

由肌苷和 N,N-二甲胺基丙醇的对乙酚氨基苯甲酸盐以1:3比例组成的药物。属于化学合成的免疫增强药。

药理作用及机制 异丙肌苷对静止淋巴细胞无作用，但能增强植物血凝素或抗原所触发的免疫反应，促进T淋巴细胞分化和增殖，产生杀伤性T淋巴细胞和大量辅助性T淋巴细胞，因此被认为是T细胞的调节剂。可通过激活辅助性T细胞或巨噬细胞刺激B淋巴细胞分化和产生抗体，增强巨噬细胞活性和自然杀伤细胞的功能，增强干扰素的作用。能使病毒感染引起的免疫抑制状态得到改善或恢复，并可在感染细胞内抑制病毒RNA合成。在细胞培养实验中，异丙肌苷能抑制DNA病毒如单纯疱疹病毒、腺病毒、牛痘病毒以及RNA病毒如鼻病毒、A型流感病毒、B型流感病毒、脊髓灰质炎病毒、麻疹病毒、腮腺炎病毒等增殖。

体内过程 异丙肌苷口服或静脉给药后被迅速代谢，单次口服给药1小时后血药浓度达到高峰，但2小时后血药浓度下降至检测限以下。单次口服给药的消除半衰期为50分钟，静脉注射给药的消除半衰期仅为3分钟。动物体内90%以上的肌苷以尿素和尿酸形式排泄，其余以次黄嘌呤、黄嘌呤、腺嘌呤形式排泄。人类的主要排泄产物是尿酸，其他代谢产物被氧化或葡萄糖醛酸化后在尿中排泄。

临床应用 用于病毒感染和免疫缺陷性疾病，其抗病毒作用主要通过提高机体免疫功能而发挥。用于多种病毒感染性疾病的治疗，包括亚急性硬化性全脑炎、急性病毒性脑膜炎、带状疱疹、皮肤疱疹、流行性感冒、疱疹病毒角膜炎、葡萄膜炎、获得性免疫缺陷综合征等；亦可用于恶性淋巴瘤、骨髓瘤、早期恶性黑色素瘤，以及术后食管癌、胃癌、直肠癌、甲状腺癌患者的治疗。

不良反应及禁忌证 耐受性良好，仅在大量服药时偶有短暂的恶心。因异丙肌苷的肌苷部分最后转变为尿酸，可使血清和尿中尿酸短暂升高。未见肝功能、血液学参数、嘌呤代谢等异常。

(张永祥 肖智勇)

xiānggūduōtáng

香菇多糖 (lentinan)

从担子菌纲伞菌目伞菌科香菇菌属香菇菌提取的以 β-(1→3)-D-葡聚糖为主链、以 β-(1→6) 或 β-(1→3) 键相连的葡萄糖低聚物为侧链的有效成分。香菇多糖为白色或棕黄色粉末，对光和热稳定，具有吸湿性，分子量较大，无甜味和还原性，部分溶于水，溶解度随分子量增大而降低，水溶液为中性，不溶于甲醇、已醇、丙酮等有机溶剂。香菇多糖的生物活性与其化学结构密切相关，已明确具有免疫活性的香菇多糖是以 β-(1→3)-D-葡聚糖为主链、以 β-(1→6) 或 β-(1→3) 键相连的葡萄糖低聚物为侧链的结构。X射线衍射分析证明，其立体结构为右旋三重螺旋的六方晶系，晶格常数 $a=b=1.5$ nm，$c=0.6$ nm。自20世纪80年代开始，日本将其作为"生物反应调节剂"应用于临床。中国于20世纪90年代起开始将香菇多糖作为肿瘤辅助治疗药应用于临床，增强患者的免疫功能。临床使用的香菇多糖制剂为注射液。

药理作用及机制 香菇多糖并不能直接杀伤肿瘤细胞，而是通过激活免疫系统、增强免疫反应，进而发挥抗肿瘤作用。香菇多糖可增强 T 淋巴细胞、B 淋巴细胞、巨噬细胞、自然杀伤细胞、淋巴因子激活性杀伤细胞等多种免疫活性细胞的作用；促进巨噬细胞产生肿瘤坏死因子 α、干扰素 γ 等细胞因子；促进 B 细胞增生并转化为浆细胞，促进浆细胞合成免疫球蛋白 G、免疫球蛋白 M，增加分泌抗体细胞数。

体内过程 口服不吸收，静脉给药后在大鼠的消除半衰期为1.9小时，其后72小时呈双指数衰减。主要分布于肝，其次为脾、肺、肾等脏器。绝大部分经尿排出。

临床应用 香菇多糖用于肿瘤的辅助治疗，可在肿瘤术前注射或与化学治疗药物共同使用。香菇多糖可通过提高患者的免疫功能来抑制实体瘤的生长，亦可在增强化学治疗效果的同时改善患者的生活质量。在辅助治疗胃癌、结直肠癌、肝癌、肺癌等肿瘤及恶性血液病方面效果较为明显。此外，还可用于自身免疫功能低下引起的多种疾病以及慢性病毒性肝炎的保肝治疗。

不良反应及禁忌证 部分患者有时出现食欲不振、恶心、呕吐、胸闷、气短、头痛、头晕、皮疹、出汗、发热、注射部位轻微疼痛等不良反应。可对症处理，严重者停药即可。偶见白细胞和血红蛋白减少。少见过敏性休克，但如果用药后出现寒战、脉搏不规则、血压下降、口内异常感、呼吸困难等过敏性休克症状时应立即停药，并给予急救处理。

药物相互作用 香菇多糖与维生素 A 制剂混合时会使注射液混浊，应避免合用。

(张永祥 肖智勇)

kàngyányàowù

抗炎药物 (anti-inflammatory drugs)

用于治疗机体受到伤害刺激后发生的防御反应即炎症的药物。因炎症与机体的免疫反应是一体两面，因此抗炎药物在炎症免疫性疾病的治疗中作用重要。

作用机制 炎症是机体对外界伤害性刺激产生的一种复杂的保护性病理反应，在炎症反应的不同阶段有多种生物因素参与。循环系统中的白细胞、血管内皮细胞、细胞间黏附分子（E-选择素、P-选择素、L-选择素、细胞间黏附分子-1）、血管细胞黏附分子-1 和白细胞整合素）是炎症反应初期的关键因素；组织受到致炎刺激后，激活的磷脂酶 A_2 使结合于细胞膜磷脂上的花生四烯酸（AA）释放，经环氧合酶和脂氧合酶代谢途径生成多种可溶性化学介质来调节炎症反应过程，如前列腺素类、白三烯 B_4、血小板激活因子、5-羟色胺、缓激肽和氧自由基等；此外，多种细胞因子（肿瘤坏死因子 α、白介素、粒细胞巨噬细胞集落刺激因子）和趋化因子均可直接参与或促进炎症反应。抗炎药物则分别通过抑制环氧合酶、磷脂酶 A_2 或作用于其他环节，影响炎症中细胞间的信息传递和信号放大过程，从而抗炎。

分类 按化学及药理作用特点，抗炎药物分两类，即非甾体抗炎药和甾体抗炎药。

非甾体抗炎药 一类化学结构各异但具有相似药理作用的化合物，作用机制是抑制前列腺素的生物合成，对抗前列腺素扩张血管、促进炎性介质渗出、产生痛觉过敏等作用，故具有抗炎、解热和镇痛作用，对类风湿性关节炎等炎症免疫性疾病有肯定疗效。此类药物治疗炎性疾病时起效快、可减轻炎性肿胀、缓解疼痛并改善功能，但对炎性疾病过程本身几乎无作用，停药后不久可出现反跳或症状再现，不能使疾病真正缓解。

甾体抗炎药 主要指糖皮质激素类药，即肾上腺皮质所分泌的皮质激素。相应药物主要有氢化可的松、可的松及其人工合成的衍生物如泼尼松、泼尼松龙、6-甲泼尼龙、氟羟泼尼松龙、地塞米松、倍他米松、氟氢可的松等。糖皮质激素具有强大的抗炎作用和一定的免疫抑制作用，能抑制物理性（如烧伤、创伤）、化学性（如酸、碱）、感染性（如细菌、病毒）、免疫性（如各型变态反应）及无菌性（如缺血性组织损伤）炎症。此类药物通过抑制转录因子（核因子κB、激活子蛋白1等），降低它们对多种炎症因子转录的上调，进而减少炎症因子的合成。阻止炎症细胞向炎症部位集中，并抑制T、B淋巴细胞的增殖与分化。在急性炎症期，糖皮质激素增强血管张力，减轻充血，显著降低毛细血管通透性，减少白细胞浸润，抑制吞噬细胞功能，从而缓解红、肿、热、痛等症状。在慢性炎症和急性炎症的后期，能抑制成纤维细胞的增生和肉芽组织形成，减轻炎症引起的瘢痕和粘连。

糖皮质激素类药应用广泛，其中小剂量替代疗法以及大中剂量对重症感染、中毒性休克、变态反应性疾病、结缔组织病及器官移植排斥反应等的治疗均久用不衰。长期大剂量应用糖皮质激素类药可引起体内物质代谢严重紊乱，出现依赖性、皮质功能减退等严重不良反应，必须严格控制用药指征，采用恰当的用法和

疗程，既发挥疗效又能最大限度地确保用药安全。

（张德昌　郭　磊）

fēizāitǐ kàngyányào

非甾体抗炎药（non-steroidal anti-inflammatory drugs，NSAID）

分子中缺乏激素类分子所具有的甾环结构的抗炎药物。与具有甾体结构的甾体抗炎药如肾上腺皮质激素及其衍生物等相区别。非甾体抗炎药用于临床已有100多年的历史，具有抗炎、抗风湿、止痛、退热和抗凝血等作用，在临床上广泛用于治疗风湿性疾病、骨关节炎、类风湿性关节炎、软组织和运动损伤、炎性疾病、痛经及多种发热和缓解各种疼痛症状。该类药物治疗炎性疾病时起效快、可减轻炎性肿胀、缓解疼痛并改善功能，但只能治标，不能治本，不能消除致炎的病因，对疾病的基本过程无明显影响，难以阻止疾病的继续发展，停药后不久可出现反跳或症状再现。自2005年以来，非甾体抗炎药开始逐步用于心血管疾病及肿瘤的预防。该类药物虽然具有不同的化学结构，却有相同的作用和类似的不良反应。

药理作用及机制 该类药物能够抑制前列腺素的生物合成，对抗前列腺素扩张血管、促进炎性介质渗出、产生痛觉过敏等作用，因此具有抗炎、解热和镇痛作用。

抗炎作用 非甾体抗炎药的抗炎作用主要是通过抑制花生四烯酸环氧合酶活性，从而抑制前列腺素等二十碳烯酸衍生物的合成来实现的。此外，该类药物能够抑制炎症细胞的聚集、激活、趋化，对参与炎症的血管内皮细胞的状态、白细胞黏附因子的表达、白细胞趋化因子（如补体因

子C5a、血小板激活因子、白三烯B4等）、白介素-1、肿瘤坏死因子等，都有不同方式及不同程度的影响。

镇痛作用 非甾体抗炎药的镇痛作用机制主要在外周，通过抑制局部的前列腺素合成而实现。当机体损伤时，局部释放的化学介质既有致炎作用，同时还可刺激痛觉神经末梢，引起疼痛。前列腺素除本身有致痛作用外，还能减低痛觉神经的兴奋阈，增强神经对化学和机械性刺激的敏感性，即有增敏作用。非甾体抗炎药能抑制前列腺素的合成，因此可能通过对外周及中枢神经元的直接作用产生镇痛效应。

解热作用 感染时，白介素-1β、白介素-6、干扰素α、干扰素β及肿瘤坏死因子等多种细胞因子增加，使下丘脑视前区附近细胞的前列腺素E2合成与释放增加，激动细胞表面受体，细胞内环磷酸腺苷升高，促使下丘脑体温调定点升高，机体产热增加，散热减少，体温升高。非甾体抗炎药抑制前列腺素合成，使升高的体温调定点回归正常，产生解热作用，而对体温调定点正常时发生的体温变化（如剧烈运动以及炎热环境造成的体温升高）无影响。

非甾体抗炎药的解热、镇痛和抗炎作用机制涉及抑制环氧合酶、干扰前列腺素的合成，具体途径和药物作用环节见图1。

分类 根据化学结构可将非甾体抗炎药分为：①水杨酸类，如阿司匹林、水杨酸钠、三水杨酸胆碱镁、双水杨酸酯、二氟苯尼酸、柳氮磺吡啶、偶氮水杨酸。②苯胺类，如对乙酰氨基酚。③吲哚类和茚乙酸类，如吲哚美辛、舒林酸、依托度酸。④杂环

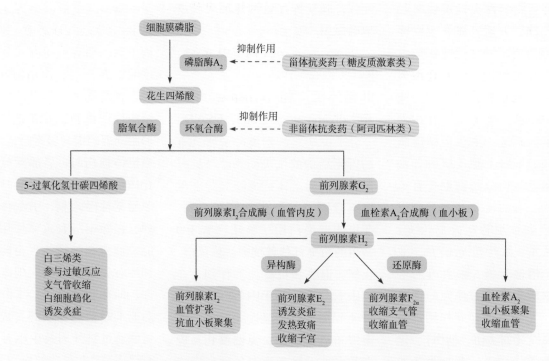

图1　花生四烯酸代谢途径、主要代谢物的生物活性及药物作用环节

芳基乙酸类，如托美汀、双氯芬酸等。⑤芳基丙酸类，如布洛芬、萘普生、氟吡洛芬、酮基布洛芬、非诺洛芬等。⑥灭酸类，如甲灭酸、甲氯灭酸。⑦烯醇酸和其他类，如美洛昔康、吡罗昔康、氧昔康、替诺昔康、萘丁美酮。许多针对细胞因子的生物制剂在特定的炎性疾病如类风湿性关节炎、克罗恩病、强直性脊柱炎等治疗领域取得了巨大成功，这类药物有依那西普、英利昔单抗、阿达木单抗等，它们均以肿瘤坏死因子α为靶点，作用略有差异。此类药物属蛋白质成分，必须注射而不能口服，长期用药可能导致淋巴瘤发病率升高，也可能导致潜伏的结核病复发。

根据非甾体抗炎药对两种环氧合酶同工酶环氧合酶1和环氧合酶2作用的不同，又可分为选择性环氧合酶1抑制药（如低剂量阿司匹林）、非选择性环氧合酶1抑制药（如吲哚美辛、吡罗昔

康、双氯芬酸等）、选择性环氧合酶2抑制药（如尼美舒利、美洛昔康等）以及高度选择性环氧合酶2抑制药（塞来昔布、罗非昔布等）。

临床应用　非甾体抗炎药选择性抑制环氧合酶1，可引起胃肠道、肾的不良反应；选择性抑制环氧合酶2则发挥抗炎作用。一些选择性抑制环氧合酶2、具有明显镇痛及抗炎作用且对胃肠道副作用小的非甾体抗炎药在临床上得到广泛应用。例如塞来昔布用于骨关节炎、类风湿性关节炎和一些疼痛适应证（如癌性疼痛和痛经）；罗非昔布用于治疗骨关节炎、急性疼痛和痛经等。虽然选择性环氧合酶2抑制药可以减少药物对胃黏膜的损伤，但长期用药有可能增加心肌梗死或中风的危险，且该危险随用药剂量和暴露时间的增加而增加，且此类药物临床应用的时间尚短，故其临床作用及不良反应还有待于进一

步观察。对于所有患者来说，在使用环氧合酶2抑制药之前，应对胃肠道风险和心血管风险进行综合考虑和评估。

不良反应　非甾体抗炎药抑制了前列腺素的生理作用，故不良反应较多，尤其是长期大剂量应用，不良反应发生率更高。其最常见的不良反应有：①胃肠道损伤。是最常见的不良反应，主要表现为胃肠黏膜损伤，胃十二指肠溃疡、出血甚至穿孔。②肾损害。非甾体抗炎药可引起多种肾损害，其中常见的类型包括肾前性急性肾衰竭、急性间质性肾炎、肾病综合征和镇痛药肾病。非甾体抗炎药抑制了肾前列腺素的合成，使肾血流量减少，肾小球滤过率降低，故易导致肾功能异常。吲哚美辛可致急性肾衰竭和水肿，非诺洛芬、布洛芬及萘普生可致肾病综合征，酮洛芬偶可致膜性肾病。③肝损害。几乎所有的非甾体抗炎药均可致肝损

害，从轻度的肝酶升高到严重的肝细胞损伤，如对乙酰氨基酚大剂量长期使用可致严重肝毒性，尤以肝坏死最常见。④对血液系统的影响。几乎所有非甾体抗炎药都可抑制血小板聚集，使出血时间延长。但除阿司匹林外，其他非甾体抗炎药对血小板的影响是可逆的。另外这类药物还可致再生障碍性贫血及粒细胞减少。⑤变态反应。表现为皮疹、荨麻疹、瘙痒及光敏、支气管哮喘等，也有中度表皮坏死松解及多型红斑。大多数情况下，超敏反应在用药后 2 小时内发生。⑥其他不良反应。非甾体抗炎药也可引起中枢神经系统症状，如头痛、头晕、耳鸣、耳聋、视神经炎和球后神经炎。此外，还可能通过多种前列腺素依赖性调节机制而使血压升高。

（张德昌　郭　磊）

āsīpǐlín

阿司匹林（aspirin）　又称乙酰水杨酸（acetylsalicylic acid）。属于水杨酸类结构非甾体抗炎药。其主要活性来自结构中的水杨酸基团，羟基与羧基的邻位结构对其活性非常关键。阿司匹林的解热镇痛作用温和，其抗炎、抗风湿和抗血小板凝集作用较强。临床用途广泛，新的药理作用不断被发现，如防治糖尿病及其并发症、老年痴呆、中风、心肌梗死以及恶性肿瘤等。

药理作用及机制　阿司匹林的药理作用包括以下几方面：①抗炎作用。具有较强的抗炎和抗风湿作用，作用随剂量增加而增强。该药主要通过抑制环氧合酶-1 和环氧合酶-2，减少前列腺素的生成，抑制白细胞聚集、减少激肽的形成、抑制透明质酸酶、抑制血小板聚集等而发挥抗炎作用。②解热作用。内热原可使中枢合成和释放前列腺素增多，前列腺素作用于体温调节中枢而引起发热。阿司匹林可抑制前列腺素的合成而发挥解热作用，能降低发热者的体温，而对体温正常者几乎无影响。③镇痛作用。前列腺素具有痛觉增敏作用，增加痛觉感受器对机械性、化学性刺激的敏感性，降低其阈值，前列腺素本身还有致痛作用。阿司匹林减少炎症部位的前列腺素生成，有明显镇痛作用。对慢性疼痛效果良好，对尖锐性刺痛无效。④影响血栓形成。阿司匹林可使环氧合酶丝氨酸位点乙酰化从而阻断环氧合酶的催化位点与底物的结合，导致环氧合酶永久失活，使得血小板生成血栓烷 A_2 受到抑制。血小板没有细胞核，无法自身更新环氧合酶-1，环氧合酶一旦失活不能重新生成，因此阿司匹林对血小板的抑制是不可逆的，直到血小板重新生成。1 次给予阿司匹林 40mg 即可长时间抑制血小板的功能（8～11 天）。大剂量时，阿司匹林抑制血管内皮中前列腺素 I_2 的生成，反而促进血栓形成。但小剂量的阿司匹林对前列腺素 I_2 影响不大，发挥的是抗栓作用。

体内过程　阿司匹林口服吸收快，1～2 小时达到血药浓度峰值。伴随着吸收及之后过程，阿司匹林被酯酶迅速水解为乙酸和水杨酸盐，后者血浆蛋白结合率为 80%～90%。阿司匹林在血浆中的消除半衰期很短，大约 15 分钟。水杨酸主要经过肝内氧化代谢，其代谢产物与甘氨酸或葡萄糖醛酸结合后从尿排出，也有部分以水杨酸盐的形式排出。碱化尿液可以使水杨酸形式的排出比例增加；酸化尿液时，则相反。

临床应用　阿司匹林的临床应用包括以下几方面：①镇痛。对钝痛特别是伴有炎症者，小剂量即有效，镇痛作用温和，无任何中枢作用，是治疗头痛和肌肉骨骼痛的首选药物。也常用于神经痛、月经痛、关节痛、牙痛等。对创伤性剧痛和其他平滑肌痉挛的绞痛无效。②解热。对温度过高或持久发热或小儿高热者可解热，减少并发症，抢救生命。③急性风湿热。能控制急性风湿热的炎症渗出过程，但不改变疾病的进程。④类风湿性关节炎。阿司匹林可迅速镇痛，消退关节炎症，减轻或延缓关节损伤的发展。⑤预防妊娠高血压。⑥防止血栓形成。临床上使用小剂量阿司匹林预防心肌梗死和深静脉栓塞等疾病。

不良反应及禁忌证　口服阿司匹林后胃肠道反应最常见。阿司匹林直接刺激胃黏膜，引起上腹不适、恶心、呕吐，大剂量长期服用（如抗风湿治疗）可引起胃溃疡或胃出血。少数患者可出现荨麻疹、血管神经性水肿、过敏性休克等过敏反应。大剂量水杨酸类药物对中枢神经系统有毒性作用。一般是先兴奋（甚至发生惊厥）后抑制。早期表现为头痛、眩晕、恶心、呕吐、耳鸣、听力减退等，称为水杨酸反应。另外，使用水杨酸类药物治疗儿童水痘病毒感染或其他病毒（包括流感病毒）感染时，可能发生瑞氏综合征，表现为严重肝损伤和脑病。

药物相互作用　阿司匹林与血浆蛋白的结合率较高，与口服抗凝血药双香豆素合用时因竞争血浆蛋白易引起出血；与肾上腺皮质激素合用，更易诱发溃疡及出血；与磺酰脲类口服降糖药合用引起低血糖反应。阿司匹林与丙戊酸钠、呋塞米、青霉素、甲氨蝶呤等弱碱性药物合用时，因竞争肾小管主动分泌机制，药物的游离血药浓度增加。

（张德昌　郭磊）

duìyǐxiān'ānjīfēn

对乙酰氨基酚 （ acetaminophen） 属于乙酰苯胺类结构的非甾体抗炎药。又称扑热息痛。1877 年由美国化学家哈蒙·莫尔斯（Harmon Northrop Morse）首次合成，但并未用于医学用途。1948 年，美国的伯纳德·布罗迪（Bernard Brodie）和朱利叶斯·阿克塞尔罗德（Julius Axelrod）发现了对乙酰氨基酚的解热镇痛作用。是感冒发热、关节痛、神经痛、牙痛等症的对症治疗药。

药理作用及机制 对乙酰氨基酚主要通过抑制中枢神经系统环氧合酶 3 活性，选择性抑制下丘脑体温调节中枢前列腺素的合成，使升高的体温调定点下移，引起外周血管扩张、出汗而达到解热目的，作用强度与阿司匹林相似；通过抑制前列腺素等的合成和释放，提高痛阈而起到镇痛作用，属于外周性镇痛药，作用较阿司匹林弱，仅对轻、中度疼痛有效。对乙酰氨基酚是环氧合酶的弱抑制药，且对中性粒细胞的激活无抑制作用，因此抗炎作用弱，对胃肠刺激少，对血小板及凝血机制无影响，使用较安全。

体内过程 口服对乙酰氨基酚几乎完全在胃肠道吸收，30~60 分钟血药浓度达高峰，在各种体液中均匀分布，约有 25% 与血浆蛋白结合。小剂量（血药浓度 <60μg/ml）时与蛋白结合不明显，大剂量或中毒量则结合率较高，可达 43%。对乙酰氨基酚 90%~95% 在肝代谢，主要与葡萄糖醛酸、硫酸及半胱氨酸结合。极少部分对乙酰氨基酚进一步经细胞色素 P450 代谢为对肝有毒性的羟化物。治疗剂量时，药物与肝谷胱甘肽的巯基反应，不产生明显的毒性；大剂量服用后，毒性代谢产物可耗竭肝的谷胱甘肽，进而与肝细胞中某些蛋白的巯基反应，造成肝细胞坏死。对乙酰氨基酚的半衰期一般为 1~4 小时（平均 2 小时），肾功能不全时不变，但在某些肝脏疾患者可能延长，老年人和新生儿可有所延长，小儿则有所缩短。主要与葡萄糖醛酸结合从肾排泄，24 小时内约有 3% 以原形随尿排出。

临床应用 对乙酰氨基酚的解热镇痛作用缓和持久，毒副作用小于阿司匹林，故作为解热镇痛药优于阿司匹林。临床适用于缓解轻度至中度疼痛，如感冒引起的发热、头痛、关节痛、神经痛以及偏头痛、痛经等。对乙酰氨基酚仅能缓解疾病症状，抗炎作用极微，且不能消除关节炎引起的红、肿、活动障碍。

不良反应 治疗剂量时，对乙酰氨基酚不良反应少，偶见恶心和呕吐，偶有皮疹、粒细胞缺乏症、贫血或其他过敏反应，严重者伴有药热。对乙酰氨基酚过量急性中毒（成人单次剂量 10~15g，或 150~250mg/kg）可致肝坏死。此类药物长期服用可能导致药物依赖性及肾损害。

药物相互作用 对乙酰氨基酚长期大量与阿司匹林或其他非甾体抗炎药合用时，会加剧肾毒性。与利尿药合用时要注意肾功能，避免急性肾衰竭，应及时补水。大量或长期使用对乙酰氨基酚时，可减少凝血因子在肝内的合成，有增强抗凝血药的作用，两者合用可使凝血时间延长。使用此药时长期饮酒或与肝药酶诱导剂合用时，会产生肝毒性。

（张德昌　郭磊）

bùluòfēn

布洛芬 （ibuprofen） 属于芳基丙酸类结构的非甾体抗炎药。该药的抗炎、解热和镇痛效果确切，不良反应小，口服易吸收，广泛用于风湿或类风湿疾病治疗以及缓解关节肌肉痛、头痛、痛经等多种疼痛，对儿科多种疾病也有很好的治疗或辅助治疗作用，与阿司匹林及对乙酰氨基酚并列为解热镇痛领域的三大支柱药物。

布洛芬主要通过抑制环氧合酶、减少前列腺素的生成和释放，起到解热、镇痛、抗炎作用。布洛芬的有效血药浓度为 10μg/ml，大剂量时也能减少血小板数量、改变血小板功能而延长出血时间。在常规治疗剂量下发生胃肠道不适、皮疹、出血等不良反应的概率远较阿司匹林低。布洛芬口服吸收迅速完全，1~2 小时达血药浓度高峰，消除半衰期为 2 小时。几乎全部与血浆蛋白结合，通常剂量下，只占据蛋白结合位点的一小部分。因分布到关节腔，布洛芬血药浓度下降时，药物在关节液中的浓度仍可维持较长时间。易通过胎盘，90% 从尿排出。

布洛芬可用于解热，减轻轻度至中度疼痛，如关节炎、神经痛、肌肉痛、头痛、偏头痛、牙痛、痛经、感冒及流感症状等。临床常用于治疗各种风湿性及类风湿性关节炎、强直性脊椎炎。可缓解慢性关节炎的关节肿痛。还可缓解运动后的软组织损伤性疼痛。布洛芬的半衰期短，每日需用药多次，因此临床常使用其控释剂型，如芬必得等。布洛芬的胃肠道不良反应发生率在 5%~15%，表现为上腹部疼痛、恶心以及饱胀感等，但远较阿司匹林或吲哚美辛轻。有 10%~15% 的患者可能因不能耐受而停药。禁用于鼻息肉综合征及血管神经性水肿患者，孕妇和哺乳期妇女禁用。

服用布洛芬期间饮酒或与其他非甾体抗炎药同时使用，可增加胃肠道不良反应，也有引起溃疡的危险性。与阿司匹林或其他水杨酸类药物合用时不会增加疗效，反而会导致该药半衰期缩短，且加重胃肠道的不良反应及出血。与抗凝血药如华法林合用可增加其抗凝作用，有出血危险。与苯妥英钠合用时，可能因苯妥英钠血浆蛋白结合率很高而将一部分与血浆蛋白结合的布洛芬置换出来，造成血药浓度过高。如果体内叶酸水平偏低，也会导致布洛芬不良反应增强，故应补充足量叶酸。布洛芬可增强糖尿病药物的作用，可降低高血压药物的降压作用；同时使用皮质激素类药物可明显减缓炎症症状。

（张德昌　郭　磊）

měiluòxīkāng
美洛昔康（meloxicam）

属于烯醇酰胺类结构的非甾体抗炎药。主要用于控制骨性关节炎和类风湿性关节炎等疾病。

炎症发生时，组织细胞受到刺激后释放花生四烯酸，花生四烯酸经由环氧合酶及脂氧合酶催化产生前列腺素、血栓素、白三烯等活性物质参与炎症反应。美洛昔康等非甾体抗炎药的作用机制是抑制环氧合酶活性使得前列腺素的生物合成减少从而发挥抗炎、止痛和解热作用。环氧合酶有两种同工酶，即环氧合酶-1 和环氧合酶-2。环氧合酶-11 存在于血管、肾和胃，具有生理保护作用，如维持胃肠道黏膜的完整性，

调节肾血流量和血小板功能；环氧合酶 2 又称诱导型环氧合酶。炎症时，细胞因子和其他炎症介质诱导激活炎症部位的环氧合酶 2，由此产生前列腺素 G2/前列腺素 H2，随后的代谢取决于其所在组织细胞的种类及相关代谢酶的活性。美洛昔康对环氧合酶 2 的选择性抑制作用比环氧合酶 1 高 10 倍，所以减少了环氧合酶 1 抑制后易出现的常见不良反应，如胃肠道反应、肾功能损害、消化道出血等。

美洛昔康口服易吸收，经 2~6 小时血药浓度达高峰，生物利用度为 80%~90%。血浆蛋白结合率 99%，药物能穿透进入滑液，浓度接近在血浆的一半。药物消除半衰期为 20 小时。主要代谢途径是氧化该物质的噻唑基部分的甲基，代谢产物约有一半随尿液排泄，其余经粪便排泄。美洛昔康适用于短期治疗急性骨关节炎和长期治疗类风湿性关节炎；对急性痛风、腰肌劳损、肩周炎、原发性痛经也有一定的疗效。在较低治疗量时胃肠道不良反应少，剂量过大或长期服用可致消化道出血、溃疡，应予注意。

美洛昔康与大剂量的其他的非甾体抗炎药联合使用，可通过协同作用而增加胃肠道溃疡及出

血的可能性；与抗凝血药及纤维蛋白溶解药同时使用，可增加出血的可能；与甲氨蝶呤同时使用，会增加甲氨蝶呤的血液毒性；与抗高血压药（如 β 肾上腺素受体阻断药、血管紧张素转换酶抑制药、血管扩张药）同时使用，可通过抑制致血管舒张作用的前列腺素使抗高血压药作用降低。

（张德昌　郭　磊）

yīnglìxīdānkàng
英利昔单抗（infliximab）

人-鼠嵌合型抗肿瘤坏死因子-α 单克隆抗体。属于生物制剂类抗炎免疫药。用于改善类风湿关节炎、克罗恩病、强直性脊柱炎等自身免疫性疾病病程。在类风湿关节炎、强直性脊柱炎、克罗恩病患者体内有较高水平的致炎因子，如肿瘤坏死因子 α。英利昔单抗可以与肿瘤坏死因子 α 迅速结合形成复合物，从而抑制其与受体结合，使肿瘤坏死因子 α 功能失活，减少血管内皮细胞黏附分子的表达，进而减少炎性细胞的浸润，同时抑制其他致炎介质的产生（图 1）。

英利昔单抗蛋白制剂，须静脉注射给药，单次注射剂量为 3~20mg/kg，消除半衰期为 7.9~9.5 天。临床用于治疗类风湿性关节炎、溃疡性结肠炎、克

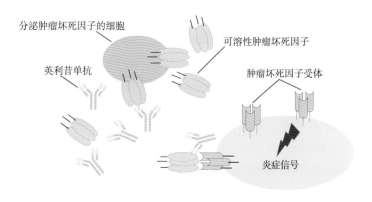

图 1　英利昔单抗的作用机制示意

罗恩病、强直性脊柱炎及斑块性银屑病等。常见的不良反应有细菌感染和巨噬细胞依赖性感染（包括结核、真菌感染及其他机会感染等），所有患者在使用英利昔单抗之前都应排查是否有潜伏或活动性结核。有研究指出，长期使用英利昔单抗可能导致皮肤癌（包括黑色素瘤）患病风险升高。

英利昔单抗与甲氨蝶呤合用可缓解类风湿关节炎患者的症状及体征；与阿那白滞素合用时，可能会导致感染加重、嗜中性粒细胞减少的风险。

(张德昌 郭磊)

kànggǔguānjiéyányào

抗骨关节炎药

（anti-osteoar-thritis drugs） 能够缓解疼痛、阻止和延缓关节病变的进展、改善骨关节炎症状、保护关节功能的药物。骨关节炎（osteoarthritis, OA）为一种多见于中老年人群的退行性关节疾病，是由年龄增长、肥胖、劳损、创伤、炎症、关节先天性异常、关节畸形、关节过度使用等因素引起的关节软骨退化性损伤（表现为纤维化、劈裂、脱失和缺损）、关节边缘骨质增生、软骨下骨硬化和囊性变，关节结构的完整性丧失、骨神经末梢暴露等，临床表现为缓慢发展的关节疼痛、压痛、僵硬、关节肿胀、活动受限和关节畸形等。

药理作用及机制 抗骨关节炎药物多为对症治疗药，作用机制各不相同：①非甾体抗炎药。能够全面地抑制机体内的环氧合酶，降低病变组织中的致炎介质前列腺素的水平，发挥抗炎、镇痛作用。人体内有两种环氧化酶，即环氧化酶1和环氧化酶2，经环氧化酶1催化产生的前列腺素在保护胃肠黏膜、维持血小板和肾功能方面起重要作用，而环氧化

酶2在正常情况下呈低表达状态，只在炎症病变时表达量快速升高，因此选择性环氧化酶2抑制药能够有针对性地抑制骨关节炎病变组织中异常增高的环氧合酶，还能降低非选择性非甾体抗炎药常见的胃肠道不良反应。②硫酸氨基葡萄糖。对骨关节炎的作用机制可能与刺激软骨蛋白聚糖生物合成、降低分解代谢酶活性（如基质金属蛋白酶）、逆转白介素21对软骨代谢的不良影响及减少超氧化基团的产生有关，此外该药可增加软骨特异性Ⅱ型胶原合成。③透明质酸。覆盖在软骨表面，在软骨退变病出现裂痕时进入软骨基质，并与基质中的蛋白多糖形成聚合物，阻止蛋白多糖从软骨中逸出；提高关节液的黏滞度，增加其润滑作用；增加B型滑膜细胞合成内源性透明质酸的能力；抑制花生四烯酸释放及前列腺素 E_2 的合成。

分类 治疗骨关节炎的药物包括抗炎镇痛药及关节软骨成分的补充治疗药物。

抗炎镇痛药 主要有3类：①传统的非甾体抗炎药。如阿司匹林、双氯酚酸钠、萘普生、布洛芬等，此类药物消化道不良反应比较强，可引起胃肠道溃疡和出血。对乙酰氨基酚具有良好的解热镇痛作用，但没有抗骨关节炎作用。②选择性环氧化酶2抑制药。如塞来昔布和罗非昔布，比传统的非甾体抗炎药有更好的消化道安全性，不易引起胃肠道溃疡和出血。③阿片类镇痛药。中至重度的膝部骨关节炎患者，若使用传统的非甾体抗炎药治疗不能解除疼痛，可用阿片类药物改善患者的症状及精神状态。

关节软骨成分的补充治疗药物 抗炎镇痛药只能解除膝骨关

节炎的症状，不能改变其病程进展。氨基葡萄糖、硫酸软骨素和透明质酸等属关节软骨成分的补充治疗药物，无明显不良反应，可长期安全使用，能延缓骨关节炎的进程。氨基葡萄糖是一种天然的氨基单糖，可以刺激软骨细胞产生有正常多聚体结构的蛋白聚糖，抑制损伤软骨的酶如胶原酶和磷脂酶A2，并可防止损伤细胞的超氧化自由基的产生，从而可延缓骨性关节炎的病理过程和疾病的进展，改善关节活动，缓解疼痛。硫酸软骨素（chondroitin sulfate, CS）是从猪、牛、鸡和鲨鱼等动物的软骨组织中提取、纯化所得到的混合酸性黏多糖类，按其化学组成和结构的差异，又分为 A、B、C、D、E、F、H 等多种，软骨中多含有硫酸软骨素 A 和硫酸软骨素 C。硫酸软骨素具有抗炎、止痛、促进软骨再生等作用，可修复关节处的软骨、滑膜，改善关节功能。关节运动时，高黏性的滑液可提供几乎无摩擦的表面，所以对正常关节功能十分有利。骨关节炎时，透明质酸被破坏，滑液黏性降低，润滑作用消失，关节表面的光滑运动丧失，从而导致进一步关节损伤。关节腔内大分子量透明质酸补充治疗有利于缓解关节疼痛、增加关节活动度、消除滑膜炎症及延缓疾病进展。

(张德昌 郭磊)

āntángruǎngǔsù

氨糖软骨素

（glucosamine chon-droitin） 氨基葡萄糖和硫酸软骨素组成的复方药物氨基葡萄糖为氨基单糖，分布于人体特别是关节软骨中，是合成氨基聚糖的基本物质，也是关节软骨中蛋白聚糖的组成成分。临床上使用的是氨基葡萄糖的硫酸盐和盐酸盐。

硫酸氨基葡萄糖口服后至少90%被吸收，吸收后4小时到达关节软骨，刺激软骨细胞产生具有正常多聚体结构的蛋白聚糖，维护软骨基质的形态结构，改善关节功能。

作为骨关节炎治疗的辅助药物，硫酸软骨素具有抗炎及保护骨关节的作用，可促进骨细胞的增殖及新骨形成，还有温和的抗凝血作用，其抗凝血活性并不依赖于凝血酶Ⅲ，是通过纤维蛋白原系统而发挥作用的。硫酸软骨素可以清除体内血液中的脂质和脂蛋白，清除心脏周围血管的胆固醇，防治动脉粥样硬化，并增加脂质和脂肪酸在细胞内的转换率。氨基葡萄糖是蛋白聚糖生物合成的前体物质可以补充内源性软骨成分，是玻璃酸钠和蛋白聚糖合成的特异性刺激物，能刺激软骨细胞合成蛋白聚糖，补充和改善关节软骨细胞外基质的结构状态；还可抑制基质金属蛋白酶、胶原酶和磷脂酶A_2等损伤软骨的酶从而促进软骨的修复；通过抑制超氧化物自由基的产生而起到抗炎止痛的作用。硫酸软骨素和氨基葡萄糖可以促进骨的形成，减轻由于关节多糖生成减少而带来的骨关节疼痛。

氨基葡萄糖口服90%被吸收，迅速弥散到血液，并分布到组织和器官，尤其对关节软骨有亲和性。经4小时血药浓度达高峰，24小时后滑膜液和软骨中的药物浓度比其他组织高。药物消除半衰期为18小时。主要在肝代谢为较小的分子，10%随尿液排出，11%经粪便排出，其余以二氧化碳的形式经呼吸道排出。硫酸软骨素给药4小时后血药浓度达高峰，消除半衰期为7小时，约50%自尿中排泄。

氨糖软骨素用于治疗各个部位的骨性关节炎，如膝关节、髋关节、手关节等的骨性关节炎。口服后，消化系统少见轻微而短暂的胃肠道症状，如恶心、便秘、腹胀和腹泻。中枢系统可见头痛和失眠，偶见轻度嗜睡。

氨基葡萄糖可以增加四环素类药物在胃肠道的吸收，减少口服青霉素或氯霉素的吸收。与非甾体抗炎药合用时需要降低剂量。与利尿药合用时需要增加利尿药的服用剂量。此外，氨基葡萄糖还可削弱降糖药物的作用，可能是抑制胰岛素的分泌。

（张德昌　郭　磊）

zìtǐ huóxìng wùzhì

自体活性物质（autacoid）

在体内正常存在或可在体内形成的活性物质。这些物质虽然具有体液调节功能，但尚不能按传统归入激素和神经递质这些类别。因为这些物质通常寿命短暂，仅作用于其合成部位附近，因此常被称为局部激素。与经血流到达作用部位的真正激素不同，这些物质常使其作用与循环隔绝，例如限制于炎症局灶。因此，来自希腊文"autos"（自体）和"akos"（药物）组成的"autacoid"（自体活性物质）比较恰当。

自体活性物质多数是机体受到伤害性刺激后产生，以旁分泌方式达到邻近部位发挥作用。它们局部合成后，不进入血液循环，主要在合成部位附近发挥作用，且半衰期短暂。包括组胺、前列腺素（prostaglandin，PG）、白三烯（leukotriene，LT）、5-羟色胺、激肽、利尿钠肽、内皮素（endothelin，ET）以及一氧化氮和腺苷等。这些不同种类的物质具有不用的结构和药理学活性，广泛存在于体内许多组织中。

组胺及抗组胺药　组胺是最早发现的广泛存在于人体各组织中的自体活性物质，以皮肤结缔组织、肠黏膜及肺中的含量较高。组织中的组胺主要是与蛋白质、肝素结合，以复合物的形式贮存于肥大细胞及嗜碱性粒细胞中。化学或物理等许多因素能促使肥大细胞脱颗粒，导致组胺释放，产生强大的生物学效应。抗组胺药根据其对组胺受体的选择性作用不同，可分为4类：H_1受体阻断药、H_2受体阻断药、H_3受体阻断药和H_4受体阻断药。

前列腺素　存在于动物和人体中的一类不饱和脂肪酸组成的、具有多种生理作用的活性物质。最早发现它存在于人的精液中，当时以为这一物质是由前列腺释放的，因而定名为前列腺素。其作用复杂多样，对血管、呼吸道、消化道和生殖器官平滑肌均有明显作用，对血小板、单核细胞、传出神经和中枢神经系统也有显著影响。前列腺素类药物具有代谢快、作用广泛，但合成难、易致不良反应等特点。

白三烯及其受体阻断药　白三烯是花生四烯酸的代谢产物之一，是白细胞重要的趋化剂和激动剂，是哮喘发病机制中最重要的炎症介质之一。可引起气道平滑肌收缩，增加血管通透性，增加黏液分泌，促进炎症细胞如嗜酸性粒细胞在气道的聚集，并能促进气道结构细胞的增殖从而参与气道重塑。白三烯受体阻断药能在一定程度上影响和克服这些病理生理变化，从而达到控制哮喘的目的。

5-羟色胺　又名清素（serotonin），约90%合成和分布于肠嗜铬细胞，通常与ATP等物质一起储存于细胞颗粒内。在刺激因素作用下，5-羟色胺从颗粒内释放、弥散到血液，并被血小板摄取和储存，储存量约占全身总量的8%。5-羟色胺作为神经递质，主要分布于松果体和下丘脑，可能参与痛觉、睡眠和体温等生理功能的调节。中枢神经系统5-羟色胺含量或功能异常可能与精神病、偏头痛等多种疾病的发病有关。

激肽 分为缓激肽（bradykinin）和胰激肽（kallidin）两种。激肽的前体是激肽原（单链糖蛋白），激肽原在激肽释放酶作用下生成激肽。缓激肽由血浆中高分子量激肽原经血浆激肽释放酶催化裂解而成，主要存在于血浆中；胰激肽酶由组织中低分子量的激肽原经组织激肽释放酶催化裂解而成，主要存在于组织和腺体内。缓激肽和胰激肽具有类似的生物学作用。激肽能扩张血管、收缩平滑肌和提高毛细血管通透性。其扩张心、肾、肠、骨骼肌和肝内血管的作用，比组胺强10倍。还可引起呼吸道平滑肌收缩诱发哮喘。此外，还可引起子宫平滑肌和大多数平滑肌收缩。作用于皮肤和内脏感觉神经末梢，可引起剧烈疼痛。

利尿钠肽 共发现了5种利尿钠肽，即心房利尿钠肽、脑利尿钠肽、C型利尿钠肽、V型利尿钠肽和D型利尿钠肽。

内皮素 由内皮细胞释放的21个氨基酸多肽，有3种同分异构体，分别称为 ET_1、ET_2、ET_3。ET_1 主要在内皮细胞表达，ET_2 主要在肾脏表达，ET_3 则多在神经系统和肾小管上皮细胞表达。ET是至今发现的最强的缩血管物质，在体内外均可产生强而持久的血管收缩作用。ET受体分为3种亚型：ET-A 受体、ET-B 受体及 ET-C 受体。心肌和血管平滑肌

（动、静脉）以 ET-A 受体为主；肝、肾、子宫和脑以 ET-B 受体为主；肺和胎盘中，ET-A 和 ET-B 两种受体亚型表达都很高；ET-C 受体仅分布于中枢神经系统，特别是脑垂体细胞抑制催乳素释放。ET通过与 ET 受体结合产生广泛的生物学效应，主要包括：收缩血管作用；促进平滑肌细胞分裂；收缩内脏平滑肌和正性肌力作用。

一氧化氮 一氧化氮是一种由血管内皮细胞产生并释放的细胞信使，其结构简单、半衰期短、化学性质活泼，广泛存在于生物体内各组织器官，参与机体内多种生理及病理过程。

腺苷 由糖苷键连接腺嘌呤和核糖而成的嘌呤核苷。它既是腺嘌呤核苷酸的前体，又是其代谢产物。广泛分布于神经系统、循环系统、呼吸系统和消化系统，通过不同的受体发挥不同的生物学效应。

（朱依谆 郭薇）

lìniàonàtài

利尿钠肽（natriuretic peptide, NP）

具有排钠利尿、舒张血管等作用的一类多肽。属于自体活性物质。是21世纪初发现的一类多肽。共发现了5种利尿钠肽，即心房利尿钠肽（atrium-natriuretic peptide，ANP）、脑利尿钠肽（brain-atrium-natriuretic peptide，BNP）、C型利尿钠肽（C-atrium-natriuretic peptide，CNP）、V型利尿钠肽（ventricle natriuretic peptide，VNP）和 D 型利尿钠肽（dendroaspis natriuretic peptide，DNP）。V型和D型利尿钠肽未在哺乳动物体内发现，有关的研究报道较少。中国上市有冻干重组人脑利钠肽，如新活素和布罗纳泰等。

药理作用及机制 不同的利尿钠肽的差异在于 N 端和 C 端氨基酸的组成及尾链的长短各不相同。利尿钠肽通过和受体结合，激活鸟苷酸环化酶，使细胞内的第二信使环鸟苷酸升高活化，从而能够发挥它的生物作用。利尿钠肽受体 A 和利尿钠肽受体 B 大量存在于大血管、肾脏、肾上腺、心脏、肺等器官。但利尿钠肽受体 B 更主要的是存在于大脑。利尿钠肽通过与多处组织和器官的受体结合，从而达到调节水、电解质的平衡，保持容量/压力负荷的稳态。因而，利尿钠肽具有神经内分泌激素的性质。其中，心房利尿钠肽可使肾小球滤过率增加，近曲小管 Na^+ 重吸收减少，具有很强的排钠利尿、舒张血管、降低血压的作用，并能抑制肾素、加压素和醛固酮的分泌。其机制与作用于心房利尿钠肽受体有关。心房利尿钠肽与心房利尿钠肽受体结合，兴奋鸟苷酸环化酶，使环鸟苷酸增加而产生作用。由于利尿钠肽在利钠、扩张血管、提高免疫力、促进骨的发育以及神经调节等方面的重要作用，目前许多国家都开展了对利尿钠肽的研究，并已把它用于一些心血管疾病的临床诊断与治疗。

（朱依谆 郭薇）

xiàngān

腺苷（adenosine）

由糖苷键连接腺嘌呤和核糖而成的嘌呤核苷。化学名称为 $9\text{-}\beta\text{-D-}$呋喃核糖基腺嘌呤，结构式见图1。属于自体活性物质。既是腺嘌呤核苷酸的前提，又是其代谢产物。腺苷广泛分布于神经系统、循环系统、呼吸系统和消化系统，通过不同的受体发挥不同的生物学效应。

药理作用及机制 作为一种抗心律失常药，腺苷有如下特点：

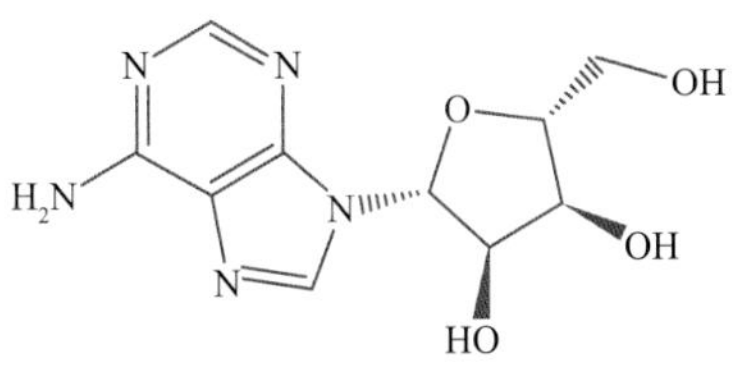

图 1　腺苷结构式

①为内源性中间代谢物，因此不会有过敏反应。②血浆半衰期极短，<10 秒。③其效应由 G 蛋白偶联的膜受体介导。④对室上性或室性不同部位心肌组织具有不同的作用。腺苷还在调节心肌氧的供需平衡方面有重要作用，一方面通过扩张冠脉增加氧的供给；另一方面通过减弱心肌收缩、拮抗儿茶酚胺、降低窦房结和房室结的自律性和传导性来减少氧的需求。

腺苷的生物学效应是通过特异性细胞表面受体介导的，它们分别是 4 种已知克隆的腺苷受体亚型 A_1、A_{2A}、A_{2B} 和 A_3。A_1 主要存在于脑组织、脊髓和心血管中。A_{2A} 受体主要分布于脑组织中，其次是肾乳头部、血管内皮细胞及血小板。A_{2B} 受体主要分布于消化系统。A_3 受体广泛分布于肺、心、肾等脏器以及大脑和炎性细胞的表面。在短暂缺血之后，组织细胞和血管内皮细胞释放出腺苷，腺苷通过激动腺苷受体调节细胞代谢，对随后的缺血损伤产生保护作用，即发挥缺血预适应作用。在心肌细胞，腺苷作用于腺苷受体后可激活乙酰胆碱敏感钾离子通道，抑制窦房结传导，降低自律性。此外，腺苷还可抑制房室传导，延长房室结不应期，这与其促进钾离子外流及抑制环腺苷酸激活的钙离子内流有关。因此，腺苷可用于心律失常的治疗。

体内过程　腺苷与戊糖在体内酶的作用下可以合成核酸；与磷脂胆胺在转胞苷酸酶的作用下能合成脑磷脂和单磷酸胞苷。腺苷在体内主要经肝代谢，少量经肾代谢排出。

临床应用　临床上主要用于终止阵发性室上性心动过速。腺苷常用于终止阵发性室上性心动过速（PSVT），对于由房室结参与构成折返环路的阵发性室上性心动过速，腺苷的有效率为 80%～100%，这些心律失常包括房室结折返性心动过速和房室折返心动过速（AVRT），典型的房室结折返性心动过速的折返环经慢径前传，快径逆传，腺苷大多终止房室结折返性心动过速的前传，少数终止逆传。在正传型房室折返心动过速中，腺苷通过阻断房室结而终止心动过速。作为逆传支的旁路通常对腺苷是不敏感的，除非该旁路显示递减传导特性，如持续性房室交界性折返性心动过速。持续性房室交界性折返性心动过速是一种特殊类型的顺向型房室折返心动过速，旁道的递减传导特性与旁道内可能含有房室结样组织有关，因而对腺苷敏感。

鉴别诊断价值　腺苷除用于临床治疗外，还有利于鉴别窄 QRS 和宽 QRS 心动过速，这与其作用部位的相对特异性、半衰期短以及对血流动力学影响小有关。

对于窄 QRS 心动过速，腺苷能在房室结水平终止房室结折返性心动过速和房室折返心动过速，还包括两种特殊情况，即具有递减传导特性的旁道作为逆传支的持续性房室交界性折返性心动过速，对窦房结内折返性心动过速也可能有效。马科维茨（Markowitz）等发现自律性房速能

被腺苷终止，绝大部分折返性房速对腺苷不敏感。对于窦性心动过速和交界性异位性心动过速，腺苷能使心律暂时减慢。对于房颤、房扑、房内折返性心动过速，则可引起暂时性房室传导阻滞，而使心房波明显，便于鉴别。

对于宽 QRS 心动过速，腺苷不会引起低血压和心动过速的加速。腺苷能终止房室结折返性心动过速和房室折返心动过速（顺向型）伴差传，也能终止逆向型房室折返心动过速所造成的宽 QRS 心动过速，还能终止马海姆纤维参与的心动过速和起源于右室流出道的、运动诱发的室速。腺苷虽不能终止旁道前传的房扑、房颤，但也不会引起血流动力学恶化。

心脏保护作用　有相当多的实验结果表明，腺苷是一种心脏保护剂，有直接的代谢作用，增加顿抑心肌的能量、减轻自由基损害以及再灌注时增加冠脉血流量。麦卡利（McCully）等还发现腺苷可提高心肌的缺血预适应。约瓦诺维奇（Jovanovic）等研究了腺苷在心脏术中停搏期间的保护作用，其机制是腺苷防止 K^+ 诱导的 Ca^{2+} 超载。临床体外循环实践中，利用高钾停搏液使细胞去极化，从而使心脏停搏。然后高浓度 K^+ 能促进胞内 Ca^{2+} 超负荷，由此可导致术后心室功能的障碍。将腺苷加入高钾停搏液中，在毫摩尔浓度水平，就能通过直接作用于心室肌细胞，防止 K^+ 诱导的 Ca^{2+} 超负荷。

预防和减轻急性冠脉综合征患者的缺血和再灌注损伤有 3 个途径：①在缺血发生前提高心肌的缺血耐受力。②在心肌细胞不可避免损害时，努力减少缺血和再灌注的损伤。③治疗心肌梗死

后的慢性心衰。腺苷作为一种心脏保护剂，兼有上述 3 个作用：①腺苷通过诱导生长因子促进侧支循环建立，并能诱发缺血预适应，从而增加缺血耐受力。②内源性腺苷能限制梗死范围，减轻缺血再灌注损伤。③增加腺苷的水平可减轻心衰程度，改善慢性缺血性心衰的病理生理。因而，日本（国立心脑血管中心临床研究开发部）北濑武藏文（Musafumi Kitakaze）教授等建议在急性心肌梗死发生的前、中、后均该用腺苷治疗。

非创伤性评估冠状动脉疾病　利用腺苷对心肌的保护作用使冠状动脉和侧支血管扩张，对冠状动脉疾病患者进行研究，可识别缺血和瘢痕组织。腺苷负荷核素心肌显像和负荷超声心动图试验作为一种辅助手段用于冠心病的诊断，其敏感性、特异性和预测准确性与运动应激试验或双嘧达莫实验结果相似。韦拉尼（Verani）教授进行了腺苷单光子发射计算断层扫描研究后认为，腺苷与双嘧达莫相比，优点为：作用时间短；无须用拮抗剂；可根据患者情况增加或减少用量；直接扩张冠脉血管作用（双嘧达莫通过 ATP 间接起作用）。

禁忌证　对腺苷过敏者禁用。

药物相互作用　尚不明确。

不良反应　腺苷最常见的不良反应为面部潮红、呼吸困难和胸部压迫感。其他有恶心、头痛和头晕，但均较轻微，由于腺苷半衰期甚短，这些症状一般不超过 1 分钟。腺苷另一个不良反应是致心律失常作用，可出现短阵的非持续性室速、窦性心动过速，在预激综合征患者可产生诸如室颤的严重后果。短暂的窦性心动过缓和房室传导阻滞也可发生，

故腺苷禁用于 Ⅱ 或 Ⅲ 房室传导阻滞、病态窦房结综合征和支气管哮喘患者。

（朱依谆　郭薇）

yīyǎnghuàdàn

一氧化氮（nitric oxide，NO）

分子量为 30 的氮氧化合物。是大家早已熟悉的一种小分子无机物，但一直到 1980 年以后科学家们才发现了人以及动物的组织细胞也能产生 NO。属于自体活性物质。NO 在生物机体内起着重要的生理调节作用，它的发现者弗奇戈特（Furchgott）、伊格纳罗（Ignarro）和穆拉德（Murad）在 1998 年被授予诺贝尔生理学或医学奖。对 NO 的研究仍然是生命科学的最热门的前沿领域之一。作为一种生物信使，NO 在对心血管系统生理病理调控中作用最为突出。

药理作用及机制　NO 是一种相对稳定的通过细胞膜扩散的气体分子，具有抑制血小板聚集、抑制平滑肌细胞增生、调节血管张力等生理作用，在心血管疾病，如高血压、动脉粥样硬化、慢性心力衰竭的发生发展及心肌缺血再灌注中具有重要意义。NO 在体内主要通过以下 3 个反应发挥作用：①激活鸟苷酸环化酶，发挥信号传导功能。一氧化氮-环鸟苷酸（NO-cGMP）信号通路广泛存在于人类和动物的多种组织和细胞中，它代表一种新的细胞间信息传递和细胞功能调节的信号传导系统。NO 可激活鸟苷酸环化酶，使细胞内环鸟苷酸增加，启动一系列蛋白磷酸化反应，从而发挥不同的生理功能。②与红细胞中的血红蛋白结合生成亚硝酸血红蛋白而失去活性。扩散对于 NO 的局部调节作用非常重要，而且是其生物半衰期的决定因素。

NO 极易与血管腔中红细胞的氧合血红蛋白结合而被灭活，使其在血管腔中形成一个极陡的扩散梯度，发挥局部调节作用。③与超氧阴离子反应，产生毒性很强的过氧化亚硝酸。NO 极易与 O_2^- 反应，不可逆地生成过氧亚硝基阴离子（$ONOO^-$），病理条件下 NO 是体内产生的唯一能与超氧化物歧化酶竞争 O_2^- 的生物分子，当细胞同时产生大量的 NO 和 O_2^- 时，生成有毒的强氧化剂— $ONOO^-$，— $ONOO^-$ 是 NO 的主要毒性作用形式。

NO 还有多种生理作用：①调节血管张力。正常生理情况下，血管系统的缩血管物质和舒血管物质之间的动态平衡，维持着血管正常的张力；血液脉冲式流动和血液对血管壁的剪切力是内皮细胞分泌基础 NO 的重要刺激因素。NO 通过和血管平滑肌内可溶性鸟苷酸环化酶铁卟啉中的铁原子结合，使之脱离卟啉环平面，造成该酶活化；活化的鸟苷酸环化酶使三磷酸鸟苷（GTP）转变为环鸟苷酸，胞内环鸟苷酸浓度升高，继而激活环鸟苷酸依赖蛋白激酶，该酶可分别使 4 种膜蛋白和 9 种胞内蛋白磷酸化，从而降低细胞内 Ca^{2+} 浓度，导致血管平滑肌舒张。②抑制血小板聚集。动物实验表明，基础 NO 生成或通过乙酰胆碱等激活剂刺激生成的 NO，均能抑制由一些聚集剂引起的和内皮损伤引起的血小板聚集。首先，人类的血小板富含鸟苷酸环化酶，NO 通过激活鸟苷酸环化酶，由环鸟苷酸介导的途径发挥抗血小板聚集的效应。其次，P 选择蛋白是血小板表面的一种细胞黏附分子，NO 可以降低血小板表面 P-选择蛋白的表达，抑制血小板聚集。

临床应用及不良反应 临床应用 NO 主要是采用吸入 NO 的方法来治疗患者。吸入前，NO 应与 N_2 预混成（100～1000）×10^{-18} mol/L 的浓度贮于钢瓶中，使用前尽量缩短 NO 与 O_2 的接触时间，以减少二氧化氮（NO_2）的生成，新鲜的 Na_2CO_3 可吸收 NO_2，使其浓度降低。NO 具有高度亲脂性，吸入 NO 不仅可直接到达肺泡产生血管舒张作用，而且可穿过支气管上皮屏障，到达支气管平滑肌从而使其舒张。迪皮伊（Dupuy）等的研究证实，对乙醚甲胆碱诱发的支气管痉挛，豚鼠吸入（5～300）×10^{-22} mol/L 的 NO，其气道痉挛可以逆转，并具有剂量依赖性。进一步的研究表明，雾化吸入可释放 NO 的 S-硝基-N-甲基青霉胺也可使气道阻力下降。菲贝特（Foubert）等给哮喘和慢性阻塞性肺疾病患者及健康对照组吸入 $8×10^{-11}$ mol/L 的 NO，发现哮喘组气道反应性降低，而慢性阻塞性肺疾病组及将抗对照组则无此发现，上述研究虽表明吸入 NO 有舒张支气管和降低气道阻力作用，但吸入高浓度 NO 则可产生毒性反应。这主要因为 NO 可与氧结合形成 NO_2。后者有很强的毒性作用。实验表明 NO_2 浓度 $>50×10^{-12}$ mol/L 可立即引起肺水肿；如果 NO 浓度 $>5000×10^{-12}$ mol/L 时，NO 还可与血红蛋白迅速结合形成高铁血红蛋白血症，并使表面活性物质失活引起严重肺水肿。吸入低浓度（$<50×10^{-12}$ mol/L）NO 几乎无毒性反应，当吸入浓度 $<10×10^{-12}$ mol/L 时，血红蛋白与 NO 结合者仅占 0.13%，所形成的高铁血红蛋白占 0.2%。给兔吸入 $43×10^{-12}$ mol/L 的 NO 和 $3.6×10^{-12}$ mol/L 的 NO_2（连续 6 天）后，光镜下未见肺水肿。

研究进展 NO 是一种重要的病理生理因子，NO 的两面性作用使其在急危重症疾病的发病及治疗中具有重要意义，因而越来越受到重视。低浓度 NO 具有对血管、支气管平滑肌的舒张作用，高浓度 NO 具有细胞毒性作用，表现为与血红蛋白结合生成高铁血红蛋白血症及使肺泡表面物质失活，细胞功能变性坏死，DNA 脱氨基等。NO 研究中仍有许多问题需要解决，如：①一定浓度的 NO 具有舒张血管、支气管平滑肌作用，高浓度则产生组织及细胞毒性作用。在治疗中，如何使吸入 NO 浓度达到最有效最安全的浓度，摒除其毒性作用。②阐明 NO 与疾病发病过程中炎性介质和细胞因子之间的关系，确定 NO 在发病机制中的地位。随着对 NO 研究的不断进展，这些问题会逐步得到解决，从而为临床应用领域的危急重症疾病的研究和预防治疗提供新的思路。

一氧化氮供体 内源性 NO 是一种带不成对电子的气体，具有高度脂溶性，易扩散通过细胞膜。其性质活泼、极不稳定，在有氧和水的环境中仅能存在数秒。NO 与亚铁血红素有很强的亲和力，在血液中 NO 与血红蛋白结合形成亚硝酸盐血红蛋白失活。某些药物可作为 NO 供体，如：硝普钠、硝酸甘油、有机硝酸盐和亚硝酸盐等，释放出 NO。

一氧化氮抑制剂 诱导型一氧化氮合酶广泛参与炎症病理发生、发展的过程。由于传统的抗炎药物环氧合酶 2 抑制剂有较多的不良反应，而应用受限。诱导型一氧化氮合酶抑制剂被作为新型的抑制炎症的药物被广泛研究。诱导型一氧化氮合酶抑制剂包括非选择性抑制剂和选择性抑制剂。非选择性的有 L-精氨酸竞争性抑制剂，包括氮 G 单甲基-左旋精氨酸（L-NMMA）、氨 G-硝基-左旋精氨酸甲基乙酯（L-NAME）等。透择性一氧化氮合酶抑制剂能一定量地抑制诱导型一氧化氮合酶的量。N-[3-(氨甲基)苯甲基]乙脒抑制诱导型一氧化氮合酶的量为结构型一氧化氮合酶的 200～5000 倍，是选择性和抑制性最强的 NO 抑制剂。

（朱依谆 郭薇）

zǔn

组胺（histamine） 在哺乳动物体内由 L-组氨酸经组氨酸脱羧酶脱羧产生的自体活性物质。广泛分布于体内，其中以皮肤、支气管黏膜、肠黏膜和神经系统中含量较多，具有多种生理活性。其过度分泌可引起毛细血管扩张及通透性增加、平滑肌痉挛、分泌活动增强等现象；临床上表现的症状多为局部充血、水肿、分泌物增多、支气管平滑肌收缩致呼吸阻力增加、消化道平滑肌收缩引起腹绞痛和子宫收缩等。

外周组胺主要存在于肥大细胞或嗜碱性粒细胞内，而中枢神经系统组胺则由某些特定神经细胞合成，具有神经递质作用。大部分组织中的组胺是被隔绝在肥大细胞或嗜碱性粒细胞的囊泡或颗粒中，属于无活性的结合型组胺，因此其浓度与组织中肥大细胞数量呈正比。在组织损伤、炎症、神经刺激、某些药物或外源性抗原刺激的情况下以活性形式（游离型）释放。除了肥大细胞外，在包括大脑在内的多个组织发现了非肥大细胞组胺，其作用类似于神经递质，调控多种大脑功能，包括神经内分泌调节、心血管调控、体温和体重调节、睡眠和觉醒。此外，胃基底部类嗜铬样细胞也可分泌组胺，其功能是促进胃黏膜胃酸分泌。

作用机制 组胺的储存细胞在接受免疫信号（如 IgE 抗体）、自身负反馈信号（如组胺 H_2 受体）、化学或机械信号刺激时将组胺释放至胞外，通过作用于组织内靶细胞的组胺受体，而产生局部毛细血管扩张、通透性增加及支气管、胃肠道平滑肌收缩等生物效应。

已经发现的组胺受体有 H_1、H_2、H_3、H_4 四种亚型。这四种受体均具有 7 次跨膜受体结构域，属于 G 蛋白偶联受体大家族。H_1 和 H_2 受体结构差异显著，其中 H_1 受体与毒蕈碱受体结构类似，而 H_2 受体则与 5-羟色胺受体结构类似。H_4 受体与 H_3 受体有 40% 相似，但二者与 H_1、H_2 受体结构大相径庭。组胺激活 H_1 受体后通过肌醇三磷酸、二酰甘油等信使分子，引起支气管和胃平滑肌兴奋、毛细血管通透性增加和部分血管扩张效应。组胺激活 H_2 受体后，通过环腺苷酸信号介导胃酸分泌、部分血管扩张作用。组胺作用于 H_3 受体，通过偶联 G 蛋白抑制 N 型和 P 型钙离子通道，引起突触前钙离子内流减少，继而抑制谷氨酸释放，并导致组胺自身释放减少，形成负反馈调节。H_4 受体主要表达在骨髓、外周血的淋巴细胞上，对嗜碱性粒细胞和肥大细胞具有趋化作用，在炎症和过敏反应中具有关键作用。

组织和器官效应 ①心血管组织：在人和某些种属动物中组胺通过 H_2 受体产生正性肌力作用，而豚鼠中则通过 H_1 受体表现为负性肌力作用；在血管中通过血管平滑肌 H_1 和 H_2 受体使小动脉、小静脉扩张，回心血量减少；激动 H_1 受体可使毛细血管扩张、通透性增加，导致局部水肿和全身血压浓缩；人类冠状动脉也有 H_1 和 H_2 受体，两者功能平衡失衡可致冠状动脉痉挛；血小板膜上也存在 H_1 和 H_2 受体，通过 H_1 受体促进血小板凝集，而通过 H_2 受体抑制血小板凝集。②神经系统：组胺是感觉神经中末端尤其是疼痛和痒感受器的重要刺激剂，其主要通过 H_1 受体介导昆虫叮咬及荨麻刺激引起的荨麻疹反应。突触前 H_3 受体介导多种神经系统递质的释放调控，如乙酰胆碱、胺及多肽类神经递质。③平滑肌系统：在支气管、胃肠道和子宫中均有 H_1 受体表达。组胺通过 H_1 受体可使支气管平滑肌收缩，引起呼吸困难，支气管哮喘患者尤其敏感而正常人敏感性稍低。这一特点使得低浓度组胺刺激可作为临床检查支气管哮喘的方法之一。组胺通过 H_1 受体对胃肠道平滑肌具有激动作用。④腺体：组胺作用于胃壁 H_2 受体使胃壁细胞大量分泌胃酸；H_2 受体兴奋还可以引起唾液、泪液、肠液和支气管腺体等分泌增加，但作用相对较弱。

影响组胺受体药 根据组胺的生物效应，临床应用主要分为组胺受体激动药和抗组胺药。组胺受体激动药包括组胺 H_1 受体激动药如培他司汀和 H_2 受体激动药如英普咪定。培他司汀又称抗眩啶，为组胺 H_1 受体激动药，具有扩张血管作用，促进脑干和迷路血压循环，纠正内耳血管痉挛，减轻膜迷路积水；还具有抗血小板凝集和抗血栓作用。临床上主要应用于内耳眩晕病、多种原因引起的疼痛及慢性缺血性脑血管病。英普咪定又称甲咪硫胍，为选择性 H_2 受体激动药，可刺激胃酸分泌，应用于胃功能检查；可增强人心室收缩功能，适用于心力衰竭的治疗。

（李晓辉 邓有才）

kàngzǔànyào

抗组胺药（antihistamine drugs）

能在组胺受体水平竞争性阻断组胺作用的药物。又称组胺受体阻断药。属于以治疗皮肤黏膜变态反应性疾病为主的影响自体活性物质的药物。该类药大多具有中枢抑制和麻醉作用，因此也可用于某些精神疾病和神经系统疾病的辅助治疗。该类药对于前庭有抑制作用，因此还可以应用于眩晕、晕车等临床症状的治疗。1937 年发现组胺受体，1972 年 H_2 受体阻断药研制成功。已经有第一代和第二代抗组胺药应用于临床。

作用机制 抗组胺药的作用机制主要是竞争性结合靶细胞的组胺受体，从而对抗组胺引起的生物学效应。组胺是在体内由组氨酸脱羧基而成的自体活性物质之一，以无活性的结合型存在于肥大细胞和嗜碱性粒细胞的颗粒中，其中以皮肤、支气管黏膜、肠黏膜和神经系统中含量较多。当机体受到理化或过敏原刺激时，可引起肥大细胞和嗜碱性粒细胞脱颗粒而导致组胺释放至组织中，从而与组织中的组胺受体结合而产生局部毛细血管扩张、通透性增加及支气管、胃肠道平滑肌收缩等生物学效应。临床上多表现为局部充血、水肿、分泌物增多、支气管和消化道平滑肌收缩，使呼吸阻力增加、腹绞痛，并可引起子宫收缩。

分类 临床使用的抗组胺药根据其和组胺竞争结合的靶细胞受体不同，主要分为 H_1 受体阻断药、H_2 受体阻断药、H_3 受体阻断药和 H$_4$ 受体阻断药四大类。

H$_1$ 受体阻断药　具有与组胺分子类似的乙基叔胺结构，这是与组胺竞争结合受体的必需结构。常用的第一代药物如苯海拉明、异丙嗪、曲吡那敏、氯苯那敏和多塞平等，因对中枢活性强、受体特异性差，有明显的镇静和抗胆碱作用，表现出"（困）倦、耐（药）、（作用时间）短、（口鼻眼）干"的缺点。第二代药物如西替利嗪、美喹他嗪、阿司咪唑、阿伐斯汀、左卡巴斯汀、咪唑斯汀、非索非那丁及氯雷他定等，具有时效长，对喷嚏、清涕和鼻痒效果好，无嗜睡作用等优点，但对鼻塞效果较差。

异丙嗪　又称盐酸普鲁米近或非那根，能竞争性阻断组胺 H$_1$ 受体，对抗组胺所致的毛细血管扩张，缓解支气管平滑肌收缩所致的喘息，较苯海拉明作用强而持久。异丙嗪还可以透过血脑屏障，具有显著的中枢安定作用；亦能加强镇痛药、催眠药及麻醉药的中枢抑制作用；异丙嗪还具有较强的抗胆碱作用，防治晕动症效果较好。用于各种过敏症（如哮喘、荨麻疹等）、妊娠期呕吐以及晕车、晕船、晕机等；可与氨茶碱等合用治疗哮喘；与哌替啶等配成冬眠注射液，用于人工冬眠。用药期间避免驾驶车辆、操纵机器或从事高空作业。孕妇在临产前 1~2 周禁用。幽门梗阻、前列腺肥大、膀胱颈部阻塞、闭角型青光眼、甲状腺功能亢进及高血压患者，以及肾功能减退者和癫痫史者慎用。

氯苯那敏　又称氯非那敏，能竞争性阻断变态反应靶细胞上组胺 H$_1$ 受体，但不影响组胺的释放和代谢，是最强的抗组胺药物之一，作用持久、用量少、副作用少。临床实践表明氯苯那敏抗组胺作用强于苯海拉明和异丙嗪，而中枢抑制和抗胆碱作用较弱。

多塞平　主要用于治疗抑郁症和各种焦虑抑郁为主的神经症。但由于其具有一定的抗组胺 H$_1$、H$_2$ 受体的作用，用于治疗慢性单纯性苔藓、湿疹、过敏性皮炎及特应性皮炎等。

咪唑斯汀　第二代非镇静性的长效抗组胺药，具有选择性阻断外周组胺 H$_1$ 受体的作用和抗变态反应活性，但对 5-羟色胺、去甲肾上腺素和毒蕈碱胆碱受体无作用。其作用比氯雷他定和特非那定强，主要用于变应性鼻炎、荨麻疹等变态反应性疾病的治疗。

氯雷他定　又称克敏能，为哌啶类抗组胺药，选择性拮抗外周组胺 H$_1$ 受体，起效快、效强、持久，广泛应用于过敏性鼻炎、急/慢性荨麻疹、过敏性结膜炎、花粉症及其他过敏性皮肤病。因其通过细胞色素 P450 酶代谢，抑制肝药酶活性的药物（如大环内酯类抗生素、抗真菌药酮康唑等）可减缓该药的代谢，增加其血药浓度，有可能导致不良反应增多。与其他中枢抑制药、三环类抗抑郁药合用或饮酒，可引起严重嗜睡。单胺氧化酶抑制药可增加该药不良反应。偶见肝功能异常、黄疸、肝炎、肝坏死，肝功能受损者减量；罕见多形红斑及全身过敏反应。

H$_2$ 受体阻断药　可选择性地阻断 H$_2$ 受体，不影响 H$_1$ 受体。临床使用的 H$_2$ 受体阻断药主要包括西咪替丁、雷尼替丁、法莫替丁和尼扎替丁等，主要用于十二指肠溃疡、胃溃疡及其他胃酸分泌较多的疾病。

H$_3$ 受体阻断药　虽然临床上没有选择性 H$_3$ 受体阻断药，但其具有极大的治疗前景。H$_3$ 受体是一种突触前自身受体，广泛分布于中枢和外周神经末梢，控制组胺的合成、释放与代谢，并参与对 5-羟色胺、去甲肾上腺素、乙酰胆碱等其他神经递质的调控，进而影响中枢和外周器官的多种神经行为功能，如学习记忆、癫痫、自发运动、饮食调节等。研究认为 H$_3$ 受体阻断药是治疗老年痴呆、注意力缺陷、多动症、癫痫、焦虑症及帕金森综合征等疾病的候选药物；此外还发现 H$_3$ 受体阻断药可能具有减肥作用。thioperamide、GT2277 等 H$_3$ 受体阻断药正在进行临床试验，具有较好的临床应用前景。

H$_4$ 受体阻断药　H$_4$ 受体是新发现的组胺受体，主要表达在与炎症反应有关的组织和造血细胞中，可能是一种重要的炎症性受体，参与及介导粒细胞的分化、肥大细胞和嗜酸性粒细胞的趋化等。在体实验表明，高选择性 H$_4$ 受体阻断药 JNJ 10191584 和 JNJ 7777120 在急性肠炎、动脉粥样硬化、鼻窦炎等动物模型中具有一定的保护作用，但作用机制仍待深入研究。

（李晓辉　邓有才）

běnhǎilāmíng

苯海拉明（diphenhydramine）

为乙醇胺的衍生物，具有抗组胺 H$_1$ 受体作用的第一代抗组胺药。又称苯那君、可他敏。是问世最早的受体阻断药。苯海拉明对中枢神经有较强的抑制作用，还有阿托品样作用。适用于皮肤黏膜的过敏性疾病，如荨麻疹、过敏性皮炎、湿疹、花粉症、过敏性鼻炎等；还可用于预防晕船、晕车、晕机等晕动病。

苯海拉明抗组胺效应不及异丙嗪，作用持续时间较短，镇静作用两药一致；也有局部麻醉、镇吐和抗 M 胆碱样作用。可与组织中释放出来的组胺竞争结合效应细胞上的 H_1 受体，降低或防止组胺对平滑肌细胞、免疫细胞的作用，从而制止过敏发作；阻滞毒蕈碱、α 肾上腺素受体的作用，抑制中枢神经活动，从而起到镇静催眠作用，但是机制尚不明确；可直接作用于延髓的咳嗽中枢，抑制咳嗽反射，从而起到镇咳作用；还有抗眩晕、抗震颤麻痹作用。

苯海拉明口服后经胃肠吸收，3 小时血浓度达最高峰，维持 4~6 小时，由肝代谢，经尿、大便、汗液排出；哺乳期妇女亦可由乳汁排出一部分。苯海拉明的临床应用包括：皮肤黏膜过敏，如荨麻疹、血管神经性水肿、过敏性鼻炎，其他的皮肤瘙痒症、肛门瘙痒症、外阴瘙痒症、药疹或黄疸时的瘙痒，对虫咬症和接触性皮炎也有效；急性过敏反应，可减轻输血或血浆所致的过敏反应；镇吐作用，可用于晕车、晕船、放射病、术后、药物等引起的恶心、呕吐；帕金森病和锥体外系症状；镇静，用于催眠和术前给药；牙科局部麻醉，当患者对常用的局部麻醉药高度过敏时，1%苯海拉明液可作为牙科用局部麻醉药；镇咳，作为一种非成瘾性止咳药，适用于治疗感冒或过敏所致咳嗽。

苯海拉明的不良反应包括：中枢抑制作用，表现为困倦、眩晕、疲劳、失眠、肌震颤、精神错乱；消化系统，可有口苦、口干、食欲减退、呕吐、腹泻、便秘；其他罕见表现有药疹、痰液变稠、胸闷、排尿困难，甚至过敏性休克。常有快速减效反应，或称耐药性反应（如苯海拉明用于习惯性变态反应病患者时，初期疗效往往非常显著，但随着用药时间的延长，效果即逐渐下降）。当出现此类耐药性反应时，宜及早改用其他种类的抗组胺药，以免耐药性发展影响疗效。

苯海拉明可短暂影响巴比妥类和磺胺醋酰钠等药物的吸收；与对氨基水杨酸钠合用可降低后者血药浓度；可增强中枢神经抑制药的作用。

（李晓辉　邓有才）

xītìlìqín

西替利嗪（cetirizine）　第二代选择性组胺 H_1 受体阻断药的代表药物之一。为长效、具选择性的口服强效抗变态反应药。可减轻 H_1 受体引起毛细血管扩张和血管通透性增加，从而减轻局部的红肿和痒感。该药不易通过血-脑脊液屏障作用于中枢 H_1 受体，无明显抗胆碱和抗 5-羟色胺作用，因此临床使用时其中枢抑制作用较轻。主要适用于由过敏原引起的荨麻疹及皮肤瘙痒，以及季节性或常年性过敏性鼻炎。不良反应轻微且为一过性，有困倦、嗜睡、头痛、眩晕、激动、口干及胃肠道不适等。

西替利嗪对 H_1 受体具有高度的选择性，优于其他抗组胺药（如特非那丁、氯雷他定、阿司米唑和氯苯那敏等）；抑制气道内炎性细胞的聚集和浸润，其治疗过敏性哮喘的机制可能与抑制嗜酸性细胞有关；抑制特应性患者体内 T 细胞的趋化活性及游走，其机制可能与选择性抑制 T 细胞表面黏附分子的表达有关；抑制肥大细胞脱颗粒反应，拮抗气道变应性炎症反应；抑制迟发相哮喘反应，在拮抗气道慢性炎症中具有重要的作用；增强 β_2 受体激动药的支气管扩张作用。

西替利嗪口服后经胃肠道吸收，血药浓度达到峰值时间为 30~60 分钟。与血浆蛋白结合率高，血浆半衰期约为 10 小时。肝脏仅有少量代谢，首过效应很小。西替利嗪主要以原形药物经尿液排出，少量随粪便排出。

西替利嗪适用于呼吸系统、皮肤和眼部过敏性疾病，包括常年性变态反应性疾病，如过敏性皮肤病、荨麻疹、过敏性鼻炎、眼痒、眼结膜炎和哮喘等。还可用于治疗各种类型皮肤过敏性疾病，如用于慢性、人工性、寒冷性、迟发压力性、日光性荨麻疹及异位皮炎等疾病的治疗。对蚊虫叮咬引起的速发性风团和速发性丘团及瘙痒亦有一定疗效。不良反应偶见轻度的困倦、头痛、头晕、口干与胃肠道不适，驾车或机器操作者不要超剂量服用；妊娠期妇女慎用；肝损伤及肾功能不全者服用该药后有蓄积现象发生；无生殖毒性；无致癌、致突变作用。避免与镇静药合用或饮酒。

（李晓辉　邓有才）

索　引

条目标题汉字笔画索引

说　明

一、本索引供读者按条目标题的汉字笔画查检条目。

二、条目标题按第一字的笔画由少到多的顺序排列，按画数和起笔笔形横（一）、竖（丨）、撇（丿）、点（、）、折（乛，包括丁乚𠃊等）的顺序排列。笔画数和起笔笔形相同的字，按字形结构排列，先左右形字，再上下形字，后整体字。第一字相同的，依次按后面各字的笔画数和起笔笔形顺序排列。

三、以拉丁字母、希腊字母和阿拉伯数字、罗马数字开头的条目标题，依次排在汉字条目标题的后面。

八 画

九　画

条 目 外 文 标 题 索 引

Q

R

内 容 索 引

说 明

一、本索引是本卷条目和条目内容的主题分析索引。索引款目按汉语拼音字母顺序并辅以汉字笔画、起笔笔形顺序排列。同音时，按汉字笔画由少到多的顺序排列，笔画数相同的按起笔笔形横（一）、竖（丨）、撇（丿）、点（、）、折（乛，包括丁乚乀等）的顺序排列。第一字相同时，按第二字，余类推。索引标目中夹有拉丁字母、希腊字母、阿拉伯数字和罗马数字的，依次排在相应的汉字索引款目之后。标点符号不作为排序单元。

二、设有条目的款目用黑体字，未设条目的款目用宋体字。

三、不同概念（含人物）具有同一标目名称时，分别设置索引款目；未设条目的同名索引标目后括注简单说明或所属类别，以利检索。

四、索引标目之后的阿拉伯数字是标目内容所在的页码，数字之后的小写拉丁字母表示索引内容所在的版面区域。本书正文的版面区域划分如右图。

a	c	e
b	d	f

A

阿达木单抗（adalimumab）　418e

阿得里亚霉素　393f

阿地白介素（aldesleukin）　425c

阿尔伯特·萨兹（Albert Schatz）　321f

阿尔茨海默病（Alzheimer's disease，AD）　118e，134f

阿尔弗雷德·豪普特曼（Alfred Hauptmann）　128f

阿尔弗雷德·吉尔曼（Alfred Gilman）　382d

阿尔特曼（R. Altmann）　13b

阿法赛特（alefacept）　419c

阿方那特　96a

阿加曲班　241d，246f

阿卡波糖（acarbose）　230e

阿拉明（aramine）　98d

阿来法舍　419d

阿来塞普　419d

阿利克·艾萨克斯（Alick Isaacs）　336f，407c

阿伦膦酸钠（alendronate sodium）　211a

阿罗洛尔（arottnolol）　108b

阿霉素　393f

阿霉素-威力　393f

阿米巴病　375b

阿米巴痢疾　375d

阿米卡霉素　322e

阿米卡星（amikacin）　322e

阿米洛利（amiloride）　197a

阿米替林（amitriptyline）　144a

阿莫西林（amoxicillin）　307f

阿尼芬净（anidulafungin；V-echinocandin；VER-002）　361f

阿尼普酶（anistreplase）　244c

阿诺德·M·塞利格曼（Arnold M. Seligman）　382d

阿帕斯托洛斯·乔治波洛斯（Apostolos Georgopoulos）　362e

阿片类镇痛药（opioid analgesics）　160c

阿片受体部分激动药　160c

阿片受体激动-拮抗药　160c

阿片受体样受体　160f

阿普唑仑（alprazolam）　147e

阿奇霉素（azithromycin）　316f

阿曲库铵（atracurium）　96f

阿柔比星　394e

阿司匹林（aspirin）　431b

阿司匹林性哮喘　50f

阿斯凡纳明　298d

阿斯特伯里（W. T. Astbury）　13b

阿糖胞苷（cytarabine）　389e

阿糖胞嘧啶　389e

阿糖腺苷（vidarabine；ara-A；vira-A；adenine arabinoside）　351d

阿糖腺嘌呤　351d

阿替普酶（alteplase）　245b

阿托伐他汀　189a

阿托品（atropine）　93a

C

拉丁字母

希腊字母

阿拉伯数字

罗马数字

本卷主要编辑、出版人员

执行总编　谢　阳

编　　审　司伊康

责任编辑　尹丽品

索引编辑　赵　健

名词术语编辑　陈丽丽

汉语拼音编辑　王　颖

外文编辑　顾　颖

参见编辑　杨　冲

责任校对　张　麓

责任印制　卢运霞

装帧设计　雅昌设计中心·北京